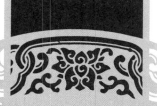

中国民间秘验偏方大成

【第4版】

·上卷·

ZHONGGUO
MINJIANMIYAN
PIANFANG
DACHENG

史书达 编著

内蒙古科学技术出版社

图书在版编目（CIP）数据

中国民间秘验偏方大成：共2卷 / 史书达编著. —
4版. — 赤峰：内蒙古科学技术出版社，2019.9（2021.4重印）
ISBN 978-7-5380-3131-7

Ⅰ. ①中… Ⅱ. ①史… Ⅲ. ①验方—汇编②土方—汇
编 Ⅳ. ①R289.5

中国版本图书馆CIP数据核字（2019）第189046号

中国民间秘验偏方大成

作　　者：史书达
责任编辑：季文波　张文娟　那　明　许占武　张继武　马洪利
封面设计：永　　胜
出版发行：内蒙古科学技术出版社
地　　址：赤峰市红山区哈达街南一段4号
网　　址：www.nm-kj.cn
邮购电话：0476-5888903
排　　版：赤峰市阿金奈图文制作有限责任公司
印　　刷：内蒙古爱信达教育印务有限责任公司
字　　数：2350千
开　　本：787mm×1092mm　1/16
印　　张：120.75
版　　次：2019年9月第4版
印　　次：2021年4月第10次印刷
书　　号：ISBN 978-7-5380-3131-7
定　　价：298.00元（上、下卷）

如出现印装质量问题，请与我社联系。电话：0476-5888926　5888917

前　言

　　近些年来，随着人们生活水平的不断提高，自我保健和家庭自疗越来越受到普遍重视，人们不再满足于生病找医生，稀里糊涂地被动用药，而是更希望参与到自己疾病的治疗当中，开展家庭自疗已成为当前医疗发展的新趋势。推广和实施家庭自疗，既能节省时间，又可减少医疗开支，尤其对改变一些缺医少药地区的基本医疗状况，以及提高人们的健康水平具有十分重要的意义。

　　开展家庭自疗的方法很多，其中，通过秘方、验方、偏方等进行自疗及自我保健是一个行之有效的途径。

　　祖国传统医学中的秘方、验方、偏方，不仅简单易行，且有取材方便、价廉、疗效显著、毒副作用小等特点，在治疗医学上具有独特的优势。秘验偏方是广大人民群众和医务工作者在长期同疾病作斗争的实践中反复摸索、验证出来的医术结晶，遗憾的是，由于种种原因，某些秘方、偏方和验方往往是秘而不宣的，不能为广大百姓所用。为了使这些秘验偏方千秋留世，并能更好地推广普及和发挥其神奇的健身、治病效果，现将自己几十年来收集积累的数千条实用秘方和家传的秘验偏方汇集成书，以求为传承和发展祖国传统医药，提高广大人民群众的健康水平尽一份微薄之力。

　　在编写过程中，花费了大量的时间和精力，整理了上万条散于民间的秘验偏方，参考了数十种医学期刊和百余种古今书籍，并选取其中的精华，编汇而成了《中国民间秘验偏方大成》一书。

　　全书共收编4297条秘验偏方，其中，既有名医名家的真传方，基层医生的特效方，中西医结合之新方，又有临床多年的个人珍藏方，家传秘授的偏方，民间百姓亲献的效方，这些方可治疗350余种疾病。所选录的药方，取材方便、用法简单、疗效显著、毒副作用小，均属于中医范围内所使用的中草药方剂，能够有效地增强人体免疫力，提高自我康复能力，尤其是对于一些西药无能为力的疑难杂症，有着十分独特的治疗作用。本书最突出的特点，就是“真”。每条方都有真人推荐，书中的近3000个验证病例全部都是真实的，实用性特别强，因此，本书可以称为“家庭自疗真方真传大典”。

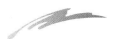

为使读者一目了然，本书编序均以病为纲，按病系分列内科、外科、妇科、儿科、男科、五官科、皮肤科、骨伤科、癌瘤科等病科，可为读者阅读应用带来方便。同时，本书为读者提供了快捷的选方方法：在每一种病症之下，编有数条至数十条治疗方法，并在所选录的秘验偏方中，附有"主治"、"配方及用法"、"疗效"、"百姓验证"、"荐方人"、"引自"等，以便广大读者根据自己的病情进行选用。

本书既适合医生用于临床，又适合广大百姓自学自用。无论你有无医学知识，一看就懂，一用就灵，不用医师指导，人人看后都可成为"家庭养生保健师"。相信，随着时间的印证，本书的临床应用价值一定会凸显出来。

需要说明的是，由于每个人的体质不同，疾病表征也复杂多变，一旦遇到某些秘验偏方使用无效时，必须及时更方或到医院请医生治疗，以免耽搁。

本书后附有多个附录，这些附录对读者将会有很大的帮助，请读者不要忽视。

书中提到的尿疗法，是一种未经医学证实的民间疗法。尽管此疗法能够治疗多种疾病，并且也有很多的真实验例，但也只是一个参考。建议在实施尿疗法之前，应向有关专家咨询一下。

这次应广大读者的要求进行再版时，对原书的有关内容做了适当的修订。同时，在内蒙古科学技术出版社有关领导和编辑的大力支持和帮助下，对书中存在的语言文字、体例和插图等方面的问题都做了必要的修改，使《中国民间秘验偏方大成》一书整体质量有了显著提高。

由于本人学识较浅，临床经验缺乏，书中存在的缺点错误肯定不少，恳请高贤和广大读者不吝赐教与批评斧正。

史书达

2019年9月

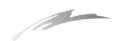

致读者

认识秘验偏方

中国民间广泛流传的秘方、验方、偏方，是我国传统医学之瑰宝，是前人成功经验之结晶，它在祖国传统医学中占有重要的地位。秘方，就是指被某些人掌握以后，不对外泄露，也不外传的具有治病效果的单药或几味药组成的药方。验方，即经验方，是临床医生经常使用且治疗效果又相当好的药方。偏方，有的是药物，有的不是药物，从"药典"中查不到它的名字，官方也不承认它是治病的方剂，但它确实能治病，而且在治疗效果上也特别好。偏方基本上由民间传抄或口头相互传述而来，大多数偏方起初出自缺医少药的落后的偏远山区，后流入民间相互传递应用。

对于一些疾病，经中西医药治疗久治不愈，耗资很多，病人受尽病痛折磨，却始终不能治愈，甚至最后被医生宣判为不治之症。而在患者绝望的时候，采用了民间的秘验偏方治疗，结果是一治就见了效，多治些日子就真的痊愈了。你承认也好，不承认也罢，真实的自我治好各种病症的验例在本书中随处可见。这也足以证明，秘验偏方具有很大的功效。

正确使用秘验偏方

用药和治病是相互关联、严谨认真的事情。许多家庭自行用药还停留在较低的水平上，或受医学知识不高以及经济承受能力的影响，很容易以偏概全，错用药方，专吃名药或便宜药，如效果不好，则延误治病时机。据观察，越是名医越是严谨用药，深知其中的奥妙和利害，同属一病，同用一方，还需进一步分出层次等级，分别对待；相反，那些非行家里手才比较随便，甚至毫无顾忌，常常闹出大大小小的事故，当引以为戒。

要想充分发挥各类秘验偏方在防病治病方面的作用，必须采用正确的方法：

1. 治病之前，必须经医院确诊

一个人有了病，在病因还没明确之前（未确诊时），不可盲目寻方配药自治，必须先到医院进行确诊。如属急症，应先用西药控制住病情，以免发展恶化。当病情稳定后，可加用或单用中医中药方法治疗，这也叫中西医结合疗法。西药治标比较快，中药治本效果较好。如确诊为慢性病，西药就远不如中药治疗效果好，这时应对症选择比较好的秘验偏方进行治疗。

2. 全面了解药方

用本书之方治疗疾病之前，要对药方有一个全面的了解，该禁忌的要禁忌，该慎用的要慎用，在治病用药上切不可有丝毫马虎。如有条件，最好先找一位熟悉的医生帮助审查一下药方，征求一下内行人的意见。一切准备妥当后，觉得用这个药方没有多大问题时，再开始用药治疗，确保万无一失。

3. 重大疑难病要请医生把关

为慎重起见，重大疑难病患者在使用本书秘方治病之前，一定要请有经验的中医师把关指导，并观察整个治疗过程和效果，这样对医患双方都是有好处的。

4. 全盘掌握本书附录内容

为了防病治病，读者朋友最好全盘掌握书中的几个附录，以便随时随地应用。精通这几种疗法，可不必请医生，不打针、不吃药，花钱不多或根本不用花钱，就能把病治好。这几种实用、有效的治病法，最适合平民百姓自己防病治病。经过无数的病人验证证明，只要坚持进行治疗，对很多种疾病均有较好的治疗效果。

5. 采取综合疗法效果更佳

书中介绍的秘验偏方可治疗350余种疾病。对每种疾病，均提供了行之有效的方剂和方法一至多条。对患者来说，只要从对应病种的有效方法中选出适合自己病情且又容易实施的药剂和方法，就完全可以将病治愈。为了能够收到最佳效果，建议采取综合疗法：即选择口服药的同时，选用膏（散）药外敷（包括脐疗法）患处，或再加穴位按摩，或者加用自尿疗法，或加用醋蛋液疗法。这样的综合疗法，不仅能缩短治疗时间，而且也比单一的药物疗法效果更好。

6. 初学医术者应怎么做

学习本书后，不要以为自己掌握了许多治病奇招妙法，就开始盲目为人治病，这样容易造成不良后果，甚至摊上人命官司。小病可以义务为人治疗；对于大病，尤其是对一些疑难病症（如内脏出血、骨折、中风昏迷、癌瘤病等），在没

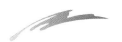

有十分把握的情况下，不要按书中之方轻率进行治疗。最好让患者家属先把病人送到医院去治疗，以防止病情恶化或错过治疗时机。在经医院或一些名医治疗毫无效果的情况下，可以征得病人及其家属同意，按书中的秘验偏方对症试治。

7. 关于地方药名或土药名

本书涉及药名数百种，其中有许多药名是区域性地方名和土药名，在药物大典上也查不到这些药名的出处。其主要原因是：书中的药方来源复杂，均从全国各地收集而来，尤其来自于民间的偏方占很大比例，因此在药名上叫法各异。其实，这种情况并不奇怪，我国地域辽阔，民族众多，药物类别繁杂，东西南北中很难有一个统一的叫法。对于一些有古怪药名的医方，之所以把它们收录在书中是从全局角度考虑的，书中有一些人看不懂的药名，不等于这条药方无用。也许这条药方就来自于某一个少数民族地区或某一偏僻小镇，那里的人一看就懂，当地就产这种药，正好适合那里的人应用。

为了把一些土方怪名弄明白，建议：①可向你周围的名医或老中医请教。②查阅相关的医药大辞典或全国中草药汇编，最好是购一部这方面的书，作为身边永久的"药学博士"。③对于请教别人和查书都弄不明白的药物，就不要大费脑筋了，可以先放一放，说不定啥时候在与人的交谈中，或从某一本书上就能知道答案。

还有一点应提醒一下：读者不要因一些不懂的药名而耗费时间向每位荐方人去信发问，因他们根本就没有这方面的思想准备。如果都向荐方人去信的话，一夜之间他们可能会收到几十封乃至上百封的来信，他们是无法应付的。再者，由于社会发展很快，荐方人的地址随时可能发生变化，有时根本就收不到你的信。

8. 对药味短缺的处理意见

药方中有些药买不到怎么办？很简单，那就不要强行利用这条方，可选其他药方先试用。为什么有些药在目前的药品市场上买不到？究其原因，就是药品经营者的经营原则，即哪种药品销得快，就经营哪种药品。这就是说，他们所经营的都是销量大的常用药，不是常用的药，他们都尽量少进或不进，免得资金与药品的积压。因此造成常用药易买，不常用的药买不到的局面。但也不绝对是这样，往往一些城市的大药店里药品种类比较齐全，这就需要用药人自己细心去寻找了。

书中有些药方在配药的味数上竟达十几味，甚至二十味以上，这叫大处方。对于这样的大处方，所有的药味不一定都能够顺利买到，买不到时怎么办？每个方里都有主药、辅药之分，购药原则应该是：主药不能缺，对辅药中实在购不到的，短缺一两味也是可以的。

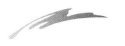

使用秘验偏方注意事项

1. 不要盲目用药

用书中之方治疗并发现效果不佳时，应立即停药，查明原因。有很多情况是由于用方人对本书一遍也未看过，致使选方不准（或盲目用方），或者用药时没掌握用药需多少个疗程，或者购买的药物质量低劣等原因所造成的。编者认为，治疗效果不好的更主要原因是所选用的药方与病情根本不对症。比如说，头痛有多种，有脑膜炎头痛、脑震荡后遗症头痛、头风性头痛、神经性头痛、感冒性头痛，而盲目只选一个头痛方来通治这几种头痛病，是很难奏效的。再者，当一个人同时患有多种疾病时，不要盲目寻方自治，否则容易出现治好了此病，却加重了其他病症的后果。总之，患有多种疾病的人，必须到医院去治疗才较为安全。

2. 慎用有毒性的药物

本书介绍的药方中，个别药物的毒性剂量已大大超过了正常规定范围，用方人一定要做到小心谨慎。对于这样的药方，儿童、孕妇、老年人和身体特别虚弱的人绝对禁用。对非用不可的有毒药物，在初次使用时，最好将一剂量的药分成两剂量来试用，通过多次小剂量分服后并无任何毒副作用现象发生时，可逐渐恢复一剂量。服药期间也要做到随时观察，以防不测。对存疑又想用的方剂，可先用某些动物做试验，以求稳妥安全。

由于毒性较大的药物，如雷公藤、生川乌、生草乌、轻粉、砒霜等，都属国家控购药品，一般平常人是买不到的，必须由当地医疗部门的主治医师开处方或出证明才能购到。

3. 注意过敏反应

有病或无病者，往往都有一些过敏症存在。有的人注射青霉素过敏，有的人对一些食物（包括无毒中草药）也过敏。有过敏症的病人，最好不要盲目自治，否则过敏严重，救治不及时会殃及生命。

目 录

第一篇 传染性疾病

第二篇 呼吸系统疾病

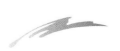

第三篇　消化系统疾病

第四篇　循环系统疾病

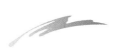

第五篇　泌尿系统疾病

第六篇　血液系统疾病

第七篇　内分泌系统疾病

第八篇　营养代谢系统疾病

第九篇　神经系统疾病

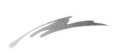

第十篇　精神系统疾病

第十一篇　内科其他疾病

第十二篇　皮肤外科疾病

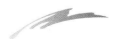

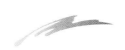

第十三篇　肛肠外科疾病

第十四篇　外科其他疾病

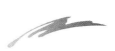

第一篇

传染性疾病

感冒发烧

1. 治感冒鼻塞偏方

在过去漫长的岁月里，我几乎每年的夏秋两个季节总要患上几次感冒，每次都伴有严重鼻塞，特别是进入花甲之年后更为频繁。饮食起居等方面只要稍有疏忽，病魔就乘虚而入，而且还常常碰到"封冻性"的鼻塞，双鼻孔完全受阻，使得我终日张着嘴巴，非常难受。

一次，为联系件小事到老友家串门，只见满头白发的老友把剥好的蒜瓣、葱白、鲜姜放进一个小罐里，用一根小木棍在小罐里捣拌，把三味组合物捣拌得烂如泥浆。一问方知其奥秘，原来老友正在制作治疗感冒鼻塞的偏方。

从此，每逢感冒鼻塞，我就用老友传授的方法自我治疗。几次医治，都收到了药到病除的理想效果。

配方及用法： 蒜瓣25～30克，葱白25～30克，鲜生姜25～30克。各物洗净吹干后放入一个合适的器皿里，捣研成糊糊状（切成片或块亦可，但效果稍差），加水250毫升煎煮，煎好后将成品分成6/10和4/10两份。首次温服6/10，服后需注意保暖，用不了1小时，即会满身大汗湿透，立感两鼻畅通，全身舒爽，时隔五六小时后再服4/10。两份为1剂，一般连服2剂即可痊愈；初患者服1剂即可解决问题；儿童剂量减半或减去2/3也可，婴幼儿最好别服。此方一般无副作用，服后如有短暂的不适感，喝些醋或冷开水即可缓解。

我用自制偏方治愈感冒鼻塞的消息被一些人得知后，纷纷前来询问此方，我自然原原本本作了介绍。凡服用此方的人无一不收到满意效果，这真是一个不是良药胜过良药的偏方！

百姓验证： 湖北武汉市青山区罗春莲，女，51岁，工人。她来信说："我一年要患好几次感冒，经常到职工医院打针吃药，不但给我带来了病痛，还耽误了我许多宝贵时间。用本方治疗后，已过去两个季节，未再患感冒。"

荐方人： 江苏射阳县大兴乡　张超

2. 我服冬青汁治感冒有效果

去年2月，我得了重感冒，服感冒药疗效甚微。无意间，我喝了一勺冬青汁，感冒变轻。于是我连服3天，感冒基本痊愈。又加服1天，彻底治愈。

配方及用法： 取冬青叶少许榨汁，每次饮用3毫升，日服3次。

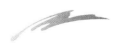

百姓验证： 河北黄骅市师范学校刘玉玺，男，48岁，干部。他来信说："我按本条方只服药3次就治好了自己的感冒。"

荐方人： 安徽淮北发电厂　李令峰

3. 我的治感冒良方

1989年冬，我患感冒咳嗽半月余，就医吃药花钱不少而病情无减。后来，我根据药物性能自配一方试治，服用2剂病就好了。1990年冬，我将自配的方剂介绍给6位患感冒咳嗽的患者试用，皆收到了良好效果。

配方及用法： 核桃10个，银花10克，生姜20克，冰糖30克。将核桃去壳取仁，与银花、生姜、冰糖一起加水煎熬，熬至冰糖全部溶化为止，然后取桃仁、银花、药汁服用。每日1剂，分2次服，连服1~2剂。

百姓验证： 重庆市忠县石宝坪山龙滩邓明材，男，81岁，退休教师。他来信说："邓经于（51岁）患重感冒，用本条方只1剂就治好了。"

荐方人： 四川南江县红四乡　袁太江

引自： 广西科技情报研究所《老病号治病绝招》

4. 潘生丁也可治感冒

我因年老体质差，经常感冒，每次感冒都伴有明显的心脏不适，十分难受，非找医生看不可。虽然服用多种治感冒的药物，但一般都要一两周才能痊愈。采用潘生丁治疗效果大不一样，我每次服25毫克，每日服3次，一般服用2次就明显见效，再继续服用两三次，最多未超过3天，感冒便彻底治愈，心脏不适的症状也随之消失。

荐方人： 四川简阳市文化馆　谢荣才

5. APC治好了我的感冒

感冒是人生中最普通的"小节目"。以前我感冒时不吃药挺两天就能不治而愈，最多也不超过7天。这回可不行了，于是由我先生、姐姐、妈妈、朋友们组成的"抢救小组"迅速诞生，运来了一批丸、散、片、冲剂，我的床前整个成了新开张的药铺。

这时的我头脑虽在"发热"，但心里却很明白：这些药不能乱吃，吃杂了会"牺牲"的。我原来部队里的一个新兵，因感冒吃了几片四环素，马上浑身过敏，血象迅速变化。第二次看病又吃这种药，造成血小板迅速下降，经受了残酷的折磨后，最终被几片药夺走了生命，当时年仅19岁。于是我便采取"按兵不动"的做法，只吃中药，以待病情缓和。可是三四天过去了，病情不但没见好转，反而连饭也吃不下了，走路东倒西歪，像个"瘟鸡"！正在这时，有个朋友来电传授经

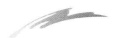

验：他的病症与我完全一样，只吃APC喝开水就迅速好了。我先生当天就买了40片APC，在我比较怀疑的目光下，监视我吃下1片，并给我服了一些红糖姜水，2小时后，我感觉越来越好，难受的症状逐渐消失了！（郭小瑞）

百姓验证：湖南泸溪县长坪乡刘泉清，男，19岁。他来信说："我妹妹患感冒，头痛发热，吃了一些药不见好转。我用本条方为她治疗，用药3次就好了，花钱很少。"

引自：1996年第3期《健康顾问》

6. 我服醋蛋液预防了感冒的发生

1982年我从鹤岗市中级人民法院离休，因身体不好常患感冒，很苦闷。自试服醋蛋液后，往年三两天就感冒一次，现在已经5个月了，也没有大的感冒，有时遇到小感冒，吃点药或者喝碗热水就过去了。

百姓验证：湖南泸溪县长坪乡王溪村刘泉清，男，19岁。他来信说："我身体一直不好，极易患感冒，自从服用醋蛋液后再也未感冒过，精神和身体状况都明显好转。"

荐方人：黑龙江鹤岗市　王凤章

注：醋蛋液治病法，请见本书4142条。

7. 我自从用了"鼻内水疗法"，5年未患感冒

德国《快报》曾刊登了一个预防感冒的"鼻内水疗法"。

具体方法：用手心捧起一些水放在鼻孔前，用两个鼻孔同时吸水（不要让水吸入喉咙），然后让水自然流出。如此重复3~5次。接着用手指按住一鼻孔，用另一鼻孔使劲呼气3次，将余水喷出。再换另侧鼻孔同样呼气3次。最后用擤鼻涕的方法将鼻孔内的余水用力擤出。此时嘴巴应微张，以免水进入耳中。

德国慕尼黑一名叫巴约格的医生已坚持使用此法30年，从未患过感冒、咳嗽、流鼻涕。

我从1988年底即开始用此方法，每天早晨坚持洗鼻子，到现在早已养成了习惯。在这期间从未患过感冒、咳嗽、发烧和头痛，数十年的过敏性鼻炎也明显好转。实践证明，用此法预防感冒确有效。此法简便易行，也容易养成习惯。我的体会是：

（1）可以在早晚洗漱前，先用香皂洗净手，然后低头弯腰双手捧水，使水漫过鼻孔，稍用力将水吸入鼻孔，再使水自然流出或稍用力喷出。

（2）开始用此法时，鼻内有点"呛"得不舒服，时间长了自然就不呛了。

（3）吸水时不过于用力，同时要弯腰低头，吸入鼻孔内的水就不会进到喉咙里去了。有时可能吸到嘴里，不要过于担心。

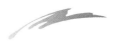

（4）在自来水龙头下洗脸最为理想。如用脸盆，则应先撩水在盆外洗净手，然后再捧水洗鼻子，而擤鼻孔余水时可擤在盆外边，以免鼻涕污染净水。

"鼻内水疗法"之所以有预防感冒的作用，我认为有以下两种原因：

（1）日常生活中，空气中的灰尘、细菌、病毒不断吸入鼻腔内滞留在鼻黏膜上，洗鼻时借流出的水，把鼻腔内的灰尘及附在灰尘上的细菌、病菌随水和鼻涕喷出，就减少了病菌和病毒在鼻腔内繁殖的机会，间接预防了细菌和病毒的传染。

（2）使用"鼻内水疗法"冷水经常刺激鼻黏膜，就使鼻黏膜产生耐冷的抵抗力，若天气发生变化或受冷空气刺激，也不至于引起反应，从而达到预防感冒的目的。

百姓验证：吉林通化矿务局铁厂都培新，男，43岁，工人。他来信说："我家人都爱感冒，每年总要有几次。自从按本条方治疗后，家人未再患感冒。有时稍有症状，用'鼻内水疗法'仅1次就治愈了。此方使我全家受益，既不花钱又可治病。"

荐方人：山东淄博市　王方舟

8. 我30年未患感冒的方法

我今年70多岁了，患有多种慢性病，但30年来，我却很少感冒，经常是全年不感冒。大家都问我有什么高招，其实很简单，办法就是用自来水洗鼻子，每日5次（早晨起床、早饭后、午饭后、晚饭后和睡觉前各洗1次）。

方法：左手把水龙头开关，右手五指并拢，与手心形成凹陷状，接水后用鼻子往里吸，稍停后再喷出，连续10次即可。遇有感冒症候，可多洗几次。只要能持之以恒，必见效果。

百姓验证：辽宁清原县湾甸子镇王安才，男，53岁，农民。他来信说："我用本条方治感冒，一分钱不花就把感冒治好了。"

9. 我用凉水洗鼻治好多种病

我已是74岁的老人了，仍头脑清醒，身体健康，精力充沛，生活得很充实。

在14年前，我经常患感冒，鼻子不通气，头疼眩晕，还咳嗽，右眼患有白内障病，终日萎靡不振，真是痛苦极了。虽然不断去医院治疗，用过多种药物，但仍时有复发。经人指点，用凉水洗鼻子，当时我是半信半疑，只是试一试，不料洗过一段时间，觉得感冒减轻了，鼻子通气了，头也不那么疼了。后来我又洗眼睛，现在白内障病也见好了，眼睛异物也小了。

我老伴看我洗好了，他也用凉水洗，他把患了多年的肺气肿也洗好了。

方法：早晨刷牙漱口后，打开自来水龙头，先洗洗手，然后将手的五指并拢，

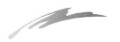

成弯曲形，兜住水往鼻梁上泼7～9次，接着再洗眼睛。洗眼睛时，把水泼在印堂穴和两眼眉中间，边泼水边吸气。要闭嘴从牙缝里吸气，把吸入的新鲜空气咽下去，吸气7～9次，注意别把水吸到嘴里。

百姓验证：贵州平坝县204信箱刘鸣菊，工人。她来信说："我母亲经常感冒鼻塞，睡觉都睡不好，用本条方一治就好了。"

引自：1997年3月1日《老年报》

10. 用金霉素眼膏防治感冒很有效

感冒的滋味很不好受，然而，以前我最易感冒，一年总要患好几次。最近我摸索出一种防治感冒的方法，简便易行，效果很好。

感冒一般是病菌或病毒通过上呼吸道侵入人体而发病的，倘若能把鼻腔这一关把好，就能有效地给予防治。金霉素是一种广谱抗菌素，且带有酸性。我想，将治沙眼的金霉素眼膏涂入鼻腔内，或许对防治感冒有好处。为此，我进行了尝试，结果是：当感冒初起时在鼻腔内涂入金霉素眼膏，立即制止住了打喷嚏，感冒症状大大减轻；当感冒症状已很明显时仍将金霉素眼膏涂入鼻腔内，则有抑菌作用，感冒症状因此而减轻。以后，我将这种方法介绍给家人和其他人，取得了同样的效果。

使用方法：将金霉素眼膏管伸入鼻腔内，朝上方挤入少许，然后用手指捏挤鼻子两侧数次使药膏均匀地分布于鼻腔内，每日3次。

金霉素眼膏用来防治感冒，既经济又实惠，不妨一试。

荐方人：四川乐山　　叶德敏

11. 我喝茶加洗脚防治感冒效果好

从1991年3月开始，经过3年12次实践，我探索出一种"感冒不用药，喝茶加洗脚"的预防和治疗感冒的良方。

方法：当天气突变双足冰凉、身体不适时，马上喝一大杯热茶（茶叶10～15克，热开水50毫升左右，浸泡10分钟以上），接着用50～60℃的热水泡脚15～20分钟，水量以浸过踝关节，周身感到热乎乎为度。隔2小时后，再如法重复1次。（张发生）

百姓验证：福建福清市融城镇吴鹏飞，男，70岁。他来信说："我本人经常感冒，自从坚持按本条方介绍的方法做，现已有2年多未患感冒了。"

引自：《健康报》

12. 我每天喝一杯白开水，很少患感冒

我有一个专治感冒的单方，是江山市卫生局的老周传给我的。自从使用以

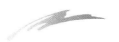

来，一直非常有效。

1989年，我43岁，那年我隔三差五得感冒。尤其在夏天，更是频频发作，无法避免。每逢发作，便头痛发烧，鼻孔不通，闷得发慌，筋骨酸痛，坐立不安，迷迷糊糊，只想睡觉。APC、板蓝根、速效感冒丸全吃过，葡萄糖点滴也挂了，效果就是不明显；医院跑了一趟又一趟，毛病就是好不了，有时反而越闹越厉害。一折腾几天，便眼窝深陷，脸无血色，浑身无力。

老周得悉我的情况，热心地教给我一个单方：每天早晨起床后，空腹喝一杯白开水，冬天趁热喝，夏天凉凉喝，1天喝1杯，坚持天天喝，感冒自然好。

我如获至宝，从第2天起便照方做了。果然，感冒很快就好了。

光阴似箭，日月如梭，转眼8年过去了，而我竟一直没再感冒。我从心底里感谢老周，又把这个办法告诉年逾古稀的叔叔。谁知时隔不久，老人家的感冒咳嗽就痊愈了。后来跟我学的人越来越多，甚至于一些经常胃疼腹泻者也收到"水下病除"的效果。

据几位颇懂医理的白发老翁分析，这个单方的保健机理是洗胃排毒。用时髦的话概括，便是净化人体内部环境，防止内脏中毒。于是，我常常想，若能让更多的人了解它、掌握它，岂不是更好吗？为此，特欣然命笔，写下这篇短文。

注：文中老周，名怀仁，浙江江山市江郎乡人，现年63岁，已退休，但身体仍很硬朗。

百姓验证：新疆乌鲁木齐市碱沟陈培政，男，63岁，退休。他来信说："我以前经常患感冒，在医院住院治疗，花了很多钱。后来，我用本条方没花钱把感冒治好了，而且很长时间也不再感冒了。

引自：1997年第8期《中国保健杂志》

13. 治感冒三步小功法

我自1991年用气功给患者治病的同时，编了一套自治感冒的功法，通过5年来40多名患者的实践，均在练功10分钟内收到了良好的效果，无论男女老少，包括七旬以上的长者大多数做完功后即愈。这里整理成文，奉献给广大朋友。

预备功：面向南方自然站立，正视前方，面带笑容，微收下颌，两眼微闭，两唇轻合，上下牙齿轻咬，微微挺胸，略收小腹，两臂自然下垂于体侧，掌心向内，五指自然分开（微曲），两脚平行与肩同宽，两腿微曲（以膝盖不超过脚尖为限）。从头至颈、肩、胸、腹、胯、大腿、小腿、脚腕、脚掌、脚趾全部放松，全身心放松。

第一节：鼻子吸气、呼气。吸气时舌抵上腭，呼气时舌抵下腭。吸气时鼓小腹，吸到不能再吸时为止；呼气时要缩小腹，要把腹内的气吐尽。一吸一呼为一次，如是3次。

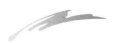

要领：①舌抵上、下腭之目的在于搭桥，以沟通自身的任、督二脉，且莫着意用力，更莫用死力，触到即可。②吸气时要做到深、匀、细、长，呼气时要做到细、匀、长。③不要用口吸气和呼气。

第二节：动作要领基本同第一节。不同的是，在吸饱气后不要立即呼出去，而是要闭气，尽量让吸入的气在小腹内停一会（即俗语说的憋气），直至实在忍不住时再呼出去。要仍依细、匀、长的要领用鼻呼出，且莫猛地一下用口吐完。如此法做三次。

第三节：动作要领基本同第一节。所不同的是：①在吸气时要意想将太阳的红光和紫光吸入腹内。②闭气，意想太阳的红光和紫光照透全身，浑身暖烘烘、乐融融。③呼气时用力压缩小腹的气体，如同火山爆发一样将体内的病气、废气、疲劳之气统统喷射到九天之外（仍用鼻呼）。

收功：①尽量吸气至小腹，憋住气（在吸气的同时用力搓两手掌，搓热），憋气的同时用一手掌紧捂后部的玉枕穴（左掌在前或右掌在前均可，不受限制）。②直至憋不住时，将双手放下，同时将体内之气用鼻徐徐呼出。③若同时患有喉痛、咳嗽，可循收功①之要领用搓热的手掌分别紧紧捂住喉部和颈部（亦可捂住大椎穴）。仍为3次呼吸。

功法功理：此功系一种循序渐进、自治感冒的速效功法。从形体动作上讲动作简单、连贯、层层深入；从意识上讲由不加意念到稍加意念，进而加重意念，使练功者自然而然进入功态。收功动作的四个一（一吸一憋一捂一呼）看似极为简单，但却起到了三大作用：其一，沟通任督二脉，打通小周天；其二，增补能量（补气）；其三，不只是对上呼吸道的病患进行局部治疗，更重要的是同时有效地伴之以全身治疗，对五脏六腑进行由弱到稍强再强、规律性按摩。故能收到立竿见影之效，同时也并不是单单可治感冒。

习练过气功的朋友可在做完预备功后跳过一、二节，直接从第三节做起。

此功每天做功的时间、地点及遍数不受限制。

荐方人：陕西西安市　李树人

14.“一把抓”治感冒一试真灵

1991年5月初，我偶感风寒，鼻流清涕不止，运气内治，并吃感冒丸，均不见效。忽然想到气功杂志上介绍的“一把抓”，自想，也试试往外抓病气吧！于是，我把手微缩成爪形，伸在鼻端5厘米处，意想手指伸长，插入鼻腔病灶内，将病气抓出，慢慢地拉伸，直到手臂不能伸长为止，并意想将病气送入一地深处。如此反复抓了十几遍，果觉病症见轻，鼻孔通气也觉轻松了。我心中一喜，又想，我功力小，干脆多抓几把，于是我连续抓了一百二十余把。令我惊奇的是，早上抓完以后，当时就感到轻松异常，当天一天也没流清涕。第二天、第三天又有轻微

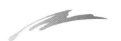

的流涕，我又如法抓了两次，之后竟痊愈了。这次的"抓病"实践，使我认识到，"一把抓"的治病方法还是确有效果，不是瞎说的。自此以后，又试验过几次，也都很有效。

"一把抓"为什么能治病呢?我认为可以用现代科学的某些理论来解释。肌体的病痛发炎都是病菌的作用，凡是在有生物的地方都存在着生物场，可以看作是一种混元气，与该生物体的繁殖能力有关。我抓病气时，将细菌的生物场混元气抓走后，细菌体内的元气便会发出体外补充之。抓走的病气越多，细菌体内的元气外耗就越多。细菌体内元气的外耗，就必然使细菌活动能力和生殖能力下降甚至死亡。另一方面，病菌病气对人体正常细胞的生物场有抑制和破坏作用，当病气被抓而减少后，人体正常的灭菌细胞的活动能力会大大加强，从而会尽快地消除病灶，使病痊愈。

荐方人：黑龙江依安县一中　麻兆森

15. 用搓手法防感冒疗效明显

我用搓手方法防治感冒，坚持1年之久，疗效明显。

双手拇指根部，医学上叫大鱼际，伸手时，由于肌肉丰富，明显突起。大鱼际穴位与呼吸器官关系密切，每日搓搓，对改善易感冒的体质大有益处，且对咽喉疼痛、打喷嚏等感冒早期症状有明显效果。

方法：对搓双手大鱼际穴，直至搓热为止。搓法似双掌搓花生米的皮一样，一只手固定，另一只手搓动，两手上下交替，大约搓2~3分钟，整个手掌发热。此法可促进血液循环，加快新陈代谢，增强体质，故而不易感冒。

此法也可叫搓手保健操。不受时间、地点限制，随时可做，简便易行。

荐方人：河南潢川县　苏继承

16. 用电吹风治感冒很有效

感冒是人体最常见的一种疾病，又是"百病之源"。由于感冒类型和体质的不同，有的人患病后尽管服了很多药也见效不大，一拖就是十天半月，甚至更长。有什么办法能预防和快速治愈感冒呢?我在实践中摸索出"用电吹风吹穴巧治感冒"的方法，现介绍如下：用电吹风吹患者后枕部的风池、天柱两穴，可洗头后湿吹也可干吹，一般以有温热感为佳，如有灼痛可将风调小或移得稍远些，待吹至感觉后脑部有一股热流向全身扩展，手脚、额头等处冒热汗后再继续吹5~8分钟，每日2~3次。

也可用下列配穴兼治：吹孔最，吹太阳，吹风门，点合谷，点迎香。

注意：①预防为主的原则。当感觉近日身体容易疲劳，腿肚酸胀时，很可能为感冒前期，如及时吹穴可预防感冒。②感冒期间，患者应多休息，多喝开水，配

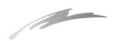

合药物治疗。用电热吹穴法治疗感冒，一般症状1~2天即可康复，较重症状也不过3~4天。

由于此法器材易得，取穴方便，节省费用，又符合中医理论和灸法原理，患者不妨一试。

取穴部位说明：

风池（足少阳胆经）：枕骨下，斜方肌外侧凹陷处。（见16条图1、图2）

天柱（足太阳膀胱经）：项后发际，斜方肌外缘凹陷中。（见16条图1、图2）

风门（足太阳膀胱经）：第二胸椎棘突下旁1.5寸。（见16条图1、图2）（周郴龙）

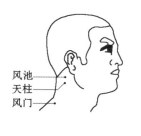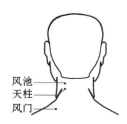

16条图1　　　　　　　　16条图2

17. 预防感冒有效法

天气渐凉，易患感冒。多年来，我坚持在每日晨起床洗漱后用右手拇指和食指捏鼻孔，有效地预防了感冒，从而使我同感冒绝缘了。用拇指、食指捏鼻孔的方法极其简单易行，不分时间、地点，均可进行。但以清晨为宜。

方法：两腿站立，目光平视，心平气和，用右手拇指、食指捏鼻孔，一张一弛，心中默记次数，少则36次，越多越好。

荐方人：辽宁沈阳市沈河区　王冲

18. 我不感冒的诀窍

我不易感冒，诀窍是：在平常或受点凉稍有感觉时，即将食指和中指并拢，按摩鼻下人中部位和脑后颈正中的风池部位，各按200下左右，就可免除感冒之苦。

百姓验证：云南西盟县粮食局李世云，男，57岁，公务员。他来信说："以前我平均每个月至少得一次感冒，自从我用本条方按摩再也没患过感冒。有时天气突变，我就即时按摩，感冒从未发生。"

荐方人：安徽省滁州市沙河中学　李荣辉

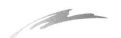

19. 我不感冒的方法

方法：在每个节气的第一天用食指按摩人中、风府（在哑门穴上凹陷中）穴各20次，也可于早晨起床穿衣或出门时各按二穴位20次。总之，当你觉得身上冷或准备下冷水前要先按摩上面介绍的穴位，两手同时按也行，一只手前后各按20次也可。在接触有感冒的人时，按二穴20次保证传染不到你，大概是由于按此二穴邪气不得进，正气能保留，以正压邪之故。

百姓验证：福建厦门市体育路17号叶文武，男，68岁，干部。他来信说："我按本条方进行锻炼，并长期坚持，近年来几乎不患感冒，从而达到了防病健身的目的。此方确实有效。"

20. 贯众可治流感

配方及方法：贯众30克，加水600～800毫升（水位平药）煎至300毫升左右过滤，加入糖精0.15克，或加入适量糖，装入瓶中（备用汤剂须加防腐剂，同时加热）。每天3次，每次100毫升左右，连服2天。

疗效：治疗100例，均有效。

百姓验证：山西长治市城区角沿村窑背街李荣生，男，46岁。他来信说："我小儿子患感冒一星期没有好转，吃了感冒胶囊、康必得也没有效果，以致引发了气管炎。他前几次也是这样，必须打针输液才能好，每次都要花费几百元。这次我按本条方为他治疗，买了5剂药仅服3剂病就好了，既节约钱又省事，同时痛苦小，真是太令人高兴了。"

引自：《新中医》（1976年增刊第2期）、《单味中药治病大全》

21. 天然透邪丹可治伤风感冒

主治：重伤风（伤风感冒），或由风、寒、暑、湿及一切不正之气所致的头痛昏闷、鼻塞不通、胸膈不舒和牙痛、赤眼、暴瘖等症。

配方及用法：鹅不食草适量，晒干，研成细末，贮瓶备用，勿泄气。头痛、牙痛取本散少许，交替吹入左右鼻中或搐鼻，即刻打嚏，令其涕泪俱出。若不应，隔1～2小时再吹一次。赤眼（急性结膜炎）、暴瘖用药棉裹药塞鼻（塞入健侧鼻中或交替塞鼻），或用鲜鹅不食草搓成药绒塞鼻。每次6小时，每日2次。

疗效：本方用于外感引起的伤风、头痛、牙痛、目赤、暴瘖等病初起之轻症，用之多验。经治风寒头痛29例，牙痛20例，每日3次，在1～2日内痊愈。

引自：《中药鼻脐疗法》

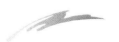

22. 我用茵陈蒿防流感效果好

配方及用法：茵陈蒿全草6~10克（1人用量），加水熬至药液相当于生药量的3~4倍时即成。每次口服20~30毫升，每日1次，连服3~5日。如作治疗用，每日2次。

百姓验证：甘肃秦安县郭加乡胥毅，男，30岁。他来信说："我母亲每年冬季都患感冒，住院花药费近千元。后来用本条方治愈，再未住过医院，节省了很多医药费。"

引自：《新医药通讯》（1973年第27期）、《单味中药治病大全》

23. 代代相传的鸡蛋酒治感冒非常有效

民间治疗感冒的方法很多，在山西昌梁山区，传播较为广泛而且代代相传的是鸡蛋酒治疗法。

方法：酒250毫升，倒进锅里煮，蒸发掉酒精，再打入一个鸡蛋，搅散后，加一匙白糖，同时对开水冲淡饮用。

按语：村里人有个经验，每当身上出现恶寒、鼻塞的感冒症状，即配鸡蛋酒，喝上一杯盖被休息，第二天起来，鼻塞、流涕、喉痛等症状就可以大部分消失。有的家庭发现气候变化，遇上风雨，不管三七二十一都要喝一杯鸡蛋酒预防感冒。

1985年有某局局长和我一起下乡，每次患上感冒都很严重，不是吃药就是打针，痊愈后隔不了几天感冒又会发生。有一天下地劳动淋雨感冒，房东赶紧端来一杯鸡蛋酒，他喝下后第二天就好了。

百姓验证：广东广州市五羊新城寺右新马路彭宗堂，男，35岁，保安员。他来信说："1998年9月，我爱人得了重感冒，在当地个体医生处花了20多元钱，不但未治好，反而咳嗽加重，发高烧不止。后来我用本条方为她治疗，服药2剂就治好了。"

注意：用此方前7日、后15日不准饮用任何酒类。

引自：《偏方治大病》

24. 我应用本方治感冒有效

配方及方法：防风18克，细辛5克，白芷18克，黄芩18克，川芎18克，羌活12克，苍术18克，生地35克，水煎服。

此方经多年使用，已治愈千余人。

百姓验证：四川广汉市汉源泉路冯启培，男，66岁。他来信说："有一次我患了很严重的感冒，用本条方就治愈了。后来我爱人也患感冒，在医院治疗10多天不见好转，用此条方治好了。"

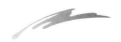

荐方人：四川蒲江县大兴毛海源

25.验方"感冒散"治感冒有效

主治： 感冒初起轻症，头痛、鼻塞、流清鼻涕，或微恶风寒者，均可用之。

配方及用法： 鹅不食草9克，春砂仁6克，辛夷花、公丁香、香白芷、薄荷各3克。共研极细末，贮瓶备用，勿泄气。取本散1~1.5克，用药棉裹之，交替塞入鼻中，每日3次；或取本散少许，交替吹入鼻中，每小时1次。

疗效： 曾治数百例，通常均在用药1~2次见效。

引自：《中药鼻脐疗法》

26.用本方治好了家人的感冒

配方及用法： 双花30克，连翘30克，芥穗18克，薄荷叶18克，黄芩30克，川贝15克，石菖蒲18克，藿香18克，神曲12克，白蔻12克，木通15克，滑石48克，大黄30克，菊花30克，上药共为粗末。一般用药15~18克，重者不超过50克。将药放在盖碗内，用开水冲入盖好，浸至适当温服，1日2剂，小儿酌减。一般1剂即愈，重者不过3剂。

疗效： 此方为河北庆云县孙剑涛家传，后经辽宁清原县湾甸子镇王安才验证确实有效。

百姓验证： 重庆荣昌县东门小区安居工程13号楼张万财，男，66岁。他来信说："几年来，我家人患感冒都不用去医院，均用本条方治愈。邻居们的感冒也是用此条方治好的。"

荐方人： 辽宁清原县湾甸子镇二道湾村　王安才

27.用三油治感冒有效

配方及用法： 香油80克，薄荷油40克，樟脑油40克。三油调匀装瓶备用。此油专治由流感引起的头痛、腹痛等症，平时涂于嘴唇周围和鼻腔内可预防感冒。用时将此油少许涂抹于疼痛部位，有效果。

百姓验证： 四川乐至县建设局赵春荣，男，71岁。他来信说："本人经常感冒，使用本条方很快治愈。"

荐方人： 辽宁清原县湾甸子镇二道湾村　王安才

28.用干葱和醋可治好感冒

配方及用法： 干大葱两棵（100~150克），食醋100~150毫升。空腹生食大葱，用醋送服。一般1剂便好（退烧止咳特有效）。胃有毛病的患者慎用。

百姓验证： 贵州遵义市遵义铁合金厂朱伟，男，42岁，干部。他来信说："本

厂退休职工吴成新患感冒，在厂职工医院打针吃药1个多月，花药费200多元未愈。后来用本条方治愈，只花了10元钱。"

29. 感冒的酸碱疗法

配方及用法：食醋或苏打用凉开水配成5%的食醋溶液或6%的苏打溶液，任用两者之一即可（但不能两者同时使用），每3小时1次，每个鼻孔每次滴入2~3滴溶液。发现感冒立即使用，效果更佳。

治疗94例病人中，36例用6%的苏打滴鼻液后，17例2天好转，18例3天痊愈，总有效率在97.29%；其余58例用5%的食醋溶液，29例2天好转，26例3天好转，总有效率95%。

辽宁本溪市文化局离休干部李茂伍同志也用此方治愈了自己的感冒。

此方是魏鉴明教授与周超凡、王振勤、岳风先教授经20多年总结出来的经验方。

荐方人：河北秦皇岛市山海关林场　尹文鹏

30. 我用蒸醋气方法治感冒有效

感冒者，坐在室内关闭窗和门，把一碗食醋（约200毫升）放入容器内置于电炉或煤炉上，让蒸气散发于全室，要猛吸醋蒸气，15分钟后，涕水不流，鼻塞通畅。

百姓验证：贵州龙里县解放街109号张维忠，男，70岁，退休。他来信说："我是个医学爱好者，但从未行过医。我利用本条方蒸醋气治感冒十分见效后，又经过实践验证五六个人都很有效。因而，我从中受到启发，申办了一所蒸气疗法诊所。开诊20多天以来，每天接待患者虽不算多，但从实践中，不断总结完善了我的蒸气治病新疗法。这种疗法不但能治感冒，对五官科的病也能治好。只要针对病情，把药物（中草药）放入罐内，蒸出药气，让患者直接呼吸，口腔有病就用口呼吸，鼻部有病就用鼻呼吸，眼部有病就用蒸气熏眼……轻病20分钟可愈，重病半个小时就会有效果。"

注：醋蒸气在空气中能杀菌，在鼻内和肺部也同样杀菌，因此可达到治疗的目的。此方由本人亲自验证，十分有效。

荐方人：广西玉林市大平山镇　梁佐祥

31. 用苏打液滴鼻治感冒有效

用苏打液滴鼻对防治流感具有功效，这是医学专家最近研究发现的。苏打溶液的配制方法很简单，用6克苏打加100克凉开水配制成6%溶液即可。每3小时滴鼻一次，每次每侧鼻孔滴2~3滴，连续使用2~3天，感冒即可痊愈。

苏打液之所以能防治感冒，主要是该溶液能改变鼻腔的酸性环境，破坏流感病毒生长繁殖必需的核糖核酸等酶类系统，从而使其无法生长繁殖而达到防治的目的。

引自： 1996年4月24日《安徽老年报》

32. 我应用葱姜糯米防治感冒有效

配方及方法： 7个葱头7片姜，一把糯米熬成汤，食时对入适量醋，防治感冒保健康。

现代药理研究证实，米醋有杀灭流行性感冒病毒作用，既能治疗感冒，又能预防流感，安全有效。生姜含姜辣素、芳香醇、姜烯、茨烯、氨基酸等成分，性味甘辛而温，是一味芳香性健胃药，有暖胃止呕、发汗解表、散寒驱邪、解毒镇痛功效，主治风寒感冒、胃寒呕吐等症。大葱性味温辛，主要成分葱蒜辣素，能杀菌健胃、刺激呼吸道和汗腺管壁分泌，起发汗解表作用，主治外感风寒、头疼寒热等症。糯米能健胃和中，益气扶正，有"多食使人贪睡"作用。因此，此验方是防治伤风感冒的良方。（王安民）

百姓验证： 江苏扬州卫生站刘宁生，男，47岁，医师。他来信说："我用本条方仅1次就治好一位流感发高烧患者。"

引自： 1996年12月16日《陕西老年报》

33. 葱白姜盐可治感冒

配方及用法： 葱白头、生姜各30克，食盐6克，白酒一盅。将前3药共捣如糊状，再把酒加入调匀，然后用纱布包之，涂擦前胸、后背、手心、脚心及腘窝，涂擦一遍后，嘱患者安卧。涂擦后半小时即有汗出，热渐退，全身自觉症状也随之减轻，次日可完全消失。

疗效： 治疗32例，均1~2日治愈。

引自： 1976年第1期《新中医》、1981年广西中医学院《广西中医药》增刊

34. 我用大葱汁治感冒可愈

方法： 取约10厘米长的葱白一段，捣烂取汁，睡前服一酒杯，一夜治愈感冒。（此方疗效比阿司匹林还佳，无副作用）

如因感冒咽喉疼痛时，可取葱白竖切，切面朝里，敷脖颈睡觉，一夜治愈。（李肃）

百姓验证： 浙江舟山市普陀区沈家门北安路13号司永明，男，67岁。他来信月国说："我用本条方治愈10多人的感冒，效果特别好，一般一夜过后感冒症状就消失了。"

引自：1997年8月18日《辽宁老年报》

注意：用此方前7日、后15日不准服用任何消炎药。

35. 鼻浸药可治鼻塞

鼻塞多因伤风感冒、鼻炎等疾病所致。下面介绍一种简便有效的浸药疗法：

鼻塞严重者，先用1%的麻黄素滴入或喷入鼻腔，使肿胀的鼻甲缩小，再用7厘米左右长棉签浸上0.25%氯霉素眼药水或庆大霉素眼药水后，轻轻塞入鼻腔中，直至稍用力不能塞入为止（双鼻孔阻塞则两鼻孔皆塞入药水棉签），过2小时左右取出棉签。每天2～3次，晚上可塞着棉签过夜。

临床实践证明鼻塞患者除临床对症给药外，另加浸药疗法，治疗一次病症即感轻松，几次则基本痊愈。此法简单、方便，对多种原因造成的鼻塞，皆有效。

荐方人：湖南隆回县卫校　黄海平

36. 我感冒滴吗啉胍鼻塞立通

感冒较早出现的症状大多是鼻塞、流涕，此时往鼻腔滴入2～3滴吗啉胍眼药水，同时用手指挤捏鼻子两侧，使药水均匀分布于鼻腔、鼻甲黏膜上，2～3小时1次，症状重时滴药勤些。此法可以抑制病毒对鼻甲黏膜的刺激，降低黏膜充血，减少渗出，从而改善鼻塞、流涕症状。用于预防感冒也有较好的效果。

百姓验证：四川达县龙会乡八村四组彭兴田，男，71岁。他来信说："我患感冒鼻塞，用本条方鼻滴吗啉胍，鼻塞立通。"

荐方人：北京市朝阳区　赵宏伟

37. 巧法按摩治感冒有效

我在临床实践中，摸索总结出一套快速治愈感冒的方法，现介绍如下：

令患者端坐于椅上，全身放松。术者站于患者背后，用双手中食指逆时针旋转按揉患者鼻梁下两侧数十下；然后抹至印堂穴时，一手托住患者后脑，一手用中食指按前法按揉印堂穴数十次；接着用双手中食指从印堂穴用力沿眉毛抹至太阳穴，揉数十下；接着再用双手中食指从太阳穴经率谷穴分别用力抹至双风池穴处，一手托住患者前额，一手用中食指按揉（前法）双侧风池穴各数十下，结束为一遍。一般按揉5～7遍就行了。

若患者发烧，加按揉大椎穴数十下；若患者咳嗽，用双手大拇指分别推患者双内关穴50次（一上一下为一次）后，再分别用双手大拇指压双内关25下（一紧一松为一下），最后，令患者用双手大拇指互搓鱼际穴，至发热为度。

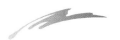

按上述方法施术后，患者鼻塞即可通畅，头疼减轻，发烧逐步缓解，1~3小时可恢复正常。用此法按摩，不论有无功底，为人为己按摩，有效。

荐方人：湖南东安　陈有云

38. 我感冒用自疗导引术医治有效

方法：

（1）将两手掌互搓至极热时，在脸部（包括额、眉骨、眼角、两耳以及鼻孔两侧等部位）及颈项两侧部位摩擦，一直摩擦至全部发热为止。随即用自己的左手大拇指紧捏住两鼻孔，停止不动（既不呼气，也不吸气，静止不动），只将两眼球用力向左右摆动，至视为紊乱，眼泪欲滴出时停止。随即放松鼻孔，同时开口尽量吐气，并自然调息。如此连续施行三四次后，感冒迹象即可无影无踪。

（2）寒冬季节，每天早、午、晚都能认真依照上法实行自疗导引术15分钟或20分钟，就能避免冬天患感冒。

要领：

（1）做本导引术时，必须抛除杂念，心平气和，思想集中，方符合要求。

（2）按摩时，宜不快不慢，不轻不重；上下摩擦与转动摩擦时，应神随手动，手行神行，宜肉贴肉、皮贴皮，以不伤及皮肉为原则。

（3）做本导引术时，坐、立、卧各姿均可施行，室内可以做，室外也可以做。不过在室内做时，空气必须流通。

（4）在未用手指捏紧鼻孔前，最好先呼一口气，再慢慢以鼻孔吸入新鲜空气后（不呼出），用手指捏紧鼻孔。

说明：

（1）本导引术的动作，能促进面部和鼻腔、咽喉、眼睛、颈项各部的血液循环，增进外在抵抗力，并升高其内在温度，从而将匿藏于其中的滤过性病毒（一般感冒有三分之一是由滤过性病毒引发的）杀死。

（2）本导引术除对感冒、流行性感冒、头痛具有防治效果外，对急性中耳炎、内耳炎、耳硬化、耳鸣等症均有防治之效。

（3）本导引术对增强视力与听力，预防耳聋，营养脸部组织，保持皮肤弹性，消除皱纹，治头脑昏沉等均具有很大裨益和效用。

（4）如果经常按摩导引，站在古时道家立场而言，常擦鼻能调肺，常擦脸能健脾，常擦眼能明目，常擦耳能补肾而又聪明减肥，有祛病驻颜防衰等作用。

百姓验证：山东威海市谢振刚来信说："我最易感冒，每次流行感冒，我总是逃不过。上次感冒，发烧、咽喉痛、全身无力，按本方施治很快就痊愈了。"

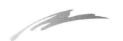

39. 以生姜加感冒通敷腕脉处可退高烧

方法：取拇指般大小生姜一块，洗净后切为两半。将2片感冒通（如是"热伤风"用感冒清）研成粉末涂撒于姜片切面上，再将涂撒了药粉的生姜片切面分别紧贴在感冒发热患者左右手腕内侧中医把脉处，并用医用带状胶布把姜片固定在手腕上，松紧以药粉不散落为度。可退热。（马宝山）

百姓验证：江苏镇江市官塘桥乡家甸村周以荣，男，73岁。他来信说："王纲菊，女，53岁。一般每月发高烧3～5次，多时8～10次。经多家大医院诊治，始终不明原因，历经4年，百治无效，花费上万元。后经我用本条方治疗2次痊愈，不再复发。后来我又用此条方治好高烧患者多人。"

引自：1996年10月4日《家庭保健报》

40. 针刺可退烧

一般病人感冒发烧39～40℃，用药或不用药几天不退，可常规消毒后，在耳朵上的耳尖穴（见40条图）用三棱针或毫针、缝衣针双侧点刺放血，见血为度。一般15～20分钟开始退烧，3～5小时体温恢复正常。

我在多年的临床实践中，用此法对患者进行治疗，多是一次即愈。

百姓验证：辽宁凌源市五家子乡楼上村任学中感冒发烧，经用此方治疗，3个多小时后就不发烧了，感冒也好了。

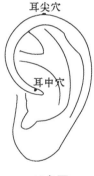

40条图

41. 鼻塞不通气的按摩疗法

上迎香、迎香（见41条图）两个穴位的治病功能是治疗鼻塞不通。不用针灸，只用双手按摩这两个穴位，同样可以治好鼻塞不通。

按摩方法：两手握拳，拇指中节的内侧由上向下快速按摩（即从上迎香到迎香），向下用力，向上不用力，一边按摩一边用鼻吸气（吸气到不能吸为止），共按摩36次；按摩完后抬头，双拳微翘，让开气路，同时喊"活"，气从口出。重复3遍，3遍为1次。

如鼻塞和鼻不通气比较严重，停2～3分钟后再做一次，如此做2～3次，即能治好鼻塞和鼻不通。

荐方人：河南焦作市平光厂科研所　耿锡范

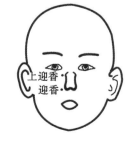

41条图

42. 用刺激拇指丘法治初期的感冒有效

凡是被称为"健康人"的，都有一个最大特点，那就是他们的手掌血液循环流畅，而且结实。尤其是拇指丘更显得血气红润，有略鼓的现象。反之，体质虚弱的容易患感冒的人，其拇指丘通常瘦扁无血色。

拇指丘位于拇指下端至手腕间的鼓起部分，有肺经运行。因此，与被称为"胸腔、呼吸器官区"的呼吸系统有密切的关系。也就是说拇指丘隆起，则表示呼吸系统正常。反之，如果变色或瘦扁，则表示呼吸机能异常。

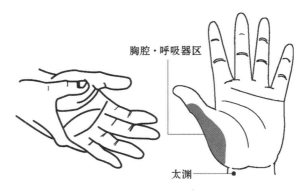

胸腔·呼吸器区

太渊

42条图

一个生气勃勃、十分健康的人，如果拇指丘变瘦或呈紫色，可能有初期的感冒症状。因此，保护"胸腔、呼吸器官区"隆鼓，促使血液畅通，是件刻不容缓的大事。有效的刺激方法是：指压左右两手的拇指丘，指压时要略有痛感才行。（见42条图）指压一会儿后就会呈红润状态，而且还会恢复原状。如果是轻微感冒，可依照此法简单治愈。

43. 我用手脚穴位按摩法治感冒

脚部选穴：39，40，41，45，34，6，70。（见43条图1）

按摩方法：39，40两穴要用拇指和食、中指从踝骨两侧凹处捏住，向上推按，双脚取穴，每次每脚每双穴推按5～10分钟。41穴用拇指点按，力度要强些，双脚取穴，每次每脚每穴点按5分钟。45穴用拇指、中指捏揉，双脚取穴，每次每脚每每穴捏揉5分钟。34穴用按摩棒大头自下而上推按，左脚取穴，每次推按5分钟。6，70穴均分别用按摩棒小头点按，双脚取穴，每次每脚每穴点按3～5分钟。每日按摩2次。

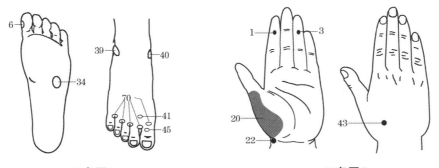

43条图1   43条图2

手部选穴：①一般伤风感冒取主穴20，双手互相摩擦至双手大鱼际部发热为止；配穴取22穴，用香烟灸，每手每穴3分钟。②如有鼻塞、流涕加1，3，43三穴，每手每穴指压3分钟；如症状较重，改用香烟灸，每手每穴3分钟。

百姓验证：广西临桂工勘仓库关彩文，男，69岁，退休。他来信说："我用本条方治好了自己的多次感冒。"

注：手脚穴位按摩治病法与按摩工具，请见本书4145条。

44. 手脚穴位按摩对预防与治疗各种感染大有裨益

感染可分为病毒感染、细菌感染、过敏原感染等多种。究其因，多是由于机体过度衰弱、免疫力过低所致。如有的人一遇天气变化就感冒，就是自身抵抗力太差了。手脚穴位按摩对预防和治疗各种感染、增强人体抵抗力大有裨益。

脚部选穴：22，23，24，21，13，39，40，41，70。（见44条图1）

按摩方法：22，23，24三穴要连按，用按摩棒大头从22斜推按至24，双脚取穴，每次每脚每三穴推按5分钟。21，13两穴均分别用按摩棒小头由上向下推按，双脚取穴，每次每脚每穴推按5分钟。39，40两穴要同按，用拇指和食、中指捏住推按，双脚取穴，每次每脚每两穴推按5分钟。41，70两穴均用拇指点按，双脚取穴，每次每穴点按3～5分钟。每日按摩2次。

手部选穴：69，70，71，42。（见44条图2）

按摩方法：69，70，71三穴要连按，用食指关节角从69推按至71，双手取穴，每手每次推按5分钟。42穴要捏揉，双手取穴，每手每次捏揉2分钟。

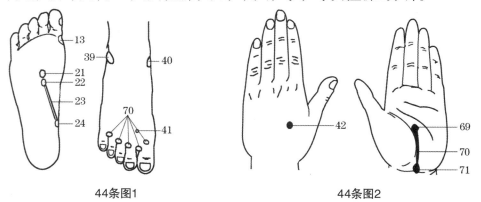

44条图1　　　　　　　　44条图2

注：有关穴位名称及按摩工具制作法，详见本书4145条《手脚穴位按摩疗法》。

45. 避免患流行性传染病的方法

配方及用法：贯众30～60克，用线穿成串，放在水缸（或水桶）内，1周一换，

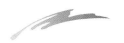

饮水、刷牙、做饭皆用之；亦可将贯众切片，取1~2片放热水瓶（罐）内，当茶饮用，即可避免患流行性传染病。

引自：《四川中医》

毒菌痢疾

46. 我用此方治痢疾有效

配方及用法：取市售糖水山楂罐头；或生山楂30~50克，水煎加食糖适量。每次少则服150毫升，多则可服500毫升。一般1次即可止痛止泻。孕妇慎用，泻止则停服。

疗效：经反复验证，本方确有温脏止痛、止泻之功，对多种原因所致的腹泻及菌痢均有效。

百姓验证：贵州纲雍县饲料厂李元发，男，52岁，工人。他来信说："我叔叔李龙义患痢疾，日泻8次，吃泻痢停不顶事，随后又到医院打针输液观察，花去医院费400多元仍无好转。后来用本条方治疗，服药2剂泻痢停止了，一共才花了10余元钱。"

引自：《四川中医》（1990年第12期）、《单味中药治病大全》

47. 用陈年水芋头柄治痢

我小时候常患痢疾，拉肚子，求医治疗效果不佳。后经老人介绍此验方，果然有效，1剂即愈，从未再发。

配方及用法：陈年水芋头柄（即叶秆，农家常割来晒干，隔年再吃）一把，腊肉100克，加三碗水熬制一碗即可。然后加红糖，连汤带药食完，即愈。

注意：水芋头柄陈一年为好。腊肉如不腐烂，二年最好。如无腊肉，只用水芋头柄亦可。

荐方单位：湖北黄陂研子梳店木兰山武术气功技击学校

48. 用盐灸法可治愈痢疾

人患痢疾时，若转为慢性，请试用盐灸疗法，既省钱又省力，遇有此病，不妨一试。

方法：取食盐1克左右，放入神阙（肚脐）凹陷处，再滴入2~3滴温开水，使盐湿润后，用火罐灸（拔）之。若无火罐，可用二号茶缸代替，为加大杯的拔力，

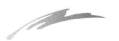

用水涂杯口一圈拔之，不亚于火罐。拔火罐时，为避免火烧肚皮之苦，可把火具做成灯座形放在肚脐边点燃聚热后拔之。

百姓验证：广东吴川市黄坡水潭林顺余，男，62岁。他来信说："湛江市许玉清在近10年来，隔两三天就腹泻、腹痛，便有黏液并消瘦，服土霉素等药，也只是暂时缓解。食鱼肉类则病情加重，每日大便数次，经湛江市人民医院、龙头卫生院确诊为慢性溃疡性过敏性结肠炎。10多年花药费无数。后来我用本条方为其治疗，15天病就好了，又用药15天巩固疗效，至今未复发。龙头竹枝山村陈惠珍也患此病，用此条方治疗30天痊愈，未复发。"

荐方人：河南许昌县五女店北街　刘全掌

49. 我用扁眉豆花治愈红白痢疾

配方及用法：扁眉豆花50克，黄砂糖50克。将扁眉豆花捣成蒜汁形，用白开水一碗冲沏，再将花渣滤出，然后加上黄砂糖，半温可服用。

注意：若是白痢疾，可用扁眉豆白花；若是红白痢疾，可用扁眉豆的红白花各半。无禁忌，什么人都可以用。

1951年9月我在部队时，一位首长得此病已卧床不起，经多方治疗无效。我将此方告诉首长，遂得以康复。

荐方人：河南正阳县付寨乡尚营学校　尚殿华

50. 我用本方治愈了泻痢

抗日战争时期，我求学于福建沙县，曾患痢疾，日泻数十次，致体瘦如柴，步履艰难。幸得一老师珍存的治痢疾验方，就方抓药，1剂服之，痢止而愈。后来同学亲朋纷纷来取良方，50余年来，以此方治愈痢泻症者不下数百例。现将此方抄录如下：

（1）腹痛有风时：当归5克，藿香3克，槟榔3克，茯苓6克，地榆5克，薄荷3克，车前子9克，萝卜子9克，甘草3克，陈皮3克，黄芩5克，白芍6克，水煎服。

（2）腹无痛无风时：在（1）方中，除去黄芩、陈皮2味，将当归改为3克，并增加茅根6克。

注意：一般肠胃不佳、泄泻者均可服。

百姓验证：新疆阿克苏市英巴格路6号邢源恺，男，54岁，干部。他来信说："同事韩旭患腹泻，浑身无力，用西药收效甚微。经我用本条方试治，仅1剂病获痊愈。"

51. 我用石榴皮治痢疾效果好

我今年67岁，过去常患痢疾，粪便里有黏液，有时微有红色。在卫生所吃些

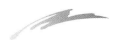

药也不见效。后来我想起了母亲生前说过石榴皮治痢疾，便弄了3个石榴的皮熬了一碗汤，一次服下去，大约是下午4点服的，第二天上午大便时就随粪便下了3条蛔虫，都是死的，痢疾也好了。

百姓验证：山东临沂市罗庄区唐沙沟唐功晓，男，26岁，画师。他来信说："有一次我母亲患了痢疾，我用本条方为她治疗，上午服下，下午就好了，一分钱也没花。"

荐方人：河南鲁山县马楼乡　郝建文

52. 石榴皮治痢确实有效

50多年前，我不慎患了痢疾，有位好心的印度老太太送给一个偏方：采摘3～4朵石榴花，洗净并捣成碎块，然后加入半碗酸奶子，拌匀食之。按上述办法炮制，食后痢疾即愈。

又过20年，突然又患了痢疾，肚子下坠，疼痛难忍，每昼夜拉肚20多次，服用多种药物仍不见效。猛然间，我想起了石榴花配酸奶子治痢疾病的方法。可是当时无法找到石榴花，我抱着试一试的想法将半个石榴皮（药店有售）放入磁茶缸内，加水约500克煎至250克，倒入碗内，再加白砂糖少许，一次温服下。服后10分钟，肚子下坠减轻，拉肚次数明显减少；晚间又服1剂，竟获痊愈。后来我的同事与朋友服用此方，每每奏效。轻者1次，重者2次即愈。

引自：《老年报》

53. 鸡蛋沾明矾治痢有效

把小手指甲粒大的明矾一块研末，将鸡蛋煮熟扒皮沾明矾吃，每次吃1个，最多吃2次，痢疾可愈。

荐方人：辽宁黑山县公路段代金洪

54. 火烧鸡蛋沾白矾治痢疗效确切

配方及用法：鸡蛋1个，用纸包上埋在火里烧熟，然后去皮，把白矾碾成粉末，沾白矾吃。每次用白矾不要超过2克，一般1次即愈。如果痢疾比较重，可再吃1个。此方经验方人多次试用，疗效确切。

荐方人：内蒙古开鲁县　王海英

55. 用醋和明矾可治阿米巴痢疾

配方及用法：取食醋（最好是镇江醋）一调羹，明矾1粒（约黄豆大小）碾成粉状，放入食醋的调羹中，连醋带明矾粉一起服下。早、晚各服1次，每次按此比例配制。同病者不妨一试。（徐建国）

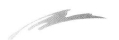

56. 吡哌酸可治阿米巴痢疾

配方及用法：吡哌酸。成人每天1.5~2克，儿童每天每千克体重30~40毫克，均分3~4次服。疗程7天。有混合感染者不必加用其他抗生素。

疗效：泰州市第二人民医院传染科收治60例患者，结果临床全部治愈，症状在用药后1~3天全部消失，效果优于甲硝唑。适于急性阿米巴痢疾。

57. 用白酒烧红糖可治愈红白痢疾

前几年我害了一场严重的红白痢疾病，一天到晚要进进出出厕所十几次，弄得人难受极了，浑身没有一点儿气力，真是日夜不安。吃了不少药，花了不少钱，用了不少"单方"，结果都无济于事，病情一天比一天厉害，人也一天比一天消瘦。

后来，听一位老农说了一个验方，即用50毫升白酒，一小撮红糖，将红糖加入酒中，点燃1~2分钟，然后吹灭，待酒冷却后喝下肚，一天3次。我抱着试试的心理照此法喝了3次，确实有效，真比"泻痢停"还灵，花钱不多，方法简便。之后我将这个验方传给了一些患痢疾的病人，有95%以上的患者治好了。近几年来，我家大人孩子碰上痢疾，都未吃药打针，全是用此验方治好的。

注意：用此方前7日、后15日不准服用任何消炎药。

58. 我用白酒加糖治痢胜过痢特灵

配方及用法：好白酒50毫升，倒入细瓷碗内，加红糖、白糖各25克，点着，等火快灭时用半碗凉开水冲沏喝下。此方消炎洗肠、补寒祛疾，1次痊愈。

百姓验证：河南台前县马楼乡村康希存用此方治好了老白头的痢疾。这位老人得痢四五天，吃痢特灵、黄连素都不管用，可是用上本条方立刻就好了。后又治愈痢疾患者2人。

注意：用此方前7日、后15日不准服用任何消炎药。

59. 师传方治菌痢初起获效

配方及用法：上肉桂1克，用玻璃片或小刀刮去粗皮，研为细末，先取一半，用开水送下，1小时后再服剩下的一半。稍停片刻，再取生川军15克，搓粗末，分作3次服，每隔2~4小时服1次。服后片刻即觉腹鸣，旋即泻下较多恶秽稀粪，或杂少量黏液脓便。泻后腹内即觉轻松。注意忌食生冷，休息一两天即愈。

疗效：见菌痢初起即投以上方，均获效。

荐方人：山西新绛县　蔺振玉

引自：广西医学情报研究所《医学文选》

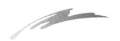

60. 芝糖灵可治痢疾

主治：急性痢疾。

配方：芝麻（炒）、白糖各等量。

用法：将芝麻（食用芝麻）炒至焦黄色，与白糖拌匀，口嚼顿服，每日2~4次，连服1~5天。

疗效：治疗51例，均愈。

按语：该方尤适于中老年患者，不论轻重，止痢效捷，恢复体力快。服药期间禁食，可饮白开水。

荐方人：辽宁省建昌县第一人民医院主治医师　刘维盐

引自：《当代中医师灵验奇方真传》

61. 我用家传方治疗急性细菌性痢疾屡试屡验

配方及用法：白芍、马齿苋各30克，当归、白头翁各20克，黄连、黄芩、槟榔、木香、枳壳、甘草各10克，焦山楂40克。上药水煎，空腹温服。年老体弱者及儿童用药量酌减。下痢赤多加红糖（另冲）30克，地榆15克；下痢白多加白糖（另冲）20~30克；痢下赤白加红糖、白糖各15克；有表证选加葛根、荆芥、藿香、薄荷各10克；有积滞，痢不爽，腐臭难闻加大黄、枳实、莱菔子各10克；呕吐加姜半夏、竹茹、生姜、藿香各6克；肛门无灼热，小便不赤黄，舌苔不黄腻者去黄芩、黄连。

疗效：此方乃家传，我临床验证近30年，屡试屡验，轻者1剂，重者2~3剂即痊愈。

百姓验证：福建厦门市体育路15号叶文武，男，68岁。他来信说："黄梅珍，女，45岁。在2000年8月23日突然腹痛，伴有恶心呕吐，腹泻、便次增多，量减少，继而发高烧39℃，大便出现脓血。医院确诊为细菌性痢疾。患者因家庭经济困难，怕花钱多而来找我治疗，我按本条方只用药5剂就为她治愈了。"

荐方人：新疆霍城县　丁四明

引自：《当代中医师灵验奇方真传》

62. 烧大蒜可治痢疾

方法：将紫皮大蒜埋在柴炭火中，烧熟扒皮吃饱，1次即愈。用其他蒜蒸食也可。

百姓验证：河南郑州市政七街八号院李树彬，男，74岁。离休。他来信说："我和儿子均患了痢疾，用本条方治疗，均愈。"

荐方人：黑龙江省林口县双丰乡　苑光利

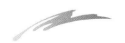

63. 师传秘方可治菌痢

配方及用法：取鲜桦柏树（又名马尾松树）去上层粗皮，取第二层白皮30～60克，切碎，加水煎至半碗，加糖少许，每天早、晚空腹各服1次，连服2～4剂。

荐方人：福建华安县　陈祖恩
引自：广西医学情报研究所《医学文选》

64. 痢灵汤可治急性菌痢

配方及用法：苦参、大黄各30克，刘寄奴25克。上药浓煎，取药液250毫升，温度调至37℃左右，以每分钟90滴高位保留灌肠，每天2～4次。要求先取右侧位，灌毕改为左侧卧体位，保留时间不得低于30分钟。

疗效：此方治疗急性细菌性痢疾65例，均在4天内痊愈。

百姓验证：李某，男，31岁。2天前会餐后不久出现发热，微恶寒，头痛而渴，神倦厌食，腹中痛，里急后重，拉下赤白脓血黏液，昼夜无度；舌红、苔黄厚腻，脉弦，体温38.6℃，白细胞$18×10^9$/L，中性0.76，淋巴0.24；大便镜检脓细胞"+++"，红细胞"++"，吞噬细胞"+"。取痢灵汤保留灌肠，6次后诸症消失，大便化验正常。

引自：《四川中医》（1988年第12期）、《单方偏方精选》

65. 乌龙煎剂可治菌痢

配方及用法：乌梅30克，龙胆草15克，山楂20克，地榆12克。上药加水500毫升，浓煎，去渣取汁400毫升，每天服4次，每次100毫升，连服5剂为1疗程。

疗效：此方治疗急性细菌性痢疾76例，在2～4天内痊愈。

引自：《湖北中医杂志》（1988年第5期）、《单方偏方精选》

66. 车楂散可治菌痢

配方及用法：炒车前子2份，焦山楂1份。上药共研细末，每天服3次，每次10克，用温开水送服。服药期间忌油腻及生冷食物。

疗效：此方治疗急性细菌性痢疾100例，痊愈81例，显效13例，好转6例。有效率100％。

百姓验证：周某，男，34岁。突然发热、阵发性下腹痛，腹泻3天，为红色稀便，稍带脓液，伴里急后重，继而腹痛腹泻加重，十余分钟腹泻一次，检查体温38.2℃，大便镜检白细胞"+++"，红细胞"++"，黏液"++"，巨噬细胞"+"，大便培养发现贺氏痢疾杆菌。诊为急性细菌性痢疾。用上方治疗4次热退，大便减为每天4次，带少许红色，里急后重大减，大便培养转为阴性，再治疗6天痊愈。

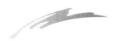

荐方人：辽宁省台安县中医院主治医师　张化南

引自：《当代中医师灵验奇方真传》、《陕西中医》（1989年第4期）、《单方偏方精选》

67. 健脾解毒汤可治霉菌性肠炎

主治：霉菌性肠炎。

配方及用法：炙黄芪5克，怀山药（麸炒）6克，建莲肉6克，补骨脂4克，鸡内金3克，炒麦芽6克，土茯苓10克，大叶桉叶4克，苦参4克，金银花3克，炙甘草2克。每日1剂，每剂煎2次，混合2次药液分3次服（此为3岁左右儿童剂量，1周岁左右儿童及成人酌情加减剂量）。腹胀、腹痛明显者去炙甘草，加姜制厚朴5克，制香附3克，丹参4克；大便清稀加车前子4克。

疗效：本组患者135例，均痊愈，腹泻停止，腹胀腹痛消失，食欲增加，粪霉菌转阴为痊愈标准，并于粪霉菌转阴后每7～14天查大便一次，粪霉菌未再出现阳性。7天治愈者20例，14天治愈者48例，1个月治愈者52例，42天治愈者15例，痊愈率100％。

荐方人：湖南省郴州卫校附属医院副校长　周萍

引自：《当代中医师灵验奇方真传》

68. 我用五种药片治急性菌痢百治百愈

配方及用法：土霉素0.5克，痢特灵片0.2克，TMP片0.2克，强的松片10毫克，普鲁本辛片15毫克。上药为1次服用量，每日2次。

疗效：服药后当日临床症状基本消失，次日逐渐恢复正常。一般3日后大便镜检呈阴性。此方适用于成人急性菌痢患者。

注意：若患者在愈后1～3天内感口苦、饮食欠佳，可口服酵母片18克，乳酶生片0.3克，每日3次，1～2天症状即可消失。

百姓验证：四川达县龙会乡七村三组彭兴田，男，71岁。他来信说："我用本条方治愈了王和文的急性菌痢，此方效果确实好。"

引自：《实用西医验方》

69. 我用两种西药片治急性菌痢效果好

配方及用法：长效吡哌酸3克，甲氧苄氨嘧啶0.4克，1次口服。

疗效：发热者平均13.49小时恢复正常，腹部症状和粪检1.5天后正常，痢疾菌2天转阴。

百姓验证：湖北大悟县大新镇九组周行勇，男，25岁，农民。他来信说："我侄女患急性菌痢，我用本条方为她治愈，仅花几角钱。"

引自：《实用西医验方》

70. 碘酊内服可治急性菌痢

配方及用法：2%碘酊液，加少量糖及果子汁。2~5岁每次2毫升，加凉开水10毫升；6~12岁每次3~4毫升，加水15毫升；12岁以上每次5毫升，加水20~30毫升；成人每次5~7毫升，每日1次，饭后2小时服。

疗效：200例均治愈。服1次治愈者192例，服2次治愈者8例，治愈率100%。

说明：碘不易被胃黏膜吸收，在肠道可发挥杀菌作用。个别人服后泛酸、轻度恶心、呕吐，能自行消失。

引自：《常见病特效疗法荟萃》

71. 利福定加黄连素可治疗菌痢

内科医师吴大军、李喜成采用利福定加黄连素治疗急性顽固性菌痢96例，取得了治愈率92%，好转率8%，总有效率100%的好效果。他们的方法是：利福定150毫克／次，上午8时、下午4时各服1次；黄连素0.3克／次，日服3次，连服3天。

利福定原是抗结核药，用于治疗菌痢是一新发现，而且是治疗菌痢的特效药。药物敏感试验的结果表明，痢疾杆菌对利福定的敏感率为100%。（陈光）

引自：《医药信息报》、广西医学情报研究所《医学文选》

72. 氟嗪酸可使伤寒细菌转阴

配方及用法：氟嗪酸（氧氟沙星）。每日口服2次，每次300毫克，疗程10~14天。

疗效：上海医科大学汪复等报道收治64例伤寒患者，其中59例为经氯霉素、复方新诺明、氨苄青霉素等治疗无效者。结果用此药后多数患者发热在5天内消退，临床有效率和细菌阴转率为100%。随访30例，无一例复发。

引自：《实用西医验方》

73. 用仙鹤草煎服可治痢

龙芽草（仙鹤草）可治痢疾，曾闻某草泽医久矣，以未深信，故不试用。吾乡杨若鹏将军，于民国二十九年（1940年）任钱江岸军指挥官，由前线归来，谓军中患痢者甚多，西药爱美丁不胜供给，取乡人验方，用龙芽草一味煎服汁，病院中160多人，皆经四五日而痊愈。

百姓验证：广东广州市五羊新城寺右新马路19号彭宗堂，男，35岁，保安员。他来信说："去年我外甥陈友生患了严重痢疾，到个体医生处打针吃药，花钱50多元，治疗2天未愈。后来用本条方仅服药2剂就治愈了。"

引自：《中医单药奇效真传》《潜厂医话》

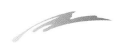

74. 仙鹤草治急性菌痢有效

周某，男，20岁。患急性菌痢，腹痛，解脓血便，里急后重，时欲登厕，痛苦不已。嘱其用仙鹤草30克，煎服，每日2次，服2剂而愈。

引自：《上海中医药杂志》《中医单药奇效真传》

75. 服鲜仙鹤草煎3剂痢止

程某，男，24岁。1987年8月9日初诊。腹痛、腹泻伴发热5天，开始水泻，后转脓血，赤多白少，里急后重，饮食不思，四肢无力。小便短赤。苔薄而黄腻，脉滑数；血检：白细胞$16000/mm^3$，中性80%；粪检：红细胞"+++"，白细胞"+"，脓细胞"+"。曾口服氯霉素、静脉输液，效果不佳。用鲜仙鹤草100克煎浓频服，连服3剂，痢止病愈。

引自：《浙江中医杂志》《中医单药奇效真传》

76. 复方马齿苋可治痢疾

配方及用法：鲜马齿苋90克，当归、白芍、榔片、乌梅、黄柏、地榆炭、厚朴、茯苓、陈皮各9克，木香5克，黄芩、白头翁各12克，甘草6克，水煎服。

疗效：治疗痢疾120例，治愈率100%。

荐方人：河北保定市　许国瑞

引自：广西医学情报研究所《医学文选》

77. 马齿苋煎服治痢4天痊愈

孙某，女，31岁。患痢疾20天，腹痛，里急后重，腹泻每天5～6次，服用合霉素及其他中药等未见效。改用马齿苋250克，炙炭研末，日服3次，每次9克；再用马齿苋30克，煎成浓汤送服。服1天，即减轻，连服4天痊愈，粪便检查正常。

引自：《上海中医药杂志》《中医单药奇效真传》

78. 老翁传授的秘方可治痢疾

相传明朝贵州安顿汩洲刘官水桥寨有位姓罗的青年农夫。因吃馊了的饭菜而患了急痢，腹痛一阵紧似一阵。那时附近村寨无人行医，他只得捂着肚子去十里外求人治病。不料，走了七八里，便因腹泻腹痛加剧而躺倒在地。

这时，恰巧一位老者路过这里，发现正在呻吟的青年农夫。老者急忙蹲下去问："喂！后生，你咋的了？"青年农夫畏寒发热、头昏脑涨、四肢无力，他痛得咧着嘴勉强支撑着讲了腹痛原因。老者安慰青年农夫几句话后，随即在田边地角采来一种绿茵茵的名叫马齿苋的野菜，说："你把这种野菜嚼下去，可能会治疗你的病。我去帮你喊人来。"

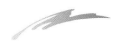

青年农夫忍着腹痛，把老者采摘来的野菜慢慢咀嚼后吃了下去。大约过了半个小时，他的腹痛就减轻了，腹泻次数也明显减少。待他的家人来到时，他精神好转，已能站立。他又采了不少马齿苋带回家，洗净后单味水煎服，每日服3次，10日后病体痊愈。

后来，水桥寨痢疾肆虐，青年农夫背着箩筐，提着锄头，去田边地角、河塘堤坝上挖来马齿苋送给乡亲们治痢。（雷国刚）

百姓验证：福建尤溪县溪尾乡埔宁村纪儒，男，27岁。他来信说："我父亲常患痢疾，多次治疗，花钱无数，总是不能根除，时好时坏。后来我用本条方为他治疗2天就好了。"

引自：1996年8月27日《生活与保健》

79. 老校长献的方治痢有良效

配方及用法：炒白芍30克，当归30克，车前子（单包）15克，萝卜籽9克，槟榔6克，枳壳15克，粉甘草6克。上药水煎服。

此方是一位老校长提供的，经多人服用，1剂见轻，2~3剂痊愈。后来，镇医院医生用此方给患者治疗，均获效。

荐方人：河南民权县退休教师　底世东

80. 我用醋蛋治痢1剂见效

这是一个经过实践检验的有效验方，主治热性或湿热性的痢疾、腹泻。一般1剂见效，2剂痊愈。

方法：将250毫升左右食用醋（米醋用低度的，9度米醋应用水稀释）倒入铝锅内，取新鲜鸡蛋1~2个打入醋里，加水煮熟，吃蛋饮汤，1次服完。

百姓验证：江西泰和县城南路67号万风麟，男，46岁，工人。他来信说："有一次我回乡探亲，晚餐时，妹妹吃了田螺后，突然感到腹痛剧烈，随即泻水样便，一次比一次厉害。这时我想起本条方，马上按方配制醋蛋给妹妹服用，仅1次即便欲消失。此方治毒痢疾确实有效，既经济又方便。"

荐方人：广西蒙山县　覃熟才

81. 鱼腥草治痢效果也很好

夏秋时节，人们因气候炎热、饮食不洁，易患痢疾，轻者健康受损，重者危及生命。患了痢疾采用鱼腥草（侧耳根）治疗，效果良好。

配方及用法：取新鲜鱼腥草一小把，洗净晾干，用木棍捣烂，放入洗净拧干的纱布或毛巾中包好，拧汁服用。白痢在汁中加适量白糖，红痢在汁中加适量红糖，3小时服1次，连服3次见效。

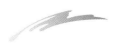

平日就餐时，用鲜鱼腥草调料凉拌食用，可消胀化食，预防腹泻和痢疾病发生。

荐方人：江西武宁县船滩镇政府　傅鹤鸣

82. 我应用旱莲草治痢效果佳

民间流传着以单味旱莲草泡水口服治菌痢的方法，其效果不逊于氟哌酸、磺胺类药及芍药汤等方药，常常只需服用2~3次即可治愈。

例一：患者陈某，男，25岁，农民。患者2日前因进食不洁而腹痛，里急后重，解黏液便带少量脓血，日十余次，肛门灼热，伴口干口苦，小便黄，舌红，苔黄腻，脉滑。大便常规检查提示为细菌性痢疾。立即将干旱莲草30克加热开水300毫升，泡15分钟，分2次服，每日1剂。服药后当天患者大便次数明显减少，为黄色黏液便，无脓血，腹痛减轻，里急后重不显，肛门尚略有灼痛。第二天泻稀便2次，便后有少量黏液，其他诸症均消失。共服药3天而告病愈。

例二：周某，男，2岁。其母代诉患儿于就诊前一日起无明显诱因而解黏液便8次，无脓血、呕吐、寒热等症，口唇稍干，小便量正常稍黄，大便常规检查提示为细菌性痢疾。立即将干旱莲草按前述方法泡服。当日患儿大便减少至4次，为少量黏液便，次日仅解稀便1次，第三天大便恢复正常。

旱莲草全国各省均产，药房常备，田间水沟旁也随处可见，因断其茎溢汁如墨，故俗称"墨汁草"。一般中药书载其性味甘、酸、寒，功能养肝益肾，故现多用于治肝肾阴虚之证。其实《新修本草》首载其药时就记载"主血痢"。后世医家治痢时不知何故而弃之不用，唯流传于民间，我偶尔获得，用之即验。故结合临床，究其原旨，为不使其治痢之功效被埋没，发掘以献于同道。

百姓验证：福建尤溪县溪尾乡埔宁村纪儒，男，27岁。他来信说："有位10岁男孩，因放学回家进食生冷食物，晚上突然腹泻，口干，肚子痛。清晨起床到村卫生所口服西药治疗而不见效之后，其母又将孩子带到乡医院治疗3天仍无效。转而又到我处治疗。我一查小儿身虚，受风寒感冒发烧，即用本条方给药，当日泻止，3日后恢复正常。"

荐方人：广东新会市大泽镇　杨冬梅　赖登红

83. 地锦草可治菌痢

解放军一〇四医院采用地锦草浸膏治疗细菌性痢疾，一次服用60毫升，治愈率达83.9%，二次服用，治愈率达96%以上。

细菌性痢疾是夏季常见的肠道传染病，这种病发病快，传染性强，患者一天拉脓便血数次，并伴有发烧、肚痛等症状。过去治疗多采用抗生素药品，疗程长，副作用多。现在，一〇四医院把地锦草熬成糖浆，针对不同病人，运用短程

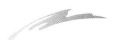

疗法,让病人一次服用30~60毫升,1~2次即可痊愈。

地锦草采集方便,家庭若发现痢疾病人,可采集鲜地锦草60克,洗净煎水一小碗加点糖,分1~2次服用,即可治愈。

地锦草还可治疗急性肠炎、副伤寒等其他肠道感染性疾病,效果都很好。

(陈发军)

84. 我用鲜地榆治菌痢效果超过痢特灵

陈某,男,44岁。1971年夏,患小腹阵发性胀痛,解稀便,伴有血丝胶冻样物,滞下腹胀,每日4~6次,在某医院诊为"菌痢",给予氯霉素、土霉素、痢特灵等治疗,绵延月余不愈。即以地榆茎叶鲜品60克,分2次煎服,服后腹痛坠胀停止,便中血丝及胶冻样物消失,大便成形,遂愈。

百姓验证:湖南衡阳市清水塘周永平,男,33岁,工人。他来信说:"领导张要生的小孩患腹泻,服药效果不佳。我用本条方为他治疗,三四个小时见效,效果非常好。"

引自:《四川中医药》(1985年第6期)、《中医单药奇效真传》

85. 一味中药苏铁煎服治愈脓痢

王某,男,44岁。腹痛,腹泻,大便日行十余次,为黏脓血便,伴有里急后重感。大便化验,脓球"+++",红细胞"+++"。曾先后用土霉素、黄连素、痢特灵等药物治疗月余无效。后改为苏铁50克,水煎服,每日2次,服药3剂而愈,随访至今未复发。

引自:《广西中医药》(1981年第4期)、《中医单药奇效真传》

86. 苦楝子粉治白痢有良效

侯某,女,55岁。1969年10月21日初诊,便下白色黏冻状物,反复发作近两年半。曾在卫生院用中草药治疗,未见好转。近来全身浮肿,小腹微痛,大便日解8~9次,粪便夹白色黏液,里急后重,舌淡,苔薄白,脉沉细,诊为白痢。即以苦楝子150克,米拌炒成炭,研成细粉过筛,日服3次,每次服1.5克,服20天后愈。再服10天巩固疗效,随访10余年未复发。

引自:《广西中医药》(1983年第3期)、《中医单药奇效真传》

87. 丝瓜络末治赤白痢有效

患者张某,男,41岁。曾患赤白痢,里急后重,用煅干丝瓜络末、黄酒对水煎,连服7日痊愈。

引自:《陕西中医验方选编》《中医单药奇效真传》

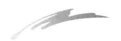

88. 枣茶对久泻难止者有良效

配方及用法: 大枣5枚,绿茶3~5克,红糖适量。先把绿茶、大枣放入锅中,加清水200毫升,煎沸5分钟,加红糖搅匀,分4次温热饮用,每隔6小时1次,对久泻难止者有良效。

注意: 菌痢初期不宜使用。

引自: 1996年6月5日《辽宁老年报》

89. 生山楂与茶叶治急性菌痢3剂可愈

刘某,男,21岁。1990年8月20日诊。腹痛里急,便脓血1天,伴发热恶寒,恶心纳呆,全身乏力,大便日下10余次,舌红,苔黄腻,脉滑数,经便检、血检确诊为急性菌痢。用生山楂60克,茶叶5克,水煎服,1剂止,3剂愈。

引自:《浙江中医杂志》(1992年第5期)、《中医单药奇效真传》

90. 山楂与红白糖治痢效果也很好

李某,男,32岁。腹痛痢疾,后重异常,服药5天未愈。用山楂150克,红、白糖各50克,水煎,4次分服,1日服完,2剂治愈。

引自:《中医验方汇选》《中医单药奇效真传》

91. 生附子烘热敷脐治噤口痢有效

配方及用法: 生大附子(切片)1枚,放在无根火上(即生石灰,用冷水洒之,自有热气冒出),烘热后敷于脐上。冷则再烘。用于治疗噤口痢有神效。

引自:《中药鼻脐疗法》

92. 霜黄瓜藤烧灰敷脐治噤口痢有效

配方及用法: 霜黄瓜藤(烧灰存性)研末,用香油调敷脐中,每日换药1次。用于治疗噤口痢有效。

引自:《中药鼻脐疗法》

93. 田螺敷脐治噤口痢有效

配方及用法: 田螺20枚,或加麝香0.5~1.5克,共捣烂如泥,填敷脐中,每日换药1次。用于治疗噤口痢,有效。

引自:《中药鼻脐疗法》

94. 白头翁(可治热毒血痢)的传说

相传,秦朝有一个农夫名叫王商,因吃了一碗馊饭而腹痛下痢。村里没有郎

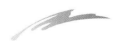

中,他只得手捂着肚子到村外找人医治。不料,走出村子不远,便因腹痛腹泻加剧而栽倒在路边。

这时,一位满头白发的老翁拄杖走来,见他躺在地上,急忙将他扶起。王商呻吟着将病情叙述了一遍,然后摇了摇头说:"老人家,我怕不行了,求您给我家捎个信吧!"老翁一边安慰王商,一边用拐杖指着路旁那些长白毛果实的野草,说:"这草的根茎能治好你的病。"说完,老翁便匆匆离去。

王商半信半疑,拔了一把草咀嚼起来。说来也怪,大约过了半个时辰,就感觉腹痛减轻,拉痢次数减少。随后,他支撑着身子,采了一捆药草踉踉跄跄背回家。每天用其根和茎叶煎汤服用,5天之后病痊愈了。

第二年夏天,村子里闹痢疾。王商想起白头翁指点的药草,为自己治愈腹痛下痢的事儿,便找着锄头来到原来的地方,挖了几大捆草药,煎汤给村里人治痢,结果确有效。此后,人们为了纪念那位白头老翁,给这种药草取名"白头翁"。

引自:1995年7月28日《健康报》

疟　疾

95. 鸡蛋辣椒花治疟疾很有效

我家有个祖传土方治疟疾。方法是:取鸡蛋1个,新鲜辣椒花7朵,洗净。在发病那天早晨一同煮熟,空腹时食之,一般1次有效。如病顽固,可连食几日,定能奏效。患者不妨一试。

荐方人:安徽宿松县孚玉镇蒋圩村　石月娥

96. 大蒜敷脉口治疟疾愈后不复发

抗战时,逃难到山区,我患上疟疾,可到处买不到"唐拾义"丸药治病。于是,母亲便取几瓣新鲜、个大的蒜头捣烂,用手帕包上,等疟疾发作前约个把小时,把手帕系在我的脉口上(中医切脉处),男左女右。在疟疾发作期过了时,我告诉母亲脉口处疼,她连忙解开一看,已经皮破淌黄水了。至今在我左手脉口处还留有疤痕,可几十年来疟疾未犯过。

荐方人:安徽淮南县矿务局老年大学　王应贵

97. 用红枣斑蝥塞鼻可治愈疟疾

我儿时曾患间日疟疾(间日一发),在疟疾发作前2小时,将红枣去核,裹一

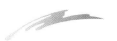

小斑蝥于内，塞在左鼻中就痊愈了。后用此法，治愈多人。

引自：《四川中医》（1985年第7期）、《中医单药奇效真传》

98. 二甘散贴脐可治疟疾

配方及用法：甘草、甘遂各等份。共研细末，贮瓶备用。每次取本散0.5～1克，用药棉裹之如球状，于疟疾发作前2小时放置肚脐内，外盖纱布，以胶布固定，贴紧，勿泄气。每次贴1～2天。当时即可抑制症状，个别亦显著减轻症状。

疗效：经治500例，均获满意效果。

引自：《新中医》（1982年第7期）、《中药鼻脐疗法》

99. 指天椒贴敷可治疟疾

主治：恶性疟、间日疟。

配方及用法：指天椒适量。将药捣烂如泥，摊于棉垫上如铜钱大，贮存备用。于疟疾发作前4～6小时，取药丸贴在神阙（肚脐）、大椎两穴，以胶布固定。每次贴4～6小时后除去。每日1次，3～4次为1疗程。

疗效：治恶性疟和间日疟100例，治愈85例，有效15例，有效率100%。

注：据临床实践观察，本方用于风湿痹痛（取局部穴位1～2个，循经取穴1～2个），急性结膜炎、角膜白斑（取内关，左病取右、右病取左），神经衰弱失眠（取内关、神门、足三里），方法如上，效果亦佳。

引自：《穴位贴药与熨洗浸疗法》《中药鼻脐疗法》

100. 家传方可治疟疾

配方及用法：丁香研为细末。小儿一小撮，大人两小撮，发病前将细末填入肚脐中，用膏药盖上，即愈。

荐方人：蠡县　姜吉昌

引自：广西医学情报研究所《医学文选》

101. 家传三代秘方治疟疾很有效

配方及用法：辣椒、大茴香等份研末，于疟疾发作前2小时用膏药贴大椎穴。

疗效：此方治愈疟疾患者甚多。

荐方人：陈德馨

引自：广西医学情报研究所《医学文选》

102. 一味鳖甲连服可治顽固性疟疾

刘某，男，25岁。疟疾久延不愈，面黄肌瘦，食少浮肿，用中西药品多次治疗，

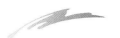

未曾痊愈,已经卧床不起。后用鳖甲研末,每次服9克,每日3次,白水送下,服用3周,完全治愈。

引自:《中医验方汇选》《中医单药奇效真传》

103. 一味中药常山可治愈疟疾

1917年时当仲夏,疲劳过度,兼受暑,遂致病疟。乃于不发疟之日清晨,用常山24克,煎汤一大碗,徐徐温饮之,一次只饮一大口,饮至日夕而剂尽,心中丝毫未觉难受,而疟亦遂愈。

引自:《医学衷中参西录》《中医单药奇效真传》

104. 巴豆雄黄贴耳郭治疟疾有效

配方及用法:巴豆、雄黄各等份。将巴豆去壳、去油制成巴豆霜,研末,雄黄亦研末,均匀拌和,贮瓶中备用。同时取绿豆大小的药粉放在1.5平方厘米的胶布中心,于疟疾发作前5~6小时贴于耳郭处上方乳突部位,7~8小时后撕下,可见小水疱,是正常反应,不用处理。

疗效:治疗5000例疟疾发作病人,随访250例,一次控制症状发作者210例,近期控率为84%。

引自:《新医学》(1972年第12期)、《单味中药治病大全》

霍　乱

105. 家传三代方治霍乱病有效

主治:霍乱、急性肠炎。

配方及用法:木瓜、扁豆各31克,广皮9克。清水煎,分2次服,每隔5小时1次。病重的可1次服,甚至1日2剂,其中木瓜可用至62克。

禁忌:痢症勿用。

荐方人:广西桂林市　黎克忠

引自:广西医学情报研究所《医学文选》

106. 家传方可治霍乱

配方及用法:真川连(酒炒之)、黄芩、老干姜各120克,真川贝30克(去心),车前草30克,荆芥穗、真广皮、炒麦芽、丁香、砂仁(去壳)各15克,荜拨30

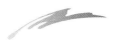

克。以上各味必须为地道的药材，并称准分量，共研为细末，用荷叶自然汁（必须是新鲜荷叶自然汁，切不可用蜂蜜或者其他物汁之类取代）一并配制为药丸。每剂药料共制作药丸200粒。服用时，成人每次服1丸，儿童减半，用开水送服。如属病重者，成人加服1丸。服药期间，禁忌荤腥食物入口。

此方是我在农村插队期间，一远近闻名的老中医传授的。该方对霍乱患者中的上吐下泻、泻出物如同米汤者，以及腹不痛、鸣响如雷者，疗效佳。

引自：《神医奇功秘方录》

淋　病

107. 用单味药白花蛇舌草治淋病有效

淋病为淋病双球菌所感染，主要侵犯泌尿生殖器黏膜。近几年，我应用白花蛇舌草治疗淋病取得较好效果。

配方及用法：白花蛇舌草25克，加清水2500毫升，水煎30分钟后，去渣，分3次服，每日1剂。

百姓验证：何某，男，30岁。自诉有不洁性交史，近半月来尿频、尿急、尿痛，尿道口有小量黄白色分泌液流出，曾用青霉素、氟哌酸治疗，症状有所改善，但病情反复，遂来我院就诊。诊时尿道分泌物涂片检查：可见革兰氏染色阴性双球菌；尿检：白细胞4个加号，蛋白1个加号，红细胞1个加号，上皮细胞少许；尿道口分泌物PCR检查淋球菌阳性，解脲支原体阴性，沙眼衣原体阳性。舌质红、苔黄腻，脉滑。即用上法治疗10天，诸症消失。为巩固疗效，继续治疗7天，复查各项指标均为阴性。随访1月余未见复发。

荐方人：广东番禺市沙湾人民医院　何霖强

引自：1997年第1期《浙江中医杂志》

108. 用本方可治淋病

配方及用法：取氟哌酸胶囊1克（每粒含量为0.1克，共10粒），饭后1次服完，次日症状减轻，3日可愈。身体虚弱或严重肾功能损害者慎用，或可酌情减量分次口服。治疗期间1周内不可性交。

疗效：广西柳州地区收容教育所，1993年使用氟哌酸治疗男女生殖器淋病共100例，1次口服治愈率达100%。服药期间仅个别人产生头昏、恶心、纳差等不良反应，次日均能自行消失。

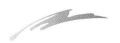

百姓验证：云南西盟县粮管所李世云，男，55岁，干部。他来信说："我单位职工刘跃患淋病，在个体诊所打针2次花400多元未愈。后来我按本条方为他治疗，只服1剂药就见效了，现在已完全好了。以后用本条方又治愈一名此病患者。"

荐方人：四川中江县北山北塔村　黄光松

109. 淋病根除方

淋病乃为"脏"病，加上患者大多数羞于求医，使其延误时久，更使痛苦加重。此处介绍中国秘术中治淋病除病根之方如下：

秘方一：用厚朴之心（可将厚朴树之皮去除而取其树心）、胡桃之肉、红花等物一起煎汤汁，连服数次，便可使淋病痊愈。

秘方二：将生鸡蛋浸泡于醋中一天一夜后，连壳一起捣碎食之，服后1~2天内，再用艾条于肚脐下4寸处灸之，可收良效。

引自：陕西人民教育出版社《中国秘术大观》

110. 本家传方可治淋病

配方及用法：川军31克，海金沙24克，共为细末，用鸡蛋清和为丸，如绿豆大。上药分4日服完，开水送下，服完即愈。（川军为泻药，体弱者禁用）

疗效：用此方治疗患者百余人，无一不愈。

荐方人：河北邯郸　许近仁

引自：广西医学情报研究所《医学文选》

111. 本家传三世方治淋病很有效

配方及用法：酢浆草、大蓟根、积雪草各31克。用清水煎成浓液约一热水瓶（约3磅），每天分3次服。

疗效：服药后1~2天即从尿道排出乳白色黏稠液，随后排出小便，病情好转，继服3剂痊愈。

荐方人：福建　侯天二

引自：广西医学情报研究所《医学文选》

112. 家传方可治淋病

配方及用法：先将蜈蚣1条研细面，用黄酒送下，然后用凤眼草、防风、麻黄各9克，水煎服。外用黄酒擦小腹，取汗为度，如汗不出，再服1剂，奏效。

荐方人：河北　何文明

引自：广西医学情报研究所《医学文选》

113. 本方可治疗急性淋病

主治：不洁性交引起的急性淋病。

配方及用法：①内服方（淋病消毒饮），生地30克，黄连10克，黄柏12克，茵陈25克，茅根30克，木通15克，淡竹叶10克，土茯苓45克，川萆薢15克，石菖蒲10克，甘草6克。②外洗方，土茯苓50克，苦参30克，百部30克，蛇床子30克，地肤子30克，黄柏30克。淋病消毒饮每日1剂，水煎，分早、晚2次服。中药外洗方每日1剂，水煎成750毫升左右，待凉后泡洗阴茎及龟头，每日3次，每次20～30分钟。以上治疗连续7天为1疗程。

疗效：治疗男性患者210例，均为门诊治疗。其症状为尿频、尿急、尿痛、尿滴沥，尿道口红肿并有黏液脓性分泌物。尿道分泌物涂片检查，均见有革兰氏染色阴性的淋病双球菌。经治疗，临床症状消失，尿道分泌物淋球菌检查1～3次阴性为治愈。210例中经1疗程治愈186例，2个疗程治愈16例，总治愈率为96％。其余8例经治疗3～5天无显著效果，改用中西医结合疗法治愈。

荐方人：福建省漳平市医院副主任医师　陈德才

引自：《当代中医师灵验奇方真传》

114. 单药败酱草治淋病有效

配方及用法：①内服法，取败酱草50克，加水2000毫升，煎半小时，去渣，分4次服。每6小时1次。②外洗法，取败酱草100克，加水2000毫升，煎半小时，去渣待凉，分两次洗前阴，每日1剂。

百姓验证：一位姓刘的男士，35岁，1989年8月16日初诊。自述有不洁性交史，近10天尿急、尿频、尿痛，尿道口有黄色分泌物流出，用其他药连续治疗无效。即用上述内服法和外洗法治疗5天，诸症明显好转；又继续治疗7天，尿液检菌阴性，尿常规正常，病告痊愈。

引自：《中医杂志》（1991年第8期）、《单味中药治病大全》

梅　毒

115. 我使用傅青主的治梅毒方很有效

目前，在我国一些开放城市相继发现了一种极为严重的梅毒——梅毒性心脏病。这种病民间又称之为风梅毒心，它主要来源于不洁的性交行为。过去中老

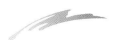

年人常见此病，而今在极少数青年人中也发现了它。感染上了梅毒螺旋体，就会引起生殖器患病，同时部分螺旋体通过血液进入心脏及大血管，并生长繁殖，不断释放大量梅毒素，使主动脉壁受到破坏，形成主动脉瘤，再逐步导致心脏负担加重，诱发心肌梗死。一旦心脏不能代偿时就必然发生心力衰竭，严重时主动脉瘤像炸弹一样引起破裂导致死亡。

那么，梅毒可治吗？

其实，在我国古代、近代的一些医书上已有答案，梅毒并不是不治之症。很多读者一定读过香港梁羽生先生的武侠小说《七剑下天山》，恐怕谁都对书中的那位神医奇侠傅青主记忆犹新吧！傅青主在历史上确有其人，名傅山，字青主，明末清初山西省阳曲（今太原市）人，排行第二，故又称之傅老二。这里撇开他那神奇的武功不论，专讲他的医术，较之小说中所描写，真是有过之而无不及。他生前特别注重民间秘方、偏方的收集整理，且治病不拘学派，用药不依方书，应手辄效，名重一时，被后人称为"医圣"。

傅青主所施用的治梅毒方有下列几种。

方一：金银花200克，当归100克，白术100克，土茯苓50克，天花粉20克，甘草25克。以上各味药水煎服，连服10剂则病愈。

方二：人参50克，白术50克，当归50克，黄芪50克，大黄50克，金银花50克，土茯苓50克，石膏50克，甘草15克，远志15克，天花粉15克，柴胡10克。以上各味药水煎服，服用2剂后，上述药方减去大黄、石膏2味，再加土茯苓100克，连服4剂后，可治愈其病。

当梅毒侵害到人的鼻咽时，常会鼻色变黑、鼻柱自倾，甚至腐烂外溃，甚为严重。此种情况用下方治之。

方三：金银花150克，玄参150克，麦冬100克，桔梗50克，甘草50克，天花粉30克，丹砂（生冲）5克。以上各味药除丹砂外水煎服，服用10剂则全身梅毒尽数驱出体外，可望根治。

梅毒入体侵骨，毒素散于骨髓之中，可采用下方治疗。

方四：白茯苓100克，土茯苓100克，当归100克，柴草100克，金银花100克，生甘草10克。以上各味药拌水、酒各半煎服，连服10天剂后，病即可痊愈。

百姓验证：山东栖霞市栖霞镇付井村衣玉德，男，60岁，农民。他来信说："本市大柳家乡段庄村冯连卿患重症梅毒，在乡医院治疗10多天没有效果，反而越来越重。又到市人民医院治疗，用尽各种药还是疼得厉害，药费花了1700多元。家人只好把他抬回家另想办法。后来听本村刘东海说我能医治，便来找我。我到他家一看，患者阴部周围溃烂已有碗口大，阴茎皮肉全无，只剩下神经了，病情特别严重。我当即用本条秘方之二为他施治，服药4剂时，即有特别效果。由于

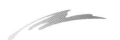

药效的作用，把小腹下部攻破了一个口子，从里面往外流脓水，又续服6剂后，基本痊愈，整个治疗过程才花药费600余元。"

引自：《神医奇功秘方录》

116. 灭梅灵治梅毒有好效果

配方及用法：雄黄、矾石各10克，麝香0.15克。矾石不易购到时可用磷黄代替，麝香可用松香代替。即雄黄6克，磷黄、松香各9克，三样研为一体加香油涂抹。如加猪油拌和比香油好得更快。

有一位女青年患有梅毒（性病），已瘦得吓人，奇痒难忍，经四处医治，花钱很多，就是治不好。后经献方人用此方治疗，现已痊愈。他利用此方又有了新的突破，方中的3味药他调换了2味药（因原药有2味不好买），万没想到经他重新配伍的药方，不但治梅毒有效，对各种皮肤病、外痔等效果也佳。现在他把此方取名为"灭梅灵"。

荐方人：辽宁鞍山鞍钢南部机械厂福利科冷库　尹奉玺

117. 家传方治晚期梅毒溃疡效果很好

主治：晚期梅毒溃疡。

配方及用法：水银、绿矾、火白盐、明矾各15克，醋一茶杯，硝15克。先将水银研匀，将诸药置水泥罐内，煮至熟鸡蛋色样，再以升降法炼之，加入90克面粉为丸600粒。每日2次，在早、晚空腹时各服1粒，用咸菜叶包裹药丸，连茶汤送下，服至病愈。在服药期间如发生齿痛，可另用治牙痛药处理。

禁忌：服药后忌食牛肉、韭菜、蒜、鲫鱼、菰、鸡、猪头肉等120天。

疗效：曾治疗22例，有效率95%以上。

荐方人：福建省　林正理

引自：广西医学情报研究所《医学文选》

118. 用鼻吸烟法治梅毒很有效

主治：梅毒性关节炎、天虫吃鼻（马鞍鼻）、臁疮、脱肛。

配方及用法：朱砂6克，梅0.3克，云黄连1.5克，广丹3克，银朱1.5克，以上5味共研细末用棉纸卷成条，分作五段，每天熏一段（用火点燃，以鼻孔吸入烟气）。

注意：每天应注意口腔卫生，保持口腔清洁。

备考：本人曾患风瘫，不能走路，筋骨疼痛，自己连衣服都穿不上，用此方治愈。以后又用此方治愈数人。

荐方人：广西　黄荣枝

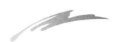

引自：广西医学情报研究所《医学文选》

119. 此方可治妇人梅毒

主治：妇人梅毒及其所致不孕或流产，或阴部溃烂肿痛。

配方及用法：土茯苓31克（先煎），忍冬藤31克（先煎），羌活9克，大黄9克（后下），前胡6克，薄荷4.5克，甘草3克。用水600毫升先煎前两味，煎至400毫升下羌活、前胡、薄荷、甘草，煎成200毫升再下大黄，煎3分钟，分2次服。

疗效：一般服10~15剂痊愈。

引自：广西医学情报研究所《医学文选》

120. 用本方可治梅毒

主治：男女各期梅毒。

配方及用法：土茯苓20克，了哥王9克，九里明10克，苦李根6克，甘草5克。上药均为干品量，合共碾研为粉末，蜜制为丸，每丸重9克，早晚各服1丸。

疗效：30多年来单用本丸治疗Ⅰ~Ⅲ期梅毒患者200例，治愈率90%，有效率100%。其中Ⅰ~Ⅱ期梅毒150例全部治愈，Ⅲ期梅毒50例治愈30例，好转20例。

按语：梅毒，分为先天性和后天性两大类。先天性梅毒主要是胎传所致；后天性梅毒主要是性接触传播，梅毒螺旋体菌虫进入体内而得病。梅毒如得不到及时治疗，菌虫一天天繁殖可由Ⅰ期、Ⅱ期发展到最严重的Ⅲ期梅毒，这时梅毒螺旋体菌虫已扩展到全身各部位，如再不治疗可导致终身残废直至死亡。

根据中医的发病机理，治疗本病宜清热解毒、杀虫消炎。方中土茯苓祛湿热、利筋骨，了哥王、九里明、苦李根解毒杀虫、消炎、去腐生新，甘草和中解百毒。全方配伍恰当、严谨，故对治疗本病有特效。

百姓验证：贵州纳雍县饲料厂李元发，男，52岁，工人。他来信说："邻村一周姓女青年外出务工，由于生活不洁，染上梅毒。因难以启齿，就四处暗访医治，花钱近万元，但是病却没有治好。后来我用本条方为她施治，果然灵验。"

荐方人：广西柳州市华医中草药特色研究所　唐汉章

引自：《当代中医师灵验奇方真传》

狂犬病

被犬咬伤后，应就近及时处理伤口并及时到防疫部门按要求注射狂犬疫苗，以绝后患。

121. 治狂犬病的几条方

人被疯狗咬伤，病毒经伤口进入人体之后，都要经过一段时间才发病。医学上把这段时间称作潜伏期。狂犬病的潜伏期有长有短，短则十来天，长则三五年不等，但大多数为一至两年。潜伏期的长短与被咬伤的部位、伤口深浅、患者年龄大小等有关。如伤口越大、越深、越靠近头部则潜伏期越短，后果也越严重。再比如，咬伤头部的潜伏期一般为1个月左右，咬伤臀部的一般在一个半月左右，咬伤脚部、手部的在2个月左右；同时，饮酒、受寒、过度疲劳等自然因素，也是导致狂犬病的潜伏期缩短的因素。

狂犬病患者能治好么?从医学权威人士方面的介绍得知，目前国内外尚无特效疗法，患者一旦发病，几乎是无一例外地死亡。据国外医学界介绍，外国曾治愈3例狂犬病患者，而这3例又都是病前都接触过狂犬疫苗的，所以经过半年多时间全力抢救，救活了这3例病患者。也就是说，目前全世界能治好狂犬病患者的仅此几例，其余死亡率达100%。这个数据是相当吓人的!

有一点要讲清楚，这种恐怖感不亚于癌症的狂犬病毒，是切不可掉以轻心的。当然，上述讲的100%死亡率，指的是被疯狗咬伤后，不及时注射狂犬疫苗而发病者，只要及时注射狂犬疫苗，一般不会导致死亡。目前一些注射了狂犬疫苗的患者，为什么也有后来发病死亡的呢?这可能有下述几个原因：

其一，被疯狗咬伤后1周以上才去注射狂犬疫苗，就可能失效。

其二，注射狂犬疫苗的剂量不够。

其三，没有注意全程注射。

其四，狂犬疫苗保存不当，或长时间保管失效，发挥不出效果。

其五，狂犬病毒的毒性过强。

其六，注射狂犬疫苗后，患者饮酒、喝浓茶、饮咖啡等，以及剧烈运动、劳动、工作疲劳过度等，都可导致抗病毒失效。

在我国医学界，比较权威的办法就是对狂犬病患者注射狂犬疫苗。此外，还要注射抗狂犬病血清，并在伤口及周围作浸润注射。

在我国民间中草药方面，对狂犬病患者是有药方医治的，而且效果极佳。现

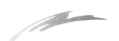

予以披露几方,供读者们参考、试用。

首先,患者在被疯狗咬伤后,应尽快对伤口作处理,即把污血从伤口挤出来;接着用2%~3%的肥皂水,或者0.1%的新洁尔灭液冲洗伤口半小时以上,再用大量清水冲洗伤口;接下来用酒精或者5%的碘酒烧灼伤口、清洗伤口,以清除伤口局部的病毒。

处理完之后,我们就用民间方加以治疗。

方一:大黄15克,桃仁7粒,金边土鳖7只。以上3味共研细,再用陈年老酒或50度以上白酒、三花酒250毫升左右,共煮至130毫升左右,调上适量蜜糖,空腹时服用。服药后患者的大便均会成猪肝色,服药至大便正常时为止,此时病已治愈。

方二:车前草(鲜)100克,犁头草(鲜,叶背红色者最好)150克。先将车前草捣烂,加冷泉水或井水半碗擂汁内服;然后取鲜犁头草捣烂,加冷泉水或井水半碗擂汁内服。以后每隔12天服一次,共服4次可见功效。凡狂犬咬伤12天内服此药,可根治而不发病。

注:凡被疯狗咬伤者,百日内不得吃荤腥食物,成年人则在半年之内不许行房事,否则难以根除病毒,导致前功尽弃!

引自:《神医奇功秘方录》

122. 我家世代相传的治狂犬病方相当灵

配方及用法:生大黄10克,斑蝥3克,糯米200克。先把糯米铺在锅上,把两种药放在糯米上,微火烘干,等糯米呈金黄色,连同两种药共研成细末。用药末冲温糯米酒,在被疯狗咬伤后第13天左右一次服下,千万不要过早或过迟,否则无效。

反应:服药后在家休息,2小时左右小便时开始疼痛,发尿淋症一样经常要解小便,但每次不多,很痛。当解小便不再痛时,证明恶毒泄尽。如还感觉痛,应再服1次才可万无一失。我腿上曾被疯狗咬去一块肉,就是服此药治好的。

百姓验证:贵州绥阳关阳镇酒厂吴锦刚来信说:"我姐姐的孩子被狗咬后,伤口很大,共缝了5针,当天下午狗突然死去,被认定是条疯狗。当时家人跑了许多地方都没有买到狂犬疫苗,在没有办法的情况下,我用本条方为他治疗,90天过去了,孩子安然无恙,全家人都非常高兴。"

荐方人:江西崇义县龙沟乡中学 谢纲洪

123. 因狂犬病临危时可用此方救治

我1949年在桐城中学读书时,化学教师兼校医由有传授给我一治狂犬病方。他说此方很有效,人在临危时,撬开嘴巴灌进药水,还有救活的可能。

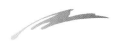

配方及用法：西党参9克，云茯苓9克，粉甘草9克，正川芎6克，羌活9克，川独活9克，香柴胡9克，信前胡9克，西枳壳6克，桐桔梗9克，生姜9克，生地榆30克，紫竹根250克。上药水煎服。小儿减半，孕妇不忌。（余兵）

引自：1996年11月6日《安徽老年报》

124. 家传七代治狂犬病方

本方已传世七代人，经季杰施药或传方的患者达80多人，都安然无恙。患者被咬伤在七昼夜内，只要不是发疯癫狂者，内服此药后，未出现死亡病例。对致伤已超过七昼夜的患者，经治疗虽无死亡病例，但不保治愈效果。病人服药后，亦无不良反应。

配方及用法：青风藤、线麻黑炭各12克。将青风藤研末。将60克线麻弄成麻团，放在盆内，由二人合作烧制，一人点燃麻团，另一人立刻弄灭，如此反复进行。二人须连续协调一致，不可间隔时间过长，以防烧成无用白色麻灰。最后取出黑炭入药。藤末、麻炭混合后，用温开水调好，一次内服，再喝上几口酒以作引药，随即盖严被子出透汗即可，不必再服药。

凡被犬科动物致伤者，均需服药。服药后，以百天为限，此期间不发病为治愈的标志。

注：中药店可买到草药青风藤；线麻，即北方农村妇女做布鞋用的普通麻，也叫苎麻、芓麻。

荐方人：吉林长岭县林业局招待所干部　季杰

125. 万年青可治疯狗咬伤

方法：取盆栽万年青连根叶捣碎绞汁灌入腹内，其后有血块随大便排出，伤口用茶洗净，以杏仁泥敷之，有效。

荐方人：湖南株洲环境保护局　龙津洪

126. 传五代方也可治复发性狂犬病

主治：狂犬病。

配方及用法：地榆155克。用砂锅1个，盛水一瓢半，熬40分钟，每隔3小时服1次，每次半汤碗或一汤碗，当茶饮。小儿酌减。服药二三日后，用生黄豆六七粒，让病者咀嚼（不吞食），如觉有黄豆腥味，是毒已尽，即停药。如觉生黄豆有甜味，为余毒未尽，加服1剂。此方有彻底扫清病毒的效力，即使疯狂已发，牙关紧闭，只要设法将药灌下，也能救治。

荐方人：广东兴宁　罗文虎

引自：广西医学情报研究所《医学文选》

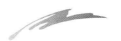

127. 应用本方可治狂犬病

主治：狂犬病

配方及用法：斑蝥3个，川黄连10克，江米10克。将3味放砂锅内，炒黄为末。1次服，用黄酒送下。

禁忌：铜、铁，勿走荞麦地、棉花地，百天以外再剃头。

百姓验证：江西泰和县城南路66号万凤麟，男，52岁。他来信说："去年12月份我帮人送橘子，不料被其家的狗咬了一口，留下牙痕2个并且出了血，我按本条方买药服用，一直安然无恙。后来我又把此条方送给另一位熟人试用，没有不良反应。"

引自：广西医学情报研究所《医学文选》

128. 刘老汉献出的治狂犬病方

配方及用法：马钱子、斑蝥、雄骨风、穿山甲、拦路虎、荞麦、紫竹籽青皮。上药一起对水煎浓，药水冷却后口服，早、晚各服1次，一般2剂药即可。

雄骨风47克，穿山甲、拦路虎、荞麦、紫竹籽青皮各31克，当天挖的药，当天使用，效果最佳（一定要洗干净，用菜刀剁碎使用）。不分年龄大小、身体强弱，除马钱子、斑蝥外药量相等。

区别使用马钱子和斑蝥：

马钱子有大有小：1～5岁小粒1／3，6～10岁小粒1／2，11～15岁小粒2／3，16～20岁小粒1个，21～30岁大粒1个，其余年龄以此类推计算。

斑蝥有大有小：1～5岁小的2个，6～10岁1大1小，11～15岁大的2个，16～20岁小的3个，21～30岁2小1大，其余年龄以此类推计算。

注意：捕捉斑蝥时间，一定要在农历冬月中旬（否则无效）。斑蝥用针线穿上，挂在墙上吹干，使用时去头去足，用酒消毒即可。（这个时间是很难捕捉的，最好在医院购买，买回直接使用）第一次服药时，要放鞭炮，防止今后听到震动刺耳声音病复发。一定要在咬伤后的7天内服药，否则不好医治。

荐方人：湖北钟祥县王河乡牌坊村三组　刘家禄

129. 云游名医所传的治狂犬咬伤方

该方是新中国成立前一位80多岁的云游名医所传，对狂犬咬伤患者无一不验，治好轻重患者700余人。

配方及用法：枳壳、羌活、沙参、茯苓、桔梗、丑牛、川芎、滑石、甘草、独活各20克，柴胡5克，马钱子（必须用烈火烧去毛尾，否则有毒）3颗。药引子（黑竹根或海金沙、车前子）适量。

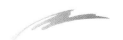

先用黄泥加水搅成糊状，待黄泥沉淀后用黄泥水煎药。轻者口服 1 次，重者 3 次即愈。最好咬伤即服，咬伤数日口服同样有效。服后多休息，多喝白糖开水。

注：黑竹根，即农村常见的黑斑竹，取其地下根；车前子，农村又称克马叶，取其果。煎药时，一定要用黄泥土加水沉淀后的黄泥水。此方为成人用量，儿童及体弱者酌减。

荐方人：四川垫江县长龙乡风嘴村　彭刚

引自：广西民族出版社《农村致富技术精选》

130. 疯狗咬伤救急术

被疯狗咬伤之后，要立即用手挤压伤口，如果出血不多，则要用针在伤口周围刺之，务必使其多多流血。如果人之手部被咬，则可以用自己或别人之小便淋其肘；如果足部被咬，则淋自己之膝，小便淋得越多越好，使之流过伤口，冲洗干净之后再将血污擦去。然后将一核桃剖为两半，去核桃之肉而在其中填满无病健康之人粪便，将其覆于伤口之上，再用艾火灸之，艾要捻得紧而大。在受伤的当天，要连灸艾百炷以上，满一百炷后，再将杏仁研制成泥状，厚厚地涂于伤口之外，外面用布或木棉重重地裹之。待血水流出之后，第二天便可除去杏仁，再用前述之法灸之，然后再用胆矾研制为末，将其撒于伤口之上，再用布包好。在这之后，每天都要用黄酒将胆矾洗去，再用前述之术灸之，待灸后又在其上敷上胆矾末。如此连续六至七日，如果仍然流血水，则仍须灸艾百炷以上。如果血水已尽，则可将胆矾洗去，再于其上涂上杏仁泥，以等其痊愈。但此术施后要忌嘴百日，戒房事半年，否则一旦复发，无药可治也。内服之药则为：杏仁6克，马钱子1.5克，用水两碗将其煎至还剩一碗，频繁地饮之。也可捣韭菜之汁，在前五六日之内，每日饮一杯。百日之内须忌风、忌锣鼓声及一切响物之声。（在当今医学发达之情况下，如被狂犬所咬，则可去医院注射狂犬病疫苗，大可不必如此麻烦。但在医术难到之僻壤，此术倒也可用）

引自：陕西人民教育出版社《中国秘术大观》

囊虫病

131. 线麻叶蒸鸡蛋可治愈囊虫病

耳闻目睹线麻叶治囊虫病，恰似卤水点豆腐，药到病除。我的一名至亲，几

年前，他身上一片一片起大包，经医院切片化验，确诊为囊虫病。几年来，四处求医，不见好转。后经一囊虫病患者荐方，采用线麻叶蒸鸡蛋糕食疗法，治愈了他的囊虫病。

方法：取成熟期的线麻叶子（东北农村种的线麻，也叫麻籽）20～30个为1剂，将麻叶洗净研成细末，每剂打2个鸡蛋搅在一起，加入少许水，无盐上锅蒸熟，每早空腹服1剂。病史短、轻症患者，百日内可治愈；重患不超过半年。麻叶吃多出现头晕者，可适当减量，此外无其他副作用。线麻即苎麻、芋麻。

我的亲属开始时搜集了一些干麻叶，按此方吃1个多月就用光了。为继续治病，他用破盆子在窗台上种了一些青嫩线麻，当长到一筷子高时，以15～20棵为一份（整株茎、叶），超过一筷子按比例缩减，服用3个月，病获痊愈了。至今已3年病未复发。

荐方人：黑龙江桦南县委老干部局离休干部　　孙学良

132. 本方治囊虫病效果好

配方及用法：姜半夏、雷丸、陈皮各9克，茯苓、白芥子各12克，苡米15克。上药共研为细末，做成蜜丸，每服9克，每天3次。疗程1～5个月。

疗效：治疗100例，痊愈80例，好转19例，无效1例。

百姓验证：李某，男，23岁。发现皮下小结3～4个，经切片确诊为囊虫病，曾多次诊治无效。后增加到28个结节，食欲减退，失眠，消瘦。经本方治疗3个月痊愈。

引自：1974年第2期《吉林医药》、1981年广西中医学院《广西中医药》增刊

133. 囊虫消可治囊虫病

主治：囊虫病。

配方及用法：西洋参30克，黄芪60克，鹿角胶30克，三七参30克，陈皮25克，半夏20克，茯苓30克，竹茹20克，雷丸70克，槟榔90克，全虫60克，三棱15克，蓬莪术15克，昆布30克，海藻30克，仙鹤草芽60克。上药各研细末，过120目筛。黄酒打为丸如绿豆大，晒干装瓶备用。每次10克，每日2次，饭前开水送下。3个月为1疗程，服1～2个疗程后观察其效果。

疗效：本组100例中，痊愈（皮下囊虫结节消失，头脑清晰，观察2年无复发者）79例，显效（皮下囊虫结节消失，症状基本消失，偶尔出现短暂的头晕）8例，有效（皮下囊虫结节减少，或时有头晕、头疼、呕吐，但服药见轻者）11例，无效（皮下囊虫结节、头疼、呕吐等均无明显好转）2例，总有效率为98%。

按语：寄生虫病，在祖国医学中属"癫痫"的范畴。由于食用附有绦虫卵的未经烧熟的蔬菜、肉类及瓜果，幼虫卵寄生于人体发育为成虫，侵及脑则阻滞脉

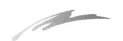

络，厥气生风，发为抽风，精神失常，继而发生阵发性头痛，呕吐等；藏于肌肤则发生结节增生；居于眼则致失明。

荐方人：河南省舞阳县吴城西街中医诊所　　吴振兴

引自：《当代中医师灵验奇方真传》

134. 治肚肠内囊虫方

患此病者，多为食下带有囊虫病菌的猪肉所致。病患者肚腹胀大，内有囊虫作祟，致使危及生命。

配方及用法：南瓜子仁、槟榔各100克，硫酸镁30克。上药混合水煎服。服药前的头天晚上宜少吃饭，于次日早晨每隔半小时吃一次药，共吃2次，服药1小时后，便可将囊虫打出体外。

引自：《神医奇功秘方录》

135. 全蝎朱砂散可治脑囊虫病

配方及用法：全蝎50克，蝉蜕75克，甘草25克，朱砂15克，琥珀20克，冰片5克。将上药共研细末，过120目筛（朱砂、冰片待其他药物研细后，再合成）。每次3.5~5克，每日服2~3次，温开水送下。

疗效：治疗9例，痊愈6例，好转3例。

百姓验证：程某，男，41岁。开始见抽风，并发现皮下有囊虫结节。经多处医院诊断为脑囊虫病。经常头痛，癫痫反复发作，病情逐年加重，后发展至嘴歪眼斜，语言障碍，声音嘶哑，多处出现囊虫结节。服本方数十剂，诸症相继消失而愈，未见复发。

引自：1978年第2期《辽宁中医》、1981年广西中医学院《广西中医药》增刊

136. 我用穴位贴敷法治脑囊虫有效

配方及方法：砒石（信石、人言、红矾）10克，巴豆7个，斑蝥3个，珍珠1只（大），轻粉3克，银珠15克，狼毒50克（或蜂蜜适量）。先将斑蝥去头、足、翅；巴豆去皮，焙干研末；砒石、轻粉、银珠研细末；新鲜狼毒捣成泥状。诸药调和捣匀而成糊状即可外敷，分敷于双太阳穴（外眼角斜上方）、印堂穴（双眉中间）、神阙穴（肚脐上）。外敷约3~4小时，察看皮肤，以出米粒状丘疹为度，然后除去外敷药贴，即可达到治疗效果。

疗效：共治疗3例，皆治愈。

注意：使用本方药外贴1次未愈者可于半个月再敷贴1次。禁忌小米饭，荞面、辛、辣、甜食物，牛羊肉类1周以上。皮肤易起水疱、易感染者禁用。敷药用完后深埋土中。

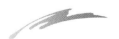

百姓验证：辽宁宽甸县西门外教师高某患有癫痫病多年，反复大发作，每月发作数次。服苯妥英纳等抗癫痫药物无效，后经沈阳医科大学附属医院确诊为脑囊虫病。依据本条方治疗，敷药1周后癫痫发作次数明显减少，头痛减轻。故半月后又外敷药贴1次，其后癫痫病停发，至今已获痊愈。

荐方人：山西长治县　孔梦庚

引自：《亲献中药外治偏方秘方》

败血症

137. 推荐几条治败血症方

败血症是各种致病菌侵入血液中，并在血中生长繁殖产生毒素所引起的全身性感染。这是一种极为严重的疾病，若治疗不及时，或治疗不得要领，便会置人于死地。

我们知道，正常人的皮肤表面、呼吸道及肠道内存在着各种细菌，如葡萄球菌、链球菌、肺炎双球菌及大肠杆菌等。由于人体具有防御功能，可有效地消灭细菌生长繁殖，因而一旦人体受到致病菌感染时，基本上是能够把感染限制在局部地区的。但是，若人体抵抗力降低，不能有效地控制细菌侵入血液，细菌在血中生长繁殖，产生毒素，就很容易引起败血症。

患败血症者，由于细菌侵入血液并产生大量毒素，往往突然出现畏冷、发抖等症状，继而高烧、高热，体温可达40℃以上。同时，患者还有头痛、出汗、面部潮红、气急、脉搏快等症状，有的患者还出现恶心、呕吐、关节疼痛症状。如果细菌、病毒影响到中枢神经系统时，患者还表现为烦躁不安、神志模糊、讲胡话甚至昏迷等症状。

在败血症中，如在肺部发生化脓性炎症，则叫做败血症肺脓肿；在肝脏部的叫肝脓肿。假如患者出现面色苍白、出冷汗、手脚冰冷、脉搏细弱、血压降低等休克表现，即是"中毒性休克"，或称为"感染性休克"，那病情则十分严重、危险了。

那么，怎样医治败血症呢？

在我们祖国的中医学中，采取的治疗方法是以清热、解毒、凉血为主。我们平时应注意败血症的突发，只要是遇见突然发生寒战、高热，特别是发病前有皮肤、呼吸道、胃肠道、胆道等感染或者外伤时，就要想到是败血症的征兆了。败血症能及早发现、及早医治，是可以化险为夷的；如果延误诊治，则生命安危难保。

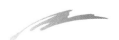

我国中医治疗败血症的妙方不少, 这里简单介绍几种。

方一: 银花50克, 连翘50克, 大青叶55克, 蒲公英55克, 一见喜55克, 鸭跖草60克, 鱼腥草80克, 板蓝根100克, 半支莲80克, 紫花地丁70克, 鲜生地60克, 野菊花100克。以上各味药置砂锅中, 加水适量煎服, 每日2次, 每日1剂服用。

方二: 取鲜漆姑草(又名珍珠草)150克, 水煎之, 每日1剂, 每剂分3次服完。

方三: 取南星、防风、白芷、天麻、白附子、羌活, 各味分量相等, 共研为细末, 每次取10克药末, 热酒一盏送服。病症严重者, 可取药末15克, 以儿童小便热而调药服之, 其效佳。

引自:《神医奇功秘方录》

破伤风

138. 白凤岐献出的治破伤风方

我叫白凤岐, 今年62岁, 家住吉林扶余县伯都乡。前些日子我患了破伤风, 最后全身都硬了, 牙关也紧了, 只靠注射葡萄糖维持生命, 家人含泪把我从县医院接回来, 并为我筹备后事。就在这时, 一位离休教师告诉我一个民间方, 使我死里逢生。

配方及用法: 用普通白酒或米酒(30度以上)500毫升, 土中生的白胖"磁虫"7个, 鲜姜片3片(厚薄不限), 先把磁虫洗净泥土, 然后去头尾, 同白酒、姜片一齐放入瓦瓶(或瓦盆)内, 将瓦瓶(或瓦盆)放入锅中, 锅内盛水, 用温火开几滚, 就可以饮用了, 饮用时不限量不限次数。

注:"磁虫"夏天可到土豆(即马铃薯)地里找, 冬天鸡粪底下也有。"磁虫"即蛴螬之幼虫。

139. 龚延明献出的治破伤风方很有效

配方及用法: 韭菜地里蚯蚓3条, 鸡窝里蛴螬3只, 一把黑糖。三物同放入碗里, 不断搅拌, 停四五分钟倒入烧热的锅中, 再加入一碗水烧沸, 然后喝下, 2~3天可痊愈。

龚延明患破伤风住院治疗, 花200多元未见好转。后经一位老中医介绍此方, 服后3天便愈。

荐方人: 河南内乡县赤眉乡夹道村　龚延明

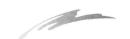

140. 治愈破伤风方

配方及用法： 麻根（麻苴）6个，虫蛀的桃树末40克，水煎，趁热冲红糖100克，放凉后去渣，一次饮完，喝后5分钟就满头大汗。

献方人之弟因修房不慎房瓦将脚刺破，得了破伤风，到医院治疗，医生说已晚，让其回去准备后事。在返回家的途中，走访了当地一位老中医，用此方1剂治愈。这位老中医用此方已经治愈近百名破伤风患者。

荐方人： 河南沈丘县计划生育办公室马朝

141. 家传四世方预防治疗破伤风效果显著

预防方： 槐角柄（槐角之把）6克，荆芥6克，防风6克，山甲6克，黄酒煎，分2次服用（小儿酌减）。

治疗方： 黑桑葚9克，胆星9克，蝉蜕（焙黄）9克，虎胫骨3克，串肠米7.5克（即狗吃米，便出未消化者，洗净焙黄），血余62克（年老白发）。

制法： 将上药共为细末，用好蜜124克，浸润20分钟，再加黄酒125毫升，香油125毫升，煎熬成膏，剩300克左右。熬此药时不可混入唾沫及水（水混入后，蜜、油分解，不能使用）。

服法： 成人一天内将药服完，每隔20分钟服1次，每次服15克左右，白水送下。饭前饭后服用都可，第二剂吃2天。服药后应发汗，多喝开水。

疗效： 一般1剂即愈，重者不过3剂。

如病人口噤不开，可针刺地仓、少商二穴，口即开。如服药后伤口攻疼，即用刀将伤处割破流血无妨，不用上药，病愈伤口即愈。

荐方人： 河北　申万清

引自： 广西医学情报研究所《医学文选》

142. 防风合剂可预防破伤风

主治： 破伤风。

配方： 防风6千克，荆芥6千克，炮甲珠3千克，槐角6千克。

制作流程： 配料—粉碎—煎煮—浓缩—混合—灌装。

应用对象、方法： 适用于破伤风抗毒素过敏试验呈阳性之创伤病人。除按常规处理创口，服用消炎药预防感染外，均服"防风合剂"一日，成人100ml，分2次服完；儿童100ml，分3次服完。

疗效： 20多年来，按此法预防用药约上万人次，无一例发病。

荐方人： 湖北省武汉市第二医院药剂科　王俊

引自： 《当代中医师灵验奇方真传》

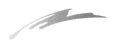

143. 黄鼠狼头可治破伤风

配方及用法：黄鼠狼头1个。将黄鼠狼头去皮，砸碎煮沸，汤肉均用红糖冲服。

疗效：服后汗出，1次即愈。

引自：《实用民间土单验秘方一千首》

144. 推荐几条治破伤风方

破伤风是什么？它是由破伤风杆菌从人体的伤口侵入所引起的一种急性感染性疾病。在日常生活中，如果对刀伤、跌伤、锈钉刺伤、玻璃片划伤、竹木戳伤不注意，易引起破伤风杆菌的感染，如果不及时处理、医治，很快会造成严重后果，直至危及生命。

首先，我们简要谈谈破伤风的病因。破伤风杆菌是一种不喜欢氧的细菌，又称之为厌氧细菌。它自下而上在人和动物的肠道中，随着粪便的污染而四处散布。破伤风杆菌虽然在大自然中无处不在，分布甚广，但正常人是不会感染上它的。它在人的皮肤和肠道中不会发作致病，只有在人体受伤时，比如割伤、刺伤、烧伤、跌伤、分娩及婴儿脐带伤口等，细菌由此进入人体内，从而引起破伤风。尤其是脏土、锈铁、污竹木的感染，更容易引起破伤风。当然，也有不少人受伤而感染上破伤风杆菌却不曾患病，这是因为有两个因素，一是细菌的毒力、分量不足；二是人体的抵抗力强及伤口的破损程度不深。假如伤口较深而口径较小，或者有较多坏死组织、异物等使伤口内缺氧时，是极利于细菌迅速繁殖，放出大量毒素引起发病的。

其次，我们再谈一谈破伤风的具体表现。

破伤风杆菌的致病作用在于它所分泌的毒素，这种毒素作用于中枢神经，引起肌肉强直或一阵一阵的痉挛。从人体受伤到发病，一般需要1周至半个月左右；也有极少数人从受伤到发病，快的在24小时内，慢的达几个月之久。

患破伤风者，早期表现一般不易引起注意，但有乏力、头痛、头晕、受伤的部位疼痛、咬吃东西无力等症状。之后逐渐出现肌肉痉挛和抽搐。抽搐最先表现在吃东西时肌肉抽搐，张口困难；以后又是牙关紧闭。面部肌肉痉挛时，出现"苦笑"面容状；而背部肌肉痉挛时，则头向后仰，躯干部后屈呈弓状，即为"角弓反张"状态；咽部肌肉痉挛时，吞咽显得很困难，最后发展到膈肌痉挛，以致发展到呼吸艰难，危及性命。比如旁人说话，自然光线的照射，门窗关闭时的声响，寒冷风的侵袭等，都会引起患者痉挛的发作。病情严重时发作极频繁，患者面色青紫，呼吸急促。有的患者有持续高烧现象，体温可高达40～42℃，这是已发生肺炎的征兆。

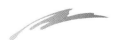

那么，患上了破伤风，怎么去治疗它呢?

方一: 用蝉蜕60克，研为细末装入布袋内，放入砂锅中以适量水煎之，加白酒少许冲服。每日1剂，每剂分3次服用，连服3~5天，即可起预防作用。

方二: 取红蓖麻根400克，蝉蜕50克，九里香100克，加水1000毫升，煎至200毫升，分3次服之，每日1剂。体弱者、老人小孩服之，药量减半。疗效颇佳。

方三: 蛇含草25克，天葵5克，鸡眼草5克，马兰25克，黄毛耳草25克，陈皮3克。以上诸药用第三轮淘米水炖服，每日1剂，每剂分3次服，连用2天见效。此方主要医治婴儿感染破伤风病症。

引自:《神医奇功秘方录》

145. 鸡矢白可治破伤风

任某，男，20岁。因伐木而被树枝刺破左手背，二三日伤口愈合，但突然发热，口噤，牙关紧闭，阵发性全身痉挛，角弓反张，面呈苦笑状。急予鸡矢白9克为末，黄酒60毫升冲服，汗出后，诸症悉减，数日后痊愈。

引自:《中医杂志》(1962年第10期)、《中医单药奇效真传》

146. 蝉衣黄酒治破伤风有效果

晁某，63岁，农民，山西省新弓县人。1963年6月用火柴棍掏耳朵，不慎将火柴棍折断在耳内，家人用剪子将火柴棍从耳内取出。次日晨，患者感到牙关紧，张口困难，继则出现苦笑面容，项背强直，四肢抽搐，角弓反张，反复发作。进食饮水困难，患者痛不欲生。发病后注射过"破伤风抗毒血清"，针刺合谷、太冲、大椎、风池等穴，并服中药玉真散等，病情依旧。遂予蝉衣15克，黄酒250毫升，将蝉衣入黄酒内同煎(若酒少淹没不了蝉衣，对少量水同煎)，煎后去蝉衣，饮酒(若患者酒量小，可分2~3次饮完)。临睡前服药酒，夜间果出黏汗(汗液出如丝线状)甚多，并感胃中有烧灼感。次日晨，患者首先感到牙关已不紧，可张口饮水，继之项背已不强硬，脖子可转动，抽搐亦止。

引自:《陕西中医函授》(1984年第3期)、《中医单药奇效真传》

乙 肝

147. 我用蚂蚁粉治愈乙肝和肝硬化

我于1974年患肝炎，经多次住院以及常年服药治疗均不见效，病情逐渐加

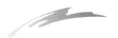

重，行动困难。离休后，病情进一步恶化，不得不再度入院，经全面化验及CT 检查，判断已发展至肝硬化，我对治疗失去了信心。后来听说蚂蚁粉对乙肝、肝硬化治疗效果好，便抱着试试看的态度买了1000克。按期服用2个月后，去医院做肝功、转氨酶、乙肝、丙肝和蛋白比例等计19项检查，除澳抗尚呈阳性外（很多正常人澳抗也呈阳性），其他全部正常。

目前，我对生活充满信心，健康恢复得很快，吃得香，睡得好，早晨锻炼1个小时也不觉得累，看来我可以安度晚年了。

百姓验证：内蒙古巴林左旗浩尔吐乡三组王兴贵来信说："本村王丽卉，女，24岁，经常胸肋疼痛，在乡卫生院诊断为乙肝。我用本条方1个月为她治愈肝病。"

荐方人：辽宁辽阳市　胡启中

148. 我饮自尿治乙型肝炎有效

幼儿时代，我遵医嘱给正在吐血的肺结核患者饮尿，学会用尿液涂擦伤口治疗跌打损伤。1974年的一天深夜，我的双眼突发红眼病，灼痛异常，遂急中生智取自己的新鲜尿液蘸湿眼睛，顿时疼痛减轻。到天亮起床时，眼睛赤红已消失。1978年11月化验表明，我患乙型肝炎。第二天我开始饮自己的尿，每天1~2次，结果很快恢复了健康。多年来，我试用饮尿法治疗感冒、痢疾、胆囊炎、轻度烧伤、头昏头痛等，均一一见效。后来对许多肝炎患者实施饮尿疗法，他们的顽疾都消除了。

百姓验证：陕西安康市关庙镇七星村王兆银来信说："罗长江，男，18岁。患乙肝炎，在地区医院治疗3个多月，花了3000多元未见好转，严重影响学习。后来我用本条方联合其他方为其治疗2个月，没花多少钱就把此病治好了。到医院化验一切正常。"

荐方人：湖北荆门石油化工总厂　陈文一

注：尿疗法，请见本书4143条。

149. 喝自尿可治乙肝病

贵州惠水县芦山镇勤中村罗某某（本人不愿公开姓名）：我1991年6月患肝病，经化验为乙型肝炎，曾入县医院住院治疗。由于家庭连遭不幸，经济十分困难，自觉不思茶饭，厌恶油腻，闻到香味食品便作呕。自1993年5月26日起实施饮尿疗法，8个月来从未间断，如今我原患乙肝的病体已恢复正常。

引自：广西科技情报研究所《生命水治病100例》

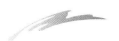

150. 我通过喝尿治好了3年的乙型肝炎

河南清丰县第一农中某某（本人不愿公开姓名）：我患乙型肝炎3年，花去万余元医药费仍不见好转。偶然从杂志获悉尿疗法，便从1993年8月3日起饮尿，每天早、中、晚各饮400毫升，3个多月未间断。12月初去医院检查血液，医生说"乙型肝炎已痊愈"，我欣喜若狂。去年10月再次复查化验，一切正常。

引自：广西科技情报研究所《生命水治病100例》

151. 我喝自己的尿治好了慢性乙型肝炎

山西忻州市曹张乡北兰台村邢某某（本人不愿公开姓名）：1972年我患了慢性乙型肝炎，每天花10多元服中西药，也没能治好。1994年偶然看到有关"尿疗法"的文章，我就试着每天喝自己的尿。连喝20多天后，就感到症状消失，身体恢复了正常，还能带上百斤的蔬菜到城里去卖，并可以参加各种重体力劳动了。

引自：广西科技情报研究所《生命水治病100例》

152. 我花万元未治好的乙肝病只喝尿半年而自愈

陕西西安市南郊赵某某（本人不愿公开姓名）：我患乙型肝炎，住院治疗2个月，花钱万余元，却未见效。无奈之下，试行饮尿疗法，半年后去医院化验检查，肝功能恢复正常。我还用尿液搽脸，感觉脸面特别舒服、光滑，斑点也很快消退了。

引自：广西科技情报研究所《生命水治病100例》

153. 治乙肝效方

我们在长期肝病研究中，研制出一种治疗乙肝效方，经多年应用观察，疗效卓著。一般患者服药5个疗程即可痊愈。经过750例统计，有效率达96.5%。对肝硬化也有效果。

配方及用法：冬虫夏草100克，石松80克，蜂尸100克，守宫60克，茵陈80克，五味子60克，陈香60克，羚羊角40克。将诸药晒干共碾细粉，每次内服5克，每日2次，30天为1疗程。服药期间忌白酒、辣椒。

荐方人：安徽寿县肿瘤乙肝研究所　马彬

154. 我吃蒲公英治好了乙肝

我于1985年12月离休。离休前，身体状况欠佳，曾4次住院治病。离休后，我十分重视健身。为了摸索健身新途径，从1993年起，吃起了蒲公英。

蒲公英，是多年生草本植物，含白色乳汁，叶片倒披针形，羽状分裂，花冠黄色，花丝分离，白色，外表绿褐色或暗灰绿色，根茎入药，有解毒、消炎、解热的

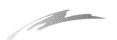

作用。一般春、夏开花前或开花时连根挖出。

近两三年来，每年春暖花开的时候，我都要去郊外挖蒲公英。既是春游，又是采药。回家后将蒲公英洗净控干，切碎装罐，少加点盐，多添点醋。一罐菜能吃三五天。吃完了，又接着出去采。如此不断地采，不间断地吃，一直吃到霜降。

我之所以连续3年来不断吃蒲公英，仅仅是为了清热泻火。服用的实际结果表明，它不仅能清热泻火，更重要的是能够解毒。1982年，我左眼上眼皮上出了个形似玉米粒大的黑瘤，经常疼痛。为此，我多次去大医院求诊，但都收效甚微。无奈，我只好顺其自然，任其发展。1993年吃蒲公英半年后，眼上的黑瘤竟不见了。我让老伴看，老伴左摸右按，笑着说："奇怪，真奇怪，黑瘤就是不见了。"更令人高兴的是，我的乙肝病基本痊愈。1992年11月22日进行五项指标化验时，HBC呈阳性，说明病毒正在发展。吃了一年多蒲公英，到1994年3月9日五项指标化验时，HBC变为阴性。由此可见，蒲公英对乙肝也有治疗作用。

自从尝到吃蒲公英的甜头后，我对蒲公英更重视了，不但吃叶，而且也吃根；不但当菜吃，而且还熬水喝。

百姓验证：陕西西安市临潼区徐杨乡王军虎，男，42岁。他来信说："教师王小刚在体检时发现患有乙肝，3年来在几家医院治疗，共花医疗费1万多元，但是疗效却不令人满意。经我推荐，用本条方并结合155，161条治疗3个月，病情得到了控制并已明显好转，而且花费仅是以前医疗费的1／10，现仍在治疗中。"

荐方人：河南新安县 楚雪

155. 我服醋蛋液使乙肝等病好转

我从去年7月初开始服醋蛋液，直到本月18日才暂告一段落。因我过去曾患过十二指肠溃疡，为避免醋蛋液对肠胃的刺激，服醋蛋液时加入的蜜糖量基本上是同醋蛋液量相等。我服醋蛋液之前，患有多种慢性疾病：一是40多年的内痔，大便时只要稍一用力就会滴血；二是自从1985年患乙型肝炎后，小便尿色黄红且气味难闻；三是两小腿内侧经常浮肿；四是10年来经常有肛下坠的感觉；五是长期血压偏低，收缩压12.0千帕（90毫米汞柱），舒张压6.7～8.0千帕（50～60毫米汞柱）；六是随着年龄增长记忆力有明显的减退。服3个醋蛋液后内痔已痊愈，小腿浮肿同时消失。服4个醋蛋液后尿色开始转清，异味随着消失，肛坠的感觉基本上也没有了。血压目前已基本上恢复正常，收缩压16.0千帕（120毫米汞柱）左右，舒张压9.3千帕（70毫米汞柱）。记忆力也有所好转。据一些服醋蛋液的老同志介绍，醋蛋液治疗肩周炎和因内寒所引起的胃痛效果也很好。有两位离休的女同志都患肩周炎多年，手上举困难，向下活动不能接触背部，服一个多月醋蛋后病情均大有好转。

百姓验证：云南彝良县牛街镇32号李连禹，男，35岁。他来信说："四川筠连

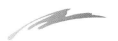

县的郑全,原患病毒性肝炎,现在见饭有反呕现象,不思饮食,上腹部有胀满感,困倦,夜不能寐,四肢酸痛无力,身体消瘦,好感冒,在多家医院治疗无效。我按本条方为他治疗,只用了9个鸡蛋就痊愈了,现在体重比原来增加了5千克。"

荐方人:广东肇庆市　费朗

注:醋蛋液治病法,请见本书4142条。

156. 服醋蛋可减轻肝病症状

我患有多种疾病,呼吸系统、循环系统、泌尿系统都有病,其中最严重的是慢性肝炎。我每天恍恍惚惚,浑身无力,头也疼,耳也鸣,眼又花。

我服醋蛋已初见成效。失眠解决了,不服安眠药了,眼也清亮了。治肝和心血管病的药都停了,最担心的肝病减轻,劳动时间长些也不出现闷痛的感觉了。有一次买了两吨煤,往棚子里连装了六七十挑子,肝也没痛,我很高兴。

荐方人:吉林绥化林业局　白兴友

157. 本方可治疗乙肝、肝硬化腹水

慢性乙型肝炎为乙肝病毒所引起的一种具有较强传染性的免疫疾病,病程较长,反复性高。因此,大多数患者表面抗原阳性长期难以转阴,病程迁延不愈可导致患者预后不良。

多年来,我应用师传方治疗此病数千例,经长期临床观察,效果颇佳,愈后很少复发,现将此方公之于众。

配方及用法:蜻蜓60克,蛤蚧50克,冬虫夏草60克,蜜蜂尸175克,生黄芪65克,守宫30克,北山豆根40克,虎杖40克,大黄炭40克,制䗪虫35克。上药共研成细药面,过120目筛,贮存瓶内备用。每次服5克,白开水送服,每日2次,早、晚服用。30天为1疗程,1疗程后检查肝功能。一般3个疗程即可治愈,最长者不超过5个疗程。

本方对治疗肝硬化腹水亦有很好效果。曾对535例患者进行观察统计,结果对乙型肝炎有效率为98.1%,肝硬化腹水有效率为89.8%。

注意:治疗期间及愈后半年内忌烟酒、辣椒、肥肉,避免性生活,保持心情舒畅,多注意休息。

荐方人:安徽颍上杨湖沙淮新村中医诊所　马斌

158. 五毒散可治乙肝

我通过长期医疗实践,研制出一种治疗乙型肝炎的效方"五毒散"。此方经多年临床观察,疗效很好。一般患者服用3~5个疗程即可痊愈,有效率达96%。且对肝硬化也有一定的疗效。

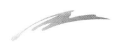

配方及用法：醋制蜂尸60克，黑蚂蚁60克，蜘蛛50克，守宫50克，蚂蟥40克，黄芪60克，茵陈蒿50克。将上药晒干，共碾细末，过100目筛，即可装瓶备用。每次5克，用温开水冲服，每天2～3次，30天为1疗程。

注意：患者服药期间勿饮酒，勿食辛、辣等有刺激性的食物。（马斌）

引自：1997年第5期《农家顾问》

159. 本方治乙肝疗效好

配方及用法：泽漆40克，黄芪20克，青皮10克，陈皮10克，大黄12克，苦参15克，柴胡12克，猪苓10克，赤芍15克，贯众10克，甘草10克。每日1剂，水煎2次，早、晚分服，30天为1疗程。

疗效：服药1个疗程，95%的病例肝功各项转为正常；服药2个疗程，乙肝表面抗原转阴率在64%；服药3个疗程，乙肝表面抗原转阴率77%，并产生抗体。自服药之日起，足3月复查。

荐方人：江苏沛县敬安镇葛口卫生所　张洪月

160. 乙肝煎治乙肝25例全部有效

配方及用法：黄芪、丹参、虎杖、土茯苓、白花蛇舌草、皂角刺各25克，露蜂房、甘草各9克，菌灵芝（研末冲服）5克。每日1剂，水煎服。30天为1疗程，总疗程为3～4个月。

疗效：此方治疗乙型肝炎25例，临床近期痊愈15例，好转10例。

百姓验证：余某，男，32岁。3年来常感乏力，肝区隐痛，1985年5月9日经某人民医院诊断为慢性乙型肝炎。实验室检查：HBsAg"+"，谷丙转氨酶4167.5nmol·s⁻¹/L。予乙肝煎治疗，1个疗程后HBsAg 滴度由1:126降至1:150；3个疗程后HBsAg"−"，谷丙转氨酶下降到2000.4nmol·s⁻¹/L，自觉症状消失，服完总疗程后，检查肝功能4次，HBsAg持续阴性，肝功各项正常。

引自：《四川中医》（1987年第3期）、《单方偏方精选》

161. 我应用季德胜蛇药片治乙肝效好较好

乙肝是国内外医学界所公认的多发病。我国为乙肝高发区，患者多达1亿以上，并且大部分发展为持续性肝炎，向着肝硬化、肝癌发展，也有转化为血癌的。所以，防治乙肝已成了当务之急。

虽然目前尚无医治乙肝的特效药，但这并不是说乙肝就不可治愈。我在长期实践中摸索出一套综合治疗的方法，已治愈多人，现介绍给大家。

（1）患者要树立坚强的信念，自始至终保持乐观的心态，坚持服药，适当进行体育锻炼并注重营养。千万不要悲观厌世，在精神上被打败仗。俗话说："笑

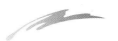

一笑,十年少,愁一愁,白了头。"只要心情舒畅,病就好了一大半。

（2）药物:采用季德胜蛇药片（每盒400片）。根据"一病可以用数方,一方可以治数病"的原则,我们用"蛇药片"治乙肝。

服法: 视症状服药。20天为1疗程。成人每次5~8片;6~16岁每次3~5片;6岁以下每次2~3片,日服3次,温开水冲服。一般1疗程能痊愈。因地理条件、体质营养状况各异,1疗程未愈者,要继续服药。在第2个疗程开始时,可照说明先服一瓶乙肝宁,隔2天后再服一瓶齐墩果酸片。隔2天后,再服用蛇药。总之,照上述顺序,循环服药,千万不可停止。因乙肝本身很顽固,所以需长期治疗。实践证明,利用本方法治疗,一般可治愈。个别配合不当,出现反常现象的即使在短期内不能痊愈,也可有效地缓解病情。

注意:

（1）已婚患者3个月内禁止行房事,否则病情必会复发。

（2）辛、辣食物皆宜少吃,严禁酒类,儿童不准吃巧克力。

（3）1疗程后2天,用绿豆炖瘦猪肉、猪肝吃。有条件的用绿豆炖团鱼吃更好。

（4）常食新鲜蔬菜、水果、动物肝等。早期患者可常食乳、蛋、鱼类、豆制品等高蛋白食物,多食蔗糖、果糖等高热量食物;慢性期或中期以后的患者,宜吃豆腐、鱼类等。

百姓验证: 广西三江县丹洲镇村梁汉斌来信说:"本村青年梁建佳患乙型肝炎半年多,到镇医院打针吃药见效甚微,后改服中药亦时好时坏。最后用本条方自治,服药20天后,到医院化验检查,肝功能正常,乙肝病好了。"

荐方人: 贵州德江县玉溪街　姚升多

162. 偏方猪肉煎可降酶

血清谷丙转氨酶的增高,指示肝脏有炎症,肝细胞变性坏死,或肝细胞通透性增强。大量的细胞内转氨酶被释放到血液中,转氨酶明显增高,达400~500单位以上。其表现:口干,咽干,发热,口渴喜冷饮,大便干燥或秘结,周身疲乏,时而身痒,易搔抓出血或成斑片,遇热更甚,舌红少苔,脉弦,此为热毒亢盛,可用偏方猪肉煎治之。

配方及用法: 丹参10克,白芍12克,龙胆草6克,滑石12克,茵陈10克,栀子6克,木通6克。上述7味中药,同瘦猪肉一起蒸,每剂用瘦猪肉150~200克,切成大块,先将猪肉放入大碗内,在肉上铺一层纱布,把药放在纱布上,泡上水,水面要淹没全部药渣,然后放入笼内蒸3小时。揭笼后,将纱布提起稍拧,药渣倒掉,吃肉喝汤,日服1剂,连服5剂。

按语: 偏方猪肉煎,系广西桂林名老中医魏道生在民间采集的偏方,经用两

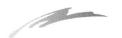

代数十年, 对治疗肝炎尤其是降低转氨酶有卓效, 对恢复肝功能有较好的效果。

百姓验证： 罗某, 男, 34岁, 工人。1980年在一次体检中发现肝功能轻度异常, 无明显症状, 并未治疗。3个月后出现口干、舌燥、心烦、纳少、肝区痛。谷丙转氨酶大于400单位, 乙型肝炎表面抗原阳性, 住传染病院两次, 肝功能可暂时正常, 而出院后则酶持续增高不降, 迁延2年之久。曾服益肝灵、五味子和进口利肝隆, 均未奏效。观其热证明显, 身痒, 搔抓出血, 遂投以偏方猪肉煎30剂, 用后纳食好转, 身痒消失, 体增酶降, 病情稳定, 坚持工作, 反复检查肝功正常。

引自：《偏方治大病》

163. 我用本方治乙型肝炎有效

配方及用法： 连翘15克, 栀子15克, 柴胡10克, 丹参15克, 茵陈50克, 元胡15克, 白术15克, 黄芪20克, 龙胆草25克。上述中草药可以制成汤剂、丸剂、冲剂或胶囊等剂型。

本中药特点： 可清热解毒、舒肝理气、健脾利湿、活血化瘀, 消灭乙肝病毒, 增强人体免疫力, 减少肝脏纤维化, 达到治疗目的。

百姓验证： 黑龙江哈尔滨市道里区宋森, 男, 70岁, 离休。1984年6月体检发现表面抗原阳性, 诊断: 乙型肝炎, 无症状病毒携带者, 医生建议定期复查。7月25日, 初诊来哈尔滨市第一医院复查, 表面抗原阳性, 无自觉症状, 肝脾不大。8月22日在哈尔滨市第一医科就诊, 开始服中药60剂。11月25日化验结果表面抗原阳性。11月26日开始服用本汤剂, 共服60剂。1985年3月14日表面抗原阴性, 为方便起见改服冲剂。4月18日又进行化验, 表面抗原阴性, 以后仍服冲剂。9月5日作了全面抗原体系统化验, 各项指标均正常。为了巩固疗效, 又连续服用, 半年内3次抗原体系统化验均为阴性。

164. 单味大黄止肝痛有效

前不久, 我遇见一乙肝病人, 病程有七八年, 每晚肝区刺痛不已, 难以入眠, 晨起头昏、乏力, 影响工作、生活。曾在一老中医处求治, 药用逍遥散加桃仁、红花、川楝、玄胡, 疗效不佳, 每晚仍痛。我建议他用生大黄4克, 洗净泡开水代茶饮, 3日换一块大黄。其将信将疑, 当晚按法服之, 次日清晨便来致谢, 言饮下一杯后, 肠鸣便软, 当晚肝区就一点儿不痛了。

根据现代医学的研究, 肝病日久, 多属中医"症瘕"范畴。现代药理研究认为, 大黄主要成分是蒽甙, 所含大黄素、大黄酸有抗肿瘤、保肝、利胆的作用。大黄味苦性寒, 寒则胜热, 能下瘀血, 破症瘕, 清瘀热, 并借通便作用使热毒下泄, 而达止痛之效。

引自： 1996年1月24日《健康报》

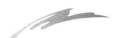

甲 肝

165. 公猪胆治甲肝有效

我们这里有位50多岁的老汉，身患肝炎病，服用一位老中医传授的秘方，竟然治愈，精神恢复如初，而且一直未复发。

配方及用法： 从刚宰杀的公猪肚内取出新鲜猪胆，划破，将胆汁倒进碗里，一口喝完，然后取适量白糖或甜食放入口中改变苦味。每日1次，连服5天为1疗程。轻者服1个疗程，重者服2个疗程即可痊愈。此方对甲型肝炎有效。

注意： 要采用新鲜公猪胆。

荐方人： 江苏阜宁县沟墩镇凌沟村　曹作

引自： 广西科技情报研究所《老病号治病绝招》

166. 我服醋蛋液治好肝炎等多种疾病

我年近花甲，患有肝炎、肺结核、食道炎、冠心病等多种疾病。1987年以来，我坚持每天早、晚饭后服一汤匙醋蛋液，取得了好的效果。最近医院复查证明，食道炎症状消失，肺结核钙化，胃溃疡缩小，肝功能正常，心脏功能改善。

制醋蛋液的方法： 杯中置醋（9度以上的食醋，如山西产的老陈醋、江苏产的镇江陈醋等）100毫升，放入洗净的鲜鸡蛋1枚，浸泡3～7天，等蛋壳软化，挑破薄皮，经搅匀后即成。服用时可将原液一汤匙加适量开水及蜂蜜调匀，空腹或饭后服均可。

荐方人： 河南潢川县水利局　张德珠

引自： 广西科技情报研究所《老病号治病绝招》

167. 疏利清肝汤可治急性甲型肝炎

配方及用法： 藿香（后下）、薄荷（后下）、五味子各6克，车前子（包煎）、龙葵、马鞭草各30克，生大黄（后下）3克，飞滑石（包煎）、生苡仁各15克，茯苓、白芍、枸杞各12克。每日1剂，分2次服。

疗效： 治疗60例，其中痊愈40例，显效14例，有效6例，疗程最短20天，最长90天，无一例失败，有效率100%。

注意： 黄疸显著者，在5%～10%葡萄糖液中加入10～20毫升茵栀黄注射液，每日1次。肝大明显者加用肌注田基黄注射液，每次2～4毫升，每日2次。

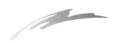

引自：《上海中医药杂志》（1989年第12期）、《实用专病专方临床大全》

肝寄生虫病

168. 吡喹酮连服2日可治肝胆内寄生虫病

肝寄生虫病是分支睾吸虫寄生于人体肝内胆道系统的一种慢性寄生虫病，亦称为肝吸虫病。轻者无症状，重者感染引起胆管炎、胆囊炎、胆管阻塞、肝硬化等。

配方及用法：吡喹酮。每千克体重25毫克，每日3次，连服2日，总剂量每千克体重150毫克。

疗效：1983年第4期《中华传染病学杂志》报道治疗127例，虫卵阴转率为100%。

引自：《实用西医验方》

黑疸肝病

169. 服用1个月蒲公英可治愈黑疸肝病

某中年妇女，病由黄疸后变成黑疸，面目青褐色，胸满腹胀，大便秘结，邻人悄悄说："黄病变成臌胀，怕是不治之症了吧！"患者呻吟病床已年余，因长期负担医药费用，家中已变卖一空，寡女孤儿，情殊堪怜。故给予免费诊治，并送了几剂药，稍稍好转。于是，教给其10多岁的儿子自挖蒲公英（当地农民叫"奶汁草"），每天大量（90~120克或更多）煮汤喝，服用1个月，不花分文，竟把这迁延了一年零七个月的慢性肝胆病治愈了。

黑疸：多因疸证经久不愈所致，表现为目青，面额色黑，心中懊丧，肤燥，搔之不觉，大便黑，膀胱急，足下热，脉浮弱，甚则腹胀，如有水状，面浮，脊痛不能正立。

引自：《名中医治病绝招》、《中医单药奇效真传》

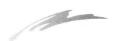

黄疸型肝炎

170. 单药生大黄治好一位学生的黄疸型肝炎

费某，男，15岁，学生。患黄疸病曾服中药19剂（茵陈蒿汤），黄疸未退，身目更黄，尿少，神乏。某医院确诊为急性黄疸型肝炎。经保肝治疗，巩膜黄染始终未退，邀余诊之。寸脉虚弱，右关脉略浮，苔霜垢，边稍红，未显齿痕，肝区触有压痛，尿色如浓茶，便溏，镜检"－"，询病史，患病初有往来寒热，自服止疟片，病未去，且右胁反感不适。施一味生大黄30克，嘱其煎服。当午，泻便呈煤渣色，解后体舒，是夜寐香。旦日思纳，精神始振。共服9剂后，黄消尽。复以他药善后调理，病愈。

引自：《新疆中医药》（1986年第1期）、《中医单药奇效真传》

171. 山黄芪治黄疸型肝炎见效快

1988年3月初，我感到腿脚沉重，浑身乏力，食欲不振，伴有低热和恶心呕吐之感，小便发黄。于是去医院抽血化验，结果是黄疸型肝炎。我按孩子他舅所嘱，立即采来山黄芪（豆科植物，属矮小灌木，学名"金鸡根"，又称"锦雀儿"、"土黄芪"），买来红枣炖服。仅2天时间，吃了4次药，便胃口大开，食欲大振，小便也转清了。连吃10余天，吃红枣不足5千克。25日晨，再空腹去医院抽血化验，医生说我的肝功能正常了。孩子的舅舅告诉我，这个秘方是一代一代传下来的，治愈急慢性黄疸型肝炎患者不计其数，未得肝炎的人吃一点儿，预防效果也很好。

具体方法：取山黄芪根，切短洗净，加红枣、冷水，先煮沸，再以文火炖熟，然后吃红枣和汁水。煮炖时，山黄芪与红枣的比例为1∶2左右。山黄芪多放一些也无妨。同一份山黄芪还可配红枣再炖1~2遍。

注意：服药期间及肝功能正常后一段时间，少吃酸辣食物，禁酒，注意休息。

荐方人：浙江富阳县场口镇广播站　郑渔洋

引自：广西科技情报研究所《老病号治病绝招》

172. 喝自尿能治好黄疸型肝炎

贵州三都县周覃镇三院村覃某某（本人不愿公开姓名）：我从1990年起患黄疸型肝炎，至1993年仍肝痛如针刺火燎，屡治未愈。在陈一文先生来信指导下，自

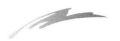

1993年10月起试行尿疗法，每日晨空腹饮自己的尿液50毫升；第五天起改为早晨、晚饭前各饮1次，每次70毫升。1周后，肝痛缓解；1个月后，肝痛消失，精神饱满。为巩固疗效，继续饮尿月余，至今未见复发。这期间戒烟酒、辛辣酸冷食物。

引自：广西科技情报研究所《生命水治病100例》

173. 中西医结合治疗黄疸型肝炎50例全部治愈

主治：黄疸型肝炎。

配方及用法：茵陈30克，黄芩10克，胆草10克，大黄10～30克，虎杖10克，柴胡10克，金钱草15克，蛇舌草15克，板蓝根15克。上药放入大罐头瓶中，开水冲泡后取汁内服，每日3次，小儿酌减。

疗效：观察50例病人，服药量最少16剂，最多34剂，平均24剂，临床症状消退，肝功能检查正常。服上药后均有不同程度的泄泻，一般每日2～3次，疗效最好。治疗24天，其治愈率100%。说明早期用药，抓住时机，改变煎法，是治疗黄疸型肝炎的一种有效途径。

荐方人：山西省阳泉市中医院内科主任　郭晓中

引自：《当代中医师灵验奇方真传》

174. 消毒丹治疗急性黄疸型肝炎208例有效

主治：病毒性急性黄疸型肝炎。

配方：茵陈、苡米、板蓝根各20克，田基黄30克，泽泻、楂肉、猪苓、云苓各15克，木贼、丹参、泽兰、陈皮各10克，甘草5克。

用法：将上药入罐用清水盖药面，浸泡10～15分钟，然后煎15～30分钟取汁，每次约25毫升，日服2次。若腹痛甚加厚朴10克，白蔻5克；呕吐剧加法半夏6克，竹茹10克；便结难行加大黄、枳壳各10克；全身酸痛加秦艽、柴胡各10克；目赤舌质红赤加胆草、生地各10克。忌食肥肉猪油、酒类、酸辣、腌菜，以及油炸、煎炒、辛燥之物。

疗效：一般服药3～5剂，临床症状明显改善，20剂痊愈。曾治208例，痊愈（临床症状完全消失，肝功能复查正常）204例，显效（临床症状完全消失，肝功能复查有单项指数不正常）3例，好转（黄疸消退，症状改善，肝功能复查不正常）1例，有效率100%。

荐方人：湖南省衡阳市农业科学研究所职工医院主治医师　谢光辉

引自：《当代中医师灵验奇方真传》

175. 我应用茵陈蒿汤加减治黄疸468例有效

主治：一切肝病引起的黄疸。

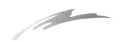

配方及用法： 茵陈30克，栀子、黄柏各12克，党参、苍术、香附各15克，郁金12克，干姜6克，五味子10克，灵仙15克，甘草6克，大枣6枚（31克）。上药入水（约500毫升）煎服，每日1剂，分2次服下。小儿可加白糖适量调匀，当茶饮。呕吐者加半夏9克；有热、两胁不舒者加柴胡9克，黄芩12克，白芍12克。

疗效： 治疗患者468例，轻者2剂而愈，重者4～5剂痊愈，有效率100%，治愈率99.8%。经实验证明，本方服用1剂后，黄疸指数和谷丙转氨酶可迅即降至正常数值。

百姓验证： 江苏扬州市柴油厂工会吕健华，男，55岁，干部。他来信说："我爱人有一段时间感觉浑身乏力，食欲不振，常有恶心呕吐之感，且小便发黄，手上也有明显的黄色素，并且日趋严重。我发现此症状与急性黄疸型肝炎相似，就选用了本条方，1剂吃下后就感觉有效，人也舒服多了，吃完3剂到了厂卫生所化验，结果一切正常。后又连服2剂，以巩固疗效。这治疗总共花去60多元，半个月病人完全康复。"

荐方人： 山东省临沂生建耐火材料厂　王荣亮

引自：《当代中医师灵验奇方真传》

176. 夏枯草治急慢性黄疸型肝炎75例，退黄率100%

配方及用法： 夏枯草62克，大枣31克。上药加水1500毫升，文火煨煎，捣枣成泥，煎至300毫升，去渣，分3次服。

疗效： 治疗75例，退黄疸率100%。

引自：《山东医刊》（1964年第11期）、《单味中药治病大全》

177. 糯稻草煎服治黄疸型肝炎30例症状全部消失

配方及用法： 糯稻草45克，用水洗净，切成3厘米长，加水500毫升，煎取300毫升呈淡黄色味微甜的汤液，过滤即成。分2次服，1日服完（成人量）。

疗效： 治疗30余例，均于用药7～10天后，黄疸指数降至正常范围，症状全部消失。

引自：《中医杂志》（1960年第4期）、《单味中药治病大全》

178. 根治急性黄疸型肝炎效方

主治： 急性黄疸型肝炎。

配方： ①外用方，鲜野芹菜（石龙芮）。②内服方，鲜金钱草。

用法： ①鲜野芹菜根茎30克捣成泥状，敷于上肢内关或肘弯内、外侧及肩髃下肌肉丰厚部，男左女右。每次只敷一个部位，可换部位多次使用，至症状减退为止。敷药6～12小时出现黄液疱，刺破放出黄水涂上紫药水即可。下肢也可敷

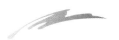

药。②鲜金钱草洗净与鸡蛋煮熟，即成药蛋，食蛋喝汤（淡食）。每日3次，每次1枚。药汤当茶频饮。

疗效： 用本方治疗急性黄疸型肝炎130余例，疗效理想，危重症均能转危为安。

百姓验证： 教师石某某，男，51岁。1991年12月28日就诊，市医院诊断为急性黄疸肝炎，服中西药一星期无效，吃喝即吐，面黄、身黄、目黄、尿黄诸症未减。用此外用内服方治疗1次，出现明显效果。连续治疗4次，一星期后诸症消失，未服其他药物治愈。随访未复发。

按语： 本方有明显退热退黄作用，功专力宏，治急性黄疸型肝炎颇为灵验，兼具根治效果。病未愈期间，禁食荤、腥、油腻及辛辣食物。

荐方人： 湖北省鄂州市蒲团骨伤科诊所中医师　汪升阶

引自：《当代中医师灵验奇方真传》

179. 我应用瓜香散治各种黄疸疾病数百例，效果颇佳

主治： 阳黄，满身如金，如黄疸型肝炎、胆囊炎等。以黄疸为主见证者皆可用之。

配方及用法： 甜瓜蒂15克，白丁香10克，茵陈15克，广郁金9克。上药共研极细末，贮瓶备用，勿泄气。取本散少许，交替吹入两鼻孔中，每日3次，以鼻中流尽黄水为度，或用本散擦牙，使口流涎水，效果亦佳。

疗效： 经治各种黄疸性疾病数百例，退黄效果颇佳。通常3～5天即可效，有效率达97%以上，轻者病愈，重者缓解。若能配合内治，则奏效更快。

百姓验证： 浙江武义县熟溪街道唐日珍，男，62岁。他来信说："我的堂弟患胆囊炎，服过很多药不见好转，后来我用本条方为他治疗，2剂痊愈。"

引自：《中药鼻脐疗法》

180. 我用大黄麦芽汤治急慢性黄疸型肝炎效果好

配方及用法： 酒蒸大黄40克，生麦芽30克。上药水煎服，儿童剂量酌减。

疗效： 此方治疗急性黄疸型肝炎11例，一般服药当天尿量即增加，黄疸在6～8天内消退，肝功能在3周内恢复正常。

百姓验证： 王某，男，13岁。巩膜、皮肤明显黄染，体温38.8℃，脉弦数。肝大1.5厘米，触痛，舌干口苦，尿黄便燥，尿三胆均呈阳性，黄疸指数达260单位，麝浊60单位，锌浊18单位。用上方后便溏4次，身热即退，第7天黄疸消退，第18天肝脏仅能扪及，无触痛，复查肝功能恢复正常。

引自：《浙江中医杂志》（1985年第5期）、《单方偏方精选》

181. 用虎杖煎服治黄疸型肝炎有效

杨某,女,28岁。1978年3月23日初诊,巩膜及周身皮肤黄染,纳差,恶心,肝区痛,乏力5天。肝功检查:黄疸指数107单位,麝浊8单位,谷丙转氨酶615单位。肝右侧肋下1厘米,质软,触痛明显,收住入院。每天给予虎杖90克,加水浓煎至300毫升,分3次服。服用后,小便量明显增多,夜间有汗。治疗25天,肝功能完全恢复正常,肝不大,于4月20日基本痊愈出院。

引自:《湖北中医杂志》(1983年第4期)、《中医单药奇效真传》

182. 水煎车前草服1周可退黄疸

黄某,36岁。患阳黄症,面目肢体俱黄,胁肋胀痛,右侧更甚,纳呆神疲便溏,小便色如浓茶,舌苔黄腻,脉象细弦。嘱其家人至田野挖取车前草3棵,洗净水煎,然后调入食糖适量温服。每日早、晚各1次。连服1周后黄疸退,诸症消失。

引自:《浙江中医杂志》(1990年第1期)、《中医单药奇效真传》

183. "美人计"与山黄芪的故事(治黄疸肝炎)

《三国演义》中有一段脍炙人口的故事,那就是周瑜施美人计,欲骗刘备到东吴来招亲,然后要挟刘备交还荆州。谁知诸葛亮早有锦囊妙计,结果吴国赔了夫人又折兵。刘备中年丧妻娶了孙权的妹妹,确也一时为声色所迷,完全忘记回荆州了。不料后来刘备患上了急性黄疸肝炎,身软乏力,食欲不振,且伴有低热和恶心呕吐,而后小便和眼白均有黄色,民间俗称此为"失力黄胖"症。幸而吴国太身旁有个懂得中草药知识的老管家,他从富春江南、北的山坡上采来野生豆科类植物山黄芪,将其根切短洗净加红枣煎汤,让刘备代茶饮。此方作用十分了得,刘备服十余天后,胃口大开,神清气爽,黄疸退尽且脸色转红润,这急疾竟很快痊愈了。吴国太大喜,赏了老管家。此单方也由此流传开去,所以,至今民间还有人用山黄芪炖红枣治疗黄疸肝炎呢。

山黄芪其学名为金雀根,又名为锦鸡儿、土黄芪,属豆科类植物,秆细,叶小,枝干呈银灰色,夏季开小白花,其形状颇似盆景梅花。它味甘,性微温,有益气、活血、止痛、利尿等功效。民间用它治黄疸肝炎的经验方是:

山黄芪和红枣的比例为1∶2左右,加冷水,先煮沸,再以文火炖熟,然后吃枣饮汁。如稍加白糖,可使之清香甜润。据药农称,未得肝炎的人服饮此剂,不仅预防效果好,而且对身体还有保健的益处。但病人在服药期间及肝功能恢复正常后的一段时间里,应少食酸辣、严禁烟酒、注意休息,以利完全康复。(韩希贤)

引自:《生活与健康》

其他型肝炎

184. 我花2万元没治好的肝炎用此方治愈了

乙肝阳转阴是痊愈的主要标志。目前治疗乙肝的有效药物甚少，我们探索10余年，用化肝1号2～4个月转阴率在90%左右。现特奉献此方供患者试用。

配方及用法：青黛170克，血竭150克，沉香90克，犀角90克（或水牛角180克）。上药粉碎过筛，制成丸或片剂1000粒，日服2次，每次10粒。

待抗原转阴后再用下面方治疗：冬虫夏草90克，蜂尸170克，西洋参90克，刺五加90克。上药粉碎过筛，制成片剂1000粒服用，服法同上。

禁忌：服药期间，忌烟、酒、辣椒、葱、蒜；严重胃炎、胃肠溃疡患者及孕妇禁服，月经期停服。

百姓验证：河南浚县来店乡来店村梁秋玉来信说："我10年前患了慢性肝炎，跑了很多家医院，花了2万多元，病也没治好。后来得此秘方，服用3个月我的肝炎就治好了。"

荐方人：河南省淇县高村乡吕庄　夏合保

185. 本方治愈慢性重症肝炎较好

1985年我患慢性重症肝炎，经住院治疗转危为安，后转为慢性肝炎，久治不愈。出院后经人介绍用草药治疗，取得良好效果，现已痊愈。以后我又将此法介绍给几位同病患者，都取得了满意的疗效。

配方及用法：溪黄草20克，田基黄15克，水煎，每日1剂，分2次服。溪黄草性平无毒，有清利湿热、退黄疸之功效。田基黄性微寒无毒，有清肝火、凉血作用。二药合用治疗慢性重症肝炎有良效。（黎全龙）

引自：1995年4月20日《中国老年报》

186. 我父亲患肝病17年喝自己的尿治愈

湖南新晃县兴隆乡丁字坳村某某（本人不愿公开姓名）：我父亲患肝病17年，每隔半月出现一次反应，头痛、恶心、肝痛、腹胀。经《神奇的妙药——尿》作者陈一文先生指导，从1993年1月1日起喝尿，每日2次。半个月后，肝病反应由半个月变成1～4个月才发作1次，且程度减轻。1994年5月化验，肝功能转为正常。

引自：广西科技情报研究所《生命水治病100例》

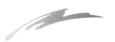

187. 我喝自己的尿治愈了肝炎

湖南洞口县第五中学尹某某（本人不愿公开姓名）：2年前刚升入高中，我被查实为肝炎患者。为治病求医，2年来花了不少钱，却未见好转。看了有关《尿疗法》的文章，我开始喝自己的尿，2年来病情大大好转，以前的其他毛病，如神经衰弱、夜间失眠也消失了。尿疗法的确有独特功效。

引自：广西科技情报研究所《生命水治病100例》

188. 家传方"愈肝灵"治急慢性肝炎有效

配方及用法：茵陈、大生军、郎大子、岩粉石各50克，粳米1000克，共研细粉末。早、中、晚各服20克，7天为1疗程。

上方一般服药2～5个疗程即可显效，5～10个疗程根治。对肝癌、肝腹水也有一定疗效。

我临床医治的300例中，服药7～60天，有效率达100%。1994年10月卫生部特邀我参加1994海峡两岸特色医疗交流恳谈大会，上述疗法受到专家一致好评。郎大子、岩粉石是地方土名，荐方人可对外提供此药。

荐方人：安徽桐城市中医药研究所　汪耕郭

引自：1997年第10期《农村百事通》

189. 泥鳅粉治急、慢性肝炎35例全部有效

配方及用法：泥鳅500克。上药烘干，研末。每次9克，每日3次，饭后服。

疗效：共治疗急、慢性肝炎35例，经辽宁省盖县城关医院观察，疗程12～16天，有效率100%。

引自：《贵阳中医学院学报》（1991年第4期）、《单味中药治病大全》

190. 口服甘露醇溶液治病毒性肝炎100例有效

配方及用法：20%甘露醇溶液20毫升，口服，每天3次，10天为1疗程，以3个疗程为限。治疗期间停用一切药物，只给予高蛋白质、糖、维生素饮食。

疗效：湖南省煤炭二处医院季典云医师报道：治疗100例，用药后症状体征消失，肝功能恢复正常，总有效率100%。其中1个疗程治愈42例，2个疗程治愈27例，3个疗程治愈31例。口服1次后轻度腹泻，连用3次后自行停止，全身无副作用。

引自：《实用西医验方》

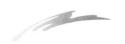

191. 鸭跖草汤可治急性病毒性肝炎

配方及用法：鸭跖草30～60克。每天1剂，水煎分2次服，15～20天为1疗程，不加用其他药品。食欲差者，可静滴葡萄糖液。

疗效：此方治疗急性病毒性肝炎100例，均达到临床治愈标准。

百姓验证：浙江萧山市临浦镇付一村付兆兴，男，49岁。他来信说："本地张吾成患肝炎，我用本条方为其治疗20多天后，他感觉好多了，现在已回到工厂上班。"

引自：《浙江中医杂志》（1995年第2期）、《单方偏方精选》

192. 活泥鳅治肝炎有效

1963年8月，我患肝炎，至冬季仍未痊愈。王国正同志告知，活泥鳅可治，每次服7条。我遂邀当时患肝炎者数人（袁春生、谭立明、石降保等人），由我出面，托京郊黄庄村农民于稻田里挖泥鳅，长约寸半，太大者弃之，每日送来若干条。所有用此法者，每人早晨空腹，凉水送下7条，连服3日，1周后复查肝功能，皆有不同程度的改善，尤其退黄效果较好。

引自：《中医单药奇效真传》

193. 治慢性肝炎效方

配方及用法：丹参12克，茯苓18克，佛手12克，枣仁15克，麦芽30克，谷芽30克，天茄子20克，岗稔根30克，鹰不泊30克，素馨针9克。上药加水三碗半，煎到大半碗服，每日1剂，不可中断，8～10剂见效，12～15剂根除。

注意：各味药缺一不可，勿用相近药代替，否则无效。服药期间，忌食肥、腻、辛辣食物和饮酒，注意休息。

荐方人：山东菏泽市一中前街华中服务中心　王军峰

194. 我利用陈皮红枣已治愈肝炎患者多人

配方及用法：陈皮30克，红枣10粒，水煎代茶喝，可加少量白糖。

百姓验证：福建尤溪县溪尾乡埔宁村纪儒，男，27岁。他来信说："村民黄帮国患肝炎，在医院治疗1个月花3000多元不见好转，后来我用本条方为他治愈。"

荐方人：福建尤溪县　纪长球

195. 治急慢性肝炎有效方

配方及用法：熊胆7.5克，炒蒲黄10克，五灵脂10克。3味研末，白蜂蜜制成7丸。加茵陈30克煎汁，白糖适量，早5：00～6：00空腹服下1丸，连服7日。此方适于急、慢性肝炎，肝硬化，一期腹水患者，慢性病者以春季服用最佳。

注意: 禁忌房事6个月,忌猪油、猪肉、猪头、猪内脏。

荐方人: 安徽淮南市安城镇黑泥村　何吉堂

196. 我应用此方治各类型肝炎均有效

此方已应用多年。它对各类型肝炎病毒都有较强杀灭作用,有效率达95%以上,治愈率达80%,远期疗效经多年观察无复发者。

配方及用法: 黄花小眼草10克,红糖100克,鸡蛋7个。将黄花小眼草同鸡蛋一齐放入500~750毫升清水中,煮沸20分钟(煎药时用砂锅),把每个鸡蛋用竹器捣10个孔,再煮10多分钟。然后用此药液冲化红糖,吃鸡蛋喝汤,1次服完。每日服1剂,服完后盖被子出汗。病轻者5~7剂痊愈,病重者15剂可愈。

百姓验证: 贵州纳雍县饲料厂李元发,男,52岁,工人。他来信说:"我村李某患了肝炎四处求医问药,花钱无数,病情依旧,我用本条方为其治疗,现已基本痊愈。"

引自: 1994年9月5日《河南科技报》

197. 用指压法可自我治愈肝炎

肝炎的治疗方法五花八门,但是简便且无副作用的可算是指压法了,各种急慢性肝炎均可采用指压法治疗。

操作方法: 用手指在选定的穴位上按压或揉动,按压以感到酸麻胀痛为度,揉按每穴约2~3分钟。常用穴如中脘穴,在脐上4寸(即胸剑联合与脐连线的中点取穴),主治恶心呕吐、腹胀纳差。足三里穴,在外膝眼下3寸,胫骨前脊外侧一横指,主治肝痛腹胀、呕吐腹泻、肢体乏力。内关穴,在腕横纹上2寸,桡侧腕屈肌腱与掌长肌腱之间,主治胃脘胀痛、恶心呕吐、失眠心悸。三阴交穴,在内踝上3寸、胫骨后缘,主治腹胀腹泻、失眠遗精、早泄阳痿。如腹胀,恶心呕吐,饮食量少,大便稀溏,而病人体质虚弱,畏寒怕冷,舌质偏淡者,可用艾灸足三里、中脘等穴。

注意: 指压按摩需要用一定力量,应注意不要感到疲劳,操作时间也不要太长。

荐方人: 上海香山中医　柯倩

198. 坚持手脚穴位按摩对肝炎有很好的辅助疗效

各类肝病所致的腹痛,多在右上腹、胁下,有隐痛、阵痛、胀痛等。常间歇性发作,患者自感全身无力、食欲减退、腹胀、时有低热。

脚部选穴: 16,18,19,39,40,41,65。(见198条图1)

按摩方法: 16穴双脚取穴,用按摩棒大头按摩,每次每脚按摩5分钟。18,19

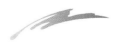

两穴连按，右脚取穴，用按摩棒大头推按，每次推按5分钟。39，40穴用拇指和食、中指捏推按，双脚取穴，每次每脚每两穴推按5~10分钟。41，65穴均用拇指推按，双脚取穴，每次每脚每穴推按5分钟。

手部选穴：67，6，19。（见198条图2）

治疗方法：67，6两穴为治肝炎主穴，宜分别先用单根牙签刺激2分钟，再用艾条灸2分钟，双手取穴；19穴要用梅花针刺激，双手取穴，每穴每次刺激2分钟。

注：有关穴位名称及按摩工具制作法，请详阅本书4145条《手脚穴位按摩疗法》。

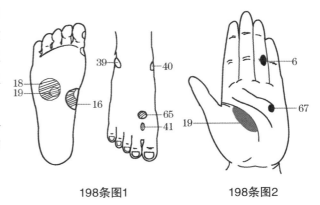

198条图1　　　　　198条图2

肺结核

199. 此方能治愈空洞型出血性肺结核

我曾患浸润型肺结核多年，肺部已形成空洞，时常引起肺部出血，有时达100多毫升。后得一中药方，服后效果很好。又经多名患者服用，效果佳。

配方及用法：炙枇杷叶12克，炙百合12克，炙桑叶15克，炙甘草15克，寸冬12克，冬花12克，桔梗12克，半夏12克，知母12克，豆根3克，外加莲菜250克。以上11味药共煎成汤药，待稍凉后再加蜂蜜120克，搅匀后再服用此汤药。

荐方人：河南方城县第三职业高中　娄然

200. 我邻居吃梨3个多月治愈空洞型肺结核

我邻居楚某经医院检查，确诊为肺结核，病情日趋严重，吃利福平等药也不见效。因家境困难，在家歇着不是个事，就去山里看梨园。有的梨子从树上掉下来，扔了怪可惜，他就把好些的生吃了，差些的放锅里煮着吃，每天能吃0.5~1.5千克，吃了1个多月，奇迹出现了：咳嗽减轻了，痰中看不到血了，身上也有劲了，脸色也发红了，饭量也增加了，上下坡走路几乎和健康人一样了。连吃了3个多月，感觉和没病一样。于是去南阳地区医院透视检查，医生也感到惊奇，原来肺上的空洞基本痊愈了。

楚某这几个月什么药也没吃，每天只吃梨，这才知道是吃梨治好了肺结核。

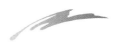

荐方人：河南方城县城关工商东所　陆权

201. 服醋蛋液使肺结核病大有好转

我49岁，因患肺结核病退休了，一直用链霉素、雷米封治病，但病不见好，吃不下饭，营养摄取不足，身体瘦弱。大夫说营养上不来，对治病不利。后来，我开始服醋蛋液，目的是增加些营养。只喝了几个醋蛋液，果然如愿。我的饭量大大增加，即使有什么上火的事，也不影响吃饭。谁见我都说我胖了，我也觉得身上有了力气，真叫人高兴！

百姓验证：广西田阳县琴华乡月华村杨展，男，38岁。他来信说："我在29岁那年患肺结核咯血，住院治疗2个多月，花去医疗费2000多元，因怕花钱太多，病情还没有完全好就出院了。过了4年多，此病又复发。后来我用本条方治疗，肺结核痊愈。"

荐方人：黑龙江齐齐哈尔市碾子山区　朱桂香

注：醋蛋液治病法，请见本书4143条。

202. 我吃白芨糯米粥治好了肺结核

1955年我在湖北商业干校学习，经医院体检，确诊为浸润性肺结核，当时我才26岁。从那时起，我先后在荆州干部疗养院（结核病院）及其他十几家医院治疗，打针服药从未间断过，但总是时好（吸收好转）时坏。1968年春，再次拍片检查，发现病情又有发展，体重已从65千克降到41千克。这时一位亲戚告诉我"白芨糯米粥"（以下简称药粥）治肺结核的配方与疗效。于是我半信半疑地到药店买了1千克白芨，焙干磨粉，每天早晨煨一碗糯米粥，粥熟后放一羹匙白芨粉，放半汤匙白糖（因白芨味苦），当早饭吃下。吃了1个多月（没有服其他抗痨药物）之后，自觉症状消失，精神很好。连续吃了3个月的药粥后，不仅精力充沛，而且体重增加到56千克。我再次到医院检查时，医生说我的肺病好了。当时我真不敢相信，于是又到另一家医院拍片检查，还是那个结论。从此以后，再也没有发现肺部有什么问题。

前年，我的表侄患肺结核病，公开治疗怕未婚妻知道后和他吹，偷偷地跑到边远地区求医，除买回几瓶雷米封和维生素AD胶丸长期服用以外，还特地买了注射器让家人给打链霉素。这样经过1年多时间的治疗也没治好，后来按我的经验每天吃白芨糯米药粥，只吃了3个月就痊愈了。后来我又向周围其他肺结核患者传授这种方法，他们的病也都治好了。我觉得用白芨糯米粥治疗肺结核确实好，不仅方法简便，而且疗效快。（徐守正）

百姓验证：湖北武穴市花桥镇水电站陈志明来信说："我患肺结核3年多，常吐血不止，曾在本镇医院、市第一人民医院治疗多次，先后花钱5000多元未得

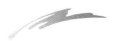

根治。后来是用本条方治好了我的病。另外，又用本条方治好3位乡亲的肺结核病。"

203. 喝尿治肺病有效

广西崇左县驮卢乡新院屯黄某某（本人不愿公开姓名）：我姐姐患了半辈子肺病，久治不愈，整天咳嗽，气喘，体虚瘦弱。4月份，我按照《神奇的妙药——尿》一文所述，嘱姐姐饮服她自己的尿。果然妙如仙丹，次日清晨起床时，咳嗽竟减轻了一半；再服月余，便基本不咳了，还能干一些农活。我把此事告知邻村的亲叔叔，他患了几十年哮喘，整日卧床不起。他服了自己的尿后，仅2个月，哮喘就减轻了大半，又能重新上山放牧了。

引自： 广西科技情报研究所《生命水治病100例》

204. 我儿子饮自尿治愈了肺结核病

广西钟山县科协龚某某（本人不愿公开姓名）：我儿子采用饮尿疗法后，原患的乙型肝炎及肺结核病情均有了很大好转。肺结核，经拍片证实已痊愈了；肝功能检查，医生也说没有事了。自采用饮尿疗法后，我儿子再也没服用一粒药，现在脸色比半年前好多了，人也长高了，我们做父母的十分高兴。

引自： 广西科技情报研究所《生命水治病100例》

205. 此方治肺结核疗效可靠

肺结核，中医谓之肺痨。我采用下方治疗肺结核患者78例，已有71例痊愈，5例正在治疗中，其余2例因有吸烟、喝酒习惯而未愈。

配方及用法： 天花粉、紫河车、生龙骨、生牡蛎、北沙参、桑白皮、苦杏仁、小百合各50克，生地黄、白芨、黑虎、冬虫草、黄芩、炙百部各30克，炒蒲黄、大蓟、小蓟、茜草炭、白桔梗、炙甘草各20克。上药共研极细末，加入炖至溶化的阿胶100克，用优质蜂蜜调匀，做成重10克的药丸。每次取2丸，嚼碎后用温开水送服，每日早、中、晚饭后半小时各服一次，连服60~100天即可愈。

该方对肺结核、急慢性支气管炎、支气管哮喘、支气管扩张并肺气肿等症也有疗效。

荐方人： 江西遂川县大汾乡米岭中心医疗室　华伟东

206. 我用蛤蚧尾巴配药治肺结核治愈率高

10多年来，我用此方治愈很多肺结核患者。一般内服7天见效，1剂药分3天服完，连服3~4剂治愈，病情较重者需服7~8剂。

配方及用法： 蛤蚧一对（干品，药店有售），白石英（河南农村叫白马牙石，

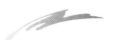

无毒）9克，甜杏仁、玉竹、瓜蒌仁、白芥子各6克，白芨9克。把一对蛤蚧尾巴剪下，用100克食油炸焦，再把白石英放火上烧红，取出放凉后，与蛤蚧尾巴一同研细。然后杀1只纯白毛鸭，去掉毛和内脏，加水与以上7味药放入砂锅内煮至肉烂为止。吃药渣、鸭肉，喝肉汤（剩余的药汤当晚煮沸加盖，以防变馊），每天1次，分3天吃完。以上为1剂量。

注意： 从开始吃药到停药后100天内，不吃辣椒和醋，禁房事。

百姓验证： 四川合江县甘雨镇张正平，男，69岁，退休。他来信说："本村黄恒玉在广东打工时患上了肺结核病，曾治疗3年多时间，花费1000多元未见好转。我用本条方为她治疗30天，花费300元，病情显著好转。以后又按此方继续服用，现已痊愈。"

荐方人： 河南省新郑县辛店乡北楼村　靳志远

引自： 广西科技情报研究所《老病号治病绝招》

207. 用龟粉苦荞麦可治愈肺结核

龟粉与陈年苦荞麦同服，能根治肺痨病（肺结核）和某些胃病、肝病，是鲜为人知的方子。我的祖上曾用糯稻草层层裹住活龟，草团外面用新挖来的黄泥涂成泥团子，然后放到柴火中焙烧，直烧到龟的全身脆而不焦且能碾成粉末为止。晚期肺痨或某些胃、肝病患者，每日服用20~30克龟粉与200~300克陈年苦荞麦烹制的食品（糍粑、团子等），无须外加什么药物，多则1年，少则3个月便会康复。

荞麦有花荞麦和苦荞麦（有明显苦涩味）两种，都兼有营养与药效功能，尤其是苦荞麦，更是扩散期杀菌的上乘药。用苦荞麦食品与龟粉同时服用，可获得动植物药效互补的双重疗效，无任何副作用。迄今我已用此法治好了37例肺结核病人。

荐方人： 安徽桐城县天城中学　毛国材

208. 肺康保可治肺结核

主治： 肺结核引起的咯血。

配方及用法： 穿破石30克，铁包金30克，白芨30克，百部30克，生甘草10克。上药共为细末，每次6克，蒸白糖服，每日2次，早晚服用，中午每次吃异烟肼1粒。

疗效： 治疗54例有效率100%。

荐方人： 贵州省玉屏县朱家杨镇中医士　赵永海

引自：《当代中医师灵验奇方真传》

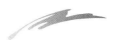

209. 家传方治肺结核有效

主治： 肺结核。

配方及用法： 大枫子肉93克（或油31克），乌梢蛇155克切片炒黄，黄连62克（如无，可用胡黄连93克），大黄31克，当归62克，龟板93克炙酥，川芎31克。上药共研细末，糊丸如梧桐子大。初服每次5粒，每日3次，以后每周增加2~3粒，但最多不得超过30粒。1个月为1疗程。

疗效： 多为1疗程治愈，可续服1疗程巩固。曾治百余人，有效率100%。

荐方人： 黑龙江哈尔滨　张宏仁

引自： 广西医学情报研究所《医学文选》

210. 忙贵娶妻治肺痨的故事

忙贵，辽宁阜新蒙古族自治县红帽子乡克丑村人，7岁至18岁拜瑞应寺可格钦敖力布桑大夫为师。他的医术高超，行医至科尔沁左翼后旗金醒爱里（村），因当地财主金斗之女敖斯玛患肺痨3年，多方医治无效，金斗许下大愿说，谁治好其女之病，便把女儿嫁给谁。经忙贵大夫精心调治，配蒙药三旦尼苏，常饮煮沸之骆驼奶，不久病愈，便娶敖斯玛为妻。

三旦尼苏配方及用法： 紫檀香15克，红花15克，广木香10克，五味子10克，诃子5克，藏桃5克，桔梗5克，白檀香5克，茵陈5克，远志5克，甘草5克，白云香5克，栀子5克，石膏5克，重楼5克，丹参5克，熊胆2.5克。上药除熊胆外，共研成细末，再将熊胆研细末，对入其他药末拌匀，制成小豆粒大小泛丸，银珠为外衣。成人日服2~3次，每次服20粒左右，以白开水送服。

此方主治肺热咳嗽、胸痛吐血及肺痨等症。

引自： 《蒙医妙诊》

211. 白芨蜂蜜可治愈浸润型肺结核

某男，38岁。1958年8月5日入院，患者于1955年在医院透视即发现有肺结核，1个月前开始胸痛，咳嗽痰多，痰中带血，每天10次左右，食欲减退，失眠，无发热盗汗现象。7月30日，X线拍片检查，诊断为浸润型肺结核，右上肺空洞形成，直径约3厘米。血沉较高（33毫米/小时），痰中有结核杆菌。入院后开始经西医肺科治疗，症状有了改善，但其食欲始终不好，胸口饱胀，痰中带血。9月23日开始使用中药治疗，初进调理脾胃、化淤补肺药，病人咯血停止，食欲增加。10月24日后即开始服白芨膏（白芨500克，蜂蜜250克，先以清河水将白芨煎熬，去渣澄清，后入蜂蜜收膏），每日50克，病人精神食欲大大好转，睡眠转入正常。于12月23日X线胸片复查：右上肺见条索状纤维影，已无空洞，病变趋向纤维硬

结。血沉复查是2毫米/小时，在正常范围内。痰中复查多次亦无结核杆菌可见。于1959年1月5日出院。

引自：《任继然临床经验录》、《中医单药奇效真传》

212. 健肺宝治空洞型肺结核疗效确切

主治：慢性浸润型、纤维空洞型肺结核。

配方及用法：白芨、浙贝母、天冬、百部（炙）、百合（蜜炙）各30克，童鸡（去毛及内脏洗净）1只。上药共为粗末，装入洗净鸡肚内扎好，放入锅内文火炖煮，加食盐、生姜少许，每周炖食1只药鸡，汤可饮，连续服食3个月为1疗程。一般服食2~3个疗程可基本痊愈，空洞闭合。

疗效：临床观察10余例，效果可靠。

按语：本方药精力专，疗效确切。方中白芨一味为君，有逐淤生新，补肺损疗咳血之功；天冬、百部二味抗痨抑菌；贝母、百合清肺化痰、解郁助肺而司清肃之令；尤妙在用童鸡一味血肉有情之品，鸡药合用培土生金，能增强机体免疫之能。证药合拍，安有沉疴不起哉？

荐方人：甘肃省武威市人民医院门诊部　赵炎声

引自：《当代中医师灵验奇方真传》

213. 本方治空洞型肺结核效果显著

配方及用法：蛤蚧3对，黄连500克，百部、白芨各1000克。先将蛤蚧去头切成长条，用黄酒浸后，焙干，研粉。再将另3味以水洗净，晒干，粉碎过100~120目筛，与蛤蚧粉混合均匀，用开水泛为水丸，干燥即得。分装成300袋，每袋约9克。每次1袋，每日3次，饭后温开水送服。

疗效：适用于肺结核、慢性纤维空洞型肺结核。经使用多年，疗效显著。治疗5例空洞型肺结核患者，均获显著效果。

引自：1978年第5期《中草药通讯》、1981年广西中医学院《广西中医药》增刊

214. 服蜈蚣治空洞型肺结核有效

闫某，女，35岁，农民。患肺结核已10多年，反复发作，经大量链霉素、异烟肼、利福平等长期治疗，无效。1981年9月23日X线摄片，左肺上见大片状阴影及斑片状阴影，边缘界限不清，密度不均，左上肺锁骨下可见圆形3厘米×3厘米左右透明区。诊为左肺空洞型肺结核。于1982年1月15日开始停止一切中西药品，服用蜈蚣（蜈蚣去头足焙干研末，每次3条，每日3次）。1周后食欲大增，2周后体力迅速改善，3周后体重增加3千克。服药2个月后，临床症状消失。4月22日X线片复

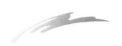

查，确认左上肺空洞已闭合。前后共服蜈蚣800余条。在治疗期间未见任何中毒现象及不良反应。空洞闭合后，患者又减量自服蜈蚣3个多月，约400余条。

引自：《陕西中医》（1983年第4期）、《中医单药奇效真传》

215. 鼻吸鲜大蒜能治愈空洞型肺结核

张某，男，18岁。1982年7月初诊，吐血1个月，面苍白，精神差，呼吸急，脉洪大，舌偏红，苔薄黄；胸片右下肺野可见一透亮区，可见斑片阴影，左上肺外亦见少量淡薄模糊阴影，诊断为空洞型肺结核。遂取新鲜大蒜30克，捣碎，以鼻吸入，每次1小时，每日3次。3个月为1疗程（共需新鲜大蒜13.5千克，治疗期间停用其他抗痨药物）。经治1个月后，病灶吸收好转，空洞闭合，自觉精神好转，食量增加。3个月复查，病灶已吸收。

引自：《浙江中医杂志》（1983年第6期）、《中医单药奇效真传》

216. 家传方治浸润空洞型肺结核有效

配方及用法：蒸百部31克，白芨、煅牡蛎、炒人中白、炒穿山甲、鳖甲、川贝各62克，另加麝香0.3克，共研极细粉末，密贮瓶中。每次服6克，每日3次，饭后开水送服。

疗效：对肺结核阴影、浸润、空洞均有极显著疗效。

荐方人：福建南平县　黄锦清

引自：广西医学情报研究所《医学文选》

217. 此方治单纯性肺结核效果好

配方及用法：银花120克，黄连60克，黄柏60克，黄芪60克，僵虫60克，全虫60克，甲珠15克，苡仁60克，怀山60克，牡蛎60克，当归60克，百部60克，白芨60克，甘草60克，蜂糖1000克。上药共研细末，与蜂糖为丸120粒，每日早、晚各服1粒，饭后用白开水送服。一期结核病，1剂药服2个月；二期结核病，2剂药服4个月；三期结核病，3剂药服6个月。

只要不是遗传的和带有肺气肿的结核病，一般用本方都能治愈。有的三期结核病人3剂药没吃完就好了。

荐方人：福建福州市鼓山镇东山村　吴忠华

218. 丁银夏枯丸可治疗肺结核

主治：肺结核。

配方及用法：地丁草500克，夏枯草500克，金银花300克，山药300克，白芨300克，麦冬300克，尖贝60克，黄连15克，化红150克，当归150克，茯苓150克，甘

草150克。将上药研细末，以淡猪油500克，蜂蜜3000克，文火炼熟除去水分，注意掌握火候。然后将药末加入调匀，为丸300粒，封藏待服，勿令霉变。每日早饭前服3粒，3个月为1疗程。咯血者加三七50克；盗汗加枣皮150克；潮热加白薇300克；空洞加蛤蚧2对，五倍子150克。

疗效： 治疗200例，治愈（用药1个疗程，临床症状消失，病灶吸收）138例，好转（用药2个疗程，临床症状消失，病灶部分吸收）60例，无效（用药2个疗程，临床症状部分消失，病灶未见吸收）2例，总有效率99%。

荐方人： 四川省达县中医院副院长　郑祥吉

引自：《当代中医师灵验奇方真传》

219. 白果菜油治肺结核既简单又有效

配方及用法： 白果、菜油。在7～8月份白果将黄的时候，最好是在白露前后两三天内采摘白果，摘时连柄子一起用剪刀剪下，选用没有外伤和柄子没掉的白果入药。将选好的白果，轻放于罐子内，再放入菜油浸泡（以淹没白果为度）。浸泡的时间至少80天，泡至两三年的更好。每天吃2枚，即在早饭前和晚上睡觉前各吃1枚。吃时取出1枚放在碗里，用筷子将白果（主要是核外软内层，核仁煮熟了也可以吃）捣成小块，像黄豆粒大小，然后一块块地用温开水送下（勿用牙嚼，勿用手撕），菜油不必服用，但白果上的油可以一同吃下去。1个月为1疗程。

百姓验证： 廖某，男，35岁。因患肺结核数年，症见：咳嗽咯血，潮热，盗汗，经X线透视诊断为三期肺结核。遂给油浸白果120枚，嘱每日早、晚各服1枚，1个月为1疗程，1疗程后停服1周，续服第二疗程。同时注意营养和休息。服完2个疗程后，结核病状全部消失，食欲大增，体重增加，经X线检查，结核病灶已钙化。

引自：《新中医》、1981年广西中医学院《广西中医药》增刊

220. 我用马钱子煮的鸡蛋治肺结核获效

配方及用法： 取马钱子12克，砸碎，用开水浸泡1小时，再放入鸡蛋7个，文火煮1小时，将鸡蛋捞出，用冷水浸泡片刻，然后放回药液中泡1小时，捞出鸡蛋放凉备用。煮鸡蛋过程中谨防弄破鸡蛋，破鸡蛋应弃去，绝对不可食，因马钱子有毒。每日早晨空腹吃1个用马钱子煮的鸡蛋，7天为1疗程。间隔7天，再继续下1个疗程。

百姓验证： 杨某，女，33岁。患肺结核1年，消瘦，闭经，五心烦热。经X线摄片诊断：右上肺结核。用链霉素引起耳聋、耳鸣，于是停用抗痨药。服用马钱子煮鸡蛋4个疗程，右肺阴影消失，症状好转，复查血沉在正常范围，月经始来2次后，停经怀孕。

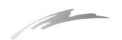

引自:《偏方治大病》

221. 我用鸭子炖黄精治肺结核收到满意效果

罹患肺结核的中老年人,采用下列食疗方法可获满意疗效。

宰杀家鸭(不分雌雄)1只,加黄精10克,不得加盐,清炖吃肉喝汤,每天吃1次,分7次于1周内吃完。坚持连续服食2~3个月,此症便可明显好转或痊愈。此方经济、简便、易行且无副作用。(高云阁)

百姓验证:广西来宾县糖厂卢任送,男,67岁,退休。他来信说:"朋友之父患肺结核多年,曾到县医院住院治疗,花医疗费3000多元不见好转,由于经济困难没有再治疗。我得知后用本条方为他治疗2个多月,取得了满意的效果。"

引自:1997年7月10日《老年报》

222. 油浸白果治肺结核见效快

程某,女,18岁。患肺结核病已半年,症见咳嗽,吐黄痰,潮热盗汗,食欲减退,闭经,X线透视诊断为浸润型肺结核。服用油浸白果40天后,症状即消失。透视检查见病灶已钙化。油浸白果制法:在七八月份白果将黄时,尤以白露前后两三天内采摘最好。选择颗大表皮完整的,勿摘去柄蒂,勿用水洗,采下即浸没在菜油内,严密封盖,放在室内暗处。浸制之盛具宜用瓷器及有色玻璃制品,忌金属器皿。浸泡时间至少80天,泡两三年尤佳。每天早饭前和晚上睡觉前各服1枚,初服半枚。服时将白果放在碗内,用筷子捣成黄豆粒大小块状,然后用温开水吞下,菜油不必服。一般服60枚左右。服后如身上出现红点,停服1周,待红点消失继续服用。

引自:《上海中医药杂志》(1982年第7期)、《中医单药奇效真传》

223. 用夏枯草膏可治愈浸润型肺结核

主治:肺结核。

配方及用法:夏枯草120克,百合48克,百部48克,白芨30克,白蔹12克,白前15克,山药60克,田三七15克,鹿角胶30克,阿胶30克。除鹿胶、阿胶外,将余药共置于砂锅内,加入冷水至药面上1/3为度,用文火煎3~4次(每次20分钟左右),得药汁约2500毫升,然后入二胶以小火浓缩成半膏汁约1000毫升,密封备用。每次20毫升,每日3次,早、中、晚饭后服。每剂为1疗程(约半个月),忌辛腥之味。

百姓验证:杨某,女,46岁。患浸润型肺结核6年。抗痨治疗后继发药物性肝炎,日趋恶化。1987年6月9日起服上药膏4剂,全身症状减轻一半,肝功能亦渐正常。后继服9剂,现经拍片、B超、化验检查均已恢复正常。

荐方人:湖北省科川市民族中医院医师 彭代谷

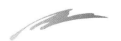

引自：《当代中医师灵验奇方真传》

224. 单用童子尿止肺结核大出血有效

江西老中医姚荷生教授，患空洞型肺结核。1983年夏天，气候闷热，姚老因参加会诊较久，结束后，突然鲜血从口中汹涌而出，半小时约吐血1000毫升。见者甚为惊骇，学院领导提出急送医院抢救，姚老却镇定自若，到家即命家人收集童便，服3碗，当时吐血即显著减少，次日黎明血已全止。

引自：《长江医话》、《中医单药奇效真传》

225. 单用蒜泥敷足心治肺结核咯血有效

配方及用法： 将大蒜捣烂成泥，先用凡士林在足心（涌泉穴）皮肤上薄薄涂一层，再把蒜泥涂在穴位上，外面盖上消毒纱布，用橡皮膏或绷带固定。可同时敷双足心，一般敷10~20分钟。蒜泥敷足心，对肺结核、支气管扩张、肺癌引起的咯血均有疗效。（朱玉圜）

引自：1996年12月26日《晚霞报》

226. 吃白芨鸡治肺结核咯血疗效甚佳

此方是专治胃出血、十二指肠溃疡出血、肺结核咯血等病的民间秘方，我经过几年的临床验证，疗效甚佳。

配方及用法： 鸡杀死后，除毛和肠杂，洗净，将白芨装入鸡肚内，置砂锅中加水3000毫升，不放任何调料和盐，煮熟。让患者分多次吃，日食数次，7天内吃完，休息3~5天再吃1剂。一般吃3剂可愈。

荐方人： 河南遂平县卫校　　李德新　　申请宝

骨结核

227. 用雄牛骨川椒枣已治愈44名骨结核患者

配方及用法： 雄牛股下2/3段，川椒数粒，家枣数粒。先将牛骨骨髓取去，把川椒放入骨髓腔内，后放入家枣，骨断口处用黄泥封固，用木炭火烧存性研末。每20~30剂为1疗程，每剂分3等份，每晚临睡前用黄酒送服1份，一般1~3个疗程即可痊愈。

禁忌： 服药期间忌一切豆类、狗肉、海味。睡觉时忌用被子蒙头睡。

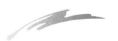

我自1953年至今用此方治疗骨结核50余例，治愈44例，其中2/3病人是经各医院诊治未愈的。

荐方人：江西万年县　董政

228. 乌龟粉治好我婶娘的骨结核

20世纪50年代，我的太行山区的一位婶娘不幸患了骨结核，全身浮肿得起不了炕，眼看不行了。这时，我想起曾收集的一个偏方，服用后，她竟获痊愈。事隔近40年，婶娘仍然健在。

配方及用法：取乌龟1只，将其埋在谷糠内，并点燃将龟烧死后，烤干研面，用黄酒3天内冲服即可。（靳祥英）

引自：1997年3月25日《老年报》

229. 服醋蛋液有利于骨结核病痊愈

我老伴刘春华，在20多年前患有胯、腰椎骨结核。经不断治疗病情好转，但行动困难，腿浮肿，一天总要在炕上躺几次。夜间睡眠时，患处像有蚂蚁爬似的，翻过来倒过去总感觉不舒服。生活难以自理。

醋蛋液可以医病的消息，给我们全家送来福音。我老伴从去年冬11月开始服用醋蛋液，逐渐腿浮肿消了，蚂蚁爬的不舒服感也没有了，疲乏感好转，腿脚轻快多了，食欲增加，身体也胖起来。

荐方人：黑龙江齐齐哈尔市　陈为村

230. 壁虎可治骨结核

配方及用法：壁虎，焙干，研为细末，储瓶备用。每次口服1克，每日3次，长期服用。

疗效：治疗12例，痊愈8例，好转4例。

百姓验证：刘某，女，44岁。经某医院两次X线拍片确诊为第10～11胸椎结核。用异烟肼、链霉素治疗无效，下肢瘫痪8个多月，胸椎10～11处有一碗口大的冷性脓肿，溃破流脓。内服上药6个月余，伤口愈合，下肢瘫痪逐渐消失。

引自：1981年广西中医学院《广西中医药》增刊

231. 内服外敷蜈蚣粉治愈一位患病4年多的骨结核患者

一位男士，57岁，农民。患骨结核已4年有余，左腿有瘘管两处，脓水淋漓。蜈蚣内服外敷，10日后瘘管分泌减少，瘘道逐步变浅，2个月痊愈。

方法：蜈蚣烘干，研极细末，胶囊装盛，每次服5粒，每日2次。同时，外用凡士林纱布沾上蜈蚣粉末，填入瘘管内，每日1次。（朱良春）

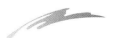

引自：《中医单药奇效真传》

232. 鳖甲粉可治溃疡性骨结核

配方及用法： 鳖甲50克，研成细粉。先在清洁的铝饭盒底层放适量医用白凡士林，上撒少许鳖甲粉，然后放上纱布条100块，再将剩余的鳖甲粉撒在上面，盖好饭盒盖蒸沸灭菌30分钟即得。病灶常规消毒，清除坏死组织，然后将鳖甲油纱条用探针轻轻填塞到病灶底部，隔日换药一次。对结核性脓肿未溃而有波动感者，切开后，处置如上法。

百姓验证： 王某，23岁，女士。右锁骨上有一2厘米×1厘米结核性溃疡2年多，经多次清创及多法治疗均不愈，用上方治疗29天获愈。随访3个月，未见复发。

引自：《辽宁中医杂志》（1982年第3期）、《单味中药治病大全》

233. 本方治骨结核一般1剂可愈

配方及用法： 鹿茸5克，男发5克，母牛前腿骨一节。把牛骨开一洞，取下完整骨盖备用，余药混合装入骨髓腔内，然后盖上骨盖，用丝线缠好，以免骨髓油外溢；加水淹没骨头，煮沸2小时，把骨头取出折断，取出骨髓油及药物，用纱布过滤挤出骨髓油即得。一次口服。

疗效： 一般1剂即愈。如1剂不愈者，于半月后服第二剂。

引自：《实用民间土单验秘方一千首》

234. 乌龟壳红枣可治愈骨结核

配方及用法： 生乌龟壳2500克，红枣1500克（去核）。将龟壳烧存性，研细末，放入煮熟枣肉内，捣烂做丸。每次100克，每日3次，开水送服。

疗效： 一般连服10～15天痊愈。

引自：《实用民间土单验秘方一千首》

235. 巴豆猪脚治骨结核和骨髓炎很有效

配方及用法： 巴豆（去壳取仁）60克，猪脚1对。小儿及体弱者减半。将巴豆仁用纱布包好，同猪脚置于大瓦钵内，加水3000毫升，炖至猪脚熟烂，浓缩至800毫升，除去巴豆仁和猪脚骨，不加盐，每日分2次空腹服。如未痊愈，每隔1周再服1剂，可连服10～20剂。适用于急慢性骨髓炎、骨结核、多发性脓疡。属急性或未破溃者，可单服此方；破溃流脓者，除服本方外，还应用红升丹纸条引流；有死骨者，应除净死骨。在服巴豆猪脚汤后的7天间隔时间，根据病人具体情况，习惯服中药者可予"木香流气饮"（《外科正宗》方）、"仙方活命饮"、"托里排脓

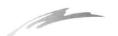

汤"（《医宗金鉴》方），习惯服西药者可服雷米封、鱼肝油丸和抗菌素等。

疗效：治疗23例，痊愈17例，好转5例，无效1例。其中，骨髓炎11例，痊愈8例，好转3例；骨结核8例，痊愈5例，好转2例，无效1例；多发性脓肿4例，全部治愈。

百姓验证：李某，男，33岁。患左胫骨急性血源性骨髓炎3个月。经服上药当日疼痛大减，且能入睡，5日后局部肿胀消半，共服药6剂痊愈。随访5年未见复发。

注：①个别患者服后发生呕吐，嘱口嚼生姜，适时自止；如果腹泻难受，用生绿豆60克捶烂，冷开水对服即可。如服药后每日腹泻少于8次而全身情况又尚好者，属服药正常反应，不必处理，否则影响疗效。②巴豆乃辛热有毒之品，不可单独大量使用。

引自：1979年第1期《湖南医药杂志》、1981年广西中医学院《广西中医药》增刊

236. 骨结核外敷药方

骨结核又称骨痨，为临床上顽固性疑难病症。目前，虽有一些治疗骨结核的中西药和方法，但临床疗效不佳。该病是一种慢性疾病，部分患者伴有其他部位的结核病，一旦发病，难以很快治愈。国内外西医常规疗法有两种：一是常规抗结核疗法。早期有效，但多数病人确诊时已进入中、晚期，骨关节破坏严重。由于局部气血凝滞不通，微循环严重受阻，有效的抗结核药物难以通过循环达到病灶处，所以多数病人疗效很差；同时，抗结核西药均对肝、肾、胃、肠及神经系统的毒副作用大，以致部分患者难以坚持按期用药。二是手术治疗。这种治疗不仅病人耗资多，且难以根治。现在很多专家学者认为此手术属破坏性手术，一般不主张采用。

本方是针对以上不足而提供的一种骨结核外敷药膏，它采用内病外治、内外同治的方法，治疗骨结核病。如再配合中草药内服，可以滋阴、补肾、抗痨、壮骨培补先天之本，解毒祛淤以除痨邪。

配方及制法：麻黄、蟾酥、斑蝥各10克，白芥子、蜈蚣、黄芩各15克，全虫、黄柏、三七参各20克，乳香30克，血竭40克，五倍子、没药各50克，黄连18克。

第一步：将蟾酥10克，血竭40克，三七参20克，分别研至80目细粉，为A料。

第二步：将乳香30克，没药50克，混合后共研至60目细粉，为B料。

第三步：将麻黄10克，白芥子15克，五倍子50克，黄芩15克，黄连18克，黄柏20克，混合后粉碎，筛取60目粗粉30克，余料再粉碎至80目细粉，为C料。

第四步：将斑蝥10克，蜈蚣15克，全虫20克，与C料中的60目粗粉30克混合后再粉碎为80目细粉，为D料。

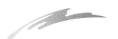

第五步：将A料中的血竭80目细粉40克置于乳钵内，依次与A料中的80目细粉蟾酥10克，三七参20克和D料、B料陆续配研，搅匀，过80目筛即得320克橙红色粉末。

第六步：将320克橙红色粉末，120克医用凡士林和120克蜂蜜充分搅拌均匀，即为制备的骨结核外敷药膏。

用法：将骨结核外敷药膏敷于骨关节上，厚度为1厘米，用黄蜡绸覆盖，再用角巾（白平布）包扎固定即可。要保持一定温度，6~7日换药1次，30天为1疗程。

本外敷疗法简便、痛苦小，为纯中药制剂，它避免了病人长期吃药、打针或手术的痛苦，使药物通过局部渗透吸收直达病灶部位，可在24小时内渗入骨组织，发挥作用。

疗效：500例患者中，临床痊愈433例，占86.6%；好转48例，占9.6%；无效19例，占3.8%，总有效率为96.2%。

说明：本外敷药膏对骨结核杆菌有抑菌作用，经试验证明有较好的镇痛、抗炎效果。

本外敷药膏经皮肤急毒、慢性毒性试验证明对皮肤和肌体无明显毒性，对正常皮肤无刺激和过敏现象。

本外敷药膏能温化寒湿、破血通络、抗痨杀菌、化淤生新，促新骨生长，改善关节功能。它适用于各种骨关节结核、混合感染症、淋巴结核、骨结核、皮肤结核、胸膜炎。

百姓验证：杨锦芳，女，54岁。患胸椎、腰椎结核经省、市多家医院治疗无效，导致完全性截瘫，大小便失禁。后经采用外敷骨结核药膏治疗12次，下肢痛觉功能恢复，大小便正常，获临床治愈。愈后9年来身体健康，工作正常，无任何不适。

237. 壁虎尾巴治骨结核性瘘管见效快

配方及用法：守宫（即壁虎）尾巴，放在瓦片上烤干，研成粉末备用（无须消毒）。使用时，清洁创面后，将药粉撒在瘘管基底部，瘘管需填满，稍加压力，创面用纱布包扎，一般2天换药一次。

疗效：治疗8例结核性及慢性感染性瘘管，均治愈。一般用药2~3次后即有明显效果。治疗天数最短14天，最长30天。

百姓验证：朱某，男，20岁。右骶髂关节处有一鸡蛋大隆起物，伴午后低热已2个月。检查：病灶中心有0.5厘米×2厘米之溃烂，分泌物多。血沉41毫米/小时。X片见右骶髂关节处骨质不规则减低，增生现象不明显。诊断：右骶髂关节结核。服抗痨药无明显好转。于是行病灶清除术，术后病灶周围愈合良好，但病灶中心形成一瘘管，脓性分泌物多，先后排出死骨3块，创面用链霉素、902软膏、赛梅胺等换药，瘘管始终不愈。改用守宫粉换药3次后，明显好转，用药7次痊愈。

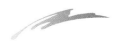

引自：1978年第4期《新中医》、1981年广西中医学院《广西中医药》增刊

淋巴结核（鼠疮　瘰疬）

238. 我三叔用蛇油治愈多人的鼠疮

我三叔不是医生，但却用此方治愈了好多人的鼠疮，其中有两位是我的亲属。

配方及用法： 活蛇1条，上等豆油500毫升。二者装入瓶中密封，待蛇化成油后，用蛇油涂患处，每日数次。（杨海峰）

百姓验证： 福建尤溪县尾乡埔宁村纪儒，男，27岁。他来信说："有一位35岁姓陈的农民，在一年前患了淋巴结核，经县医院名老中医诊治无效，转至我处，我用本条方试治，病情日渐好转。"

引自：1995年7月14日《健康生活报》

239. 蛇油涂患处治鼠疮可痊愈

河北山海关五里召马某，女，33岁。患鼠疮瘰疬已经溃破。取蛇1条，香油500毫升装入瓶中，将口封固，埋于地下，经两三个月后取出，涂抹患处，涂后局部感觉清凉痛止。继续坚持用药，很快痊愈。

引自：《中医验方汇选》、《中医单药奇效真传》

240. 我献出的治淋巴结核效方

我是一名中学生，从小喜欢医学，经常注意收集一些验方，现将治淋巴结核的验方奉献给患者。此方专治老鼠疮，西医叫它"淋巴结核"。得了此病莫着慌，只需一物豆腐浆，温热勤洗疮疤上，杀菌消毒除脓疡。再用火罐拔背缝，连洗带拔配合上，每日1次不间断，不出十日必好转。

百姓验证： 辽宁凌源市沟门子乡东杖子村杨永利用本条治好了陈永志的老鼠疮。用药第三天颏下偏右侧所生之疮脓自出，肿也消了，没花一分钱。

荐方人： 陕西洛川县中学　冯春红

241. 宋家家传三代治鼠疮方

山东牟平县刘家夼乡姜庄村青年宋秀玲，将自己家传三代的治淋巴结核方献了出来。

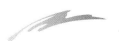

配方及用法：橘子皮3克，红花6克，紫参9克，冰片1.5克，沙参3克，甘节18克，虎骨参茸酒1瓶。将上述六味药用虎骨参茸酒浸泡1小时，待酒渗入药内后，放入锅内加火烘炒（烘炒时，火候要严格掌握，火大易燃烧，火小影响药效），研成细粉备用。

将药分成12等份，然后将榆树皮放入患者口中嚼成糊状。取其中一份药，把嚼好的榆树皮摊开，撒在上面，再吐几口口水在药粉上，把撒药的一面敷于患处，然后用纱布固定，每天按时更换一次。如果结核已破，可先用肥皂将患处洗净，切一片约1毫米多厚的肥皂，贴在破口处，然后再上药（榆树皮需用新鲜的，可在当地刨一些榆树的根皮）。

禁忌：在使用此药时，不要吃老母鸡、老母猪和老牲口肉。

242. 家传三代方可治淋巴结核溃疡瘘管

主治：淋巴结核溃疡瘘管

配方及用法：火硝21克，白矾24克，水银15克，轻粉6克，为1剂量。制前准备铁勺一个，平口碗一个，棉花一块，木炭1.5千克，石膏和黄泥适量。先将铁勺擦净烤干，于勺底中央按顺序铺上药物（一下火硝，二下轻粉，三下白矾，四下水银）。然后扣上平口碗，用石膏泥封闭碗与勺间空隙，再用黄土泥糊上，但必须露出碗底，并在碗底中央放块小棉花，用铜钱压上，观察火力。先用文火，后用武火。当棉药发黄时，证明药物已升好，时间1小时左右。升好后去火炭，冷却后取掉封的黄泥、石膏和平口碗。勺底药物上层白色是白降丹，下层红色为红升丹，是治疗本病的药物。

用药前将溃疡周围用碘酒好好消毒，再用生理盐水洗净溃疡面脓汁，然后把少许红升丹撒于溃疡表面，盖无菌纱布。3~5天更换一次，至溃疡瘘管愈合为止。

禁忌：酒、房事、刺激和生冷食物。

疗效：曾治愈百例长达6个月至3年不等的淋巴结核溃疡瘘管，治愈时间平均为15~60天。

荐方人：黑龙江省哈尔滨市　冯继武

引自：广西医学情报研究所《医学文选》

243. 家传三代方可治淋巴结核

配方及用法：猪胆10个（去皮取汁），上好陈醋400毫升，生南星细面15克，生半夏细面15克。将胆汁、陈醋共熬至挑起成丝状，立即加入南星、半夏，然后文火收膏。药膏敷于患处。初起未溃者亦可敷。日久核大者先将疮蚀溃，再用本方收功。

疗效：一般3周痊愈。

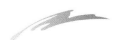

荐方人：杨立汉

引自：广西医学情报研究所《医学文选》

244. 用本方可治淋巴结核

配方及用法：穿山甲、蛇蜕、乳香、没药各9克，鱼鳔31克，鸡蛋5个，香油半斤。香油炸药，先下穿山甲、蛇蜕、鱼鳔、鸡蛋，后下乳香、没药，炸至黄焦为度，共捣泥。上为1剂药，每次服1匙，每日3次，1周服完。

疗效：治疗28例，早期25例，晚期（已成瘘管）3例，均治愈（硬结消散，瘘管愈合）。随访26例，无复发。

引自：《常见病特效疗法荟萃》

245. 天龙散引流条可治结核形成的窦道

主治：因结核形成的窦道。

配方及用法：天龙30克，冰片1~2克，煅珍珠3克。配制时先将天龙用清水洗净，焙干研末，过筛（40~60目），高压消毒，再将冰片、煅珍珠磨碎拌匀即得。用时根据窦道大小选适当引流条与"天龙散"搅拌，置入窦道，每日更换一次。

疗效：本组102例中，病程最短3个月，最长5年之久，其中颈淋巴结核形成窦道84例，其他结核形成者18例全部治愈。其中，颈淋巴结核形成的窦道治愈时间为20~30天，其余18例治愈时间为1~3个月。

天龙即壁虎，本品栖于墙壁，善捕蝎蝇，故名"天龙"。

荐方人：江苏省徐州市古楼医院皮肤科主任　陈学连

引自：《当代中医师灵验奇方真传》

246. 消疬汤可治瘰疬

主治：瘰疬。

配方及用法：菝葜50克，土牛膝20克，羊耳菊20克，透骨消15克，山芝麻15克。每剂加鸭蛋1个同煮，加水500毫升煎成200毫升，喝汤吃蛋，每日1剂。气虚者加黄芪15克，淮山15克。肿核破溃者用九一丹外撒创口，上覆生肌玉红膏。服药期间忌食辛辣酒腥等发物。

疗效：治疗瘰疬108例，全部治愈。其中服消疬汤10剂者23例，服15剂者32例，服20剂者25例，服30剂者28例。肿核溃破者35例，未溃破者73例。

按语：此方系家传验方，家父黄心漳生前从事中医临床五十余载，治疗瘰疬屡用屡效。经我临床验证，亦屡收效。

荐方人：福建省同安县马巷卫生院中医师　黄友士

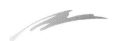

引自：《当代中医师灵验奇方真传》

247. 猫眼草膏可治淋巴结核

配方及用法：猫眼草5千克，上药洗净加水15千克，浸泡3天后，慢火熬3小时，去渣，再慢火熬至起泡似鱼眼时即成糊状，装瓶备用。根据疮口情况，在局麻下清除创面坏死组织及腐肉后，用涂有猫眼草膏的无菌纱布覆盖（有窦道者用刮匙刮除豆渣样物及脓汁后，取适量药膏纳入），包扎固定。视脓汁多少每天或隔天换药1次，直至疮口愈合。重者可加服抗痨药。

疗效：此方治疗破溃型颈淋巴结核245例，306个疮口，均痊愈，治愈率100%。

引自：《河北中医》（1991年第3期）、《单方偏方精选》

248. 蜒蚰饺、猪胆膏可治溃破瘰疬

主治：颈项溃破瘰疬。

配方及用法：蜒蚰3条，瘦肉60克，面粉100克。蜒蚰3条，开水烫死，洗净和瘦肉剁细做饺子食，每星期1次。同时，外贴猪胆膏（猪胆10个，取汁放砂罐内加白醋0.5千克，用微火慢熬成膏），蘸膏摊布上贴溃眼，每日换膏2次，以愈为度。

疗效：治疗颈项及耳前、耳后两侧溃3~9个眼患者37例，全部治愈（食3~8次，溃眼腐肉脱尽，疮口愈合，后不复发）。

按语：方中蜒蚰（又名无壳蜗牛、鼻涕虫）性寒味咸，入肺、肝、大肠经，清热解毒，消肿软坚，有治瘰疬之功效，用于溃破瘰疬疗效神奇。蜒蚰饺最好不让病者知道，以免恶心，可放葱、胡椒、盐辅料。

荐方人：湖南省益阳县泥江口镇卫生院　李计炎

引自：《当代中医师灵验奇方真传》

249. 银耳膏可治颈淋巴结核

主治：颈淋巴结核、皮肤结核、骨结核溃后久不收口。

配方及用法：银耳适量，蓖麻50克。将银耳用温水洗净晾干，蓖麻去皮，共捣如泥，贮瓶备用。用时将疮口常规消毒，视疮面大小，取药膏摊于灭菌敷料上，贴患处，用胶布条固定，隔日换药一次。

疗效：用本方治疗颈淋巴结核61例，均在2~4周内痊愈。本方配服狼毒枣治疗骨结核37例，亦在百日内痊愈。

荐方人：山西省宁武县中医院副院长　李藩

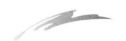

引自:《当代中医师灵验奇方真传》

250. 威灵仙可治颈淋巴结核

配方及用法: 鲜威灵仙根适量。上药洗净砸破,除去根中硬基,捣烂成泥状。取30毫米见方的胶布,中央剪一直径约15毫米大小的圆孔,将孔对准内关穴位(男敷左,女敷右)或患处,在孔中放适量已捣烂的药后,再盖一层胶布。固定24小时后即将药渣取出,可见敷处起一水疱,用生理盐水将局部清洗干净,再用消毒针头将水疱轻轻挑破,抽去或溢出泡内液体,涂以龙胆紫或消炎药膏,用消毒敷料包扎即可。

疗效: 经治50例,痊愈47例,有效3例。

引自:《新中医》(1990年第7期)、《单味中药治病大全》

251. 猪胆膏可治淋巴结核

配方及用法: 猪苦胆(去皮)5000克,食醋6500克,松香50克。将胆汁与食醋混匀后置铁锅中,文火煎熬,时时搅拌以防糊底,熬3～4小时成膏状,对入松香末和匀即可,装瓶备用。外敷时药膏应与所触及的淋巴结大小相近,尽量不波及健康皮肤。最初应每日换药,以后每2～3日换药一次,有脓者应每天换药。在敷药的同时可服用抗痨药物。

疗效: 治疗53例,有效率100%。

注意: 此膏外敷除个别病例局部发生皮疹(停药后即可消退)外,其余未见不良反应。

引自:《中医杂志》(1980年第3期)、《实用专病专方临床大全》

252. 蟾砒丸可治鼠疮

配方及用法: 蟾酥、巴豆、白胡椒各15克,砒霜22.5克。上药分别研末和匀,入红枣(去核)11枚,葱白24克,共捣烂如泥,混合制成400丸,晾干备用。每次取药丸1粒,用两层纱布包好,两端用线扎紧,一端留线头10厘米。将扎好的药丸,慢慢塞入患侧鼻孔内,留线用胶布固定于鼻翼两旁(用药5～10分钟后,患者有打喷嚏、流鼻涕、淌眼泪等正常反应)。每次塞8～10小时,每周2次。

疗效: 治疗33例,31例颈部瘰疬全部消失或溃后疮口愈合,2年内未再复发;2例瘰疬明显缩小。

注: 验之临床,通常连治3～4个疗程可愈。但瘰疬的钙化及吸收消失较慢,往往需2～6个月。已溃者,可同时用此方油浸液外擦,方法是取药丸10粒,麻油20毫升,将药丸入油中浸透捣烂,搅匀备用。在涂药前先将溃烂面洗净,然后搅匀药油液擦患处,外用消毒纱布包扎,每1～3天换药一次,直到痊愈为止。形成

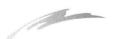

瘰疬瘘管者, 可用纱条浸药油后, 塞入管腔。坚持用药, 必收良效。

引自:《浙江中医杂志》(1983年第8期)、《中药鼻脐疗法》

253. 收口汤可治瘰疬疮不收口

主治: 瘰疬疮不收口。

配方及用法: 黄芪、当归、首乌、夏枯草、猫爪草各30克, 昆布、海藻、僵蚕、蜂房、白芨各12克, 没药、乳香、桔梗、生姜各10克, 蜈蚣2条。每剂两煎对在一处, 分2次温服, 每日1剂。上方各药按比例研细, 用红霉素软膏调敷患处, 隔日换药1次。

疗效: 治疗患者120例, 治愈 (用药1~18天疮面长平) 83例, 好转 (用药30天以上, 疮口明显缩小, 未能完全收口) 37例, 有效率100%。

荐方人: 陕西省西安市灞桥区中医院主治医师 王经通

引自:《当代中医师灵验奇方真传》

254. 壁虎酒可治淋巴结核

配方及用法: 壁虎16条, 黄酒500毫升。将壁虎用小瓦焙黄, 研细末加黄酒浸泡7天内服。如破溃者长期不愈合, 可将壁虎3条焙黄研细末, 用蓖麻油30毫升浸泡3天敷患处。壁虎酒每日2次, 每次15毫升, 连服半月。

疗效: 治疗多例, 均痊愈。

引自:《实用民间土单验秘方一千首》

255. 全蝎鸡蛋饼可治颈淋巴结核

配方及用法: 全蝎6个, 黑蜘蛛6个, 蛇蜕1克。上药焙干捣末后, 倒入2个去壳的生鸡蛋内, 用芝麻油煎成鸡蛋饼。每日晨空腹食用1剂, 7天为1疗程。

百姓验证: 杨某, 女, 28岁, 山西省临汾市屯里村人。5年前患肺门结核, 经用抗痨药, 肺部病已基本钙化。自生二胎后, 消瘦, 疲乏, 右颈与颌下淋巴结瘰如串, 疼痛, 左颈前下方有破口溃烂, 流出干酪样分泌物, 用链霉素和乙胺丁醇治疗久不收口, 往某医院检查, 确诊为淋巴结核。予服全蝎饼后, 7天溃烂处收口不再溢出分泌物, 又服两个疗程, 右颌下淋巴结也消散, 治愈后已2年未复发。

按语: 曾用此方治疗18例, 有10例在1周后见效 (个别病人曾用抗痨药), 8例因病程长, 于服药15天左右见效。

引自:《偏方治大病》

256. 蛋黄碎头发可治淋巴结核

配方及用法: 蛋黄10个, 碎头发30克。上药搅匀后放在铁锅内加热, 待浓烟过后, 锅内之物由黄变黑, 逐渐出油 (均匀翻炒), 用纱布过滤后装瓶备用。使用

时用棉球或纱条蘸油充填瘘管内。每日换药1次。

疗效：治疗7例，其中颈部2例，锁骨下1例，腹股沟2例，腋下1例，耳后1例，全部治愈。

百姓验证：于某，女，16岁。患颈部淋巴结核9个月，溃破2个月，瘘管深达3厘米，有稀薄脓汁外溢。经用本方治疗，1周痊愈。

引自：1980年第5期《陕西中医》、1981年广西中医学院《广西中医药》增刊

257. 消核散可治疗淋巴结核

主治：淋巴结核（瘰疬）。

配方及用法：百部60克，大贝60克，元参60克，浮石60克，牡蛎60克，蜈蚣10条，玫瑰花10克。上药共捣为面过罗，分成60包，每日2次，每次1包，温开水送服，黄酒引。儿童酌减。

疗效：共治疗300余例，治愈率达95％以上，疗效显著。

按语：百部杀虫，大贝消痰，元参清热，浮石软坚，牡蛎散结，蜈蚣解毒，玫瑰花调味。诸药合用，虫灭、痰消、热清、坚软、结散、毒解，结核自愈，符合简便、易行、价廉、效奇的原则。

荐方人：内蒙古磴口县中蒙医院副主任医师　石俊岳

引自：《当代中医师灵验奇方真传》

258. 用猪胆陈醋敷患处治好一位患七八年之久鼠疮的患者

石家庄市南小街郭某，30岁，患鼠疮已七八年，时常溃破流水，屡经注射、吃药无效。取猪苦胆10个（用胆汁）、陈醋500毫升，放新砂锅慢火熬至稀稠适度如膏药状。先用花椒熬水洗患处，然后将药膏摊黑布上贴患处，每日换1次，贴至3个月，患处发软，脓水外流，又过十余日，腐肉已净，开始生出新肉，渐渐痊愈，至今未犯。

引自：《中医验方汇选》、《中医单药奇效真传》

259. 蝼蛄可治疗淋巴结结核

主治：淋巴结结核。

配方及用法：蝼蛄1个，鸡蛋1个。先将鸡蛋的一端打个小孔，把蝼蛄放入鸡蛋内，用纸把小孔封闭，再用文火把鸡蛋烧熟，剥去鸡蛋皮，将鸡蛋和蝼蛄一同吃。每次吃1个，每天1次，轻者21个左右就能痊愈，重者可继续服用至痊愈为止。临床观察没有发现副作用，不需要服其他药物。

疗效：共治疗20例，女14例，男6例。溃疡型患病时间为7年的1例，2～3年的6例，1年以下的8例；初起未溃脓的5例。通过服用上方均获痊愈。

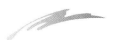

荐方人：辽宁省盘锦市羊圈子苇场职工医院院长　刘广起

引自：《当代中医师灵验奇方真传》

260. 壁虎粉治溃疡鼠疮能使疮口逐渐愈合

查某，男，22岁。1960年秋，患右颈淋巴结核已溃，外敷药膏，连续注射链霉素，经久不愈，不能收口。嘱用干燥壁虎粉，撒于创口上，外以膏药封贴患处，自用此法后，创口逐渐愈合。

引自：《江苏中医》（1963年第5期）、《中医单药奇效真传》

261. 用壁虎粉做饼吃治鼠疮有效

严某，女，34岁。1947年春季，两侧项间初有小核数粒，嗣后逐渐发展蔓延，核如桂圆大小，项粗肿，但不红不痛。用"壁虎干"3条，做于大饼之内，不使患者知悉，每晨以饼为膳，连服7天，竟获效，瘰疬渐缩小而消失。随访十几年，身体健康无恙。

引自：《江苏中医》（1963年第5期）、《中医单药奇效真传》

262. 壁虎粉可治肺门淋巴结核

黄某，女，13岁。每天午后发烧，咳嗽，盗汗，食欲减，已一年半。经X线检查，确诊为肺门淋巴结核。经抗结核药物治疗一年余，疗效不佳。患者发育欠佳，形瘦神疲，毛发干枯，两肺呼吸音减弱，脉细数，舌质红。遂予下方：将壁虎放瓦上焙干研细，装入胶囊，每日3次，每次3～4粒，小儿1～2粒（如小孩服用胶丸有困难，可每次用壁虎1只，剁碎炒鸡蛋食，每日2次）。治疗2个月后，自觉症状消失，精神好转，饮食增加。X线复查肺门片状阴影消失。追访3年未见复发。

引自：《浙江中医杂志》（1982年第1期）、《中医单药奇效真传》

263. 猫骨丸可治淋巴结核

配方及用法：猫骨头1个，活蝙蝠1个（剖腹），朱砂10克，天南星、白矾各30克。将猫骨烘干醋煅，再将朱砂装蝙蝠腹内炙焦，天南星、白矾各药分别为末。以黄蜡熔化调和诸药为小丸（如豆粒大小），每晚临睡时以大米稀饭送服30粒。

疗效：曾治100例淋巴结核，均获痊愈。

注意：治疗期间忌食生冷、黏滑油腻辛辣之物。

引自：《黑龙江中医药》（1984年第1期）、《百病奇效良方妙法精选》

264. 我以守宫鸡蛋治疗颈淋巴结核很有效

主治：颈淋巴结核

配方及用法：生鸡蛋1个，活守宫（俗称"壁虎"）1只。将生鸡蛋用镊子轻轻敲一个小圆孔，直径约1厘米，用镊子将活守宫放入鸡蛋内，外用蛋壳封住孔口，涂以泥土密封，烘干后去壳（以不枯焦为佳），研末装瓶备用。每日服活守宫鸡蛋1个（约粉末30克），10日为1疗程。

疗效：轻者只需1个疗程，重者2~3个疗程可痊愈或明显好转。

百姓验证：王某，女，28岁，于1年前患左侧颈部淋巴结核，经中西医治疗未见好转。近2个月结核突然明显肿大，皮肤不红，黄硬，按之不痛，推之不移，大约6厘米×6厘米，伴有四肢乏力，急躁易怒，舌淡红、苔薄白，脉沉细。用守宫鸡蛋治疗，1个疗程后痊愈，1年后随访未再复发。

荐方人：江苏泰县顾高人民医院　夏晓川

引自：《当代中医师灵验奇方真传》

265. 用夏枯草治鼠疮很有效

关某，男，19岁。病初左颈部生一个很坚硬的瘰疬，初起如算盘子大，过了1个多月长如鸡蛋大，经服中西药，不仅无效，病势反加重，右边又生出两个，左边也生出一个，经手术2次，仍未收口，里面时常有脓，至今已有半年。经用夏枯草（干品），每日服30克；疮口用夏枯草搽洗，外用干纱布贴住，每日洗3次。共治疗28天，伤口痊愈。

引自：《实用奇效单方》、《中医单药奇效真传》

266. 乌蛇皮贴敷鼠疮处效果很好

黄某，素有肺结核。颈部右侧胸锁乳突肌的前后缘有6个瘰疬，大似甜杏，小如白果，表面光滑如串珠状，推之移动，质地坚韧，压痛明显，胀痛不适日趋加重。遂取与肿核大小适度乌蛇皮，用淘米水浸泡软化后贴于肿核上，胶布固定。皮干即另换一块，外贴半个月后告愈。

引自：《浙江中医杂志》（1983年第4期）、《中医单药奇效真传》

267. 猫爪草煎服治淋巴结核可愈

陆某，男，19岁。自述准备高考期间，复习任务繁重，常昼夜兼读，无暇茶饭，后发现颈部及两腋下不适，有核状物，逐渐增大活动。高考结束后，其核更大，且伴有低烧，乃去就医。经医院检查，血沉加快，诊为急性淋巴结核。经注射青链霉素2周，低烧控制，但肿核不消。我详查后，遂告一方：猫爪草60克，水煎服，或代茶饮。如此3周后，来报云：病已告愈，颈部肿大之淋巴结消失。

引自：《中医单药奇效真传》

268. 蜥蜴大葱包饺子吃可治鼠疮

河北巨鹿县外神仙村张某，女，27岁，患瘰疬。用蜥蜴8个，大葱5根剁馅，加香油、盐，包成饺子，煮熟吃下，2次即愈。

引自：《中医验方汇选》、《中医单药奇效真传》

咽喉结核

269. 鸡蛋半夏酒治咽喉结核有效

配方及用法：先将生鸡蛋打一小孔，分别倒出蛋清、蛋黄，把10毫升酒稀释至30毫升，倒满蛋壳的1/3，再放半夏2克，另以细铁丝制成环状，把鸡蛋壳置于其中，然后加火煮3～4分钟，取出半夏，随后加入该鸡蛋清的一半，加火煮二三沸备用。病人将上汁一口一口地就像漱口一样喝，慢慢地湿润咽喉。

百姓验证：李某，男，42岁，山西省洪洞杨堡村人。1972年11月10日初诊，一年前开始咽部干燥，咽物疼痛，曾用过一些润咽喉之中药，但咽痛不见好转。又去太原某大医院诊断，确诊为咽喉结核。后来病情加重，咳嗽剧烈，咳出大量白色痰，咽痛以咳嗽时为甚，咽干涩，声音嘶哑。速配制鸡蛋半夏酒，含而不咽，一口一口地漱口，服1剂后疼痛减轻，服2剂不觉疼痛，发红的咽喉结节也一扫而光。

按语：鸡蛋半夏酒对咽喉部结核有特效，对喉头结节及声音嘶哑皆有良效，教师、播音员、演员经常服用可以保护嗓子，还对咽喉癌有治疗作用，亦可帮助喉癌术后的声音恢复。

引自：《偏方治大病》

乳结核

270. 鱼鳔山甲蜈蚣可治愈乳结核

配方及用法：鱼鳔90克，山甲30克，蜈蚣1条。将鱼鳔用砂锅焙黄，3味药共为细末。口服，每次3克，每日3次，饭后黄酒送下。

疗效：一般用药1剂即愈。

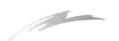

引自：《实用民间土单验秘方一千首》

结核性胸腹膜炎

271. 我用本方为女儿治疗结核性胸膜炎不到2个月即愈

主治： 结核性胸膜炎。

配方及用法： 连翘、百部、鱼腥草各等份。上药共研细粉，过罗，炼蜜为丸，每丸含药粉约4.6克，每次2丸，每天3次，温开水送服。临床治愈（症状消失，X线检查无胸水，血沉正常等）后再巩固治疗2个月。

疗效： 用此方治疗结构性渗出性胸膜炎9例，其中有4例是经西药治愈后没能坚持巩固治疗的复发病例，胸水少至中等量，用于诊断和治疗抽胸水1~2次，均单用此药，在4周左右治愈。有5例是经西医内科治疗时间较久（最少1个月以上），病情仍然较重（原症状仍存在，胸水仍多，血沉仍快），加用此药治疗，病情很快改善，在4~8周治愈。

百姓验证： 新疆乌鲁木齐朱奉慧，男，60岁，退休。他来信说："我的二女儿朱文艳患了结核性胸膜炎，在新疆第二人民医院诊断并住院治疗4个月，花钱1500多元，但效果不明显，仍存有积水，胸膜肥厚未能消除。该院的医生说此病已治不好，不要再浪费钱了。我当时很生气，回家后用本条方为我女儿自治，不到2个月，经B超，拍片检查，胸膜已基本正常，且无积水。现在一切正常，花费不到30元钱。"

荐方人： 河北唐山市第二医院中医科　冯国庆

引自：《当代中医师灵验奇方真传》

272. 家传方治结核性腹膜炎有效

配方及用法： 用地蝎虎（又名地出）7个，从肛门把它肚内的东西弄出，放入胡椒一粒，用棉油炸焦，取出凉后，研末，开水冲服（寒者以姜为引，其他可选用芦根、串地芦、眉豆蔓、丝瓜络中的一种为引）。成人每次服7个，小儿每次服4个。

疗效： 有效。

荐方人： 河北曲周县　杨何民

引自： 广西医学情报研究所《医学文选》

273. 十枣汤可治疗结核渗出性胸膜炎

主治：结核渗出性胸膜炎。

配方及用法：芫花、甘遂、大戟各等份（总量1~3克），大枣10枚（或30克）。芫花、甘遂、大戟共为末，每次1~3克，每日1次，于清晨空腹时以大枣熬汤调服。下泻后，糜粥自养。一般用药2~3天，检查症状，体征好转，胸水明显吸收，或用药后，下泻稀水便6~7次，失水较重，即可停用。若未达到如期效果则可继续使用，并稍增大剂量，每次最大量不超过3克，总疗程7日，无效者停用。每个病例均进行系统抗结核治疗。

疗效：治疗患者20例，治愈（症状、体征消失，胸水消失）16例，好转（症状、体征基本消失，胸水明显吸收或仅存少量积液）3例，无效（症状体征无变化者）1例，有效率95%。

按语：十枣汤为峻攻逐水之剂，治悬饮、水肿腹胀。方中芫花善攻胸胁水饮，甘遂、大戟善泄脏腑水湿，三药合用，攻下之力更峻，而且均有毒性，故配伍大枣10枚，扶正补脾，益气护胃，缓解诸药之毒，减少反应，以冀攻不伤正。

使用十枣汤时应注意以下几点：①清晨空腹时服。②服药后1小时左右，一般下泻稀水便5~7次，若仅有1~2次，则表明剂量太小，次日可稍增加剂量再服1次。③体弱者少用，孕妇忌用。④对干性胸腹炎、脓胸无效。

荐方人：湖北省监利县八尺卫生院副主任医师　涂月生

引自：《当代中医师灵验奇方真传》

肾结核

274. 本家传方治肾结核20天可愈

配方及用法：马齿苋1500克，黄酒1250毫升。将马齿苋捣烂，用酒浸泡三昼夜后过滤。每日饭前饮9毫升，如病人有饮酒习惯可饮12~15毫升。

疗效：10~20天可愈。

荐方人：黑龙江省哈尔滨市　张弘

引自：广西医学情报研究所《医学文选》

275. 用芥菜能治愈肾结核

某女，53岁。诊断为双肾结核，尿中毒。经用抗痨药、止血剂、支持疗法及中

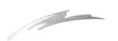

药治疗2个月，病情时重时轻。诊见面色萎黄虚浮，舌质淡胖有齿痕，脉沉虚弱。每日用芥菜250克煎汤、煎鸡蛋、包饺子等治疗1年左右，静脉肾盂造影见双肾结核病灶愈合，放射性同位素肾图检查双肾功能正常，尿路通畅。

引自：《新中医》（1986年第7期）、《单味中药治病大全》

肠结核

276. 单吃大蒜可治肠结核

方法：紫皮蒜若干。第一疗程10天，每天3次，每次25克，吃饭时一起服用（下同）；第二疗程20天，每天3次，每次20克；第三疗程30天，每天3次，每次15克；第四疗程12个月，维持量每天2次，每次10克。若改用白皮蒜，用量加倍，用法不变。部分合并慢性肝炎的病人，配合应用口服保肝药物。

疗效：共治30例病人，有效率100%，且多数病例远期疗效很好。

引自：《黑龙江中医药》（1989年第4期）、《单味中药治病大全》

附睾结核

277. 龙胆泻肝汤可治附睾结核

主治：痨虫所引起的附睾结核。

配方及用法：龙胆草12克，黄芩15克，泽泻10克，栀子（炒）10克，木通5克，当归12克，生地15克，柴胡8克，夏枯草15克，浙贝12克。上药煎15～20分钟取汁，约200毫升。日服2次，并配合仙人球捣碎局部外敷患处。肝郁有湿热者加牡蛎15克，炙鳖甲12克，橘核10克，玄胡10克，苦参12克，青皮10克，龙胆草减至9克，黄芩减至12克，去木通与泽泻。

疗效：治疗患者40例，治愈（用药10次，临床症状消失，肿块消失）25例，好转（用药11～15次，临床症状改善，肿块明显缩小）15例，有效率100%。

荐方人：湖南省邵阳市卫生防疫站中医科副主任　刘达仁

引自：《当代中医师灵验奇方真传》

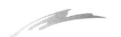

蛔虫病

278. 安蛔下虫汤可治蛔虫所致腹痛

主治：蛔虫症，腹痛剧烈，辗转不宁，恶心呕吐，甚则吐蛔，大便不通，腹中虫瘕，扪之呈条索状。

配方及用法：茵陈（先煎）60克，槟榔、乌梅各30克，木香、枳壳、使君子、苦楝皮、生大黄（后下）各10克，花椒3克。以水3碗，先煎茵陈至2碗去渣，纳诸药，煎至1碗下大黄，再煎十数沸，放温服用。

疗效：用药1剂痛止，再服蛔下。

按语：本方专治蛔虫所致的腹痛诸症（蛔虫性肠梗阻、胆道蛔虫症等），临床应用安全可靠，无毒副作用，患者易于接受。

荐方人：四川省潼南县柏梓中心医院中医师　黄学华　杨忠贵

引自：《当代中医师灵验奇方真传》

279. 醋药椒可治胆道蛔虫症

1979年夏末的一天傍晚，西王孝村一老妪携其女（14岁）来诊，在家治病已花去60多元，并无效果，恳请我为其女治疗。我听其诉说并观察状况，确诊是蛔虫病，便进厨房取来食醋250克，花椒10余粒，用火煮开，待温让其女饮下，1小时后，其女胃脘痛止，面露笑容。1984年秋末，陈湾村张峰之子也患此症，3日来腹痛经治未愈。我用此方为其治疗，当夜即愈，未再复发。

引自：《偏方奇效闻见录》、《中医单药奇效真传》

绦虫病

280. 煎服槟榔可驱绦虫

28岁，女士，排便中断断续续发现绦虫节片已半年。病人带来排出的节片标本，经镜检鉴定为绦虫。主药用生槟榔片80克，行常规驱虫治疗，翌日排出绦虫节片尺余，头颈未排出而失败。1个月后再次驱虫，选用生槟榔球80克，用锤子击

碎呈玉米粒大小，仍如前法服用。翌日排出绦虫一条，经镜检头节排出，病愈。又一男士，56岁，用槟榔片90克治疗，排出节片两段，长约40厘米，头节未排出。再行驱虫治疗，选槟榔球80克，常法驱虫，翌日排出绦虫一条，长98厘米，镜检头节排出，病愈。

引自：《河南中医》（1987年第5期）、《单味中药治病大全》

281. 驱虫汤可治绦虫病

主治：绦虫病。

配方及用法：槟榔片150克，南瓜子（去皮取仁）125克，大黄（后下）、枳实各20克，贯众25克，雷丸（为末冲服）、二丑各10克，芜荑15克。上药煎煮30分钟取汁，煎煮2次，共计取汁约600毫升。药汁分2次服，服完第一次过2小时后再服第二次。

疗效：用本方治疗绦虫病患者10余例，全部1剂成功。

按语：因绦虫头部有吸盘吸附于肠壁，又有小钩抓住肠壁，故一般药剂难以奏效。吾曾以槟榔片200克，南瓜子150克驱绦虫，效果不显。因而研制本方，效果颇佳。方中槟榔、雷丸、贯众、南瓜子、二丑、芜荑杀虫驱虫，麻痹、瓦解虫体，大黄、枳实攻积导滞、泻下驱虫，能使被杀死、麻痹之虫排出体外。

如用本方1剂不成功者，可过1个月以后继续服用本方，身体虚弱者酌情减量。

荐方人：黑龙江省海林市中医院副院长　潘维信

引自：《当代中医师灵验奇方真传》

蛲虫病

282. 丙硫咪唑可使蛲虫病转阴

蛲虫病，是蛲虫寄生在人体结肠回盲部所引起的疾病。主要症状为肛门周围和会阴奇痒，偶有腹痛、恶心、厌食、失眠、夜惊等，多发于儿童。

方法：丙硫咪唑200毫克，一次顿服。

疗效：虫卵转阴率100%，服药后2~3周痊愈，无不良反应。

引自：《实用西医验方》

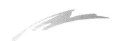

第二篇

呼吸系统疾病

肺气肿

283. 我用鸡蛋鲜姜治好了10年的肺气肿

我今年59岁,从小就有咳喘病。特别是1984年以来病情加重,转为肺气肿。患病就住院,有时夏天也得住院,吃遍各种药也不见好。1995年9月份,我从报上看到鸡蛋鲜姜治咳喘的偏方后,就天天吃,吃1个多月就好了。现在不咳不喘,走路干活与同龄人一样,走出了病痛苦海。

配方及用法:取鸡蛋1个打入碗中,鲜姜1块(如枣大小)切碎,把鲜姜放在鸡蛋里,再取一小碗凉水一点点倒入,边倒边搅,最后放入锅里蒸成鸡蛋羹食。

百姓验证:新疆克拉玛依准噶尔市场王顺向(修理工),他来信说:"我用本条方治好岳父患了好几年的肺气肿病。"

荐方人:黑龙江佳木斯　王祉孚

284. 喝醋蛋壳液10多天使我的肺气肿大大减轻

我今年67岁,患有气管炎、肺气肿病,再就是腿脚麻木,走路不听使唤,医生说我骨质疏松、缺钙,跌倒就有骨折危险。我受《食醋软化的蛋壳是一种难得的钙盐,并可全部被胃肠吸收》一文的启发,用100多毫升米醋泡了10多个鸡蛋壳(带软膜),每天晚上临睡前都喝上20多毫升醋蛋壳液,喝时加温开水适量并饮些茶。结果连服10多天我的肺气肿、气管炎哮喘就减轻了,早起咳痰少了,走路时腿也不发颤,头也不发晕,也不张口喘了。

荐方人:黑龙江省农科院绥化农科所离休干部　韩玉学

285. 本方治肺气肿疗效颇佳

配方及用法:熟地15克,五味子、麦冬、山药、山萸肉、紫石英各12克,茯苓、泽泻、丹皮各9克,肉桂5克(冲服)。每日1剂,水煎,分2次服。

经我长期临床体验,疗效颇佳。中医认为此病在肺,根在肾,肺病及肾,而本方善纳气平喘,故一般连服5~7剂可见效。

荐方人:广西南宁市中医学会　李子云

286. 我邻居用此方1个月治愈肺气肿

我的邻居有一位老人,77岁,患肺气肿,在医院花了1400多元钱也没治好。后

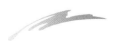

来用此方治愈，至今已有2年未犯病。

配方及用法： 水白梨500克，薏米50克，冰糖30克，加水一大碗，共煮熟。每天服1次，连服1个月。

百姓验证： 安徽合肥省委大院余萍，女，38岁，公务员。她来信说："我父亲患有肺气肿哮喘，我用本条方为他治疗1个多月，病情就得到了缓解，现在上楼梯也不喘了。"

荐方人： 河南方城县工商所　陆极

287. 用桑白皮猪肺治好我姐的肺气肿

配方及用法： 桑白皮15克，猪肺半个（约200克），蜜枣2~3个。把猪肺用自来水从肺喉管冲入，冲到全个肺胀大，用手压去水分，再冲水再压数次，切开，下锅煎去水分后，加少量油。一个猪肺分两次用，分别加药煎后吃肺喝汤。

此方是澳门我岳母寄来的，给我姐治肺气肿用了数次就好了。

荐方人： 广东广州市长寿东路洪安里24-1　区植楠

288. 任学中用"奇疗法"治好了自己的肺气肿病

辽宁凌源市五家子乡楼上村任学中来信说，他用"奇疗法"治好了自己的肺气肿病，还为别人治好了肩周炎、脚鸡眼和感冒。

按语： "奇疗法"的有关资料已编入本书4141条。

289. 我采用三子猪肺汤治老年肺气肿效果佳

每年冬春季节，一些老年肺气肿患者的病情就一天天地加重起来，稍一活动就会出现胸闷、憋气、气急、呼吸困难、咳喘等症状。经过打针、吃药治疗后，诸证明显减轻，但稍不注意，又因受凉、劳累而重新发作。这样长期反复发作，不仅影响日常生活，还背上了沉重的思想包袱，认为自己的病没法治了。

近年来，我在临床上采用三子猪肺汤治疗老年性肺气肿，疗效较显著。一般服1~2剂后，胸闷、气急、咳喘等症状即可明显减轻，服3~4剂后症状会全消失。现介绍如下，患者不妨一试。

配方及用法： 鲜猪肺1个，五味子（捣碎）12克，葶苈子12克，诃子（捣烂）9克。先将猪肺洗净，切成条状，将以上3味中药用干净纱布包好，连同猪肺一起放入砂锅内，加水600毫升，用火煎煮。待猪肺熟烂，药液煎至300毫升时，取出药包，食猪肺喝汤（吃时不加盐或酱油，可加入适量香油）。1剂可分6次服，每日3次，2日内服完。每次服时都要加温后再服。每周可服2剂。如服2~3剂后症状未完全消失，可隔几天再服1~2剂，一般即可治愈。本方对慢性支气管炎也有较好疗效。（李子云）

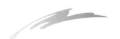

百姓验证：广西南宁市沈阳路56号305房农宣芝，男，55岁，工人。他来信说："我有一次患感冒咳嗽，到药店买伤风胶囊、止咳散等多种药，吃后都无效果，而且咳嗽越来越厉害，右脑部疼痛，连翻身都困难，手也不能上举。当时我很痛苦，到广西武警医院拍片检查确诊为支气管炎和肺气肿。因无钱治疗，就回到家按本方自治，几天后症状就全消失了。为了巩固疗效，我又服用1个疗程，现在病已完全好了。"

引自：1996年第10期《老人报》

290. 每天吹气球40次可减轻肺气肿症状

不少中老年人患有肺气肿，而肺气肿又是肺源性心脏病的祸根。为阻断这一恶性进程，不妨采用美国专家推荐的吹气球法，每天吹40次，以保持肺细胞及细支气管的弹性，减轻肺气肿的症状。临床实验显示，吹气球的效果优于单纯的深呼吸锻炼，也可两者交替进行，值得一试。

引自：1997年9月4日《益寿文摘》

291. 喝香油能使肺气肿病情缓解

患肺气肿和支气管炎的人，在睡前喝一口香油，第二天早晨起床后再喝一口，当天咳嗽就能明显减轻，见效快。此方经多人试用疗效可靠。

荐方人：河北承德县三家乡中学　刘建国

肺　痈

292. 鱼腥草治肺痈吐血有效

主治：清热解毒，消炎止咳，治疗肺痈咳嗽吐脓血。

配方及用法：鱼腥草50克，天花粉30克，侧柏叶15克。将上药加水600毫升煎煮15～20分钟，撇药汁，温服，再煎再服，日服2次。

按语：鱼腥草味辛性寒，有清热解毒、利尿消肿的功用。《常用药物手册》说："治上呼吸道感染，肺脓疡，尿路炎症及其他部位化脓性炎症。"现代药理研究认为：鱼腥草有抗菌、利尿作用，还有镇痛止血，抑制浆液分泌，促进组织再生等作用。

金代名医刘完素，有一次上山采药，冒雨外感，畏寒发热，咳嗽痰多，神疲气促，咽干口渴，渐渐咯出脓血痰。他先用苇茎汤，后又用桔梗汤，均无效验。家

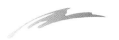

人、弟子急得团团转，不知如何是好。

门生中有一易州人，得知张元素来河间采药，便前去求教。张元素弃文习医，在易州一带小有名气。他听说刘完素老先生病重，便前去探望。寒暄之余，张元素从行囊中取出一些草药，交付门生说："此药我已试用多人，颇灵。"说罢便告辞而去。刘完素取过草药嗅了嗅，闻得芳香之气味，误认为三白草对肺痈症药不符，遂弃于一旁，门生劝道："不妨试之。"遂置于瓦罐之中煎煮取汁，端在床前让老师过目。刘完素见药汁状如红茶色，芳香而稍有涩味，极似肉桂之香，暗自思忖："其并非三白草也，不知何药，恐易州当地草药。"就一口气喝了下去。三天后，刘完素气促趋平，咳嗽大减，脓痰已净。他正要派人去请张元素，却见他前来拜访，"不知先生用何药，莫非贵地特产？"张元素从药筐中取出一束草药，顿时满屋鱼腥味。他说："此乃蕺菜，气味如鱼腥，故又名鱼腥草，生长于潮湿地，水塘边。采集后阴干，便无鱼腥味。煮后如茶味清香，不知老先生服后是否有此感觉？""嗯。"刘完素连连点头。张元素治好名医刘完素病的消息传开，他的名气就大了。

引自：《小偏方妙用》

293. 本方可治疗肺痈

主治：肺痈（肺脓疡初期）。

配方及用法：芦根20克，僵蚕10克，薄荷10克，蝉蜕5克，银花20克，甘草10克。上药煎15分钟去渣取汁约250毫升，每日1剂，分3次服。咳嗽吐汁样脓痰者，加桔梗10克，黄芩10克，冬瓜仁30克；病重者每日服2剂。

疗效：治疗肺痈48例，服药5天病情缓解，大部分10天治愈。

荐方人：湖南省邵东县中医院内科主任　宁延尧

引自：《当代中医师灵验奇方真传》

各型肺炎

294. 家传肺炎汤治疗各型肺炎均有效

主治：病毒性肺炎、细菌性肺炎、慢性支气管炎、麻疹合并肺炎。

配方及用法：麻黄4克，甜杏仁12克，冬花12克，紫菀12克，石膏40～90克，生甘草6克，桔梗12克，鱼腥草30克，地龙12克，半夏12克，细辛3克，五味子6克，凤凰衣6克，柴胡12克，黄芩20克，生姜3片。上药煎前先浸泡40分钟，文火水煎

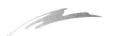

30分钟,头煎取汁150毫升,二煎取汁150毫升,二煎混合,分上下午服用。本方为成人剂量,儿童用量宜减为1/5~1/3量。对麻疹合并肺炎者,可酌加薄荷、牛蒡子、蝉衣;对久咳不愈及咳剧者,加入米壳;对慢性支气管炎或顽固性咳嗽者,加用冬虫夏草3~12克;对高热不退者,可加用大黄3~6克(后下),羚羊角1~3克(冲服)。

疗效:临床治疗多例,多在服药2剂后,体温下降至基本正常,肺炎症状得以控制;服药6剂后,临床症状全消,X线显示病灶可完全吸收。

荐方人:河北省获鹿县中医院中医师　李建桥

引自:《当代中医师灵验奇方真传》

295. 用手脚穴位按摩法治肺炎可有辅助疗效

肺炎可由细菌、病毒、过敏反应源及化学物质引起,可分为大叶性肺炎、局灶性肺炎、支气管肺炎等。多发于冬春两季,尤其在气候变化、受寒、淋雨、急慢性疾病、身体抵抗力下降时易引发。

脚部选穴:14,40,41,70,21,13。(见295条图1)

按摩方法:14穴用按摩棒大头由内向外横按,双脚取穴,每次每脚每穴按摩5~10分钟。40穴用食指关节角推按,双脚取穴,每次每脚每穴推按5分钟。41,70两穴均分别用拇指点按,双脚取穴,每次每脚每穴点按3~5分钟。21,13两穴用按摩棒小头点按,双脚取穴,每次每脚每穴点按5分钟。每日按摩2次。

手部选穴:3,10,66。(见295条图2)

按摩方法:3,10两穴要分别用单根圆牙签扎刺,每穴2分钟。66穴要用梅花针刺激,每穴2分钟。刺激后再加用艾灸,每穴1~2分钟。

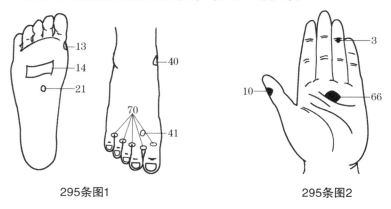

295条图1　　　　　　　　　　295条图2

注:有关穴位名称及按摩工具制作法,请见本书4145条《手脚穴位按摩疗法》。

咳　嗽

296. 用米醋泡蒜治伤风咳嗽有效

每到冬天，无论老幼，稍一不慎，就会患伤风感冒，引起阵发性咳嗽，胸部板结，痰多或干咳，不思饮食。在服感冒药的同时，服各种止咳药，往往不见效。

现向读者介绍一验方。

配方及用法：用9度以上白米醋100毫升，浸泡一头砸碎的蒜瓣（独头蒜更好，可用2~3头），浸泡2小时后，即可饮用泡过蒜的醋液。成人每次服一满匙，小儿酌减，日服3次。每次服后，再服1片扑尔敏。一般1~2次痊愈，较重者服5~6次即见效。此方对已引起肺炎或形成慢性支气管炎者，效果不显著。小儿不愿服者，可加适量冰糖一起溶化服用。

此药可在饭后服用，以减少对胃部的刺激，但无其他副作用。

荐方人：辽宁锦州市古塔区　奠川

297. 我和老伴同喝醋蛋液对身体很好

真没想到醋蛋液能有这么大的作用。我老伴今年已是67岁，幼年因出麻疹得的咳嗽病，年轻时不理会，进入老年一年比一年加重，一到午后便不能干活，就是闭着眼睛躺着好；肝部触痛，还有硬块。每到冬天更重，裤裆总是湿着。偏方、药物用过多少，医院也没少去，总不见好。我是在"十年动乱"中，精神受折磨，思想忧郁得了脑动脉硬化，脑袋里总觉得混浊不清，说完话不知自己说的啥，一拿书本就困，去过几家医院都说这是老年人必然的病，没法治好。

我俩放弃了治好的信心，认为只能是加重，没有再治好的希望。后来，又试着喝醋蛋液。我俩每人喝到4个醋蛋液的时候，就停一段时间然后再喝。每人喝到12个醋蛋液的时候就停止不喝了。现在已过去多日，我老伴每天早起时咳嗽几声，白天一声不咳嗽，她整天干这干那，晚间也能睡实了，肝也不痛了，硬块也没有了，也能吃饭了，目前什么药也没吃。我现在头也不胀痛了，不但能写文章、看书报，而且一看就是几小时也不觉困了，说话也不用想一句说一句了，晚间一睡就是四五个小时，也不做噩梦了，睡醒脑袋感到清爽多了。

荐方人：黑龙江依兰县离休教师　杨墨松

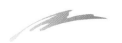

298. 我用此方治咳嗽有效

经由一老中医传授此方，治疗咳嗽用之临床，多获效。

配方及用法：嫩桑叶9克，陈皮6克，杏仁6克，五味子6克，当归6克，云苓6克，半夏6克，甘草6克。上药水煎，分2次服。

此方妙在一味嫩桑叶。树之有叶，犹人之有肺；人以肺呼吸，植物则以叶呼吸；以其叶治肺，实有同声相应、同气相求之妙。故临证中屡用屡效。

百姓验证：福建福清市融城镇后埔吴鹏飞，男，70岁，退休。他来信说："我岳母咳嗽已有2个多月了，84岁的老人难忍咳嗽之苦，虽经医院治疗，始终不见好转。后来我用本条方为她治疗，连服5剂即见效，现在完全好了，老人家非常高兴。"

荐方人：江西瑞金县九堡卫生院　刘先启

299. 我哥哥服醋蛋液使咳嗽消失

我身患冠心病和冠状动脉硬化，经常胸闷，视力减退，后又患肩周炎。严重时穿衣手背不过来，一到冬天，稍微受点风寒，就咳嗽不止，经常咳出眼泪，有时半夜咳醒全家人。为此，我吃了不少西药和中药，收效不明显。后来，我抱着试试看的心情，用醋蛋液自治。在连续服8个醋蛋液后，病情均有明显好转。入睡不再吐长气，不感到胸闷了；眼睛也比以前明亮起来，不戴眼镜看报也不像以前那么吃力了；手臂可以抬起来，穿衣不再感到吃力；咳嗽止住了。我信服醋蛋的疗效，决心坚持服用下去，同时将此方介绍给多病的哥哥。我哥哥是个65岁百病缠身的老人，一到冬天，老年性气喘咳嗽折磨得他日夜不安，咳嗽起来眼泪鼻涕齐流，带泡泡的白黄色浓痰一吐就是一小堆，非常痛苦。他服用了5个醋蛋液后，病症消失了，醋蛋液竟起到了止咳化痰作用，连他早年患的第5节脊骨的骨质增生病也有了明显的好转。

百姓验证：四川乐山市五通桥区跃进84号赵启明，男，78岁，退休。他来信说："街道干部赵素芸咳嗽十几年，各类药吃了不少，病情只能缓解，不能根治。我用本条方为她治好了，现在已不再咳嗽。"

荐方人：湖南邵东县胜利街　姚斌

注：醋蛋液治病法，请见本书4142条。

300. 吃杏仁冰糖能治好剧咳

我的一位好友感冒后吃了卤鹅，剧咳不止，久治不愈。有人介绍了一个单方，服1剂就奇迹般地好了。

配方及用法：杏仁100克，化猪油50克，冰糖100克。将杏仁浸泡去皮捣细，

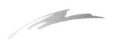

在铁锅内加猪油炒成黄色，再加入冰糖，冰糖化完拌匀即起锅。日服3次，每次服指头大一块，一般服完1剂便愈。

荐方人： 四川绵阳市永兴镇　刘方义

引自： 广西科技情报研究所《老病号治病绝招》

301. 我用冰糖食醋治久咳气喘有效

我是一名中年职业女性，因体质弱，免疫功能差，1989年秋由感冒引起呼吸道感染，大咳不止，危及生命。后经住院治疗，有些好转，但从此便落下慢性支气管炎的病根，稍遇风寒，便会旧病复发，食不甘味，夜不能寐，痛苦不堪。

去年冬，朋友介绍给我一小偏方，我将信将疑服用1个月，病情大有好转，不仅咳嗽减轻了许多，其他病的症状也有较好改善。

配方及用法： 冰糖500克，食醋500毫升（最好是陈醋或香醋），置砂罐或陶钵内，用文火煎熬至冰糖完全溶化，冷却后装瓶备用。每日早晚各1次，1次10毫升，空腹服下。此偏方制作简便，口感良好，效果显著，服后无副作用。凡有气喘、咳嗽、痰多等症的老少朋友均不妨一试。（陈原）

百姓验证： 广西贵港市邮局李素玲，男，56岁，干部。他来信说："我用本条方治好2人的咳喘病，此方比止咳糖浆还灵验。"

302. 我睡觉含姜片止咳有奇效

我小时候，常常闹咳嗽，一咳就要好长时间，非常苦恼。有一天，妈妈在外面听人家说，晚上睡觉嘴里含片生姜，能止咳嗽，就怀着半信半疑的心情，让我晚上睡觉时含2片生姜。说也奇怪，连含了两三天以后，咳嗽就基本上好了。为了巩固这意想不到的效果，我又含了两三天，咳嗽完全好了。

去年冬天，我不慎受风寒，感冒咳嗽，又引发了心房纤颤，住院治疗后感冒好了，验血各项指标都正常了，胸部透视、拍片也都没有发现什么问题，可就是咳嗽老不断。止咳药水不知喝了多少瓶，治气管炎的消炎药也不知吃了多少，总不太管事，尤其是晚上躺下咳得更厉害。于是，我又用含生姜的办法来试治。果然含生姜的第1天，咳嗽就有所减轻，第4天竟基本上不咳了，又过了两三天，全好了。

含生姜能治咳嗽，其实是很有科学道理的。生姜味辛辣，是一种散发风寒的药物。一般的咳嗽，大多是由于受了风寒，生姜正好能散发寒气，祛痰解毒。

具体方法： 将生姜洗干净，先切去一小块，使生姜有个平面的切口，然后再切1~2毫米厚的薄片，晚上睡觉时将1~2片姜片含在腮帮的一侧或两侧，开始嘴里会感动有些麻辣，过一会儿就适应了。第二天起床时吐出。在含的过程中，如果嗓子发痒要咳嗽，可用牙齿轻轻咬一下生姜，使姜汁与唾液一起慢慢咽下。姜汁通过喉部时能抑制嗓子发痒，可以减少咳嗽。如果条件许可，白天也含含姜

片,治咳嗽的效果会更好。(王宝烈)

百姓验证:湖南辰溪县长坪乡玉溪村刘泉清,男,19岁。他来信说:"受天气变化影响,我父亲时常咳嗽,却不肯用药。我用本方为他试治,5天就治好了,没花一分钱。"

303. 我用香油煎鸡蛋治咳嗽

我老伴近日患感冒引起咳嗽,夜不能眠,吃药不见效。后来用香油煎鸡蛋2个,煎时加姜末、白糖少许,服用当天即见效,服2剂痊愈。

百姓验证:江苏泗阳医院季选洪,男,71岁,离休干部。他来信说:"我老伴患重感冒,咳嗽不止,胸闷气短,曾用感冒灵、止咳喘片、急支糖浆治疗,又输液6天,仍未见好转,反而咳嗽加重。在没有办法的情况下,我用本条方为她治疗,仅服药4剂咳喘就止住了。"

荐方人:辽宁沈阳退休干部 刘名成

304. 吃大柿子也能治愈咳嗽

有一年我得了感冒,别的症状全治好了,只剩下咳嗽,药也吃了不少,就是不见好转。一直咳嗽了两年多,每到冬天病情更加厉害。后来,我的一位亲戚来北京出差,知道我的病情后,便告诉我冬至以后,每天早上空腹吃一个大柿子,直到好了为止。于是,我买了5千克北京大柿子,放到后窗台上,每天晚上拿到室内一个,等到第二天早上吃。5千克大柿子还没有吃完,我的病就痊愈了。几年来一直没有犯过。(刘炳基)

引自:1997年10月2日《老年报》

305. 山楂根煎服治急性风寒咳嗽疗效好

配方及用法:山楂根适量。将山楂根洗净,刮去表皮,切成薄片,置锅中用红糖炙炒,成人每次50克(儿童酌减),加水100毫升、生姜3片煎煮15分钟即可服用。

疗效:急、慢性咳嗽均可应用,尤以治急性风寒性咳嗽疗效最佳。共治86例,临床治愈74例,好转12例。多数患者服药一次咳嗽即止,无一例失败。

引自:《湖北中医杂志》(1987年第4期)、《单味中药治病大全》

306. 我用生梨川贝冰糖治肺热咳嗽比止咳糖浆效果好

配方及用法:生梨1个,川贝母3克,冰糖10克。将梨洗净后连皮切碎,加冰糖炖水服;或用大生梨1个切去皮,挖去心,加入川贝母3克盖好,放在碗内隔水蒸1~2小时,吃梨喝汤,每日1个。

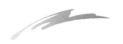

按语：据传，清代有一位上京赶考的书生，路过苏州，向名医叶天士求诊。书生诉说："我只是每天口渴，时日已久。"叶天士诊其脉，问其症，劝他不要继续上京赶考了。书生听后，心里惧怕，但应试心切，没有听从叶天士的劝告，继续北上。赶到镇江时，听说金山寺有个老僧医道高明，便去求治。老僧告诉书生，每天以梨为食，口渴吃梨，饿了也吃梨，连续一百天，病症自会消除。书生按老僧的嘱咐去做，果真治好宿疾。书生高中回家途中又去见叶天士，讲了金山寺老僧替他治病的全过程。叶氏觉得老僧的医术比自己高明，就改名换姓，到金山寺拜僧为师。

百姓验证：广西桂林市临桂二七一队关彩文，男，63岁，他来信说："有一次我感冒了，到卫生所打针加服止咳糖浆就是不好。后来我用本条方很快就治好了，才花8元钱。"

引自：《小偏方妙用》

307.蛤蚧川贝是专治肺肾两虚久咳家传方

配方及用法：蛤蚧1对，川贝母100克。将蛤蚧、川贝母研细末，每日10克，日服3次。

按语：我考察至黑龙江大兴安岭地区，投宿于一采药为生之人家，其家男主人年近五十，性格开朗，善言辞，与我甚是投机，告我说，他家祖居河北蓝田，祖父系清廷御医，家势颇兴，至八国联军进北京，清廷渐衰，祖父返故里，父嗣祖父，继以行医为业。土改时因家颇为富有而死于非命。彼时他年幼尚未入学，惜其家传秘方、清廷秘方，皆尽散失。蛤蚧与川贝治肺肾亏虚喘咳之方，原名为金水大补丹，父常用此方医治病人，因其方药味少，故到今尤记得。我听而大骇，得清廷之御方，亦三生有幸。

引自：《医话奇方》

308.我用姜汁蜂蜜治咳嗽有疗效

配方及用法：生姜30～50克，捣烂取汁为1份，再取蜂蜜4份，即为成人一日量（儿童酌减）。按此比例混匀于碗中，再置锅内隔水蒸热约10分钟，早、晚2次分服。

疗效：用此方曾治20余例皆愈。

百姓验证：郑某，22岁，打字员。头痛、鼻塞、流清涕、咳嗽，咯少量白稀痰，咽痒数天。检查仅见咽部轻微充血，无其他不适。经对症处理，诸症减，唯咳嗽咯痰加重，入夜更甚，用多种抗生素、止咳药治疗无效。后用本方治疗，当晚睡前服1次，即见咳嗽顿减，夜寐安宁。次日再服1次，咳止痰消。

荐方人：广东省深圳市东湖公园管理处医疗室　谢卫

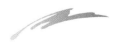

引自：1987年第2期《新中医》

309. 我用白矾陈醋大葱敷脚心治陈年久咳有效

成人咳嗽是一种常见的多发病。现将经过十几年实践，既经济又有效的单方贡献给大家。

配方及用法：白矾50克，陈醋30毫升，大葱白（用最下端带须根的，1寸长）3根。将白矾碾成细末；大葱白洗净埋在热灰里烧熟，然后取出捣碎成泥，与白矾粉、陈醋一起拌匀。晚上睡觉前洗脚，擦净后将药按男左女右包在脚心上。用此方轻者1次病除，重者重复3次即愈。

百姓验证：陕西宝鸡北方照明公司田万春来信说："我厂附近老李的女儿患感冒后落下咳嗽症，到市区医院吃药打针20多天毫无效果，痰多，阵发性咳嗽，咳急时连气都喘不出来，脸憋得通红。用本条方连贴3次，咳嗽即止。另外，我小孙子感冒受凉引起阵发性咳嗽近10天，到区儿科医院打针吃药无效，也是用本条方治愈的。"

310. 我用宁肺丸治疗支气管哮喘效果显著

1号宁肺丸配方及用法：海藻、昆布、蛤粉各150克，北沙参、百合、生地、玄参、茯苓、黄芩、钩藤、紫河车各90克，党参、黄芪、枇杷叶、半夏、陈皮、百部、杏仁、桔梗、蒌皮、马兜铃各60克，旋覆花、麻黄各45克，瓜蒌仁450克，白果100粒，小青蛙（干品）300克。炼蜜为丸。每日2~3次，每次6~9克，连服1000~4000克。

适应证：小儿患者及成年人支气管哮喘属病久体弱者。

2号宁肺丸配方及用法：生地、礞石、桃仁、钩藤各150克，大黄、大海子、陈皮、黄芩、党参、南沙参、白芍、紫河车各90克，昆布、蛤粉、海藻各120克，瓜蒌仁500克，柴胡45克，当归、麻黄各60克，石膏180克，青黛9克，小青蛙（干品）300克。炼蜜为丸。每日2~3次，每次3~6克，连服500~1000克。

适应证：小儿及成年人支气管哮喘属体质壮实偏热者。

疗效：治疗数百例，病情多获得改善，不少病例多年未见复发。

病例一：陈某某，男，45岁，干部。患支气管哮喘5年，于1970年9月分服1号宁肺丸1500克，服后1年内未发作。翌年起每年秋季起分服1500克，连续3年，随访7年未见复发。

病例二：王某某，男，16岁。自4岁起患支气管哮喘，每月反复发作，夜间更甚，气候转变症状加重，常年服药，未见显效。1966年先后按上法分服2号宁肺丸500克，服药期间未再发作，于同年按上法续服500克，以后未服他药，10年未见复发。

荐方人：广东省澄海县莲下神洲大队合作医疗站　高俊彦

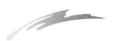

引自：1979年第3期《新中医》

311. 我利用款冬花加糖治好复发性咳嗽

一妇人有咯血史（支气管扩张症），1972年冬受寒复发性咳嗽，服药日久不效。恐其久咳出血，即购款冬花30克，分成3份，用一份加冰糖2块（10克左右），冲泡开水一大碗（约500毫升），嘱其在1天内服完，第二天即咳止病愈。

百姓验证：江苏通州市忠义乡河东村六组季贤妙，男，50岁。他来信说："我用本条方治好数十名气管炎咳嗽、顽固性咳嗽患者，均在3～5日内见效。"

引自：《新中医》（1981年第3期）、《中医单药奇效真传》

312. 我爱人的久咳用仙人掌加白糖1个多月治愈

王某，男，56岁，干部。咳嗽10余年，每年冬季加重，近1周来发热，黄痰黏稠不易咯出，舌红苔黄，脉浮数。服新诺明及氨茶碱片无效，改用仙人掌100克（鲜品去刺），加白糖30克治疗，1日分2次口服，4日痊愈。

百姓验证：福建南平市火车站台后水南里汤冬信，女，60岁，退休。她来信说："我爱人经常咳嗽，并带有脓痰，多次到厂医院去治，都无济于事。后来我用本条方为他治疗1个多月，现在已不再咳嗽了。"

引自：《四川中医》（1987年第10期）、《中药单药奇效真传》

313. 鲜橘皮当茶饮可治愈慢性气管炎咳嗽

张某，女，40岁。患慢性气管炎多年，每到冬季都要发作几次。初冬时，病情再次发作，咳嗽，痰多，呼吸时有明显的痰鸣音。嘱取鲜橘皮1～2个放入带盖杯中，倒入开水，待5～10分钟后饮用。饮后将杯盖盖好，以免有效成分挥发而降低疗效，以后可随时饮用。鲜橘皮每日更换一次。服用后当日，痰鸣音消失，症状减轻，5日后恢复正常。

引自：《黑龙江中医药》（1990年第6期）、《中医单药奇效真传》

314. 服花生白果止咳祛痰有效

主治：咳嗽痰多。

配方及用法：花生米15克，白果5粒。将上二味捣烂分2次服，连用1～2周即可见效。

按语：花生有润肺和胃之功效，可治燥咳，反胃证。《纲目拾遗》载："人云服花生生痰，有一妇咳嗽痰多，医束手不治，劝服花生，每日食二三两（100～150克），咳渐觉稀少，不过半年服花生10余千克，咳嗽与痰喘皆除，想亦治之法也。"

引自：《小偏方妙用》

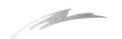

315. 此方治老年肺肾气虚咳嗽效果好

配方及用法：取甜杏仁（炒）250克，放在瓦锅内，加水适量，煮沸30分钟，煎至快干锅时，加蜂蜜500克，搅匀至沸即可取出，置瓷瓶或玻璃瓶内密封贮存。每次服1~2汤匙，每日3次。

本方有补肾益肺、止咳平喘润燥之功。于夏季用其治疗老年肺肾气虚型久咳、久喘症百余例，效果显著。

荐方人：江西上犹县寺下中心卫生院钟久春

316. 我应用橘红皮为母亲治发烧咳嗽2剂即愈

主治：咳嗽痰多、气喘等症。

配方及用法：橘红皮9克，川贝母6克，黄芩12克。将上药焙干研末，每次服6克，日服3次。

按语：本方所治之咳嗽是由肺经郁热、灼津液为痰所致的咳嗽气粗、痰鸣气喘。方中橘红皮具有理气祛痰功能，川贝母具有清肺止咳功能，黄芩可清利肺经之虚热，三药相伍，共奏清肺止咳、除痰之功。

民间传说，清初有一官吏，性情暴躁，在广东化州为官时，曾患咳喘病，请遍当地名医诊治，服药效果不显。每遇季节、气候变化，或心情不好，则咳喘复发，甚是痛苦。一日夜间，大雨不止，咳喘骤发，咳声不止，张口喘促而坐，夜雨倾盆，不便延医，只有急叫使女取平日所取之药再煎服。使女因屋内无净水，准备到井中打清泉，但因雨急路滑，恐怕耽误时间遭到责骂，仓促间顺手悄悄取阶前缸中的雨水倒入药罐，以此水煎药。一会儿药煎成后，官吏服下自觉病情缓解。仍再服，咳喘大减，并能平卧熟睡。第二天，官吏一觉醒来，精神爽快，心中欢喜，但一转念思想，又感到十分奇怪，此药平日服用平平，昨夜显效，怪哉！遂把昨晚使女叫来细问情况，初时使女心惊胆战，不敢实说，后官吏软硬兼施，使女才实言相告。大家议论纷纷，不得其解。后来，有一幕僚看到州衙瓦上有橘红之落花甚多，风雨把落花带入缸内，可能是橘红治好了咳喘病，后试之果然应验。于是，橘红止咳化痰、平喘便驰名于世。

百姓验证：辽宁抚顺市露天区新屯街18委吴广明，男，28岁，工人。他来信说："我母亲患感冒，发烧咳嗽很严重，到诊所输液，咳嗽却越来越厉害。于是我按本条方为她治疗，由于橘子皮不好研末，就用水煎了让母亲服下1剂，服药后咳嗽就减轻了，又服了2剂，咳嗽已基本好了。"

引自：《小偏方妙用》

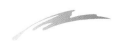

317. 我用枇杷叶治咳嗽有效

用枇杷树叶治小儿成人咳嗽，效果很好。

方法： 采新鲜枇杷树叶3～4片，洗净后放入小锅中煮出汁，然后加糖，色淡红、无味。日服4次，三餐后，临睡前各服3匙。

百姓验证： 广西宾阳县王世和，男，54岁，农民。他来信说："我村小学生王宝庆因感冒而咳嗽1个多月，我用本条方为他治疗，很快就治愈了。"

荐方人： 安徽含山经委　秋枫

318. 向日葵底盘治肺炎咳嗽效果好

配方及用法： 向日葵花花萼（底盘），数量不限，核桃（暗褐色的）适量。将核桃砸开，连皮带肉放在锅里加清水和花萼一起煮，然后喝水当茶饮。

荐方人： 辽宁沈阳市皇姑区湘江街21号楼353号　刘锦文

319. 蜂蜜青萝卜治冬季咳嗽有效

配方及用法： 蜂蜜250克，青萝卜500克。将青萝卜切成细丝或薄片，用蜂蜜腌起来，待青萝卜腌透后，分两次将汤汁和萝卜吃下。

荐方人： 山东青岛　张胜敏

320. 艾条穴位悬灸3次可治愈气管炎咳嗽

王某，女，46岁。患支气管炎已12年，每年冬季均发作3～4个月。近几日因受凉致该病发作，阵发性咳嗽，夜间较重，不能入睡，咯白色泡沫黏液痰，伴胸闷气短，服止咳药效果不明显。

取两侧肺俞、大椎、天突穴，用艾条在穴上悬起温和灸，每穴20分钟。当夜即感咳嗽减轻，痰量减少，尚能入睡。经3次治疗，诸症消失，达临床控制目的。

灸法： 艾条悬起灸，随症取穴，每穴每次灸10～15分钟，以灸至局部皮肤红润温热舒适为度。每日或隔日1次，重症每日2次，7天为1疗程。

支气管炎

321. 用白凤仙花猪心治慢性气管炎有效

我小姨子从小患有慢性气管炎，一受凉就喉咙发痒、咳喘。吃药虽可缓解一

时，但不能根治。后听人说用白凤仙花煮猪心吃能治好，于是在1978年6月至7月连服5剂，真是神效，至今没有复发，有时即便受凉也不咳嗽。

具体方法： 取白凤仙花一大把，用水洗净；用新鲜猪心一个，不要血；将白凤仙花从各条心脏血管中塞进猪心，用筷子捣实，直至装满到血管口，放清水和少量黄酒，盛在砂锅内煮熟。空腹服汤吃猪心，连吃4~5个即愈。

荐方人： 江苏萧山市靖江镇政府　蔡峰

引自： 广西科技情报研究所《老病号治病绝招》

322. 腌橘皮生姜当小菜吃也能治好气管"老毛病"

过去，我同不少老年人一样，一到冬季，由于冷空气刺激鼻腔和咽喉黏膜，常有浓痰咯出，有时支气管炎发作，还伴有咳嗽，无论白天黑夜，都离不开痰盂，形成一个"老毛病"。近几年来，我除了加强体育锻炼外，每到秋末季节，便腌制橘皮、生姜当佐餐小菜。这样做以后，有效地起到了止咳和消除咯痰的医疗保健作用，现在痰盂基本上不用了。随着年龄的增大，"老毛病"，反而得到了消除，我并没有医治或服什么特效药，主要是橘皮、生姜的"功劳"。

方法： 取新鲜橘皮（干陈的亦可，但不宜用保鲜防腐剂处理过的）洗净，用清水浸漂1天左右，或用沸水泡半小时，用手捻几遍，挤干黄色的苦水，再以冷开水洗涤，把水挤干，切成细丝，在阳光下晾晒。同时取鲜生姜（与橘皮等量或2：1）洗净晾干切成丝，与橘皮丝相混合，然后加食盐和甜豆豉拌匀，装入陶瓷罐或玻璃瓶内筑紧加盖密封，腌制两三天即可食用。在室温20度以上，可持续保存1个月左右，吃起来气味芳香，辛辣可口，具有开胃、生津、止咳、化痰的作用。既是佐餐佳品，又能发挥医疗保健功能，中老年朋友不妨一试。（杨文俊）

323. 我用冰糖橘子蒸水喝治好慢性气管炎

我从小就患有支气管炎，一旦感冒便不停地咳嗽。到了中年这毛病虽然有所好转，但进入老年期，旧病又复发了。前年秋冬季交替期间，我因感冒引发了支气管炎，咳嗽十分厉害，又打针，又吃药，折腾了20多天，花去医疗费100多元也没治好。

正在这时，我的侄女来看我，她说这个病容易治，她的公公曾得过此病，是喝冰糖和橘子蒸的水治好的。我服用了此水后，果然很有效。现在时过2年了，虽然在季节交替时，我有时还会感冒，但气管炎再也没有复发。

方法： 将橘子放在一个瓦罐里（每次剥2个橘子），放上水和适量的冰糖，用文火隔水蒸。水烧开后，再蒸5分钟左右，连水带橘子肉喝光吃光。每天上午、下午各1次，坚持喝五六天就收效。病情严重的，可以多喝几次。

百姓验证： 黑龙江桦南县邮局赵海龙，男，49岁，摄影师。他来信说："我女

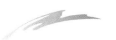

儿每当冬季来临都要咳嗽一段时间，吃些药后就好，但是不几日又犯，始终不去根。后来我用本条方为她治疗几次，现已2年多没有咳嗽了。"

荐方人：江西省德安县广播电台　郭学柱

324. 食牛肉山楂红枣治气管炎有效

配方及用法：牛肉、山楂、红枣各等量，用高压锅炖熟，日食3次，每次3~5匙，多食不限。冬至开始食1个月，连食3个冬至。

山楂平喘止咳、消炎，牛肉、红枣补气。我食3个冬天，治好了气管炎，有此病者不妨一试。

引自：1996年2月7日《安徽老年报》

325. 用狗肺鸡蛋可治愈气管炎

我爱人幼年患气管炎，随着年龄增长，年年犯病，哮喘、咳嗽不止，痛苦不堪。从内弟处得一秘方，服用2剂治愈，已有10多年没犯。

配方及用法：鲜狗肺1具，鸡蛋10个。将狗肺装入小陶盆内，把10个鸡蛋打开倒入碗中搅成糊（搅到起沫），把蛋糊装进肺管，剩下的可倒在肺叶间。把盆放笼内，蒸熟后切成片，放在瓦上焙干，研成细末即成。一日3次，每次15克，饭后服。

注意：孕妇禁服。

荐方人：河南栾川县人民银行　任清范

326. 下列四方治疗气管炎效果好

慢性支气管炎是一种慢性疾病，其特点是咳嗽、咯痰、气促，常在冬春季发作或病情加重。此病使用常规方法治疗有时不一定收到令人满意的效果。

我用以下各种方法共治疗1000多例，收到了较好的效果。现介绍如下：

（1）橘紫汤：橘皮8克，紫菀10克，陈皮8克，款冬花10克，炙甘草5克，煎服。每日1剂，连服10日。

（2）黄桂汤：黄芩、法半夏各10克，苏子、桂枝各6克，当归、炙麻黄、炙甘草各5克，煎服。每日1剂，连服10日。

（3）蜜胆合剂：取蜜糖250毫升，切碎的橘皮和法半夏各30克，鸡胆（须煮熟）10个，共放入玻璃瓶内浸泡10日。每次10毫升，每日3次，连服8日。

（4）药物蒸气吸入：取辛夷花、薄荷、陈皮各15克，放于瓦钵内文火慢煎，煎沸后开盖，用鼻孔慢慢吸入药物蒸气。每日1次，连吸10日。此法如与上面各种方法配合效果更佳。

荐方人：广东罗定市人民医院　谢启焕

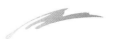

327. 嗅醋气能治咳嗽

我今年68岁，从童年就患有慢性支气管炎，每有感冒就咳嗽不止，特别是春、秋、冬季节越发严重，经中西医治疗也不见效。

江苏睢宁县大王集镇医院院长周维良，离休后在我县高柚镇卓场村开设诊所，我把病情告诉他。他说："你这病不用吃药打针，可买几瓶白醋，每晚上取250毫升醋倒入小铁锅中，炖在煤炉上，人坐在跟前用鼻闻嗅蒸发的醋热气，多则5个晚上就能治好。"我如法闻了4个晚上，就痊愈了。目前气候渐寒，是此病发病高峰期，但我已不咳嗽了。有类似病的患者，不妨一试。

荐方人：安徽灵璧县高柚镇卓场村汤庙离休教师　卓世斗

328. 天罗水治气管炎有止咳平喘效果

气管炎是种常见的呼吸系统疾病，好发于冬春季节。我介绍的简便方法使多例气管炎急性发作患者获愈，慢性气管炎患者长期未复发。现简介如下，供气管炎患者参考。

药物是天然丝瓜藤水，中医给它取了一个响亮的名字——天罗水。

收取天罗水的方法：霜降节气过后，选择粗壮的丝瓜藤，在离根部约10厘米处剪掉，把上端藤插入干净的瓷瓶内，瓶上用干净的薄膜或纸盖好，以防尘土、小虫等进入瓶内，让藤中水滴入瓶内。几小时后，等藤中水流干即可取走瓷瓶，瓶内水即天罗水。

急性气管炎、慢性气管炎合并感染者，每日早、晚各服天罗水60毫升；有发烧、咳脓痰等症状严重者，可每日早、中、晚各服1次，小儿量减半，加少量糖调味。慢性气管炎患者预防发病，每晚一次即可。天罗水服用时不宜加温煮沸，否则无效。

天罗水具有良好的消炎、止咳、平喘作用，不但对气管炎、支气管炎合并感染有较好的治疗效果，而且对小儿哮喘、扁桃腺炎、上呼吸道感染等疗效较佳。

引自：1995年12月18日《家庭医生报》

329. 我用本方治气管炎一般6个月治愈

本人积多年临床经验总结一方，治气管炎有效率100%，治愈率79.8%，有的治后7年无复发。现介绍如下：

此方对长年咳嗽、慢性支气管炎、支气管哮喘、肺气肿的不论季节发作，疗效迅速，且药物制作简单。

配方及用法：百部、全瓜、杏仁各200克，龙眼肉100克，川贝、猴姜各150克，

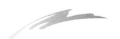

金毛狗脊80克，竹油70克，板蓝根250克，共研末。每日2次，每次10克，开水冲服。忌吸烟、饮酒及食用产气食物。一般3天见效，6个月治愈。

百姓验证：湖南泸溪县长坪乡马王村刘清泉，男，22岁。他来信说："我父亲患气管炎，每年冬天就发作，还干咳。我试用本条方为他治疗，用药几天就见效了，也不再咳嗽了。"

荐方人：河南汝州市人民医院　揭海鹰

330. 我门诊部治气管炎方

我门诊部积多年经验的治气管炎验方，有效率100%，治愈率80%。

该方适用于长年咳嗽，慢性支气管炎，不论冬、夏阵发性发作的支气管哮喘或肺气肿。药物制作简单疗效迅速。

配方及用法：柏壳300克，叶下珠250克，地虱150克，冬虫夏草100克，共研末。每日2次，每次10克，开水冲服。忌吸烟、饮酒。一般20天内减轻，3个月治愈。

百姓验证：云南马关县城板子街39号王天华，64岁，工人。他来信说："我用本条方治好一位老妇人已患20年的气管炎，用药时间还不到1个月。现在她面色红润，精神饱满，一直未再复发。"

荐方单位：河南淇县高村镇吕庄医疗中心门诊部

331. 我患气管炎30多年，用姜蜜香油鸡蛋治5次就见效了

我患气管炎病已有30多年历史，试用生姜、蜜、香油、鸡蛋进行食疗效果甚好。

具体方法：将2个新鲜鸡蛋打入碗内搅碎，加入2汤匙蜜，1汤匙香油和2个蚕豆大的鲜姜（去皮薄片），置锅内蒸熟，早饭前空腹趁热吃下，每天1次，连吃5次即可见效。

此方既有营养，又能治病，无任何副作用。（姜新）

百姓验证：福建石狮鹏山学校陈进碧，男，58岁，教师。他来信说："我爱人因感冒而转为慢性气管炎，经医院多方治疗未愈。后来用本条方结合84条方治疗，病症消失。"

引自：1996年2月28日《中国老年报》

332. 我舅舅用此方治好了多年的气管炎

我舅舅患支气管炎多年，先后经几家医院治疗不见好转，后来求得此特效方，用药3天后痊愈。现介绍如下：

配方：白茯苓9克，川贝、杏仁、桑皮、甘草、五味子、京半夏、当归、陈皮各6克。

熬药与服药：

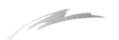

第一剂药：第一天下午5点熬，晚上9点服。

第二剂药：第二天晚上9点熬，第三天早上7点服。

第三剂药：第四天早上7点熬，中午11点服。

最后，三剂药渣全部合在一起，第五天下午5点熬，晚上9点服下。

每剂药熬1次，加冰糖1次服下。无论病情轻重，一般3剂药服完后除根。

禁忌：服药期间忌烟、酒、茶、盐、葱、姜、蒜、辣椒等物。

百姓验证：重庆市巫山县福田镇四组谢远杰，男，65岁，农民。他来信说："我侄女谢天芝患支气管炎27年，经常吃药打针也不见效果。这次病重在床，到医院治病花费250元未愈。后来我用本条方为她治疗，服药3剂，花钱17.20元，现病已基本痊愈。"

荐方人：安徽怀宁县医院　赵松南

333. 小白芨泡蜂蜜治气管炎有效

我的慢性支气管炎到底是什么时候得的，已记不清了，想来最少也20多年了吧。1987年我离休时，体检结论是慢性支气管炎已发展为肺气肿，医生建议我戒烟治疗。戒烟后治疗也不见好，几年来跑了不少医院，吃了不少蛇胆川贝口服液、岩白菜等药，单方也用了几个。

1994年12月，我爱人在街上买了0.8千克新鲜小白芨，我把它切成姜末状，又买了1千克蜂蜜泡在一起搅拌均匀，每日早、中、晚佐餐。1个星期后，咳嗽的次数减少了。吃完后咳嗽消失，至今未发。与我情况类似的病友，如法应用也已痊愈。（刘向辰）

334. 用黑豆猪腰能治好气管炎干咳

多年前，我当兵时得了膝关节疼病，后又患上了气管炎，得了干咳病。这两样病一直未治好，近年又常犯，药用了很多，都没收到效果。后来，我在一本药书上发现一食疗方治支气管炎，试用了两剂后干咳病基本好了，膝关节也不疼了。

配方及用法：猪腰子一对，黑豆（稆豆）150克，红枣15克，橘子皮一块，加水2千克，慢火煮3个小时。吃猪腰子、黑豆和枣，分4天吃完，每天吃3次。把猪腰子、黑豆和枣分成12等份，每次吃一份就温热一份，其余的放在阴凉地方，防止变质变味。黑豆须嚼成糊状咽下。

荐方人：黑龙江省林口县档案局　许福连

335. 用砀山酥梨加冰糖治"老慢支"很有效

我在抗美援朝战争中，受寒咳嗽。由于条件所限，不能及时有效地治疗，逐渐发展成慢性支气管炎。回国后，虽然病情得到控制，但始终未能根治。一旦伤

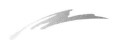

风感冒，就会引起复发。特别是到了冬季，稍有不慎，就咳嗽不止。

去年秋天，一位水果摊主告诉我，砀山梨加冰糖，可治"老慢支"。根据他的粗略介绍，我采用了以下具体做法：砀山酥梨2千克，去皮后，把梨肉削成小片，加冰糖500克，放在铝盆里，入笼蒸100分钟，即可服用。每日早、晚各1次，8天服完，为1个疗程。疗程之间相隔3天。我服完3个疗程后，自感效果极佳，又加服了2个疗程。入冬以来，我的"老慢支"再没有复发过。45年来，我第一次安全愉快地度过了三九严寒，心中充满了欣慰和喜悦。

荐方人：安徽淮南市图书馆　许知谦

336. 用肉桂炖猪肉治支气管炎效果好

我长期在农村工作，随着年龄增长，自1985年以来，患上了支气管炎，尤其是冬天复发，咳喘不止，曾服用多种西药仍无效果。1990年听一位80岁高龄的老中医介绍，用肉桂炖猪肉食用，治中老年人支气管炎效果好、无痛苦、无副作用，我便照法试用，果然收到了满意的效果。

方法：肉桂（中药铺有售）20克，鲜瘦猪肉（忌用种公猪和母猪肉）250克。先将肉桂煮沸20分钟后，再将洗净切成肉片或小方块的猪肉倒入，炖30分钟（不加盐和作料），去掉肉桂皮，分4次吃肉喝汤，每天早、晚饭前服用，连服4天。

荐方人：贵州江口县委农工部　胡定绥

337. 吃牛羊肉治气管炎也有效

从我家的病史看，气管炎似乎有遗传性，我外祖父、母亲、舅父、哥哥、弟弟、儿子和我都患有轻重不等的气管炎。我三十几岁开始咳嗽，越来越重，始为感冒，继而咳嗽，一两天嗓子喑哑，非青霉素莫能遏制。好不多久，第二次又来了，到五十多岁身体日渐衰弱。

有两年春节过后倍觉精神清爽，咳嗽极轻。细想只是过年买了不少牛肉，莫非牛肉为我医病？此后便有意吃牛肉，天天吃，顿顿吃，果然病情逐渐减轻。后来又吃羊肉，效果更为明显。迄今已坚持八年，医学界认为不能根治的气管炎却与我告别了。现我已进入古稀之年，反而日益健康了。（陈永轼）

引自：1997年第3期《老人春秋》

338. 冰糖炖草莓治气管炎干咳很有效

我患支气管扩张，经常干咳，用冰糖炖草莓吃了很有效。

方法：取草莓60克，冰糖30克，将草莓洗净，置碗内，加冰糖，放锅内隔水蒸熟。每日吃3次，一般3天可愈。

荐方人：安徽省军区合肥干休二所　黄布真

339. 我喝醋蛋液治慢性气管炎有很好的效果

我是个慢性气管炎患者，每天总感觉有东西堵在喉咙里，咳不出，咽不下。尤其是早晨，连喘气都费劲。后来在睡觉前喝下两口醋蛋液，第二天早上就觉得嗓子眼不堵了。到现在我连喝了4个醋蛋液，精神头越来越好。

百姓验证：河北唐山市古治区南范东工房宋继广来信说："滦县南范各庄乡后仁里庄宋兰英患支气管炎长达5年之久，曾多次到市区医院、开滦医院治疗，花药费上千元，不见好转。我推荐她用本条方治疗，当服用5个醋蛋液后，病情明显好转，服用10个后病情基本消失，现在自感身体状况良好。"

荐方人：黑龙江鹤岗市　孟宪文

注：醋蛋液治病法，请见本书4142条。

340. 贝蒌止咳梨膏糖可治气管炎

我采用贝蒌止咳梨膏糖治疗慢性支气管炎百余例，总有效率达100%，痊愈率为78.1%。

配方及用法：瓜蒌霜200克，百合、杏仁、远志、苏子、芥子、川贝、桑白皮、葶苈子各50克，菜籽、麦冬、黑虎、蛤蚧各40克，冬虫草30克，大红枣20克。上药共研极细末，先将药用黑砂糖300克，饴糖200克加入优质蜂蜜200克和鲜梨汁400克，用文火炖至糖溶化，加入全部药末，调匀，制成每块9克重的药膏。每次取5块，将其嚼碎用温开水送服，每日早、晚饭后各1次。连服20～40天可愈。

本品对急性支气管炎、支气管炎哮喘、支气管扩张并肺气肿等症也具有显著疗效。

注意：服药期间，严禁喝酒、吸烟和吃辛、辣刺激性食物。

荐方人：江西遂川县大汾乡米岭中心医疗室　华伟东

341. 气管灵丸可治慢性气管炎

主治：慢性气管炎所引起的咳嗽、哮喘。

配方及用法：川贝、蒌仁（去油）、黄芪各25克，枇杷叶、陈皮、乌梅各12克，杏仁（炒）、半夏、桔梗、百部、诃子肉、桑白皮、五味子、麦冬、天门冬、地龙各9克，细辛、干姜、莱菔子、枳壳、葶苈子、黄芩、甘草各6克。以上药物混合，过120目筛粉碎，用干热及射线方法消毒灭菌，制成重6克的蜜丸。每日2次，每次2丸，饭后半小时温开水送服。

疗效：治疗患者5600例，治愈（用药15天内咳嗽、哮喘症状消失）4480例，好转（用药15天内咳嗽症状明显减轻）1120例，有效率100%。

百姓验证：广东吴川市黄坡卫生站林顺余，男，62岁，乡医。他来信说："黄

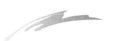

坡镇官江管区新田村林泽海，63岁，每年冬天都咳嗽，感冒时加重。在个体诊所前后治疗1个月，花去500元，用了一些抗生素、激素类药品，病情反而加重。后来我用本条方为他治疗5天咳嗽即止，又服药2个疗程加以巩固，至今未再咳嗽，总共花了60元钱。"

荐方人： 辽宁省辽阳市部队医院医师　刘志林

引自：《当代中医师灵验奇方真传》

342. 我用鲤鱼炖野兔治气管炎有效

选择大而鲜的鲤鱼1条，野兔子1只，把鲤鱼的鳞和五脏去掉，扒去野兔的皮并去掉五脏，而后各切成小块，混合放入锅中炖，适当放入调料，熟后可食，吃完为止。经调查，治愈率达90%。此法不仅可食到味美的鱼肉，还可去掉病根。

（1）鲤鱼的大小可依野兔来定，基本比例为1∶1。

（2）在炖时是否放盐，这要根据个人的口味来定，放盐不可太多，因为它是一种主食。

（3）对急、慢性气管炎均有治疗效果。

（4）治疗时，少量喝酒是可以的，切忌过量，不要吸烟。

（5）一般1次为1疗程，1疗程就可以去掉病根。

百姓验证： 河北曲周县办公室卢培艺，男，57岁，职工。他来信说："我于2000年患感冒，经医院检查确诊为支气管炎。气候一变冷喉咙就有痒的感觉，用过不少药物也不见好转。后来我用本条方治疗，已彻底治愈。"

荐方人： 河北固安农专　新磊

343. 本方治气管炎效果好

配方及用法：

（1）冬虫草250克左右，水煎服，当开水喝。

（2）猪花（阉割出来的，养过10年以上的老母猪猪花更好），加枣树根削下来的皮适量，放在锅里煮熟，连服两三次，重患者可多服几次，至痊愈停服。

（3）杀猪时取出猪小肚内的水，加适量冰糖放在锅里煮沸后服。连服3~5次可愈。

百姓验证： 辽宁抚顺市石油二厂隆发服装厂代秀芹的师母患久治不愈的老气管炎病，用药3天病就明显好转，连续服用半个月，病完全好了。

荐方人： 江西瑞金冈石乡渡头小学　罗永华

344. 西瓜生姜蒸食治气管炎效果也好

大西瓜5千克重，生姜200克切成片，放入西瓜中，隔水蒸三四小时后，伏天

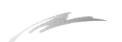

连汁带瓜皮数次吃下，效果良好。

说明： 西瓜，其利博哉，清热利尿，功在药上，解暑止渴，效赛雪梨，甘甜清润，童叟皆宜，古人誉之为天然白虎汤。姜辛温宜散。二味同用，其热可清，炎症当消，肺气宜泄，嗽痰症遁。

百姓验证： 河南栾川县白土中心小学刘延斌的母亲，84岁，患气管炎三十余载，服中、西药无以数计，不能根除，其母服用此方后，效果极佳，从未复发。

荐方人： 河南民权县双塔公社　王建坤

345. 我以西瓜加蜂蜜麻油姜枣治气管炎疗效好

将一个2～2.5千克重的西瓜切开一个小口，去籽留瓤约3厘米厚，放进蜂蜜150克，麻油150克，鲜姜100克（切成片），大红枣10个（去核），然后将瓜皮盖好，放进锅内固定。锅里加水至瓜的1/3处，炖煮1个半小时后，热饮瓜汁，同时吃一点姜片。

瓜汁以一次饮完为好，小儿酌减。治疗期间，忌吸烟及吃辛辣的食物，也不能吃枣肉。久病患者，可在次年夏天再饮1次，2年可见效。

百姓验证： 辽宁抚顺市露天区新屯街18号吴广明的母亲患气管炎30多年，用许多方法治疗均不见效，后来用此方治疗，仅用2剂就去根了，至今未复发。

346. 我母亲患气管炎只用栀子等药包足心治愈

配方及用法： 栀子、桃仁、杏仁各6克，白胡椒2克，江米7粒。5味共研成细末，用鸡蛋清调匀后摊在纱布上，然后包扎于脚心（男左女右）。一般当天扎上，次日就愈。

禁忌： 烟、酒。

百姓验证： 江苏响水县公安局李猛来信说："我母亲庄国香患气管炎6年多，每年冬天寒流一到，就躺在床上咳喘不止，经县人民医院、中医院治疗，中药、西药用了许多，始终不见效果，每年的医药费都需400～500元。后来我用本条方为她治疗，没想到老母亲的气管炎很快痊愈，至今未见复发。"

347. 用木鳖子调蛋清贴双脚心治气管炎有效

配方及用法： 木鳖子3克，炒桃仁、白胡椒各7粒，研成细末，用白皮鸡蛋清调匀，贴双脚涌泉穴。此期间内需静卧休息15小时，两脚放平，1次即愈。

百姓验证： 山西太原市北城区办事处杨建政用本条方治愈了68岁的离休干部余永至患了近10年的慢性气管炎，仅花4元钱。原来余永至在部队医院做手术埋线无效，后来采用许多方法治疗，花费3000多元，一直未治好。这次用此条方如愿了。今年62岁的李有声患气管炎12年，不能闻烟味、油漆味，不能平睡，有时

前边垒4个枕头坐着睡，几年来到处求医，用了6000元多元治不好，一直有轻生的念头。杨建政用此条方为他治疗，两次花费18元，现已痊愈。他说："现在什么都不怕了，烟味、油味都不在乎了，再也不用坐着睡觉了。"离休干部罗瑞川，患气管炎9年，平时咳嗽气短，连楼梯都不能上，几年来花费8000多元也没有治好。后来杨建政用此条方给他试治了4次，现已痊愈。

348. 用癞蛤蟆鸡蛋治好了我母亲的气管炎

配方及用法： 癞蛤蟆1只，鸡蛋1个。将鸡蛋捣入蛤蟆嘴中，用黄泥将蛤蟆包住，放进柴火堆里烧，几分钟后剥出鸡蛋吃下，每日1个。

百姓验证： 焦雨生来信说："我母患气管炎，久治不愈，后经一位老中医传此单方，只吃了4个鸡蛋，病愈，至今未犯。"

荐方人： 河南焦作市广播站　焦雨生

349. 我用癞蛤蟆鸡蛋治气管炎效果确实好

制法： 取活癞蛤蟆1个（大者为佳）、生鸡蛋1个，将鸡蛋从癞蛤蟆口里塞进腹腔内（若癞蛤蟆口小，鸡蛋塞不进去，可将癞蛤蟆口角两边剪开一些），然后用普通的白棉线缝好癞蛤蟆嘴巴，勿使鸡蛋滑出。把癞蛤蟆用黄泥涂裹，放在烧柴草的灶膛里烧烤，以外涂的黄泥开裂为度。

用法： 取出泥团，待冷却剥开，癞蛤蟆也随之剥去，将烤熟的鸡蛋去壳，趁热吃掉。每天按此法吃1个鸡蛋，一般儿童连吃3个鸡蛋，成人连吃5个鸡蛋即可见效。

百姓验证： 王某，男，25岁，山西蒲县白家庄村人。从小有咳嗽、咳痰病史，曾多次治疗未愈；做过贴背治疗，也不见好转。X线片示为慢性气管炎，轻度肺气肿。每遇冬季发作，发作时咳嗽气喘，胸部憋闷，紫绀，呼吸困难。每次发作需用氨苄青霉素和链霉素及止咳剂，才能缓解。此次又来就诊，嘱其按上述方法吃4个癞蛤蟆鸡蛋试治，随访冬天在野外劳动筑路，至今也未复发。

引自：《偏方治大病》

350. 陈红茶治慢性支气管炎哮喘有效

安徽省屯溪染织厂一姓丁女青工，患哮喘甚重，中、西医治疗均无效。该厂一老工人告诉她用贮藏10年的陈红茶可治。她服完一袋（约500克）已贮藏4年的陈祁红茶（产地：安徽祁门县），茶到病除。一位60多岁的老人，患支气管炎、肺气肿10多年，哮喘严重。用3年陈祁红茶试治，1周后好转，饭量也增。另一位患者患慢性支气管炎30多年，也有肺气肿，冬季常发病，慢性支气管炎复发时试服陈红茶1周即愈。

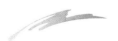

服法：抓陈红茶一撮（约10克），加红糖或白糖一汤匙，冲水煎煮，将茶汤倒入保温杯（临时煎服更好），待凌晨4时饮用，服后再躺睡1小时。

351. 著名老军医的治气管炎效方

配方及用法：苏子30克，半夏30克，陈皮30克，云苓40克，肉桂30克，党参30克，黄皮20克，熟地30克，胡桃仁40克，补骨脂40克，鹅管石50克，莱菔30克，白芥子30克，黑锡丹一副。上药加水三碗半，煎至大半碗服，每日1剂，不可中断，12~15剂根除。

注意：各味药缺一不可，勿用相近药代替，否则无效。

禁忌：服药期间，不宜吃冷寒凉的食物。

荐方人：山东菏泽市一中前街华中服务中心　王军峰

352. 我用本方治气管炎有效

主治：慢性气管炎。

配方及用法：杏仁7枚，栀子9克，桃仁6克，胡椒和大米各7粒。上药共研细末，取适量鸡蛋清调之，以布敷贴脚心（男左女右），一般6~7次即可见效。

疗效：治疗患者17例，痊愈率80%。

百姓验证：福建福清市融城镇后埔街吴鹏飞，男，70岁，退休。他来信说："老朋友陈振朝患支气管炎病10余年，曾到数家医院治疗，花钱数千元而效果不佳。后来我用本条方和103条方联合为他治疗，现已基本治愈。"

荐方人：湖北蕲春县花园乡医师　祝贺

引自：《当代中医师灵验奇方真传》

353. 露蜂房芝麻治气管炎一般1剂可愈

配方及用法：露蜂房1个（树上或墙洞内），芝麻适量。用芝麻把露蜂房全部灌满，然后把蜂房放锅内焙干，研细备用。成人每日3次，每次15克，温开水冲服，儿童酌减。

疗效：一般服完一剂可痊愈，较重者二剂可愈，治愈率90%以上。

注意：服药期间，切忌服油腻食物。

引自：《实用民间土单验秘方一千首》

354. 吸罗布麻烟治支气管炎很有效果

罗布麻产于大西北，又叫野麻。新疆、青海一带的农民在夏季收集贮存，到冬天严寒季节支气管炎病人增多，那一带的农民即用罗布麻吸烟来防治支气管发炎，很有效果。1961年，一亲属给其父寄来1千克罗布麻叶当烟剂，治愈了几位

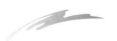

亲属的支气管炎。实践证明，罗布麻烟有镇咳平喘、祛痰、改善症状的作用。

配方及用法： 罗布麻200克，烟丝300克。将罗布麻叶粉碎成末与烟丝混匀，用旱烟和水烟袋装烟斗吸，每次5~8烟锅，每日4~6次，或自己卷成香烟卷一次1支，每日3~4支，5~8天为1疗程。

按语： 观察81例，病程在10年以上者有效率39%，5~7年者有效率31%，5年以下者有效率26%。由此可见，病程越长，疗效越高，故罗布麻对慢性支气管炎效果好。

百姓验证： 李某，男，42岁，临汾县食品公司干部。入院诊断为慢性单纯性支气管炎。咳喘已有七八年之久，每年入冬加重，咳嗽、气短、发怒、痰多而稠，平素每天吸纸烟1盒，已经28年。自1981年用自卷罗布麻烟治疗，经过一个半月的时间，自觉症状减轻，气怒消失，痰少而稀。次年暑天连续吸罗布麻烟30天，全年未有发作性气喘和咳嗽，一直坚持工作。

注： 亦可将罗布麻粉碎成末与烟丝调匀自卷自吸。

引自： 《偏方治大病》

355. 老黄瓜种治喘息型慢性支气管炎5日可见效

方法： 将黄瓜种2.5千克去皮去瓤，切成1厘米大小方块，加入白糖0.5千克，搅拌均匀。然后装入罐坛里，用塑料布封好口，埋入地下。封冻之前，挖出坛子，取出黄瓜块服用。每日2次，每次5块，空腹口服。服后自觉咳嗽消失，气短、喘息发作缓解。（永强）

引自： 1997年10月14日《老年报》

356. 手脚穴位按摩治气管炎手到就见效

支气管炎分急性、慢性两种。急性支气管炎并发于上呼吸道感染，慢性支气管炎以长期慢性咳嗽、咳痰为主要症状。一般咳嗽、咳痰在清晨醒后较剧，或在夜间加重。

脚部选穴： 13，14，41，48，21。（见356条图1）

按摩方法： 13，21两穴均用按摩棒小头点按，双脚取穴，每次每脚每穴点按5分钟。14穴用按摩棒大头由内向外横按，双脚取穴，每次每脚每穴横按5分钟。41，48两穴均分别用拇指着力点按，双脚取穴，每次每脚每穴点按5分钟。每日按摩2次。

手部选穴： 13，10，66，42，20。（见356图2）

按摩方法： 用梅花针强刺激13，10两穴，每手每穴3分钟。按摩66，42两穴，每手每穴3分钟，双手摩擦20穴区，摩擦至穴区发热、发火为度。

注： 有关穴位名称及按摩工具制作法，请详阅本书4145条《手脚穴位按摩疗

法》。

黑龙江省哈尔滨市平房区保国街192楼17号宋贞敏同志谈体会：

今年是我60岁的本命年，我感到很幸运，自从手中有了《手部穴位病理按摩法》和《脚部穴位病理按摩法》后，我坚持照书按摩，一年来没到医院看过病。虽曾患过感冒、气管炎、牙痛、胃肠疾病，但都用按摩法治好了。特别是牙痛，有时痛得坐立不安，只要一按，立即见效。

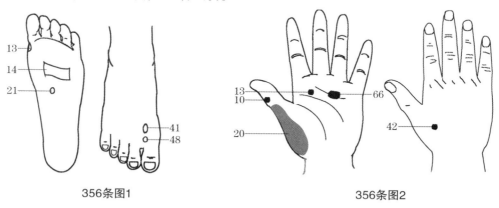

356条图1　　　　　　　　　　　356条图2

357. 治气管炎哮喘良药梨膏糖

功能：止咳化痰，平喘顺气，健脾补肺。

主治：各种咳嗽。胸闷痰多，肺萎气肿，支气管哮喘，百日咳气管炎。

配方：川贝母30克，百部50克，前胡30克，款冬花20克，雪梨1000克（可用白鸭梨代替），杏仁30克，生甘草10克，橘红粉30克，制半夏30克，香櫞粉30克，冰糖500克。

煎制：将梨切碎和以上中药（除橘红粉、香櫞粉、冰糖外）一起倒入大药罐内，加水适量煎煮，每20分钟取药液一次；然后加水再熬，共取药液4次。

浓缩：将4次药液倒入搪瓷盆内，不可与金属器具接触，先用旺火烧开，再改用文火熬，当药液浓缩至稠厚时，加入冰糖粉；见其浓缩至黏稠时，再加入橘红粉和香櫞粉；当药液用筷子挑起成丝状时，应立即停火。注意整个浓缩过程中，要不断搅拌和逐渐减低火力。将浓缩液倒在涂有熟菜油的搪瓷盘内，稍凉后压平，薄厚在5～6毫米，再用薄刀片划切1.6厘米见方的小方块，凉后取下。注意每小片均不要划透，每小片为两排，每排6块，每小片共12块。

包装：每两小片即24块为一小包，用药纸包装后，外面再用无毒塑料薄膜封严即成成品。

服法：每日早、晚起床前和临睡前各含化1块，肺气肿患者每次2块。需连续服药，不可吃间歇药。

按语：①因气管炎、肺气肿是顽固的慢性病，故服药期也较长，一般气管炎

最少为2个疗程才能痊愈,肺气肿需4个疗程或更长的时间才能痊愈。②无论气管炎还是肺气肿,每个疗程均为六小包药品,每小包为24块,可服12天。每个疗程为72天。③本品对先天性气管炎、肺结核、肺心病患者均无效。

贮藏:阴凉干燥处保存。

禁忌:治疗期间,不得食用酸、辣、海鲜食品及肥肉。

支气管哮喘

358. 我用木鳖子桃仁敷足心治好气喘病

我父亲患哮喘病10余年,中西药吃了不少,但一直无法断根,用下方很快治愈。

配方及用法:木鳖子、桃仁(炒)、杏仁各10克,白胡椒7粒,均研成粉末,用鸡蛋清调匀,敷在双脚心15小时。人静卧,将两脚平放。一般用药1剂即愈。

百姓验证:山东栖霞市栖霞镇付井村衣玉德,男,60岁,农民。他来信说:"我表弟之妻患支气管哮喘多年,不能干活,活动多一点就喘得厉害,在寒冷的冬天更严重,常年靠吃百喘朋来缓解。后来我用本条方为她治好了,现在她身体强壮,并能干些体力活了。"

荐方人:广西上思县　谭春文

引自:广西科技情报研究所《老病号治病绝招》

359. 我老伴喝醋蛋液治好哮喘病

我当初是用怀疑的眼光看待醋蛋液治病的,由于多病缠身,便怀着碰碰运气的态度泡制了一个醋蛋液。服用后挺顺口,没啥副作用。接着我又服用了第二个,首先是心口不疼了,接着失眠症消失了,腰椎、颈椎骨质增生都见好。现在腰板硬朗,脖子灵活,头脑清醒,能吃能睡,体重增加了7.5千克,就连轻度的痔疮也好了。我老伴见我服用醋蛋液效果好,她也开始服用。过去她有哮喘病,四肢无力,走路上喘。家离菜市二三百米远,她买趟菜回来得喘半天。她服用醋蛋液后,不但能步行逛商店,还能骑着三轮带小外甥到10千米远的女儿家去串门。我们全家开心极了。

荐方人:广西南丹金城江大厂办事处　王殿峨

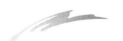

360. 喝蜂蜜治哮喘病有效

我哮喘病一犯，咳嗽不止，大口吐痰，吃饭不香，觉睡不好，尤其是一到冬天，就更不好过了。

听别人说蜂蜜能治好哮喘病，我就抱着试试看的心理，从1994年冬开始，每天早、晚各喝一匙（冲饮）。坚持喝了两年多时间，到去年冬季已基本治好，不再咳嗽，不再大口吐痰，吃饭香了，睡觉也安稳了。

荐方人：辽宁凌源市北炉乡北炉小学　梁凤梧

361. 灵芝酒治慢性支气管炎哮喘更有效

配方及用法：灵芝10支，好酒500毫升。泡制后放阴处1周，此为一料酒，即可服用。每次一小盅，最多三料酒即可愈。另外，灵芝还是恢复记忆的良药。

荐方人：安徽太和县人民政府值班室　张守田

362. 常背热水袋也可治好气管炎哮喘

1984年春节我坐火车回家探亲，由于卧铺车厢只有一床毛毯不能抗寒，加上车到湖北地区就一直不停地下雨，使我患了感冒。探亲1个月，吃药打针有10天左右，最后还是落下了后遗症，一受凉就咳嗽不停，一感冒就上不来气，经常半夜坐起来往嘴里喷药。后来发展到马路上的尘土，春天树上飘落的花絮，甚至张嘴大笑都会不停地咳嗽，上不来气，在单位成了有名的"病包"。俗话说有病乱求医，我知道这种病在人老了以后会带来什么样的严重后果，便不惜财力想治好这种病，中药、西药都尝试过，结果钱没少花，可病却是老样子。我泄气了，心想这讨厌的病要折磨我一辈子了，可又无可奈何。哪知，"柳暗花明又一村"，该当我"命"好。去年10月份我的膝关节炎病又犯了，我用热水袋热敷，发现病痛减轻许多，由此想到我背心寒冷多年，何不用热水袋敷一下。连续热敷了几天，感觉背心不似以前那么冷了，咳嗽也减轻了，从此我每天晚上睡觉背上都背着热水袋，这样坚持了一个冬天。也许是热水袋由烫到温热的整个过程使背部血液流通，驱除了肺部长期积存的寒气，反正我现在连续运动都不累，咳嗽、气喘的感觉都没有了，自我感觉良好。热水袋使我过了一个轻松愉快的冬季。（陈晓燕）

363. 用萝卜煮鸡蛋能治愈气管炎哮喘病

我老伴今年76岁，患气管喘息病20多年，常年服用消炎、镇咳、平喘之类的药物，但效果甚微。1995年8月得一萝卜煮鸡蛋治疗咳喘的方剂，经冬、夏两个季节施用，现已彻底康复，至今没有反复。

具体制作和服用方法：

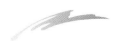

（1）冬至时取红萝卜2500克，去头尾洗净，用无油污的刀将萝卜切成半厘米厚的均匀片，再以线穿成串，晾干后存放，夏季用。每次取萝卜干3片，红皮鸡蛋1个，绿豆一小撮，均放入砂锅内，加水煮30分钟至绿豆熟烂。服用时将鸡蛋去皮，连同萝卜、绿豆及汤一起吃下。从初伏第一天开始服用，每日1剂，连续服用至末伏。

（2）冬季，也是从冬至时起，用鲜萝卜3片，红皮鸡蛋1个，绿豆一小撮，按上述方法服用，至立春时停服。

荐方人：辽宁法库县人民法院　马玉声

引自：1997年10月4日《晚晴报》

364.常食橘皮治哮喘确有疗效

我患有支气管炎、肺气肿（轻度）病。一次偶然机会，听朋友介绍常食橘皮可治支气管炎、哮喘等病，用后确有疗效。

制作过程：取新鲜橘皮（干陈的亦可）洗净，用清水浸漂1天左右，或用沸水浸泡半小时，随后用手挤干黄色的苦水，再以冷开水洗涤挤干，直到没有苦涩味，然后切成细丝，加入少许食盐拌匀（如适当加入鲜姜丝更好），装入罐或瓶中捺实盖紧，腌制2天后即可食用。

冬令时节，咳嗽、哮喘的朋友不妨一试，但要持之以恒。（杨效勤）

365.八旬老人喝蜂蜡治好30年的哮喘病

我居住的小区里有一位82岁的老人，患有哮喘病，病史长达30年，发作时只能坐着睡觉。后来，得一喝蜂蜡治哮喘的偏方，只服用三四天，便可躺下睡觉了，连服1500克蜂蜡后哮喘病彻底痊愈。以后她把此方介绍给许多哮喘病人，服用者多见效。现将此方献上，愿解除所有哮喘病人的痛苦。

配方及用法：蜂蜡、红皮鸡蛋、香油。将蜂蜡50克放在锅内，打入鸡蛋（根据自己的饭量能吃几个打几个），蛋熟马上放一勺香油（以防大便干燥），出锅即吃。每早空腹服用。

注意：服此药方不吃早饭。多喝开水，以免大便干燥。7天1疗程，休息3天，再服。

百姓验证：内蒙古赤峰市政协徐荣生，男，75岁，退休。他来信说："邻居赵玉兰患哮喘几十年，经多次治疗，并吃了十几剂中药均不见好转。后来我让她用本条方治疗，现在她的哮喘已明显好转了。"

引自：《老年保健报》

366. 刺激咳喘点治气喘有效

不久前，有一位父亲领着他的儿子到我这里。他进门便说："大夫，请帮帮这孩子吧！"仔细询问后，才知道这个读小学一年级的男孩患有小儿气喘症。严重时，一夜中便会连续发作几次，不但小孩子痛苦，作为孩子的父母也非常难过。

家中有人患有气喘症，对家人而言，真是一种痛苦的折磨。因此，他希望尽量减少孩子发病时的痛苦。我仔细地观察那孩子的手掌后，便立即教给他防止发病的方法。

在手掌上，有许多穴道对治疗气喘有奇效。现在介绍三处最有效的部位。（见366条图）

首先是咳喘点，位于掌内食指和中指的交叉处。咳喘点是预防咳喘的特效穴。发作时，请刺激此穴位。

刺激方法：若在家里，可用香烟头灸治，有灼热感时立即移开，隔一会儿后再继续治疗，大约持续3分钟，便可抑制发作。

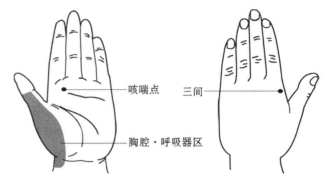

366条图

其次，位于手背食指指根上的三间穴也可迅速压制发作。因为三间穴专门抑制气喘发作时所引起的剧烈咳嗽。刺激方法和咳喘点相同，使用香烟头灸治。

第三是"胸腔、呼吸器官区"。刺激方法是轻柔按摩整个区域。平时不断按摩，可加强呼吸器官机能，收到预防的效果。

掌握上述手掌刺激法后不久，那位父亲又来到我这里，告诉我，小孩的气喘果然大幅度地减轻了，我听了也很替他高兴。

367. 我用丝瓜藤滋水治哮喘有效

丝瓜藤滋水，口服外用，有美容祛病功效。

浙江金华市白龙桥镇25岁的姑娘郑妙珍，自幼患哮喘，三天两头发病住院，全靠针、药度日。这病致使她发育不全，身高仅1.39米，体重34千克，形体如同一个小女孩。后来她服丝瓜藤滋水3个月，竟不再复发哮喘。现在她已结婚并生了个白胖胖的男孩。人们都说这是她常饮丝瓜藤滋水的结果，电视台、电台均对此作了报道。

电影机械厂36岁女职工孙芳淑，哮喘30余年，曾到北京、天津、山东、上海求医，均不见效，后来服用丝瓜藤滋水半年，哮喘病痊愈了。

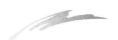

我妻是哮喘病患者。从7岁得病，直到46岁，几乎天天打针、吃药，哮喘病却越来越严重。氨茶碱、氯喘片、色甘酸钠气雾剂等中西药都吃过，效果均不好。随着发病次数增多，间隔缩短，病情日趋严重，对某些针、药产生抗药性，只得靠住院输液度日。自31岁到43岁，睡觉不能平卧，靠背后垫被褥打盹，喉头喘个不停。1974年6月的一天，她突然心力衰竭、瞳孔散大，呈病危状态，医生诊断为哮喘发展成肺心病，经过全力抢救，才得以生还。住院半月出来，已步履艰难，力气全无，骨瘦如柴，体重仅39千克。

就是这么一个人，服用了一个冬春的丝瓜藤滋水（约15千克）后，不仅哮喘发作病情减轻，而且发作次数减少，发病间隔延长。以后连续几年饮服"滋水"，哮喘的发作减少到几个月、半年甚至一年也不发作一次，并且晚上睡觉能平卧，体重增加到50.5千克。原来闻到某种气味，尤其是煤气、花香、灰土味，或见到别人发火、欢笑就莫名其妙地发作，现在这种现象也不见了。我家附近的10多位哮喘病患者如法坚持喝丝瓜藤滋水，病情都已好转，有的已根治。有位69岁的老太太，喝了3年丝瓜藤滋水后，患有几十年的哮喘病，已有3年不再复发了。

据不完全统计，浙江省已有1770位哮喘病患者服用丝瓜藤滋水治愈。另外，日本东京一73岁老妇自小用丝瓜水搽脸而不用化妆品，脸无皱纹似年轻姑娘。

那么怎样接滋水呢？

（1）接滋水的季节：应先在立秋之后的8月中旬至9月中旬这段时间。虽然当时丝瓜生长旺盛，感到剪断茎蔓很可惜，但这时的滋水最多，一棵粗壮的茎蔓可接1.5～2千克滋水。若错过季节，一旦丝瓜摘尽，花、叶调凋谢，也就是西北风刮起之时，滋水就没有了，任你接多长时间也不会有滋水流出。

（2）接滋水的方法：将丝瓜藤的茎蔓在离地面1米左右处剪断（包括所有枝蔓全部剪断，否则接不到滋水），然后把连根的一端茎蔓切口朝下统统插入埋在地里的容器口内，接满一只再换一只容器继续接，直到滴不出滋水为止。对于上部的瓜藤，天气晴好的话，可晒干切断保存，随时熬汤饮服，疗效也好。但请注意，不要接错，上部的藤蔓是一滴滋水也接不到的。

（3）接水前的准备：接滋水期间是晴天的话，首先请于白天在丝瓜藤四周地面浇足水，再将所用的容器和剪刀清洗干净，用开水清毒并擦干，也可用酒精擦拭。当丝瓜藤插入接滋水的容器后，一定要用无毒塑料薄膜把瓶口包扎好，以防爬进小虫、渗进雨水，使滋水发酵变质。接滋水尽量选在雨天过后，千万不要在雨天或刮大风期间剪藤接滋水，也不可在高热季节采接。另外应注意：如果头天晚上开始接滋水，第二天早上，不管瓶子接满与否都要将滋水倒出；同样，早上开始接的，傍晚也要倒出来存放。不能让滋水在太阳下暴晒或隔夜。

（4）滋水的保存与贮藏：接好的滋水应封好口，存放在阴凉、通风的地方，不要随意搬动和摇晃。要避免光照和受热，这样保存一年也不会变质。发现所

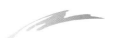

接滋水有泡沫或稍有浑浊，应用消毒纱布过滤后密封并分开保存，安排率先饮服。凡发臭起泡变质的滋水不可服用，以防止生病。

（5）滋水的服法与用量：在发作期，要增加饮服次数，最好连续服用，直到病人感到哮喘缓解、通气顺畅为止。通常情况下，每次饭后饮一两口，一天3～4次，4～5天服0.5千克，一年约服15千克。

饮服滋水前，每500毫升滋水中应投放100～200克冰糖，溶化后服用（一天内可自行溶解）。但夏天易变酸，应按比例配一天的量，随配随服，不能久放。

滋水要服"生"的，不要煮、蒸、煎，更不可开水冲服，以免影响药效。冬天滋水太凉，服用时可将药杯放在热水里温一温再服。

饮用本品一般不必忌食，只是哮喘发作期要避免腥腻、辛辣等刺激性食物，并禁烟、酒。

丝瓜藤滋水不仅对哮喘疗效显著，对支气管炎、伤风感冒也很有效，只要在开始发病时饮服滋水，病情会立即得到缓解。

为了提高疗效，奉劝哮喘病患者，在服用丝瓜藤滋水治疗期间，一定要劳逸适度，心情保持愉快，注意预防感冒，同时要避免接触过敏源，如避免情绪激动，避免闻煤气、花香等。

在临睡前可以服用一粒扑尔敏，以防夜间发作。有条件的还可适当滋补身体，加强体育锻炼，以增强抵抗力，早日恢复健康。

368. 丝瓜藤滋水可美容祛病

丝瓜藤滋水，是把丝瓜藤蔓剪断后从根部吸收的营养液，无色透明，有清香味。用容器盛接，口服外用，有祛病美容之功效。

我老伴原是桐乡市出名的"病号教师"。35岁时哮喘病转化为肺心病，瘦如柴棒，头发发白，丧失工作能力。诸如头刀猪血、北瓜冰糖、蝙蝠、蛤蚧人参、泥封蛤蟆等等民间单方都试过，息斯敏、氯喘片、氨茶碱等西药也服过，效果甚微。后来我坚持给她服用丝瓜藤滋水，每年约20千克。三年出现奇迹，哮喘病治愈，肺气肿消失，重返讲台，年年出满勤，而且越活越年轻。今年已57岁，却满头乌发，红光满面，皮肤白嫩，陌生人见了说她顶多只有45岁。22年的哮喘不再复发，医院诊断结论，哮喘病根治。消息外露，求治者甚多，按介绍饮服"滋水"，治愈哮喘病人，就近乡邻的不完全统计已有200多人。台胞胡某回乡探亲，得知此消息，特地上门求治其病。我给其3千克丝瓜藤滋水让他连续饮服3个月，哮喘病彻底治愈。胡先生病愈返回宝岛时，感激万分。

丝瓜藤滋水为何有如此奇效？我曾经将其送上海生化研究所检验，得出的结论是：止咳、化痰、润肺、理气、抗过敏，能治哮喘关键是抗过敏。所以丝瓜藤滋水治哮喘曾荣获浙江省优秀发明铜奖，我还曾出席在庐山、广东召开的全国非

药物、民间疗法学术研讨会,并获优秀论文奖。

据报载,日本一位73岁的妇女,脸无皱纹似年轻姑娘,她青春常驻的秘方是:从小用丝瓜水搽脸而不用化妆品。(吴健生)

关于丝瓜藤滋水的有关问题解答如下:

(1)什么叫滋水

丝瓜,有的地方叫天萝。丝瓜藤滋水,即丝瓜藤生长的营养物质。丝瓜藤从根部吸收液体养料,将根基剪断或破皮后会渗出液体,它清澈、透明,略有青草芳香,此谓滋水。它不是丝瓜中的水,也不是用丝瓜藤、叶榨取的水。丝瓜炒熟当作蔬菜吃,鲜丝瓜藤切断后煮水当茶饮,对哮喘病也有疗效。

(2)丝瓜的种类和栽培

丝瓜无论是食用的和药用的,还是绿色和白色,都可以盛接滋水。

栽培丝瓜应在立夏前后,将丝瓜种子撒在房前屋后空闲处,毛叶长出需要搭棚架,让瓜秧头往上蔓延,并施草木灰等肥料,还要在根部培土,使之发达,茎秆粗壮、绿叶肥厚则滋水就多。如果家住城镇无处种植丝瓜,可请农村的亲朋种植,到时候盛接滋水就可以了。

(3)滋水服用对象

无论男女老幼都可服用,无毒副作用。至于疗效长短,应根据患者的体质和病史等具体情况而定。我的家乡有个3岁幼儿只服1年滋水病就好了。而湘乡市永秀乡的姚某3岁得病,现在71岁,她服了3年方才痊愈。如今哮喘已不再复发,人能平卧,还能做烧饭、带孙子等家务活。我爱人服了10余年滋水才治好哮喘。台胞胡某回乡探亲期间,饮服3个月滋水,哮喘病痊愈返回台湾,至今4年未复发。

总之,只要有信心、有恒心,坚持服用几年丝瓜滋水,哮喘一定会好起来的。我曾请人化验过,证明滋水的成分确实具有润肺、理气、化痰、止咳、平喘、抗过敏等功效。

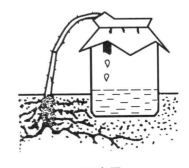

368条图

(4)关于接滋水的方法

为使读者易于理解,今给出接滋水的图示(见368条图),患病读者只要照样做就可以了。

荐方人:浙江桐乡市水电局   吴健生

引自:1997年第8期《中国健康杂志》

369. 丝瓜藤根炖白母鸡治支气管哮喘一般5剂可愈

主治:各种支气管哮喘。

配方及用法：成熟的丝瓜藤根300克，白母鸡（约750克）1只，白砂糖300克。上药加水700毫升，放入砂锅里密封，文火炖2小时，稍冷后即可食用。每日1剂，汤和鸡肉分2次食，一般5剂后即痊愈。

疗效：治疗支气管哮喘25例，其中男15例，女10例；年龄最小者8岁，最大者55岁；病程最短者2年，最长者7年。结果痊愈18例，好转5例，无效2例，治愈率72%，总有效率92%。

荐方人：黑龙江省抚远县省农垦前哨医院　戚进　王清贵

引自：《当代中医师灵验奇方真传》

370. 我用本条方治好了30多年的慢性气管炎和哮喘病

甘肃省中医院的老中医杨先生，从医40多年，提供了一个民间流行的治疗哮喘效方，介绍如下：

有一位成年女性，工人，自幼患哮喘。初中读书时，于夏秋间游泳后，病势加剧。10余年来，病情与日俱增，虽正年富力强，但常喘声吼吼痰辘辘，俨若老人之状。不论冬夏，哮喘一发，吼吼喽喽，抬肩喘息，咳嗽不绝，气憋面赤，汗出溱溱，痰涎上涌，涕泗滂沱，擦颈捶胸，坐卧不宁，急躁烦闷，苦不堪言。近10年来，到处求医，有时也住院治疗，稍有缓解，即行工作。但常在上班期间咳喘突发，不得不中途休息。西药、中药、土方草药，不知吃过多少，针灸、按摩、理疗，确也难以数计，均不见效。

一次，病情加剧，咳嗽、哮喘再难忍受。在无可奈何的情况下，家人给买了3剂传抄来的什么"专治气管炎，不论轻重3剂去根"的中药方（方附于下）。如法煎服，随感发热、恶心、头昏（当时正感冒），黏性凉痰连吐不已，并腹泻几天，之后，不喘了，也不咳了。闻隔壁炒菜的油味，甚至在其卧室炒菜，也不咳不喘了。

原方：青木（青木香，也称木香）、双皮（桑白皮，也称桑皮）、青下（清半夏，也称半夏）、西茯苓（白茯苓，也称茯苓）、甘草、当归、川贝母、杏仁、五味子各6克。

服法：第一天晚上，煎服第一剂头煎（药渣留存）；第二天早上，煎服第二剂头煎（药渣留存）；第二天中午，煎服第三剂头煎（药渣留存）；第二天晚上，把所留存的三剂药渣同纳一罐，再煎一次，顿服。

注意：每次服药之后，接着再喝一杯冰糖水。

禁忌：治疗时，禁止吸烟，禁食辣椒、葱、蒜、酒（"酒"恐系"韭"字之误）。从治疗时起，7天内禁止同房。

这张处方来自病人辗转传抄，鲁鱼亥豕，在所难免，如欲试用，务将所列药物进一步弄清，以免发生不良反应。

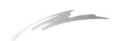

体会：

（1）原方似以二陈汤为基础，去掉陈皮，加入川贝母、杏仁、桑白皮、五味子、青木香、当归而成。个人认为，它的重点在于祛痰而兼平喘止咳。似以痰多质稀，久且喘咳，舌苔白腻而无新感外邪，寒热不著，证属湿痰者较为适用；至于痰黄而稠咯吐不利，热证明显者或寒证显著者，均恐其效不著。是否如此，有待实践证明。

（2）原方之所以有效，关键在于青木香。青木香，即马兜铃根，又名土木香、独行根等。它的功用及副作用有："治风湿，并治痈肿，痰结气凝诸痛。治热肿、蛇毒，水磨服之。治蛊素，酒水和煎服之，毒从小便出。"（张石顽）"治血气。"（《大明》）"利大便，治头风瘙痒秃疮。"（李时珍）"亦为散气药，故疝家必需。"（冯楚瞻）其性味为辛苦冷，有毒。《肘后方》用治蛊毒，以"兜铃根30克为末，水煎顿服，当吐蛊出"。"独行根有毒，不可多服，若多服则吐利不止。"（马志）"其根吐利人。"（《本草纲目》）由此看来，青木香在原方中所起的作用，主要是吐利痰液；配当归以治血气。积痰去，血气调，而病自愈。

（3）对原方及服法的几点看法和设想。

①原材料嘱取药3剂，从第一晚开始到第二晚服完，这实际上等于取1剂各18克的药，于24小时内将头煎分3次服，二煎一次顿服。《肘后方》吐蛊，用兜铃根30克，水煎顿服。今原方用18克而分服，则吐利之力自弱，身体较强或积痰不多者，可不吐利。

②五味子用量也是18克。李杲："五味子收肺气，乃火热必用之药，故治嗽以之为主，但有外邪者，不可骤用，恐闭其邪气，必先发散而后用之，乃良。有痰者以半夏为佐，喘者阿胶为佐，但分两少不同耳。"按哮喘之发作，多因新感外邪所引起。这一点，也应注意。

③杏仁用量也是18克。据说，有些地方对于杏仁的炮制方法，是把干燥的苦仁放于铁勺里，在火炉上一炒即得。用这种炮制方法炮制成的杏仁，用上18克，毒性如何，也应注意。

④半夏用量也是18克。半夏温燥化湿，为治湿痰之要药，如属阴虚燥痰，即不宜使用，较大用量更不可用。

⑤原方药物共计9味，每味都是18克，而无主次之分，似欠恰当，也应予以考虑。

⑥哮喘一证，也有寒热之分，虚实之辨，种种不同，原方究以何者较为适应？似不可一见哮喘而概用之，以免影响疗效，甚或发生不良反应。

⑦早些年即有人持此方和大家研究过，可惜当时因为传抄多误，未加认真研讨。但多年后它仍流传于病人之间，说明它还是有一定的疗效。否则，早已自行灭绝。再加上近来个人目睹该患者服药前后俨若两人的情况，虽仅1例，也实

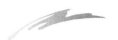

属可贵！故特简介如上，以供医务工作者参考。错误之处，请予指正。

补记：患者在新婚之后前往夫家探亲，道路遥远，感受风寒，又加饮食不当，先后曾复发过2次。但均较治前轻甚，又各连服3剂，即告痊愈。这说明该方对于治疗哮喘复发，疗效亦同，且无不良反应。

百姓验证：辽宁凤城县宝山乡白村姜洪清来信说："我用本条方治好了30多年的慢性气管炎和哮喘病。以前，我走路上气不接下气，平时不能干活，每年的药费四五百元，中西药吃了不少，就是不见效，我已失去治病信心。后来一想，自己才41岁，还年轻，应该再治一治。偶然的机会，获得此方，经试用，奇迹出现了：用了12剂药，总共才花了30元钱就把病彻底治好了。现在不咳不喘，面色好看，也胖了。每天还能干些活，恢复了健康。我还用此条方把另外2名慢性气管炎患者也治好了。"

371. 我用蝙蝠酒治支气管咳嗽哮喘有效

主治：先咳嗽，后胸闷、气喘、嗽中有声而鸣，遇有特异气味，咳嗽尤甚。

配方及用法：用夜蝙蝠1个，放火边烤干，轧成细末。用黄酒2份、白酒1份混合好，再与蝙蝠细末混合服用。

疗效：一般用药1剂即愈。

说明：夏季服无效，须在冬季服用。酒的用量可根据年龄大小酌情增减，一次服完。

百姓验证：江苏响水县灌东盐场小区蒯本贵来信说："盐场工人杨井宝患支气管哮喘多年，经附近县医院及盐城、连云港和淮阴等多家医院治疗均未见效果。后来我用本条方为他治疗，用药1剂症状基本消失。"

荐方人：河北　李淑君

引自：广西医学情报研究所《医学文选》

372. 穴位敷药治哮喘20例全部有效

主治：支气管哮喘、喘息性慢性支气管炎。

配方：麻绒、细辛、五味子、桂枝各3克。

用法：上药为细粉，以姜汁调膏备用。在夏季三伏天，选取定喘、肺俞、膈俞、肾俞穴、双侧穴位（定喘为单）同时用药，每伏1次。将药膏涂于适当大小的薄膜纸上贴于各穴位，然后用胶布固定。贴药时间以病人自觉局部灼热疼痛为宜，即去之。否则局部会起疱而影响下次治疗。如本次（每年三伏天3贴为1次）疗效不显著者，次年可继续治疗。

疗效：本组20例，病程20～30年。治疗结果：痊愈（咳嗽症状完全消失，或短暂偶发，症状较轻，完全恢复正常学习工作）5例，显效（咳嗽症状基本消失，能

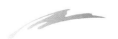

坚持正常学习工作）10例，好转（咳嗽减轻，时有发作尚需一般治疗）5例。

荐方人：四川省綦江县中医院内科主任　周清云

引自：《当代中医师灵验奇方真传》

373. 口服多虑平治顽固性哮喘有效

配方及用法：多虑平25毫克。每日3次，口服。

疗效：《临床荟萃》杂志1990年第2期报道，以此药治疗5例病程3～15年的顽固性成年人哮喘，均1～2天内明显见效，有效率100%。治疗中未见不良反应。

引自：《实用西医验方》

374. 此方治支气管哮喘有效

配方及用法：麻黄150克，杏仁200克，净棉籽仁500克。杏仁、棉籽分别炒微黄，和麻黄共为细末，备用。成人日服3次，每次10克，开水冲服。

疗效：治疗1万多人次，有效率96%以上。

注意：对心源性哮喘无效。

引自：《实用民间土单验秘方一千首》

375. 蛤蟆肚装鸡蛋可治哮喘

配方及用法：蛤蟆1个，鸡蛋（最好是白鸡下的）1个。将鸡蛋从蛤蟆口内装入肚中，然后把蛤蟆用纸包上，取阴阳瓦2块（即瓦房上糟瓦1块，盖瓦1块）盖好，外用泥敷半指厚，置于火炉上烘烤，蛋熟取下。将瓦揭开，剖开蛤蟆，取出鸡蛋，去壳食之，随后饮黄酒适量。

疗效：此方治疗哮喘6例，均获痊愈。

百姓验证：四川汉源县九乡镇任晓林，男，45岁，农民。他来信说："邻居郝从连患支气管炎几年，我用本条方为他治愈，至今未复发。"

引自：《四川中医》（1987年第2期）、《单方偏方精选》

376. 家传方可治风寒哮喘

主治：体质虚弱，一遇风寒即发哮喘。

配方及用法：柚子皮1个，乌肉鸡1只。鸡去毛及内脏，以柚子皮纳鸡肚内，用砂纸密封，黄泥包裹，烧熟，去黄泥、砂纸，取鸡食，食三四次即愈。

疗效：治愈多人，其中有患哮喘17年者，服此方亦愈。

禁忌：热性哮喘不宜服。

荐方人：龙赞深

引自：广西医学情报研究所《医学文选》

377. 谭诚老军医的治哮喘效方

哮喘是冬春季节的常见病、多发病,患者以老人和儿童居多。患者往往久治不愈而十分痛苦。广西玉林市谭诚老军医运用民间姜汁衣治哮喘病获奇效,现介绍给患者试用。

配方及用法:取肥大的生姜2千克左右,捣碎榨取姜汁。做一件合身的棉纱布内衣,用过滤的姜汁把内衣浸透,在烈日下晒干,然后患者贴身穿上,每7~9天换一次姜汁衣。一般患者穿3~4次后可见效。病情较重者、患病多年的哮喘病人,则需穿10次或两个冬天方可收到显著效果。

注意:治疗期间忌食虾、蟹、生冷和酸性食物,戒烟,禁房事。

荐方人:广西玉林市中医药研究会会长　梁庆森

378. 黑芝麻治老年哮喘稳妥有效

含有脂肪的黑芝麻对治疗老年性哮喘,是一味平和稳妥有效果的药物。

配方及用法:黑芝麻250克(炒),生姜125克(取汁)。用姜汁浸拌黑芝麻,再入锅内略炒一下,放凉。另用冰糖、蜂蜜各混合拌匀,放入广口瓶内,每日早、晚各服一汤匙。

荐方人:广西民族医药研究所雷丽君

379. 夏治哮喘用"一贴灵"花费少效果好

配方及用法:白芥子、细辛各10克,甘遂、元胡各6克,麝香1.5克。将上药共研细粉,生姜50克捣汁,用姜汁将药粉调成糊,摊成1分硬币厚薄大小的药饼若干个,放在牛皮纸上,贴在患者背部脊柱两侧的肺俞、大杼、膈俞穴上(左右各一穴,每次每穴用一个药饼)。贴前先用手指揉按穴位,使局部潮红。贴好后用胶布固定。睡前贴上,次晨取下。如皮肤感觉灼痛厉害,可贴1~2小时后取下。每隔10天贴一次。三伏天贴,每年夏天共贴3次。轻症1个疗程可愈,重症3个疗程可愈,总有效率达85%。此方简便实用,花费少,效果好,值得在广大农村推广使用。

按语:贴后局部穴位有疱疹形成,是贴敷成功的象征,有疱疹必有较好疗效。

荐方人:河北石家庄市方宝工具厂医务室张云亭

380. 我患的气管炎用西瓜露治愈了

西瓜霜制作方法:挑选一个2~3千克重的西瓜,切开一个小口,把中间西瓜肉挖去,留瓜瓤约3厘米厚,然后放入150克蜂蜜,150克香油,100克鲜姜片,10枚

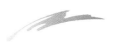

大红枣（去掉枣核），再把切下的小盖扣上，放进锅里固定好，锅内添水（水面应当低于西瓜切口部分），用火炖一个半小时左右。

趁热喝西瓜里的露汁，一边喝西瓜露，一边吃少许姜片，但不能吃西瓜里的大红枣，最好是一次喝完，然后睡半个小时。如果一次喝不完，下次再喝的时候必须炖热。

一般来讲，夏天喝了西瓜露，当年冬天就能见效。如果病程较长，可在来年夏天再喝一次。这样连续服用2次，即使不断根也会大有好转。小孩服量可适当减少。喝完西瓜露之后，不能吸烟，不能吃辛辣食物。（张裕兴）

百姓验证：江苏扬州市小码头黄东旭，男，38岁。他来信说："我患有30多年的气管炎，每年夏季鼻塞，冬季常犯咳嗽、胸痛，有时哮喘，吃药、输液只能暂时缓解。后来我用本条方治疗，服用一次就基本痊愈。我准备明年夏季再服用一次，以求巩固疗效。"

引自：1996年9月12日《老年报》

381. 本方治各型哮喘均有效

患哮喘的病人都知道，每当哮喘发作，常自汗出，甚至大汗淋漓。我选用上海医科大学中医教授姜春华自拟的一张处方，经数十例患者临床使用效果颇佳。此方药源广，价格廉，哮喘患者不妨一试。

配方及用法：瘪桃干15克，佛耳草15克，老鹳草15克，旋覆花10克（包），全瓜蒌15克，姜半夏15克，防风10克，五味子6克。水煎，分2次服，每日1剂。

运用本方，无须辨证，各型哮喘均可服用。一般连服7~10剂即能治愈或显著缓解，且十分安全可靠。（虞永水）

382. 少林寺传出的治老年哮喘良方

少林寺还俗僧徐祗法珍藏有许多秘验方，疗效极佳。下方为治疗老年哮喘良方。

配方及用法：剥下的棉花根外皮125克，加入清水5千克于锅内将棉花根皮熬成紫红色为度，过滤药液；再将此药液熬缩至3.5千克，放白糖1千克搅匀，冷后装入瓶内。每次服2匙，每天3次。

引自：《佛门神奇示现录》

383. 五味子鸡蛋泡醋可治喘病

配方及用法：五味子155克，红皮鸡蛋7个，醋2000毫升。将五味子和红皮鸡蛋共同泡入醋中，7天后将上三味放入砂锅煎熬，沸后再煎30分钟。饭前吃蛋喝汤，一次喝不完者，下次温热再服。连服3剂，病可痊愈。

百姓验证：彭楼村有一患者，气喘呼吸困难，多方治疗无效，服此方病愈。

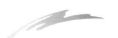

还有一五保老人，患病20多年，服此方后，也恢复了健康。

荐方人：河南上蔡县邵店乡彭楼学校　张年

384. 椒目油丸可治支气管哮喘

张某，男，16岁。患支气管哮喘13年，四季均发病。发病时昼夜不停，每天用7～8粒氨茶碱及肾上腺素、强的松等药亦不能控制，经常赴医院急诊或住院治疗。1978年11月来院门诊时，急性病容，喘重咳剧，汗出淋漓，两肺满布哮鸣音。当即给服椒目油丸（将椒目榨油，制成胶丸，含油量15%～30%，每丸含生药200毫克，每次服600～1000毫克，日服3次）1000毫克，7分钟后自觉胸闷、气急症状好转，40分钟后哮鸣音消失，呼吸由32次／分减少至24次／分，心率由140次／分降至112次／分。3日后病情得到控制，未用其他平喘药物。以后继续服用该药，病情稳定，辍学数年后得以复学。

按语：椒目即花椒之种子，用其治喘，对于水气之喘较为适宜。金元四大家之一朱丹溪曾有"椒目劫喘"之载，李时珍亦数次引述，足见其有效。实践证明，椒目治喘具有起效快、临床疗效好，适应范围广等特点，且很少有毒副反应（偶见服后口干，胃部不适）。但本法究属急则治标之意，一俟喘平哮止，当从根本予以调治。

385. 蒸霜雪糖水可治气喘病

配方及用法：扫下头一两次霜雪一碗，再加上100克红糖，放在锅里蒸霜雪糖水，连服2剂即可治好。

我妻子因患哮喘而去世，几个子女均患此病。1980年春节，路遇一位大嫂介绍此方，给几个孩子照方服用，皆治愈。后来又用此方治愈数人。

百姓验证：辽宁凌源市李国春用此方治好了本村一位患有多年气喘病的患者。

荐方人：河南尉氏县寺前张村　刘动

386. 本方治单纯顽固性哮喘效果好

配方及用法：灵芝酒或糖浆。灵芝酒：取灵芝实体50克粉碎，浸入60度白酒500毫升中。在常温下放置1个月后，酒呈棕红色即可服用。每日3次，每次饭后服10毫升。

灵芝糖浆：取灵芝实体50克粉碎，加单糖浆500毫升，混合煮沸，冷却后备用。每日3次，每次饭后服10毫升。上述两种剂型的选择，应视患者的病情和喜好情况而定。

疗效：经治数十例，一般在15天左右即可见效。

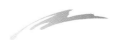

引自：《辽宁中医杂志》（1989年第2期）、《单味中药治病大全》

387. 麝香紫皮蒜敷椎骨治好了顽固性哮喘

王某，男，55岁。于1954年春季始发哮喘病，后发展到一年四季均发病，秋季尤重。遂取麝香1～1.5克，研成细末，紫皮蒜10～15头，捣碎成蒜泥。于1961年端午节中午近12点时，让患者伏卧，以肥皂水、盐水清洁局部皮肤，12点时先将麝香末均匀地撒敷在第七颈椎棘突到第十二胸椎棘突宽2.6～3.3厘米的脊背正中线长方形区域内，然后将蒜泥覆于麝香上，60～70分钟后将麝香及蒜泥取下，清洗局部，涂以消毒硼酸软膏，再覆以塑料薄膜，并以胶布固定。治疗后患者顿觉呼吸通畅，不憋气，胸部轻松，喘息消失，脊背不再发凉，全身舒适，哮喘发作日减，之后未再住院治疗。随访多年，患者自诉哮喘已不再发作，且体质比过去增强。

引自：《陕西中医》（1983年第4期）、《中医单药奇效真传》

388. 消除或缓解哮喘发作新招

支气管哮喘是多发病、常见病。气喘发作多见于夜间或清晨，这时如用特制光源设备进行光照，即能消除或缓解哮喘发作。特制光源是这样的：做一个一面透光，其余各面不透光封闭的玻璃盒（也可用木制的），盒中央放置一个150瓦灯泡，距脸15～20厘米，让透光的一面对准额部和头部。接通电源，让光充分射在暴露的头、额上。每次照射10～20分钟，每日1次，于清晨5时（春夏季）或6时（秋冬季）开始。注意应在哮喘发作季节进行。1疗程为半个月至1个月。

本方法治疗既经济，又方便，而且对患者无任何副作用。（王德勋）

引自：1996年10月5日《晚晴报》

389. 坚持手脚穴位按摩治哮喘有效

哮喘有的是由肺气肿引发，症状表现常从咳喘开始。这种病在拇指及拇指丘（大鱼际）常有显示，如果发现拇指或拇指丘出现紫色淤血现象或硬结，则可说明是肺气肿引发。还有的哮喘由过敏引发，如是精神因素、寒冷、烟尘等诱发，应排除诱发因素，然后再进行按摩治疗。

脚部选穴：22，23，24，13，14，39，41。（见389条图1）

按摩方法：22，23，24三穴要连按，用按摩棒大头从22斜推按至24，双脚取穴，每次每脚每三穴按摩5～10分钟。13穴用按摩棒小头点按，双脚取穴，每次每脚每穴点按5分钟。14穴用按摩棒大头由内向外横按，双脚取穴，每次每脚每穴推按5分钟。39穴用食指关节角推按，双脚取穴，每次每脚每穴推按5分钟。41穴用拇指点压、推按，双脚取穴，每次每脚每穴点按5分钟。每日按摩2次。

手部选穴：13，40，20。（见389条图2）

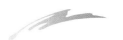

按摩方法：用香烟灸13，40两穴，每手每穴3分钟。然后双手摩擦20穴区5分钟，摩至穴区有发热、发火感为度。

注：有关穴位名称及按摩工具制作法，请详阅本书4145条《手脚穴位按摩疗法》。

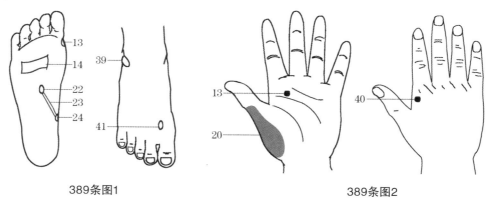

389条图1   389条图2

390. 蛋黄油胶囊治疗心脏性哮喘效果好

气喘原因有二：一是心脏性气喘，二是支气管气喘。心脏病引起的气喘与支气管气喘不同，当心脏有病时，心脏在收缩时期输出的血液减少，也不能把血管内的血液顺畅地推向前进，于是，有些血液便散布在肺部或肢体各部为患，血液在心脏排出不多。在劳动时更感心跳，血液散布在肺里，便会通过神经反射引起大小支气管收缩起来，空气通过困难，兼之肺里积有淤血，肺的呼吸面积缩小，就会发生呼吸困难而气喘。支气管气喘是因过敏或感染引起支气管痉挛而气喘，用扩管的氨茶碱治疗。心脏性气喘急性发作时，用吗啡可缓解，但不可能根治。治疗此病民间有一偏方效果较好，那就是蛋黄油胶囊。

制法：煮好20个鸡蛋，取出蛋黄，放入较厚的平底锅中，先用弱火，一面不断地搅动蛋黄，一面用铲子压迫，约1分钟左右，火势增大到中火，待蛋黄由茶色变成黑褐色时会冒出黑烟和蛋臭味，继续搅动后，会有油质冒出来，一直到蛋黄变成焦炭为止，把做好的蛋黄油放入玻璃容器中保存，稍后将蛋黄油装入胶囊。

用法：1次2粒，每日3次。

按语：此方对心脏性气喘和心悸病均有效。

百姓验证：李某，男，67岁，山西省洪洞县郭堡村人。于1986年就诊，此人从1968年开始心悸、气短，上楼时上气不接下气，以前被诊断为支气管哮喘，后来定为心脏性喘息，查肾脏有尿蛋白"++"，肝功能轻度异常，血压12.0／8.0千帕（90／60毫米汞柱），心脏可闻Ⅱ级收缩期杂音，肺部有哮喘音，心下及肋下腹肌紧张有压痛。曾用吗啡有效，因买吗啡困难，家属来问有无偏验方治疗。遂投以

鸡蛋黄油胶囊，每日3次，1次2粒，服药3天后心悸、气短基本好转，体力增加，患者甚感此方有效。连服2个月，1年内喘息未发作。

引自：《偏方治大病》

支气管扩张咯血

391. 用此方可治支气管扩张咯血

配方及用法：莲子20克，茅根、鲜藕各50克，大枣3枚（去核）。水煎服，日服1剂。

疗效：用该方10余年，治疗近百例病人，一般服2~3剂咯血即能停止。

引自：《实用民间土单验秘方一千首》

392. 虎荞汤可治支气管扩张咯血

主治：支气管扩张咯血。

配方及用法：虎杖250克，金荞麦100克，猪肺1具，加水炖后去药渣，服汤和肺脏。每日2~3次，每剂服3天。一般服2~3剂可止血。为巩固疗效，可将虎杖200克，金荞麦900克，水煎服2~4周；也可按配量比例压片服，1次2克，每日3次，连服1~2个月。

疗效：治疗患者85例，治愈（临床症状消失，未见痰血，X线检查肺纹理正常）82例，显效（咳嗽消失，痰血明显减少）3例，有效率100%。

本方对急症、慢症均宜，急性咯血时配抗菌素抗感染，止血效果更好；伴有其他症候者，可按辨证配伍服他药；没有猪肺时可用五花肉代替。

荐方人：四川省成都市华林乙肝气管炎研究所所长　龙会全

引自：《当代中医师灵验奇方真传》

393. 用秘红丹可治支气管扩张咯血

主治：大咯血（诸如支气管扩张、肺结核、肺癌等因热伤肺络所致者）。

配方及用法：大黄10克，肉桂10克，山药20克，白芨15克，川贝10克，生三七10克，生代赭石50克。诸药各研细末。前6味混匀，每用4~6克，以生赭石末煎汤送服（汤煎成倒出时无须澄清，微温，趁混浊状服。赭石末沉渣再服时另加水煎煮即可）。病情急重者每隔2小时服1次。一般服药两三次即见效。血止后酌情继续服药一两日（每隔4小时服1次），然后以养阴清热汤剂调理。

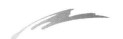

疗效：治疗支气管扩张咯血28例，肺结核咯血20例，肺癌咯血4例，全部有效。

按语：秘红丹为近代名医锡纯先生治疗吐血效方，原方由川大黄、油桂、生赭石三药组成。在原方基础上加川贝母、白芨、山药、生三七诸品治疗大咯血，扩大了原方的适应范围。全方具有清热降逆，止咳止血之功，药性平和，疗效可靠，屡用屡验。

百姓验证：湖南溆浦县水田庄乡曾社祥，男，49岁，教师。他来信说："我邻居张云祥患支气管扩张有5年之久，病发时只觉得咽喉一热就出血，多次进行治疗，但只是当时生效，天凉受寒就再犯。我用本条方为他治疗，服1剂药见效，服2剂药就痊愈了。"

荐方人：云南曲靖地区医院医生　曾金铭

引自：《当代中医师灵验奇方真传》

394. 小蓟绞汁治咯血确有疗效

李所伟，余之远亲，在京从事油漆业，其体素不健壮，经常咳嗽。1961年夏患咯血，晨吐尤多，甚惧，几经诊治，无所效验。后经北京某医院介绍一偏方：鲜小蓟洗净切碎，布包绞汁，每服一大碗。惜当时京中无此物，乃回河北老家，家中田野遍地皆有，随处可得（河北俗呼青青菜者是也）。照法服之，经服半月，吐血果止。返京后相叙于余，随录之。此人后调陕西汉中某厂，余多年未晤其面，从其家人口中得知，自愈之后，未再复发。

引自：《偏方奇效闻见录》、《中医单药奇效真传》

395. 单用肺形草代茶饮可治支气管扩张咯血

一位姓周的老者，68岁，反复咯血，咳嗽5年，多方求医罔效。曾在某医院X线摄片检查，诊断为支气管扩张咯血。用肺形草30克，水煎。每日服2次，每次300毫升。连服1个月，咯血未作，咳嗽已愈，形体渐强，面色转润。再用开水泡饮代茶半年，X线摄片正常。随访5年，未再发作。

引自：《浙江中医杂志》（1988年第7期）、《中医单药奇效真传》

396. 藏红花传奇

美丽的雅鲁藏布江是西藏境内一条著名的河流，在其上游山巅上有所喇嘛庙。有一日，即将圆寂的老喇嘛医僧把徒弟哈桑叫到身边说："哈桑呀，你把'神花'这药带给汉族兄弟吧，让它在中华大地上发扬光大……"不久后，老医僧便去世了。

哈桑挥泪告别师父的遗体，背着羊皮药囊沿雅鲁藏布江走出西藏，一天傍

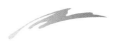

晚，他抵达了中原名城洛阳。哈桑投宿一家客栈时，看到店老板瘸着一条腿在迎客，十分不便。原来他日前扭伤了脚踝，而治疗却又收效甚微。哈桑问清缘由后，便取出一瓶红色的液体在店老板的患处抹了些。此药水还真灵验，涂上两个时辰后，红肿就开始消退，店老板竟已能行走自如。这消息迅速传开了，前来客店求哈桑治病的人络绎不绝。

且说在洛阳街上有一家颇有名气的药堂，店主杨柳青忠厚老实，讲求医德。他得知有一年轻医僧用一种草药给人治病，疗效神奇，便数次赶去拜访。哈桑被杨柳青的一片诚意感动，交谈之后又知其医技不俗、医德高尚，便决定将师傅的遗愿转托他去实现。

哈桑从羊皮药囊中抓出一把红花说："我治病主要靠它，它原产于波斯等国，后经印度传入我国西藏、云南。能镇痛、活血化淤，可治头痛、眩晕、中风及某些妇科病，但以治出血疗效最佳。"最后，他讲到了师傅的遗训及藏族同胞对汉族兄弟的一片深情厚谊。

杨柳青听罢十分感动，挽留哈桑虚心求教。哈桑在洛阳逗留半年，杨柳青医术更进。后来，洛阳城防守军将领因受伤咳嗽吐血，且治疗收效不佳，于是派人来请杨柳青前去诊治。杨柳青为其搭脉问症后，认为应先止吐血，后降火，再养血。于是，他把哈桑赠的藏红花制成药酒，然后以文火隔水炖热，嘱将军趁热饮下。一连三日后，将军的病就痊愈了。

从此后，杨柳青置田十亩，栽上藏红花，使这种红花遍及中原大地，为治病救人作出了贡献，成为祖国中草药宝库中的一朵真正的红花。（韩希贤）

引自：《生活与健康》

397. 本方治肺底血管畸形引起的胸闷咳嗽出血疗效佳

肺底部血管畸形出血属胸外科疑难杂症，此病以胸闷咳嗽，咳中带血为基本特征。急性发作时，吐血不止，日吐量在20～100毫升，一般性治疗是难以达到理想效果的。在外科临床中，多通过手术进行治疗，且风险性较大。前年，我在接触此类病症患者时，采用以中草药大蓟根为主的止血补气疗法，收到了独到的治疗效果，患者很快得以康复，至今尚未复发。现将此方献出。

配方及用法： 大蓟根200克，鸡蛋4个，红糖250克，芝麻500克。把大蓟根与鸡蛋放在药罐内浸泡1小时，然后文火煎30分钟，待药汤降至30度左右时，将鸡蛋剥壳与汤药共服。每剂药早晚两次煎服，7天为1疗程，连服3个疗程。

辅助疗法： 将芝麻放入铁锅内微火翻炒，待芝麻呈微黄色时，把红糖倒入铁锅内，与芝麻掺和翻炒，约3分钟赤糖溶化与芝麻混为一体，此时应立即盛出，将炒物放在平整的木板上，趁热擀成芝麻糖饼，及时切成若干小块，每块17克左右，封闭保存待用。每日在汤药服下半小时后吃下3块。

服用此方1～2天内吐血量明显减少，服用5天后吐血全止。此方简单疗效高，有此病症的患者不妨一试。（高风云）

引自：1996年10月31日《健康之友》

打　鼾

398. 利他林能治睡觉打鼾

鼾症分中枢型和阻塞型两类。各种诱因如大量饮酒、劳累使大脑皮层过度抑制，咽部肌肉松弛，加重原有狭窄气道的闭塞，都可造成打鼾。同时打鼾还与呼吸中枢对气道闭塞所致的缺氧、高二氧化碳血症刺激不敏感有关。

利他林曾是治疗小儿遗尿、多动症的中枢兴奋剂，用来防治鼾症效果显著。

方法： 利他林5～10毫克，临睡前口服。因作用温和，剂量小，可无副作用发生。这是内科防治鼾症的尝试，简便、安全有效，请鼾症患者在医生指导下一试。

荐方人： 江苏内科主治医师　章汝强

399. 服醋蛋液也能使打鼾停止

我患有多年的鼾睡症，不论黑夜与白天，凡入睡就会出现呼吸困难、打"呼噜"。每每鼾声大作，使家人很烦。经服醋蛋液后，现入睡后呼吸舒畅，呼噜声也随之消失。我本人和家中成员都为之高兴。当我服到3个醋蛋液时，入睡后呼吸困难和打"呼噜"现象已基本消失。我爱人劝我再继续喝几个醋蛋液，以巩固疗效，避免旧病复发。

荐方人： 黑龙江林甸县畜牧局　陶化民

胸膜炎

400. 我食2次蜂蜜鸡治愈了胸膜炎

我于1988年秋患胸膜炎，住院治疗多天不见病情好转，此时朋友介绍一验方，果然神奇，服2次病就痊愈了，至今从未复发。后来我把该方介绍给许多患者，无不灵验。此方对干湿性胸膜炎均有效，无任何副作用。

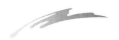

配方及用法：每次1只鸡（男雌女雄好），200毫升蜂蜜。先把鸡杀死去杂洗净，放入锅中加水，用文火将鸡炖得烂熟后，再把蜂蜜倒入锅中，5～10分钟后即可服用，稀稠一起吃。

百姓验证：广西宾阳县新桥镇王世和，男，47岁。他来信说："我于1999年9月17日患胸膜炎，用本条方服药15剂，只花27元钱而治愈。"

荐方人：河南方城县拐河镇政府　孙家声

401. 用此方可治愈结核性胸膜炎

我曾于1969年5月患过结核性胸膜炎，经湖南桑植县人民医院治疗26天，虽有好转但未痊愈。后来请下放到此地劳动锻炼的湖南医学院的师生医治，开此药方，连服5剂，从此以后未见复发。用此方又治愈10多位胸膜炎患者。

配方及用法：银柴胡15克，淡黄芩15克，牡蛎粉15克，瓜蒌皮9克。上药水煎服，每日3次，连服5剂。

荐方人：湖南湘西自治州农科所　王宗谈

引自：广西科技情报研究所《老病号治病绝招》

胸腹疼痛

402. 檀香姜汤饮治胸腹疼痛效果佳

主治：胸腹疼痛，嗳气呕逆。

配方及用法：檀香6克，生姜5片。将上2味加水适量，煎煮10～15分钟即可，撇药汁温服，每日2次。

按语：檀香味辛性温，有理气散寒之功效。《本草求真》载："凡因冷气上结，饮食不进，气逆上吐，抑郁不舒，服之能引胃气上升，且能散风辟邪，消肿止痛，功专入脾，不似沉香力专主降，而能引气下行也。"配伍生姜温中散寒，相得益彰。

在近代蜀中名医郑钦安《医法圆通》中有这样一则病案：有一天，一位中年患者就诊，自诉以抬滑竿为生，经常长途跋涉，风吹雨淋，食凉饮冷，饥饱无定，患胸腹疼痛，嗳气呃逆，因家贫无力医治，病已数载，祈能赐一验便良方。郑氏诊毕，说道："街头有家富户正做家具，你去将所锯木屑讨来，每日服3次，每次服一小撮（3克左右），用生姜五片煎汤送下，10日后再来复诊。"患者半信半疑而去。10天后，患者满脸喜悦来谢医生，数年痼疾已霍然而愈。又请人写了"锯末姜汤

饮，郑君医术精，小方治大病，有病快来医"几句话贴在郑医生的门前。

引自：《小偏方妙用》

胸腔积液

403. 十枣汤治疗悬饮及渗出性胸膜炎效果很好

主治：悬饮，渗出性胸膜炎（胸腔积液）。

配方及用法：芫花、甘遂、大戟各10克，大枣10枚。前三味生用，研细末装入胶囊内，每粒重0.5克。剂量为1~3克，日服1次，晨起空腹用大枣10枚煎汤送服。每日量和间隔时间根据患者体质和胸腔积液多少而定，一般服4~8次。

疗效：20例患者经用十枣汤后胸腔积液均消除，最短者10天，最长者20天，无一例用胸腔穿刺抽液。经复查，仅1例胸膜轻度粘连。

按语：多数患者服十枣汤后患侧胸胁感到有灼热感，随即泻下，说明芫花、甘遂、大戟泻水之性峻烈迅猛，可直达水窠，使水饮溃泻而下；1例患者服十枣汤后虽未泻下，但能起到宣行三焦水道的作用，使其水饮由上达下，从小便排出，同样也达到逐水祛饮的治疗目的。临床运用十枣汤时，一定要遵照"表解者，乃可攻之"的治疗法则，以免攻伐水邪而伤正气，招致表邪内陷之患。运用十枣汤时要视体质胸腔积液多少而定量。通过泻下，胸腔积液减少后，可减量服，直至完全消除为止。

荐方人：山西省太谷县中医院副院长　常济公

引自：《当代中医师灵验奇方真传》

胸闷不适

404. 坚持手脚穴位按摩可治愈胸闷不适症

胸闷为中老年人常见病，多并发于呼吸系统疾病、循环系统疾病，如经医生检查无其他严重的器质性疾病、肿瘤等，可采用手脚穴位按摩法进行调整治疗。

脚部选穴：33，43，44。（见404条图1）

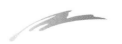

按摩方法：33穴用按摩棒大头由上向下推按、点按，先点按后推按，左脚取穴，每次按摩5分钟。43穴用食指关节角自前向后推按，双脚取穴，每次每脚每穴推按5分钟。44穴用双手拇指自内向两侧横推按，双脚取穴，每次每脚每穴推按5~10分钟。每日按摩2次。

手部选穴：14，73，42。（见404条图2）

按摩方法：14穴可用梅花针刺激，也可用手指强力捏按，左手取穴；73穴可用单根牙签扎刺，双手取穴；42穴用拇指扣食指、中指强力捏揉，双手取穴，每穴每次2分钟。

注：有关穴位名称及按摩工具制作法，请详阅本书4145条《手脚穴位按摩疗法》。

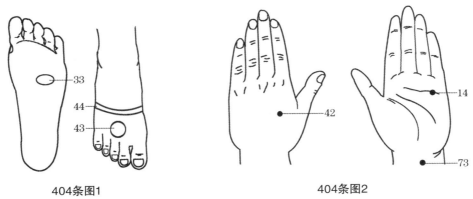

404条图1　　　　　　　　　　404条图2

第三篇

消化系统疾病

消化不良

405. 喝醋蛋液可治好消化不良病

1个月前，我和老伴把醋蛋液当保健食品各用了3个，万万没有料到，我们老两口的消化功能都大大好起来了。老伴喝醋蛋液前，早上起床即去厕所，但几乎每次都大便失禁。我今年67岁，从小就消化不良，大便也不成形，喝醋蛋液后，我的病也好了。另外，我老伴的姐姐73岁了，因患脑血栓瘫痪了10年之久，喝了20多个醋蛋液后，可以活动了，说话也比以前清楚。

荐方人：贵州省建筑设计院　邵立学

406. 坚持手脚穴位按摩可改善食欲不振症状

食欲不振多因胃肠道功能减弱和长期精神疲倦所致。如是由精神紧张引起的食欲不振，首先应解除精神紧张的病因，然后再按摩病理反射点。

脚部选穴：15，16，17，25，34。（见406条图1）

按摩方法：15，16，17三穴要连按，用按摩棒大头从15穴推按至17穴，双脚取穴，每脚每三穴每次按摩5~10分钟。25，34两穴可用按摩棒大头分别点按，25穴双脚取穴，34穴左脚取穴，每脚每穴每次点按5分钟。每日按摩2次。

手部按摩：

（1）胃肠机能障碍引发食欲不振，以19为主穴，用梅花针强刺激2分钟，再按摩3分钟，配穴18，40，42，每手每次按摩3分钟，每日数次。（见406条图2）

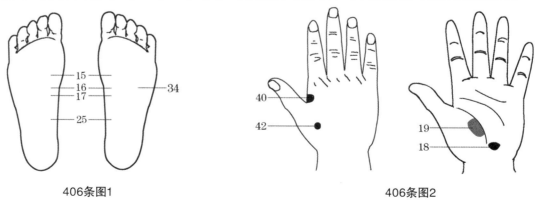

406条图1　　　　　　　　　　　　406条图2

（2）神经紧张引发食欲不振，以16为主穴，用梅花针强刺激2分钟，再按摩3

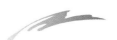

分钟。配穴19,42,每手每穴按摩3分钟,每日数次。

如病情较重,最好配按脚部病理反射点15,16,17,34,25等五穴。

注:有关穴位名称及按摩工具制作法,请详阅本书4145条《手脚穴位按摩疗法》。

呃逆(打嗝)

407. 我老伴打嗝用此方法很快治愈

引起呃逆的原因众多,一般可分为功能性呃逆和器质性呃逆两类。

功能性呃逆多数为正常健康人,在饭后、酒后或突然受到某种刺激后引起。这种呃逆一般短暂,多由于吞咽时食物经过食管刺激膈肌所致。

器质性呃逆病因较复杂,可分为中枢性呃逆和周围性呃逆。中枢性呃逆多见于脑部病变,如脑炎、脑肿瘤、脑积水、脑膜炎及脑血管意外等,当这些病变波及延髓出现频繁呃逆时,往往预示病情有恶化征兆。此外,中枢性呃逆还可见于尿毒症、急性和慢性酒精中毒、伤寒、中毒性痢疾等。周围性呃逆主要由迷走神经与膈神经受刺激所致,但其他部位神经受刺激后也可引起呃逆。胃肠道、腹膜、胸膜、肺等部位的病变是引起呃逆的主要病因。

因此,当产生呃逆后,特别是当呃逆不止、反复发作时,千万不能轻视,应及时到医院进行检查,尽早查清病因,确定是器质性还是功能性的。如果是器质性呃逆,应着重治疗引起呃逆的原发疾病,随着原发病的痊愈,呃逆也会随之消失。

功能性呃逆可以不予治疗或进行心理治疗,常用的方法有药物、物理方法等。对于顽固的功能性呃逆,可用穴位封闭疗法或针灸、按摩、膈肌反搏方法治疗。

在民间也流传着许多治疗呃逆的验方,如有一种速止呃逆的简便方法:当发生呃逆时,可迅速用自己的双手拇指和食指分别捏住双耳向两边揪5~6次,约5分钟,呃逆便可停止。若继续呃逆,仍用此法再重复2~3次,一般效果较好。还有一种方法:在嘴里含一小口水,并准备好随时吞咽的动作,当呃逆将要发生的一瞬间把水吞进肚里,呃逆便能止住。若一次不成功,可重复做几次,呃逆即会停止。(罗照春)

百姓验证:辽宁西丰县房木镇赵源渊,男,64岁。他来信说:"我老伴有打嗝的毛病,我用本条方为她治愈。"

引自:1997年3月24日《辽宁老年报》

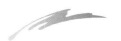

408. 我用嚼咽红糖法治呃逆立即见效

我去年得一打嗝病（呃逆），到医院治疗几天不见好转。后来友人告诉我一方：在要打嗝时将50克红糖分2次送入口中嚼碎咽下，停约一个小时再吃一次，立即见效。我应用此方后，呃逆一天就痊愈了。

百姓验证：陕西咸阳市干休所崔惟光，男，76岁，离休干部。他来信说："干休所老干部曹某患呃逆1周，很严重，我用本条方一次为他治愈。"

荐方人：河南西华县址坊乡诸葛学校　三水合一

409. 我按摩膻中穴治呃逆迅速获效

呃逆，祖国医学认为是胃气上逆动膈而产生。膻中为任脉气会穴，又称上气海，具有宽胸理气、宁心安神之功。近年来，我在农村医疗实践中，按摩膻中穴治疗呃逆症50余例，均获速效、显效。

方法：让患者平卧床上，两腿屈曲，腹部放松，以中指点按其膻中穴（两乳头连线中点）。患者当即就会感到舒服，施术不到2分钟，便可恢复正常。

百姓验证：湖北潜江市苑兴机械厂何桂珍，女，42岁，下岗。她来信说："有一次我突然不停地打嗝，非常不愉快，用本条方治疗，1分钟就止住了。"

荐方人：江西上犹县卫生院医生　钟久春

410. 我用瓜蒌治好重症型呃逆

今年夏初，我因开窗睡觉受凉，夜半熟睡中突患呃逆，起床饮了口白酒。当时虽止住了，但病根没除，次日又呃逆不止。于是用单方治疗，熬柿蒂茶喝。由于病情加重，以往这种行之有效的验方，这次却不见效果。"嗝"越来越厉害，一连四五天没有止住，由一般性呃逆发展为膈肌痉挛。最后，夜晚不能入睡，白天说话受阻，饭吃不好，严重影响了身体健康。后打听到一个单方：瓜蒌（一味中药）熬汤服用，效果很好。介绍人说，他家一位老人，曾患膈肌痉挛，住院治疗没有治好，最后买了2个瓜蒌，熬汤服用后治好了病。按照介绍人说的方法，我买了几个瓜蒌，洗净后把皮、瓤、籽一起入锅熬汤，服1次就有好转，次日又服用1次，呃逆彻底痊愈。

百姓验证：山东莱阳市城关镇田淑秀，女，50岁，农民。她来信说："我公公得了呃逆症，我用本条方为他治疗一次见效，几次就痊愈了。"

荐方人：河南郾城县政法委干部　翟民建

411. 我患呃逆用本方治愈

配方及用法：佛手橘18克，丁香12克，广木香15克，降香15克，沉香6克，枳壳15克，青皮12克，扁豆24克，藿香12克，焦白术10克，茯神21克，黄芩12克，苏子12克，

广大白15克，陈皮12克。将以上15味药煎两汁，分2天服，重者2剂，轻者1剂见效。

我几年前患此病，经服此药，至今未犯。

荐方人：河南遂平县文化局　王成德

引自：1997年第4期《老人春秋》

412. 喝酒止呃逆屡试屡验

呃逆，乃横膈膜痉挛，声门突然关闭，发出一种特殊声音，通俗说法叫"打嗝"。几十年来，我经常在乡下工作，吃饭早晚不定，一时不慎，吃了凉食零食，不断发生呃逆之病，一下接一下，一连几十下或十几分钟甚至几十分钟，心中非常难受，震得胸满心痛，但总觉非大病，也未吃过药。1991年春节的一天，又因吃零食引起了呃逆不止，发现桌上放着未喝完的酒，就喝两杯白酒，酒下即止，从此照例治之。老伴孩子们都试验过，邻居也有多人用过，皆有效。有呃逆病者，不妨一试。

荐方人：河南渑池县卫生局　徐世增

413. 我用喝水加弯腰法治打嗝非常见效

平时我们打嗝，不仅痛苦，有时还很尴尬，且越着急越止不住。我以亲身体会向朋友们介绍一种治打嗝妙法：取一杯温开水，喝几口，然后弯腰90度，作鞠躬状，连续弯几次腰，直起身来后，你就会发现，嗝已经被止住了。（常培信）

百姓验证：陕西咸阳市干休所崔惟光，男，76岁，离休干部。他来信说："我所老干部宁某，呃逆不止，到医院治疗无效。我让他用本条方治疗，仅一次就治愈了。"

414. 我父亲用柿蒂竹叶煎水服治打嗝有效

多年前，我父亲患呃逆连续打嗝三四天，全家焦虑不安。祖母四处寻找医治打嗝的药，最后用柿蒂和竹叶蒂煎水服，父亲服后痊愈。今年4月底，我弟弟也患呃逆连续打嗝，他在休宁县城求医服药七八天，用了许多药，花费50多元，仍不见效。我知道后，即叫我妻子搭车送去100张竹叶。我弟媳在县城药店买不到柿蒂，她到市上买了100个柿饼，从中取下柿蒂，将二者混合，分3剂煎水让我弟弟服。我弟弟连服两三天，打嗝的病情由缓解到痊愈。（吴友良）

百姓验证：河南洛阳市民族路6号院雷振兴，男，80岁。他来信说："我在2年前患呃逆，打针、吃药、针灸、按摩均未能治愈，后来用本条方治愈了。"

引自：1996年第10期《祝您健康杂志》

415. 嗅胡椒止打嗝

我有位好友，不知何时患上打嗝之病，特别是在饭后，更是打嗝不止。据好

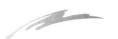

友介绍，有一次打嗝时，无意间嗅到了胡椒味，打了一个喷嚏，打嗝竟神奇般地止住了。后来他在打嗝时，便嗅嗅胡椒，仍然见效。（杜茂剑）

416. 心痛定可治顽固性呃逆

顽固性呃逆药物治疗往往难以奏效，近年来临床用心痛定（硝苯吡啶）治疗27例，效果显著。27例均在呃逆发生后舌下含服心痛定10毫克，结果1次奏效19例，2次奏效7例，另1例次日又复发，再含服10毫克愈后未复发。（常怡勇）

百姓验证：河南平顶山市人民医院白凤林，男，61岁。他来信说："李喜庆患呃逆病已有3年之久，不犯病的时间少，后来我用本条方1次为他治愈。"

引自：1997年11月13日《老年报》

417. 嚼咽砂仁可治呃逆

配方及用法：砂仁2克。将上药慢慢细嚼，嚼碎的药末随唾液咽下，每天嚼3次，每次2克。

疗效：此方治疗呃逆11例，全部有效，病程短者一般2次即可见效。

百姓验证：刘某，男，35岁。在食凉粉后，晚间突然呃逆大作，持续三昼夜不解。呃时全身颤动，呃声响亮有力，伴脘腹胀满，纳食不佳，大便溏，舌苔白腻，脉弦。曾服用丁香柿蒂散3剂，无疗效。遂用上方，当晚呃止，随访1年未见复发。

引自：《浙江中医杂志》（1988年第3期）、《单方偏方精选》

418. 桂枝甘草龙骨牡蛎汤可治呃逆

主治：肝胃失和致呃逆、呕吐等。

配方及用法：桂枝15克，甘草（炙或生）10克，生龙骨、生牡蛎各20克。先将龙骨、牡蛎煎20分钟，再放入桂枝、甘草同煎15分钟取汁。每剂水煎3次，合计200毫升。6小时服一次，每次50毫升。若服药困难，可酌情小量频饮。各药用量，可根据患者病情、体质适当加减。如中阳虚弱较甚，桂枝可加至20克，甘草须炙用；肝逆阳亢较盛，宜重用龙骨、牡蛎至各30克或40克，甘草生用或减量。

疗效：治疗患者90例，一般病例服药1剂即见效，3剂痊愈；顽固性病例，平均服药2剂见效，6~10剂痊愈。

荐方人：辽宁中医学院基础部副教授　孟繁志
引自：《当代中医师灵验奇方真传》

419. 口服乙酰唑胺治呃逆有效

配方及用法：乙酰唑胺0.25~0.5克，每日3次，口服。呃逆症状消失后停药。

疗效：《新医学》杂志1989年第12期报道，有效率100%。此法不但对神经性

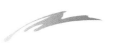

呃逆效果好, 且对继发于某些疾病的顽固性呃逆亦有显著疗效。

引自:《实用西医验方》

420. 按摩针刺治疗顽固性呃逆有效

主治: 顽固性呃逆。

取穴: 攒竹穴(眉头、眉毛内侧尽头)。

手法: ①按摩: 面对病人, 用拇指对准穴位揉捻按压, 其余四指在病人太阳穴部位固定头部。一般按压2~10分钟即可见效, 双侧穴位可同时按揉。②针刺: 用1寸针, 向外平针刺0.5~0.8寸, 留针10~30分钟。

疗效: 有效率100%。一般1次即愈, 呃逆重者可隔日重复一次。

按语: 攒竹穴属足太阳膀胱经穴位, 与肺俞、膈俞相连, 按压及针刺攒竹能调节肺胃, 平静膈肌, 有止呃降逆作用。此方法作用快且易接受, 随时随地即可治疗。

荐方人: 北京市城建医院中医院中医师　雷规化

引自:《当代中医师灵验奇方真传》

421. 家传方治愈呃逆患者数百人

配方及用法: 高丽参、牛膝各9克, 白术、云苓各15克, 陈皮、丁香各3克, 沉香6克。水煎服, 重煎2次, 空腹服用。

禁忌: 恼怒。

疗效: 治愈数百人, 有效率100%。

荐方人: 黑龙江　李保全

引自: 广西医学情报研究所《医学文选》

422. 猪胆赤小豆可治顽固性呃逆

配方及用法: 猪胆1个, 赤小豆20粒。把赤小豆放入猪胆内, 挂房檐下阴干后共研细粉备用。每日2克, 分两次用白开水冲服。

疗效: 治疗26例, 首次发病者24例, 二次发病者2例, 病程1个月以上者21例。结果2天内治愈者22例, 4天内治愈者4例。

引自: 1980年第9期《山东医药》、1981年广西中医学院《广西中医药》增刊

423. 生铁落治顽固性呃逆有效

配方及用法: 生铁落30~60克。将无锈生铁落置瓦片上烧红, 倒入瓷碗中, 旋即加入食醋10~15毫升, 待食醋蒸气升腾后, 加入温开水200毫升, 趁温一次顿服。

注意: 重病呃逆多为元气衰败, 忌用本方。

疗效: 此方治疗顽固性呃逆有效。

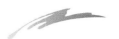

百姓验证：李某，男。自诉患间断性顽固性呃逆6年，每次发作，常数周不愈，每隔3~4个月发作一次，未查出明显诱因。此次发作已1周，选用阿托品、鲁米那、冬眠宁及中药等治疗无效。用上方治之，仅1剂，呃逆顿止。随访未见复发。

引自：《四川中医》（1984年第1期）、《单方偏方精选》

424. 床头燃艾条可治顽固性呃逆

艾条点燃后放在患者床头边，一般3~5分钟呃逆即止，继续燃10分钟，可治顽固性呃逆。（鲁达）

引自：1996年12月19日《老年报》

425. 山楂汁口服治顽固性呃逆有良效

配方及用法：生山楂汁。口服，每次15毫升，每日3次。

疗效：共治85例顽固性呃逆，均获良效。一般服用1~3日即可见效。

引自：《中西医结合杂志》（1984年第5期）、《单味中药治病大全》

426. 镇逆汤可治顽固性呃逆

多年来，我自拟"镇逆汤"治疗顽固性呃逆56例，轻者1剂治愈，重者亦不过5剂。

配方及用法：代赭石30克，竹茹15克，枇杷叶15克，生姜10克，大枣10枚。上药水煎，每日1剂，早、晚分服。

荐方人：山东东平县梯门卫生院　梁兆松

427. 重症呃逆用本方法治疗可痊愈

患者窦某，女，25岁。呃逆声特大，每分钟30余次，从不间歇，无法诉说病情，由内科转中医科诊治，1996年11月27日上午来诊。断其为胃气上逆、受寒所致，必须大剂重镇降逆以止呃。

用生龙骨、生牡蛎、代赭石（前三味先煎15分钟）各100克，生姜、法半夏、丁香各20克，水煎服，每日3次。立即针刺双侧内关穴，5分钟捻针一次，共留针10分钟出针；并按摩内关穴、攒竹穴、上眼眶、鱼腰穴各100次，嘱其做屏气动作，回家后继续坚持。

12月4日复诊，其夫来告，药进5剂，呃逆立止，未再发作，甚为惊奇。再取2剂以巩固疗效。（吕建辉）

引自：1997年5月31日《中医药信息报》

428. 益气止呃汤治癌嗝效果好

配方及用法：人参、高良姜、干姜、柿蒂各6~9克，旋覆花（包煎）、代赭石、

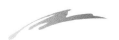

吴茱萸、丁香、炙甘草各6~12克，炒白术9~20克。每天1剂，水煎，分早、晚2次服。进食困难者，可分数次服。

疗效：此方治疗癌症呃逆11例，均有效。

百姓验证：郝某，男，52岁。因饮食稍寒，性志不畅致呃逆2天，服西药无效。患者1年前经某医院确诊为胃癌，并行手术切除肿瘤，半年后逐渐消瘦，四肢酸软，胃脘胀满，经医院复查，胃癌已转移至肝。症见呃声连连，呃声无力，舌红、苔薄，脉沉细弦。治宜益气止呃，健脾温中。服益气止呃汤1剂，呃逆减轻，2剂呃逆消失。

引自：《山东中医杂志》（1993年第1期）、《单方偏方精选》

429. 黄牛口涎治噎嗝有效

如果有噎嗝之症，可取黄牛之口涎一盅，在其中加入少许冰糖后，分为3次服下，有效。

引自：陕西人民教育出版社《中国秘术大观》

430. 吞指甲烟治呃逆有效

对呃逆一症，有许多治疗便法，但对顽固性呃逆常只能暂时缓解而不能治愈。我临症20余年，每逢呃逆症均采用民间吞指甲烟法治疗，疗效确切，现介绍如下：

剪取人指甲（或趾甲）4~5片与烟丝装入烟斗，或将指甲插入香烟末端，点燃后吸烟吞下，连续吸完指甲烟，呃逆即止。一般1~2次，不超3次治愈。

百姓验证：张某，女，35岁，因惧怕"节育"结扎术，精神忧郁多虑，术后呃逆颇作不止。曾服中西药物、针灸电疗，只能暂时制止，反复发作历时1周不能治愈。嘱吞指甲烟，因病家怕此烟有毒，单吞香烟数口，呃逆虽停，数分钟后又发作。后遵医嘱，取香烟一支搓去末端烟丝少许，插入数片指甲，点燃后吸入吞下数口，呃逆即止。次日稍有发作，照原法吞烟，呃逆即止。随访数月未见复发。

轻症呃逆可不治自愈，重者亦均能治愈。某些慢性疾病后期出现的呃逆症非常顽固，治疗棘手。采用民间吞指甲烟治疗呃逆，经济方便，而且疗效满意，值得推广。但须注意吞烟方法，只能把烟吞入胃中，不能把烟吸入肺内，否则效果大减或无效。这往往是吸烟者较难做到的。

荐方人：浙江省泰顺县中医院　翁时人

431. 吸指甲烟两口呃逆即愈

黄某，女，48岁。1988年10月12日就诊。患者呃逆已作五日，症见喉间呃呃作声，连做不断，呃声洪亮有力，面赤，舌红，苔黄，脉数。取香烟一支，将欲点燃一端用手搓松并弹去烟丝约1厘米；用指甲刀剪取人指甲约0.2~0.5克，除净污垢装入烟欲点燃端空处，手指压紧不使脱落，令患者点火吸烟。用上法一次（吸一

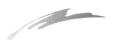

口为一次）呃减，两次愈。再吸一次以固疗效。

引自：《新中医》（1992年第5期）、《中医单药奇效真传》

432. 咽部吸入鲜姜汁可治各种呃逆

配方及用法：新鲜生姜50克。将生姜洗净脱皮，切细捣烂，挤出姜汁；再用消毒棉花团扎于竹筷上（须固定，以防吸入气管），饱吸姜汁；然后令患者取半仰卧位，张开口腔，术者左手用压舌板压住其舌体，暴露其咽后壁，右手持竹筷与舌根成45度角，将姜汁棉团轻轻送入咽部，反复轻按咽后壁左右两侧（此时嘱患者大口呼吸，以免恶心呕吐），约半分钟至1分钟，呃逆可止；抽出竹筷，让患者静卧30分钟，不可饮水进食。如有复发，多在重复上法后立即止呃。

疗效：此方治疗顽固性呃逆5例，均获止呃之效。其中，中风后呃逆14天1例，治2次后痊愈；胃癌呃逆50天1例，治5次痊愈；肺癌呃逆18天1例，肺心脏起搏器安装术后呃逆3天1例，均治3次痊愈；贲门癌术后呃逆3天1例，治1次痊愈。

引自：《浙江中医杂志》（1988年第9期）、《单方偏方精选》

433. 咀嚼姜片咽姜汁治尿毒症呃逆有效

冯某，男，57岁，有心脏病史。1983年5月6日因患心功能不全并慢性尿毒症伴呃逆不止住院治疗，住院后因呃逆一症西药治疗无效，邀中医诊治。取生姜（选用新鲜多汁之品）一块，洗净后切成薄片，用一片放入口中咀嚼，边嚼边咽姜汁，咀嚼三片后呃逆即止。

引自：《新中医》（1985年第2期）、《中医单药奇效真传》

434. 韭汁和酒同服呃逆可止

《天京杂证》载：天皇洪秀全，定都南京，二年元旦日，呃逆大作，连续不息，全朝惊慌，急召御医治之。御医请天皇以韭汁和酒同服，洪天皇一服而呃逆止。

引自：《偏方奇效闻见录》、《中医单药奇效真传》

435. 黑芝麻炒熟研碎食后呃逆可止

黄某，男，48岁。1982年1月2日初诊。呃逆频频，呃声洪亮，无其他不适。曾以旋复代赭汤、丁香柿蒂汤两方加减投之，并给予阿托品、安定片等治疗，用药后呃逆依然。又用针灸治疗，仍不能控制。1月5日，患者偶服黑芝麻数匙（黑芝麻炒熟，研碎，拌入白砂糖），食后呃逆即止，便安然入睡。次日中午又发，晚8时又服黑芝麻数匙，食后呃止。第三天再发，再用，又止。以后未再发。

引自：《上海中医药杂志》（1982年第9期）、《中医单药奇效真传》

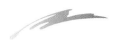

436. 本方可治不拘寒热突发性呃逆

对突发打嗝不止（不分寒热引起），急寻一根细鸡毛，以此毛探患者鼻内取嚏，则呃即止。如呃不止可再探之。

引自:《医话奇方》

437. 我公司秘书患呃逆用本方治1次即愈

友人曾介绍一治呃逆方，1分钟内见效，简单易行，在此献给大家以解临时难堪。

方法: 两腿直立，上身正直，两臂上举经头顶百会穴相交。以左手捏右耳轮，右手捏左耳轮后，两手臂向上提拉，同时百会上顶，行腹式深呼吸，只此一提拉，呃逆立时可止。

百姓验证: 广东广州市五羊新城寺右新马路113号彭宗堂，男，35岁，保安员。他来信说:"我公司秘书得了呃逆症，不能进食，水也无法喝，影响了工作和学习。后经别人介绍求我治疗，我用本条方施治，仅1次就止住了他的呃逆。"

荐方人: 河南郑州铁路局　周垂

引自: 1997年第7期《老人春秋》

438. 手法巧治呃逆可立竿见影

呃逆是膈肌痉挛引起的急促吸气后，声门突然关闭发出的声音。

呃逆多为饮食过急、过食生冷、辛热油腻、烟酒过度致使胃气上逆，或因感受外邪，燥热内结，气不顺行，腑热之气上逆引起膈肌痉挛所致。

手法治疗: 令患者坐立，术者站在其背后，双手托住头部，两食指分别对应压在患者左右耳垂后凹陷处的翳风穴，手法由轻到重，压中带提，以患者最大耐痛量为佳，持续1分钟后缓慢松手即可止逆。偶尔有个别较重者过后仍有复发，待发作时按上述方法再施治一次即可。

此病偶尔发作或较轻者，病人只需深呼吸，或大口饮茶水便可自行消失。稍重者在临床上无特殊药物治疗，一般都是做针灸、耳针等治疗。

该手法操作简单、方便，止逆效果立竿见影，不需吃药打针。除器质性病变（如肝硬化晚期）引起的呃逆外，一般呃逆效果较理想。（杨昌礼）

引自: 1997年7月3日《健康之友》

439. 我连续打嗝好几天，用此法治很快就好了

打嗝时，要以把脉的要领止嗝。将右手的无名指放在左手腕有脉搏的位置，再把中指、食指放上，然后左右移动位置，直到三根手指均感到有脉搏为止。此时，深深吸一口气，并停止呼吸，用力以三手指压迫脉搏，呼吸停止到极限后吐

气，同时放松手指。如果还不能止嗝，再做一次。只要位置正确，一次就能止嗝。

百姓验证：云南思茅市第二小学张德谦，男，60岁，教师。他来信说："打嗝虽然不是什么重病，但是也非常难受。有一次，我连续几天打嗝，睡觉吃饭也不安宁。后来我按本条方试治，不吃药不打针，不花一分钱，一做真灵，不到一分钟，打嗝现象全没了。"

引自：广西民族出版社《男女回春术》

440. 手指顶下腭呃逆可立止

打嗝儿，贵州民间称欠勾。一旦遇上打呃逆，可用大拇指伸向自己的右下腭（腮帮下）朝上紧紧顶住，呃逆便可立即停止。只要顶上2~3分钟再松手就行了。（石敦奇）

441. 针灸膈俞穴呃逆立止

横膈膜异常痉挛的情况，谓之呃逆，表现为打嗝。此时欲使之停止，最有效的就是"膈俞"穴位（在第七胸椎棘突下旁开1.5寸）。在此穴针灸，可立刻停止打嗝。

引自：《穴位刺激祛病奇术》

442. 用穴位按摩法治嗝气有效

嗝气主要症状是：胸膈疼痛，大便秘结，食入拒嗝，进而元气不支，痞塞噫气，还可出现朝食暮吐，暮食朝吐等症。

辨证参考：嗝气是由于残留在胃肠内的食物无法排出体外所致。指压1，25两穴有痛感可证明是饮食过量造成。

脚部选穴：16，17，25，26，29。（见442条图1）

按摩方法：16，17两穴连按，用按摩棒大头推按，双脚取穴，每次每脚每两穴推按5~10分钟。25，29双腿取穴，25穴用按摩棒大头从上向下推按，29穴用按摩棒大头自外向内推按，每次每脚每穴推按5分钟。26穴右脚取穴，用按摩棒大头由上向下点按，每次按摩5分钟。每日按摩2次。

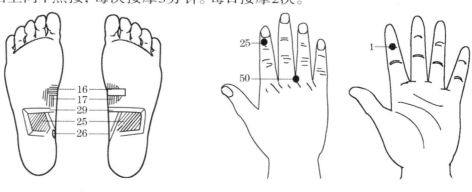

442条图1　　　　　　　　442条图2

手部选穴：1，25，50。（见442条图2）

按摩方法：用梅花针刺激1，25两穴，每手每穴3分钟。然后指压50穴，每手每穴3分钟，消除嗝气后再连续按摩治疗几次。

注：有关穴位名称及按摩工具制作法，请详阅本书4145条的《手脚穴位按摩疗法》。

443. 刺激商阳穴止嗝很有效

人体组织原本很严密，如果有害物质侵入体内，或不用的残余物质留在体内，都会逐一被排出体外。最能起到排泄作用的，就是大小便。除此排泄口外，尚有其他通道。如嗝气作用，便是最好的例子。

爱喝酒的人，一旦饮酒过量，到了第二天，在汽车上摇来晃去时，就会一直打嗝，气阵阵涌上来。这时，他们一定会想如果可以马上止住打嗝多好。其实，这时可以简单进行手掌刺激法。

嗝气，是残留在胃肠内的废物无法排出体外引起的。如果能活跃胃肠机能，促进消化吸收力，畅通排泄，嗝气便可治愈。

抑制嗝气的最好方法，就是刺激食指。因为食指有一条控制大肠机能的大肠经经络，另外和胃机能有关的胃经也运行于食指内，所以只要加以刺激，便可加强胃肠的消化吸收力，促进排泄作用。

需刺激的穴道：商阳穴，它位于食指指甲下方的大肠经上；大肠穴，它位于同一经络上的掌内第一关节上。（见443条图）当饮食过量而有嗝气现象时，应深深地轻压此二穴。指压时会有疼痛感，压到疼痛消失时，嗝气自然会消失。

除了商阳和大肠二穴外，位于无名指和中指夹缝处的肝点（见443条图）也很有效。肝点可促进肝脏的解毒作用。刺激方法和前面相同，深长地轻压就可以。

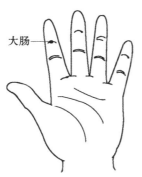 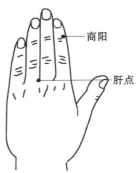

443条图

食管炎

444. 我用痢特灵甘油治食管炎有效

配方及用法：痢特灵、甘油。将痢特灵片剂0.1～0.15克磨成粉状，加在100毫升甘油中调匀，于饭前将5毫升药油含于口中，徐徐咽下，饭后再将余下的5毫升按同样方法咽下。每日4次，分别于早、中、晚和睡前服用，直至临床症状消失。一般15天为1疗程。若为反流性食管炎应同时加用胃复安10毫克，每日4次，口服。

疗效：经江苏常州市第二医院内科临床观察，有效率100%，用药最短3天，最长15天见效。经第一疗程治疗全部有效。

百姓验证：河南平顶山市人民医院白凤林，男，61岁。他来信说："袁付新患食管炎半年，多方治疗效果欠佳。后来我用本条方为他施治，仅10天即痛止病愈，饮食恢复正常。"

引自：《实用西医验方》

呕　吐

445. 我用一针止吐绝招治好许多病人

有些病人经常恶心呕吐，汤药无法进口，这是令人很伤脑筋的问题。此时给病人耳朵上的耳中穴做常规消毒后扎上一针，能使呕吐立止，汤药可进。在没有针的场合，用大拇指与食指相对夹耳中穴，同样有止吐效果。

耳中穴说明：在耳轮向内转的终端脚上。（见445条图）

多年来，我应用此法对患者进行治疗，屡用屡验，已治好许多病人。大家都认为此方法疗效独特。

百姓验证：福建尤溪县溪尾乡埔宁村纪儒，男，27岁。他来信说："我母亲身体一直不好，前几天偶遇风

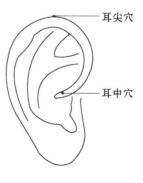

445条图

寒，呕吐不止，吃不好睡不香，属植物性神经紊乱，经我用本条方治疗2次就不吐了，又能干家务活了。"

446. 我应用点穴止吐法治病无不取效

近几年来，我们在临床实践中，发现一个疗效较好的止吐穴位，称止吐穴（自己命名）。经应用于临床治疗呕吐20例，均获显效。现将粗浅的体会简介如下：

（1）穴位：本穴位于手掌面，腕横纹正中直下0.5寸处，即大陵穴直下五分。两手共两穴。

（2）治法：术者以中指指腹或拇指指腹对准上述穴位，点按2~3分钟，呕吐轻者点一侧，重者点两侧。

（3）主治：各种原因所致的呕吐，如急慢性胃炎、胃肠炎、溃疡病、消化不良等引起的呕吐，神经性呕吐，药物刺激所致的呕吐，以及流感等外感引起的呕吐等。

（4）疗效：治疗20例，均有效，一般点穴1次即可，少数需2次。20例中点穴1次的16例，2次的仅4例。其中呕吐完全消失，再无复发的17例。

（5）本法对各种呕吐均有较好效果。对其他方法治疗无效的呕吐，也能迅速奏效。尤适用于山区、农村及医药条件简陋的单位。

百姓验证：吉林辽东县泉太乡德智村任彦春的女儿身体不好，经常呕吐，后来采用此方法1次治愈。他说这种方法对不愿吃药不愿打针的人来说，是个绝招。

447. 我用连苏饮治疗各种原因呕吐有效

主治：各种原因引起的呕吐，对寒热夹杂之呕吐尤其有效。

配方及用法：黄连3克，紫苏5克，煎10~20分钟，或用滚开水浸泡（加盖）15~30分钟，取药汁50~100毫升，分少量多次频频呷服。若湿热重者倍用黄连。

疗效：治疗腹腔内脏炎症（胃炎、肝炎、胆囊炎、腹膜炎、胆石症等）、颅内压增高（脑炎、高血压脑病、脑震荡等）、代谢与内分泌疾病（尿毒症、电解质紊乱、早期妊娠等）、周围感觉器官病变（急性迷路炎、内耳眩晕症等）所致的呕吐200余例，均能在服药后2小时内停止呕吐或大大减轻。

百姓验证：江苏泗阳县青阳镇文村朱文其来信说："本村孙翠侠长期呕吐、头痛10余年，每次发病需到医院进行抢救，打针吃药，一直未能根除。后来我用本条方为她治愈，现已有3年未复发。"

荐方人：湖南省祁东市医院　罗飞

引自：《当代中医师灵验奇方真传》

448. 吴茱萸蒜头贴穴治疗呕吐有效

主治：脾胃虚寒、中阳不振为诱因之呕吐。

配方及用法：吴茱萸（研末）10克，大蒜头（鲜品）3瓣。上药大蒜头去衣捣烂，并配吴茱萸拌湿为度，再揉成形似5分硬币之药饼，贴在两足心（涌泉穴）处即可。

疗效：临床应用30余年，有效率达100％。

荐方人：浙江省绍兴市中国银行绍兴分行中医师　沈文娇

引自：《当代中医师灵验奇方真传》

上消化道出血

449. 胃出血用红糖核桃能治好

我今年79岁，1992年患了胃病，1993年大便变成黑色，经检查，结论是胃出血。《晚晴报》登载"红糖炒核桃治胃病"，我半信半疑，但又想到此方是营养物质，不治病也能进补，便按此方制作食用。吃到10天，大便变成灰色，接着又吃7天，奇迹出现了，大便变成正常的黄色，胃出血停止，胃胀痛也减轻了。5年多来不断吃过多种药，病也没好，真没想到，吃17天红糖炒核桃病就见好了，我非常高兴。（张进镒）

引自：1996年8月7日《晚晴报》

450. 家传方止吐血立愈

凡吐血多者，觅三四两（90～120克）重大当归一棵，全用，切细，取好陈酒一斤（500毫升），慢火煎于锅中，以温为妙。候将要吐尚未吐，口中有血时含住，取药一口连血咽下，即此一剂而愈，后不再发。每有医家阻云："吐血尚要戒酒，岂可酒煮当归而服？服则血喷不止，如之何？"殊不知当归二字之解：当者，当其时；归者，引血归经也。全用定血。

此方乃我家世传，治人多多，从无一误。

荐方人：湖南湘潭市雨湖区联盟村81号　莫朝迈

451. 黄土汤可治上消化道出血

配方及用法：灶心土30克，熟附块6～10克，炒白术、阿胶（烊化）各10克，生地12克，黄芩10克，海螵蛸15克，白芨15克。呕血加半夏、旋覆花（包）各10克，

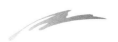

代赭石（先下）15～30克；气虚甚加党参10克，黄芪15克；出血多加地榆15克，参三七粉（吞服）3克；有热象去熟附块。每天1剂，浓煎汁，分2～3次服下。

疗效：治疗113例，全部取得止血效果，有效率100%。

引自：《四川中医》（1987年第2期）、《实用专病专方临床大全》

452. 止血煎可治上消化道出血

配方及用法：马勃100克，大黄50克。用水浸泡马勃2小时，然后加水1000毫升，煎煮至300毫升时加入大黄，再煎煮至200毫升时倒出药液，用4层纱布滤过，加入甘油15毫升以延缓鞣酸分解，置冰箱内贮存。分口服和内窥镜下给药两种：口服一次50毫升，24小时后做内窥镜检查，观察止血情况；在内窥镜下，于活检钳孔插入塑料管，将止血煎注于出血病灶处，一次用量20～40毫升。

疗效：治疗75例，口服药后24小时内窥镜检查，以及内窥镜下喷药，直视观察3～4分钟内迅速止血者共75例，即刻止血率100%。经72小时观察，72例未再出血。另3例再次呕血或有其他活动性出血征象，其中十二指肠癌1例，十二指肠球后溃疡1例，肝硬化食道下段静脉曲张1例。

注意：在内窥镜下喷洒时，最后需用生理盐水20毫升冲洗塑料管，可防止药液滴入活检管道，损伤内窥镜。

引自：《中医杂志》（1989年第4期）、《实用专病专方临床大全》

453. 二乌大黄散治急性肠胃出血44例并全部治愈

配方及用法：乌贼骨、乌梅炭、大黄各等份。上药共研细末，日服3次，每次10～20克；或大黄剂量增加1～2倍，开水浸泡后，吞服二乌粉。

疗效：治疗44例，其中胃出血18例，胃肠出血10例，均治愈。追访半年，未见复发。

引自：《黑龙江中医药》（1993年第1期）、《实用专病专方临床大全》

454. 止血万灵奇方可治上消化道出血和鼻衄

主治：气血亏虚型消化道出血和鼻衄。

配方及用法：党参、仙鹤叶各24克，白术、白芍、茯苓、生地、黄连、黄芩、黄柏、银花、山栀（炒炭）、蒲黄（炒炭）、地榆、陈皮各12克，甘草3克。每日1剂，连用1周服完7剂后改用4∶1的藕节大枣饮。即大枣每日用80克，藕节20克，先加水煮藕节至水成黏液状，再加入大枣同煮，煮好后分3次吃大枣，连服7天即可痊愈。

疗效：治疗上消化道出血和鼻衄200例，痊愈190例，明显好转10例，治愈率95%，有效率100%。

注意：服药宜冷后服，忌食燥火之食物。

荐方人：云南省华坪县华荣联合诊所医师　周德明

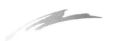

引自：《当代中医师灵验奇方真传》

455. 单味虎杖可治疗上消化道出血

配方及用法：虎杖。以单味虎杖研粉口服，每次4克，每日2～3次。

疗效：用虎杖粉治疗187例，有效率100%，据称比大黄、白芨的疗效还高。

引自：1980年第6期《陕西中医》、《单味中药治病大全》

456. 仙鹤止血汤可治吐血

主治：一切吐血、咯血。

配方及用法：仙鹤草30克，紫珠草15克，白芨10克，藕节30克，白茅根30克，茜草15克（生、炒各半），侧柏叶（炭）10克，薏苡仁10克，生甘草6克，红枣3枚，三七（另包）1克。上药煎30分钟取汁约200毫升，早、晚各服1次，病症重、急的服3～4次。三七研细末冲服。胃呕血加入乌贼骨30克。

疗效：临床治疗104例，治愈99例（其中用药2～6剂，临床症状消失，未见出血现象79例，用药10剂以上者20例），好转（用药后症状改善，吐血、咯血大为减少）5例，有效率100%。

荐方人：山西省阳泉钢铁公司医院主治医师　周永锐

引自：《当代中医师灵验奇方真传》

457. 益气凉血汤可治疗上消化道出血

主治：上消化道出血。

配方及用法：党参、黄芪、当归、地榆（炒炭）、槐花（炒炭）各12克，紫贝齿30克，蒲黄、炒阿胶各20克，乌贼骨（研粉）30克，参三七（研末）6克，生军（研末）3克。以上3种药末和匀分3次温开水冲服，其余药物煎20分钟取汁200毫升，日煎服3次。

疗效：治疗上消化道出血62例，其中60例大便隐血试验转阴，症状改善；2例胃癌大便隐血试验"±"后不再转阴，总转阴率96.8%，全部有效。多数患者服药后第3天大便转黄，第4天大便隐血试验转阴性。最短者2天半，最长者12天，平均4天左右转阴。

荐方人：江苏省常州市中西医结合医院中医内科主任　刘杏鑫

引自：《当代中医师灵验奇方真传》

458. 倍降汤可治上消化道出血

主治：便血、呕血等上消化道出血症。

配方及用法：五倍子、真降香、乌梅炭各10克，白芨、地榆炭、侧柏炭各15

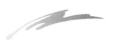

克。每日1剂，水煎20～30分钟后取汁约200毫升，分2～3次口服。重者可每日服2～3剂。若伴腹痛，加炒白芍15克，炙甘草5克；虚寒者加黄芪30克，炮姜炭5克；有热象者加黄芩10克，大黄炭6克。

疗效：治疗上消化道出血72例，1周内大便隐血转阴者65例，2周内大便隐血转阴者7例，有效率100％。

荐方人：安徽省安庆市立医院中医科主任　窦金发

引自：《当代中医师灵验奇方真传》

459. 止血合剂可治疗上消化道出血

主治：上消化道出血。

配方及用法：地榆炭30克，仙鹤草30克，瓦楞（煅）3克，田三七2克，甘草3克。药物煎好，浓缩为每剂60毫升，加防腐剂消毒保存。每日服2次，每次60毫升，大便潜血试验连续3天阴性后停药。

疗效：用本方治疗34例，痊愈34例，全部有效。潜血转阴时间最快者1天，最长者3天。

荐方人：湖南省医科大学第二附属医院主治医师　李耀钧

引自：《当代中医师灵验奇方真传》

460. 酸枣根可治胃出血

四川忠县东溪镇徐坪村一组81岁的刘学坤，是一名老胃病患者。1995年3月，他的胃又出血，而且大便颜色像墨水似的，吃了近半个月的中西药，仍不见好转。后听人介绍酸枣根（又名酸汤根）能治胃出血，照法服用3天便好了。

方法：将挖来的酸枣根洗净，剖去表面的黑色粗皮，去掉木质部分，烘干切碎，取30克，用400毫升水煎至约200毫升，去渣取汁，降温后喝下。

荐方人：四川省忠县民政局　尹有江

461. 单用大黄治上消化道大出血有效

王某，吐血不止，头痛如劈，烦躁欲死，西医诊为上消化道急性大出血伴高血压危象。单用生大黄30克煎服，服后2小时泻下黑色粪水半盆，顿时血止，险象解除。

引自：《长江医话》、《中医单药奇效真传》

462. 单用生大黄止胃出血确有效验

王氏，50岁，吐血（为胃出血）3次，伴柏油样大便1天，经输液、补血及西药止血治疗，仍吐血不止。予生大黄末，每次2克，每日3次。服药1天后，吐血未作，

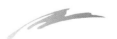

3天后大便潜血转阴。

引自：《浙江中医杂志》（1990年第1期）、《中医单药奇效真传》

463. 单味大黄治脑溢血合并上消化道出血疗效可靠

配方及用法：大黄粉（或片）每次3克，每日2～4次，温开水吞服。

疗效：患者入院后，一律不用其他止血药，只用大黄治疗100例，止血率达97%，平均止血时间为2.1天，平均用大黄19.1克，其疗效可靠，适应证广泛。凡可用内科保守止血者，均可用单味大黄止血（肝硬化食道静脉曲张所致的出血患者除外），对脑血栓形成或脑溢血合并上消化道出血的患者最为适宜。

引自：《陕西中医》（1983年第6期）、《单味中药治病大全》

464. 本方止吐血有效

治吐血可用云茯苓末、香附子末、全当归之细末各3克，与病人所吐出之血掺和后，用新瓦焙干后研为细末，上药用米汤服下，会自然引血归经，并可以止吐血。如果是受伤吐血，可用别法调治。

引自：陕西人民教育出版社《中国秘术大观》

465. 四白糊剂治胃出血有效

胃出血常见于消化性溃疡及慢性胃炎，表现为拉柏油样黑便或吐血。我从内疡论治，自拟四白糊剂，有药源广泛、服法简便、取效快捷诸多优点，现介绍如下。

配方及用法：白芨、三七、乌贼骨、浙贝母各3克研末，加适量温水调成稀糊状，每日1次，空腹口服。服后平卧并在床上缓缓翻滚数次，令药糊均匀敷布于胃腔内壁。

方中白芨收敛止血、消肿生肌，为护膜止痛、治胃出血之上品。三七为血科专药，止血不留淤，又能消炎生肌，内疡用之甚佳。乌贼骨既能止血又能制酸，对消化道溃疡创面有收敛之功。浙贝母能清胃热、制胃酸、散郁结，且能防止乌贼骨燥热伤阴。

以上四药研末吞服能节约药材，且便于药物敷布提高疗效，制成糊剂更能延长药物在胃中停留时间，令作用持久。用四白糊剂治疗胃出血，一般3天内大便即可转黄。（陈骏铎）

引自：1996年12月30日《家庭医生报》

466. 四黄汤对胃轻型出血有疗效

上消化道出血，经口而出者，统称吐血。一般血色较暗，夹有食物残渣，常见于胃溃疡、十二指肠溃疡、慢性胃炎、肝硬化食道静脉破裂、胃癌、胃黏膜脱垂

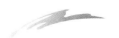

等。尽管见于不同的疾病，但都是直接或间接地导致胃络受伤而吐血。这里介绍止吐血的偏方四黄汤。

配方及用法：黄芪15份，黄连9份，生地黄30份，大黄15份。上述四味药研末，过200目筛后混合，分为30克一包，备用。用时取四黄粉30克，加水200毫升，煮沸25分钟，过滤去渣凉服，每天2包，分4次服。

百姓验证：一位姓赵的男性，38岁，洪洞县左沟煤矿工人。1984年4月20日因黑便3天急来就诊。患乙型肝炎6年，肝功异常，二维超声波提示早期肝硬化，食道静脉造影正常。经过服中药和云芝肝太、联苯双脂，肝功能恢复正常，还能坚持上班。最近两三个月工作劳累，饱食后常发生胃脘不适，前两天一顿饭吃水饺多些，当夜胃痛恶心，第二天疲乏，第三天发现大便发黑，突然晕倒在厕所，马上抬来医院就诊。体格检查：面色苍白无华，神清，心悸，血压12.0/8.0千帕（90/60毫米汞柱），心肺"－"肝不大，可打及1.5厘米，血色素4克，大便潜血"+++"。诊断：上消化道出血。立即输血1000毫升，并服四黄粉，每次1包，每天3次，5天后大便潜血弱阳性。

按语：四黄汤具有清热凉血、补气活血、化淤止血的作用。大黄清热下淤血，黄连、生地凉血止血，黄芪补气摄血。此方对胃出血有疗效，而对食道静脉破裂和胃癌引起的出血无效；对吐400毫升以下出血有效，而对大量的出血无效。

引自：《偏方治大病》

胃　病

467. 陈艾红糖曾可治愈胃病

配方及用法：陈艾30～50克，红糖50克。将红糖加水50毫升，煎成浓汁，再加入洗净的陈艾合炒，然后加水200毫升，煎10分钟左右，热服。

我用此方治胃痛患者百余例，获良效。婴幼儿腹痛者，用红糖混陈艾嚼喂服，亦收效。

百姓验证：广东广州市五羊新城寺右新马路113号彭宗堂，男，35岁，保安员。他来信说："1998年9月回家探亲时，才知我姐姐患胃病好几年了，在当地吃了不少中西药，花了许多钱，病一直未得到根治。她骨瘦如柴，整天不能吃东西，夜晚睡不着觉，心口处好像有什么东西塞住一样。后来，我按本条方只用3剂药就治愈了她的胃病。以后经常向家里打电话询问，我姐高兴地说，此条方太神奇了，她身体长胖了，胃病一直未复发。"

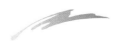

引自:《中医药奇效180招》

468. 用"奇疗法"治好了胃病

湖北竹山县土产公司家属院储成龙来信说:"自得'奇疗法',用第二掌骨侧按摩治疗胃病,每天早、晚坚持按摩,胃病已痊愈。以前什么都不敢吃,现在吃什么都行,精神饱满,病魔不见了。"

按语:"奇疗法"资料已编入本书下卷4141条中。

469. 我的表姐夫用小黄莲子泡酒喝治好了胃病

我的表姐夫患有"老胃病",四处求医治疗没效果,感到很苦恼。去年上半年,我的表哥从部队寄回一个治病的单方,表姐夫按单方上讲的方法配药内服试治,果然收到了良好的效果,病好了,到现在未见复发。

方法:用粮食白酒1000毫升,小黄莲子200克,红糖0.5~0.8千克,泡成药酒饮服,每饮2汤勺,连服一段时间病便愈。治疗期间应禁吃刺激性食物。

百姓验证:贵州纳雍县饮料厂李元发,男,52岁,工人。他来信说:"我爱人患胃病达6年之久,在本县医院治疗,前后花掉600多元,仍无缓解。后来用本条方治疗,才花10元钱,就将此顽固性胃病治好了。"

荐方人:四川省富顺县 王梁华

引自:广西科技情报研究所《老病号治病绝招》

470. 我和老伴吃猪肚子治好了胃病

我和老伴都有胃病,吃了猪肚后胃病都好了。

配方及用法:把猪肚洗干净,在每个猪肚内装入150~200克用白纱布包好的黑胡椒,并放入50~100克花生仁,将猪肚扎上口煮熟,然后弃除胡椒纱包布,待温热时把猪肚切成片,与花生仁、汤放上油盐炖熟。每天早上吃一小碗,一般吃2个即好。

注意:煮时不放盐。冬天吃为好,有冰箱夏天也可以吃。

百姓验证:四川南部县柳树乡李德美,男,49岁,教师。他来信说:"我侄子杜光典患胃病,先后吃过三九胃泰、斯达舒等,但只是暂时缓解,后来我用本条方为他治愈。"

荐方人:河南省唐河县 刘松林

471. 我喝小米粥治好了很重的胃病

1948年秋,部队进驻抚顺市后,我的胃病越发严重了,到了一吃东西就疼痛难忍甚至呕吐的地步,吃药也不管用。那是我一生中最痛苦的日子。

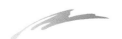

当时，有一位山东籍的干部，看到我一天天消瘦，关心地劝我："小米有营养，山东妇女生小孩时大都吃小米和芝麻，你不妨也吃点小米养养身子。"从那以后，我便与小米结下了不解之缘。开始时我每餐只吃一小碗小米稀粥，后来增加到一中碗，由稀到稠，又由稠到半干饭。说来真怪，自从吃了小米，我胃没痛也没吐，3个月后就能和常人一样饮食，身体也好多了。为了防止胃痛复发，我再也不敢狼吞虎咽，而是细嚼慢咽，最多吃七分饱，渐渐地，我的胃完全恢复了正常。

1960年，我被调到山西工作。有一次，我到红星大队征兵，看到一位老饲养员吞食面起子（小苏打），一打听，是他胃痛，不吃面起子挺不住，于是我将自己喝小米粥治胃病的事告诉他。2年后，我因执行公务又来到了红星大队，当问起老汉的胃病时，他笑哈哈地说："管事，好了，全好了！现在吃高粱米饭、黏豆包都不碍事。"

我一位战友的父亲原先也靠喝面起子水止胃痛，后来采用喝小米粥加大红枣（每天7个）的办法，3个月就治好了多年的胃病。（康泰高）

引自：1996年7月2日《家庭保健报》

472. 我用此方治好了表哥的胃病

我表哥30多年前得了胃病，严重时喝口水也得吐出来，瘦得皮包骨头，挂着拐杖走路也非常艰难，吃药打针不见效。后遇一远方老翁，他说："狗肚儿（狗胃）里装7个鸡蛋，煮熟后吃蛋、肚儿，喝汤（宜淡，可分几顿吃完），我的胃病就是用此方治好的。"当时很难找到狗肚儿，就用猪肚儿，想的是有病乱求医，行不行试试看。这样，连续吃了3个猪肚儿装鸡蛋，果然逐步恢复了健康。30多年过去了，从未复发。现在我表哥60多岁了，身强力壮，啥都能干。

荐方人：河南省襄城县　冀景坤

473. 家传治胃病方疗效好

主治：胃炎、十二指肠溃疡。

配方及用法：黄连（需用姜黄炒，以制其寒）、木香、柴胡、当归、黄芪、白芍、枳壳、白术、甘草、茯苓取等量加薄荷少许研末，和匀，饭前每服9克，日3次，7天为1疗程。

自1993年以来，此方已为上千名各地胃病患者使用，无论病程长短均有良效。

百姓验证：广西博白县国税东平分局冯巨峰，男，50岁，税务员。他来信说："绿珠镇冯官华患溃疡，空腹疼得厉害，有时吃饱饭后也很疼，曾服胃友未见效，服黄连素片、苏打片只能解一时之痛，继而又反复发作，痛苦不堪。后来用本条方，只用药2剂，连续治疗2个疗程，即获痊愈。现在已1年多，患者一切正常。"

荐方人：浙江省台县寒山康复门诊部　朱天辉

474. 临床应用几十年的治胃病方

我是一名退休医师,在几十年临床实践中,摸索出专治胃病的中、西药方各一,屡治屡验,疗效极好。现将这两方献出。

中药方:当归、黄芪、桂枝、大枣各30克,陈皮6克,甘草20克,水煎服,每日1剂,分3次服,连服7天。

西药方:维生素C 42片,维生素B_6 42片,痢特灵21片。维生素C 与维生素B_6每次2片,痢特灵每次1片,每日3次,7天服完。

注:中药汤剂须在饭前服,西药须在饭后服。

百姓验证:吉林长白山县财政局陈敏,女,42岁。她来信说:"本县小学生张丽患胃疼2年多,曾多方医治效果不佳,用去医药费2000多元,后诊断为慢性胃炎、胃寒性疼痛。我用本条方仅1周为她治愈此病,才花药费30多元。"

荐方人:陕西省平利县凤凰乡退休老中医　吴清明

475. 葡萄酒浸香菜治好了一位患者20年的胃病

有人患肠胃病20年,不能正常工作。后吃葡萄酒浸香菜治好,至今未再复发。

方法:用普通葡萄酒数瓶,倒在大口瓶里,再放入洗净的香菜,比例1:1,密封浸泡6天。每天早、中、晚各服1杯,连续3个月。泡过的香菜还保持绿色可以吃下去,效果显著。(曹诚祺)

引自:1995年12月21日《健康之友》

476. 陪传方苦瓜根加猪联贴(即猪脾)可治胃病

合川县盐井区农经员兰可克,患胃病10多年,经常发作,长期治疗效果不好。1989年,他从一位老太婆处得到一个治胃病的家传方,照之一试,仅服4剂药病就好了,至今未见复发。另有11位胃病患者按此方治疗,均痊愈。

配方及用法:鲜苦瓜根400克(干品减半),猪脾一副(一头猪的猪脾)。将苦瓜根洗净,猪脾切细,加水煎浓汁内服,一天1剂,日服3次。服时加少许白糖调匀,以减轻苦腥味。

荐方人:四川省合川县南屏乡政府　张道鼎

引自:广西科技情报研究所《老病号治病绝招》

477. 侧耳根炒鸡蛋治胃病效果佳

璧山县马坊乡竹林湾村二社社员何术碧,是个胃病老病号。每当病发时,胃疼难忍,饭不能吃,水不能喝,活不能干,走路没精神,求医治疗,效果不甚理想。去年春天病发去乡医院就诊,回家路上,一位老者见她抱肚呻吟,问明原因

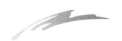

后，给她介绍了一个单方：侧耳根炒鸡蛋。何术碧回家后照老人讲的办法试用，仅7天时间病就好了，至今很少复发。后来，她又将此方介绍给3位胃病患者，均取得了同样的好效果。

配方及用法：取鲜侧耳根250克，洗净切细，调2个鸡蛋（放少许盐）炒熟，早饭前一次吃完。每天1剂，一般连服3～4天，多则7～8天，即愈。

荐方人：四川省璧山县定林乡　唐俊才

引自：广西科技情报研究所《老病号治病绝招》

478. 五消饮可治胃病

五消饮由五种常用中药组成：赭石、神曲、山楂、炒麦芽、槟榔片。儿童每剂各15克，成人每剂各30克，开水500毫升泡20分钟，纱布过滤去渣，加红糖50克，像喝茶一样饮用，香甜可口，效果很好。

适应证：泛酸、嗳气、恶心、胃脘胀满、食欲不振、消化不良、小儿疳积。对肠炎、痢疾、牙痛也有明显疗效。本方最适合老人及儿童服用。

引自：1996年《家庭中医药杂志》

479. 酒泡五味药可治胃病

一名患胃病多年、久治不愈的老病友，用五味中草药传奇般地治好了胃病。以后有几位患者用这个药方治疗胃病也很灵验。今将此方献出，有胃病者不妨一试。

配方及用法：地风、防风、公丁香、葛根、蒲黄各9克，用白酒500毫升泡7～10天，取酒服用。饭前将酒炖开加红糖服下，每次服25克，每日3次。（瞿灵）

480. 胃病可用青木瓜治愈

胃病，可用青木瓜3～4个，剖洗干净，放进榨汁机里把汁液榨出来，分3次喝。最多吃上十几个木瓜，胃病就可痊愈。

禁忌：点心、甜食、糖果、熏肉、熏鱼、浓茶、汽水、油炸食品、香料、酸性食品。（德江）

引自：1997年3月21日《家庭保健报》

481. 本方可治胃病

配方及用法：公猪胃1个，蜂蜜0.5千克，母鸡1只（没下蛋的母鸡为好）。将猪胃洗净，小母鸡去毛剖腹（可食用内脏保留），剁成若干块，同蜂蜜一同装入猪胃内（勿用盐），盛在盆内，放锅内蒸熟（盆内不能进水）。吃肉喝汤，一次吃不完，下次加热再吃，勿与葱同吃。

百姓验证：田某，患胃病10多天，天热时胸闷、饱胀，午饭、晚饭前总是要疼

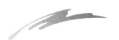

一阵,冷时一遇凉气便终日隐隐作痛,服此方1剂痛止,再服1剂病愈。

荐方人:河南西平县潭店乡范楼学校　田振华

482. 连吃几只家兔肉胃病可愈

家兔宰杀洗净去内脏,将蜜炙黄芪50克(即把黄芪放在锅中,加10克蜜用微火炒拌均匀,使黄芪变为黄焦色为度,切不可炒拌成黑色),白术50克,党参50克,用干净纱布包好,放在家兔腹内炖熟即可。一只可分2~3天服,连服2~3只,重者多服几只,胃病可愈。

引自:江苏徐州人民政府主办的《经济新闻报》(1988年286期)

483. 治胃病效方

配方及用法:台乌15克,香附15克,北芪15克,瓦楞子15克,海螵蛸9克,羊草结9克,入地金牛15克。上药加水三碗半,煎存大半碗服。每日1剂,6~9剂即愈。

注意:各味方药缺一不可,勿用相近药代替,否则无效。

禁忌:服药期间忌食过硬、酸辣、生冷和难以消化食物。

荐方人:山东省菏泽市　王军峰

萎缩性胃炎

484. 我生食大蒜治好30余年的胃病

我患胃病已30余年,胃镜检查诊断为萎缩性胃窦炎(上皮细胞增生),多年来求治于中、西医仍缠绵不愈。最近试食生大蒜两月余,胃病竟获康复。胃胀、胃痛消失,食欲大增,胃镜生化检查均正常,困扰我几十年的胃疾就这样痊愈了。

方法:每天晚餐取两瓣生大蒜,去皮洗净捣烂后和着稀饭食下(能生嚼则更好),餐毕漱口及口嚼茶叶,以解除口中异味。(金玉华)

百姓验证:云南昆明市拓东路李家修,男,67岁。他来信说:"我于1984年在昆明陆军43医院经胃镜检查发现患有浅表性萎缩性胃炎,用猴菇菌片、胃复安及中药治疗仍口出腐臭味,胃酸少,胃胀闷,食量少,消化药长年不断。1997年到昆明延安医院检查,萎缩性胃炎依然如故,住院77天花去治疗费18398元,除输爱维治、葡萄糖液外,又用胃复春、藏药仁青芝觉、诺迪康复、保安康、天赐康、维霉素等药治疗,但胃里的病状依然不减,每天饭量仅二三两,稍多吃一口都不行。自1998年8月9日开始用本条方和485,489条方联合治疗60多天,只支出180

余元，就使胃病症状大减。之后又加服云南白药胶囊半个月，每日3次，每次3粒。如今食量倍增，一切不适应症状全消，康复如常人。"

引自：1997年7月10日《老年报》

485. 我服苡仁粉治愈多年的慢性萎缩性胃炎

方法：将薏苡仁洗净晒干，碾成细粉，每次取苡仁粉50克，同粳米100克煮粥，熟后加入饴糖30克，每天2次。

我经3个多月的服用，已治愈了多年的慢性萎缩性胃炎。

说明：薏苡仁健脾、补肺、利尿、清热、排脓，饴糖益气补中、缓急止痛，两药合用，药性缓和，味甘而无毒性，又是一种清补健胃的食品。慢性萎缩性胃炎，属虚、寒、热者，均可服用。

百姓验证：广西田阳县那波镇卫生所韦保凡，男，68岁。他来信说："村民韦建章患胃痛有10余年，经医院检查为萎缩性胃炎，长期服用胃药，疗效不明显，花药费很多。后来我用本条方为他治疗，收到了明显的效果，并且花钱不多。"

引自：《中医药奇效180招》

486. 愈胃汤可治萎缩性胃炎

配方及用法：丹参30克，白芍50克，龙葵50克，拔葜30克，炙甘草5克，细辛3克，砂仁（后下）3克，制乳香3克，失笑散（包）18克。水煎服，每日1剂。

胃脘痛甚者加服三七片，每天3次，每次5片；腹胀甚者加陈皮、厚朴、大腹皮等；纳食呆滞者加楂曲、蔻仁等；嗳气频作者加沉香粉、制半夏、枸杞等；嘈杂口干者加煅瓦楞、乌梅等。

疗效：共治疗41例，临床痊愈11例，21例显效，9例进步，总有效率100%。

引自：《云南中医杂志》（1986年7月第1期）、《实用专病专方临床大全》

浅表性胃炎

487. 用"奇疗法"能治愈几十年的浅表性胃炎

四川成都市257信箱老干部科冯本琛来信说："我按全息律神奇诊疗法每天用一手拇指尖按压另一手食指胃区穴位，每次左右手各按压3～5分钟，每天1次，坚持2个月，使我患了几十年的浅表性胃炎（吐酸水、灼心）大大减轻。后来右大腿根内侧深部有条筋痛，知是老病复发，打针吃药理疗均无效，可是我用

左拇指尖按压或用笔帽旋转按压右手的脚穴位,几天就好了,行走蹲站完全自如。"

按语:"奇疗法"有关资料已编入本书下卷4141条中。

488. 我服三七治好40年的浅表性胃炎

我1949年便得了浅表性胃炎,经常处于烧心、吐酸、胃痛状态,稍不注意,如多吃或受冻即大痛。我也服过不少中、西药,有的药刚开始还能管用,时间一长就无效了。

1988年退休后听人介绍,胃病可服用"三七"(中药)治疗。于是,我买来了150克"三七"碾成粉末,每次服半汤匙,每天3次,用温开水送服,1周后出现奇效:胃口渐开、胃痛消失,继续服完药,至今病未复发。患有此病的人不妨一试。

注意:正在胃出血的人不宜服用。(戴一鸣)

百姓验证:重庆市忠县石宝坪镇山龙滩村邓明村,男,84岁。他来信说:"本县石宝涂井乡何成禄,男,35岁,患浅表性胃炎,我用本条方为他治愈,只花10元钱,至今未复发。"

489. 我用肉苁蓉治慢性浅表性胃炎很有效

张某,52岁。纳少不知饥多年,时感脘部灼热痛,不吐酸,不嗳气。数月前经胃镜检查示慢性浅表性胃炎。用中西药治疗,初期症状有好转,后效果不显。形瘦色悴,脘部按之稍痛,脉弦数,苔薄白,舌质红微干,辨证为水亏火旺,肝气犯胃,治宜崇本抑末。遂取肉苁蓉若干,洗净、晒干为末,每次服5克,1日3次。服用500克后,食欲大振,脘部灼痛已除,并告意外收获,10余年阳痿已愈。遂投原方500克,如前法,再服1个月,巩固疗效。

百姓验证:河北沙河市西各泉乡西村郝占魁,男,农民。他来信说:"村民陈某患浅表性胃炎,到处医治,疼痛难忍,一年多的时间不能正常吃饭,体重下降,花许多钱也不见效。后来用本条方经过20天的治疗,病症已基本根除。"

引自:《中医杂志》(1989年第6期)、《中医单药奇效真传》

慢性胃炎

490. 吃猪心加白胡椒治慢性胃炎有好效果

1990年我患了慢性胃炎,服用多种药物也不见效。后经一亲友指点,吃了7

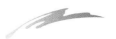

个猪心撒白胡椒粉,至今病未复发。

方法: 从肉食店买猪心6~7个,中药店买白胡椒10克。把猪心用刀切成3~4厘米的薄片,白胡椒研末,均匀地撒在上面,然后蒸熟,清晨空腹服。每日1个猪心,1个猪心约撒20~30粒小白胡椒粉末。一般服7天即愈。

491. 我服蜂巢治好20年的慢性胃炎

蜂巢是蜜蜂酿蜜、贮粮、生儿育女的重要场所,它不仅含有极为丰富的营养物质,而且还能治疗许多疾病。蜂巢有消炎、杀菌、消肿、止咳、镇痛、清热解毒等 作用,对胃炎、肠炎、鼻炎、气管炎、痢疾、肝炎等疾病有显著的疗效。

我是离休教师,今年70岁,患慢性胃炎达20年之久,中西药长期服用无效。可是仅服用蜂巢2个疗程(20天)就治好了,未再复发。我老伴患鼻炎长达8年之久,到许多大医院也没治好,仅服蜂巢3次,竟治好了。将此方介绍给邻居,也收到满意的效果。在此献出来,供胃炎、鼻炎及支气管炎患者试用。

配方及用法: 每次取蜂巢5克,放在嘴里慢慢细嚼,然后咽下,每天2~3次,空腹服最好;或者将蜂巢放在热锅中与一个鸡蛋一块炒熟吃。

注: 凡养蜂者都有蜂巢,各地都可买到。

百姓验证: 新疆额敏168团陈雨秋,男,61岁,教师。他来信说:"我患慢性胃炎,上腹部不适,进食后加重;嗳气、恶心、食欲不振,在连队卫生室及团医院多次治疗不见好转。带过2个505神功元气袋,服用4盒旺胃宝,花去200多元还是好了又犯,后来,我用本条方治疗,仅花15元钱,服经40天,一切症状消失,至今未犯。"

荐方人: 河南省民权县程庄乡彭庄　胡彦居

492. 用此方2周能治愈胃病

我患慢性胃炎多年,食欲不振,身体消瘦,后经人介绍用下方治疗:苍术4克,人参4克,半夏4克,茯苓4克,大枣2克,陈皮2克,甘草1克,生姜0.5克,将以上生药混合研碎,用开水冲服,每次服5克,每天2次。服药2周后,胃病就好了。

荐方人: 福建省农委区划所　刘兆福

引自: 广西科技情报研究所《老病号治病绝招》

493. 我用黄连素治好了糜烂性胃炎

据报道,由于多种原因致使胃黏膜损伤者,多有幽门螺旋杆菌存在,所以我坚持服具有抑、杀幽门螺旋杆菌效应的黄连素。每日三餐前化水先服(刚吃怕溶解后刺激胃壁),接着就吃面条,开始每次3片(300毫克),随病情好转改为2片。曾配合服用复合维生素B、胃酶素和猴头菌片等(用量均按瓶签说明,饭后服)。

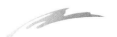

另外我习惯面食，除照上述方法服药外，面条中还加适量大蒜汁（因蒜亦具有抑制病原菌的作用）。就这样，我的糜烂性胃炎2个月左右就基本康复了，迄今未复发。

但要强调一点，胃病的饮食调节是极为重要的。

荐方人： 云南省流行病防治研究所　郭振修

494. 中国十大名医之一董建华的"胃苏冲剂"方

配方及用法： 苏梗、香附、陈皮、佛手、荜澄茄各6克，枳壳、大腹皮、香皮各10克，每日1剂，水煎服，有理气和胃通降之功。适用于胃胀痛为主之胃炎患者。

董老是全国人大常委、北京中医药大学教授、中国中医药学会内科学会名誉主任委员。此方为董老脾胃名方，得心应手，效果显著，现已制成成药"胃苏冲剂"，深受患者好评。

引自： 1997年1月11日《中医药信息报》

495. 我用蒲公英治疗慢性胃炎效果好

配方及用法： 蒲公英（全草）25克，白芨10克。水煎2次混合，分早、中、晚3次饭后服。

疗效： 王某，男，患慢性胃炎10多年，经常发作，近年来逐渐加剧，到多家医院治疗无效。用此方治疗，服药7天后，胃病基本痊愈，观察8个月未见复发。

百姓验证： 湖北十堰市东风汽车公司余国富，男，46岁，干部。他来信说："我患浅表性胃炎，胃部很不舒服，疼痛，而且饭量减少。用西药洛赛克治疗2个疗程，疼痛缓解，但是没有过多长时间，胃部疼痛又恢复到治疗前的状态。后来我用本条方治疗，现在胃痛基本消失了，而且饭量也正常了。"

荐方人： 黑龙江省明水县崇德镇卫生所　牟井有

引自： 《当代中医师灵验奇方真传》

496. 我坚持手脚穴位按摩治慢性胃炎效果佳

慢性胃炎的典型症状为：缺乏食欲，胃部膨满感、重压感，嗳气，嘈杂；胃酸过多的典型症状为：吞酸、嘈杂、酸性嗳气，伴有痉挛性便秘，食欲正常或亢进，有时于食后1~2小时发生胃痛。

辨证参考： 慢性胃炎多继发于急性胃炎，也有的是由于过度饮酒、吸烟而诱发；许多慢性疾病如肝硬化、肾疾病、结核、贫血、心脏疾病、呼吸器疾病、胃溃疡、胃扩张等，也可并发慢性胃炎。

早期慢性胃炎可自查，用手指按压食指第二指节与第三指节中点的指背外侧35穴点，如有压痛感，即可确诊。

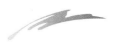

　　脚部选穴：15，22，23，24。（见496条图1）

　　按摩方法：15穴点用按摩棒大头推按，双脚取穴，每脚每穴每次按摩5分钟，22，23，24三穴要连按，用按摩棒大头从22穴点斜推至24穴点，双脚取穴，每脚每三穴每次按摩5分钟，每日按摩两次。每次按摩后饮蜜蜂花粉水300毫升。

　　手部选穴：用梅花针反复刺激手背35穴点，强力按摩手心18，68穴点，每手每穴3分钟，每日数次。（见496条图2）

　　百姓验证：山东莱阳市沐浴店镇赵树德说："去年以来，我按本条进行按摩，收获不小。已患10年多的慢性胃炎和膝关节痛，过去久治不愈，靠吃胃特灵、消炎痛维持，经1个月按摩后再也不用吃药了。有时犯病，一按摩就缓解了。至于临时性疾病，如眼痛、咽喉痛、肩胛痛者很快就可以按摩治好的。"

　　注：手脚穴位按摩治病法与按摩工具，请见本书4145条。

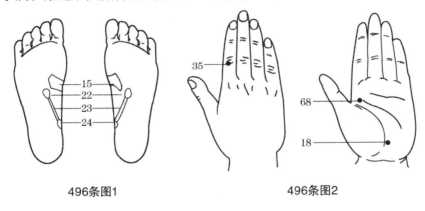

496条图1　　　　　　　　　　496条图2

497. 用按摩法治慢性胃炎需辨证施治

　　一位老读者慕名到编辑部找我，请我帮他解脱慢性胃炎之苦。刚坐下没谈几句，又站起来捧着胃部来回走。他苦笑着告诉我："就是这种胀劲，吃啥喝啥都胀！"我问他患病和治疗过程，他告诉我两年前他去海滨城市开会，因食海味集体中毒，经当地医院抢救脱险后，就留下这种后遗症，吃什么都不好消化，吃什么都胀，人也明显地瘦了下来。他自己总是怀疑胃里长了什么，这种恐癌症，使他越发感到胃里有了东西。经某家大医院胃镜检查，结果证实胃里什么也没长，是因为胃黏膜受恶性刺激后，遗留下慢性胃炎症。膨闷胀饱是经常的事，春节时因合家团聚喝了一杯啤酒，结果胀得一宿没消停。中西成药吃过无数，始终不见好转。曾向一位名中医求治，服了二十几剂汤药，泻得形销骨立，也没治好。于是，听人介绍来向我求助。

　　根据他叙述的病情，我为他用梅花针强刺激了手部35，18，19三穴，按摩了手部40，42两穴，每手每穴3分钟。之后又取脚部15，16，17三穴进行强力按摩，每脚按摩5分钟。随着按摩的进行，他感到胃部开始轻松，按摩完，他打了几个

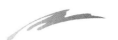

嗝，膨胀感全消。我让他每天按我的治疗方法自己按摩两次，他高高兴兴地告辞而去。1周后他又来找我，是来致谢的。他说："这次没花一分钱，没吃一包药，就把胃病治好了。"（章丰）

498. 刺激"前头点"可治愈胃炎

我有位朋友是射击运动员，有一天我去看他时，恰好在射击练习场见到了他。随即，他给我表演枪法，虽然他的枪法很好，但我却觉得似乎某些地方不对劲。他扣扳机时，并不是用食指，而是用中指。因此，我对他这种不自然的动作很好奇。

于是，我问他原因，他回答说："因为今天感觉食指关节疼痛，所以只好用中指。"话虽如此，但他有病的征兆已在食指关节上显示出来。

食指靠近手背的第二关节上有一穴道，称为前头点。这一点是胃炎的反应点，当四周出现紫色淤血状，或有压痛感时，表示有胃炎。

引起胃炎的原因很多，慢性胃炎多因饮食不节制而引起。刚才提到的那位射击运动员，饮食不定，并且吃得很快，每天抽数十支香烟，加上职业习惯，总是处于精神紧张状态，像这样是必然要得胃炎的。

这种容易引起胃炎的人，平时就应多注意前头点的变化。如果有变色、疼痛等症状发生，就要加以刺激（参照图）。刺激的方法可用牙签刺，也可用香烟头灸治。扭拧也可以收到同样效果。用香烟头灸治或牙签刺激前头点可治胃炎。

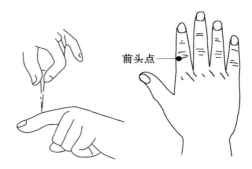

前头点

498条图
用香烟头灸治或牙签刺激前头点

胃脘痛

499. 胃寒散可治胃脘痛

配方及用法：附子6克，肉桂4克，干姜10克，苍术10克，厚朴6克，白芍15克，红花10克，元胡12克，枳壳10克，米壳4克，吴茱萸10克，黄芪12克。上述生药研细，过100目罗成粉，装包，每包4克，每次服1包，每天服2次。

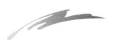

注意: 孕妇禁服。

按语: 20世纪40年代末和50年代初, 在洪洞的古楼街有位魏老先生治胃痛很出名。他在街上摆个摊, 并挂着一张纸, 上写着: "胃痛吃一包, 一时三刻管保好。有钱没钱捎一包, 十人九胃少不了。"逢会赶集的人宁肯不吃不喝, 也要买几包胃寒散拿回家。曾经有一个学生大雨着凉, 胃痛得特别厉害, 买了几包胃寒散, 回家后仅喝了一包, 不一会疼痛就消失了。经过观察验证, 胃寒散对急慢性胃炎、胃痉挛、胃癌等均有效。

属于脾胃阳虚或阴寒痼冷者, 用胃寒散都颇见奇效。从1972年到1981年经过临床观察112例, 其中有43例在服3～9剂后症状消失, 69例服20剂左右疼痛消失。还观察到不论青年和老年发生的胃痛, 谁服胃寒散而痛不缓解, 则应怀疑是胃癌的早期阶段。

百姓验证: 乔某, 女, 39岁, 干部, 1980年6月初诊。该患者胃脘疼痛10余年, 反复发作, 时轻时重, 痛时放射背部, 遇冷加重, 有时感到冷气撞心, 嗳气吞酸, 纳呆少食。经过地区医院钡餐造影发现有1.5厘米×2.1厘米的龛影。胃镜检查, 胃底可见1.4厘米×2.3厘米的溃疡, 底白薄, 边缘潮红, 诊断为胃溃疡(活动期)。口服胃寒散23包疼痛减轻, 未有大发作, 食欲增加。连服一个半月, 造影复查, 钡餐造影龛影消失。

500. 黄芩莱菔汤可治胃脘痛

配方及用法: 黄芩、炒莱菔子(杵)、姜半夏、陈皮、土炒白术、炙甘草、柴胡各10克, 党参、茯苓各15克, 水煎服。酸水过多加煅瓦楞子10克, 白芍15克; 苦水过多加生军6克; 清水、甜水多者加鲜生姜10克, 大枣7枚; 兼有轻度溃疡者加白芨20克, 乌贼骨10克(杵)。临床症状缓解改服胃酶素善后。

疗效: 治疗100例, 其中痊愈84例, 好转16例, 全部有效。

百姓验证: 四川射洪县医院白天明, 男, 47岁。他来信说: "我县仙鹤乡女青年白小华, 上腹部(胃脘)疼痛, 腹胀嗳气, 呕吐酸水, 食欲不振, 经当地卫生院治疗, 打针吃药花去100余元未见好转。经我用本条方治疗1周, 仅花30余元, 病情得到了缓解。"

引自: 《江苏中医》(1991年第7期)、《实用专病专方临床大全》

501. 家传方治胃脘痛疗效好

主治: 胃脘胀痛, 牵引腰背, 嗳气吞酸, 饭后痛多, 甚则呕吐。

配方及用法: 三棱6克, 莪术6克, 血竭9克, 姜黄6克, 灵脂9克, 蒲黄6克, 安息香4.5克, 檀香4.5克, 沉香4.5克, 广木香6克, 鸡内金9克, 丁香4.5克, 吴萸9克, 乳香6克, 没药6克, 川朴9克, 元胡9克, 砂仁4.5克, 草果仁4.5克, 香附9克,

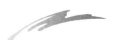

青皮6克，肉蔻1.5克，海螵蛸12克，神曲9克，小茴6克，甘松6克，共为末。每日3次，每次4.5克，每隔4小时服1次，温开水送服。

疗效：用此方治疗百余人，疗效达95%以上。

禁忌：孕妇忌用。

荐方人：广西壮族自治区　李兆祥

引自：广西医学情报研究所《医学文选》

502. 单药郁金治胃脘痛收效甚佳

配方及用法：郁金30克。将郁金研极细粉末，贮入瓶中，密封备用。用时取药末6克，以水调成糊状，涂于患者脐窝内，外以纱布覆盖，胶布固定。每天换药1次。

说明：本方适于肝气犯胃型胃痛。胃脘胀闷，脘痛连胁，嗳气频繁，大便不畅症状者正好对症，用之收效甚佳。

引自：《敷脐妙法治百病》

503. 我用此方治好百余人的胃脘痛

配方及用法：牵牛子（黑丑、白丑）120克，硫黄60克。牵牛子半生半炒。用大红萝卜1个，挖空放入硫黄，然后用挖掉的萝卜片封闭，用麻线缠好，放入砂锅内加水煮2小时取出，将硫黄倾出弃去，萝卜晒干，与牵牛子共研细末，和水为丸，或用糯米糊为丸。每日早、晚各服1次，每次6～10克，淡盐汤送下，孕妇忌用。

疗效：治愈百余人，疗效较好。

百姓验证：辽宁省清原县湾甸子镇二道湾村王安才，男，53岁，农民。他来信说："我用此方治愈了张祺的胃脘疼痛症。"

504. 红萝卜加醋热敷治胃脘痛有效

1963年8月14日，余友王国志云："其母胃脘作痛有年，几经治疗未愈，时作时止。今儿行在外，常忧母病，焦虑不已。"日前探得一法：大红萝卜1个，擦成丝状，加醋适量，砂锅上炒熟，装入布袋内，发作时敷于痛处，其痛即止。国志以此法治其母之胃脘痛颇有效验，现已告痊愈。

引自：《偏方奇效闻见录》、《中医单药奇效真传》

505. 我用巧食鱼法治胃寒痛效果显著

取鲜鲫鱼一条（约250克）去鳞、鳃及内脏，洗净，生姜30克洗净切片，橘皮10克，胡椒3克，共包扎在纱布内填入鲫鱼肚里，加水适量，文火煨熟，加食盐少许，空腹时吃鱼喝汤。

近年来，我用此法治疗胃寒气冷型疼痛、食欲不振、消化不良、虚弱乏力等

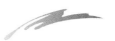

症百余例，效果显著。

百姓验证：上海市天宝路808弄钱一飞，男，68岁，退休。他来信说："四川仪陇中坝张忠成患有十几年的胃病寒痛，我用本条方为他治愈，未再复发。"

荐方人：江西省上犹县卫生院　钟久春

胃寒痛

506. 茶叶生姜治好我的胃寒痛

配方及用法：茶叶50克，生姜20克，水煎服。每日2次，2天为1疗程。

此方有温中散寒、理气止痛之功效，适用于胃脘隐隐作痛、喜按，得暖则舒，胃部有冷感，四肢不温，大便溏薄，脉细、苔白、舌淡等症状的胃寒痛患者。

我经常犯胃寒痛，得此方后，屡试屡验，一般服药后半小时疼痛即可减轻。（樊常宝）

507. 野兔耳烤焦治胃寒痛有效

配方及用法：两个野兔耳朵，瓦片上烤焦，200毫升黄酒送服，一次治愈。此方专治因生气、着凉等引起的胃病，多人服用后确有效。

荐方人：河北省高阳县蒲口乡赵口村　赵淑格

508. 吴茱萸史话

原来，吴茱萸只叫吴萸，春秋战国时期是吴国的特产。当时吴国弱小，每年都要向楚国进贡。有一年，贡品中加了药材吴萸，楚王看后大怒道："区区吴国，竟敢以此物作为贡品，耻笑我楚国！"吴国使者听后大惊失色。这时，楚国一个姓朱的御医上前进言道："吴萸可以治疗因寒冷而致的胃痛，并有止呕止泻作用。因大王您常有腹痛，所以吴国才进贡吴萸，如果拒绝岂不有损两国关系么？"吴国使者战战兢兢退出王宫。朱御医追出来安慰他道："别当心，这个吴萸我要了，以后对楚王会有好处的。"随后把吴萸的种子拿些到自家的庭院种下来。

吴国使者回去将楚王的傲慢态度向吴王禀报，吴国就此与楚国断交了。几年过去后，有一天，楚王腹痛复发，剧痛难忍，大汗淋淋，其他御医都束手无策，最后还是朱御医用吴萸给楚王煎服，二三剂后腹痛全消，接连服几剂楚王的痼疾就断根了。楚王问道："何药如此神效？"朱御医答道："这就是数年前吴国贡品中的吴萸。"楚王开始后悔当时对吴国使者的无理态度，并与吴国重新修好。此

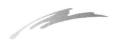

后，在楚国大量种植吴萸。有一年秋天，楚国瘟疫大流行，许多人上吐下泻，苦不堪言，死者不断增加。朱御医接受楚王之命，用以吴萸为主的中药治疗，使许多人起死回生。楚王龙颜大悦，念朱御医救治之功，将吴萸改名为"吴朱萸"，并在"朱"字上方加了草字头，故成了现在的名称——吴茱萸。

引自：1995年3月24日《健康报》

胃酸型胃病

509. 蚌蛤粉可治胃酸型胃病

配方及用法： 蚌蛤粉300克，枯矾粉150～200克，甘草粉100克，炼蜂蜜500～600克。将以上三种粉末放在大碗内，混匀后加入高热的炼蜂蜜，待发泡冷却后即成服用药。每日饭前用开水送下10～15克，胃病严重者可服极量20克。每日服3次，对于严重患者可4小时服1次，服3日后减为6小时服1次，一直把药服完。

注： 买回河蚌，去肉取壳洗净，用煤火烧透或铜锅大火炒黄或烧透，取出研为细粉即是蚌蛤粉；以食用明矾放在铜锅内干烧脱水，冷却后研为细末即是枯矾粉；甘草在中药店内买回用火烤干，研为细末即是甘草粉；蜂蜜放入干净无油的锅内脱水即成炼蜂蜜。

禁忌： 凡辛、辣、刺激食物，酸类食物禁食。

说明： 非胃酸型胃病不属此方治疗范围，胃酸型十二指肠溃疡同样可治疗。

百姓验证： 贵州黎平县德凤镇大井街吴灌木用此方治好了黄平县谷陇镇杨统正10多年的胃病。杨统正的胃病是胃溃疡，时好时坏，发作起来几乎要命。现在不但他的病好了，而且他还利用此方为别人治病，成了治胃病的医生。

510. 胃舒平蘸蜂蜜吃可治酸痛型胃病

配方及用法： 蜂蜜1.5千克，胃舒平300片。每日3次，每次3片。用筷子夹胃舒平蘸蜂蜜吃，争取多吃蜂蜜，最后蜂蜜和胃素平一同吃光。一般用药1剂痊愈。

百姓验证： 辽宁本溪县田师傅镇铁刹山村张明财，男，43岁。他来信说："我爱人患胃酸性胃炎，用本条方治疗，病痛得到缓解。"

荐方人： 黑龙江省绥棱县四海店镇半截河村　张连举

511. 牵牛子羊肚汤治胃酸型胃病有良效

李某，男，56岁。平时胃酸嘈杂，痛时呕吐酸水，痛连背胁，曾多次呕血。经

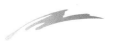

多次治疗，中西药物、针灸推拿兼施，虽可暂缓，但终难根治。后取牵牛子200克，羊肚1具，将羊肚用竹刀刮净，以水反复冲洗，把牵牛子装入羊肚内，加水，文火炖熟后，连汤及肉分4次食用。每日2次，早晚服。一服而痛止，再服酸止。2个月后痛作，又照上法服之疼痛又立止。前后共服羊肚3具，牵牛子600克。数载沉疴竟瘳。

引自：《四川中医》（1990年第3期）、《中医单药奇效真传》

其他型胃痛

512. 鸡蛋壳粉可治胃痛

方法：鸡蛋壳若干，文武火炒黄，研末。每天服一个鸡蛋壳的量，分2次或3次用开水吞服。

百姓验证：河南郑州市政七街31号常正光来信说：“我患慢性胃炎20多年，中西药吃了不少，始终没有完全治好。后来我抱着试试看的心情用本条方自治，连续服用10天就治好了我的慢性胃炎。2个月前，我儿子也患了胃痛，我按此条方给他服用3次，胃痛就消失了。”

荐方人：河南省郸城县城关镇　赵海伦

513. 周安淘用苦胆豆治好十几人的胃痛病

我乡周安淘是一个10多年的严重胃病患者。1990年2月他去宁夏做工的时候，听当地人讲猪苦胆装黄豆晾干后吃治疗胃病有特效，便按照听来的方法试用，吃了6个猪苦胆的黄豆，胃病就好了。至今无论吃什么东西，做什么重活均未复发。他写信把这个方法告诉给同乡胃病患者王长华、张家财等10人，他们按此方法一试，果真胃病都好了。

方法：将鲜猪苦胆洗干净，装上洗干净的黄豆，用绳将口扎紧，挂在墙壁上晾干。每天服3次，每次服3粒黄豆，糖水吞服。病轻者服3个猪苦胆的黄豆即愈，病重者服6个猪苦胆的黄豆可愈。

百姓验证：河北巨鹿县小吕寨乡刘堂由，男，53岁。他来信说：“我患有多年的胃病，吃过很多药，如三九胃泰、快胃片、胃舒平、胃友等，均不见明显效果。后来我用本条方治疗，3个苦胆才吃了一个半，就觉得胃部宽松舒服，继续服完后此症痊愈了。”

荐方人：四川省璧山县政府　赵昌合

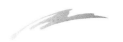

引自：广西科技情报研究所《老病号治病绝招》

514. 我爱人服醋蛋液解除了慢性胃痛

我爱人患慢性胃痛，什么胃药都用过了，未好转。平时她只能吃早稻米，其他品种大米一吃就发病，长年为此大伤脑筋。另外，她还不沾油腥和酒类。去年腊月初开始试服醋蛋液，仅用3个醋蛋液就基本上解决了问题。春节期间能放心大胆地吃了，睡眠也恢复正常，精神状态极佳，也不心慌腿软了。

我服用醋蛋液后，最明显的效果是解除了多年神经性头痛睡不好觉的毛病。目前，由于坚持服用，我这快50岁的人，好像年轻了许多，精力比前几年都充沛。

百姓验证：辽宁岫岩县张德珍，男，70岁，干部。他来信说："我和老伴都有胃病，我是胃溃疡消化不良，老伴是慢性胃炎和消化不良，经常发作，吃了很多药，花了很多钱就是不能根治，时好时坏。用本条方治疗后，胃不胀痛了，也不难受了，消化能力也增强了。而今食欲大增，感觉消化和各方面都很好，精神也好，我们已养成了喝醋蛋液的习惯。"

荐方人：湖北省天门图书室　赵于静

注：醋蛋液治病法，请见本书4142条。

515. 用艾叶加红糖治好了我的胃痛

前年初，一天突然胃痛难忍，并伴有发烧，打针、吃药治疗一个多星期，病情仍未好转。后来从一个朋友那里得知用艾叶治胃痛的验方，试用后果然效果不错，早上8点钟服药，10点钟竟烧退病除。愈后至今未复发。后来我又将此方传给了一些朋友，用后效果明显。

具体做法：一把艾叶加上一汤匙红糖，放入一碗凉水煎煮，放温服下。（李伯川）

引自：1996年10月9日《安徽老年报》

516. 用七叶一枝花蒸猪肉吃治胃病效果佳

我有个瑶族朋友，他曾患胃病多年，当饥饿或吃饱时胃部疼痛，服过很多药均无效。后来用草药（七叶一枝花）块根切碎拌瘦猪肉蒸食，胃痛明显缓解。10天后又服了一次，胃就不再痛了。

他把此单方介绍给村里患胃病的人用，也同样收到好效果。

引自：《家庭之友》

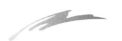

517. 我用酒烧鸡蛋治好了胃痛病

我的胃经常疼，做过各种检查未见异常，但疼痛有增无减。有一次，姥姥让我用酒烧鸡蛋吃，吃了几回，胃竟然不疼了。

方法：将50毫升白酒倒在一个耐烧的碗内，并在碗中放一个生鸡蛋，然后把酒点燃烧鸡蛋，酒烧光了，鸡蛋也可以吃了（蛋黄有点稀是正常的）。（李伶）

百姓验证：江苏启东市万安乡王呈镇王安德来信说："我从小就有胃酸过多疾病，30岁时又患上了胃十二指肠溃疡。两种病集于一身，曾服中西药不计其数，大小医院开的中药处方摞起来有六七厘米厚，花钱无数。邻居都说我得的是癌症，没药可救了。家里人更是为我着急上火。后来试用本条方和509条方治疗，结果只用10天时间，就彻底治愈了我的胃十二指肠溃疡和胃酸过多。"

518. 治胃痛宿疾方

刘某，男，48岁，嗜酒，患胃痛宿疾多年，常反复发作，服辛香温胃散寒药品，病情暂得缓解，不得根除。一日，因饮酒和进冷食，旧病复发，疼痛难忍，来我室就诊。临床症状：剑突下呈阵发性剧痛，有灼烧感，拒按，口苦，喜冷饮，食欲不振，嗳气不断，大便稀溏，苔黄白浊腻，舌质淡红，脉沉滑。我诊为"因脾虚湿热内郁，堵滞胃脘而致"。拟从苦辛开泄，补气健脾论治。采用萎壳15克，清夏、枳实、党参、白术各12克，黄连、干姜、玄胡、砂仁、木香各10克，甘草6克方剂治疗，连服数剂，病得痊愈。

从1983年以来，我采用上方先后治疗胃痛宿疾患者178例，均得痊愈，效果甚佳。

百姓验证：广东连州市连州镇法元村8号邵庆焕，男，67岁，教师。他来信说："本镇欧阳雄经市人民医院诊断患十二指肠球炎、红斑充血性胃病，到处求医无效，我用本条方和126条方为他治疗，2个月后便治愈了。"

荐方人：四川省合川市食品厂 邓增惠

引自：1997年第11期《农家科技》

519. 此家传方治胃痛有效

主治：胃痛。

配方及用法：川芎、木香、三棱、莪术、乳香、没药、葶苈子、巴豆霜、皂角各1.5克。诸药共研细末，以枣泥为丸，如绿豆大。成人每次服3～4丸，每天早、晚各服1次。白开水送下。

引自：广西医学情报研究所《医学文选》

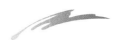

520. 我用白鸡加黑白丑治胃痛效果好

配方及用法： 白鸡1只（公、母、老、小均可），黑、白丑100克。将鸡去毛剖腹，除去腹内物，同黑、白丑一起捣烂，再用芝麻油炸熟，分若干次吃完。

百姓验证： 郭妻，1979年患胃痛，着气（情志所伤）即发，可长达20多个小时，多次吃药无效。服此方1剂病去，2年多未复发。又将此方介绍给20余名患者，效果均好。

荐方人： 河南省郏县冢头乡　郭自冉

521. 治胃胀疼痛效方

配方及用法： 大麦芽、山楂片、鸡内金、白术、神曲、榔片各等份，在锅内烘成黄色后，研成细末过筛（越细越好）。每当胃痛、胃胀不适、胃寒或不愿吃饭时，可将一汤匙药面放入碗内加开水调稀，温热时一气喝下，每天早、晚各服1次（饭前服）。

此方已使用20多年，治好数百人，极有效。

百姓验证： 新疆石河子148团蒋良成，男，60岁，退休。他来信说："老母84岁，胃胀痛，中西药吃过许多均无效，用本条方治疗，服4剂而愈。现已有近1年未出现胃胀痛，此方真神。"

荐方人： 黑龙江省依安县三兴镇村　高洪川

522. 杉树寄生治胃痛效果好

配方及用法： 杉树寄生（如没有寄生，枝叶也可用）干品30克、生品60克。胃痛者煲瘦猪肉60克，1000毫升水煎至500毫升，每日1剂。轻者1剂，重者3剂便可缓解。用药3剂后，每天用30～50克（不论生干）煎服当茶饮（不用肉），20天可愈。

百姓验证： 广东番禺县我的朋友苏炳南，患胃病2年多，不断用胃药，均无效。经老中医范玉南指点，我用此方为他治疗，2剂就止痛，3剂后再不见痛。后15天当茶饮，现已完全恢复，至今10个月未见再疼。

荐方人： 广东省　冯志成

523. 烧酒加糖治胃气痛很有效

荣昌县古昌乡黄老太婆，患胃气痛多年，每当病发时，疼痛难忍，虽经多方医治，疗效不甚理想。一次她从别人那里得来一验方试用，病竟痊愈，至今未再复发。

配方及用法： 在碗中放50～100克冰糖，倒入适量白酒（以淹过冰糖为度），

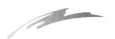

用火将酒点燃，待冰糖溶化完后将火吹灭，当温度降至25～30度时，趁热喝下。每日1次，连服3次即愈。

　　荐方人：四川省荣昌县古昌乡　　刘德全

　　引自：广西科技情报研究所《老病号治病绝招》

524. 香油炸生姜片治胃痛半个月可痊愈

　　香油炸生姜片治胃（寒）痛的方法是：将鲜姜洗净，切成薄片，带汁放在绵白糖里蘸一下，放入烧至六七成热的香油锅内，待姜片颜色变深，轻翻一下，再稍炸，出锅即可。每次2片，饭前吃（热吃），每天2～3次。10天左右见效，半个月可痊愈。（常培信）

　　引自：1997年11月26日《晚晴报》

525. 止胃痛刺激手部穴位最迅速

　　当胃痛突然发作时，的确令人穷于应付，其中最有效、最迅速的方法莫过于穴道刺激了。

　　数年前，我去外地出差，在车上有位40多岁的妇女突然胃痛发作。她丈夫说："她是因昨夜睡眠不足，而今天早上又没吃饭造成的。"

　　看到她一副疲倦的神情，我便想为她治疗。当时没有随身携带针灸用具，只好拿数根牙签捆成一束，刺激她手掌上的穴道。一段时间后，她的表情逐渐缓和，不久便高兴地叫着："一点也不疼了！"

　　由此可见，胃痛及胃痉挛大都来得极其突然又剧烈。因此，必须牢记对应内脏穴道的位置，以便在病痛发作时可以立即遏止。

　　至于一般妇女常患的胃痛，可以刺激胃肠点（见525条图）。因为胃肠点和胃、肠等消化器官密切相关，只要用尖状物强刺激，便可刺激脑部，抑制胃及肠部机能，减少疼痛感。持续的强刺激，应以受刺激的穴道感到疼痛为宜。

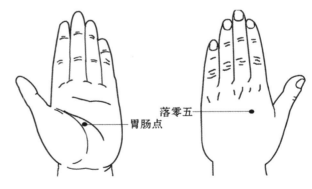

落零五
胃肠点

525条图

　　此外，位于手背食指指根略下方的落零五（见525条图）也和胃肠点具有同等效果。

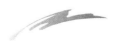

526. 坚持手脚穴位按摩可治各种胃痛

引起胃痛的病很多，常见的有急慢性胃炎、胃或十二指肠溃疡、胃痉挛、胃神经官能症等。

脚部选穴： 15，22，23，24。（见526条图1）

按摩方法： 15穴点用按摩棒大头按揉，双脚取穴，每次每脚每穴按摩5分钟。22，23，24三穴连按，用按摩棒大头从22斜推按至24，双脚取穴，每次每脚每三穴推按5分钟，每日按摩2次。

手部选穴： 18，42，68。（见526条图2）

按摩方法： 18，68两穴均用梅花针刺激，双手取穴，每次每手每穴刺激2分钟。42穴要用拇指扣食、中指强力捏揉，双手取穴，每次每手每穴捏揉2分钟。

百姓验证： 广东郁南县东坝镇粗石村余国英，男，58岁，农民。他来信说："我爱人患极度胃下垂，去医院治疗多次，总是反复，花费上万元。后来我用本方为她按摩，2个月后，每天能劳动几小时，也不感觉累了。"

注： 手脚穴位按摩治病法与按摩工具，请见本书4145条。

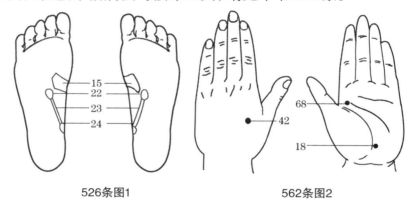

526条图1　　　　562条图2

胃及十二指肠溃疡

527. 西药片巧搭配治好了多年的十二指肠溃疡

我妹夫患十二指肠溃疡多年，常吐酸水，胃腹作痛，经多方求医服药，均未治好，后获一方，服2个疗程即愈。

配方及用法： 维生素$B_6$24片，痢特灵24片。7日为1个疗程。每个疗程的前6天为服药日，第一天服4次，每次各2片；第二天服3次，每次各服1片；第三天服4次，

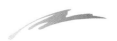

每次各1片；第四天服4次，每次各1片；第五天服2次，每次各2片；第六天服1次，每次各服2片；第七天，用红糖120克，鲜鸡蛋8个，打荷包蛋，早晚分食之。

注意：服药期间忌食酸辣；如第一个疗程只见轻而未愈，可再服1个疗程。在服药中如感手脚麻木，应停止服药。

百姓验证：四川省绵阳市高水中街18号李俊如，男，75岁，退休干部。他来信说："我于1991年患胃病，住院治疗好转，花药费8000多元，但出院后半年又复发。后来我用本条方和528条方治疗，胃病痊愈了，至今已4年未复发。"

荐方人：河南省沈丘县杨集乡　王廷栋

528. 我煎甘草加蜂蜜治好老伴多年的胃和十二指肠溃疡

我老伴患多年的胃溃疡和十二指肠溃疡病，前几年犯病痛得较轻，近来犯病较重，疼痛难忍，胃药没少用，都无济于事，后来用此方治愈。

配方及用法：甘草250克，纯蜂蜜500克。将甘草放入药壶或不带油的铝锅熬3次后，放入碗内。服前先将熬好的甘草药水3汤匙放在杯里，然后再放入20汤匙蜂蜜，搅拌均匀，每天分2次空腹服完。服药后，大便次数增加，并逐渐变稀，如便有脓血似的物质，一般服1周可愈，病久又重的胃病需要2周痊愈。

注意：1个月内每餐必须吃软食物。

百姓验证：广东英德市委林宗炳，男，42岁，干部。他来信说："我高中同学谭寿双患十二指肠溃疡和胃出血，在医院服药，止血后回家。我得知后，让他用本条方试治，他按要求服药1周后，症状消失了。以前因有胃病不敢吃的食物现在也敢吃了，而且至今没有出现任何不良现象。在医院他花1000多元钱没有治好的病，用此条方仅花10多元钱就治好了。"

荐方人：辽宁省政府人事厅　关至元

529. 用此偏方可治愈多年的胃溃疡

我今年66岁，23年前得了胃病，周期性疼痛，后又发展为胃溃疡，经多方治疗，先后服用多种药物，均未治愈。后有人给我介绍一个偏方，治好了我多年的胃病，现已6年多未犯。我哥也患胃病多年，按本方只吃1剂药就好了，至今几年未犯。

配方及用法：蒺藜50克，白芨50克，痢特灵20片。将蒺藜、白芨弄碎加水1500毫升，倒进砂锅煮开后再煮10~15分钟，然后把药渣倒掉，药液分10份，每天早饭前、晚饭后各服1份，且每次吃痢特灵2片，5天服完，无副作用。

荐方人：河南省虞城县棉麻公司　黄锡德

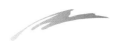

530. 我用土豆治愈了严重的胃溃疡病

将2千克土豆挖去芽眼，洗净捣烂如泥，再用1000毫升水将粉洗出，然后把水及沉淀物一起倒入铁锅。先用大火烧，待成稠糊状，改用小火焙干，制成大小不等的一堆黑疙瘩。最后研成细末，用罗过细。每日3次，每次3克，饭前服用。

此方主要作用是保护胃黏膜，促使伤口尽快愈合，无任何副作用，更无禁忌。

我曾是一个严重的胃溃疡患者，连续多年胃疼胃酸，病情发作时大汗淋漓，满床翻滚，真是痛不欲生。用过多种方法治疗，均不见效，以致发展到一年内胃反复大出血4次，年底成胃穿孔。在医院先保守治疗之后，医生决定为我做胃切除手术。

因短期内多次失血，身体过于虚弱，经不起手术，医生说还得先回家补养一段时间。就在这期间，我得了一个单方，就抱着试试看的想法，做了一点药试用。这一试不要紧，多年的胃疼，顺嘴流酸水的现象立刻就消失了。为了巩固效果，我坚持连续用药半年。

多年来由于此病，经受了很多痛苦，性命也几乎搭进去的我，只花了几元的土豆钱，竟使病彻底痊愈了。

将土豆弄碎时如果没有更好的方法，就用铁擦子。注意磨时用力要轻，土豆渣才会更碎。然后把称好的水分成3份，渣装进布袋（疏松面料）里，经过3次洗捏，粉易出净。碾时，放在医用的碾槽里弄碎较方便。切记罗越密、过得越细越好。每次做6千克土豆比较适宜，容易干。千万记住饭前服用。（权菊先）

百姓验证：江西新余市城北富丽新村刘华云，男，52岁，个体户。他来信说："我患有上消化道出血，经常排黑便，身体极度虚弱，胸闷气短。到市中医院检查，确诊为上消化道溃疡性出血，吃中药治疗数十天，共花去500多元，不见任何效果。又转至市人民医院用西医方法治疗，仍不见好转。后来我用本条方试治2天，效果明显，原腿足无力、头昏脑涨等症状减轻。又连服1个月觉得病情完全好转了。于是就此停药，可没过几天又开始复发，同样排黑便。我认为该方对胃保护效果特好，但治病不能断根。接着我又用550条方，二方配合治疗3天后，此病彻底痊愈。"

引自：1987年第10期《老人春秋》

531. 用土豆粉能治好胃病

30多年的胃病使我经受了巨大的痛苦，虽经多方医治却收效甚微。亲友常劝我"一刀除病患"，可我怕手术迟迟下不了决心。后来从某杂志上读到，有一位患胃及十二指肠溃疡的病人，在医生决定给他做手术时，服用一食疗验方，3个星

期后，经检查溃疡面已缩小到只有原来的1/5，继续又服食3个星期，溃疡消失，症状全无。

此验方用的仅是普通的土豆，其制法也较简单：将2千克土豆洗净，去除芽眼，切碎捣烂如泥，反复揉搓，使其生出一种白色粉质，然后把含有淀粉的粉质浆水倒入铁锅里，先用武火熬，至水将干时，改用文火慢慢烘焦，使浆汁最终变成一种黑色糊状物，取出研末，用干净容器（最好为玻璃罐）贮存好。每日服食3次，每次饭前用温开水送服1克。我按此法自制服食土豆，现病已痊愈5年多了。

中医认为，土豆味甘性平，具有补气健脾消肿之功效。将土豆淀粉烤至焦煳，除对溃疡病灶起保护作用外，还有促进伤口愈合的作用。

为了防止胃病复发，几年来，我还总结了几点经验：第一是营养要全面、合理，以便更好地帮助修复受损伤的组织，促进溃疡面愈合。第二是饮食定时定量，以减少胃酸对病灶的刺激。第三是忌食刺激胃酸分泌的食物和调味品，如辛辣食品、浓茶、酒类及过咸过酸和煎炸食物。此外，我还坚持体育锻炼。这些对老年人胃的保养都大有裨益。（叶恨秋）

532. 我吃土豆苹果泥治好了胃肠道溃疡

4年前，我因贲门溃疡出血、胃底严重发炎，做了一次大手术，把贲门切掉了，切除了大部分胃及一部分食道。由于没有了贲门，胃液等经常上返腐蚀食道，我对此长期没有防范，致使食道黏膜腐蚀发炎发生了溃疡。手术后这4年，我的食欲很差，看什么都不想吃，包括过去喜欢吃的东西也厌恶，致使体重下降。吃了不少开胃的药也不管事，体重长期维持在45千克左右。

4个月前，我在报纸上读到一个有关治疗食道癌的偏方，说的是有一同志患食道癌已几年，卧床不起，饮食不进，服用土豆苹果泥后几天，既能进食，又能活动，病情好转。我随即运用此法治疗我的病症。

具体做法：将基本等重的土豆（生的）和苹果共约250克去皮后切成小块，放入搅拌器搅拌成泥状，于每日下午2～3时服用。

目前，我已服用4个月，效果很好。主要表现是食欲大增，体重也略有增加，气色也好多了。另外，便秘也有好转。此前我2天甚至2天以上才能大便1次，有时还要吃一些药物，用此方后，基本恢复了每天1次。后来别人说，此方不仅对食道的病变有效，对胃肠消化道的病变也有效。

百姓验证：云南玉溪市峨山县又江镇登去村李天才，男，74岁。他来信说："本村患者普玉珍患胃溃疡病，我用本条方为她治愈。"

引自：1997年5月29日《益寿文摘》

533. 严重胃溃疡用此方4次可痊愈

我于1954年患了胃病,经医院检查为胃溃疡。到1966年发展得更为严重,经多方治疗效果不佳。后来得一个偏方,我用4次(1只鸡为1次)就痊愈了,30年来未犯过。另外,患有此症的10多人用了此方效果都很好。

配方及用法: 黄老母鸡1只,大茴香、小茴香、黄蜡各100克,青盐适量。鸡收拾好后,整鸡和其他配料一起放入砂锅煮。注意:黄蜡待鸡熟了再放入,以防煮老了失效。汤里的鸡油和黄蜡凝固在一起时,把锅中物分成5份,下细面条吃。最好晚饭时吃,5天吃完。冬季服用为佳(鸡肉不能扔、食之有益)。

荐方人: 河南省平顶山市纺织品公司　刘长庚

引自: 1997年第7期《老人春秋》

534. 我用此方治胃胀及胃溃疡很有效

当胃胀及胃溃疡不好受又不想进食,一天大便10多次时,可用下方治疗,效果特好。

配方及用法: 氯霉素2片,痢特灵1片。每天早、晚各服1次,连吃7天。

注: 如果7天无效,请换另药治疗。肾功能差者禁服。

百姓验证: 广西贵港市邮局李素玲,男,56岁,干部。他来信说:"我用本条方治好2人的胃胀及胃溃疡病。"

荐方人: 黑龙江省依安县三兴镇村　高洪川

535. 黄连素治胃溃疡效果好

我曾是多发性胃溃疡患者,前年检查幽门螺旋菌"++",服痢特灵、灭滴灵没有反应。一次在报上看到黄连素可杀螺旋菌,我坚持小剂量长期服,日服1次,每晨空腹服2片(0.1克×2)。300片服完后复查,螺旋菌没有了。在服药期间有两件怪事:一是经常复发的慢性肠炎逐渐好转,现在近1年不发作了(为了巩固疗效,我打算停2个月后再服200片)。二是因患胆囊炎经常疼痛,而现在不疼了。我深深体会到价格不贵颇受冷落的黄连素作用真不小。(唐国庆)

引自: 1996年7月9日《家庭保健报》

536. 我用痢特灵治好了老伴10年的胃溃疡

我老伴胃寒引起胃溃疡,治疗10年不愈。经广西田阳县那坡镇万平村一位好心农妇无偿献给处方,只服1疗程,病痛痊愈,10年未复发。

配方及用法: 服痢特灵6天,第一天4次,每次2片;第二天3次,每次2片;第三天4次,每次1片;第四天3次,每次1片;第五天2次,每次1片;第六天1次,服1片。

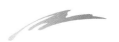

服中药3剂，6天服完（服痢特灵第六天的下午开始服中药）。中药方是：黄芪、桂枝、槟榔、香附、玄胡、薏仁各15克，白芍20克，大枣6枚，生姜、蜜糖各50克。用水煎服，每剂服2天，日服3次，每次半小碗。等胃痛时才开始连续服用。

注意：胃炎引起的胃溃疡忌服。

百姓验证：广西玉林市东门路37号丘家旭，男，59岁，公务员。他来信说："本单位电工冯家荣，因工作关系，有时不能按时吃饭，且时冷时热，时间长得了胃病，胃经常疼痛。经市人民医院诊断为十二指肠溃疡，中西药都吃过，花药费1500余元，但还是没有治愈。我得知后用本条方并配合其他方法为其治疗1个疗程，病情大有好转，现在胃已不疼了，总共才花了34元钱。"

荐方人：广西壮族自治区田阳县　梁登仁

引自：广西科技情报研究所《老病号治病绝招》

537. 痢特灵合用维生素可治消化道溃疡

消化性溃疡是指胃及十二指肠溃疡而言，在临床上是常见病。过去我曾采用痢特灵治疗溃疡病，屡获奇效。

痢特灵抗菌谱与呋喃坦啶近似，口服后在肠道不易吸收，故主要用于肠道感染，如肠炎、痢疾等。用于治疗溃疡病的配方及用法：每次0.1克加维生素B_1 20mg 为一次量，每天3次，连服2周，停药1周，再继服1周以巩固疗效。其特点是药量小，疗程短，疗效高，经济实用，不失为溃疡病患者的理想用药。

注意：不可超量超期用药，有药物过敏史者慎用。（荣府）

引自：1997年5月27日《老年报》

538. 用蒲公英治胃溃疡效率高

蒲公英俗称"灯笼花"，系草本科中药，味苦，性寒，入肝、胃经。清代《外科证治全生集》记载："蒲公英瓦上炙枯存性，研末火酒送服治胃脘痛。"

现代药理研究表明，蒲公英含蒲公英甾醇、胆碱、菊糖及果胶等，对多种细菌均有较好的抑制作用，特别是对幽门弯曲杆菌有较强的杀灭作用，治疗溃疡病或糜烂性胃炎，有很好的疗效。有报道称，采用蒲公英冲剂治疗消化性溃疡，治愈好转率在90%以上。

近年来，我常嘱患者用蒲公英适量，炒黄研末，每次口服3~5克，日服3次，治疗慢性胃炎和十二指肠溃疡，一般服用3天即显效。如一男性患者，经常胃脘隐隐作痛，干呕、吞酸，食后隐痛明显，舌质红，脉细弦，经检查诊断为慢性胃溃疡。嘱其用温开水连服蒲公英粉末，每次3克，每日3次，连服5天后疼痛大减，食欲增加。

荐方人：四川永川市中医院　李世林

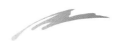

539. 用气功法治胃溃疡有效

我曾患胃溃疡病，拍片检查，溃疡面为2.5平方厘米，胃下垂6厘米。不想吃饭，身体消瘦，四处求医，治疗效果不佳，时好时犯。后来我习练气功3个月，再次拍片检查，发现胃溃疡已结痂脱落痊愈，胃下垂病也好了。时隔几年都没有复发。我想把这个功法介绍给有胃病的朋友参考。这套功法简便易行，有病治病，无病可以健身。

（1）呼、吸和姿势。盘腿坐式，挺胸拔背，两眼轻闭，舌顶上颚，意守丹田（两手叠放于下丹田部位，掌心轻贴腹部），全身放松，开始配合呼吸。先是自然呼吸，约10分钟后改为逆呼吸：吸气时意想气从下丹田吸进胃部，胃随气向上提，胃功能恢复正常（气吸到脖子时闭住上器官，防止气冲大脑发生头痛）；呼气时意想胃的病气通过鼻子呼出体外。这样真气在胃中起到新陈代谢、洗胃治病的作用。习练时一定要凝神入静，想象真气在胃中消炎、止痛，溃疡痊愈。呼吸做到深、细、慢、长。早晚习练，每次30～40分钟。

（2）全身按摩，疏通经络。①搓双手，干洗脸，干梳头；②按摩两臂：先左臂后右臂，分别从肩部由外侧向下推至指尖，再由指尖通过手心内侧向上至肩部，反复6次；③两肋和胸部上下按摩36次，意想任督二脉通畅；④按摩两腿：两手同时从臀部外侧向下按摩至脚心（涌泉穴），然后由脚心经腿内侧按摩至大腿根，反复16次；⑤仰卧，按摩胃部及上腹部，顺时针旋转16次，反向旋转16次。

（3）坐起，做深呼吸3次。

荐方人：陕西眉县邮电局　　甄世荣

540. 香灵散可治胃肠溃疡

我用复方香灵散治疗32例溃疡病（十二指肠球部溃疡21例，胃溃疡11例），效果良好。服药后大多1周内症状开始缓解，最短半天，最长16天，平均11天。治愈25例，好转5例，无效2例。复方香灵散由五灵脂250克，香附500克，黑、白丑各45克（半生半熟蜡炒），木香15克，共为细末。每次6克，每天2～4次，饭前15分钟及睡前开水冲服，30天为1疗程。治疗中不用解疼药、制酸药。

荐方人：山东烟台芝罘医院　　王永山

541. 蚌壳可治胃及十二指肠球部溃疡

文某，男，56岁，农民，于1988年2月就诊。患者患胃病20余年，曾服中西药物，在省内各大小医院求医，诊为胃底弯部溃疡，服药时病情可减轻，稍停药则疼痛加重。饭后症状加重，灼心，呕吐酸水，多时可达1000毫升痰涎，胃液清冷，医院建议手术治疗，患者拒绝手术而来诊。诊见面黄肌瘦，消沉，治疗不合作。为

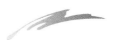

减轻患者的经济负担，选用蚌壳予以治疗。嘱其家人选取大而光亮的蚌壳或蚬壳洗净，以蚌壳为佳，刮去黑皮研成细末，过筛后放入砂锅内炒成黄褐色，去其腥味。每当灼心、呕吐酸水时服1～2克，可少量掺入白糖，但日间不得超过15次，夜间不得超过3次。患者服用1周后胃灼痛稍缓，呕吐酸水量减少。1个月后病人面色渐红，症状明显好转，灼痛基本消失，呕吐酸水次数及量也明显减少。嘱其继续服食，半年后复诊，X线检查溃疡龛影消失。患者面色红润，精神爽朗，已恢复正常劳动能力。随访至今未再复发。我们近10多年来应用此方治疗24例胃及十二指肠球部溃疡均取了显著的效果，其中龛影消失16例，缩小8例。

蚌壳一物，全国各地的河川湖泊中均有，一年四季均可采集，而且易于加工炮制。它入肝胃肺经，性咸寒无毒，化痰消积清热燥湿，对人体无毒副作用，因而是治疗胃及十二指肠球部溃疡的理想药物。

荐方人： 山东腾州市中医院急症室　张桂玲等

引自： 1997年第4期《中国民间疗法》

542. 胃效散可治胃及十二指肠溃疡

主治： 胃、十二指肠溃疡及胃穿孔出血、急慢性胃炎。

配方及用法： 木竹子2克，银不换0.5克，三七3克，胡椒10克，海螵蛸2克，冰片1.5克。上药为一次量，共研细末过180目筛。胃痛时用温开水送服，每日早、晚再各服1次，连服3周即停服。

疗效： 治疗36例，全部治愈，总有效率达100%。

按语： 服药期间忌食酸辣、茶、香蕉、绿豆、竹笋、牛肉等刺激性食物及其他药物。本方对萎缩性胃炎无效。

荐方人： 海南钢铁公司职工医院中医科主治医师　蔡仲成

引自： 《当代中医师灵验奇方真传》

543. 用本方可治胃胀及胃溃疡

配方及用法： 土霉素0.25克，每日4次，口服，疗程6周。

疗效： 疼痛缓解率100%，治愈率及有效率均高于用甲氰咪呱治疗。

百姓验证： 广西贵港市邮局李素玲，男，56岁干部。他来信说："我用本条方治好胃胀及胃溃疡患者2人，此方很有效。"

引自： 《实用西医验方》

544. 甜瓜子煎服可治愈十二指肠球部溃疡

温某，男，42岁，教师。1982年8月24日就诊。患胃痛2年，半年前经某医院诊断为十二指肠球部溃疡。大便潜血试验"++"，曾内服甲氰咪胍及中药40多剂未

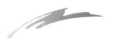

愈。近日胃腹部隐隐刺痛，纳差，面色萎黄，形体明显消瘦，但食后疼痛缓解，时有畏寒肢冷，小便清长，大便色黑而秘结，二三日一解，舌淡，苔薄白，脉沉而无力。此系中焦虚寒，久痛伤络。嘱将甜瓜子洗净晒干（或烤干）后捣碎，每次用量20~30克，加清水400毫升，佐适量蜂蜜，煎沸20分钟，温服。每日2次。服2剂后，疼痛缓解，食欲增加，便软，日行1次，续服3周，疼痛基本消失。大便潜血试验"–"，1个月后X线透视龛影消失。随访1年，未见复发。

引自：《河南中医》（1985年第3期）、《中医单药奇效真传》

545. 鲶鱼可治十二指肠溃疡

配方及用法：0.5千克左右鲶鱼1条，白糖0.5千克。将鲶鱼切段盛入红瓦盆内，加入白糖搅拌均匀，然后连盆放入笼中蒸熟即可。此方多在天气凉时使用，一次吃不完的，可食用多次，也可在夏季存放于冰箱中多次食用。

疗效：此方治愈过50多人，最多者吃3条鲶鱼。

荐方人：河南襄城县麦岭镇政府　崇立

546. 无毒棉籽可治愈胃及十二指肠球部溃疡

河南修武县城关镇三里屯蒋志中患胃病，食用无毒棉籽，每次50克，共吃2.5千克病愈。河南省农林科学院彭伟成同志服棉籽半月，治愈十二指肠球部溃疡。

547. 母鸡加辣椒煮着吃可治多年的胃病

配方及用法：肥母鸡1只（2年以上），辣椒数个（患者年龄大多加几个，年龄小少加几个）。杀鸡剖去五脏，装入辣椒一起放在锅内煮，添水以淹没鸡身为度，煮烂即可。一天内分3次吃完（汤也喝），勿受凉，服后稍事卧床休息。我母亲患胃病多年，吃药效果不佳，遇冬季即发，用此方治愈。

百姓验证：新疆额敏68团陈雨秋的爱人刘国兰，1971年患胃病，1973年诊断为十二指肠溃疡，每逢凉饿就痛，夏轻冬重，多年来一直未治好。后来用本条方治疗，1剂即愈。

荐方人：河南省沈丘县陈寨村　陈双喜

548. "三七乌贼散" 治胃及十二指肠溃疡效果佳

胃及十二指肠溃疡属于中医"胃脘痛"范畴，多因长期饮食生活不节制使肝胃不和、脾胃不健、胃气郁滞、胃肠组织受损等而产生。

临床症状：胃溃疡、十二指肠溃疡秋冬时节发作较多。临床共同表现为上腹部疼痛、恶心、呕吐、嗳气、泛酸、反复发作等；不同表现是胃溃疡在饭后半小时至2小时发生疼痛，十二指肠溃疡在饭后2~4小时发生疼痛，进食后痛感减轻为

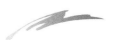

其特征。

治疗方法：我在长期行医工作中，参阅大量的临床治疗资料，综合筛选拟制"三七乌贼散"方剂治疗胃及十二指肠溃疡病，效果理想。

配方及用法：三七、乌贼骨、墨鱼、佛手、川楝子、玄胡、黄连、白芨、甘草、川贝各30克，郁金、砂仁、广木香各15克，丁香10克，生白芍50克，鸡蛋壳40克，共研末过筛，装瓶备用。每日早、中、晚各服药3克，开水冲服。15天为1疗程，一般经2～4个疗程可愈。服药期间忌饮烈酒和食用辛辣刺激物。

百姓验证：梁平县礼上镇新拱村四组农民刘某，胃部胀痛，饮食明显减少，形体消瘦，不能参加体力劳动，到县医院透视诊断为胃溃疡。我用"三七乌贼散"给予治疗，服药2周症状明显好转，食量增加。续服药4个疗程，透视检查溃疡愈合康复。随访3年未见复发。

荐方人：四川梁平县礼上镇新拱村卫生站　唐术耘

549. 用鸡蛋壳乌贼粉治胃及十二指肠溃疡有效

配方及用法：鸡蛋壳2份，乌贼骨1份，微火烘干研细，过细粉筛，装瓶备用。每次服1匙，每天服2次，以温开水送服。

此方对胃及十二指肠溃疡疼痛、泛酸等症状有效，能在短期内修补溃疡，治愈疾病。服此方后禁吃酸菜、糯米。

百姓验证：广西陆川县医院沈宣耀，男，医生。他来信说："患者吕禾民，69岁，患胃溃疡，表现为疼痛泛酸纳食少，用本条方治疗10天后，胃痛减轻，酸水消失，能进食一碗饭。又继续服药10天，胃痛基本消失。"

荐方人：浙江龙泉市防疫站　郭振东

引自：1997年第7期《农家科技》

550. 墨鱼粉可治胃溃疡

墨鱼骨就是大墨鱼身体内的骨头，呈白色且较软，中药称为"海螵蛸"。它有抑制胃酸过多的作用，也可作为胃溃疡的止血剂，还能消除胃的刺痛，故自古就将其用在溃疡性的胃痛治疗上。

首先，将骨头洗净，放在净水中浸泡一星期（每天换一两次水），除去盐分，然后沥干水分，在阳光下晒干。完全晒干后，以炭火烤至呈金黄色，再刀削成粉，以筛子筛过，置于磨钵内，磨成极细的粉，并与甘草粉拌和即成。每天服10克。

服用几次后，胃的疼痛趋于缓和，溃疡也逐渐愈合。连续服用一段时间后溃疡痊愈。此种功效，常使西医惊奇不已。

百姓验证：重庆市荣昌县东门安居工程3号楼张万财来信说："本县原后东街张涛在广州打工，突然得病，经广东东莞市后街方树泉医院确诊为十二指肠

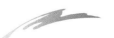

溃疡并出血，在该院治疗花费1万多元未愈。回到家后找我试治，我用本条方为其治疗10余天痊愈。"

引自：哈尔滨出版社《珍藏男女回春秘诀》

551. 本方治胃及十二指肠溃疡效果很好

我以"祛腐生肌"为原则，自拟中药散剂，治疗胃溃疡26例，十二指肠溃疡12例（经X线钡餐和纤维胃镜检查确诊），均获得了很好的效果。现介绍如下：

配方及用法：黄芪、白芨、三七各60克，没药、硼砂、重楼各30克，象皮、血竭各15克。将药物烘干，研成细末，过筛，每包12克。加水适量煮成稀糊状，饭前空腹服，每日早晚各服1包，20天为1疗程。

服药后，胃溃疡患者采取左侧卧位休息20~30分钟，十二指肠溃疡患者采取右侧卧位休息20~30分钟，以利药物充分敷于溃疡面，起到局部保护作用，余药又被消化吸收，发挥内治作用。

服药期间，严禁食荤油及生冷、刺激性食物。

荐方人：江西于都县药品检验所　华勇继

引自：1997年第9期《农村百事通》

552. 姜糖枣猪板油治胃及十二指肠溃疡效果好

配方及用法：猪板油、老姜、红枣、白糖各500克。将猪板油煎化（不用捞渣），老姜（去皮捣碎）、红枣（去核）、白糖三样一起下入煎化了的猪油内拌匀（呈糊状），存入瓦罐内。每餐一汤匙，放入热饭内溶化后吃下，天天坚持，吃完为止。如1剂用完后，病者身体开始胖了，说明有效，可再吃1剂，病可根除。

荐方人：广东乐昌市电力设备厂　张霸

553. 滚式揉腹可治好胃溃疡

嗝气倒饱的病根，是极顽固的胃炎或溃疡。遇冷偏重，火炙则轻，且老年人居多，滚式揉腹能取得理想的治疗效果。

方法：取一葡萄糖注射液瓶子，灌满沸水后塞好口，擦净装入预先备好的小布袋。用时取仰卧体位，腹面适当垫布，力度和速度皆自己掌握，手扶瓶子从上而下反复滚动。这样滚动几次，腹内就会"哗啦啦"作响，浊气从上往下排出，患者便立刻感到轻松和疼痛减轻。

此法很灵，若持之以恒，会除病根。

荐方人：山东高青县田镇后巩村　巩锡堂

554. 刺激手部三穴位可治好胃溃疡

胃溃疡是"生病的胃"的一种典型疾病。如果放任不管，胃将失去控制，进而拒绝食物，所以在胃溃疡发作前，应马上先发制人。

初期的胃溃疡最有效治疗法，就是刺激位于手掌中央略下方的胃肠点（见554条图）。应以牙签、发夹或香烟头灸治。胃溃疡是因胃酸分泌过多而引起的，因此，预防胃溃疡的先决条件就是控制胃机能。

前些时候，有位40多岁男同志来看病，他希望能用轻松简易又有奇效的刺激法来医治，便令其刺激胃肠点。

第二天乘车时，他用笔敲打刺激。可是，笔尖却弄脏了他的手掌，不过也的确收到了效果，如今他的身体已恢复正常，又可精神十足地上班了。

另外，刺激手背中央的胸腹区及位于食指第二关节上的前头点，也可以治疗胃溃疡（见554条图）。配合胃肠点同时刺激，效果更好。

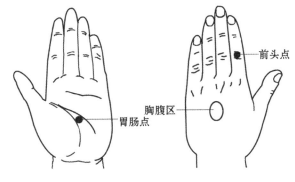

554条图

555. 坚持手脚穴位按摩治胃及十二指肠溃疡有较好疗效

辩证参考： 在52穴（见555条图2）区出现淤血状紫色或硬块，按压时有剧痛，即可确诊为胃溃疡。

脚部选穴： 15，16，22，23，24。（见555条图1）

按摩方法： 15，16两穴连按，用按摩棒大头推按，双脚取穴，每次每脚每两穴推按5分钟。22，23，24要三穴连按，用按摩棒大头从22斜推按至24，双脚取穴，每次每脚每三穴推按5分钟。每日按摩2次。

手部选穴： 18，52，41，42。（见555条图2）

按摩方法： ①按摩18，52两穴，每手每穴5分钟。如胃痛可加按41，42两穴，每手每穴2分钟；症状较重者，用香烟灸52穴，每手每次3分钟。每日数次。②如是一般胃痛，可用梅花针刺激18，41两穴，每手每穴3分钟，每日数次。（见555条图2）

注： 有关穴位名称及按摩工具制作法，请详阅本书下卷4145条的《手脚穴位按摩疗法》。

内蒙古丰镇市北坡街大墙后巷17号吴有贵同志谈体会：

我是一个残疾军人，离休前在部队从事医务工作，患梗阻性脑积水和多年

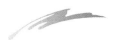

的十二指肠球部溃疡，经各大医院诊治，除了手术没有其他办法可治愈。

我按照病理反射区找穴位按摩，收到了明显的疗效。

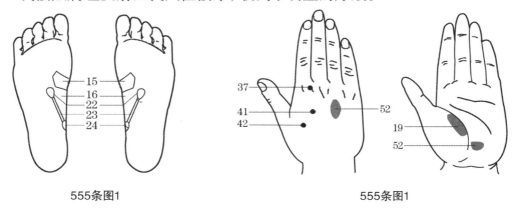

555条图1　　　　　　　　　　　　　　　555条图1

556. 诊断与防治胃溃疡妙法

我曾做过一个试验，用一根竹条"痛打"手背，当时总觉得真是不可思议，用同样大的力气，有的人会痛得叫起来，有的人却不觉得怎么样。

根据中医学理论我们可以知道，有胃溃疡倾向的人，碰到竹条时会有疼痛感。因为竹条打在手背正中央，而这一部位称为胸腹区，是预知胃溃疡的重要部位。换句话说，也就是胃溃疡的征兆，首先会反映在胸腹区。有时是呈淤血的紫色，有时则呈硬块状。同时挤压时，还会有剧痛感。当胸腹区出现类似征兆时，就表示此人即将患胃溃疡，应赶紧指压以控制病症。经常刺激这一区域，并细心按摩，自然可消除胸腹区上的淤血或硬块，而且可以厚实胃壁，避免患上胃溃疡。
（见556条图）

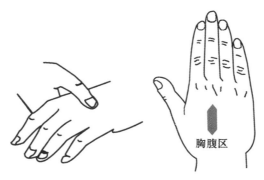

556条图

胃肠穿孔

557. 填孔清解汤治疗胃肠穿孔很有效

本方主要适用于胃肠穿孔不宜手术者。

配方及用法：白芨、淮山药、银花、野菊花、蒲公英、夏枯草、苡米各15克，冬瓜仁20克。每天1剂，水煎服。第三天起用黄芩汤加白芨；体温不高者，酌加参芪。

疗效：经治4例，3例7天内痊愈；1例好转自动出院，停止治疗，终因低热缠绵，消瘦衰弱而死。

按语：方中白芨填孔制酸；淮山健脾，协白芨填补穿孔；银花、野菊、公英、枯草清热解毒；苡米、冬瓜仁排脓解毒，使毒从二便而泄。服2剂后，穿孔已填塞，故第3天起应用黄芩汤加白芨，以增强清解之力。4例均有相应病史及胃肠穿孔体征，都是年老（幼）体弱拒绝手术治疗者。治疗中应注意：第一天应禁食（除中药外），第二天起可少量多次饮水或进全流质食物，第三天进全流质食物，第四天进半流质食物。

荐方人：广东（茂名市）石化高等专科学校医务所副所长　黎大劫

引自：《当代中医师灵验奇方真传》

胃结石

558. 我用蓖麻油为朋友之母治愈胃结石

泌尿系结石、胆系结石，一般人都比较熟悉，而胃结石有许多人较陌生。因为胃结石比前两种结石发病率低，症状也轻，不引人注意。

胃结石也叫柿石，对胃黏膜有刺激作用，可使胃部疼痛，不思饮食，饱胀，恶心，可合并有胃炎或胃溃疡。

治疗方法：每晚睡前服用蓖麻油30毫升，1疗程（7天）即可治愈。其原理是蓖麻油具有很强的渗透力，可使胃结石的纤维性团块溶解成小碎片，随大便排出体外。

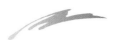

预防胃结石的最有效办法就是不食用或少食用含有大量鞣酸的食物，以避免胃结石的形成。（安武根）

百姓验证： 辽宁凌海市防疫站刘艳伟，女，50岁，检验师。他来信说："朋友之母胃部不适，有胸闷堵塞感，在医院确诊为胃结石，比较大，经我用本条方治疗半个月而痊愈，至今未犯。"

559. 中药治愈巨大胃结石验案

王某，男，51岁。因胃溃疡而做胃部分切除术，1周来上腹疼痛伴饱胀、嗳气、泛酸，食入即吐，呕吐物为胃内容物，大便不通。体查：面色不华，腹软，中上腹可触及一4厘米×5厘米包块，可移动，轻度触痛。胃镜检查显示胃腔内可见5厘米×4厘米胃石1块，质硬，做数次内窥镜下异物取出术，因胃石大、硬、光滑而失败，姑且以服药图之。

配方及用法： 广木香10克，砂仁（后下）5克，制军（后下）10克，枳实10克，川朴10克，芒硝（冲）10克，炒白芍30克，鸡内金10克，炙甘草10克。每日1剂，水煎服。服完3剂后大便溏泄；第四天夜间突发剧烈腹痛，大便不通，历时数分钟后便意陡增，临厕一挣，泻下一物，顿觉满腹轻松，余证亦愈，第7天胃镜检查发现胃石消失。（田耀洲等）

引自： 1995年第4期《江苏中医》

560. 棱莪化积汤可治胃柿石

配方及用法： 三棱、莪术、枳实、青皮、陈皮、山楂、神曲、麦芽、砂仁、木香、槟榔、鸡内金、瓦楞子各9克。每天1剂，水煎，分2~3次服。

疗效： 此方治疗胃柿石10例，均获痊愈。

引自： 《陕西中医》（1986年第7期）、《单方偏方精选》

561. 本方可治疗胃柿石

主治： 因食柿子形成的胃柿石症。

配方及用法： 党参15克，当归9克，干姜6克，制附子6克，炙甘草6克，大黄9克，川朴12克，枳实9克，桃仁9克，鸡内金9克，建曲9克，丁香2克，煅牡蛎（先煎）30克，芒硝（冲）10克。用开水煎服，每日早、晚各1次。同时用鸡内金15克，焦山楂30克，桃仁12克，冲红糖不拘时服。

疗效： 治疗患者2例，连用6剂，临床症状消失，经吞钡透视胃内已无异物，有效率为100%。

按语： 胃柿石症临床一般比较少见，报道也很少。此病是由于空腹食柿子所致，因柿子中含有一种鞣质，遇胃酸则凝结成块，形成该病。

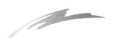

荐方人: 甘肃省正宁县宫河镇中心卫生院门诊主任　王建德

引自:《当代中医师灵验奇方真传》

562. 胃石丹治疗胃石症有效

主治: 胃石症。

配方及用法: 鸡内金(研细末冲服)30克,白术15克,三棱10克,莪术10克,焦山楂20克,炒莱菔子20克,焦槟榔10克,青陈皮各10克,枳壳10克。水煎服,每日1剂,早晨空腹一次服下。

疗效: 106例患者均系经上消化道造影确诊为胃石症者,其中男85例,女21例;年龄最大58岁,最小8岁;病程最长3年,最短1个月。疗程3～45天,治愈率96%,有效率100%。

荐方人: 河北省丰南县中医院主治医师　傅贵余

引自:《当代中医师灵验奇方真传》

563. 加味越鞠汤可治疗胃结石

主治: 由食过量生山楂引起的胃山楂结石。

配方及用法: 苍术12克,川朴15克,神曲30克,香附25克,川芎10克,栀子10克,莪术20克,大黄(后下)15克,枳实15克,鸡内金10克,莱菔子20克。上药煎20分钟取汁约250毫升,加水再煎,取汁约200毫升,两次汁混匀分3次服,日3次。疼痛者加玄胡15克,川楝子12克;泛吐酸水者加浙贝10克,海螵蛸30克;痞闷者加槟榔15克;体虚者加党参15克。

疗效: 治疗8例,临床症状均除,钡餐复查结石影均消失,服药最多者15剂,最少者4剂,平均服药7剂。

荐方人: 山东省费县人民医院中医科主任　秦修成

引自:《当代中医师灵验奇方真传》

胃下垂

564. 喝醋蛋液使我的胃下垂病好转

我58岁,患有胃下垂,饮食不易消化,饭后1小时胃内作响,打嗝,大便异味难闻,有时秘结难排;还患有神经衰弱、关节炎。这些病使我痛苦难言。自从服用醋蛋液,所患各病逐步好转。最重的胃下垂已好转,消化功能增强,胃不疼了,

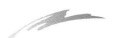

饭量增加了。老伴57岁，原来心动过缓，脉搏每分钟45次，走路常喘不上气来。她同我一起喝醋蛋液，心律不齐不见了，脉搏每分钟在60次，身上感到有劲了。

荐方人：黑龙江省哈尔滨铁路五中　曲绵顺

565. 单服紫河车粉可治愈重度胃下垂

王某，男，49岁。1983年4月21日初诊。腹胀2年余，食后更甚。伴胃脘部隐痛，嗳气、呕吐。饮食逐日递减，身体日益消瘦。经X线透视，提示胃角切迹位于髂前上棘连线下方15厘米，诊为重度胃下垂。经用紫河车粉（将紫河车焙干研为细末，装入胶囊，每次1.5克，每日2～3次）治疗月余，腹胀减轻，食欲增进，精神好转。继用上法调理，于1983年7月9日X线复查，恢复正常。

引自：《陕西中医函授》（1987年第6期）、《中医单药奇效真传》

566. 猪胃散治疗胃下垂有良效

胃下垂指站立时，胃的下缘达于盆腔，胃小弯弧线最低可降到髂嵴连线下。中医认为本病是由于脾气上升，中气下陷所致。临床症状主要表现为上腹饱胀不适，餐后及劳累后加重，甚者兼有恶心、嗳气、呕吐等。多伴有神倦体乏、头昏、失眠多梦等。对其治疗多采用补中益气汤加减，但因需长期服药，患者难以坚持。我曾用民间单方猪胃散治疗胃下垂6例，疗效明显。

配方及用法：选新鲜猪肚1个，洗净。另取白术片250克，用水浸透。将白术塞入猪肚，两端用线扎紧，放入大瓦罐内，加水令满。置火上煮1天，煮时注意经常搅动，以避免猪肚粘在罐底。煮好后将猪肚内白术取出晒干，焙枯，研成极细末。每次服3克，每日3次，空腹时用米汤或开水送下。5剂为1疗程，重症者连用3个疗程。

百姓验证：向某，女，45岁，胃脘痞满不适，食后加重3年余。伴头晕乏力，夜寐多梦。做上消化道钡餐示胃下垂。用补中益气汤加减口服治疗半年余，疗效不明显。投服猪胃散，仅服1剂后病愈。

体会：胃下垂是由脾胃阳弱失运，正气久虚不复，痰湿水饮结聚于胃，致脾气升提之力日薄，下陷之势日增而成。猪肚性微温，味甘，能补中益气，消积聚，乃异类有情之物，用以补胃。白术甘苦温，甘补脾，脾旺则气升，苦燥湿，燥湿则能除痰湿积液，独用则药力大而效捷。猪胃散药源普遍，制作简单，口服方便，易被患者接受而能坚持长期治疗，且疗效肯定。

荐方人：湖北省宜昌卫校附属医院　李萍

567. 复方黄焦汤治胃下垂有良效

配方及用法：黄芪31克，焦术9克，川朴6克，枳壳1.5克，草果仁6克，大腹皮9

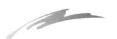

克，广木香1.5克，党参9克，肉蔻9克，砂仁1.5克，干姜1.5克，升麻3克。有炎症者加半夏、陈皮，恶心呕吐者加藿香，小腹寒者加艾叶、小茴香，消化不良者加鸡内金。水煎温服，轻者3剂，重者5剂收效。

荐方人：广东电白县下洞镇寺业店　韩剑

568. 我用蓖五膏敷脐治胃下垂效果好

配方及用法：蓖麻子仁10克，五倍子5克，共捣烂如泥成膏，备用。取本膏适量敷于脐中，外加关节镇痛膏6~8贴固定，每日早、中、晚各热敷1次。一般4天取下，以连敷6次为度。

疗效：经治30例，均获得满意疗效。

注意：采用此法时，以气温不超过20℃疗效较好。孕妇及吐血者忌用。

百姓验证：新疆乌鲁木齐三建公司朱义臣，男，72岁，离休。他来信说："我患有胃下垂，经常胃痛胃胀，吃饭后胃部有下垂感，并有时消化不良，大便次数增多。用本条方治疗10个疗程，1个月后去医院复查胃部已上升，以上症状也都消失了。"

引自：《中医杂志》（1986年）、《中药鼻脐疗法》

569. 蹲着吃饭治胃下垂有效

蹲着吃饭是防止与治疗胃下垂最简单的方法。蹲在椅子上吃饭，模样虽不雅，却最符合生理卫生。

胃下垂患者最痛苦的时间是饭后的胃负荷增加，疼痛难忍。"固本"的治疗方法是饭后蹲15分钟，使胃中食物大部分进入十二指肠及小肠，让胃在最大负荷时能得以休息。只要经常蹲着用餐，3个月后必能治愈5年以内的胃下垂；10年以内的患者，坚持半年便可治愈。如果以蹲姿吃饭，饭后再蹲15分钟，效果更佳。无胃下垂者用此法进餐，必起到强胃之效。

引自：《中国老年报》

570. 蒙医"整胃法"可治胃下垂

配方及用法：小碗一个，糜子1000克，40厘米×40厘米纱布一块，小木板一块。患者仰卧位，双腿伸直。将小碗内装满糜子，以小木板砍平后用纱布盖好碗口，在碗底处抓紧纱布四角，碗口向下，紧贴于患者腹壁，然后从患者脐上腹中线自左往右顺着脐周围画圆圈15~20次，注意勿使糜子洒出。开始时用力略大，画圈9次后用力可减轻，画后扎腹带，嘱患者平卧休息2小时。每日2次，7天为1疗程。治疗期间令患者少量多次进半流质饮食。

疗效：32例经1个疗程治疗，痊愈26例，有效6例。年龄小、病史短者恢复

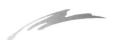

快。

按语：蒙医理论认为本病是由于入胃食物超量，积滞不化，胃振动而致。平素胃弱之人骤然过食生冷食物，上腹受寒冷刺激或暴饮暴食、振动等均为引发本病之因素。传统整胃法针对病因，通过糜子按摩胃部，排空胃内容物，调整胃肠蠕动力量，改善胃部血液循环，增加胃平滑肌的收缩能力，从而达到治疗目的。

荐方人：内蒙古锡盟蒙医研究所　乌恩其等人

引自：1997年第3期《中国民间疗法》

571. 复方黄芪可治胃下垂

配方及用法：炙黄芪120克，防风3克，炒白术9克，炒枳实15克，煨葛根12克，山茱萸15克。水煎服，每日1剂。病重加柴胡6克，升麻6克；脾胃泄泻加煨肉蔻6克，罂粟壳6克；便秘加肉苁蓉15克；兼脾胃不和者加木香6克，砂仁9克，鸡内金9克；兼脾胃虚寒者加炮姜9克，川附子12克；肝脾不和者枳实3倍于白术，柴胡改为9克，加麦芽15克。

疗效：治疗30例，痊愈23例，基本痊愈4例，显效3例，有效率100%。

引自：《山东中医杂志》（1985年第3期）、《实用专病专方临床大全》

腹　痛

572. 足三里穴注射维生素K₃可消除腹痛

配方及用法：注射针剂维生素 K_3 1毫升。取单侧足三里穴，用6号注射针头直刺1~1.5厘米，患者有酸胀感后即缓慢推注药液。

疗效：大多在1~5分钟起效。总有效率100%，均为一针奏效。

百姓验证：河南淅川黄庄乡王三奇，男，56岁，农民。他来信说："我村有位妇女，经常腹痛。她腹痛与别人不同，疼时在床上打滚。我按本条方给她治疗1次，她一直未再出现腹痛。"

引自：《实用西医验方》

573. 腹痛散贴脐可止腹痛

主治：寒凝气滞（无论外寒或内寒）之腹痛。

配方及用法：肉桂、干姜、炒元胡各6克，广木香3克。上药共研极细末，贮

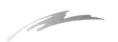

瓶备用，勿泄气。取本散1.5~2克，撒入脐中，或用食醋调和，搓成药饼，贴敷脐中，外以纱布覆盖，胶布固定。每日换药1次。

疗效：曾治150例，一般用药1~5次，均可痛止痊愈。

引自：《中药鼻脐疗法》

574. 治脐肚痛验方

不论男女老少，用煤油在脐部点上两滴即好。未满100天婴儿将煤油滴在纸上，贴于脐部10分钟即去掉，否则起疱。另外，也可按男左女右按压足三里穴。

此方经本人亲自验证，现家人大小都会用，不出门便可治病。

荐方人：广西玉林市大平山镇陈村　梁佐祥

575. 本方治腹寒疼痛有效

如果因受寒而腹痛，可用一厚片生姜盖于肚脐之上灸之，或者敷盐于肚脐之上灸之，皆可收到功效。如果剧痛至绝脉者，将附子埋于热灰之中煨之，然后取出切细，加入少许冷茶后，再加一碗水煎熬片刻后稍稍加入一些蜂蜜，待其冷却服下，便可救之。

引自：陕西人民教育出版社《中国秘术大观》

胃肠炎　胃肠功能紊乱

576. 我用番泻叶治损伤性胃肠功能紊乱效果好

损伤后腹胀、便秘，又称"伤后胃肠功能紊乱症"，是骨伤科患者的常见并发症，尤其是以胸、腹、脊柱损伤患者表现更为突出。轻者为腹胀、食欲不振、大便秘结，重者出现恶心、呕吐，常导致机体内环境失调，水电解质代谢紊乱。如治疗不当或不及时，不仅会增加患者的痛苦，也会给骨伤科疾病的治疗造成一定的影响。

我应用番泻叶治疗术后腹胀、便秘，屡用屡验。

方法：取番泻叶10~20克，放入茶缸或茶壶内，沸水浸泡15分钟左右后代茶饮。一般用药2~3小时后，腹胀消失，大便通畅。

番泻叶具有泻热消积、导滞通便、行气健胃、促进消化等作用。用之浸泡代茶饮，服用方便，无副作用，患者易于接受，实为治疗损伤后腹胀、便秘的良方妙药。

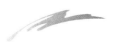

百姓验证：辽宁本溪田师傅镇铁刹山张明财，男，43岁。他来信说："我本人小腹疼痛闷胀，利用本条方治疗，仅饮用1次就有舒服之感，效果非常好。"

荐方人：山东东平县卫生院医生　梁兆松

577. 治愈慢性肠炎方法

我长期患慢性肠炎，平日稍有饮食不当或受凉就会腹泻，痛苦不堪。曾四方投医求药，疗效甚微。后来，自己竟也琢磨出一种简便有效的食疗方法。

取新鲜的大蒜头，削掉根须，剥去外层粗糙表皮，保留里层嫩蒜皮，码入罐中，然后倒入食醋至淹没蒜头，腌制2周即可食用。其蒜瓣洁白脆嫩，微酸爽口，每餐食用几瓣，只需1周左右即可治愈慢性肠炎。（高永胜）

引自：1996年第3期《家庭之友杂志》

578. 复方陈皮可治愈肠炎

我于1981年患肠炎，久治不愈，转为慢性肠炎，后来友人给我介绍一方，服用3剂痊愈。

配方及用法：陈皮、赤芍、红花、米壳（罂粟壳）各15克，水煎服。服药时忌吃肉类。

百姓验证：河南鹿邑北丁浪村农民张某，65岁，患慢性肠炎3年多，多方治疗无效，用此方5剂治愈。

存方人：河南鹿邑县　王樵月

579. 用云苓复方治慢性肠炎有效

我患了慢性肠炎，虽不断服药，但不见好转。起初，大便时腹微痛，粪便时稀时稠，稠便常带白色脓状黏条。以后病情又加重，经常腹疼腹胀，夜尤甚，大便稀，每日数十次，每日吃面食不足250克，且饭菜食而不化，日久骨瘦如柴，服中西药均无效。当时思想异常沉重，巧遇本县老城医院一位老中医来县城，遂请其诊治。他切脉后开一方：云苓30克，白术20克，川朴10克，法半夏10克，枳实10克，肉桂5克，附子4克，干姜3克，炙甘草3克。我按此方服药1剂，腹部疼止胀消；服3剂后大便由稀变稠，食量有增，继服数剂，病痊愈。迄今数年，从未复发。后遇一中年教师和一位青年学生，与我之症状极似，抄方让其试服，均见效。

荐方人：河南沈丘一高　窦全悟

580. 我服醋蛋液彻底治愈了胃肠炎

我于1960年患慢性胃炎、结肠炎，还经常消化不良、口臭、嗳气、腹泻、右小腹痛，有时还便血。近几年又添上了高血压病，血压在22.6/13.3千帕（170/100

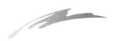

毫米汞柱）左右。对这几种病，我服用了多种中西药，也没能根治。去年11月开始试服醋蛋液，服用6个醋蛋液后，我的慢性胃肠炎已彻底治愈，消化正常，无口臭、不嗳气、不胀肚、不腹泻，小腹再也不痛了，也不见便血了。血压保持在17.3／13.3千帕（130／100毫米汞柱）左右。各种药物没起作用的病，竟让醋蛋液给降服了。

百姓验证： 云南西盟县粮食局李世云，男，54岁，公务员。他来信说："我身体较差，消瘦，长期便溏，一有便意，就必须马上去厕所；几年前出车祸造成第五腰椎闭合性骨折，经常疼痛，下蹲、站起非常困难。我按本条方自制醋蛋服用，每天2次，服用2个星期后，腰部疼痛消失；服用1个月后大便成形，可以忍一段时间，体重也由原来的58千克增至62千克。"

荐方人： 吉林长春市器械局　刘德俊

注： 醋蛋液治病法，请见本书4142条。

581. 我用按摩法治好了慢性胃肠炎

我有胃酸过多、腹胀、腹隐痛、消化不良和便溏等症，经X线检查为慢性胃肠炎。在吃中西药效果不佳的情况下，经按摩医生指教，每天晚上睡觉前躺下按摩腹部收到了良好的效果。

方法： 先用右手掌按顺时针方向在腹部摩转50圈，再用左手掌按顺时针方向在腹部摩转50圈，然后用左右掌交替从心口处偏左些向下推摩100次。

我每天晚上按摩，坚持3个月，慢性胃肠炎就痊愈了。

百姓验证： 山东威海市印刷厂谢振刚，男，31岁，工人。他来信说："有一段时间我患了胃肠功能紊乱，消化不良，去市立医院检查并开了西药思奇、吗叮啉、氟哌酸，吃了一段时间略有好转，但是过一段时间又胃胀，到医院检查确诊为胃炎。我回来后按本条方施治，很快就痊愈了。"

引自： 1996年6月22日《老年报》

582. 用揉脐方法治好了我40多年的慢性肠炎

我从19岁那年起就患了慢性肠炎，一病就是40多年，经常拉肚子。40多年来经过中西医多次治疗，总是效果不佳。近几年我研究了按揉脐部的方法，效果很好，我已经多年不犯病了。现在我把这个方法介绍给肠炎患者。

方法： 每天早晨起床前和晚间睡眠前各按揉1次。首先仰卧床上，然后用食指或中指按揉脐部，先顺时针按揉300次，再逆时针按揉300次，早、晚各600次，拉肚很快就会治愈。

荐方人： 辽宁辽中县六间房乡八家子村退休教师　王纪伦

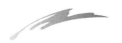

583. 揉腹法治好了我几十年的胃肠病

我是一位退休教师，现年76岁，从小就有胃肠病，经常恶心、烧心、打嗝、心口窝难受、饭后腹胀作饱，有时便秘，有时腹泻，饱尝了痛苦。后来启用揉腹法，胃肠病竟痊愈了，且胃口好，饮食香，身体健康。

方法：于早上起床前，以双手五指从中脘穴（脐上4寸处）揉到关元穴（脐下3寸处），然后双手左右分开，左手五指逆时针方向向上揉，这样为一轮，每次做30～40轮。随后，以脐为中心，用左手掌逆时针方向揉50转，再用右手掌顺时针方向揉50转。在揉腹过程中，中脘、天枢（脐侧两指处）、关元穴均可按摩到，从而可加速胃肠的血液循环，调整和改善胃肠的消化功能。

晚上睡觉之前也揉则效果更佳。一般每次揉腹时间为5～7分钟。（万庆和）

引自：1996年11月18日《家庭医生报》

584. 此家传方可治急慢性胃肠炎

主治：急慢性胃肠炎。

配方及用法：章丹、朱砂、枯矾各等份，鸦胆子减半，共为细末，用生枣肉为丸，黄豆粒大，朱砂为衣。用针穿起，在植物油灯上烧成焦炭，研为细面。用米汤送服，1～5岁每次0.6克，6～10岁每次1.5克，11～15岁每次3克，16岁以上每次4.5克。如呕吐饭后服，如泄泻饭前服。

疗效：治疗数百例，治愈率100%。

荐方人：河北高阳县　杨济民

引自：广西医学情报研究所《医学文选》

585. 爱国巨商陈嘉庚献出的治胃肠炎"五香丸"药方

爱国巨商陈嘉庚，在抗日战争以前，他是南洋华侨中的巨商，善集财，更善用财。早年他在新加坡创办南洋师范、南侨中学等校；辛亥革命以后，又在家乡福建集美镇创办航海、农林等校，其中以厦门大学最为有名。抗战爆发，他在南洋奔走筹划，集资救国。当时我正在中学读书，仍记先生在重庆国民参政会上，率先提出"严惩汪逆（精卫）案"，石破天惊，震动全国。抗战胜利以后，我有幸看到先生向全国各省各县散发的小册子，书名似乎是《卫生与救国》。他苦口婆心地敦促国人讲究卫生，戒除随地吐痰、不肯刷牙等恶习。其中有一段文字向国人介绍一种中成药，大意是：他曾患慢性胃肠炎，到伦敦、巴黎等地著名大医院求诊，效果皆不理想。后服用中成药"五香丸"，竟然治好了痼疾，因而他在新加坡特制了此种丸药，凡亲友中有肠胃病者，服后大多痊愈，为此向同胞加以推荐。

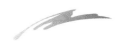

陈先生在《卫生与救国》一书中说"五香丸"是从《验方新编》一书中看到的,通过亲身体验,认为该药治疗肠胃病有较好的效果。我开始认为"五香丸"是由五种中药组成,后来才知道该药之所以称"五香丸",是因为主药是"五灵脂"与"香附",各取其第一个字而组成。

配方及用法: 五灵脂、香附、黑丑、白丑各60克,醋糊为丸,如绿豆大,每服3~6克。

对于"醋糊为丸"的炮制方法,我请教于一位老中医王恩科先生。他说,用醋烫麦面糊,将碾成末之上述四味药和入,然后制丸。王先生云,新中国成立前西峡县佛教会曾制此药,施舍给无钱买药之人,据说效果颇好。

荐方人: 河南内乡城郊高中　杨华

引自: 1997年第4期与第8期《老人春秋》

586. 治急慢性胃肠炎效方

配方及用法: 青梅若干个。6月中旬梅季节,采青梅若干洗净去核,捣烂榨汁,用布过滤,贮广口浅盆中(陶瓷),置在炭火上蒸发水分,浓缩至饴糖状,待冷,凝固如胶。贮瓶中备用(密封),放置多年不坏且越久越好。用时取酸梅膏溶化于开水中饮服,小儿可加些白糖送服。成人每次可用纯膏3克,小儿视年龄酌减,每日3次,饭前服。若急性重病,须加大用量才可奏效。一般服药2~4天可愈。

荐方人: 江苏镇江市黑桥西90号中医气功康复门诊部　何文全

587. 艾灸二穴治急性肠炎有效

方法: 用艾条在神阙穴(肚脐)、命门穴(脊背第十四根骨节下,与肚脐相对处)各灸一次,有效。

本地一老太太,用此方治好了许多病人,方法简便易行。

荐方人: 江苏镇江市谏壁布鞋厂　蒋洪顺

腹　泻

588. 多年的腹泻用醋蛋液可以治好

我于1992年秋开始腹泻,便很稀,一天两三次,后来还伴有腹部疼痛,多次到医院看医生都说是慢性结肠炎,吃了不少药也未治好,一直延续了4年。后来,

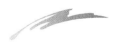

有人介绍醋蛋液能治疗，抱着试试看的想法，从1996年8月开始，用500毫升白开水冲60毫升泡好了的醋蛋液，另加一小勺蜂蜜搅匀，每早空腹喝下去。1周后大便次数减少并逐渐成形，半月后全部成形且一日只便一次，腹泻至今未犯。

我老伴在省医院先后做肠镜4次，均确诊为慢性结肠炎，大便稀，10多年来从不成形，一天四五次不等。照我的办法试喝，结果半月后大便开始成形，20天后大便从头至尾全部成形，且规律，一天一次。

我制作醋蛋液的方法如下：1千克容量的空瓶子，内放3个洗净晾干的新鲜鸡蛋，倒满醋（9度醋最好，我只买到了5度的醋），拧好盖，两三天后用干净筷子把蛋捣烂，皮不要取出，搅拌均匀，拧好盖再泡1周左右（时间长无妨）就可以喝了。同时照此方法把下瓶制作好，以免断档。

荐方人：河南省卫生防疫站　刘忠杰

引自：1997年第8期《老人春秋》

589. 我拉肚子七八天只吃艾蒿叶2次即愈

去年夏天，我因没注意饮食卫生拉开了肚子。七八天时间，拉得我两眼发黑，四肢无力，吃了不少医治拉肚的药，均不见效。这时，别人告诉我一个偏方：将干蒿叶3~9克嚼碎后咽下，早、晚饭前各吃1次。我用后当天就显效，第二天又早、晚各吞服1次，病就痊愈了。

注意：阴虚火旺、血燥生热、有失血病者禁用。

百姓验证：重庆大渡口区圩钢村高华，男，68岁，退休。他来信说："家住重庆大渡口区邮电局职工宿舍的刘荣，患腹泻五六天，用痢特灵、磺胺不见效，输液打吊针也不见效，花了3000多元钱。后来用本条方治疗，只吃2次就完全好了。"

590. 大便稀溏数年用榛子仁1周可治愈

我外孙患大便稀溏已数年，久治不愈，孩子每天很痛苦，父母更发愁。《晚晴报》1996年12月14日第3版刊出《榛子仁治拉稀》一文，我阅后甚喜，决定一试。于是就去市场购买质佳个大的榛子仁0.5千克，用锅炒至焦黄，研成细面，每天早晚空腹让孩子用大红枣汤送下一汤匙。吃过1周后，便就由稀溏而成形了。又继续吃几天，便的次数由过去的每日2次以上，变成1次。看来，卤水点豆腐，一物降一物。我外孙这个多年的稀便疾病终于治愈了。（刘禹贤）

引自：1997年3月15日《晚晴报》

591. 我小儿拉肚用茄子叶煎汤治愈

我小儿拉肚，大夫无良策，偶看一书上写有茄子叶煎汤治拉肚，经我试用确

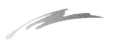

实灵验。

配方及用法：取茄子叶（干湿均可）数片先洗一下，然后放入锅内加水700～800毫升，煎至500毫升左右。随时可当茶饮用，但一次不可过量，否则会引起便秘。

百姓验证：河南平顶山市人民医院白凤林，男，61岁，医师。他来信说："张淑萍，女，50岁。患五更泻，到医院诊断为慢性结肠炎。曾花费千元治疗未见好转。后来经我用本条方并加其他疗法治疗3次，现基本恢复正常。又有3例小儿腹泻也是用此条方治愈的。"

荐方人：黑龙江嫩江县九三局尖山农场　胡立德

592. 我吃面包治好了腹泻病

面包是人们喜爱的食品，既香甜可口，又易消化，老少皆宜，尤其深得儿童的青睐。有趣的是，我发现面包还可治疗消化不良导致的腹泻，并有较好的治疗效果。

我有一次出差在外，因腹胀、腹泻，不敢到饭店吃饭，担心饭菜油腻，吃后会加重腹泻。正在徘徊之际，刚好碰到街头有卖面包的，就买2个吃了下去，1小时后，腹胀减轻，感觉舒服多了；2小时后腹胀全无，腹泻也止住。数月后偶然又一次腹胀、腹泻，于是再次试着吃了2个面包，果然见效了。

食用方法：面包一次吃2个，小孩减半，如未愈，再加吃1次。用此方法时，最好别同时食用不易消化食物，以免降低治疗效果。当然，面包越新鲜越好。（余小平）

百姓验证：广西宾阳县新桥镇民范群英村王世和来信说："我外甥患腹泻，用本条方治疗，只吃1个面包，上午吃的下午就止住了。"

593. 醋煎鸡蛋可治寒凉腹痛拉肚子

有一次，我不小心受了凉，腹痛拉肚子，差不多每半小时就要拉一次，弄得全身没劲。到村医疗室求医，医生对我说，用醋煎鸡蛋可治拉肚子，比用土霉素、痢特灵还灵呢。回家后我按照他讲的方法去做，果然立即止泻。后来我把此方介绍给几位亲戚，他们用了同样管用。

方法：取食醋100毫升倒入锅内，打入2个去了壳的鸡蛋，用文火慢煎。待鸡蛋煎熟后，将蛋同食醋一起服下。

注：此法仅对受凉、消化不良造成的一般腹泻有效。（史桂争）

百姓验证：广西柳州市潭中西路河西小区陈远忠，男，67岁，退休干部。他来信说："有一次我不小心着了凉，造成腹痛拉肚子，从早晨5点开始拉，每隔1个多小时拉1次，半天不到就拉四五次，用本条方治疗1次就好了，未再复发。"

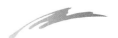

引自：广西科技情报研究所《老病号治病绝招》

594. 吃蒸苹果治腹泻

我总结多年实践经验发现，用熟苹果治疗腹泻效果很好，尤其对小儿和老年腹泻有效。

配方及用法：新鲜苹果1个（约200克），以水洗净，用锅蒸熟食。日服2个，2次即愈。

荐方人：河南唐河县卫生防疫站　宗康

595. 冲服柏树油可止腹泻

腹泻使人很快消瘦，且食欲不振。若用柏树油（豌豆大一粒）于腹泻当天或当晚用白开水服下，到第二天腹泻便停止，食欲恢复正常。此法是我从读小学起到现在亲身实践所证实的有效止泻法。

荐方人：四川省南江县凉水乡广播电视站　廖军

596. 豆腐皮撒红糖蒸着吃可治水泻

我在行医中遇一老太太献出一方，专治喷射性水泻。

配方及用法：豆腐皮摊平，撒上红糖，然后把豆腐皮卷成一个卷，放在锅中帘上蒸干（吃者极其费力），连吃2天泻止康复。随后再续吃6天加以巩固，防止复发。

荐方人：黑龙江依安县三兴镇保国村　高洪川

597. 我煎服大米茶叶汤治腹泻很灵

一位老农告诉我，"大米茶叶汤"对多种原因引起的腹泻有效。我一试他的办法，真的很管用。又将此方介绍给8位不同病症引起的腹泻患者，均收到良好效果。

方法：取大米30克，茶叶10克，先将大米入锅炒黄，再加入茶叶共炒至黄黑色，加水250毫升沸煮5分钟，温后滤渣，一次服饮煎液（婴幼儿酌减）。

百姓验证：黑龙江大庆市采油四厂李永超，男，30岁，工人。他来信说："有一次我患急性腹泻，半夜2时发病至晨6时就腹泻6次。在4小时之内服泻痢停、氟哌酸均无效，仍腹痛，全身没劲。后来用本条方治疗，服后腹痛腹泻明显见好，从早晨7时至下午只泻2次。下午又服1剂，很快痊愈了。"

荐方人：四川省江津县稿子乡　唐德文

引自：广西科技情报研究所《老病号治病绝招》

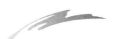

598. 用榛子仁确实能治好大便稀溏

我老伴大便稀溏，从不成形，每天最多便6次，历时将近20年，天天如此。检验大便常规正常，其他脏腑也无病变。常服归脾丸、健脾丸、补脾益肠丸、肠炎灵、易蒙停等药，仍不能根治。最近我从书中得一偏方，采用榛子仁治好了此病。

配方及用法：将榛子仁（大个质优）炒焦黄，研面，每次一汤匙，每日早、晚各1次，空腹以红枣汤送下。我老伴服到第四天，奇迹出现了，一天大便一次，而且成形，肠胃也不胀不响了。又连服10天，大便完全恢复正常，精神也不疲乏了。

榛子是一种富有营养的果实，无任何副作用，对常年因脾胃虚弱而拉稀者很有效。（李奠川）

引自：1996年12月14日《晚晴报》

599. 腹泻肚痛时按足三里穴就能治愈

我回原籍办理父亲丧事时，食用了变质饭菜，发生了严重的腹泻，一夜腹泻多次，吃药打针也没有止住。家里人要送我到医院，我说夜间天黑路远难行，等到天明再说吧。这时我想起《安徽老年报》曾介绍经常按揉合谷、内关、足三里，能够解除病痛。于是我便把身体侧向一方，用中指压住足三里穴按揉一阵子，而后把身体侧向另一方，同样用中指压住足三里穴按揉一阵子，经过一段时间交替按揉，肚子里不再"咕噜"作响，腹泻停止，便一觉睡到天明。

有天中午吃午饭时，二孙子叫喊肚子痛，我说："来，爷爷给你治一治。"孙子说："你也不是医生怎会治病？"我说："试试看吧，不行再去看医生。"于是，我便用双手中指压住他的两腿足三里穴，按揉，七八分钟后，疼痛缓解，随后解了一次大便，腹痛消失。（牛克勤）

引自：1996年12月11日《安徽老年报》

600. 食盐烧红冲服治愈了我侄儿的上吐下泻

方法：食盐15克，置刀上烧红，用开水冲服。

我侄儿曾患此病，用药1剂便愈。

荐方人：湖南沅陵县东风乡三口村大陂头组　古云会

601. 用无花果治好了我的腹泻

我肠胃较弱，喝点生水或未烧开的茶水，不出1小时即肚痛、腹泻。听人说无花果可治"久泻不止，痔疮便血"，我本着亲身一试的想法，在自家院里栽了一

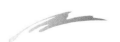

株，2年结果，今年是第三年，已结果数百枚。我的身体稍有不适，吃几枚熟果即愈。由于常吃，患了多年的痔疮不知不觉也好了。近邻任某5个月的女儿和张某8个月的男孩泻肚，用3枚无花果，煎汁喝一次即愈。65岁的老妇靳某，患肠炎，泻肚半月，医治不愈，用7枚无花果煎汁一大碗，头天下午喝了，第二天早起泻止。

无花果治泻方法：如遇泻肚时无熟果，用稍大点的生果也可，小孩3～5枚，成人7～15枚，水煎，服适量即可。此方无副作用，无任何禁忌。

荐方人：河南西峡农业银行五里桥营业所　王明志

602. 鸡蛋蘸白矾吃治腹泻效果好

配方及用法：白矾6克，鸡蛋2个，将白矾研末，鸡蛋煮熟，用鸡蛋蘸白矾吃，效果很好。每当我腹泻时用此方法，总能很快见效。吃时白矾不可超量，每次用3克即可。

荐方人：河北秦皇岛市山海关林场尹文鹏

603. 用茉莉花茶加红糖治好我爱人的腹泻

我爱人常患泻肚，经中西医治疗，时轻时重，未曾去根。后经乡邻介绍一验方，方便经济，药到病除，至今未犯。

配方及用法：两撮茉莉花茶叶，50克红糖。睡觉前先把一撮茶叶放在口中，咀嚼碎后咽下，再用25克红糖冲红糖水服下，然后将剩下的茶叶和红糖如上法服下即可。轻者1次即愈，重者2次可愈。

荐方人：河南栾川县教师进修学校　吕志谦

604. 重用白术可治腹泻

主治：各种腹泻。

配方及用法：白术30～60克，茯苓、枳壳、厚朴各15克，苡仁、白扁豆、山药、芡实、莲子各30克，木香5～10克，上药连煎3次，取汁约600毫升，早、中、晚空腹服用，每次约服200毫升。小儿用量酌减。消化不良加鸡内金15克，焦三仙15～30克；慢性肠炎、溃疡性结肠炎加干姜10克，川芎15克，荜拨6～10克，白头翁、赤石脂各20～30克。

疗效：治疗单纯性消化不良性腹泻300例，用药1～2剂治愈（临床症状消失，大便成形）256例，用药3～4剂治愈44例，治愈率100%。治疗慢性肠炎60例，治愈（用药3～4剂，临床症状消失，大便成形，半年内不复发）46例，好转（用药5～6剂，临床症状改善，大便次数减少）14例，总有效率100%。治疗慢性溃疡性结肠炎12例，治愈（用药8～10剂，临床症状消失，大便成形，溃疡面愈合）3例，好转（用药10剂以上，临床症状有所改善，大便次数减少，粪便性质改变）9例。

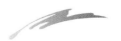

白术融"补、运、消、渗"为一体，可谓健脾利湿之佳品。重用白术可直达病所，是治疗各种腹泻不可多得之良药。

百姓验证：辽宁抚顺马圈子场许友之来信说："广西博白县绿珠镇冯伟莲，女，30岁。患腹泻、失眠症5年多，曾到博白县人民医院、玉林市医院、看守所卫生院、本乡卫生院治疗过多次，花钱2000多元，吃药无数，病情却越来越重，痛苦不堪。今年3月我用本条方为她治疗，用药1剂，病情好转，用药2剂泻止，一觉可睡到天亮。方中莲子是30克，我重用到60克。至此，5年的顽固性腹泻失眠症神奇般地治好了。至今已1个半月，毫无复发迹象。"

荐方人：四川省达川地区卫生站　　侯德聪

引自：《当代中医师灵验奇方真传》

605. 野山楂止泻汤可治寒湿和食滞腹泻

配方及用法：野山楂根、小果蔷薇干品各31克，制厚朴9克。儿童酌减。水煎，分2次服，每日1剂。

疗效：寒湿和食滞腹泻650例，大多3～50岁。病程最短1日，最长5个月，暴泻645例，久泻5例，均治愈，治愈率100％。用药1～2剂治愈520例，余者3～4剂治愈。

引自：《常见病特效疗法荟萃》

606. 针刺加温罨可治消化不良性腹泻

方法：

（1）足三里、中脘、关元配阴陵泉、三阴交、合谷、内关。迅速进针，捻转30～60次退针，每日1次。

（2）温罨：麦麸250克，炒热，加醋250毫升，拌匀，分装2个布袋内，缝好口，蒸热（或盐250克，炒热，装袋）。患者睡后，温罨脐部，下垫折4层的毛巾，凉时换另一个，罨1～2小时。

（3）禁食8～16小时。给盐糖水及胃蛋白酶等消化药。

疗效：消化不良性腹泻273例，均在2日内治愈，治愈率100％。

引自：《常见病特效疗法荟萃》

607. 家传止泻方

配方及用法：雄黄15克，麝香9克，梅片21克，白芷3克，胡椒6克，公丁香6克，细辛3克，鹅不食草3克，皂角15克。上药共研极细面，贮瓶备用。每日服1剂，重者2剂，姜汤（或白开水）送下。1小时后即见效，一般当日即愈，无副作用。

疗效：曾治千余例，治愈率100％，有效。

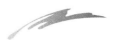

荐方人：天津市　林放

608. 艾灸腹泻特效穴可止泻

艾灸方法：取腹泻特效穴（足外踝最高点直下，粗细皮肤交界处），用艾卷温灸，以能耐受为度。每侧每次灸治10~15分钟，每日2~3次。

疗效：120例患者，大多7~20岁，病程1~3日。小儿单纯性消化不良9例，急性肠炎88例，消化不良23例。治愈率98.3%，有效率100%，大多1~2日即愈。

引自：《常见病特效疗法荟萃》

609. 复方石榴皮汤可治疗慢性腹泻

主治：慢性腹泻。

配方及用法：石榴皮、楂炭、白术、云苓各15克，柴胡、诃子、木香、甘草各10克，鸡内金、砂仁各6克。每日1剂，每剂煎服2次。久病阴虚者加知母、黄柏，阳虚者加吴萸、干姜、黄芪、防风、玄胡，气阴两虚者加党参、黄芪、当归、白芍、淮山、玄胡，中气不足、内脏下垂者加升麻。

疗效：治疗患者60例，治愈（腹泻停止，大便恢复正常，精神、食欲、体力恢复正常，经1年以上追访无复发者）59例，好转（症状消失且大便正常，但时有复发者）1例，有效率100%。

按语：本组报道60例患者，起病原因各有不同，病程长短各有差异，短者1年，长者达30年。在治疗用药上一般较杂，都是经过许多医师诊治，用过多种中、西药治疗无效者。该组病例多属病程较长，脾气虚损者，用药时首选健脾利湿、和胃止泻之品，如云苓、白术、内金、楂炭、砂仁等；次以舒肝理气，如柴胡、木香等；佐以收敛固涩，如石榴皮、诃子等应予重用。尤其对久泻患者收效甚佳。

荐方人：湖南桃源县人民医院副主任医师　李秉文

引自：《当代中医师灵验奇方真传》

610. 老母鸡煮大黄可治腹泻

配方及用法：隔年黄老母鸡1只，大黄250克。杀鸡除内脏洗净后，加水1500毫升，大黄用纱布包好，同鸡放入锅内煮，肉烂捞出大黄，肉和汤分2次吃完。

百姓验证：马庆赐之妻产后腹泻达3年之久，用此方治愈。

说明：马庆赐之妻产后患腹泻，原因很多，或因虚或因淤，但病程3年，虚中挟实也，实者因久泻必滞所为，故治用鸡补虚，以建其本，用大黄泻下，以荡其滞，其虚得补，滞得除。

荐方人：河南方城县四里店乡　马庆赐

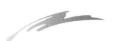

611. 家传专治食肉后腹泻方

配方及用法:鲜枳壳1个,鲜猪肉少许。去枳壳瓤,将鲜肉切细装入枳壳内,封口,用黄泥包好,入火灰内烧之,焦时取出,去泥研成细末,分3次用,黄酒冲服。

注:病轻者用1个,重者用2~3个可愈。

百姓验证:辽宁清原县湾甸子镇二道湾村王安才,男,53岁,农民。他来信说:"本人6年前与一老友巧遇,遂饮酒叙旧,因食用'糖醋肉、白片肉'过量,引起腹泻不止,用本条方很快治愈。"

荐方人:陕西省　刘北禄

612. 治小儿腹泻方

配方及用法:炒神曲9克,荆芥炭9克,水煎服。若腹疼加白芍6克。

说明:本方对泄泻伴有绿便者,效果佳。

百姓验证:安徽广德县芦村乡中明村彭伦学用本条方治好了他儿子的腹泻。此小儿腹泻1月有余,并有明显的脱水现象,到多家医院治疗,都没有什么效果。用此条方治疗,不到半天就好了。

荐方人:河南省济源县下冶乡　陈立新

613. 食白矾面粉糊可止腹泻

配方及用法:清水500毫升,白面100克,白矾3克。把面粉放入锅内炒熟,将白矾溶解于水中,然后把炒熟的面放进水里,拌匀放锅里煮沸食用。

百姓验证:李建设患痢疾,后转腹泻,每日发作十几次,住院输液不见好转,服此方后2小时见效。

荐方人:河南省虞城县委宣传部　李建设

614. 车前子粉可治慢性腹泻

配方及用法:将车前子10克放瓦上焙干研末,分2次冲服,一日服完即收泻止痛之效。

注:外祖父治病多年,每用此自制单方,效果均佳。

引自:《中医药奇效180招》

615. 嚼服胡桃肉可治顽泻

沈某,女,56岁。患慢性泄泻10年,屡治乏效,便溏不实,时轻时重,神疲乏力,腰酸溲频,苔薄,脉细无力。乃缘久泻脾肾亏虚,宜益肾健脾止泻。予胡桃肉

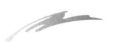

单味20克，每日2次嚼服，连服2个月，10年顽疾竟愈。

引自：《浙江中医杂志》（1990年第1期）、《中医单药奇效真传》

616. 硫黄加理中丸治好九载泄泻

黄某，男，39岁。患者泄泻九载，曾诊断为"慢性肠炎"，经中西药治疗无效，近1周又因饮食不节加重，大便溏薄，日行4~6次，有白色黏液，食油腻之物加重，腹冷痛，神疲乏力，腰膝酸软，四肢不温，纳差，舌淡红苔白，边有齿痕，脉沉细。证属脾肾阳虚，湿浊内结，非温通之药病邪不除。故予生硫黄2克，每日3次。服药当时腹泻加重，为腐秽当去故也，但精神佳，腹痛消除；继服2日泄泻停止，余症皆除；后以理中丸调理1周告愈。随访3年未复发。

引自：《浙江中医杂志》（1990年第1期）、《中医单药奇效真传》

617. 儿茶研末治水泻有良效

李某，女，1岁半。泻黄色水样便3天而来就诊，日夜水泻5~7次，量多，伴腹痛。取儿茶2克研为细末，分3次服，药尽泻止而愈。

引自：《辽宁中医杂志》（1980年第5期）、《中医单药奇效真传》

618. 车前止泻汤止泻效果颇佳

主治：急性腹泻不止症。

配方及用法：白术15克，车前子9克。将车前子用细纱布包好，同白术加水适量煎煮20分钟，去渣温服，每日2次。

按语：方中白术健脾利湿，车前子利水通小便。小便通则清浊分，大便干则泻自止。我在临床上运用此方治愈多人，特别是小儿腹泻，剂量适当减小，用之效果颇佳。

北宋著名文学家欧阳修有一次患了暴泻，请遍京城名医，均不见效，元气大伤，病情危急。他的夫人心中甚急，派人到处求医求药。听别人说，集市中有一江湖郎中止泻颇有效验，想请来一试。欧阳修闻知后，摇手说道："何必多此一举。"说罢，轻叹了口气，侧身朝里闭上了眼睛。夫人无奈，只得背着他，叫婢女用三文钱在郎中地摊上买回一包药粉，假说是王太医开的新药，让他一吞而尽。不到一个时辰，小便猛增。次日，腹泻竟止。欧阳修又惊又喜，即令家人准备厚礼去谢王太医。夫人见事已至此，只得以实情相告。欧阳修沉思片刻，乃遣家丁邀那郎中至家，待以上宾之礼。然后缓缓问道："先生用的是何妙方？"郎中答道："相公，实不相瞒，只是一味车前子研末，米汤送服而已。"欧阳修略通医道，暗自思忖：记得《神农本草经》上明明写着车前子利水通小便，从未听得有止泻之说。想到这里，两眼不禁露出迷惑不解的神气。郎中看在眼里，复又谈道："此药利水道而不

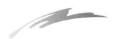

动气，水道利则清浊分，腹泻自止，此所谓利小便而实大便也。"欧阳修听了，连连点头说："先生高见。"即以重金酬谢。

引自：《小偏方妙用》

619. 翻白草治泄泻有效

民间有一味治疗泄泻、肠炎的单方，即翻白草，常常对那些久治无效或用多种药物无效的患者有疗效。翻白草又称委陵菜、翻白菜、鸡腿根等。

方法：水煎，内服。常用量15~30克。治疗顽固性泄泻及食用多种药物疗效不佳的肠炎、痢疾，用量可加大到25~50克。每日服用2~3次。同时加些红糖作调味剂。

荐方人：河北保定市　王浚权

引自：1997年12月4日《老年报》

620. 鲜石榴皮捣烂敷脐治泄泻有效

配方及用法：鲜石榴皮30克，捣烂如泥，敷脐中，胶布固定。每24小时换药1次。本方用于治疗泄泻，有效。

引自：《中药鼻脐疗法》

621. 用蒸白糖可治拉肚子

白砂糖对因受凉、消化不良引起的一般腹泻有药到病除之功效。

配方及用法：取白砂糖100克（小儿酌减）放入碗内，连碗放在锅内蒸20~30分钟，不加水，用蒸气中的水使糖溶化成黏稠糊时，取出稍凉后，趁热服下。一般拉肚子只需1次便可痊愈。在空腹时服用效果最佳。食后口渴，但最好等半小时后再饮水。（唐江）

百姓验证：广西鹿寨县寨沙镇团结街王唯懿来信说："有一次我在出差途中得了痢疾，吃药输液不见效，回家后用本条方治疗，只服1次就痊愈了。"

引自：1996年7月13日《老年报》

622. 止痛片用火烤后服可止拉肚子

如因出差、旅游换水或吃多了油腻拉肚不止，别怕，不妨将止痛片放在微火上，烤一烤吃下，拉肚子的病立即就好。（隋普选）

引自：《健康报》

623. 白头翁治腹痛下泻小故事

早在元朝有位叫白音的村夫，吃了发馊的剩饭，腹痛下泻疼痛难忍，便捂着

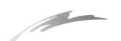

肚子去外村找大夫。途中疼痛厉害，倒在路旁呻吟，此时走来一位白发老者问其故，村夫讲明病因，老者道："这有何难! 请吃路边那草（指白头翁）便好。"说完离去，村夫无奈，拔下一棵白头翁，放在嘴里嚼着，不一会儿就不痛了。他顺便又薅一些回到家里，煎饮其汤，腹不疼亦不下泻，病完全好了。

引自：《蒙医妙诊》

624. 刺激下痢点加按摩法可治腹泻

一般腹泻多是由肠的消化吸收功能不良，或食物腐败变质引起的。为彻底根除腹泻或立即制止腹泻，最好学会手掌按摩健康法，关键时刻将会发挥奇效。

治疗腹泻最有效的方法是指压手背上的"胸腹区"，因为此区正中央有一个被称为"下痢点"的穴位。

这一"下痢点"是特效中的特效点，当感到有便意时，马上用手指压住此点，并不断地按摩，保证马上可止住便意。如果是因为酒醉引起的严重腹泻，利用这个方法也可立刻轻松。此外，具有同样治疗效果的还有位于手掌食指第一关节上的大肠穴及小指第一关节上的肾穴。大肠穴在肠经的经络上，和大肠机能密切相关；肾穴位于小肠经的经络上，可促进小肠的血液循环，活跃它的机能。

位于手掌内的"健理三针区"对防止腹泻也很有疗效。经常按摩此区域可促进大肠蠕动，提高吸收力。（见624条图）

刺激法可用手指刺激，也可以用香烟头灸治。

腹泻是一种必须马上排泄的疾病，当有腹泻征兆时，在还可以忍受的情况下，就应赶快刺激下痢点，以制止腹泻。

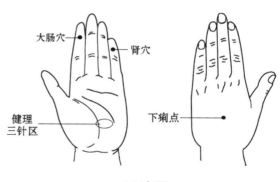

624条图

百姓验证：福建尤溪县溪尾乡埔宁村151号纪儒，男，27岁，医生。他来信说："我村患腹泻的人很多，多因寒食受凉所致，有的也伴随细菌性腹泻。对这类患者，我都用本条方治疗。此方不吃药，不打吊针，其效很好。"

注：手脚穴位按摩治病法与按摩工具，请见本书4145条。

625. 抓 "肚筋" 治拉肚子有效

夏季因受凉而引起的拉肚，可用抓"肚筋"的方法来治疗。让患者俯卧于床上，可在患者两肩胛骨内侧分别抓住一根较粗的筋（即肚筋）。只要抓住此筋提

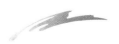

起来，再猛地松开，这样左右反复几次，便有效。（胡钰民）

引自：1997年7月2日《晚晴报》

626. 用艾炷灸穴法可治愈腹泻

郁某，女，54岁。每天黎明时腹泻，已3年余。先隔盐灸神阙穴5壮，再隔附子饼灸石门或天枢、关元，或脾俞、命门，或肾俞。四组穴隔日轮灸，每穴3～5壮，艾炷如黄豆大。第一轮灸完，大便已实，共灸治5次而愈。数年后追访未发。

627. 坚持手脚穴位按摩可治腹泻

脚部选穴：15，16，29，39，40。（见627条图1）

按摩方法：15，16两穴要连按，用按摩棒大头推按，双脚取穴，每次每脚每两穴推按5分钟。29穴双脚取穴，用按摩棒大头自外向内推按，每次每脚每穴推按5分钟。39，40两穴要双脚取穴，用拇指和食、中指从踝骨凹处捏住两穴，向上推按，每次每脚每两穴推按5～10分钟。

手部选穴：54，1，4，18，68，12。（见627条图2）

按摩方法：①急性肠炎以54穴为主，用梅花针强刺激3分钟。然后用香烟灸1，4两穴，每手每穴3分钟。每日数次。②过敏性肠炎以18穴为主，反复按摩3分钟。然后用梅花针刺激68，4，12三穴，每手每穴3分钟。每日数次。

注：有关穴位名称及按摩工具制作法，请详阅本书4145条的《手脚穴位按摩疗法》。

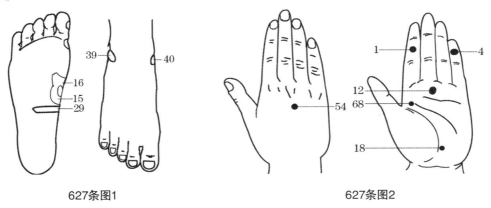

627条图1　　　　　　　627条图2

628. 刺激手部穴可治腹泻

班上一位同志患急性肠炎，腹痛难忍，里急后重，连服几次药也不解决问题，连续上厕所。他捂着肚子到办公室找我，症状和病因已清楚，我立即用梅花针为他强刺激54，1，4，18四穴（见627条图2），每手每穴2分钟。刺激完后他的腹痛缓解，便意消失。

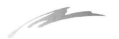

我在实践中体会到强刺激54穴点可很快止住排便的里急后重感。（章丰）

五更泻

629. 陈居常治五更泻临床验方

配方及用法：破故纸（又名补骨脂）6克，吴萸9克，肉豆蔻6克，五味子9克，党参18克，白术24克，干姜5克，附子5克，茯苓18克，枸杞12克，茯神15克，赤石脂30克。生姜5片，大枣7枚为引，水煎服，每日1剂。

说明：①此病中老年人患者居多，特别是到冬季痛苦不堪。②在临床上，多数医者用理中汤健脾胃，取效较慢。本人加用补肾等药，故有立竿见影之功，一般服8~10剂可根治。20多年来，治愈此病患者不胜枚举。

荐方人：河南沁阳市西向村五街　陈居常

引自：1999年第2期《老人春秋》

630. 治老年顽固性五更泻方法

主治：老年顽固性五更泻。

取穴：肾、脾、大肠、小肠、神门、交感（均取双侧耳穴）。

针法：常规耳穴消毒后，以五分毫针对准所选穴位刺入，每日1次，每次留针1小时，行针3日可愈，个别疗效差者隔3日可行第二疗程。

疗效：治老年顽固性五更泻24例，经1~2个疗程治疗后，痊愈（五更泻止，大便成形，伴随症状消失，1年以上随访无复发者）21例，显效（标准同痊愈，唯1年后病复发，且经耳针再次治好）3例，有效率100%。此法治老年顽固性五更泻可获佳效。

荐方人：河南省卢氏县中医院副主任医师　张耕田

引自：《当代中医师灵验奇方真传》

631. 用薏苡仁米煮锅巴治疗五更泻有效

主治：五更泻。

配方及用法：薏苡仁米、饭锅巴（以焦黄黑色为佳）各60克。上药加清水适量，放入锅内同煮，待苡仁米煮烂成稀粥服用，每日3次，连服1~2次。

疗效：治疗100例患者，治愈（用药1~2天，临床症状消失，大便成形，泻止）88例，好转（用药3天，临床症状消失，大便成形，泻的次数明显减少）12例，有效

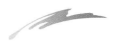

率100%。

按语：①用量可按患者食量大小酌情增减；②煮时不放油盐；③用药者忌荤腥、油腻、黏食1个月。

百姓验证：河南郑州市政街二单元李树彬，男，74岁，离休。他来信说："本人患腹泻，用本条方治疗，连服3天，大便成形痊愈，仅花2元钱。"

荐方人：江苏省高邮周山卫生院　薛其祚

引自：《当代中医师灵验奇方真传》

632. 薏苡仁米加锅巴治五更泻效果确实好

郑某，女，65岁，农民。1979年8月29日初诊，患五更泻已3年，曾经医院治疗，后服四神丸、参苓白术散、附子理中汤均无显效。每在拂晓之前，脐下先隐痛，继之肠鸣辘辘，随即而泻，完谷不化，泻后则安。面色萎黄，怕冷乏力，腹部喜暖，纳少脘闷，身重浮肿，舌淡白，脉沉细，证属脾肾虚，运化无权，水湿内困所致。以薏苡仁米、饭锅巴（以焦黄黑色为佳）各60克，加清水适量，放锅内同煮，待薏苡仁煮熟，即成稀粥，每日3次，连服1～2天。2天后，晨泻竟止，而告痊愈。

引自：《中医杂志》（1981年第8期）、《中医单药奇效真传》

633. 坚持手脚穴位按摩治五更泻有效

神经性腹泻是一种胃肠神经功能病，也就是民间所说的五更泻。在黎明前脐下疼痛，肠鸣即泻，泻后即感腹部舒服。

脚部选穴：20，37。（见633条图1）

按摩方法：20穴用按摩棒小头定点由上向下点按，双脚取穴，每次每脚每穴点按5分钟。37穴宜用食指关节角自踝骨后方向上推按，双小腿取穴，每次每穴推按5～10分钟。每日按摩2次。

手部选穴：18，19，42，52。（见633条图2）

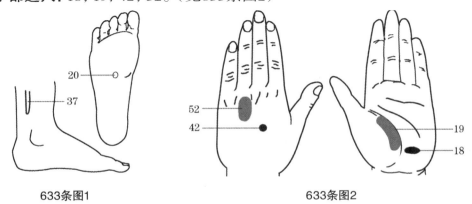

633条图1　　　　　　　　633条图2

按摩方法：18，19两穴分别用梅花针刺激，双手取穴，每次每手每穴2分钟。

42穴用拇指、中指捏揉，双手取穴，每次2分钟。52穴用拇指推按，每次每手每穴推按2分钟。

注：有关穴位名称及按摩工具制作法，请详阅本书4145条的《手脚穴位按摩疗法》。

水臌腹胀（水鼓）

634. 鸡蛋毛眼草治臌胀有效

在陕西临潼县东岳乡尖山村，常听人说老杜的偏方真是神！要不王某早死了。今年3月，老杜来看王某，王某跟健康人一样。

前年4月，32岁的王某从西安医院拉回家时，人昏迷不醒，肚子胀得像鼓。5月中旬，县防疫站的杜耀华来到王家，说了个治病单方：用3个生鸡蛋，两头都戳个小眼，各插进1寸长的毛眼草茎，用铁锅蒸熟后一次吃完。病人上午10点吃了，下午2点就尿了一大盆。第二天，病人全身出汗，被褥全被汗湿，神奇般地苏醒了。接着，病人又照老杜说的，把板蓝根全草、车前草和茵陈草的鲜汁加上白糖当茶水喝。这年10月，王某经检查肝功能恢复正常。（建民　维卿）

635. 无疾腹水散治各类臌胀均有效验

主治：各类腹水臌胀或全身水肿。

配方及用法：人参10克，大枣30枚，柴胡15克，白芍10克，枳实10克，厚朴10克，土鳖10克，水蛭10克，巴豆6克，芫花10克，甘遂10克，玄明粉10克，大黄15克，滑石15克。上药共研细末为散，每次5～8克，温开水送服。服后恶心呕吐，腹痛腹泻，腹水渐消，急症缓解后，止服。如无上述效果可再服。

疗效：据统计，本方对慢性肝炎肝硬化腹水有效率为100%，对血吸虫肝硬化腹水有效率为71%，对癌变性腹水有效率为88%，对其他原因引起的腹水有效率为67%。

按语：此方峻猛，有体弱难胜其攻伐之虞。但据笔者临床体验，不论虚实，凡腹水臌胀证急者皆可用此方验邪存正。但一定要中病即止，及时调理。

荐方人：湖北省荆州疑难病研究所所　长卢明

引自：《当代中医师灵验奇方真传》

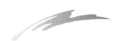

636. 家传方治单纯腹胀有效

主治：单纯腹胀。

配方及用法：茯苓31克，青皮、陈皮、枳壳、木香、川朴、槟榔片、大腹皮各9克，大戟、甘遂（面裹煨好）各适量，水煎服。方内大戟、甘遂分四等剂量，按情况可分用1.5克，3克，4.5克，6克，最好先用小剂量。

反应：服后下泻3~5次，大部泻下黑水。

疗效：治愈百例，有效。

荐方人：湖北省　陈栋

引自：广西医学情报研究所《医学文选》

637. 家传方敷脐法治腹胀很有效

配方及用法：阿魏30克，硼砂30克，好白干酒360毫升，猪膀胱1个。将2味药共研末，纳入猪膀胱内，再加入白酒，将膀胱扎紧。将装好药之猪膀胱缚于患者脐部，令其仰卧，猪膀胱之药酒即完全被吸收，腹胀自消。

荐方人：河北省　曾广岁

引自：广西医学情报研究所《医学文选》

638. 家传验方蛙鸡丸治各种臌胀效果颇佳

配方及用法：青蛙1只，砂仁20克，黑、白丑10克，鸡矢醴25克。先将青蛙刳取出肠肚，再将后三味药塞入青蛙腹腔，外用湿纸包固定，再用稀泥土薄糊一层，文火焙焦（但不可成炭灰），研面水泛为丸备用。每日3次，每次2克，白开水送服。

功能：健脾利水，扶正祛邪。

疗效：方小而力宏，药少而效速。

注意：服此药禁忌用酒及油腻等物。

按语：此方为家传验方。用此方治疗臌胀证多例，效果颇佳。方中青蛙补虚损，利水消肿；砂仁辛温，健脾胃，化湿补气；黑白丑逐水消痰，通利二便。4味合用共奏健脾利水，扶正祛邪之功，而且服后无副作用。但臌胀证（特别是单纯腹胀）毕竟是疑难症，本方虽有利水消胀效果，对病情复杂危重的患者，仍宜辨证施治，结合汤剂双管齐下，更为妥当。

引自：《河南中医》（1982年第5期）、《实用专病专方临床大全》

639. 五谷虫治腹胀速见效

配方及用法：五谷虫（即咸菜缸的蛆）50个。用纯生棉油10克，炸五谷虫，炸

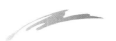

时盖上锅，使之呈黄色。

疗效：服后即愈。

引自：《实用民间土单验秘方一千首》

640. 蟋蟀有治水鼓之良效

一人患水鼓，经多方治疗无效。一日口渴，仓促饮水，忙中将水中淹没的2只蟋蟀吞下，初则忧虑，过数日，觉腹胀日渐消退，获良效。

引自：《中医单药奇效真传》、《任城日钞》

641. 咸芥菜疙瘩切片敷脐巧治臌胀病

从前辽宁阜新县佛寺乡北河兰村有位吸大烟（鸦片）的人，此人骨瘦如柴，腹胀如鼓，饮食不进，不过他不愿意就此去见阎王，连请几位大夫诊治无效，最后，决意请毛艾里（村）天宝道姆奇（乡村医生）诊治。

天宝道姆奇瞧了一阵病人，叫其家人取来几个咸芥菜疙瘩，切成筷子厚薄片，然后叫病人仰卧，把切好的芥菜片敷在病人肚脐上，叫其家人捺住病人手脚，用烧红的烙铁烙咸芥菜片，烙得嗞嗞冒气，不一会儿，病人排气，肚子顿觉舒服多了，随后便吃饭喝水，不久病愈。

天宝道姆奇说："他这病是由于血受阻而致，这个办法能叫病人排气。"

引自：《蒙医妙诊》

642. 消水汤专治各种腹水症

配方及用法：防己60克，牛膝30克，苍术30克，白术30克，女贞子30克，旱莲草30克，加水600毫升，文火煎成300毫升，每次温服150毫升，每日晨起空腹和临睡前各服一次，30天为1疗程。

主治：腹满胀大、尿少短涩、疲乏无力、形体消瘦，腹水征"+"，舌淡苔薄白或厚腻，脉滑或濡；腹水常规为漏出液；B超检查可见腹水征象者。

疗效：治疗49例，全部缓解（临床主要症状及体征消失，腹水消退，B超检查腹水消失）22例，部分缓解（临床主要症状部分消失，腹水明显减少，服药后腹围减少10厘米以上，B超复查腹水大部分吸收）19例，无效（症状及体征无改善，B超检查腹水未见减少或增加）8例，总缓解率为83.68%。

引自：《河北中医》（1990年第2期）、《实用专病专方临床大全》

643. 家传五代方治腹水症疗效好

主治：腹水。

配方及用法：巴豆2个，小枣2个，黑胡椒7个，绿豆7个。巴豆去皮去油，胡椒、

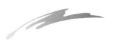

绿豆用砂锅炒成黄色为末，小枣去核，将上药分装在2个枣内，打烂为丸（为口兹口兹1剂）。一般用药1剂见轻，2剂即愈。

注意： 身体虚弱者2~3天吃1次。

荐方人： 河北　李振台

引自： 广西医学情报研究所《医学文选》

644. 老虎草大蒜治愈了崔秀英多年的肝腹水顽症

配方及用法： 取9棵鲜老虎草，5瓣大蒜捣烂缚于左手寸脉上，腹水渐渐消退。

荐方人： 新疆石河子143团九连老干协会　朱召法

引自： 1997年6月17日《老年报》

645. 制金柑可治阑尾切除术后腹胀症

主治： 阑尾切除术后腹胀症。

配方及用法： 制金柑丸6枚（1日量）。阑尾切除术后出现腹胀并发症，经过24小时未见排出矢气者，即可服药。每间隔4小时服1次，每次剂量2枚。用刀将制金柑丸切成碎薄片，置杯中，冲入滚烫开水约100毫升，加盖浸泡10分钟后，用汤匙取出药渣，送入口中嚼烂，随即连同汤液一起饮服。

疗效： 治疗34例，其中23例患者首次服药后半小时左右，自觉腹脘攻撑，嗳气，并排出矢气，腹胀症状即随之缓解和消失；其余11例服药2次治愈。

按语： 腹胀是阑尾切除术后常见的并发症，制金柑丸有疏肝理气功能，畅通肠道，疗效可靠，经得起重复验证，且无任何副作用，尽可放心应用。本方只适用于阑尾切除术后并发腹胀症之患者，对手术后机械性肠梗阻无效。

荐方人： 江苏省无锡县长安镇职工医院中医科主任　胡明灿

引自：《当代中医师灵验奇方真传》

646. 刺激手掌诸穴位可以消除腹胀

腹胀也可称为"消化不良"。放屁是因胃肠的消化吸收能力衰弱，以致引起异常的气体发酵造成的。这原非自我意志可以控制的。

欲解决腹胀，首先要恢复胃肠的正常机能。因此，有效的方法就是刺激大

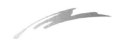

肠、二间及胃、脾、大肠区。（见646条图）

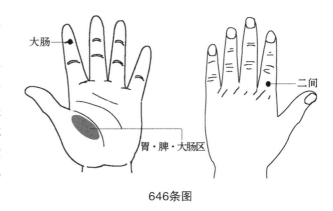

646条图

大肠穴位于掌内食指第一关节上，二间穴则位于手背食指指根处，此二穴位都在大肠经络上。"胃、脾、大肠区"诚如其名，和胃肠密切相关。刺激时不需过度强烈，利用发夹的圆弧背刺激即可消除腹胀。

结肠炎

647. 我用痢特灵灌肠治好了患了5年的结肠炎

我因患结肠炎，经常下腹部疼痛，出现脓性便或脓血性便已5年多，经过几次住院和用多种偏方治疗效果不佳，随着岁月的推移病情越来越重。后来我用呋喃唑酮（痢特灵）保留灌肠治结肠炎，连续治疗5次痊愈，至今已4年未复发。

方法：备100毫升注射器1个，27厘米长的大头红橡胶肛管1根，将6片呋喃唑酮研成细末，稀释于50毫升温水（37℃）中。灌肠前排净大便，然后将肛管涂抹甘油，采取左侧卧位插入肛门，使其到达乙状结肠，肛门外留5厘米。用注射器将药剂抽搅均匀后，注入乙状结肠内，迅速拔出肛管，抬高臀部片刻，在床上打几个滚，使药液均匀地与肠壁接触，随后躺1个小时。每天用药1次，3次可愈。脓血便者5次可愈。此法安全，无副作用。

百姓验证：山东桓台县荆家镇朱传辉来信说："本人患乙状结肠炎，在医院诊断并治疗，曾花药费1700多元，未见效。在没有办法的情况下，我试用本条方，每天用药1次，3次就治愈了。"

荐方人：黑龙江伊春市乌马河区　丁富荣

648. 我是这样治好结肠炎的

1990年，我突患结肠炎病，直至便脓便血，已坚持5年的三浴功晨练被迫中断。有人开玩笑问："你天天练功怎么还得病呢？"其实我心里明白：这是因为相濡以沫近40年的丈夫病故后，自己极度悲痛，免疫力下降，疾病乘虚而入了。怎么办？

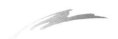

第一，面对现实，调整情绪。要知道，生老病死乃自然法则，无法抗拒。死者已解脱，活者还要活下去。与其疾病缠身，苟延残喘，不如想法战胜疾病，健康地活下去。

第二，积极就医，注意饮食。西医确诊后，在打封闭、服西药的同时，我又去看中医。连服中药两个多月，并遵医嘱，注意饮食。

第三，坚持锻炼，增强体质。尝到晨练甜头的我，即使在便脓便血的半个多月里，早晨也去散步。病情稍好便继续晨练三浴功，体质日渐恢复。尤其得益于以下两种小功法：

（1）双手旋腹（三浴功床上功法之一）。我每日起床前，仰卧床上，内外劳宫穴相对，即左手心压右手背（男反之），围绕神阙穴（肚脐），顺、逆时针各旋转50圈。

（2）双手揾腹。每日晨练后，仰卧床上，将双手搓热（一般搓80下）揾在结肠部位。连续搓、揾7次。腹部渐渐由凉变热，并有上下通气之感。

如此这般，我的结肠炎病好了，我又是个活蹦乱跳的人了。

战胜结肠炎这件事，使我悟出一个道理：疾病与情绪，情绪与练功关系极大。许多疾病往往是在你情绪极坏时找上门来的。情绪不佳，你就是吃什么好药，练什么好功法也白搭；情绪好，吃药、练功才有效。（丁文）

引自：1997年1月4日《晚晴报》

649. 治愈慢性结肠炎的三妙法

我患慢性结肠炎多年，便秘腹泻交替出现，下腹胀痛，排气困难，内痔、脱肛，非常痛苦。从1991年8月开始试行治病不用药的健身法，3个多月来已获效。现介绍如下：

（1）**缩肛法**：每日晨起及夜间入睡前，取下蹲姿势，身体略前倾，以每分钟40~50次的速度，使肛门进行有规律性收缩。每次时间3~4分钟，每日坚持，经持续治疗20天后，腹痛逐渐减轻，便秘开始好转。

（2）**冷敷法**：冷水一盆，将毛巾浸湿后，在腹部反复冷敷，每次15分钟，每日2~3次。坚持治疗30天后，大便开始成形。

（3）**腹部按摩法**：每日早、晚以肚脐为中心，按顺时针方向，用右手掌按摩腹间100~120次。这样，可以促进肠蠕动。此法方便易行，安全可靠，且疗效显著。经持续治疗50天，开始排气通畅，腹胀减轻，内痔、脱肛基本痊愈。（邓声华）

650. 我的慢性肠炎用丸片结合的方法治愈

去年6月我突然下腹疼痛，每日腹泻两三次并带有黏液。去肛肠医院检查，诊断为慢性结肠炎。此后我多方求医，吃中、西药花去几千元仍没有起色，最后

因极度虚脱，每天连刷牙、洗脸的气力都没有了。在山穷水尽之时，一位朋友告诉我服用附子理中丸和乳酸菌素片试试。没想到，服用上药2周后大便完全恢复正常，身体也壮实了。下面将此方法献给和我一样被慢性结肠炎折磨的朋友们。

方法：附子理中丸每日3次，每次1丸，饭前半小时服用。乳酸菌素片每日3次，每次5片，饭后10分钟服用。

服药2周后可停用附子理中丸，乳酸菌素片可减至每次3片。服药1周内尽量少吃肉、油食品，禁饮酒和各种饮料。（何连汉）

百姓验证：辽宁锦州市生产资料公司刘凤岭来信说："我爱人今年66岁，在30多岁时得了慢性结肠炎，常年大便不成形，饭量特别小，人瘦得皮包骨，体重仅49千克，在医院治疗不见效。后来用本条方试治，2个月后大便成形，每天基本保持1次，饭量也增加了。"

引自：1997年12月6日《晚晴报》

651. 我以按摩法把20年的慢性结肠炎治好了

1973年，我患了慢性结肠炎，大便溏泻。20多年来用了不少中西药，时好时犯。1994年1月在吉林化学工业公司电视台播放的《脚诊与按摩》的启示下，我开始进行自我按摩，每日2次，早起床前、晚睡觉前各按摩1次，每穴按摩100下，穴位按摩力度达到有酸、麻、胀、"得气"的感觉，半月以后大便成形，1个月后大便正常，至今没犯病。

我儿子在1991年念高中二年级时，患了和我一样的慢性结肠炎，医生诊断为神经官能性结肠炎。他也用了各种中西药，大便仍呈稀状，有时还伴有轻微腹痛。今年2月他寒假归来，我教他自我按摩。3月份回信告诉我病情好转。4月份来信又说："按摩疗法管用了！我现在大便已经正常了，缠我4年的腹泻病可算治愈了。请家里人放心吧！"

至今，我们仍然坚持自我按摩，因为按摩一治病，二健身。

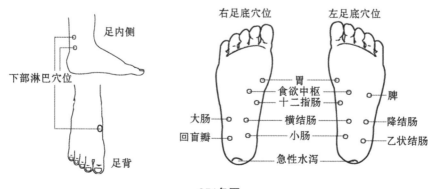

651条图

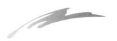

现将按摩法介绍如下：取关元、气海、天枢、下脘、中脘、足三里、三阴交、内庭等穴，用拇指按。

脚诊按摩（应用按摩棒按）：左右足底的穴位有食欲中枢，胃、十二指肠，小肠，回盲瓣，升结肠，降结肠，乙状结肠，脾，急性水泻及双足内侧的下淋巴穴。（见651条图）

荐方人：中国健康教育研究会会员　刘德新

652. 我用清肠滑垢法治慢性结肠炎很有效

配方及用法：熟大黄6克，冬瓜仁15克，丹皮10克，焦山楂30克，川黄连6克，杭白芍10克，广木香8克。上药水煎服，每日1剂，连服15剂。

按语：本病临床中用温补、收敛等法收效甚微，且易复发，我通过临证35年的探索，认为清肠滑垢法是治疗本病的一种有效方法。服上药后会泻下黏冻样的粪便，1周左右症状即可消失而大便正常，此时不可停药，须再服10剂，以善其后。

百姓验证：四川绵阳市高水中街18号李俊如，男，75岁，退休干部。他来信说："2001年我患结肠炎，几天解不出大便，去三台人民医院就诊3次，治疗无效，花费82元。后来按本条方服药2剂痊愈，只花7元钱。"

引自：《家用验方一佰二》

653. 银榆归薏汤可治溃疡性结肠炎

主治：溃疡性结肠炎或慢性结肠炎。

配方及用法：金银花90克，地榆炭30克，玄参30克，生甘草9克，当归60克，麦冬30克，薏苡仁45克，黄芩6克。上药煎15～20分钟取汁约300毫升。日服2次，早、晚分服。小腹痛甚者加没药9克，防风18克。

疗效：治疗溃疡性结肠炎30例，全部治愈。

荐方人：山东省淄博市淄川区中医院副主任医师　何本武

引自：《当代中医师灵验奇方真传》

654. 固肠胶囊可治疗慢性结肠炎

主治：慢性结肠炎、溃疡性肠炎、过敏性结肠炎、直肠炎。

配方及用法：补骨脂30克，鸡内金15克，川连10克，干姜15克，广木香10克。将上药烘干后，研成极细末，装入空心胶囊，日服3次，每次2～3粒，温开水送下。

疗效：治疗患者200例，治愈（用药2～3个疗程，临床症状消失，大便成形）158例，好转（临床症状改善，大便次数明显减少，性质有所改变）42例，有效率100%。

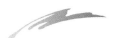

百姓验证：江苏泗阳县青阳镇文化村朱其文来信说："本村许洪荣患慢性结肠炎，长期畏寒，每天拉稀五六次并带黏液，遇冷或食凉物加重，曾到大小医院治疗过，花费近千元，仍未治愈。后经我用本条方治疗，仅服药4剂就痊愈了。往年不能吃瓜果冷饮类食品，现在什么都敢吃，大便成形，每天1次，生活恢复了正常。"

荐方人：江苏常州医院中医内科　　杨陵麟

引自：《当代中医师灵验奇方真传》

655. 乌梅可治慢性结肠炎

配方及用法：乌梅15克，加水1500毫升，煎至1000毫升，加适量糖，每日1剂当茶饮，25天为1疗程。

疗效：治疗18例中，15例治愈，3例好转，总有效率100%。治愈病例中，用药最长者3个疗程（75天），最短者1个疗程（25天），平均2个疗程（50天）。

百姓验证：孙某，男，45岁。反复发作性腹泻、腹痛、血便已8年余，1983年曾经中西药、针灸治疗，效果不佳；1988年上述症状明显加重，经结肠纤维镜检查确诊为慢性结肠炎。证见面色晦暗，四肢欠温，左下腹触痛，舌质淡，苔白腻，脉细。予乌梅15克，水煎，加糖当茶饮。服2周后症状明显减轻，1疗程痛止而愈，随访1年未复发。

引自：《黑龙江中医药》（1991年第4期）、《单味中药治病大全》

656. 大肠头加黑胡椒煮着吃治结肠炎有显著效果

民间素有偏方治大病的说法。对于这种说法一直无法让我信服。直到前不久，偏方真的治愈了一例顽疾的事实，这才改变了我对偏方的认识。

一位同事患了结肠炎，经常腹泻，原来强壮的身体，瘦得只剩40多千克。为了治病，花了几千元钱，病症却越治越重。在失去了治愈信心之后，试着吃起了偏方，没想到偏方治愈了病痛。至今，该患者已2个多月未发病了，体重也逐渐增加。

说来这个偏方极简单，即每天用一个大肠头，裹适量黑胡椒粒（按年龄用，每岁用1粒，如该患者30岁即每次用30粒），大肠头两端扎紧，放入沸水中煮熟，不加作料食用，连用7天。服药期间严禁吸烟饮酒。（李亚男）

引自：1996年12月4日《家庭保健报》

657. 坚持手脚穴位按摩可治好过敏性肠炎

过敏性肠炎亦称结肠功能紊乱症，患者多在情绪激动时或紧张时即有腹痛、腹泻，大便次数与性质不定，一般常为水样便，伴有多量黏液。确定本病时

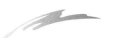

需排除慢性菌痢、结肠直肠肿瘤、血吸虫病等器质性疾病。

脚部选穴：20，29，30，31，40。（见657条图1）

按摩方法：20穴双脚取穴，用按摩棒小头定点按压，双脚取穴，每次每脚每穴点按5分钟。29穴双脚取穴，用按摩棒大头自外向内横推，每次每脚每穴推按5分钟。30，31两穴均在左脚取穴，用按摩棒大头推按，30穴由上向下推按，31穴由外向内横推，每穴每次推按5分钟。40穴用食指关节角推按，双脚取穴，每次每脚每穴推按5分钟。

手部选穴：18，4，12，68。（见657条图2）

按摩方法：4，12两穴分别用单根牙签扎刺，双手取穴，每穴每次2分钟。18，68两穴分别用梅花针刺激，双手取穴，每穴每次2分钟。

注：有关穴位名称及按摩工具制作法，请详阅本书4145条《手脚穴位按摩疗法》。

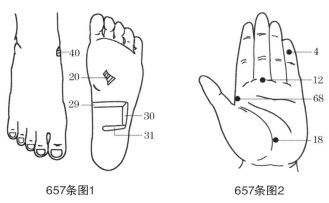

657条图1　　　　　657条图2

肠瘘管

658. 复方地龙膏治肛肠瘘管效果好

主治：单纯性肛门直肠瘘管，高位复杂性肛门直肠瘘管。

配方及用法：地龙20克，大黄炭15克，大贝母15克，滑石10克，干姜6克，全蝎3条，蜈蚣2条，梅片3克。上药共为细末，入瓶内密封备用。大蒜适量（去皮）捣烂如泥与上药调和，即可使用。患者取侧卧位，皮肤常规消毒，局部麻醉，行瘘管探查术，作银质球形探针，将瘘管探通，手指插入肛管，触及瘘管的内口，必要时可用美蓝作内口的标记，同时用肛门镜扩开肛管，用棉球蘸复方地龙膏适量，敷在瘘管的内口上（可减轻对肛管健康组织的刺激），再将地龙膏涂于瘘管

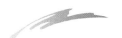

的外口及患处。此后每日敷药1次，不需再行麻醉。

疗效：200例患者，门诊治疗137例，住院治疗63例，疗程平均为14天，最短者10天，治愈率87.6%。

引自：《四川中医》（1987年3月28日）、《实用专病专方临床大全》

659. 筋骨草治小肠瘘效果更好

辜某，男，36岁，工人。因晚期血吸虫巨脾症，于1963年10月在硬膜外麻下行脾切除术，术后切口感染，经1年多的治疗，其中有8次创口清创术，不但感染创口未愈，反而创口流出大量蛋花状、颗粒样黄色黏液便。有时气体涌出创口，口服亚甲蓝从创口排出。诊断为小肠瘘，于1964年11月16日应用筋骨草治疗。

配方及用法：鲜筋骨草30克，每日1剂，煎后分2次服。同时取鲜筋骨草若干，洗净晾干水分后捣成糊状，先将瘘口用酒精棉球常规消毒，然后敷上适量筋骨草糊，再用薄料覆盖，绷带包扎，每日换药1次。用药14天，瘘口闭合而愈。至今已22年，经多次随访未复发。用上方又治回盲部结核术后肠瘘、化脓性阑尾炎术后肠瘘各1例，亦均痊愈。

按：筋骨草味苦性寒，有较好的清热凉血、解毒消肿作用。用其治疗肠瘘，鲜草入药疗效尤佳，内服与外敷结合使用，可缩短疗程。

引自：《新中医》（1987年第5期）、《中医单药奇效真传》

阑尾脓肿

660. 用虎膏散治阑尾脓肿疗效可靠

阑尾脓肿为临床常见疾病，我多年来使用虎膏散治疗本病，多数在3～5天消肿，疗效可靠。

配方及用法：虎杖100克，石膏（煅）120克，冰片5克。上药研末，醋调成酱状，涂搽患处腹部，范围略大于病灶，每日3～5次，至肿消为止。配用其他中西药，疗效更佳。

荐方人：江西新干县医院　王秋陶

661. 用本方可治疗阑尾脓肿

内服药配方：薏苡仁30～50克，丹皮15克，赤芍12克，桃仁12克，大黄（后下）15～30克，芒硝（冲服）10克，银花15～30克，蒲公英15克，广木香10克，生甘

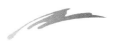

草6克。

外敷药配方：大黄30克，没药10克，陈皮10克，冰片5克。

用法：内服药每日2剂，水煎分4次服。外敷药共研细末，按脓肿大小加入适量凡士林调成膏状，摊于塑料薄膜上（厚约0.5厘米），敷于患处，外加纱布敷盖固定，每日换1次。

疗效：治疗110例，治愈（右下腹包块消失，腹壁柔软）98例，好转（包块明显缩小）12例，有效率100%。用药天数：最短15天，最长36天，平均26天。少数病例配合3次穿刺抽脓。

百姓验证：湖南溆浦县水田庄乡杨柳村曾社祥，男，49岁，教师。他来信说："本村罗元松，男，49岁。突然右下腹疼痛难忍，去县医院诊断为阑尾炎，在乡医院治疗花费400元未见效。后来我用本条方为他治疗，只吃5剂药就痊愈了。"

荐方人：湖南省零陵地区医院　周沛君

引自：《当代中医师灵验奇方真传》

662. 用千里红根可治阑尾脓肿

配方及用法：鲜千里红根120克（19岁以下90克）。每日1剂，水煎，分2次服。

疗效：共治60例，全部治愈。

引自：《单味中药治病大全》

急性阑尾炎

663. 我用菜叶包蛤蟆心治阑尾炎有效

配方及用法：蛤蟆心1个，用蔬菜叶等包住，每天早上空腹服下，连服7日。

我村上一孕妇，患阑尾炎，不能手术，服用此方，至今3年多未曾复发。我自己也患阑尾炎，医治十几次都没有治好，服用此方，2年来未曾复发。

注：治慢性阑尾炎，用桂肉包蛤蟆心更好。

百姓验证：江苏通州市三余镇忠义乡季妙贤，男，54岁，乡医。他来信说："通州市季春美患慢性阑尾炎多年，镇医院医生嘱其保守治疗，用菌必治等输液治疗10多天，花费1000多元，有些好转，但稍后又复发。后来我用本条方和664条方为她治愈，至今已5年未复发。以后我又用此条方治好了本村陈美仙的急性阑尾炎病。"

荐方人：浙江长兴县新塘乡　王胜华

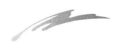

664. 华佗方可治急性阑尾炎

近年来，我应用《华佗神医秘方真传》中一方治疗急慢性阑尾炎26例，均告痊愈。

配方及用法：地榆20克，当归20克，黄芩20克，金银花20克，生薏苡仁30克，玄参20克，麦冬12克，水煎服。急性患者1剂即愈，慢性患者多在4~6剂痊愈。

由于方法简单，药源广，急性患者1剂即可痊愈，故称1剂治愈阑尾炎。（潘摘）

百姓验证：广东广州市百灵路兴隆西黄耀辉，男，68岁，离休干部。他来信说："我的亲戚黄玉东突然肚子疼痛，血压升高，到市人民医院确诊为阑尾炎，需手术治疗。为免受挨刀之苦，按本条方配药服用9剂，疼痛全部消失，病愈，至今未见复发。"

引自：1996年8月29日《益寿文摘》

665. 金蒲汤可治急性阑尾炎

配方及用法：金银花、蒲公英、冬瓜子各30~60克，六活血15~30克，木香6~10克，生大黄10~20克（后下）。小儿用量酌减。热盛便秘者加芒硝，气滞痛甚者加川楝子、炒枳壳，温盛苔腻者加白花蛇舌草、薏苡仁，合并有脓肿者加败酱草、桔梗，或赤芍、桃仁，甚至三棱、莪术。病重者每日2剂，水煎，分4次服，每6小时1次；轻者每日1剂，水煎，分2次服。

疗效：本组病人25例，全部临床治愈。其中2例在临床治愈后曾有复发，仍用本法治愈。

引自：《实用专病专方临床大全》

666. 外敷蒜泥可治急性阑尾炎

实践证明，外敷蒜泥治疗急性阑尾炎有显著疗效。

方法：取大蒜一头（独头蒜最好）剥皮、捣烂备用。在患处涂抹凡士林，敷蒜泥，放上纱布，并用塑料袋覆盖好。注意把握时间，半小时内必须将大蒜泥去掉，否则皮肤会起大水疱。（倪名）

百姓验证：黑龙江大庆市采油四厂李永超，男，32岁，工人。他来信说："我妹妹患急性阑尾炎，用本条方治疗，效果显著。"

引自：1997年7月22日《老年报》

667. 针灸可治疗急性阑尾炎

主治：急性阑尾炎症见右小腹疼痛拒按，或扪之有包块，右腿屈而不伸，或

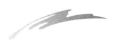

腰不能直立，膝下压痛，或发热汗出，或呕吐，脉滑数或紧，苔黄腻。

选穴： 天枢、气海、阑尾穴（右）、阿是穴（右小腹部压痛点）。

施术： 穴位常规消毒，取消毒毫针先依次针刺腹部穴位，均进针1.5寸深，然后再刺阑尾穴，进针2寸深，留针60～80分钟，或待疼痛缓解出针，留针期间每隔30分钟运针一次，徐转泻法。每日1次。

疗效： 运用本方治疗急性阑尾炎，一般针治1次即可缓解，缓解后即可恢复正常工作，2～4次可获痊愈。曾对50例经医院确诊需手术的患者应用本法，结果2次治愈的18例，3次治愈的29例，4次治愈的3例。2年后随访，无一例复发。

按语： 对慢性阑尾炎需长期治疗方能收效。对阑尾炎穿孔者不可应用本法。

荐方人： 内蒙古鄂伦春自治旗　刘培华

引自：《当代中医师灵验奇方真传》

668. 醋拌大黄芒硝粉外敷可治疗急性阑尾炎

主治： 急性阑尾炎、化脓性阑尾炎、急性化脓性感染、急性乳腺炎以及急性期的无名疖痈。

配方及用法： 生大黄、芒硝、高粱醋。取等量的生大黄、芒硝共为细粉，以患处的大小为准，缝一纱布袋，将粉纳入。袋内药粉摊开后，约3厘米厚，倒入高粱醋，其湿度以醋不外流为度。将药袋放在患处，上面放一温水袋。每天外敷患处的时间最短不少于16小时，期间要更换新鲜药粉3～4次。

疗效： 治疗患者80例，有效率100%，治愈率78%，显效率90%。

按语： 化脓性阑尾炎，特别是较严重者，其症状为持续高烧，疼甚，拒按，而西药治疗效微或无效，又不宜手术，或拒绝手术者，此药更为适宜。

荐方人： 山东省青州市人民医院中医科主任　袁洪举

引自：《当代中医师灵验奇方真传》

669. 本方可治急性阑尾炎

河南省郑州市郊中原乡农民冯兴明，男，44岁。1990年8月3日起，感觉胃脘阵发性隐痛，恶心，呕吐一次，食欲不振；8月8日午饭后，胃部隐痛逐渐加重，并转为右下腹持续性隐痛，阵发性加重，体温38.3℃，呕吐，身倦无力。经中原乡医院检查，诊断为急性阑尾炎，患者拒绝手术治疗，来本院门诊。遂用金银花、蒲公英各30克，红藤60克，连翘、白芍各15克，厚朴、大黄（后下）各9克，元胡索12克，甘草6克，水煎服。当日下午1时和晚7时各一次，次日上、下午再煎服1剂，腹痛明显减轻，体温降到37.6℃。连服此方5剂，腹痛消失，身体恢复正常。为巩固疗效，又继续服用3剂。

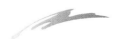

荐方人：河南郑州　苏学中

670. 用阑尾炎冲剂治疗急慢性阑尾炎可见效

主治：急慢性阑尾炎。

配方及用法：一号冲剂：川楝子15克，丹皮、木香、银花、公英各25克，大黄12克。二号冲剂：银花25克，公英25克，大黄15克，败酱草15克，生薏仁25克，元胡12克，川楝子12克，丹皮15克，桃仁15克，生石膏25克。以上两方研粉末冲服或煎服，每剂服3次。轻者服一号冲剂，日服2次；重者服二号冲剂，每日1剂。

疗效：我们经治患者80例，随访有6例复发，其中3例因患阑尾穿孔并发腹膜炎而手术，另外3例又服本方剂治愈。80例中住院治疗3例，77例于门诊治疗。一般服药4～12剂治愈。

按语：

（1）本方对急慢性单纯性阑尾炎症、轻症的蜂窝组织炎性阑尾炎、阑尾周围脓肿等急性阑尾炎有效。

（2）一般用药少，轻者服一号冲剂，重者服二号冲剂，服3～6剂就能达到治疗效果。

（3）对阑尾穿孔性腹膜炎或反复发作的阑尾炎，此方可适当加大用量，随症加减。

（4）对患有慢性炎症伴有阑尾炎者，大黄可改为酒炙大黄6克，肠炎轻者可去大黄。

（5）服药后大便稍稀带脓血者为佳。

百姓验证：四川珙县川南水泥厂李平志来信说："珙县芙蓉煤矿李国华患慢性阑尾炎，脐周阵发性剧烈疼痛，腹部气鼓胀满，不思饮食，食之即吐。经矿医院确诊，住院观察治疗。医生打算为他手术，由于他反对未做。输葡萄糖加青霉素，连续用药4天，未见效果。后来用本条方二号冲剂治疗2个星期，阑尾炎就好了。由于仍饮食欠佳，走路心慌，又服用善后药治疗，现已完全康复。"

荐方人：湖南省桃源县人民医院　冉克茂

引自：《灵验奇方真传》

671. 坚持手脚穴位按摩治阑尾炎有效

阑尾炎患者疼痛始于脐周围或中上腹部，然后出现恶心、呕吐，短时间后腹痛转移至右下腹部，可有腰背部或左下腹部等处牵引痛。如剧痛突然缓解，短时间后疼痛又再出现，并有范围扩大和增剧，已有穿孔可能，应送医院。

辨证参考：早期阑尾炎的预兆是手背上食指根与中指根交叉处出现硬化现象，甚至影响食指的自由活动。

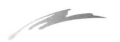

脚部选穴：26，40。（见671条图1）

按摩方法：26穴在右脚取穴，用按摩棒小头定点由上向下按压，每次点按5~10分钟。40穴用食指关节角推按，双脚取穴，每次每脚每穴推按5分钟。每日按摩2次。

手部选穴：25。①按摩整个食指，使食指根与中指根交叉处出现的硬化现象消失为止。②用梅花针刺激25穴，每手每穴3分钟，每日数次。

已得阑尾炎者，用上法治疗也有疗效。

注：有关穴位名称及按摩工具制作法，请详阅本书4145条《手脚穴位按摩疗法》。

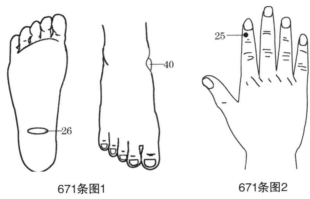

671条图1　　　　　671条图2

肠梗阻

672. 用蜣螂可治大便不通

主治：大便不通。

配方及用法：蜣螂虫1只，焙干为末，白开水空腹冲服。

百姓验证：谢某某，女，35岁，农民，广东省平远县仁居镇井下村人。1976年5月，患腹痛大便不通，在家用药治疗3天无效。后到仁居卫生院住院治疗，用大黄、朴硝、泻油及洗肠等法无效。住至第五天，下腹肿大，剧痛难忍，大小便不通，不思饮食，神昏危殆，决定转县人民医院治疗，而家人认为已不治，遂出院归家。于1976年5月18日请我诊治。诊见面色晦暗，神疲目合，腹大如坛，剧痛呼号，苔黄，二便不通，六脉微细，状甚危。我给予上方1剂，服下2小时大便大泻，腹肿消失，痛止而愈。再拟以四君子汤，服2剂而恢复健康能劳动矣。

按语：蜣螂又名推车虫，俗呼粪尿公。我师沿用三代，我用了50多年，无不药

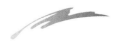

到病除。

荐方人：广东省平达黄仙乡上远管理区　张炯标

引自：《当代中医师灵验奇方真传》

673. 此简便法可治愈急性肠梗阻

主治：急性肠梗阻。

配方及用法：生姜汁沉淀5克，皂角末15克，蜂蜜20克。先将蜂蜜煎滴成珠，后下姜汁沉淀和皂角末捣匀制成坚硬如小手指大，长3~4厘米的导便条。将导便条插进肛门。

疗效：治疗患者16例，治愈率100%。

按语：急性肠梗阻类似于祖国医学的"关格"和"肠结症"。肛门给药，不受上消化道的影响，使用方便，药物吸收快，是治疗急性肠梗阻的上策。

荐方人：广东省海康县中医院副主任医师　陈培桂

引自：《当代中医师灵验奇方真传》

674. 温阳通痹汤可治淤结型肠梗阻

河北省医院田广秀自拟温阳通痹汤治疗淤结型肠梗阻患者154例，全部治愈，24小时内症状及体征全部消失。

配方及用法：附子、炒山楂各9克，细辛6克，大黄15克，代赭石、莱菔子（炒）各30克，枳壳、川朴各12克，水煎，待肠胃减压后服，每日2~3剂。

疗效：观察154例，全部治愈，一般3~4小时症状开始缓解，8~12小时症状明显改善，12~24小时症状及体征全部消失。平均住院时间5天左右，治愈率100%。

百姓验证：云南彝良县牛街镇振兴街李连禹，男35岁。他来信说："本镇张友，男，21岁。有一天晚上，腹部突然发生剧烈疼痛，呕吐，不排便，不排气。用本条方治疗，服药1小时后，腹痛减轻，面色转红。次日又服药2剂，2天后病已痊愈，活动正常。"

引自：《陕西中医》（1988年9月4日）、《实用专病专方临床大全》

675. 蓖油治肠梗阻有效

张某，男，61岁，农民。1984年6月劳动时突然腹痛，阵发性加重，恶心呕吐，在当地卫生所注射阿托品、庆大霉素后，腹痛减轻，次日腹痛加重，腹胀，呕吐频繁，且排气不排便。证见腹部膨隆，叩诊鼓音，无移动性浊音，压痛、反跳痛，未触及明显包块，肠鸣音亢进，呈高调气过水声。化验检查：红细胞400，白细胞11000，中性82%，淋巴18%。X线检查：腹部可见多个阶梯状液平面。在严密观

察的同时，给獾油（炼）40毫升，2小时后，腹痛不减，又给药60毫升后，自觉肛门少量排气，并解少许黏液便，阵发性腹痛间隔时间延长，继续治疗至第2天，解出稀黏便约5000毫升，又观察4天，病人进食正常，X线腹部透视，梗阻消除而痊愈。

引自：《陕西中医》（1989年第4期）、《中医单药奇效真传》

676. 用三油治肠梗阻有效

配方及用法： 香油、豆油、猪油（最好是腊月时的板油）各15克，合在一起加热熔化，以不烫口为准，趁热喝下，半小时见效。

百姓验证： 献方人亲属鹤岗市煤矿退休工人吴世珍，得此病入院9天，方法用尽，就差没有开刀（因他患有肺气肿、气管炎等症，开刀有生命危险）。在医务人员束手无策的情况下，用此方，服后20多分钟就见效了。另外有十几例患者均用此方治愈。

荐方人： 吉林省扶余市陶赖昭镇二委十组　夏永廉

677. 家传方治便秘服后大便即通

配方及用法： 芦荟15克，朱砂9克。二味共研细末，每次开水冲服12克，隔1小时再服一次。

疗效： 服后大便即通，且不伤正气。

荐方人： 陕西省宝鸡市　杨森林

引自： 广西医学情报研究所《医学文选》

678. 家传方可治肠梗阻

配方及用法： 芦荟6克，牙皂6克，木香6克，牵牛18克，滑石9克，大戟6克（醋炒），芫花6克（醋炒），槟榔片9克，甘遂6克（面裹煨干，研末，分2次冲服），生姜15克，大枣10枚，水煎服。

注意： 以上方剂为成人剂量，用时应按患者身体强弱、年龄大小以及疾病属于寒热虚实调整剂量。

疗效： 治愈四五百人。

荐方人： 河北省固定县　张润波

引自： 广西医学情报研究所《医学文选》

679. 单味大黄可治不完全性肠梗阻

配方及用法： 大黄15克研极细末，糯米50克炒黄研末，二者混合均匀后加入100克蜂蜜，调成糊状服用。成人一次顿服，儿童可分数次服。

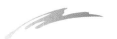

疗效：共治疗30例，全部获得临床治愈。观察1周无复发。

百姓验证：芦某，男，60岁。因食大量韭菜及生冷黏滞之品而出现腹部疼痛，脐周尤甚，恶心、口干、嗳气，无排便排气，腹痛拒按。查腹部压痛，无肌紧张与反跳痛，肠鸣音减弱。腹部透视，右上肠可见3个大小不等的气液面。5年前曾行胃癌切除手术。诊断为：胃癌术后不完全肠梗阻。以上法治疗，10小时后开始腹泻，继而排气，泻下10余次后症状体征消失，腹部透视未见异常。

引自：《吉林中医药》（1991年2月15日）、《单味中药治病大全》

680. 狗卵瓜秧研末服可治愈肠梗阻

在内蒙古科尔沁左翼后旗的三爷道布（村），有一位患肠梗阻的病人，多方医治无效，家人便准备了后事。

一天，其侄儿来看望病重的叔父，得知是肠梗阻，便回家取来早已晒干的狗卵瓜秧，碾成细末，给病人服用。不久病人通便了，人们不解其因，侄儿说："此秧有行气导滞通便之功。"

说明：狗卵瓜秧，人吃香瓜后，在便中带有瓜子，狗食大便，狗又便瓜子，瓜子落地生出狗卵瓜秧（采此秧必在瓜熟之前采才有效）。

引自：《蒙医妙诊》

681. 单药索骨丹治机械性肠梗阻效果好

龚某，女，32岁。1978年5月6日要求绝育入院。次日行输卵管结扎术，术中误伤肠管，纵切口约3厘米，深及肠腔，经缝合后肠管内径可通过一指，术后禁食3天，抗感染、补液等，一般情况尚好。10天后突然发生呕吐，腹胀，大便量少，腹部可见肠形。诊为粘连性肠梗阻，机械性肠梗阻（肠管狭窄）。用中西药治疗效果差，改服草药索骨丹粉，每次3克，每日3次。连服3天后症状缓解，1周后食欲、大便均正常，于6月10日出院。至今未见复发。

682. 巴豆加龙眼肉可治愈肠梗阻

罗某，男，65岁。持续性腹痛伴阵发性加剧3天，呕吐，腹胀，肛门停止排气排便2天。查体：腹胀如鼓，满腹压痛伴轻度反跳痛，叩诊腹部呈鼓音，听诊肠鸣音明显亢进，并可闻及高调的气过水声，重度失水，小便黄少，腹部透视显示肠管充气，并有多个梯形液平面。经输液纠酸、抗菌、插胃管排气、口服大承气汤后，腹胀呕吐加剧，十分痛苦。外科会诊意见：肠梗阻，立即手术。因病人惧怕手术，要求中医法治疗，便用巴豆1克以龙眼肉包吞。服下2小时35分后，病人连行水样大便6次，随即腹胀、腹痛、呕吐渐平，调理2天痊愈出院。

引自：《湖南中医杂志》（1986年第6期）、《中医单药奇效真传》

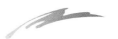

683. 我村付红患肠梗阻用本方很快治愈

配方及用法： 当归、生地、桃仁、红花、川芎、白芍、牛膝各10克，枳壳、桔梗、柴胡各6克，甘草8克。上药水煎，每日1剂，早、晚各服1次。病情严得者每4～6小时服药1次，缓解后可将本方加黄芪制成丸服用。

疗效： 52例患者中，服药5～10剂治愈16例，占30.8%；服药11～15剂治愈12例，占23.1%；服药16～25剂治愈16例，占30.8%；服药26～40剂治愈8例，占15.4%。

百姓验证： 湖北广水市余店镇付立国，男，49岁。他来信说："村民付红小时候患肠粘连、肠梗阻，在武汉某大医院住院治疗，医生说不能开刀了，只能保守治疗，花医疗费上万元，出院后病症又复发。后来我用本条方为他治疗，现在已痊愈了。"

引自： 1985年第7期《中医杂志》

684. 口服豆油白糖可治疗蛔虫性肠梗阻

配方及用法： 豆油75克，白糖50克。将豆油放在锅里文火炸熟，与白糖拌和即成，待微温后一次口服。如4小时后症状不缓解，可再服1～2剂；有脱水酸中毒者，给予静脉补液；如排出蛔虫，症状缓解，即可口服少量流食。

疗效： 治疗患儿72例。口服1次治愈54例，口服2次治愈14例，口服3次治愈4例。4小时内治愈54例，8小时内治愈12例，12小时内治愈6例。治愈率100%，排虫率100%。

按语： 蛔虫对肠壁机械性刺激或损伤可引起机械性肠梗阻、肠扭转或肠套叠。蛔虫病患儿因高热或驱虫不当，可致蛔虫躁动不安，相互缠绕，聚结成团，使病情加重。中医常用甘、苦、酸、咸等味安蛔，缓解症状，诱虫排出体外。据此，笔者用豆油、白糖口服治疗蛔虫性肠梗阻72例，均获痊愈。

口服油糖使蛔虫下降的原因：可能由于豆油、白糖致使肠腔润滑，虫团解开。又由于高浓度糖溶液增加肠壁的渗透压，消除肠壁水肿，改善肠内环境紊乱，起到对肠蠕动功能的调节作用，借助肠的蠕动使蛔虫排出体外。

本疗法只适用于单纯性肠梗阻，无肠壁血运障碍者。在诊断和治疗过程中，要注意症状和体征的变化，如果蛔虫性肠梗阻并发肠坏死、穿孔，或发展为完全性肠梗阻以及出现腹膜炎者则应及时手术治疗，不可耽误。

荐方人： 江苏省射阳县通洋中心卫生院　姜松

引自：《当代中医师灵验奇方真传》

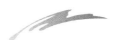

685. 姜蜜汤治疗单纯蛔虫性肠梗阻有效

配方及用法："姜蜜汤"用鲜姜汁和蜂蜜按1∶2比例配制而成。把生姜捣烂、榨汁、去渣，姜汁加入蜂蜜中调匀合成液体。成人用量每次20毫升，10～14岁者每次15毫升，5～9岁者每次10毫升，2～4岁者每次5毫升，每1～2小时1次。病情重者可适当增量，直至排气、排便正常，腹胀，腹痛和包块消失为止。部分病人在梗阻解除后，继续给药2～4次，以巩固疗效。在用药同时，部分病人应用胃肠减压和解痉止痛剂，或纠正脱水和电解质紊乱。适当应用抗菌素。少数病人同时洗肠。肠梗阻症状解除后，可以采用驱蛔灵进行驱蛔。

疗效：本组314例患者中，服姜蜜汤后309例治愈（98.4%），排气、排便正常，腹胀、腹痛及腹部包块消失。并发肠扭转和肠穿孔者5例，均进行了手术治疗，无一例死亡。

按语：

（1）生姜味辛，有发表散寒、温中止呕、消痰引水、解毒等功用；蜂蜜味甘，有清热补中、润燥滑肠、解毒止痛等功用。取生姜味辛，虫得辛则伏；蜂蜜味甘，虫得甘则争食，故虫团松散。

（2）姜蜜汤治疗单纯蛔虫性肠梗阻疗效高，又药味甘，小儿易服，方法简便，病人家属可以自己制作。对于单纯蛔虫性肠梗阻，一般情况尚好，起病时间短，腹肌较软的患者，可在家或在门诊服药。对一般情况差，腹肌紧张，满腹压痛、反跳痛的患者，应密切观察病情，一旦出现肠扭转或肠穿孔倾向者应及时手术。

荐方人：河北省青龙满族自治县医院中医师　金桂田

引自：《当代中医师灵验奇方真传》

686. 乌黄姜蜜饮治蛔虫性肠梗阻疗效可靠

配方及用法：乌梅、大黄各30克，干姜20克，蜂蜜100克。先将干姜、乌梅用清水300毫升煎10分钟左右，再入大黄、蜂蜜煎2～3分钟即可。取药汁少量频频喂服。呕吐剧烈者，可经胃管灌入，每次50毫升左右，每隔2小时1次。如6小时后一般情况未见好转，可用药液灌肠。腹痛剧烈者可予阿托品皮下注射；中度以上失水者，可输液。

疗效：80例患者，除1例中途转手术治疗外，其余79例均在6～48小时内排便排虫。其中6～24小时解除肠梗阻者56例，占70%。患者解除梗阻后，症状及体征也随之消失，均在3～5天内痊愈出院。

引自：《浙江中医杂志》（1988年第3期）、《实用专病专方临床大全》

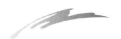

便血症

687. 用仙鹤草汤止便血效果颇佳

便血多因痔疾、肛裂、肠风损伤阴络所致，治宜补气摄血，凉血止血，引血归经。我自拟仙鹤草汤，效果颇佳。

配方及用法：仙鹤草20克，大小蓟20克，地榆炭20克，荆芥炭15克，黄芪30克，当归20克，枳壳10克，水煎温服。

引自：1996年第3期《开卷有益》

688. 本方可治年久便血病

一位姓张的盐场工人，大便带血达20年之久，每1~3个月发作一次，需半个月方愈。后用干无花果7个，清水煎服，每日1剂。服2剂后，便血停止，再未复发。

引自：《山东中医验方集锦》、《中医单药奇效真传》

689. 单药无花果治便血确有效

一位姓王的柴油机厂工人，大便带血已达4年，服药无数罔效，经服无花果煎剂，2剂痊愈，未见复发。

引自：《山东中医验方集锦》、《中医单药奇效真传》

690. 用木瓜蜂蜜可治多年的便血病

河北易县东邵村有位老吴头，63岁，自诉大便带血，已有30多年，多方治疗无效。用木瓜6克，蜂蜜6克，每日早、晚各服1次，连续服药10多天，愈后未再发。

引自：《中医验方汇选》、《中医单药奇效真传》

691. 服鸡蛋烧蜘蛛能治好便血症

河北景县前留府村有位张某，患大便下血，3年余屡愈屡发，经多方诊治不效。1954年有亲戚介绍，以蜘蛛7个，鸡蛋1个，将蜘蛛放于蛋内，外用泥封，火煅成炭，存性研面，白水送服。服1次后，大便下血停止，没有再犯。

引自：《中医验方汇选》、《中医单药奇效真传》

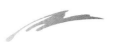

692. 地榆煎可治愈便血症

有位姓江的男士，36岁，大便后下血盏余，病程5年，经中西医治疗均无效。后用地榆一味，每日30克，水煎，分3次服用。过4日，该患者痊愈，迄今未再发。

引自：《中医单药奇效真传》

693. 巧用大黄治便血症有效

有位姓余的妇女，36岁，永平县老街镇农民。1995年4月27日来诊。主诉：腹痛，去大便全是鲜红色血，一次量约半茶杯。询以前治疗情况，去个体诊所就诊过，注射过两次针剂，服过止血药。现在病情如初，血下如溅，色鲜红，便前腹痛，兼里急后重感，舌红，脉数而有力。遂投以大黄炭20克（存性，冷水先煎），生大黄15克（后下煎约1小时），水煎服。隔4小时后再煎服1剂。次日血止便通，症状消失。

荐方人：云南永平县药检所　唐继宗　田静

引自：1995年12月16日《中医药信息报》

脐中出水症

694. 黄连平胃加味汤治成人脐中出水症有效

主治：成人胃肠湿热所引起的脐中出水。

配方及用法：川黄连15克，陈皮10克，厚朴10克，生甘草10克，苍术20克，苦参15克。上药武火煎15分钟，取汁约200毫升。日服3次，用药期间忌食辛辣。

疗效：治疗2例，用药6~8次，全部治愈。

荐方人：内蒙古科右前旗哈黑光明中医门诊部中医师　王克俭

引自：《当代中医师灵验奇方真传》

肠粘连

695. 我用复方生杭芍治好了我孙子的术后肠粘连

配方及用法：生杭芍24~31克，金银花、连翘、蒲公英、地丁草各15~24克，

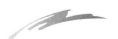

生甘草、大腹皮各15克，丝瓜络、石菖蒲各12克，乳香、没药、广木香、青皮、枳壳各9克。上药水煎，每日1剂，分2次服。

加减： 便秘加冬瓜仁31克；腹泻加茯苓、苡米各15克；脓血便加吴茱萸4.5克，川黄连6克，将盐炒热，用布包好，热敷腹部，每次2小时，每日2~3次。

疗效： 治疗2例，一例因腹部手术后肠粘连又曾二次手术治疗，但又发生粘连，服药8剂治愈，随访14个月未见复发；另一例术后肠粘连经多方治疗无效，服药30余剂加食盐热敷治愈，随访20个月未见复发。

百姓验证： 上海市南江区新港镇中学唐新官，男，62岁。他来信说："我孙子14岁，患急性阑尾炎住院开刀，出院后出现腹泻、呕吐等症状，检查结果是肠粘连，需要二次开刀。但听说本镇派出所的一位同志肠粘连一共开了三次刀，也未见好转，于是我决定用本条方试治，结果真治好了。"

引自：《常见病特效疗法荟萃》

便　秘

696. 我老伴患了二十多年的便秘病用此方治愈

我老伴现年80岁，患大便干结二十多年，吃中西药不计其数，仍然反复发作。后经一中医介绍，用黑芝麻、核桃仁、大槐豆、蜂蜜混合熬汤喝，喝了3个月治好了。迄今已3年有余，大便正常。

具体做法： 每天中午饭前，把一羹匙黑芝麻、3个核桃仁、6个大槐豆（最好是九蒸九晒的槐豆）在石蒜臼内捣成糊状，放在砂（铁）锅中，倒一碗水用文火熬20分钟，喝时再加蜂蜜一羹匙。

荐方人： 河南襄城县孙祠堂乡政府　冀树梅

引自： 1997年第8期《老人春秋》

697. 老伴患了多年的便秘用核桃仁治愈

老伴年近花甲，从少到老，一直被肠胃病纠缠着。刚步入老年之门坎，又发生了便秘，排便困难，其状苦不堪言。

在医院门诊检查，医嘱："注意多喝水，多吃水果、蔬菜……"这种疗法虽有效，但不持久。

服用果导片，当日见效，大便倒是排出了，但大便呈稀溏样……真是好了便秘患腹泻，使人难以适从。老友知晓称："便秘只可润治，不可泻治。"荐良方一则：

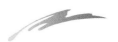

每日早、晚食几块洗净之核桃仁，或闲时随意嚼，伴之服豆浆之类滋补饮料。次晨果见效，大便舒畅，便样正常，一身轻松。长期服用，疗效更佳，且无副作用。

听中医说，核桃含油质，具有营养滋补，健脾利胃，润肺滑肠，乌发之功能。目前老伴之便秘已消除，也解除了她多年的痛苦，我甚是欣慰。（林金龙）

698. 吃猕猴桃能治愈便秘

我在10多年前就患有习惯性便秘，近几年听说吃猕猴桃治便秘，就试着吃起来，效果还真不错。

用法：每天吃5～10个。

荐方人：辽宁西丰县气象局离休干部　金惠和

699. 生吃花生治好了老伴十多年的便秘

我老伴今年66岁，便秘已有十多年了，大小医院没少去，名医、专家看过，中西药吃过，但效果都不理想。用药物治疗有副作用，药停即便秘，有时三五天，最多达1周也不大便，觉睡不好，饭吃不下，痛苦极了。有一天，收到了"老友"寄来的《益寿延年食疗》一书，我从中找到一便秘食疗法：生吃花生30克，早、晚空腹各1次。此方法简便易行，我便让老伴试试。经过几个月的食疗，效果很好，为老伴解除了痛苦。

荐方人：辽宁省辽中县肖寨门镇小学　傅殿科

700. 嚼花生仁治便秘确实有效

我今年86岁，每次大便时苦不堪言。偶见食疗书载："生花生仁30克，生吃嚼碎，早、晚空腹各食用1次。大多在服用两三天后，大便开始软易解。以后坚持长期服用，并根据大便的质地可适当增减用量，以不稀为度。忌辛辣。"于是，照法试用，果然有效。

荐方人：辽宁瓦房店市监狱老干部　辛益山

701. 用苁蓉当茶饮能治愈便秘

我时有两三日大便不通，服泻药反而又拉稀不止，后经中医师指点，用中药苁蓉（草苁蓉或肉苁蓉均可），每次10克左右，放入茶杯内，将滚开的水倒入泡1～2小时，茶水呈红褐色即饮。每100克苁蓉可饮1个月。此方我已用数月，无副作用。（马步升）

引自：1996年3月27日《中国老年报》

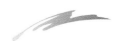

702. 服肉苁蓉治愈了习惯性便秘

我患习惯性便秘多年，经中西医治疗未愈。前不久，偶得一单方，我服用后病获痊愈。

配方及用法：每日取30克肉苁蓉水煎，分2次服。一般4～6天见效，10～15天可获痊愈。

中医认为，习惯性便秘是因血虚肠枯所致，肉苁蓉具有润肠养血作用，因此治疗便秘奏效。

荐方人：四川重庆市合川食品厂　李立

703. 我服醋蛋液治好便秘等许多病症

在得知醋蛋液能治病的消息后，我便开始坚持服用，喝完3个醋蛋液后就有了效果：

一是原右腿膝盖因有骨质增生痛，如厕蹲起要用手扶门框，如今不再痛，蹲起自如。二是白天工作活动一天后，晚上临睡前脚面浮肿现象消除了。三是过去一夜要小便三四次，而每次要用手揉腹部才能便出点，现在起夜基本上一次即便完。四是过去长期的老年性便秘（三天一便，而且干燥异常）现在已完全治愈。

另外，我觉得全身充满活力，精神振奋，腿脚轻便。

百姓验证：陕西宁陕县工商局张正礼，男，60岁，工商干部。他来信说："我孙子张兴隆于1997年4月出生后，因奶水不足加食奶粉而引起便秘，每周才大便1次，且大便出血。每次大便时，孩子啼哭不止，十分痛苦。在当地医院、个体诊所治疗，没有效果。每次大便必须先用开塞露，用此方法治疗长达3个月之久。后来，又坚持给服中药，大便仍是困难。在长达1年的时间里，花掉医药费500多元，仍是离不开开塞露。最后用本条方治疗，服1个醋蛋液大便就畅通了，每日大便1次，食量增加。又加服2个醋蛋液，现已痊愈。"

荐方人：黑龙江哈尔滨市　张焕青

注：醋蛋液治病法，请见本书4142条。

704. 我用醋蛋液解除了便秘之苦

我有个讨厌的便秘病，经常六七天不解大便。为治这多年的老毛病，我服用了醋蛋液，结果吃完3个醋蛋液之后，最多3天就能自然排解大便1次，感觉比以前好多了。

百姓验证：重庆南川市马嘴乡崇岭村李俊培，男，86岁。他来信说："我患习惯性便秘，经常大便困难，非常苦恼。后来用本条方治疗，当服用6个醋蛋液后，大便已基本正常。"

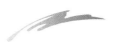

荐方人：四川省长寿县城关镇字库巷　黄国庸

注：醋蛋液治病法，请见本书4142条。

705. 多年的便秘坚持吃芝麻酱治愈

便秘困扰了我多年，虽多方治疗，但效果都不理想。半年前听人说，芝麻酱可以治便秘，而且还可软化血管。于是，我就在每次吃饭时吃一汤匙芝麻酱（不需加水和盐澥开），结果很见效。我已坚持半年多，再没出现便秘现象。如果因某种原因，偶尔出现轻微便秘，可配合一下水疗，即在便前于专用的盆里放适量温水，坐一会儿，大便即可顺利排出。

荐方人：辽宁抚顺市新抚区　解玉钧

引自：1997年第9期《老人春秋》

706. 用麻油治便秘百余例效果佳

便秘是指大便秘结不通，或大便艰涩难下的一种病症，多因胃肠积热，灼伤津液，以致肠失润泽而形成。我在临床实践中，用麻油治疗便秘百余例，效果佳。

配方及用法：麻油1~2汤匙，口服，连服1~2次。

荐方人：江西省南丰县人民医院主治医师　万桂华

707. 自我保健法能解除多年便秘之苦

痔疮可说是我的终身病，从年轻时就有内外痔，严重时便血。我在而立之年时，就曾挨过一刀。手术之后，外痔好了，内痔残留，未能根除，时好时坏。到了老年，便秘又跟我作对，成为痔疮的帮凶，大便干结，有时几天解不出，里急后重，苦不堪言，只好求助于"便塞通"。

近年来，我采取了一些保健措施，总算解决了这个难题。第一，坚持每天晚上用水洗下身，坐浴。第二，饮食调养，多吃富含纤维素的蔬菜、水果、粗粮、豆腐渣等，多喝开水以保持体内有足够的水分，适当吃些核桃、芝麻、蜂蜜等润肠通便的食物，不吃辛辣上火刺激之物。第三，养成定时排便的习惯。清晨起来喝杯温开水，然后就去排便，即使没有便意也要蹲一蹲，久而久之就养成了定时排便的习惯。

我现在天天早晨排便不结不硬，半干半稀，畅通无阻。想起过去难言之苦，更觉今日保健之重要。

荐方人：广西桂林市五里亭干休所　邓旭红

708. 此综合疗法能治好三十多年的便秘

我今年74岁，早在三十多年前即患便秘。最近十多年，由于年龄加大，病情每况愈下，十分痛苦，虽多方医治，仍然不愈。

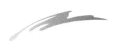

近3年来,采纳医生建议,结合自身特点,总结了一套综合疗法,取得较好疗效。

方法:

(1)晨练,即每天早晨坚持做练功十八法1小时。

(2)每天起床后,用温开水冲服蜂蜜一汤匙。

(3)每天早饭后,服用中成药麻仁丸30粒。

(4)每天午饭后,吃一份水果(西红柿、萝卜即可)。

(5)每天定时定量喝茶。

(6)多吃一些含纤维素丰富的蔬菜及豆制品。

(7)每天晚上上床后,揉腹200次。(冯超)

709. 蜂蜜香油可治多年便秘

我已年近七旬,患便秘多年,十分痛苦。为解除病痛,我综合蜂蜜、香油均有滑肠通便之功效,每当便秘时就往牛奶里放一匙蜂蜜喝下,便秘严重时就喝口香油,连喝两三天,大便就不干燥了,也畅通了。

平常防治便秘,可在晨起时空腹饮一杯加蜂蜜的温水。

荐方人: 黑龙江牡丹江市国税局　王忠文

710. 我用蜂蜜豆浆治好了便结

我患过肺结核,已痊愈。但又患便结,饮食不振,营养不足,影响病体康复。于是我每日用蜂蜜泡茶,以收润肺化痰通肠之功;外加豆浆一碗,以收降火清补之效。因为长年累月坚持,不但巩固了肺病治愈的效果,而且通畅了大便,降低了心火,增加了食欲,提高了身体健康水平。(柯仲俊)

引自: 1996年11月20日安徽《老年报》

711. 我用韭菜籽加蜂蜜治好了便结症

一次大病后,我留下后遗症,就是腹胀并伴有轻微疼痛,大便干结,难以排出,即使排出少许,也都是颗粒状。虽经多次治疗,但大都奏效一时,不能痊愈。一次偶然机会,得一偏方,试服后收到了满意效果。

配方及用法: 韭菜籽1000克,除去杂质,用铁锅在文火上焙干存性,再将其碾成粉末,然后加蜂蜜1000克调匀为丸备用(丸颗粒大小不限)。每日3次,每次50克,饭后服用。

荐方人: 湖北省武汉市乔口区　朱时辉

712. 用蜂蜜香蕉治便秘有效

我由于年老,经常便秘,吃苦不少。后来我综合蜂蜜和香蕉均有滑肠通便之功

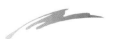

能,每当便秘时就喝蜂蜜糖水和吃香蕉,连续两天,大便就不干燥了,也畅通了。

用法: 蜂蜜用温开水(千万不可用滚开水)冲稀后服,蜂蜜用量使温开水够甜就可以了。每天上午和下午各喝一杯,每杯大约200毫升;同时吃一根或两根香蕉。连用两天,大便就畅通。若便秘十分厉害,可以多用几天。

此法十分有效,便秘刚开始就立即用此方,效果更好。

荐方人: 广东广州有色金属研究院　胡应斌

713. 简便而有效的治便秘方法

便秘,中医讲为大肠间的燥矢,欲排出体外需两个因素:一曰气,二曰水。

一曰气,排粪需气力,老人年老力衰,当然困难。二曰水,中医把矢(粪)比作舟,所以有云:"增水行舟功最强。"老年人便秘须润下,切忌妄投芒黄之类剧泻。

我的经验是,用足量的香蕉可治便秘;如觉囊中羞涩,则可用开塞露一支纳入肛中;再便宜,则以肥皂水洗肠,以下为度。

再荐两个单方:①印度进口的番泻叶10克,代茶饮之,既方便又廉价。②肉苁蓉50克浓煎顿服,立即见效。

荐方人: 辽宁锦州市中医研究所　闵庆善

714. 用通便汤治大便秘结疗效佳

主治: 习惯性便秘,延至三五年或数十年不愈者,伴有胃脘胀闷、食欲不佳等。

配方及用法: 藿香、法半夏、厚朴、炒枳壳各10克,白蔻仁6克,桔梗、杏仁泥各10克,瓜蒌仁15克,当归、郁李仁、桃仁泥各10克。水煎服,每日或2日1剂,分3次服。

加减: 甚者加服半硫丸(每日2次,每服10克)以温运中阳。

疗效: 多年使用,治验颇多,疗效颇著。

方解: 便秘初起未治,日久形成习惯。方用苦平辛温芳香之桔梗、陈皮、藿香宣通上焦气滞;辛温苦酸微寒之半夏、厚朴、枳壳开泄中集湿热;辛苦甘温性降之杏仁、郁李仁、桃仁通泄下焦气秘、血秘;甘寒清润之瓜蒌仁开结利肠;辛甘苦温之当归行血中之气,润滑大肠;辛温味厚气薄之白蔻仁流行三焦、消散滞气。诸药合用,可使上下气机通畅,肠胃运化正常,则大便秘结自通。

引自: 《秘方求真》

715. 我用本方治愈了便秘

我今年60多岁了,身体健康,但常便秘,大便时非常困难,有时因用力过猛,肛门便血,精神负担较重。听别人说,吃番薯、薯叶等可以解决便秘,这些东西

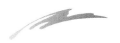

我吃过不少次，但都没有效果。后来我请一位老中医看病，服了1剂中药后有了好转，服第二剂就好了。

配方及用法：麻仁、李仁、黄柏、生地、栀子、天冬各20克，元参、知母、牛膝、防风、银花各15克，甘草3克，水煎服。（苏匡才）

引自：1995年12月12日《老人报》

716. 我老伴便秘5年多，用胡萝卜白菜解了危难

配方及用法：新鲜丁香萝卜（即胡萝卜）150克，新鲜大白菜（或青菜）150克，切成片或条，放在饭锅上蒸熟，分成3份。早、中、晚各食用1份。食用时不放盐，不放作料，可用适量水烧热，连汤一起淡食，也可放在粥里一起吃。

疗效：连服半月可见效，如能长期食用，便秘将明显改善，直到解除。

此偏方是从实践总结来的。我老伴今年68岁，她患便秘已5年有余，以前数日才能大便，解便艰难，解出的大便干结、硬、成小粒子，而且解便多次仍不能排尽。曾服用多种泻药，但只能解决一时之苦。用此偏方，并进行适当的锻炼，便秘有明显好转。（姚镌明）

引自：1997年1月24日《家庭保健报》

717. 服蚂蚁粉使我老伴的便秘好转

去年我和老伴在报上看到关于蚂蚁粉治病的文章后，我们也试了试。我老伴仅服用半个月，他的常年便秘症和严重脱肛都见好转。我的妇科病也痊愈了。从前老伴易感冒，从服蚂蚁粉到现在1年来，无论气候怎样变化，一次都没感冒过。现在我们身体都很健康，精力充沛。蚂蚁粉食用简单，无毒副作用。（吴力华）

718. 饮南瓜柄内汁治便秘效果好

我患便秘病多年，有时病情很严重，致使肛裂，便时出血，有时简直无法解出，真是苦痛至极。虽多方求医，却没有痊愈过。

1991年暑假期间，我听人说食用南瓜柄内汁液能治疗便秘，实践后效果很好。

方法：上午取肥壮无病的南瓜柄5~8根，从叶下（柄的上端）切断，再从托叶下割断，注意不要把柄管内壁割通，这样里面的水分不会流失。取下整根叶柄可见管内有充足的水，把管的开口处（上端）放入口中吮吸，其味微苦清凉，每天1次。若饮1次后便好，就不必再饮用；若不好，连服3天。（夏卿文）

719. 我生服黑豆治好了长期便秘

我是一个长期便秘的老人，多年来用了很多偏方、验方，都没有从根本上解决便秘之苦。后来用生服黑豆的方法治疗，效果很好。我从2月份开始服用，现在

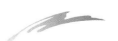

已经服用了9个月，基本上能每天大便1次，非常痛快。

方法：每天早晨洗漱后，生吞（不嚼碎）黑豆49粒，温开水送服。

据介绍，生吞黑豆不但可以使大便畅通，长期服用还有明目、补肾、宁心的作用，且非常经济，特别适用于患便秘症的老年人。现介绍给患便秘的老年朋友们，不妨一试。

百姓验证：广西融安泗顶矿何格元，男，71岁。他来信说："我从50岁以后就患大便秘结，这20年来吃过很多药都不见效，自用本条方治疗后，大便轻松，不再秘结了。"

引自：1995年12月18日《陕西老年报》

720. 每天食用黄豆能使大便畅通无阻

前些年我患便秘，几天便一次，很痛苦。吃药后好一些，但治标不治本。看了许多资料，知道黄豆含有大量纤维素、蛋白质和不饱和脂肪酸，能润肠通便，就试着每天煮黄豆吃，没想到大便竟然正常了。

具体做法：黄豆250克，温水泡胀后放在铁锅里加清水煮，煮时加少许醋和盐或糖，豆熟水干后捞起装碗。一般每天吃50克左右，也可多些或少些，能通大便就行。

引自：1995年4月14日《老年康乐报》

721. 吃豆腐渣治便秘效果好

我患习惯性便秘多年，近年来试验用豆腐渣通便，效果很好。豆腐渣即做豆腐和豆浆的副产品，非常便宜，炖菜吃即可。

荐方人：黑龙江省农科院　　武英贤

722. 我的便秘是吃红薯治好的

老年人随着年龄的增长，分泌机能相应衰退，容易引起便秘。

前两天，我去老友家玩。一进门，见他正在剥一块刚出笼的热红薯。我问他："你喜欢吃这东西？"他笑着晃了晃红薯说："这玩意，可是好东西啊！我过去常便秘、腹胀，有下坠感，到厕所一蹲就是半天，可烦人啦！去年，中医院大夫说常吃红薯可防便秘。当时我还不大相信，抱着试试看的态度，开始吃红薯，一试果然灵验，便秘很快好了。以后，我每天坚持吃一两块，这一年多来再没有出现便秘的毛病。"

红薯性平味甘，可入脾肝两经，具有补虚益气、健肾阴、消积滞的功效。

红薯是一种营养十分丰富的食品，除富含糖类和纤维素外，还含有蛋白质、脂肪、钙、铁、磷、胡萝卜素，以及维生素C与维生素B_1、B_2等多种人体所需物质。

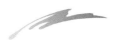

其富含的纤维素，可生津开胃、润肠通便、增加肠胃蠕动，加速肠内积物排出体外，从而有利于便秘和胃肠道其他疾病的防治。同时，红薯还有软和、好吃、好嚼、好消化等优点，很适宜老年人食用。日常生活中，若患了便秘，除多锻炼、饮足水外，可用红薯300克、粳米或小米150克为1剂，加水煮至薯烂、米开花、汤稠时，放少许糖，趁温热服，早、晚各1次，一般1~3天便秘即可缓解或痊愈。患者不妨一试。（乔柏青）

百姓验证：辽宁大连甘井子区干休所姜沐，男，74岁，退休干部。他来信说："我患便秘3年多，时好时坏，犯病时就吃点果导片，逐渐有了依赖性，不吃就便秘，吃就腹泻，很不稳定。我用本条方治疗4天，大便就通顺了，而且一直未复发。"

723. 我用耳穴压豆法治愈许多便秘患者

习惯性便秘对中老年人健康的危害很大，病人十分痛苦。我多年来采用耳穴压豆法治疗，收到满意效果。

耳穴压豆法：先将医用胶布或伤湿止痛膏剪成6毫米×6毫米的小方块4~6块，在每块胶布中央放上一粒王不留籽或白菜种备用。用酒精棉球清洁消毒耳郭皮肤，然后取穴，可参照橡胶耳朵模型（药店可买到）。取直肠下段、大肠、皮质下、肺等穴位，用火柴棒在选取的穴位区域内，以均匀的压力探寻最痛点，然后将粘有籽料的小胶布固定在最痛点上，并稍稍用力按压1~3分钟，至穴位出现较强反应即可。压豆后应每日常规按压穴位3~4次，隔3天更换胶布，并于另一耳朵压豆。用此疗法一般在第二天即可排便。

荐方人：山东莱阳市中心医院　李桂敏

724. 自尿饮服治老年便秘有效

我今年68岁，长期患便秘病，久治不愈，十分痛苦。一次到亲戚家串门，偶然发现《神奇的自尿疗法》一文，我反复阅读，并亲自试验，仅用5天时间就治好了我多年的便秘。

方法：每天清晨起床第一次撒尿时，取中段尿液200毫升左右，即刻饮服。服后刷牙、漱口，过半小时后再用早饭。

据日本一些著名医务工作者介绍，自尿排出体外未经氧化，有清香咸味，即刻饮服并不难咽。自尿疗法不仅强身健体，还对关节炎、气管炎、消化不良、神经衰弱、心脑血管病等有治疗或缓解作用。日本医务界正在深入研究这一原理。

我国自古就有童便入药之说，用以清热解毒，去火生津。所以，自尿疗法是可行的。需要注意的是，有些老人常服用化学药剂，其中可能含有化学毒物，经肾代谢入尿，这种自尿则不宜饮服。还有一些人患有某种病毒性、化脓性、恶性

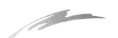

病变等疾病,如乙肝、糖尿病、肾炎、肿瘤等疾病,亦不宜采用此疗法。

在饮服过程中,发现尿变味时,就说明身体有了毛病,应及时到医院诊治。

荐方人:辽宁阜新县地方志办公室　张守三

725. 本方能治好多年便秘

配方及用法:每天取洋葱(亦称葱头)150~200克,洗净切丝,加水适量,煮开5分钟,取水代茶饮;或葱丝加肉丝炒熟做菜肴,连吃带喝2~3天即收效。

此方系张玉玲老师传授,解除了我多年便秘的痛苦。

荐方人:山东教育学院　张英兰

726. 饮淡盐水和提肛缩肾法可治愈便秘

我用以下两法,治好了10多年的便秘。

(1)饮用淡盐开水法。每晚临睡前向茶杯里投少许盐,冲2/3杯开水,盖上茶杯。第二天早上起床洗漱后,再向茶杯冲满开水,就成了一满杯温淡盐开水,接着大口大口喝完。只要坚持天天如此,从不间断,不久就形成了条件反射,喝完水就要上厕所,一二分钟顺利完成"任务"。此法可使盐开水冲洗肠胃,有消炎、杀菌、补肾、健肠胃之功效,能大开胃口,增进食欲,通畅大便,确保健康。此法还有双向效应,大便常稀不成形者,亦可服用。

(2)提肛缩肾法。提肛,与急需大便而找不到厕所时缩紧肛门相同。缩肾,是将外阴与双肾往肚脐位置缩。往上提时鼻子吸气,小腹内收;放下时呼气,小腹鼓起。这样一呼一吸,一提一收为一次,连做20次。每日早晚都做效果更佳。此法可使腹部内脏得到很好的锻炼,加强了肠胃蠕动,增进肛门的收缩功能,滋补了两肾,不仅能畅通二便,还能减轻痔疮病,达到强身健体之目的。(邓佑先)

727. 我练提肛操使便秘痊愈

我原来患有便秘、痔疮、前列腺肥大等多种疾病,至少3天,甚至四五天才大便一次,加上有痔疮,排便时干燥的粪便往往把痔疮撑破,血流不止,真是苦不堪言。后来看到杂志上介绍"做提肛活动可以治便秘",我就坚持于每天起床前、晚上睡觉前在床上做一次"提肛活动"。

具体做法:盘腿而坐,两手放在膝盖上,上身要挺直,头要正,眼平视,然后肛门用力收、放松,再收、再放松,如此收、放50次为宜。我用此法锻炼半个月,便秘疾患基本上痊愈了。(荆秀峰)

728. 我用本方治好顽固性便秘

我因不好运动,年轻时就患便秘,后来成了顽固性便秘。中西药用过十几种,

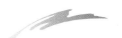

只有短期疗效，以致最后形成痔疮，痛苦不堪。

近10年来，除了多吃蔬菜、水果、粗粮外，自己摸索出了饮水、呼吸、按摩法，治好了顽固性便秘。

（1）按摩：晨起后，仰卧，两手相叠，沿脐周顺时针方向旋转，按摩50次（多了更好）；也可右手置脐右向上按摩，左手置脐左向下按摩，一上一下轮流进行。

（2）呼吸：晨起后，仰卧，行腹式呼吸。以鼻吸气时鼓肚约20秒钟再由口呼出，反复进行50次。

（3）饮水：晨起后，喝一杯温开水（冷开水更好）。以上三法均能增加腹压，促进肠蠕动。等到先排气，后有便意时即行解便，不能憋。

三法可单独相继进行。如在起床前按摩、呼吸交替进行，起床后饮水、呼吸交替进行，效果更佳。

百姓验证：湖北兴山县粮食局蒋必科，男，74岁，离休。他来信说："我用本条方治好了便秘。"

荐方人：安徽省铜陵发电厂　韩文治

729. 快速点穴通便法可治便秘

我通过几年的练功实践，总结出一个小功法——快速点穴通便法，经过多人试用，效果较好。此法简单、方便，易学速效，不论是不是练功者，都适用，且老少皆宜。

具体做法：大便时，两手拇指各点住食指的二间穴部位（此穴在第二指骨掌关节前，桡侧凹陷处），用力点按9次为1遍，可连续点按3～9遍。点时一点一松，松压相间，就会收到效果。

因为食指属大肠经，二间穴又在大肠经上，而拇指属肺经，按中医理论，肺为五脏属阴，大肠为六腑属阳，即用肺之阴气冲击大肠之阳气，从而促使阴阳平衡，增加血液循环、大肠蠕动，起到通便作用。

便秘的朋友不妨一试。

荐方人：山东省邹平县水利局　刁忠江

730. 蒲公英可治便秘

配方及用法：取蒲公英干品或鲜品60～90克，水煎至50～100毫升，每日1剂顿服。年龄小、服药困难者可分服。

疗效：经治30例，服药3剂治愈者4例，5剂治愈者18例，9剂治愈者8例。

引自：《时珍国药研究》（1991年第4期）、《单味中药治病大全》

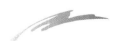

731. 鲜番薯叶可治便秘

配方及用法：鲜嫩番薯叶（包括叶和叶柄）100~150克，洗净后加水约800毫升，煮沸10分钟，去叶取水，温服，可加少许白糖调味。成人首次服500~600毫升，儿童酌减。8小时后未解大便者可重服一次。

疗效：治疗36例，服药1次顺利排便者27例，服药2次排便者9例，全部病例在第1次服药后12小时内排便。

百姓验证：安徽涡阳中学医疗所刘建中，男，56岁，医生。他来信说："我爱人患便秘，曾用果导、川军等药物治疗，停药后仍复发。后来按本条方治疗，服药3剂症状明显减轻，又用药6剂痊愈，现已有半年余未复发。"

引自：《广西中医药》（1990年第1期）、《单味中药治病大全》

732. 我爱人便秘8年用一味单药番泻叶治愈

配方及用法：用番泻叶10克，加沸水150毫升，浸泡30分钟即可服用。可根据排便次数掌握服用量。加少量蜂蜜效果更佳。

疗效：经治200例，患者在服药后20~50分钟均排便，治愈率100%。

百姓验证：江苏启东市惠萍镇大同徐族勤，男，60岁。他来信说："我爱人患便秘达8年之久，时间长了很难治。用本条方治疗，只服药一星期就治好了。"

引自：《实用医学杂志》（1990年6月1日）、《单味中药治病大全》

733. 指压按摩法可治便秘

经治20例中，年龄65~75岁，大便秘结4~5天者13例，1周未解大便者7例。经按揉4次可正常排便者4例，按揉5次以上者2例。

方法：以手指压或按揉穴位或二者结合使用。穴位取双侧足三里、天枢、中脘，大便秘结4~5天者加曲池，用力排便仍排不出或排出不畅者加气海、关元。按压时用拇指指腹或中指螺纹面按压穴位，逐渐用力，按而留之。按揉时用手指螺纹面或手掌固定在穴位上，做轻柔缓和的回旋揉动。每穴按揉5分钟，早、晚各1次。

百姓验证：张某，男，75岁。入院诊断为球菌性肺炎、高血压、冠心病、糖尿病性肾病、肾功能不全。患者状况差，体温39℃持续3天，5日未解大便，大便硬结难下。即取天枢、足三里，配曲池按揉，每穴按揉5分钟，按揉2次。次日大便得解，病人自感全身轻松，食欲增加，治疗3次后便秘解除，至今未复发。（赵玉琳 李建国）

引自：1995年9月1日《山西护理杂志》

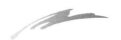

734. 服生白术粉可治好便秘

胡某，女，23岁。便秘已有2~3年，需7~8日方解一次，干结如球状。平素自觉腹胀，纳食欠佳。月经不调，1个月两行。证属脾胃虚弱，津液不足，运化失职所致。予生白术30克，研粉成极细末，每次1克，每日3次。服药10日，排便改善为1~2日一解，便质变软，腹胀已消，纳谷香。继服10日，大便正常，每日一行，余症皆除。又予10日量，以资巩固。

引自：《浙江中医杂志》（1990年第8期）、《中医单药奇效真传》

735. 黑塔子根治便秘效果好

李某，男，45岁。1988年6月24日诊。便秘2年，一般5~6天解干燥便一次，腹部微胀，近半年来服番泻叶或果导片均无效。即以黑塔子根150克，水煎，取汁250毫升，每早起床后空腹服，傍晚解干燥大便一次，稍感困难。以后仍坚持，每日150克早晨空腹服，连服30天后，每日大便1~2次，大便再无困难感。停药观察30天，仍每日大便一次，随访3个月未见便秘。

引自：《四川中医》（1990年第2期）、《中医单药奇效真传》

736. 芦根蜂蜜膏可治便秘

配方及用法：芦根500克，蜂蜜750克。将芦根放入煎锅中，加水6000毫升浸泡4小时，慢火煎煮2小时后去渣，得药液1000毫升，浓缩至750毫升，然后加入蜂蜜煎熬收膏，每天服3次，每次服30毫升，饭前服，儿童酌减。

疗效：此方治疗便秘76例，一般单纯性便秘，服药第2天大便即能正常排出；顽固性便秘服药3天后大便方能解出，服药10天左右大便可正常。

引自：《山东中医杂志》（1991年第5期）、《单方偏方精选》

737. 决明子通便效果佳

有位87岁的老干部，患有高血压病、冠心病、老年性便秘等疾病。曾以决明子代茶饮用1年，治好了老年性便秘，血清胆固醇下降，血压也趋于稳定。

决明子也叫草决明，为清泻肝火、明目之佳品，有降血脂、降血压的作用，对头疼、眼疾、便秘疗效极佳。

决明子药源丰富，服用方便，无副作用。炒熟冲水代茶饮用，有一种咖啡香味。用量：决明子每次20克左右，大枣每次3~5个即可。便秘者决明子量可大些，还可以把决明子吃下，大便正常者量宜小些。慢性肠炎经常泄泻者不宜服用。

荐方人：重庆市南岸区郭家沱自立村　徐承泽

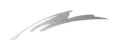

738. 红枣可治便秘

配方及用法： 取干红枣十几个，加糖（最好是红糖）煮熟，连枣皮一起吃，枣汤喝掉。每天吃1次，5~7天便秘消失，大便通畅。若能在服用红枣前先服一次通便药，把原来积结多日的粪便排出，接着吃红枣，效果更好。

河北潜江市李开来用此方治好了便秘。

荐方人： 安徽工学院老干部处　蒋传琨

739. 青萝卜生吃通便效果好

方法： 青萝卜1个，生吃后2小时通便。

荐方人： 安徽淮南市安城镇黑泥村　何吉堂

740. 炒莱菔子可治肛裂术后便秘

一女患者，因分娩后患肛裂而便秘、便血，疼痛难忍，经常发作已近20年。后经某医院手术，术后仍然便秘，影响刀口愈合，故来求诊。以炒莱菔子15克研碎，白水送下，早、晚各1次即可。服后果真有效，刀口很快愈合。

引自：《北方医话》、《中医单药奇效真传》

741. 紫归散对久治不愈便秘有效

主治： 肠燥便秘。

配方及用法： 紫菀60克，当归30克。将上药共为细末，每日早、晚各服6克，温开水送下。

按语： 北宋年间，蔡京还未成为大奸臣之前，有一次患了大便秘结的病症。有医要大黄攻下，蔡京惧药性猛烈而拒之。医只好改用他法，但总不见效验。痛苦异常，无可奈何，求之于皇上，皇上命国医替他治疗，但仍不见效。正巧四川有一医名叫史载之的在汴京听到此事，他凭着自己的医术，有把握治好蔡京的病，他想到蔡府去看看。遂来到了蔡府门口，门官见他衣着平平，貌不惊人，不让进去，等了很大一会儿，蔡京知道了，才得进去。史载之诊过脉后，心想这些人目中无人，今天，一定要出奇制胜，令人们佩服。便向蔡京说道："此疾容易治疗，只需二十文钱即可。"蔡京忙问道："我病深日久，痛苦不堪，先生准备用何药，竟有如此价贱之品可以见效，莫非是戏言？"载之答道："医贵识别症候，药贵平中见奇，何得戏言相待？"遂开一味紫菀，嘱令研末服下，蔡京半信半疑，因苦无他法，勉强依法服用。谁知不久，果然大便通畅，痛苦皆去。

蔡京见载之药到病除，惊问其故。载之说："此理并不深奥，只是人们忽视而已。因为大便秘结是脏腑不通的缘故，肺为脏，大肠为腑，肺与大肠相表里，

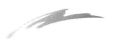

肺失肃降,影响大肠,致腑气不通,故大便秘结。紫菀能肃降肺气,为治咳嗽妙药,今借用其降肺通腑,故而大便也就得以通畅了,又有什么可奇怪的呢?"众人听了,无不点头称是。从此,史载之医名大振。

引自:《小偏方妙用》

742. 坚持手脚穴位按摩可治便秘

脚部选穴: 15,16,17,25。(见742条图1)

按摩方法: 15,16,17三穴要连按,双脚取穴,用按摩棒大头从15推按至17,每次每脚每三穴推按5~10分钟。25穴用按摩棒大头从上向下推按,双脚取穴,每次每脚每穴推按5分钟。每日按摩2次,按摩后饮300毫升蜂蜜水。

手部选穴: 37,19。(见742条图2)

按摩方法: 用梅花针强刺激37穴,每手每穴3分钟,然后按19穴区,每手每穴3分钟。每日数次。

注: 有关穴位名称及按摩工具制作法,请详阅本书4145条《手脚穴位按摩疗法》。

福建省罗源县中房乡下湖村胡登辉同志谈体会:

我是一位老便秘者,10年来,每天不服泻药无法通便。自从半个月前邮购到《手部穴位病理按摩法》一书后,按照便秘治疗穴位,每日3次用梅花针强刺激37与19穴后,第二天能正常通便。后半个月不服麻仁丸、果导片等药,每日下午都能通便,现在我每日坚持按摩3次以上。

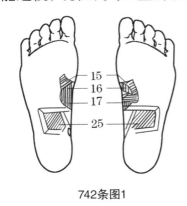
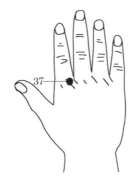
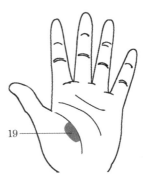

742条图1

742条图2

743. 坚持做到以下两条将不会便秘

介绍两种轻易就能消除便秘的方法:

(1)多少有一点便秘毛病的人,可在早晨起床时,喝一杯水(也可加蜂蜜或盐),必须在醒后一步也未走动的情况下喝下去,这是秘诀所在,也不能先上厕所。水要在就寝前准备好,放在床边,以便就近取用。人体各部密切相关,一旦

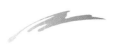

起来走动,所有的机能都会开始工作,故上完厕所再喝水时,喝下去的水就会被已开始活动的肺、肠等吸收,自是达不到效果。

如能遵守上述规定,一般都能治愈便秘。如果这样仍旧无效的人,就应怀疑是否有其他疾病。

(2)橘子瓣的薄皮对便秘有效,是很多人都知道的。其实薄皮上的白丝,才是真正治便秘的物质。

中医将这种白丝视为一种药品。近年来也发现,这种白丝里含有许多养分,因而更受到重视。

有便秘烦恼的人,不要再顾忌,吃橘子时把白丝一起吃下去吧!

引自:黑龙江哈尔滨出版社《珍藏男女回春秘诀》

急性胰腺炎

744. 服中坚汤12剂治愈胰腺炎

配方及用法: 白芍30克,甘草10克,半夏12克,茯苓15克,生姜3克,大枣3枚。上药水煎服,早、晚各服1次。

百姓验证: 解某,女,41岁。隰县解头墙村人。1975年3月2日就诊,半年前右上腹疼痛,某医院疑为胃溃疡,住院治疗。经过服中药,右胁下疼痛减轻,而左上腹和脐旁上下剧烈疼痛,每在半夜疼痛发作,有时持续三四个小时,注射强痛定也不减轻,呕吐频繁,将胃内容物全部吐干净,疼痛才稍有缓解。内科会诊诊为胃痉挛;由于疼痛放射于左输尿管部位,泌尿科诊断为泌尿系结石,拍片予以否定。排除其他疾病的可能,诊为胰腺痛,改用偏方中坚汤12剂,疼痛消失。

引自:《偏方治大病》

745. 单味番泻叶可治急性胰腺炎

配方及用法: 番泻叶10~15克。上药用白开水200毫升冲服,每日2~3次。病重者除口服外,再以上药保留灌肠,每日1~2次。

疗效: 治疗急性胰腺炎130例,全部治愈。平均住院4.8天,腹痛缓解平均2.1天,体温恢复正常平均1.8天,尿淀粉酶测定恢复正常平均3.1天。有不用胃肠减压、作用快、使用方便等优点,治愈率100%。

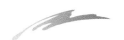

引自:《福建中医药》(1983年第3期)、《单味中药治病大全》

746. 清热解郁汤可治急性胰腺炎

配方及用法: 川楝子、胡黄连、生大黄(后下)、白芍、栀子各10克,柴胡15克,玄明粉、木香各6克。每天1剂,水煎服。

疗效: 此方治疗急性胰腺炎13例,全部治愈。

百姓验证: 黄某,男,42岁。上腹部疼痛,向左肩部放射,疼痛呈进行性加剧,并出现昏迷而入院治疗。证见反跳痛,舌红,苔黄腻,脉弦数,体温39.5℃,白细胞$17×10^9$/L,血清淀粉酶78单位,尿淀粉酶176单位。诊为急性胰腺炎,用上方加减治疗,5剂痊愈。

引自:《陕西中医》(1992年第8期)、《单方偏方精选》

747. 单味大黄可治水肿型急性胰腺炎

配方及用法: 大黄30~60克。水煎,用适量水煎沸后,可1~2小时口服1次。直到腹痛减轻,尿淀粉酶、白血球总数恢复正常后减量。呕吐或腹痛严重者用大黄水煎剂灌肠。

疗效: 治疗水肿型急性胰腺炎100例,全部有效。平均服药2天后,尿淀粉酶恢复正常。经对照,大黄组比中药复方和西药组疗效好,无一例失败,有效率100%。

引自:《中西医结合杂志》(1982年第2期)、《单味中药治病大全》

748. 清胰汤可治疗急性胰腺炎

配方及用法: 金银花、柴胡各25克,连翘、公英各20克,郁金、木香、川楝子、大黄、元胡各15克,牡蛎、莱菔子各40克。将上述诸药一煎加水400毫升,取汁100毫升,二煎加水300毫升,取汁100毫升,两煎混合,每日1剂,早、晚分服。恶心呕吐者加制半夏15克,生姜3片。

疗效: 治疗62例,治愈(用药3~5天,症状体征消失,各项理化检查恢复正常)55例,好转(症状体征基本消失,但上腹部仍有轻度隐痛,各项理化检查恢复正常)7例,有效率100%。

百姓验证: 河北滦平县西台子王春武来信说:"马守仁患胰腺炎,在县医院住院治疗20多天,花去5000多元未见明显好转。我用本条方为他治疗,服药8剂即获痊愈。后来因喝酒消愁,该病复发,又服此方15剂治愈。"

荐方人: 吉林省前郭县医院医生 韩曼娜

引自:《当代中医师灵验奇方真传》

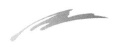

749. 坚持手脚穴位按摩治胰腺炎有效

胰腺炎多在左侧上腹部或腰部疼痛,疼痛规律是:反复发作,再次发作比一次重,常呈阵发性绞痛,少数为钝痛或胀痛,可有左腰背部牵引痛,疼痛发作数小时至数天不等,食后疼痛可增剧。

脚部选穴: 15,16,17,39,40。(见749条图1)

按摩方法: 15,16,17三穴要连按,用按摩棒大头从15推按至17,双脚取穴,每次每脚每三穴推按5～10分钟。39,40两穴同按,用拇指和食、中指从踝骨凹处捏住,向上推按,双脚取穴,每次每脚每两穴推按5～10分钟。

手部选穴: 19,16,17。(见749条图2)

按摩方法: 以上三穴均双手取穴,分别用梅花针强刺激,每手每穴每次刺激2分钟;刺激后双掌摩擦100次。

注: 有关穴位名称及按摩工具制作法,请详阅本书4145条《手脚穴位按摩疗法》。

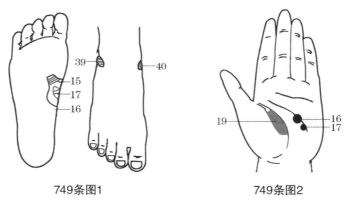

749条图1   749条图2

肝脾肿大

750. 化脾散治疗肝脾肿大效果好

主治: 肝脾肿大。

配方及用法: 鳖甲、穿山甲各等份。上药研细末,每次冲服4克,饭后服。因2味药有轻度腥臭味,对消化道有刺激,所以用蜂蜜调服或装胶囊后吞服为佳,2个月为1疗程。

疗效: 治疗后肝脾回缩到正常或明显回缩,血小板升到100×10^9/L以上者为

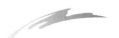

显效；肝脾不能回缩，血小板在$90×10^9$以下者为无效。本组100例中经1疗程治疗显效者78例，无效者22例，总有效率达78%。100例治疗前血小板低于$70×10^9$／L，治疗后全部提升到$100×10^9$／L以上。无效的22例经第三疗程治疗后肝脾回缩未能达到正常水平。

荐人人：陕西解放军陆军三十一医院主治医师　殷义才

引自：《当代中医师灵验奇方真传》

751. 我女婿用肝降酶汤治好了谷丙转氨酶过高

配方及用法：柴胡、当归、泽泻、白芍各9克，黄精32克，丹参15～32克，郁金10克，焦山楂15克，五味子10～15克，田基黄32～45克，每天1剂，水煎服。

疗效：用此方加减治疗慢性肝炎50例，痊愈36例，好转14例。此方对肝脾肿大，胁肋胀闷不舒，肝功能1～4项不正常，麝香草酚浊度试验及絮状试验阳性者，皆有满意疗效，特别是对转氨酶增高者疗效更佳。

百姓验证：浙江武义县熟溪街道唐日珍，男，62岁。他来信说："我女婿经常疲劳，去医院检查是谷丙转氨酶过高所致，吃了很多药也没见效。后来用本条方试治，结果服药8剂，转氨酶就降下来了。又继服30剂，降至正常，现已有1年多未复发。我还用此方治愈3位肝炎患者，效果都很好。"

引自：《陕西中医》（1985年第2期）、《单方偏方精选》

752. 本方能治肝脾肿大

配方及用法：羌活250克，牛蒡子250克，僵蚕250克，蜈蚣20条，威灵仙250克，三棱250克，硇砂5克，长春花100克，山慈姑350克，黄药子100克，九节茶100克，蛇莓100克，天葵100克，白花蛇舌草250克，猕猴桃100克，补骨脂250克，女贞子250克。上药研120目细粉，每日3次，每次1～3克。

疗效：用此方治疗患者1例，服药7个月痊愈，一直存活至今。

荐方人：吉林省长春市博爱县中医院　侯果圣等8人

引自：《当代中医师灵验奇方真传》

753. 猪尿脬携药可治脾脏肿大

脾功能亢进是一种综合征，临床表现为脾脏肿大，一种或多种血细胞减少，是以骨髓造血细胞相应增生为特征的疾病。它属祖国医学"积"之范畴。治疗方法以脾切除疗效最好。但有些病人惧怕手术，为此我将流传在民间的一个验方介绍给患者，可取得满意的疗效。

配方及用法：全蝎、蜈蚣各4.5克，麝香0.6克，分别研碎后同白酒1000毫升放入猪尿脬（干品）内，用细绳扎牢尿脬口，用一条宽20厘米、长100厘米的白布

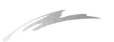

束于腰间，使猪尿脬固定在脾脏肿大的范围。1剂为1疗程，约5～7天，药液基本渗完，再行第2个疗程。

疗效：治疗50例（脾脏肿大，病程8个月至3年，其中轻度20例，中度24例，重度6例），痊愈46例，显效3例，无效1例。

百姓验证：张某，男，15岁。患者1年来发现自己左上腹部有一皮内肿块逐渐增大，伴乏力、记忆力减退、牙龈易出血而来诊。诊见面色苍白，一般情况差，左肋下可触及肿物，下界与脐平。实验室检查：肝功能正常，白细胞2.0×10^9/L，血小板8.0×10^9/L；B超检查显示与查体相符。诊断为脾亢。因患者惧怕手术，故以上方敷于肿大的脾脏范围处，经2个疗程的治疗，肿大的脾脏恢复至正常。1年后随访未复发。

荐方人：山东聊城市人民医院　鞠丽娟等人

引自：1997年第3期《中国民间疗法》

肝溃疡穿孔

754. 单服松脂半月可治愈肝溃疡穿孔

乡村一男子，患肝痛，溃破，医治五年不愈，溃穿孔，日出臭水一碗多，口吐脓血，臭气异常。戊辰孟夏，迎为诊治，视其形状，危险万分，辞而不治，再三恳求，遂每早晚令服松脂（松香）3克，五日臭脓减少，疮口合平，照前服之，半月痊愈。

引自：《中医单药奇效真传》、《医学衷中参西录》

肝硬化及肝硬化腹水

755. 服醋蛋液消除了我的肝硬化腹水

我在1986年夏季得了肝病，去县医院检查为肝硬化"++"；到冬季又去哈市医院一门诊做B超检查，诊断相同。西药点滴治疗，虽控制住了病情发展，但仍有腹水，下肢浮肿已半年之久。后开始服醋蛋液，服至3个醋蛋液以后，腹水消了，下肢浮肿减退。我一直坚持服用了15个醋蛋液，中间因未买到蜂蜜，停服了20天，以后又连续服用至年末。现在腹水消失，两腿也不浮肿了，饭量增多，体重也

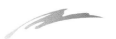

增加了, 肝区也不疼了, 至今未再犯。自服醋蛋液后, 感觉头脑比以前清醒, 精神也愉悦了。

荐方人: 黑龙江木兰县民主三道街54号离休干部　白义

756. 此家传方治肝硬化腹水（水鼓）有效

水鼓一症, 属于内经的膨胀范畴, 以腹部胀大, 如囊裹, 皮色苍黄, 脉络暴露为特征。成病之因多与酒食不节, 情志所伤有关。临床分为气滞、寒湿因脾、湿热蕴结、肝脾血淤、脾肾阳虚等症型。

配方及用法: 薏苡仁25克, 扁豆20克, 茯苓15克, 泽泻15克。上药水煎, 分早、晚2次服。

按语: 1986年冬, 我到黑龙江黑河地区考察, 住宿一叫小屯之村, 有人告知我说, 村医生尤氏, 以善治肝硬化闻名于百里之外, 更有甚者, 哈尔滨、牡丹江的患者, 亦慕名而来。次日, 我到其诊所, 视其人, 年五十多, 相貌平平。他知我来意后, 对我说, 水鼓一症, 即现代医学之肝硬化腹水, 欲治此症, 其要有二, 脾与湿而已。盖脾虚则生湿, 湿生则困脾, 故于治疗之时, 当健其脾以扶其正, 利其湿以驱其邪。脾健则水湿易去, 湿去则脾气易复, 扶正即所谓祛邪, 祛邪即所谓扶正, 二者相得益彰。我有一方, 名扁豆苡米汤, 传与你, 扁豆、薏苡仁、茯苓、泽泻四味药组成, 扁豆、薏苡仁属五谷之类, 健脾而不恋邪; 茯苓、泽泻甘淡之剂, 利湿而不伤正, 水鼓之来, 多日积月累, 其病也渐, 此方宜久服而不可求其速成。我家虽业医三世, 然只此一方, 祖父携此方闯荡江湖; 祖父死后父嗣之, 亦凭此方以谋生; 父死, 我继之, 复凭此方以糊口。我闻而奇之, 貌虽恭敬, 然内心实未信之, 谅此四味平淡之药, 何能治此重疾, 何况家传赖以谋生之方, 秘之尚恐人知, 怎肯轻传他人。他似有察觉, 说此方我已传多人, 他人用之, 或效, 或不效, 其肯綮之处, 在于加减化裁耳, 须知水鼓之来, 或为寒湿, 或为湿热, 或为气滞, 或为血淤, 寒湿者, 佐以附子、肉桂、干姜也可; 湿热者, 佐以元芩（黄芩）、黄连、知母也可; 气滞加香元、佛手、郁金; 血淤加玄胡、赤芍、莪术。若仅凭此方以治此疾, 乃守株待兔之辈也, 反责方之不效。我听后, 叹息久之, 想当今名士, 俨然冠之以专家、博士, 其能愈病几何? 如尤氏者, 貌不超群, 名不压众, 潜身于荒山僻壤, 以一技之长, 拯人于危厄之中, 亦不无可称道者。

引自:《医话奇方》

757. 黄菠萝树摽可治愈肝硬化腹水

辽宁庄河市步云山乡长巨村金粉房屯金喜龙, 2年前患了严重的肝硬化腹水。他的岳父住在深山沟里, 那里的黄菠萝树较多, 岳父从山上采集黄菠萝树摽（黄菠萝树摽, 即从活的黄菠萝树干裂缝处溢出的黏稠物, 很像桃树干裂缝中冒

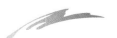

出的黏稠物）。金喜龙服下黄菠萝树摽，又结合中西医法治疗，1个星期后病情明显好转，1个月后肝硬化腹水病彻底好了。现在，他能吃能睡能干活，喷洒农药、挑粪、侍弄庄稼，主持全村工作，样样都有劲。（李兰芝）

758. 巴蜡丸是治肝病的良效方

主治：肝硬化、肝炎。对长期消化不良、各种疮症亦有明显疗效。

配方及用法：巴豆500克，黄蜡500克（必须是蜂蜡），血竭90克。①巴豆去皮取仁。②将黄蜡放入勺内，烧化，再放入巴豆仁，炸成紫黑色，把蜡控出，晾干巴豆仁。③把血竭研碎，再另用一个勺，勺内放蜡，将蜡烧化后，放入血竭，使血竭溶化在蜡里面。血竭用量视蜡和血竭混合液的颜色而定。混合液呈红褐色或枣红色时，倒入小盆内凉凉。④混合液凉凉后，将巴豆仁用7号针头扎住，往混合液里蘸一下，即成巴蜡丸。

用法：每次5~10粒，每日2次，早、晚各1次，可用白糖温开水送服。

注意：①服时均匀嚼烂。②禁酒、高脂肪及对胃刺激的食物。③服用此药停用其他中药。孕妇禁服。由于本方中的巴豆仁有大毒，经蜂蜡炸制后也仍有毒性，在使用本方时，最好向有经验的中医师请教，以免发生中毒。每日只限服5~10粒。服此方大泻，易使患者虚脱，造成危象，用时应特别注意。

百姓验证：李振铎曾患肝硬化腹水，服用此方治愈。之后有不少患者求此方，服后效果亦佳。

荐方人：河南西华县逍遥乡　李振铎

759. 归芍六君子汤可治早期肝硬化

配方及用法：当归12克，白术12克，白芍12克，党参12克，茯苓12克，陈皮9克，半夏9克，炙甘草4.5克。兼食积湿滞纳差、嗳气、脘腹胀满加莱菔子、旋覆花、枳实、厚朴、神曲；呕恶加竹茹、藿香、白豆蔻；便溏、乏力加扁豆、苡仁、葛根；兼气血淤滞肝脾肿大加瓦楞子、牡蛎、丹参；胁痛加全蝎、郁金、川楝子；肝掌、蜘蛛痣加丹参、泽兰、红花；兼湿热内蕴胸闷、困倦、目黄、舌质红、苔黄加虎杖、茵陈、黄芩、连翘；小便短少、水肿腹满加赤小豆、栀子、泽漆、葫芦等。

疗效：治疗100例，总有效率100%。

引自：《辽宁中医杂志》（1992年第11期）、《实用专病专方临床大全》

760. 消肝饮可治疗肝硬化腹水

主治：肝硬化腹水。

配方及用法：柴胡12克，白术12克，苍术9克，鸡内金15克，香附12克，郁金12克，制龟板15克，制鳖甲15克，枳壳15克，大腹皮15克，云茯苓15克，桂枝6克。上

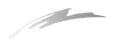

药加水煎煮两次，药液合在一起约500毫升，分3次服完。饭后服用，服2剂后小便量增加，见效后，可将上方制成散剂，每次服10克，直至痊愈。淤血重加桃仁9克，红花6克，川芎6克；气滞胸满气喘加麻黄6克，杏仁9克，厚朴9克；腹水盛、小便少加泽泻9克，车前子9克（包）；气虚乏力，纳呆加黄芪15克，党参12克；腹中症瘕加水蛭6克，地龙9克。

疗效：临床治疗23例，18例痊愈，其余5例好转，治愈率78.3%，有效率100%。

服用本方期间，应忌食辛辣滋腻厚味及生冷之物。

荐方人：甘肃省陇南地区卫校主治医师　沈济人

引自：《当代中医师灵验奇方真传》

761. 白术除胀汤可治肝硬化性腹胀

主治：肝硬化引起的腹胀。

配方及用法：白术60克，山萸肉20克，鸡内金10克。上药煎30~40分钟，取汁约200毫升。每日服1~2次。

疗效：治疗患者35例，临床治愈（用药1~2次，腹胀减轻或消失）35例，有效率100%。服药后患者排气增多，食欲好转，食量增加，7~10剂后停药，无副作用。

荐方人：河北省石家庄市　樊雄飞

引自：《当代中医师灵验奇方真传》

762. 丹参泻水蜜治疗肝硬化腹水治愈率很高

主治：肝硬化所引起的腹水。

配方及用法：蟾蜍大者2只，砂仁20克，丹参60克，黑、白丑10克，香油250克，蜂蜜250克。将蟾蜍剖腹去肠杂，把捣细的砂仁，丹参，黑、白丑纳入缝合，放入香油、蜂蜜中用铝锅文火煎熬，煎至油成膏状，去掉蟾蜍。每次取膏10~20克，用适量开水调服，每日2~3次，3周为1疗程。

疗效：治疗患者35例，治愈28例，显效2例，有效4例，无效1例；治愈率80%，有效率98.6%。

荐方人：福建省霞浦县长春镇武歧卫生所中医师　郑培銮

引自：《当代中医师灵验奇方真传》

763. 本方治肝硬化腹水及肾病性腹水效果佳

主治：臌胀，即各种原因引起的腹水症，如肝硬化腹水、肾病性腹水、各种炎症性腹水及肿瘤晚期合并腹水等症。

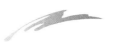

配方及用法：川、怀牛膝，苍白术，汉防己各30克，生黄芪60克。上药共煎20分钟左右，分2次取汁400毫升，每日服2～3次。服药困难者可少量频服，服药期间忌盐忌碱。

疗效：用本方治臌胀21例，总有效率84%，尤以肝硬化腹水、肾病性腹水效果最佳。

荐方人：河北省丰宁县中医院　华玉淑

引自：《当代中医师灵验奇方真传》

764. 治肝硬化腹水经验方

配方及用法：①王不留行30克，白通草100克，白茅根60克，丝瓜络20克，茵陈40克，车前子30克。②太子参30克，生黄芪3克，生白术3克，丹参30克，郁金10克，厚朴10克，枳壳10克，熟大黄5克，草河车15克，山栀10克，胡黄连10克，连翘10克。先将①方加水煎30分钟取汁，用①方药汁再煎②方，50分钟后取汁频服，每日1剂，连服2周。

按语：此方是我在35年的临床工作中总结出来的验方，消除腹水500余例。方中王不留行、丝瓜络、白通草通络利水；车前子、白茅根利水消肿，茵陈、郁金、山栀利胆退黄，太子参、生黄芪、生白术益气利水，厚朴、枳壳、熟大黄除胀气通大便，胡黄连、连翘、草河车恢复肝功能，丹参活血补血，消肝脾肿大。

引自：《家用验方一佰二》

765. 本方治疗肝硬化很有效

主治：非血吸虫型、无腹水症的肝硬化。

配方及用法：活泥鳅（6.5厘米左右长）500克养清水中，煅牡蛎30克，玄明粉15克，丹参30克，虎杖30克，柴胡10克。上药（除活泥鳅外）共研细末待用。每次10克药末撒于泥鳅水中，每日3次，3天换一次水，死者去之，活者留之，9天后可作药用。①活吞，每次3～5条，每日2次。②煮熟食，必先煎煅牡蛎15克，去渣留水，煮泥鳅10～15条，可放少许盐，一次连汤带肉全吃完，每日2次。③可以制散吞：必须以3份泥鳅干（将活泥鳅闷死焙干）、1份煅牡蛎共研细末，每次5～10克吞服。根据患者身体情况和病情，可适当调整用量。

疗效：治疗患者10余例，一般在20天至2个月痊愈。

百姓验证：邱某，男，39岁，是祁门县竹器厂厂长，1976年4月来诊主诉：因肝炎转慢性，失治酿成肝硬化。身瘦如柴，日只食小半碗粥，面黑唇紫，行动要人扶助。肝区从右侧胁下延伸右侧上中脘处，触之僵硬，不按不痛。最近在东方红医院（上海瑞金医院，20世纪50年代迁到安徽绩溪右路，80年代又迁回）住院2个月，专家认为无药可医，劝说其由家属扶助回家自养。邱某是我的幼年同窗，不

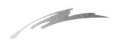

得已，想起我在外地出诊时，听到一位农民说，"肝炎患者不能吃鱼，可以吃泥鳅，有助于预防肝硬化"，因此拟上一方，但毫无把握。方意是：泥鳅、牡蛎柔肝软坚为君；丹参活血通络，虎杖祛湿破淤为臣；玄明粉能除五脏之宿滞症结，可驱邪从手足阳明外出为佐；取柴胡引诸药至足厥阴少阳为使。出乎意料，由于治病心切，他生吞泥鳅，先是每日2次，后则每日3次，半个月后，其肝区触已柔软，每餐能进粥一碗，精神亦已振奋。继续用药2个月，到出院3个月时，我请他再到东方红医院复查，专家们惊讶地问他用什么药治好的，他述说了生吞活泥鳅的事。随后凡经西医诊断肝硬化三指、四指的都来求方，但有的患者怕吞活的，故采取②法煮熟食；若到七八月泥鳅大了，骨头实难嚼咽，改用③法研末吞之。

荐方人：安徽省祁门县中医院主治医师　方爵如

引自：《当代中医师灵验奇方真传》

766. 新加茵陈汤治肝炎、肝硬化疗效显著

主治：急、慢性肝炎，早期肝硬化。

配方及用法：茵陈30克，大黄（后下）9克，栀子9克，丹参18克，太子参24克，郁金12克，田基黄24克，紫珠草18克，内金10克，白芍12克，鳖甲（先煎）15克，白术15克。上药水煎15～20分钟取汁，约200毫升。早、晚各服1次，忌油腻及辛辣饮食。

随症加减如下：

（1）出现黄疸，阳黄加马蹄金、车前草，阴黄加玉米须、白马骨，虚黄加龙磷草、穿山甲，急黄加大量野菊花、丹皮。

（2）胁痛加元胡、川楝子、青皮。

（3）腹胀腹泻加黄连、淮山。

（4）血证加茜草根、仙鹤草、生地炭。

（5）症积臌胀加三棱、莪术或甘遂粉冲服。

疗效：本方具有清解湿毒、疏肝化淤、益气健脾等功效。治疗各种急慢性肝炎及早期肝硬化患者68例，治愈（用药1～3周，临床症状消失，黄疸退却，肝功能及肝B超检查均正常）54例，好转（用药4～5周，黄疸及临床症状消失，肝功能部分指标偏高，B超检查正常）11例，总有效率在95%以上。

按语：本方经数年临床验证确有显著疗效。

荐方人：福建省南平铝厂医院中医科中医师　唐金模

引自：《当代中医师灵验奇方真传》

767. 养肝健脾运水汤治肝硬化腹水效果好

肝硬化腹水大多由于肝郁血虚、失于疏泄、脾失健运、胃气失和所致，表现

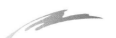

为本虚标实之症候,治疗较困难。我自拟养肝健脾运水汤,治疗肝硬化腹水50余例,效果良好。

配方及用法:黄芪30克,麦芽30克,山楂30克,炒丹参30克,车前子30克,炒泽泻15克,炒白术12克,炒木香10克,炒枳壳12克,制香附10克,茯苓20克。气虚加党参、山药各12克;血淤明显者加莪术10克,炙甲片10克,红药6克;肝肾阴虚去白术、香附,加沙参15克,麦冬10克,生地10克,杞子10克;脾肾阳虚加干姜5克,桂枝6克。每日1剂,10天为1疗程。一般服用1个月左右即显效。

荐方人:江苏常熟市莫城医院　袁培春

768. 老军医的肝硬化腹水方

配方及用法:白芷20克,田基黄20克,香附9克,茵陈籽30克,赤小豆30克,约1500克重的鲜鲤鱼1条。将鱼去鳞及内脏,在鱼腹内放入诸药,加水清蒸,吃肉喝汤,空腹2次或3次服完。一般用药2剂治愈。

注意:各味方药缺一不可。勿用相近药代替,否则无效。

百姓验证:新疆乌鲁木齐市三建公司朱义臣,男,72岁,离休医师。他来信说:"邻居黄康年患晚期肝硬化,卧床不起,身体浮肿,双小腿及足部肿得像面包,用手一按就是一个深坑。因家境贫困无钱医治,我就用本条方为他治疗,一开始吃药排尿像葡萄酒色,后来逐渐像淡茶色,又至清亮,全身水肿尽消,精神好转,能起床在室内活动,饮食增加,继而又可以出外活动,最后肝硬化痊愈了。"

荐方人:山东菏泽市　王军峰

769. 家传"麝白散"可治腹水

配方及用法:白芥子30粒,白胡椒15粒,麝香0.9克。先将自芥子10粒和白胡椒5粒研细,与麝香0.3克混匀,用蒸馏水调成膏状,患者将肚脐洗净,放入药膏用纱布覆盖,胶布贴两层固定之。10天后重新洗换药(方法同上),3次为1疗程,间歇1周再行1疗程。一般2个疗程即可。

本方对各种原因引起的腹水均有效,尤其对肝性腹水和肾性腹水疗效较显著,对结核性和癌性腹水有利水作用。

引自:《山东中医杂志》、《全国名老中医验方选集》

770. 防治肝硬化腹水方

配方及用法:冰糖1500克,蜜糖1500克,猪胆1个(一定要没病的猪胆,而且要选胆汁较多的)。将冰糖(大块的应打碎)、蜜糖、猪胆放入大搪瓷钵内,用盖封住,放在锅里文火炖24小时,中间尽可能不要停火。24小时后,从锅里端出瓷

钵，启盖，去猪胆皮（找不到也没关系），然后用汤匙或竹片把三样东西搅拌均匀，冷却后再分别装入瓶子里。猪胆没破的一定要把它弄破，使胆汁与糖拌匀。每天早、晚各服1~2汤匙，用适量温开水调服。一般1个疗程就有效果，服上2~3个疗程有明显效果。

患过肝炎的，常服可预防肝硬化。治疗期间，忌辛辣、烟酒。最好终生戒去烟酒。

荐方人：江西井冈山市黄坳乡黄坳中心小学　黄居扬

胆绞痛

771. 解痉止痛膏敷中脘穴治胆绞痛效果好

配方及用法：白芷10克，花椒15克，苦楝子50克，葱白、韭菜兜各20个，白醋50毫升。先将白芷、花椒研成细末，再将韭菜兜、葱白、苦楝子捣烂如泥，用白醋将上述药物拌和均匀调成糊膏状即成。用时将解痉止痛膏敷于中脘穴周围处，外用透明薄膜覆盖，然后用胶布加固（用腹带加固更好），24小时换药一次，可连贴2~4次。

疗效：此方治疗胆绞痛78例，除1例慢性胆囊炎急性发作并穿孔，贴敷药膏1剂无效即转手术外，其余77例全部有效。

百姓验证：唐某，女，8岁。2天前突感腹痛，在床上辗转不安，呈阵发性，剑突下压痛明显，呕吐蛔虫2条。诊为胆道蛔虫病。予上方治疗，1小时后疼痛消失，第2天驱虫治疗，共治4天痊愈。

引自：《辽宁中医杂志》（1989年第1期）、《单方偏方精选》

胆道蛔虫

772. 此方可治胆道蛔虫

胆道蛔虫是一种急腹症，患者常痛得满头大汗，满床打滚，且反复发作，很难根治。我曾用此方治过50多例胆道蛔虫症，有效率100％；治愈时间最短1天，最长4天；最多用药3剂。

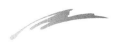

配方及用法： 茵陈60克，龙胆草、大黄各10克，加水600毫升，煎成200毫升。每日1剂，分2次服。儿童用量酌减。在服药期间，可配合西药治疗：疼痛加剧，可用维生素K₃8毫升肌注，或阿托品0.5毫克、异丙嗪25毫克合并肌注。

荐方人： 广西环江县下南卫生院退休医师　谭训智

773. 针刺加服乌梅汤可治胆道蛔虫

针刺穴位及方法： 内关、巨阙、足三里，配合谷、侠溪。强刺激，留针20～60分钟。

配方及用法： 乌梅31克，川连9克，干姜、黄梅各7.5克，蜀椒、桂枝、当归、党参、附子各6克，细辛2.4克，加水600毫升，煎至400毫升。每次200毫升，小儿100～150毫升，空腹服，日服4次，最多用药10次。

疗效： 治疗48例，均痊愈，大多在5日内（最快2日）症状、体征消失。

引自： 《常见病特效疗法荟萃》

774. "乌梅安蛔汤" 可治胆道蛔虫

胆道蛔虫病，多发于儿童及青年，在农村较为常见。由于饮食不洁，胃肠功能紊乱，或不合理使用驱蛔药物以及发热、寒冷刺激等因素，致使蛔虫因环境改变而上窜，钻入胆道而致病。临床表现多为突然发作的剑突下绞痛，具有"钻"、"顶"样感觉。常伴恶心、呕吐，阵发性加剧。病人叫唤翻滚，额汗淋漓。拟"乌梅安蛔汤"治疗胆道蛔虫51例，痊愈48例。一般服药1剂疼痛缓解，2~3剂即愈。

配方及用法： 乌梅25克，槟榔15克，川椒15克，山楂30克，玄胡15克，郁金15克，杭芍20克，大黄15克，水煎两遍混匀，早、晚分服。每日1剂，儿童剂量酌减。

荐方人： 山东省东平县梯门卫生院　梁兆松

775. 胆道蛔虫效方

我行医40多年，利用中药治愈胆道蛔虫患者1万多例。

配方及用法： 乌梅、党参各30克，细辛、黄连、附子（用开水洗去盐）、吴萸各6克，川椒3克，桂枝、黄柏、甘草、大黄、枳实、厚朴各9克，当归、白芍、柴胡、麻仁各15克。上药入砂罐加水煎熬，每餐前后各服一次，每次服半茶杯。先服食醋30～100克，20～30分钟后再服药。10岁以上儿童服量减半，小儿服量为1／3左右。

荐方人： 四川省南川县福寿乡医院　谬培生

引自： 广西科技情报研究所《老病号治病绝招》

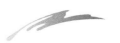

776. 此方可治胆道蛔虫

配方及用法：乌梅10克，花椒20克，豆油150克，葱白3根，白醋50克。先将豆油烧热，放入花椒、葱白，待有香味后倒入碗内；再将乌梅水煎取液，与白醋一起倒入上述碗内饮用，一次服完。

疗效：治疗多例，均1次即愈。

引自：《实用民间土单验秘方一千首》

777. 本方可治胆道死蛔虫

配方及用法：蒲公英30克，金钱草30克，丹参30克，川楝子12克，延胡索12克，广郁金12克，枳壳12克，广木香10克，生黄芪30～60克，当归10克。加减：气滞重者加青皮、陈皮、厚朴，血淤重者加川芎、赤芍，痰湿重者加竹茹、半夏。每日1剂，连服7天为1疗程。一般服药2个疗程。

疗效：治疗32例，显效（临床症状消失，B超复查2次以上，胆管内无异常发现）31例，无效（B超复查胆管内仍有死蛔者）1例；用药时间最短7天，最长28天。

荐方人：浙江诸暨市人民医院　陈永苗　何杨伟

引自：1997年第3期《浙江中西医结合杂志》

胆囊炎

778. 我患胆囊炎服猪胆江米3剂治愈

我患胆囊炎3年，经常服用消炎利胆片和胆石通，服药期间有效，可就是去不了根。后来偶得一验方，我仅服用3剂，现已痊愈。

配方及用法：猪苦胆1个，江米150克。将江米炒黄后与猪苦胆汁混合在一起，备用。每日早、晚各服10克，用面汤或温开水冲服。轻者3剂，重者5剂，即可治愈。

说明：服药期间忌食辣椒。

百姓验证：辽宁盘锦市辽河油田运输公司吴顺希，男，65岁，退休。他来信说："我厂退休职工孙海明患胆囊炎七八年之久，到医院去治，吃了不少药，花了几千元始终不见好。后来我告诉他用本条方治疗，他仅用两三次就好了。"

荐方人：河南省西平县出山乡　贾清江

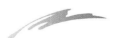

779. 我患胆囊炎27年服猪胆江米3剂痊愈

我患胆囊炎达27年之久，经多方治疗，只获暂时缓解，始终不能根除病痛之苦。

后来，从《老年报》上看到一治疗胆囊炎的秘方，我便照方服用3剂，效果甚为明显，使我多年的胆囊炎得以痊愈。现已8个月过去，没有复发，而且饮食也不用忌口。

配方及用法：江米150克用锅炒黄，将一个猪苦胆的胆汁倒入搅匀，早晚各一汤匙，7日服完。

百姓验证：上海市钱一飞，男，68岁，退休。他来信说："何银秀患胆囊炎、胆结石，疼痛时在床上打滚，汗流浃背，痛苦不堪，经多方治疗，仍时好时坏。后来我用本条方为她治愈，至今已有3年多未复发。"

荐方人：黑龙江省哈尔滨市南岗关街　周连道

780. 我用猪胆绿豆治好了朋友之妻多年的胆囊炎

朋友之妻患胆囊炎多年，经常复发，我给她用猪胆浸绿豆治疗，效果显著。

方法：取新鲜猪苦胆（最好大而胆汁多的）1个，不要浸水，在猪胆上口剪一小洞，倒去部分胆汁，加入干净绿豆若干，以使这能够扎紧为度。然后用细绳将猪胆吊挂在阴凉通风处，风干6～7天后倒出绿豆，晾干豆身。每次取20粒绿豆捣烂冲服，每日3次。一般10天即可见效，如不愈可连服2～3个猪胆料。

百姓验证：四川成都市龙泉驿区平安镇蒋康健，男，27岁，农民，他来信说："我患胆囊炎，前胸后背都痛，服胆舒胶囊等药物均不能治愈，吃油大点的食物，胆区就隐隐作痛。后来用本条方治疗，胆区不再疼痛。我的亲属患此症，也是用此条方治愈的。"

荐方人：江苏省启东市寅阳永兴黄锡昌

引自：广西科技情报研究所《老病号治病绝招》

781. 我用四味汤治好了妻子的慢性胆囊炎

我妻患慢性胆囊炎，时轻时重，缠绵日久。1992年偶得一秘方，服3剂即疼痛消失，服6剂后症状全无，至今未再复发。

配方及用法：玉米须60克，茵陈30克，山栀子15克，广郁金15克，水煎服。

百姓验证：湖北武穴市花桥镇水利站陈志明来信说："花桥镇陈刚患胆囊炎3年多，虽住院治疗过，但一直未愈。后来，我用本条方为他治疗半个月而痊愈，至今未见复发。"

荐方人：陕西省高陵县　刘泽民

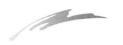

引自：广西科技情报研究所《老病号治病绝招》

782. 我用蒲公英治好患了4年的慢性胆囊炎

4年前，我觉得腹胀，胃右下方疼痛，到医院做B超，确定患有慢性胆囊炎，吃了许多药也不见效。前不久，我采用蒲公英泡茶的方法试治，想不到竟收良效：胆囊不疼了，腹胀消失了，到医院做B超检查，慢性胆囊炎居然好了。

方法：从中药店买来蒲公英1000克，每次用药50克（鲜蒲公英全草100~150克），凉水浸泡，火煎5~7分钟，饭后当茶饮。每日3次，2天换1次药，连喝1个月。（吕岗清）

百姓验证：上海闵行汉川东路装卸公司陈良晶，男，69岁。他来信说："本人于4年前做B超检查发现患有胆囊炎及胆结石，主要症状是下腹部疼痛，每年要发作三四次。虽未入院治疗，但每次发作都服用胆宁片数十瓶。其实，这只能是头痛医头，脚痛医脚。后来用本条方治疗，我的胆囊炎有了明显好转。"

783. 清胆合剂可治疗急慢性胆囊炎

主治：急慢性胆囊炎。

配方及用法：柴胡12克，枳壳10克，白芍10克，甘草6克，香橼12克，佛手12克，玫瑰花10克，郁金10克，元胡12克，栀子12克，川楝子12克，金钱草30克，茵陈20克。先水煎服，每日1剂，分早、中、晚3次服。服药2~3日病情好转时，可将上药煎剂改为散剂服（诸药研末混合），每日2次，每次5克，直至治愈为止。

疗效：对100名患者应用，有效率100%，治愈率98%，被患者称为"胆囊炎克星"。

百姓验证：四川乐山市吴永福，男，48岁，干部。他来信说："朋友张大洪患胆囊炎多年，多次到医院打针输液，每次都花药费400~500元，苦不堪言。后来我按本条方为他治疗，服药5剂，花药费48.60元就将此病治愈，至今未复发。"

荐方人：内蒙古武川县　王铎

引自：《当代中医师灵验奇方真传》

784. 单味大黄可治急性胆囊炎

配方及用法：大黄30~60克，水煎，1~2小时服一次，直到腰痛缓解。

百姓验证：焦东海用此方治疗急性胆囊炎10例，全部治愈。平均2~3天腰痛及腰部体征消失，2天后体温正常，3~4天后白细胞恢复正常。平均每例用大黄248克。

荐方人：广西环江县下南卫生院退休医师　谭训智

引自：1982年第2期《中西医结合杂志》

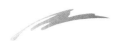

785. 胆豆丸可治胆囊炎

配方及用法：猪胆连同胆汁10个，绿豆250克，甘草50克。将绿豆分别装入猪胆中，用线缝紧，洗净猪胆外污物，放入锅内蒸约2小时，取出捣烂，再用甘草煎汁混合为丸，烤干备用。每日早、中、晚各服10克，10天为1疗程。

疗效：此方治愈胆囊炎25例，平均15天痊愈。

百姓验证：胡某，男，44岁。右上腹心窝部疼痛，并放射至右肩，反复发作多年。近日因食油脂过多，疼痛加剧，伴恶心、呕吐、发热、口苦、便秘、尿黄短少，查体温38.5℃，胆区有压痛，巩膜轻度黄染。经X线造影检查，诊为慢性胆囊炎急性发作。予胆豆丸，连服15天症状消失，X线造影复查胆囊功能恢复正常。随访1年余未见复发。

引自：《四川中医》（1990年第11期）、《单方偏方精选》

786. 蒲公英可治胆囊炎

刘某，男，45岁。右肋下胀痛，时寒热，在某医院确认为胆囊炎。因家居农村，时值盛夏，医生嘱其以单味鲜品蒲公英250克煎服，每日1次。他遵医嘱连服10余日痛止，5年来病未再发。

百姓验证：贵州遵义市遵义铁合金有限责任公司朱伟来信说："周扣3年前在市人民医院被确诊为胆囊炎，住院治疗1个月，输液吃药共费2000多元，病情仍然时好时坏。后来我用本条方为她治疗，只花50多元钱，吃4剂药就好了。"

引自：《中医杂志》（1992年第5期）、《中医单药奇效真传》

787. 一味药广郁金煎汁治胆囊炎有效

崔某，男，1953年5月发病，起初右侧肋骨弓处轻度疼痛，以后疼痛日增，发病10天左右即出现消化不良，大便灰白色，渐呈腹泻，但不呕吐，身体逐渐消瘦。经各种检查，诊为胆囊炎。服用多种中西药物效果不显。后改用广郁金，每日60克，煎汁，分3次服。前后用药13天，完全治愈。

引自：《实用经效单方》、《中医单药奇效真传》

788. 一味药威灵仙煎服治胆囊炎有效

苏某，女，24岁。1972年11月6日初诊。主诉右上腹经常胀闷不适，持续钝痛1年，食欲差，伴有恶心，空腹时进油腻及蛋类饮食后症状明显加重，经用多种中西药物治疗，时好时坏。过去无肝炎病史。患者巩膜轻度黄染，肝肋下1厘米，脾未触及，胆囊点、腹上区及右侧肩部明显压痛，诊为慢性胆囊炎。经服威灵仙煎剂（每日取威灵仙30克，水煎分2次服，10日为1疗程）治疗后症状消失，迄今8个

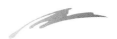

月未复发。

引自:《新中医》（1974年第5期）、《中医单药奇效真传》

789. 黄连清胆汤治疗慢性胆囊炎有疗效

主治：肝胆郁滞或肝胆湿热型的慢性胆囊炎。

配方及用法：黄连、龙胆草、姜黄各15克，元胡、郁金、吴茱萸、当归、白芍各10克，甘草5克。上药煎20分钟，取汁150毫升，再煎一次，取汁150毫升，分早、晚2次服下。忌油腻及辣物。肝郁甚者加柴胡、枳壳、莱菔子；兼有虚寒证者，吴茱萸加至15克，酌加焦术、山药、陈皮等。

疗效：治疗患者100例，10剂1个疗程。治愈（1个疗程后，症状体征消失，舌脉正常）83例，占83%；有效（1个疗程后，症状好转，胆囊有轻度压痛，超声检查示透声欠佳）13例，占13%；无效（1个疗程后无明显变化）4例，占4%，总有效率96%。

黄连清胆汤是家父应用数十年的经验方，不仅治疗慢性胆囊炎疗效好，治疗急性胆囊炎或慢性胆囊炎急性发作也有很好疗效。

荐方人：黑龙江省伊春市第一医院主治医师　荣跃贵

引自：《当代中医师灵验奇方真传》

790. 芥籽泥冷敷治胆囊痛有效

胆囊痛由多种疾病引起，胆囊内有结石称胆石症，胆囊感染称胆囊炎，胆囊内长有新生物称胆囊肿瘤。胆囊内有异物或蛔虫或结石都会引起疼痛，胆囊内有结石按西医的方法开刀取掉，或者把它溶掉排出。而中医治疗胆囊痛则采取舒肝解郁、理气止痛、消炎排石等方法，都可缓解疼痛。但有一部分胆囊痛患者将利胆醇、亮菌片、胆石通、去氧胆酸、鹅去氧胆酸，还有消炎排石冲剂都吃遍了还是疼痛，此时不妨使用治胆囊痛的偏方芥籽冷敷方试试。

配方及用法：芥籽50克泡于30℃温水中，搅拌成泥状，涂在一块20厘米长，15厘米宽的布上，贴在患部，上面再盖上条干毛巾。冷敷时应贴在胆区和肩胛骨斜内方，切不要两处同时贴，按照顺序交替贴敷，贴敷时间5~10分钟。芥籽泥刺激性强，贴10分钟疼痛即可消失。若还继续疼痛，就不必再贴敷，以防形成皮肤炎。

百姓验证：王某，女，39岁，湖南宁乡县台头煤矿职工。胆囊痛七八年，每遇劳累或饱食肉、油食品后，胆囊部位隐隐作痛，最近因感冒发烧发冷、恶心呕吐而来诊。诊见胆囊部位拒按，发现0.6厘米×0.8厘米和0.4厘米×0.25厘米的结石两块，因患者做过子宫切除手术，对再做手术心里怕，拒绝手术。听说有贴敷法可祛痛排石，前来就诊。给予芥籽泥冷敷，每天上午和下午及睡前各敷10分钟，

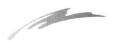

并服胆通汤。经用药15天疼痛缓解，以后疼痛再未发作。B 超提示尚有0.6厘米×0.8厘米的一块结石，另外一块排出体外。

引自：《偏方治大病》

胆结石

791. 服胆通醋蛋液治疗胆结石有效果

我于1974年和1984年因胆囊结石做了两次大手术。1985年7月又患了胆管结石，于同年8月去北京住院治疗3个月，不愈而归。仍常发病，疼痛难忍，不能进食，冬季尤其严重。1987年5月，我开始服用治疗肝病的胆通，接着从8月又服醋蛋液。1987年11月我到医院作了一次B 超检查，使我非常惊喜，胆管结石消失了。

荐方人：吉林省大安县税务局　　宋绪茂

792. 我老伴的胆结石是服醋蛋液治好的

我老伴前几年得了胆结石，吃点肥肉就痛，服了3个月醋蛋液，B超检查结石不见了，大块肥肉吃下再也不痛。老岳母几年前也随着服醋蛋液，今年已经89岁，非常健康。

药学上称"蛋清为阴，可祛火消肿；蛋黄为阳，能补血壮体"。蜂蜜同样是一种营养丰富的药物食品，有滋补强壮、滋润五脏、补气缓痛、补益解毒的作用。（赵绍连）

百姓验证：广东广州市百灵路兴隆西黄耀辉，男，70岁，干部。他来信说："邓惠梅，女，60岁。几年前经县医院做B 超检查确诊为胆结石，治疗1年多不见好转，时常犯病。后来我用本条方为她治疗几个月，疼痛减轻，再继续服用，最后结石完全消失了。"

注：醋蛋液治病法，请见本书4142条。

793. 我叔婆喝孙子尿4个月治愈了胆囊结石

广西博白县亚山镇新兴街刘某某（本人不愿公开姓名）：我有一个叔婆，患胆囊炎、胆结石多年，用中西药治疗均无效。按照尿疗法的介绍，她每天喝孙子（7岁）的尿，早晨、晚上睡前各一次。连喝了4个月，叔婆的肝区不痛了，去医院拍片和经超声波检查，胆囊结石竟然消失了！别人问她服了什么药，她不敢明说，笑而不答，怕人家取笑她。我对乡邻公开说，是喝尿治好的，她们都不信，再

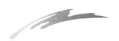

三解释也不信,看来用尿治病还需要一个过程。

引自:广西科技情报研究所《生命水治病100例》

794. 我患胆结石用此方治愈

我腹部右侧疼痛难忍,在医院经B 超检查确诊为胆结石,吃了不少药,都不见效。后来服以下药物痊愈了,十几年没有犯过。

配方及用法:金钱草50克,郁金50克,滑石50克(另包),制乳香30克,制没药30克,甘草30克,鸡内金60克,山甲60克,大黄30克,猪苦胆50克(焙干),火硝30克(另包),白矾30克。上药混合碾成面(用罗筛),再购买空心胶囊装好,每天3次,每次4粒。

百姓验证:黑龙江海林市胜利1107号何一镐,男,51岁。他来信说:"我是多年的慢性胆囊炎和胆结石病患者,后背部疼痛,胆内有1.9厘米×2.0厘米大的结石,吃了很多药都不见效。于1998年10月在医院做保胆去石手术,当时感觉很好。但由于不注意观察和治疗,3年后慢性胆囊炎和胆结石复发,后背部仍然疼痛,吃了不少中药和西药,未见好转。最后我用本条方自治,连服半年,多年来的疾病被治愈。"

荐方人:河南平顶山市 陈俊杰

引自:1997年第4期《老人春秋》

795. 我患胆结石用核桃仁治疗已基本排除

核桃性温,味微甘,无毒。它既能强阳固肾、补气益血、敛肺润肠,又能溶解结石,尤其对胆结石的辅助疗效更佳。

对胆结石急性期的患者,先将120毫升香油放在锅里煮沸,再放入核桃仁20克,炸酥后捞出,加冰糖100克共同研细,加油调为糊状,置于容器内。每4小时服一汤匙,一般数天后即可排出结石。

对慢性胆结石患者,可每天食生核桃仁10个,连食1个月后,如症状已消失,可减为每天7个;2个月如未发病,再减为每天4个,连食3个月。

此法也适用于肾、膀胱、尿道结石以及胆囊炎患者。(红伟)

百姓验证:黑龙江肇东市宣化乡申玉海来信说:"我患有胆结石和肾结石,疼痛不断,痛苦万分。后来用本条方和796条方联合治疗,效果特别好,疼痛消失,经医院检查胆内管结石已基本排除了。"

引自:1996年7月1日《陕西老年报》

796. 我吃核桃彻底治好了胆石症

我从1986年起经常感到腹部隐痛、胸闷,并伴有恶心、呕吐、寒战、发热等

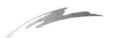

症状，经医院诊断为胆石症、胆囊息肉。经过1年治疗后，虽然病情暂时得到控制，但无法治愈，而且要严格忌食，弄得我精神萎靡不振。一次偶然的机会，我从一篇文章中了解到核桃有排石功效，就试着吃核桃，平均每天吃4颗大核桃或10颗小核桃（又称山核桃），天天坚持，从不间断。

吃了3个月后，腹痛减轻了，半年后则感觉不到隐痛了，腹胀、呕吐的症状也不再出现。后来我到医院作B超复查，胆囊息肉和胆结石消失了。

服食核桃无副作用，但年纪大、体质差、消化吸收功能弱的患者，一次不可多吃。4颗核桃应分中、晚2次吃或1次1颗，过一段时间，适应后再增加到2颗。其次阴虚烦躁、身体易出血者，不宜多服、久服，可采用少量服、断续服的方法，直至胆结石消失。为巩固疗效，胆结石消除后仍应坚持服食核桃6个月以上。

百姓验证：江苏宜兴市宜城镇解放西路杭阿牛，男，62岁，退休。他来信说："我原先在饱餐后或吃多一点油腻食物，右上腹部就疼痛难受。后来发展成三黄：眼睛黄、皮肤黄、尿黄，病程3年多。因为黄疸指数过高，被医院误诊为黄疸型重症肝炎，而住进了无锡市传染病院治疗4个月，耗资1.5万元，黄疸指数总算正常了。可其他症状还存在，如吃饱了或吃了油腻食物后，右上腹部仍是疼痛难受；原来的三黄症状变为二黄：眼睛黄和皮肤黄。后来经宜兴市人民医院确诊为胆石症，整个胆内装满了泥沙状石头。用本条方治疗几个月，再加上体育锻炼，症状消失了，结石也排出一半多，才花100多元钱。现在准备按此条方坚持服用下去，让结石全部消失。"

荐方人： 浙江桐乡农机局吴生

797. 排石汤加减可治胆石症

胆结石，是中老年人常见病、多发病之一，特别是近年来，多以中医为主治疗效果较佳。

胆结石分为胆囊型和胆管型，诊断除病人主诉和体征之外，主要依B超检查所见确诊。我曾用排石汤加减治疗200多例，收到了满意效果。

配方及用法： 金钱草30克，生大黄5克，木香15克，郁金20克。肋痛重者加白芍25克；腹胀者加枳壳15克，砂仁10克；伴有胆囊炎发烧者加黄柏15克，黄芩15克；食欲不振者加鸡内金15克，焦楂15克。每日1剂，水煎服。在服药期间，每天加食动物蛋白（猪蹄、牛蹄、羊蹄、肉皮或鸡蛋）50克，以增加胆汁分泌和胆囊蠕动。最好两餐中间做做跳绳活动，以促进结石排出。如有条件，配合耳压或针刺耳穴疗法效果更佳。

因为个体差异和结石部位不同，一般要1~4周能排出结石，少数病人还需要更长一点儿时间。为了观察到排出结石的数量，可备一有盖便盆，先在盆中加点清水，便后让粪便被水充分泡软，然后用棍棒之类工具再充分把粪便搅碎，使结

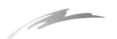

石沉淀于盆底,最后用淘米式方法将粪便用水冲进厕所或马桶,剩下的就是结石(泥沙状或卵石状居多)。

引自:1996年4月2日《老年报》

798. 名医张梦农的治胆道结石验方有效

1994年元月,我村叶巧老太患胆石症,疼痛难眠。经医院检查,结石有黄豆大,嘱她住院手术治疗。她因年逾古稀,不愿手术治疗,而且负担不起1000多元的医药费。因我喜欢研究医学,收集秘验方很多,其儿媳许金花求方于我。我用名医张梦农治胆道结石验方开了5剂药,就治愈了她的胆石症。迄今已1年余,未见复发。

配方及用法:酒炒龙胆草10克,金钱草60克,海藻15克,昆布15克,降香15克,夏枯草30克,蒲公英30克,紫花地丁30克,旋覆花10克(布包),天葵子10克,煨三棱10克,红柴胡10克,硝石(即火硝,又名硝酸钾)15克。上药除硝石一味分5次另行冲服外,加水浓煎。水2200毫升,浓煎成900毫升,分2日5次服,15剂为1疗程。痛止则停药,平时可4日服药1剂(服药1剂,休息2日),5剂可服20天。(田王充 凌成彦)

引自:1995年11月29日《安徽老年报》

799. 山东马凤娟吃南瓜治愈了胆结石

山东菏泽地区商业局马凤娟,自1973年患胆囊炎,1995年冬突然感到胆区内疼痛难忍,做B超和CT检查,发现胆囊有些萎缩,内有一块1.5厘米×1.6厘米的结石,医生建议手术取石。正在此时,她听说滨州有几个患胆结石者吃南瓜治好了病,遂抱着试试看的心情,从1996年8月18日开始吃南瓜。吃法是:蒸南瓜吃,炒南瓜吃,喝南瓜粥,一日三餐必有南瓜。同时,每天继续服用"胆乐胶囊"3次。连续吃了40天,症状消失了。连续3个月做了3次B超,检查报告一再证明胆囊正常,不见结石。

引自:1997年11月26日《辽宁老年报》

800. 用消炎化石汤治胆结石效果佳

配方及用法:柴胡10克,黄芩10克,金钱草60克,茵陈30克,郁金10克,厚朴10克,枳壳10克,大黄6克,金银花15克,功劳叶15克,水煎服,每日1剂,连服60剂。

按语:方中柴胡、金钱草、茵陈、郁金化石排石利胆;厚朴、枳壳、大黄理气通便,促进排石;功劳叶、黄芩、金银花化石消炎,对胆囊及胆道感染有控制及消除作用。

我用上方加减治疗300例肝胆管结石及胆结石患者,均获得满意效果。

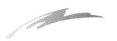

引自:《家用验方一佰二》

801. 用本方治疗胆结石可获痊愈

配方及用法: 大黄10克,元明粉10克,龙胆草6~10克,开水浸泡5分钟,服上清液。重者每日2次。

疗效: 治疗急症入院的胆囊炎、胆石症116例,结果临床全部治愈。其中12例加用自制胆胰汤(柴胡3克,茵陈15克,黄芩10克,木香10克,枳实10克,地丁草30克,白芍10克,水煎),每日1剂。

引自:《江苏中医杂志》(1981年第4期)、《实用专病专方临床大全》

802. 本方可治疗胆囊炎伴结石

主治: 急、慢性胆囊炎,胆石症,胆总管结石。

配方及用法: 柴胡、大黄、内金、黄芩各10克,生白芍、香附、玄胡、山甲、枳壳各15克,金钱草、赭石、海金沙各30克。上药煎30分钟取汁约200毫升后,再加水800毫升,煎40~50分钟取汁约300毫升,两煎合在一起,分早、晚空腹服。大便干甚者可三煎取汁800毫升灌肠;并胆道结石者,用鲜猪蹄煮汁代水煎药,另加石苇20克同煎;年老体弱者可隔日或3日1剂。

疗效: 治疗180例,治愈(用药20~30天临床症状消失,结石排出)126例,好转(用药5~30天,临床症状改善)54例,有效率100%。此方治胆囊炎有特效。

荐方人: 河南省商丘地区中医院中医师　王勇

引自:《当代中医师灵验奇方真传》

803. 九味木香散可治疗胆囊炎及胆石症

主治: 胆囊炎、胆石症。

配方及用法: 木香、柴胡、黄芩、红花各15克,大黄、枳壳、郁金、芒硝各10克,半夏5克。以上诸药研为细粉,过筛混匀,每次5克,每日2次,温开水送服。

疗效: 治疗胆囊炎60例,胆石症100例,治愈率均达到95%,总有效率100%。

百姓验证: 江苏响水县灌东小区蒯本贵,男,67岁,主治医师。他来信说:"滨海县通榆镇蒯某,女,43岁,经县地区医院诊断为胆结石、胆囊炎。多方治疗效果不佳,医院要为她手术治疗,因经济困难,本人未同意。后来用本条方试治,服药40天便感到疼痛消失,经医院检查结石没有了,一下子就节省药费、手术费几千元。"

荐方人: 内蒙古通辽市　那达来

引自:《当代中医师灵验奇方真传》

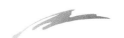

804. 口服丙谷胺可治胆石症

丙谷胺是一种胃泌素和胆囊收缩素的受体拮抗剂，20多年来只用于治疗消化性溃疡和慢性胃炎。最近有人发现，丙谷胺还具有强烈的促进鼠和人胆汁分泌作用。因此，国内有人用它试治胆石症，收到了意想不到的效果。

据有关临床资料介绍，丙谷胺治疗胆总管结石、肝内胆管结石、胆囊结石总有效率约80%，其中症状完全消失、B超复查不再发现结石者约占40%。假如在口服丙谷胺的同时，适当加服硫酸镁以增强利胆作用，则总有效率可提高到95%以上。由此看来，丙谷胺口服治疗胆石症的效果是令人鼓舞的。

丙谷胺的利胆作用，主要是通过胆小管主动分泌无机盐和水分实现的；另外，丙谷胺还可使胆汁中胆固醇、钙离子和游离胆红素浓度下降，改善排石条件。硫酸镁可使胆囊收缩、欧狄氏括约肌松弛、胆道运动增加，增强了丙谷胺的利胆作用。

具体治疗方法：口服丙谷胺每次0.4克，每日3次，连续服1个月。如要加服硫酸镁，可于清晨空腹时服，剂量遵医嘱，每周2次。

通过数百例临床观察，丙谷胺口服治疗胆石症具有安全、可靠的优点，未发现副作用。（万方）

805. 黄胡六金汤治胆结石效果很好

胆石症是指胆道系统（包括胆囊与胆管）发生结石的疾病，多发生于中老年人，40岁以上中年人发病率达24.7%，70岁以上的老年人发病率达70%左右，女性发病率为男性的2~4倍。

典型的胆石症主要症状是右上腹阵阵疼痛似刀绞，痛感放射至右背及肩部，恶心呕吐，皮肤或眼白发黄，严重患者大便灰白、发热、打寒战。

胆石症不仅给人们的肉体和精神造成痛苦，且易并发急性化脓性梗阻性胆管炎、感染性休克、肝功能衰竭和癌变等，严重危及生命。胆石症属祖国医学的胁痛、胆胀范畴。中医认为，精神因素、寒温不适、饮食不节、过油腻、虫积等，都可导致肝胆气血郁积、湿热淤积、滞而不通，久则煎熬胆汁而形成胆结石。我自拟"黄胡六金汤"治疗胆石症54例，治愈34例，治愈率63%；好转（症状明显改善，B超证实部分结石排出）18例，占33%；效果不明显的2例，占4%，总有效率96%。服药最少的18剂，最多的42剂，平均24剂。

配方及用法：大黄10克，柴胡、玄胡各15克，金银花、金钱草、海金沙各30克，鸡内金20克，金铃子、郁金、木香、五灵脂各15克，白芍20克，枳壳10克。每日1剂，水煎2次，早、晚分服。

荐方人：山东东平县梯门卫生院　梁兆松

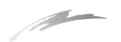

806. "金钱草"是排石的重要药物

关于金钱草治疗胆结石作用的发现，在民间还流传着这样一个传说呢！

相传，从前在峨眉山下住着一对年轻的恩爱夫妻，男耕女织，日子过得很美满。谁知有一天，丈夫突然肋下疼痛，像刀扎针刺一般，不久便活生生地疼死了。妻子非常伤心，非要请医生查明死因不可，医生根据死者的病情及疼痛部位，剖腹查看，发现死者胆囊里有一块石头。妻子拿着这块石头，悲痛地说："就是这块无情的石头拆散了我们夫妻，害得我好苦啊。"本想把它打碎扔掉，但转念一想，不如留着作个纪念，她便用红绿丝线织成一个小网兜，把石头放在里面，整天挂在脖子上，干活、睡觉都不拿下来。说来也巧，有一年秋天她上山割草，割了一大捆抱回家去，到家后忽然发现挂在胸前的那块石头已经化去了一半。后来这事被一位医生听说了，医生找上门来对她说："那天你割的草里准有一种是能化石头的药草，你带我上山去找那种草吧！没想到那地里的草已被人割光了，医生就在这块地上做了记号。第二年秋天，医生再次跟这位妇女上山，把那片地上的草全都割下来。然后按类分开，再把那块石头先后放到每一种草上试验，终于找到了那种能化石头的草，医生高兴地说："这下胆结石病人有救啦。"由于这种草的叶子是圆形的，很像金钱，而且它能化胆囊里的结石，价值比金钱还贵重，故就叫它"金钱草"。

金钱草，为报春花科多年生草本植物过路黄的全草，主产于四川、浙江等地，功能清热退黄、利胆排石、利尿解毒，主治湿热黄疸、胆道及尿道结石以及跌打损伤、疔疮肿毒等症，尤其是对胆道结石疗效颇著，被誉为治结石之要药。

近年来的临床应用表明，每日用金钱草60~250克，水煎服，对治疗肝胆结石有较好效果。某些病例治疗后不仅临床症状消除，肝功能恢复正常，且X线亦见结石阴影消失。煎服以金钱草为主，配以木香、枳壳、栀子等药组成的排石汤，以及用金钱草、狗宝研粉蒸猪肝服等方法治疗胆结石，效果亦佳。用金钱草60克水煎代茶饮，治疗泌尿系结石；用金钱草配海金沙，煎服治疗膀胱及尿管结石；用金钱草配石苇，水煎服治疗肾结石；用金钱草配茵陈、栀子，水煎服治湿热黄疸；用金钱草干品60克，水煎分2次服，每日1剂治疗肾炎等均有较好疗效。此外，用鲜金钱草全草捣烂，取汁内服，以药渣外敷治疗跌打损伤、乳腺炎、恶疮肿毒、毒蛇虫咬伤等亦有较好疗效。

现代研究表明，金钱草含有酚性成分、甾醇、黄酮类、氨基酸、鞣质、挥发油及胆碱等，有利尿排石、促进胆汁分泌和抗菌作用。其利尿作用可能与其所含钾盐有关，能使尿液变为酸性，促使在碱性条件下的泌尿系结石溶解。可见，金钱草确具有排石作用。

值得注意的是，全国各地以金钱草命名的同名异物药材甚多，目前已知者

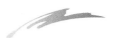

就有8科11种之多。常见的有两广一带的广金钱草（豆科）、江苏的活血丹（唇形科）、江西的元胡荽及其变种破铜钱（伞形科）及浙江的点腺过路黄（报春花科）等，应注意区别。正品金钱草与这些地方习用品的主要区别在于：正品药材茎呈暗红棕色，叶片圆扇形或心形，对生，叶片对光透视可见黑色或褐色条纹；花黄色，单生叶腋，具长梗。掌握这些特征便可区分出其他混淆品了。（梅全喜）

引自：1997年第5期《家庭中医药》

807. 坚持按摩手脚穴位治胆囊炎与胆结石效果均好

胆囊炎与胆结石是常见的急腹症，胆囊炎可引发胆结石，胆结石又可使胆道发生急性阻塞而致急性胆囊炎。两者常同时存在，互为因果。

辨证参考：胆脏出现炎症时，人的脸部和皮肤会有一种脏污感，手上6穴点上有紫色淤血现象，精神萎靡不振。指压33穴点，如有压痛，即可证明可能有胆结石。如果33穴点处出现紫色淤血状或皮肤硬化，说明手少阳三焦经出现障碍，亦可证明有胆石症。

脚部选穴：16，18，19，39，40，41。（见807条图1）

按摩方法：16穴双脚取穴，用按摩棒大头按摩，每次每脚每穴按摩5分钟。18，19两穴要连按，右脚取穴，用按摩棒大头推按，每次推按5分钟。39，40两穴用拇指和食、中指从踝骨凹处捏住，向上推按，双脚取穴，每次每脚每两穴推按5～10分钟。41穴用拇指或中指推按，双脚取穴，每次每脚每穴推按5分钟。每日按摩2次。

手部选穴：6，33，19。（见807条图2）

按摩方法：用香烟灸6穴点，每手每穴3分钟。用梅花针强刺激33穴，每手每穴3分钟。再用香烟灸33穴，每手每穴2分钟。然后按摩19穴，加力摩擦，以有热感为度。上述穴位治疗每日数次。

注：有关穴位名称及按摩工具制作法，请详阅本书4145条《手脚穴位按摩疗法》。

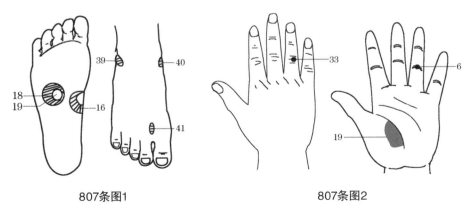

807条图1   807条图2

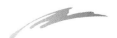

第四篇

循环系统疾病

高血压

808. 我单用白矾枕头降血压效果佳

配方及用法：白矾3~3.5千克，筛去碎屑，将大块碎成蚕豆料大小，装入用白布缝制的枕套中，缝口后当作枕头即可。

按语：白矾是有毒矿物质，虽然毒性不大，但长期枕用也有刺激性。因此，枕用者只要血压已经降到正常值，就不宜再用了。

百姓验证：内蒙古扎赉特旗二轻局屈振清用本条方治好了他爱人10多年的高血压。后来又将此条方介绍给四五位患高血压的病人，都收到了好的效果。

荐方人：河南汝南县粮食局　陶长治

809. 用白矾枕头可治高血压

山东淄博退休工人杨文宪的老伴是一个多年的高血压病人，收缩压经常达到25.3千帕（191毫米汞柱），降压药吃了不少，但血压仍忽高忽低。后来用"白矾枕降压"一方后，收缩压降到21.3千帕（160毫米汞柱），并且血压一直十分稳定。

方法：白矾2.5千克，捣成直径10毫米大小的碎块，装入布口袋并扎紧袋口，每晚枕着睡觉。

没有想到这个不起眼的小验方还真管用，许多人使用后，都说好。（王孝和）

百姓验证：辽宁法库县粮库齐志斌，男，65岁，退休。他来信说："我患有高血压，整天昏昏沉沉，吃了很多药也不见效。自从用本条方治疗后，血压已明显下降，头脑清醒，每天还可以打麻将。在我的影响下，我周围患高血压的朋友也开始用上了白矾枕头，他们都说效果很好。"

注：使用白矾枕头时请看808条按语。

810. 我也用白矾枕头治好了高血压头昏症

原来我患有高血压，天天头昏，甚至走路也有点摇摇晃晃的，服了许多中西药都无济于事。去年3月下旬的一天，我无意中看见《晚霞报》刊登了一则"用白矾枕头可治高血压头昏"的单方，就立即照法试用：购3.5千克白矾捣碎，用双层布做枕头装好，放在平常的枕头上枕用。用不到1个月，头昏病就消失了。而后又

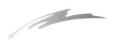

经过春夏秋冬四季的使用，头昏病未复发，走路也稳健了。由此足以证明，用白矾枕头治高血压头昏病效果确实好。

荐方人：重庆市庆江机器厂　刘声然

811. 用三叶鬼针草治疗高血压有效

我是广西壮族自治区融水苗族自治县组织部的退休干部，现年66岁。10多年前，我的身体很差，经常患病，尤其高血压很严重。虽然经过住院治疗高血压有所缓解，但要天天服药才能控制，十分苦恼。后来，经朋友介绍，用三叶鬼针草治疗高血压，取得了显著的疗效。

当时，我在本县苗山上找到这种草药，拿回来后便用水煎（每次用干草药30克），当茶试服三五天，结果血压恢复正常，并一直保持稳定。

三叶鬼针草的独特之处在于：患有高血压的病人服后血压降至正常，血压偏低的可以回升，血压正常的人没有变化。它确实是防治高血压、心脑血管病的药物。

百姓验证：湖南桃江县灰山港镇大树村高根普来信说："有一天吃饭时，我血压突然升高，手中的筷子掉落在地，觉得天旋地转，左手和两脚麻木，不能行动，但心里明白。当时想，这下子可完了。当晚老伴按本条方找来草药熬水给我喝，坚持饮用2个星期，经医院检查，我的血压恢复正常。"

荐方人：广西融水苗族自治县　韦绍群

812. 三叶鬼针草可治疗高血压

提供三叶鬼针草治疗高血压方的人，是韦绍群同志。他原是广西融水县组织部干部，离休后研究鬼针草达8年之久。他亲自种药、栽培、收割、制药、留种，然后再把制成的药和种子寄给全国各地的患者。他就是这一方药的受益者，自从服药后，血压平衡，自觉症状良好，食欲增加，睡眠明显好转。过去走路困难，现在走很远的路也不费劲了。

据来信反映，全国数百名患者服药后，一致认为韦绍群推荐的"鬼针草"是治疗高血压的一种好中药。一般服用1~2周血压即可维持正常。

近几年来，临床应用鬼针草治疗高血压病取得显著疗效，有效率达100%，痊愈率达98%。

鬼针草亦称金盏银盘、三叶鬼针草，民间称为老鼠枪、长寿草等。

服法和用量：每天取鬼针草（干品）10克，先将其洗净，然后加水500~1000毫升，烧开即可当茶饮用。也可每次用干鬼针草30克，加水2000毫升，煎后当茶饮，1日内服完。连服3~5天即可见效或恢复正常，并长期保持血压稳定。

该药的独特之处在于患高血压的病人服药后血压降至正常，血压偏低的人

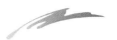

可以使血压回升，血压正常的人没有变化。它确实是防治高血压、心脑血管病的特效药物。

百姓验证：广东阳西县儒洞办事处杨建模来信说："儒洞西华区杨洪标于1996年患上了高血压，曾服中西药有所缓解，但停药一段时间又复发。血压一度高达23.9／16.0千帕（180／120毫米汞柱），病情总是反反复复，几年来花掉药费4000多元。1999年3月经我介绍用本条方自治，只花100元钱，他的高血压就治愈了，至今未复发。"

引自：1997年6月24日与1997年10月28日《老年报》

813. 我吃醋泡鸡蛋治高血压有效

配方及用法：食醋500毫升，倒入茶缸内，将一个红皮鸡蛋放入缸内泡6～7天，待泡成软蛋后，剥去软皮吃下。接着再泡1个，如此连吃3个，便可见效。

百姓验证：湖北咸宁汀泗镇小学雷声行，男，64岁，教师。他来信说："我1996年患脑血栓，吐字不清，嘴向左歪，住院治疗效果不明显。后来按本条方治疗，现在基本好了。"

荐方人：河南罗山县定远乡　秦源定

814. 我姨姐夫服醋蛋液使血压恢复正常

今年元月，我给我姨姐夫（山西省粮食局离休干部李克维）寄去《醋蛋·气功》一书后，他立即按书中方法制作醋蛋液服用，并介绍给一些老同志，均收到奇效。现将回信摘录如下："谢谢您的关心，寄一本'宝书'《醋蛋·气功》予我。收到书后，我即动手制作，迄今已经服了七八个醋液蛋，效果很好。以前左脚左手麻木，右手指疼痛，尤其晚上难受极了，同时还小便失禁，现在都好多了，睡眠也好了，血压也正常（原是多年的高血压）。我邻居家一位从上海来此串亲的血栓后遗症患者，经我介绍服用几个醋蛋液后，现在病情也见好转，已能说话行走了。"

百姓验证：黑龙江齐齐哈尔市中华西路13号卢恩祥，男，74岁，离休。他来信说："我用本条方治好了自己的高血压病。"

荐方人：四川省潼南县小学教师　邓泽源

注：醋蛋液治病法，请见本书4142条。

815. 我喝醋蛋液使血压不再升高

我今年52岁，患高血压将近30年，曾发生过3次小中风。发病时口眼歪斜，血压升高，致使半身不遂，行动很不方便。

住院期间，亲朋好友多次告诉我，喝醋蛋液能治高血压。我当面答应试试，

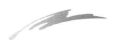

实际上根本没喝。因为我住院2个多月，吃药、打针，多方治疗，均无明显效果。醋蛋非丹非药，会有神效？我心里总是这么想。出院后我身体越来越糟，血压一直在31.9／14.6千帕（240／110毫米汞柱）左右；左心室充血扩大，已导致了冠心病。

在家养病期间，亲朋好友来探望我，不停地热情介绍某某人喝了醋蛋液病情好转，某某人喝了血压变正常。由于病情恶化，再无别的办法，我只好喝醋蛋液一试。1个月后，我感到身体舒坦多了。比较明显的效果是：原患痔疮不再外露，大便不再秘结，睡眠比以前好，血压下降到18.6／12.0千帕（130／60毫米汞柱）。我简直不敢相信，醋蛋液竟然有如此功效！

百姓验证：四川西充县建设委员会庞邦奇，男，67岁，退休。他来信说："我患高血压冠心病20年。这些年经常头晕、头痛、心慌气短，严重时心脏一分钟内停跳20多次。曾几次到县医院和重庆新桥医院住院治疗，共花费2000多元，但没有疗效。血压很不稳定，只能常年以药维持。用本方自治1个多月后，血压稳定了，心慌、气短等症没有了，心脏也不停跳了。"

荐方人：浙江省东阳县进修学校　万玉苓

注：醋蛋液治病法，请见本书4142条。

816. 醋蛋液对7种病均有效

我是名72岁的女离休干部，服用醋蛋液仅半年时间，就对多年不愈的7种慢性病产生疗效。

第一，我治好了脾弱、溏便。我原来只要吃了不太热的饭菜马上就发生溏便，生西红柿每次只能吃个小的，西瓜只能吃一小口儿，现在这些东西都能随意吃了。第二，减少了夜尿次数。以前我每晚都要起夜3～4次，折腾得睡不好觉。现在每晚只起夜1次，2次的时候极少。第三，每年冬天反复出现的感冒咳嗽久治不愈症状消失。第四，几年来因血小板减少，四肢常出现的紫斑，刷牙时牙龈经常出血，鼻子也易流血，服醋蛋液后紫斑没有了，牙龈也很少出血，鼻出血基本痊愈。第五，冠心病见好了。原来犯病时心率快、心慌、气短、全身乏力，连说话的气力都没有，左乳下疼痛。服醋蛋液后病情逐渐减轻，犯病次数减少。第六，风湿性关节炎大有好转。原来两膝关节经常痛，左腿伸不直，坐时间长了要双手支撑才能站起。服醋蛋液后，两腿渐舒展，痛感减少，起、坐不吃力。第七，我患有高血压，以前偏高的血压，现已正常，而且很稳定。

以上是我服醋蛋液得到的实惠。我的经验是：服用醋蛋液的同时要辅以体育锻炼。我就是配合长期练气功才见效的。

百姓验证：江苏宜兴市南新镇河北街余连生，男，77岁，教师。他来信说："本村季夕根，患高血压，经常头昏，有乏力之感。自用我介绍的本条方治疗后，

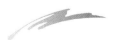

原本很胖的他现在也瘦了,血压也正常了,而且全身轻松,身体很好。"

荐方人:北京西苑1000号　范行先

注:醋蛋液治病法,请见本书4142条。

817. 我用山楂茶偏方使血压恢复正常

我是一个高血压患者,血压为21.3/12.6千帕(160/95毫米汞柱)。有一次,大夫向我推荐一则山楂茶治疗高血压的偏方,用后效果非常好。

方法:每次饭后取山楂2~3个,切片浸泡代茶饮,连服10天,对降压有明显疗效(用鲜山楂片泡服疗效便佳)。

我照此方法服用山楂茶,经过一段时间后,血压即明显下降,并逐渐恢复正常。

百姓验证:福建云霄县西园街工农路39号方文魁,男,71岁。他来信说:"我朋友吴元峰患高血压多年,经他侄儿(医生)治疗,仍是时好时坏,中西药吃了不少,血压一直不稳定。自用本条方和820条方治疗后,病情稳定了。"

荐方人:山东省枣庄市　王式祥

818. 吃向日葵籽能使血压恢复正常

我是一名退休教师,清楚地记得,52岁时有一次洗浴昏倒在浴室里,经医生检查发现患了高血压病,多次治疗后病情有好转,但每逢发脾气(做教师免不了发脾气),血压必然上升,如此反反复复,很担心,也很苦恼。

一次偶然的机会,听一位老年病友说,向日葵花盘煎汤服用能治高血压病,但我们这里不种植向日葵,只有向日葵籽出售。根据一般推理,向日葵籽是向日葵盘长出来的果实,也应该能治高血压病。于是我决定试一试,一次就购买了2千克向日葵籽,每餐饭后剥去壳食用,每次约吃50~60粒。因为是生吃,一次不能食用过多,以不引起腹泻为限。

吃完2千克向日葵籽后,自我感觉高血压症状有所减轻,我信心大增,又买了向日葵籽继续坚持吃。不到1年的工夫,我的血压恢复了正常。从那以后,我的血压再也未升高过。我确信我的高血压病是吃向日葵籽吃好的,因为在此期间我没有用过其他药。患有高血压病的中老年人不妨试试,一花不了多少钱,二没有副作用,三方法简便实用。每餐饭后剥几粒向日葵籽吃,倒也乐在其中。

引自:1997年6月17日《家庭医生报》

819. 生食向日葵籽治高血压有效

我家有高血压家族史。我52岁那年,医生诊为高血压病。一位老病友告诉我,向日葵可治高血压病,急需时可用向日葵花盘(也可用葵秆中心的髓代替)煎

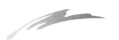

汤服用。我想既然向日葵花盘和秆髓有降压作用，向日葵籽也应该有降压作用。从此，我买了不少生向日葵籽。一般每餐后生食90～100粒，1个多月后，就感到头昏等有所减轻。于是又连续吃了2千克，高血压症状基本消失，经医生检查血压接近正常，且比较稳定。

引自：1997年5月20日《中国老年报》

820. 我自配山楂白芍饮料治愈了高血压

1982年3月，我患了高血压病，虽经服药得到缓解，但未能治愈。从1984年5月开始，我饮用了一种疗效很好的保健饮料，经过3年的饮用，我的高血压被治愈了。

配方及用法：山楂7～10克，白芍5～10克，冰糖3～5克（此为一天的干料量，若使用鲜料应适当增加用量。不喜欢吃甜味的，用山楂10～15克，白芍5～10克即可）。以上各味每日只用料1次，早、中、晚用大茶缸放在炉子上煮开，即可当茶饮用。煎服前，要用温水洗去山楂、白芍上的灰尘。

百姓验证：广西博白县国税东平分局冯巨峰，男，50岁，税务员。他来信说："东平镇叶成光患高血压已3年多，曾多次到东平卫生院、沙河卫生院及附近的卫生室治疗，但总是不见有好转。后来我用本条方为他治疗，用药10天，果然奏效。他坚持用药3个星期，现在已完全正常，健步行走，头不晕，眼不花了，所花药费仅11元多。"

荐方人：河南南阳军分区　王忠魁

引自：广西科技情报研究所《老病号治病绝招》

821. 用生绿豆治高血压效果好

绿豆味甘性凉，有清热解毒、消暑止渴、利水消肿之功。近来，用它治疗高血压症20例，效果显著。

方法：取干燥绿豆研成细末，装瓶内封存。每次15～20克，每日3次，于饭前温开水送服，随后再服白糖一汤匙，持续服2个月。如停药后观察一段时间血压仍高，则再按上法服1～2个月，血压即会正常。

荐方人：江西上犹县下钟寺卫生院　钟久春

822. 我用五生汤治高血压很有效

我参加医疗队下乡巡诊时，结识一位乡间民医，他传授一方，治疗高血压病，一般服药3～5剂血压即降，诸症缓解；服药15～30剂血压基本恢复正常。若间断定期服用，可控制高血压病。

配方及用法：生牡蛎15克，生龙骨18克，生地15克，生山药18克，生赭石12

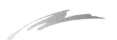

克，柏子仁12克，川牛膝10克。每日1剂，分早、晚2次煎服。在服药期间及愈后，停服西药，忌生冷、辛辣、油腻之品。

本方具有心、肝、脾、肾同治的特点，生龙骨、牡蛎镇心安神，镇潜肝阳；生赭石重镇降逆；生地、柏子仁滋补肝肾，柔肝养血熄风；生山药滋脾益肾；川牛膝滋补肝肾，导引下行。综观全方，配伍合理，四脏同治，虚实结合，镇、润、升相伍。经我多年临床验证，对高血压各期应用均有效。我针对本方配伍特点及高血压病的病理特点，应用时常加泽兰一味，以活血化淤，健脾利尿，加一个"活"法，使本方更趋合理。

荐方人：山东沂水中心医院　王鸣松

823. 我的高血压是喝枸杞茶治好的

去年我的血压曾一度偏高，低压超过12.6千帕（95毫米汞柱），高压21.3千帕（160毫米汞柱）以上，且有发展趋势。一位老中医大夫告诉我，不能掉以轻心，要注意预防高血压，并建议我喝枸杞茶治疗高血压。他说："枸杞是滋养肝肾、明目的良药，有降低高血压，降胆固醇，防治动脉硬化的作用。一般每日用量30克，泡水，饭后当茶饮。"照此法，我每天早、晚饭后服用，连服10天，有明显疗效。据大夫介绍，西藏、新疆和宁夏产的枸杞，疗效更佳。服用一段时间后，血压正常，食欲增加，睡眠良好。

荐方人：山东枣庄市薛城临山路29中　王式祥

824. 我吃黄连素治好了高血压

我是多年的高血压患者，吃复方降压片和牛黄降压丸，血压始终降不下来，感到很痛苦。我到处求医问诊，常有一些老中医介绍吃黄连素有效。据了解，黄连素除用来抗菌止泻外，还具有抗心律失常、降血糖、降血脂的功能，对降血压更有极好的疗效。

我口服黄连素3~5天血压开始下降，6~9天在最低值，治疗过程中头痛、头晕、失眠等症状均有明显改善，没有任何副作用。对于常用降压药无效的高血压患者，不妨试用一下黄连素。

百姓验证：上海市殷行路殷行一屯吕德芳来信说："上海配件厂徐国发患高血压心脏病已4年，经常头晕心急，工作都难坚持，曾在医院服降压药及心脏病药未能治愈。按本条方口服黄连素后，收到了很好的效果：血压恢复了正常，头痛头晕现象消失了，心急、心慌的症状也没有了。"

荐方人：辽宁新民市　刘朝贺

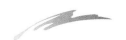

825. 我用小药片治好了两种疑难病

我多年来腹部隐痛，总是轻度腹泻，曾去过几家著名的大医院求医，也都未能根治。原先吃黄连素、痢特灵、土霉素、氯霉素、氟哌酸可以减轻症状，后来这些药都一一产生了抗药性，只有服用泻痢停有效。

真是"祸不单行"，年岁大了，近年来又患了高血压、心脏病，服了泻痢停血压升得更高。我正在悲观失望之时，看到治疗高血压、心脏病的"硝苯地平片"（心痛定）对急、慢性腹泻以及肠易激综合征所致的腹泻，均有良效。我喜出望外，马上到药店买了一瓶，按照介绍的方法，取硝苯地平片10毫克，于舌下含服，每天3次。3天后，腹部隐痛消失，大便次数减少；1个星期后大便正常了，血压也稳定在正常范围内。我真高兴，为了维持治疗效果，现在继续每天服用1次。

真想不到服用一种价钱很便宜的小药片，竟同时治好了我两种难治的病。
（谢勃）

引自：1996年3月4日《家庭医生报》

826. 用蚕沙枕头治好了我患了母亲20年的高血压

蚕沙枕头的制作方法：取干燥蚕沙（蚕屎）2千克左右装入长方形布袋中缝好，然后放入正常使用的枕头之中，但必须将蚕沙口袋放在枕头的内上方，便于接触患者头部。

疗效：我80岁高龄老母，患高血压近20年之久，平时一直口服降压片，剂量逐步增大，最大量一次达规定剂量的4倍。尽管如此，也只能减轻症状，不能从根本上解决问题，整日头晕目眩，经常卧床不起。后来改用蚕沙枕头治疗，现在血压已稳定在正常范围内，还能做一般家务活。

此方无须花钱，操作简便，效果佳。

荐方人：江苏滨海县港务管理处　张锦栋

827. 本洗脚法治高血压有效

近年来，我在医疗实践中应用下述验方治疗高血压症50例，效果显著。

方法：取桑寄生、桑枝各30克，桑叶20克，加水4000毫升煮沸30分钟后，将药液滤出，趁热浸洗双脚20～30分钟。每2～3日1次，连洗1～2个月可获效。

荐方人：江西上犹县中医院　钟久春

828. 我用小苏打洗脚治疗高血压很见效

我以前患有高血压病，吃各类降压药治疗效果不大。后来一老者让我用小苏打洗脚，我洗了3次很见效。至今已有20年了，高血压一直未犯。

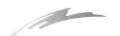

方法：把水烧开，放入两三小勺小苏打，等能放入脚时开始洗，每次20～30分钟。

百姓验证：陕西咸阳市干休所崔惟光，男，76岁，离休干部。他来信说："我患了高血压，医生让我吃药治疗，我没有照做，而是用本条方治疗，现在血压已恢复正常。"

829. 吃木瓜治好了我的高血压

我是一个高血压患者，经过多家医院治疗，均未痊愈。

正当我治疗无门之际，唐河县大河屯乡张湾村我的一位亲戚来看望我，并带来了用木瓜治疗高血压的方法，我愉快地采用了。

此方法简单易行，无副作用。木瓜成熟的时候，我便开始吃起了木瓜。将木瓜洗净，除去内核，切成细丝（或薄片），再加适量白糖，放入笼中蒸熟即成，味道酸甜可口。每天要持续不断地吃，次数与用量可自己掌握。

我的体会是这样的：当你感到双眼干涩或鼻孔出气太热或口腔干渴时，是用量过多的现象，可减少用量或停吃三两日再继续吃。不要期望吃上十个八个木瓜，十天八天就获得显著效果。经过两三个月之后，不知不觉下肢浮肿消除了，头晕、胸闷等现象也没有了，血压也正常了。迄今已有13年之久，一直没再犯过。

荐方人：河南泌阳县泌水镇一中　宁福庆

830. 此方可治顽固性高血压

顽固性高血压病，在临床中多见于原有高血压病史多年，并经多方治疗而难愈者。我在临床工作中常遇见病人的血压收缩压持续在25.3千帕（190毫米汞柱），舒张压持续在17.3千帕（130毫米汞柱）。我经过多年临床研究，制出特效草药方，治疗70例，治愈68例，好转2例；3个月治愈者60例，5个月治愈者8例，5个月病情好转者2例。

配方及用法：复原草100克，陈醋1000毫升。将复原草放入陈醋瓶中，浸泡7天，而后饮陈醋。每日2次，每次20毫升，3个月为1疗程。

荐方人：新疆奎屯127团医院　何怀江

831. 巧用黄芪治疗高血压效果真不错

现代药理研究证实，黄芪确有降压作用，用之得法，其效卓然。我认为，黄芪降压须巧用。

黄芪的某些用法经常被人们忽视，对气阴两虚型高血压患者，巧用黄芪最为适宜。此症型病人脉见虚弱，气短乏力，眩晕常兼项强，腰膝酸软，手足心热，目涩耳鸣，体态丰腴，舒张压高而不降。

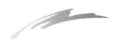

对此症型病人,我常用补气滋阴汤,加减运用,效果较好。特别是对久服各种西药,收缩压控制在正常值内,而舒张压长期保持在13.3千帕(100毫米汞柱)以上不降者,其效尤佳。

配方及用法:黄芪30克,葛根15克,枸杞子25克,首乌25克,生地25克,女贞子25克,寄生20克,牛膝10克,泽泻5克,勾藤20克,牡蛎3克。上药水煎服。

由于黄芪具有双向调节血压的作用,医生常虑其升压而怯用。

我的体会是:重用黄芪则降压,黄芪量小则升压。临床治疗高血压,黄芪用量必须在30克以上,气虚兼血淤症者还可适当加量。

黄芪与滋阴补肾药为伍,多用于气阴两虚型高血压,黄芪用量稍大于滋阴药;黄芪与活血、化淤药为伍,常用于高血压而兼冠心病者,黄芪用量必倍于活血化淤药;黄芪与葛根为伍,常用于高血压兼见颈项痛者,黄芪与葛根比例为2:1较好;黄芪与防己为伍,用于高血压兼见肾炎浮肿者;黄芪与山药为伍,用于高血压兼见糖尿病患者。(熊文晖)

引自:1995年12月20日《中国医药报》

832. 香蕉皮熬水喝可使血压恢复正常

去年春节后,我一度身体不适,经检查收缩压21.3千帕(160毫米汞柱),舒张压12.6千帕(95毫米汞柱)。一离休老干部向我介绍,每天用香蕉皮2~3个,熬一杯水喝,每日3次,连喝3天(只能喝3天)即好。我照此法做,3天后再去量血压,收缩压降至18.6千帕(140毫米汞柱),舒张压降至12.0千帕(90毫米汞柱)。后来又多次检查,一直稳定,有时还更低些。又将此法介绍给5位患者试用,都认为是既经济又简单的降血压良法。

百姓验证:新疆吐鲁番火车站张玉厚,男,70岁。他来信说:"家住四川内江市的张某曾患高血压多年,长期以西药维持,非常苦恼。经朋友之妻介绍,用本条方只几天就治好了他的病,而且至今从未犯过。"

荐方人:河南孟津县经委 陈新富

833. 我用花生秧绿豆治好了高血压头晕

用干花生秧和绿豆熬水喝,可治高血压头晕。

方法:干花生秧一把(去根),绿豆一把,同放砂锅内添两碗水,用文火煎至绿豆熟滤出,趁温服用。每日2次,饭前服较好,连服数日就能见效。为了巩固效果,长期服用更佳。

我患高血压多年,头晕不止。后得此方,我照方连用5日,头晕停止。(桑培孝)

引自:1997年3月5日《老人春秋》

834. 用按摩法治高血压也有效

我曾用按摩法治好了低血压。

最近，用按摩法治高血压同样有效，现介绍如下：

（1）五指并拢伸直，拇指分开，两手紧紧贴于面部，以鼻子为分界线，由下巴起，沿直线用力向上按摩。待手心按摩至头顶时，再沿着原直线用力向下按摩。一上一下为一回，连续按摩10回。注意两肘间保持10厘米间隔。

（2）按原手法由下向上按摩，待两手心按摩至头顶时，两臂顺势向后张开，两手指尖相对，也就是两臂和两手同时向后转90度。再向头的后部按摩下去，接着再沿颈部向前按摩至气管部位为止。这个动作要连贯起来，中间勿停顿。连按摩5回。

两个动作共按摩15回，此谓一次，要连按摩4次，共计60回。每天早上掌握在2分钟左右，按摩完为宜。

荐方人： 云南建水县离休干部　　戚炳焕

835. 按摩耳郭加耳尖放血法可治疗高血压

从1987年到1991年，我用耳郭按摩加耳尖放血疗法治疗高血压病患者50例，均取得了较好的疗效。患者年龄最大的71岁，最小的36岁，主要症状为眩晕、头痛、耳鸣、眼花、面赤目红、烦躁易怒、失眠、腰膝酸软等。

治疗前先让患者休息10～15分钟，然后测血压。患者取端坐位，医生用拇、食指对捏患者耳郭并按摩揉搓，反复数次。属肝阳上亢和阴虚阳亢者，肝、胆、肾穴重点按揉；痰湿壅盛者肝、脾、胃、三焦穴要重点按揉，使整个耳郭充血、发热，按摩时间5～10分钟，再用三棱针对准耳尖穴快速点刺1～2下，深度2～3毫米，挤出血并用消毒干棉球拭去，再挤再拭，出血量1～4毫升。血量的多少要根据血压、体质、病程等来决定。一般来说，收缩压超过26.76千帕（200毫米汞柱），舒张压超过14.67千帕（110毫米汞柱），属实证且病程短者出血量要多；收缩压低于26.67千帕（200毫米汞柱），舒张压低于14.67千帕（110毫米汞柱），属虚证或本虚标实证，病程较长者出血量要少。患者休息10分钟后再测血压。每周治疗2～3次，两耳交替使用。每天测量一次血压并记录其值，治疗前后10分钟各测量一次血压，6～9次为1疗程，间隔1周再行下1疗程。服中西降压药患者可在治疗2～3次后停用中西药。对降压药有依赖性的可在1个疗程后停服。患者戒烟酒、戒恼怒，避免过度紧张与疲劳，少食肥甘炙烙之品，宽心养性，适当参加体育活动等。

本疗法对Ⅰ、Ⅱ期高血压病属于肝阳上亢者效果好，远期降压效果稳定，且降压至正常或临界范围内不再继续下降，避免了服降压类药的依赖性。

耳与全身脏腑经络都有联系，耳尖放血属中医实则泻之，有镇静、消火、退热、降血压及降低胆固醇等作用。

百姓验证：新疆阜康石油基地骆志光，男，66岁，退休。他来信说："2000年5月1日，我突感头晕耳鸣，上下楼梯都很困难，到医院一检查是高血压所致。我回家后用本条方治疗，当天晚上睡很很好。第二天又到医院去检查，血压竟然恢复正常了。"

荐方人：山东郓城医院　许永迅

836. 我用长呼短吸法使血压20余年保持正常

我于20世纪60年代初就患上高血压病，多处治疗，血压始终居高不降，头晕心慌，整夜不眠，精神恍惚，悲观至极。后来自练气功，在尽量放松、安静和引血下行情况下，坚持做到长呼短吸，呼气占2／3时间，吸气占1／3时间。自1969年起，20余年我从未服过降压药，血压基本正常，不适症状全消，睡眠良好。原来，呼气时交感神经抑制，血压下降；吸气时交感神经兴奋，血压升高，以此降多升少，其病乃治。此法不问地点，不拘形式，坐卧立均可，唯坐最佳。持之以恒，受益匪浅。（骆泉生）

引自：1996年11月6日《安徽老年报》

837. 高血压病的自我疗法

去年底回乡度岁，顺便往访旧日老友黄君，见他精神萎靡，气色很差，问他健康情况怎样，他诙谐地说："自从办了离休回到老家以来，长期血压过高，脑袋晕晕乎乎，脚无力，行走不正。"随即从衣袋中掏出三个小药瓶，里面全是降压药丸，他说现在全靠这几个"警卫员"，才保得健康。再从另一个袋里掏出一颗北京同仁堂的安宫牛黄丸，他又说："这是警卫排长，力量不错，对我来说，还立过二等功哟！"

前不久，有海外亲人归来，伴他们回乡探亲，在街上邂逅黄君夫妇，见他精神抖擞，时间相隔9个多月，前后竟似两人，我问他健康情况怎样，他满面笑容回答说："我以前每天吃3次药，各1片，几年来从未间断过。今年3月初听旧日战友介绍一种自疗高血压的方法，依法做了之后，降压药则次第减服。现在每天只吃1片天麻素片，精神、胃口均显著好转，两个多月来，血压保持正常。"

自疗法简单易做，全套分三步：

①用左手抚摸右胸，用右手抚摸左胸，各300次。②用大拇指的骨节在两边太阳穴上轻摸。譬諘十个手指弯曲如抓物状，梳头发，300次，每天早、晚各1次，可以坐在椅子上做，或躺在床上做。

我问他："你有没有请教医生，这样做有无理论根据？"他说："实践证明有

显著效果,何必再去找什么理!"因为高血压是老年人的常发病,听得此法能自疗保健,特介绍出来,供患者一试。(陈庆元)

引自:1996年11月26日《老年报》

838. 自我刺激手背三穴可防治严重高血压

"大夫,我身上出现了奇怪的脉动,是不是有什么问题?"

两年前,有位患者极恐慌地问我。在那一瞬间把我问愣了,经过查问后,才弄清原来是件极简单的事,二人不禁相视大笑。

不仅是他,一般人都认为人体的大脉只有位于手腕两侧的那两条而已。其实,血管的大脉另外还有不少,如那人所说的奇怪的脉动就是来自于阳溪穴上的大脉。

阳溪穴在手背上,也称为"血压反应区",可以反映高血压的初期症状,是一个极为重要的穴道。拍打阳溪穴时,如果有剧烈疼痛的感觉,血压必定上升到21.3~23.9千帕(160~180毫米汞柱)。像刚才提到的那人,拿血压计来测量他阳溪穴上的动脉血压,果然超过21.3千帕(160毫米汞柱),他似乎只注意到阳溪穴上动脉的存在,对于其他异常毫无察觉,测量结果显示为相当严重的高血压。

治疗方法就是刺激阳溪穴,而且只有强刺激才能达到疗效。(见838条图)这是因为废弃物质堆积在血管内,造成血液阻塞引起高血压,单纯的按摩并不能收到最佳效果。拿10根牙签捆成一束刺激即可。

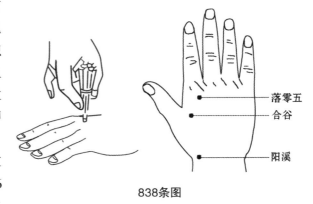

838条图

血压反应区上,除了阳溪穴外,血压收缩压如果达到23.9~26.6千帕(180~200毫米汞)应刺激合谷穴;若超过了300毫米汞柱,则应刺激落零五穴,也可以两穴同时依次刺激。(见838条图)

839. 转动脚腕也可降血压

一般血压偏高的人,踝部均有程度不同的发硬现象,转动踝部,有助于血液运行,血压下降。其治疗方法如下:

盘腿坐在椅子上,用手抓住脚尖,转动踝部;应慢慢、仔细地转动,切忌用力过大、过猛,以防踝关节软组织扭伤;左右踝部各转动30~40次。早、晚进行较有效,洗澡后进行效果更佳。

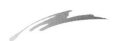

引自：1997年4月22日《老年报》

840. 按摩耳穴防治高血压效果较好

耳穴按摩防治高血压效果较好，现介绍如下：

1. 全耳按摩。双手掌心摩擦发热后，双手同时按摩耳郭腹背面，先向后按摩腹面，再向前按摩背面，来回反复按摩10次。然后双手轻握拳，以劳宫穴对准耳郭腹部按摩，再以劳宫穴对准耳背按摩，正反转各20~26次。使整个耳郭达皮肤充血、发热为止。

2. 耳郭穴位按摩。（见840条图）

（1）双手拇指腹按摩耳背降压沟，从上到下缓慢进行，反复按摩15次。

（2）提掐耳尖穴。双手拇指掐住耳尖穴，轻轻向上、向外提拉15次。

（3）提拉耳垂，亦称双凤展翅法。双手拇、中、食指捏住耳垂向下、向外提拉，由轻到重，每次3~5分钟。

（4）点按肝穴。双手食指尖对准肝胆穴点压1~2分钟，压力由轻到重，以局部有胀热感为宜。

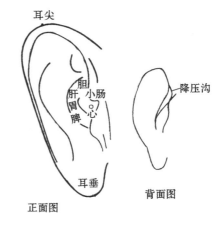

840条图

（5）点压心穴。方法同上。

（6）点小肠穴。方法同上。

（7）最后双手掌同时对准耳郭轻压1分钟，整个按摩过程结束。每日早、晚各1次，长期坚持，延年益寿。（翟纯花）

引自：1997年第7期《中国保健报》

841. 按本方外敷涌泉穴半小时左右可使血压降至正常

配方及用法：糯米3克，黑胡椒1.5克，桃仁、杏仁、栀子各3克，鸡蛋清适量。将以上药物共研成细末后，用鸡蛋清调成糊状，外敷在涌泉穴上，用胶布固定。待血压下降后（半小时左右），再将外敷药取下。

疗效：降压效果较快。

引自：1997年11月13日《健康之友》

842. 按摩手指可降低血压

中国古代的医生早已知道在手指和脚趾上的穴道揉按，有降低血压的功效。

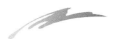

方法： 左右两手互相交换来做。用拇指和食指在指甲部位的正面及反面按摩，用力要均匀，不能太大，一个一个做下去，一只手做完换另一只手。同样，脚趾亦可以做同样的按摩。

手指中，中指尖端的中冲穴按摩尤其要重，它属于手厥阴心包经，主治心痛烦闷和中风不省人事。其次，小指的少泽穴，食指的商阳穴和无名指的关冲穴，都是要穴，经常按摩必有疗效。

按摩一个手指大概只用10秒钟左右。假若有时间，做久一些也可以，不过必须天天坚持做，能形成习惯最好。

引自： 1996年12月25日《国际气功报》

843. 治疗高血压，按摩手很有效

（1）从手背看高血压的征兆

疾病发生前常有各种特殊的征兆，根据患者的病史，常有很多意外的发现。

现在患高血压的人很多，很多高血压患者被诊断为原性高血压，病因不明。病发前可有头痛、肩部酸痛、耳鸣等症状，但这些并不是高血压的特有症状。病发前毫无征兆的也很多。不少人在体检时才发现患有高血压，这些人还算幸运的，因为从此可注意防治。而有很多人，由于平时不注意常使高血压恶化。

"手"可以预示高血压征兆。

众所周知，当我们握着手腕时，可感到脉搏的跳动。此外，像肩膀后、耳后等也可感受脉搏的跳动。随着心脏的收缩、血液运行全身而使脉搏跳动，这是非常自然的现象。

随着血压的升高，脉搏的跳动也不同，当血压在160～180毫米汞柱时，手腕的"阳溪穴"就会变成180～200毫米汞柱。食指上方、手背间骨中的"落零五"也会感到强烈的跳动。

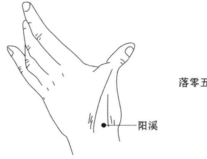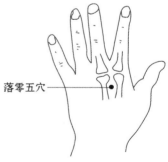

——阳溪

落零五穴

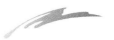

843条图1

（2）止痛降压

手背上有三个反应血压的穴道，请您确认一下它们的位置。

确认阳溪穴的方法：将五指张开背朝上，在拇指下方手背上会有一个凹陷，最靠近手腕处的一压痛点，就是阳溪穴。

落零五的位置：食指与中指的基指关节往下推沿的一个压痛点即为落零五。

（见843条图1）

找到压痛点后，用拇指指腹轻按该处，注意脉搏跳动的情况。跳动的情况如又强又急，则有必要到医院检查一下心脏。

有一次，有位姑娘来找我，她有强烈高血压的征兆。她说曾在医院测过血压：高压180毫米汞柱，低压120毫米汞柱。

检查血压反应区后，发现她合谷穴上的脉搏跳动非常明显，因此就每周为她针治一次。一年后，她可在不吃降压药的情况下，高压维持在140毫米汞柱，低压维持在90毫米汞柱的标准。

针刺合谷穴的原因是此穴有强烈的反应，是病因所在。如果有反应的穴位是阳溪穴或落零五穴，针灸的部位就得改变了。

由于手背平常接受的刺激很多，所以治疗时要略加重刺激。将10根牙签用橡皮圈束齐，用尖端轻触手背直到发红为止。1日2次。还可用香烟头灸治。（见843条图2、图3）

除了刺激相应的穴道（非合谷穴）外，与合谷穴一同刺激效果比较好，因为合谷穴有安定精神的作用，而高血压患者中因精神紧张而引起的病例相当多。

刺激穴道的同时，在日常生活中也要养成测量血压的习惯，清楚平时的血压是很重要的。

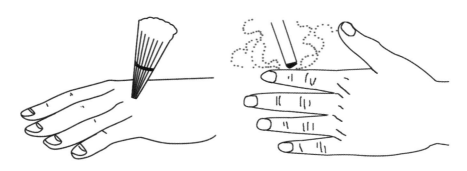

843条图2　用成捆的牙签刺激　　　　843条图3　用香烟头灸治

844. 我坚持手脚穴位按摩治疗高血压很有效

高血压的早期症状为有时头部或后颈部胀痛，以及头昏、眼花、失眠、记忆力减退等。血压长期持续偏高后，可引起脑动脉硬化，此时症状加重，出现心悸、胸闷、经常头痛、四肢麻木、颈项僵硬等。

高血压可有两种简单检测方法：①用手指敲打59穴点，如穴点处有剧痛感，就是高血压。②用拇、食指横捏中指根处，稍用力后，如被捏的中指朝拇指方向指根有痛感，是高血压；如被捏的中指根朝小指方向有痛感，是低血压。

脚部选穴：22，23，24，67。（见844条图1）

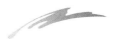

　　按摩方法：22，23，24三穴要连按，用按摩棒大头从22穴斜推按至24穴，双脚取穴，每次每脚每三穴推按10分钟。67穴用按摩棒小头点按，因此穴为降血压点，点按时力度稍强些，双脚取穴，每次每脚每穴点按5～10分钟。每日按摩2次。

　　手部选穴：用梅花针强刺激59穴点，每手每穴3分钟。按揉44穴点，每手每穴5分钟。加力捏按44穴区中的41，42穴点，每手每穴3分钟。69，70，71三穴连按，每手每三穴推按5分钟。每日数次。（见844条图2）

　　百姓验证：黑龙江省鸡东县农场荆余学说："我老伴今年60岁，患高血压、心脏病、尿路感染、浮肿20多年，时好时犯，久治不愈。后来，按本条方介绍的方法按摩了五六天，脉象好转，效果明显。"

　　"有一天晚上躺下又犯了病，头晕、恶心，吐了满地，躺在炕上不敢动了。我赶紧采取措施，一边给她试脉，一边按摩其脚部反射区。请来医生后一量血压，收缩压高达31.9千帕（240毫米汞柱），医生给注射了一支降压药，留下几片内服药就走了。我一看没别的办法，只好坚持给她按摩脚部病理反射点，一直按摩到半夜，她能动了，给她喝了水，让她睡下，我才休息。第二天，我又给她试脉，发现脉搏太差，这一天我给她按摩了3次，见效后也不吃药了。"

　　"连续按摩3天后，她的精神正常了，也能干家务活了，量血压，收缩压降到23.9千帕（180毫米汞柱）；3个月后又量血压，收缩压降到22.6千帕（170毫米汞柱），心律也恢复正常了。"

　　注：手脚穴位按摩治病法与按摩工具，请见本书4145条。

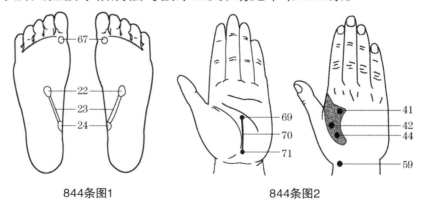

844条图1　　　　　　　　　　844条图2

845. 老人头痛莫忘问血压

　　有一位老人感到头部疼痛，并用手指按太阳穴，似乎痛得很不耐烦，他说他有高血压和脑动脉硬化症。从痛的程度看不是中风前兆，因为中风前兆的疼痛异常剧烈。我为他验手并捏按中指根，证实他确实是高血压头痛，当即为他用梅花针刺激手部41，42，59三穴，每手每穴强刺激2分钟，10分钟后，他的头痛症状消

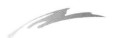

失。证明他确是血压高了。41，42，59三穴是降压穴，和治疗单纯头痛的穴点不同，在临床施治中，必须弄清是血压高引起的头痛，才可取此三穴。不能盲目取穴，取穴不当达不到治疗的目的。

846. 王某40年的高血压仅喝尿4个月便恢复正常

王某，74岁，患高血压40余年。因经济拮据，无力承担医院的药费，遂背着老妻私下实施尿疗法。4个月后，血压恢复了正常。老妻拍掌庆幸"新药好"，老王头悄悄告诉他人："什么降压灵，还不如喝尿灵！"

引自： 广西科技情报研究所《生命水治病100例》

847. 老军医献出的治高血压特效方

配方及用法： 钩藤18克（后下），牡蛎30克（先煎），葛根24克，川地榆20克，牛膝24克，山楂30克。上药加水4碗，先煎牡蛎20分钟，再放入诸药，煎至约一满碗，最后倒入钩藤同煎至八分，饭后1.5小时服，10剂痊愈。

注意： 各味药缺一不可，勿用相近药代替，否则无效。

禁忌： 服药期间忌食辛辣、煎炒、油腻的食物，禁烟酒。

荐方人： 山东菏泽市一中前街华中服务中心顾问处王军峰。王军峰1989年90岁高龄过世，生前是中国医学会委员、著名老军医。

848. 硝苯吡啶治肾性高血压有效

因肾脏疾病引起的高血压称为肾性高血压。常见为急、慢性肾炎，先天性肾脏畸形和肾动脉狭窄等，症状为发热、浮肿、血尿、尿频、尿急、尿痛、腰酸痛、蛋白尿等。

配方及用法： 硝苯吡啶、心得安。硝苯吡啶10~20毫克，每6小时1次，咬碎服或舌下含化，加用心得安10~50毫克，每日3次口服。

疗效： 一般在服药后15分钟内血压开始下降，30分钟作用明显，2~3小时作用达高峰，持续4~6小时。

引用：《实用西医验方》

849. 桑叶可以降血压

方法： 干桑叶100克加水1500毫升，煮沸后2分钟停火。当茶饮，不限次数，两三天后血压即下降。应随时测量血压，当血压降至正常时停止饮用。

荐方人： 辽宁抚顺监狱　洪喜林

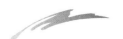

850. 槐花山楂饮是治疗高血压的一剂良药

据资料统计，利尿酸和速尿、安体舒通、利血平、美多似安、复方降压片等治疗高血压的药物，长期使用均可引起阳痿。为了保证患者既能治疗高血压，又不影响性欲，现推荐一种中药降压良剂：生槐花20克，菊花20克，生山楂20克，以上为1剂，水煎当茶饮。每日1剂，连服1个月，可使血压降至正常水平。据临床观察，总有效率为95.6%。

初夏，正是槐花盛开的时节，可采集一些晒干，存放于家中，以用于防治高血压。（李曾福）

引自：1997年7月10日《老年报》

851. 白颈活蚯蚓治高血压病有效

配方及用法：白颈活蚯蚓15条，白糖100克。将蚯蚓剖开，洗净泥土，加白糖，30分钟后待蚯蚓溶化成液体时，顿服。每天早、晚各服1次，5天为1疗程。

疗效：此方治疗高血压24例，疗效满意。

百姓验证：史某，男，58岁，1984年10月16日诊。患高血压病3年，证见头晕不适，头部胀痛，口苦咽干，舌红，苔白，脉弦。证属肝阳上亢，治宜平肝潜阳、降压利尿。用蚯蚓合剂治疗1疗程后，血压已恢复正常，再服1个疗程巩固疗效。随访未见复发。

引自：《湖南中医杂志》（1987年第3期）、《单方偏方精选》

852. 桃仁蛋治高血压2周即可见效

最近偶得一方，治疗高血压有效率达90%以上。具体方法如下：

每次取1枚鸡蛋，将蛋倒出1/3份，然后将研成面的7克桃仁放入鸡蛋里，用筷子拌匀，再用黄豆秸火烧熟，待凉后一次吃下。每天早、晚各吃1枚，2周后即可见效。（苏德录）

引自：1997年3月21日《家庭保健报》

853. 生芹菜拌大蒜治高血压效果很好

芹菜含有高密度脂蛋白、胡萝卜素等，有降压、抗动脉硬化作用；大蒜含有高密度脂蛋白，可降血脂，降胆固醇，增强心肌收缩力；芝麻油含维生素E，有抗自由基氧化作用。

方法：将净芹菜31～62克切成细丝，再将两瓣新鲜大蒜切碎，加入少量食盐及醋，以微咸微酸为度，再放入芝麻油2毫升、味精少许，拌匀后即可食用。

我曾连续食用3个月，对我的高血压、心动过速治疗效果很好，身上的老年

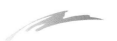

斑也逐渐消失, 起到了"血液清道夫"的作用, 未见副作用。

荐方人: 湖南永州二中教师　邓冰浦

引自: 1997年第3期《健康指导》

854. 我使用决明子粉为老伴治高血压迅速见效

配方及用法: 决明子500克, 白糖适量。将决明子炒黄捣碎, 加白糖, 每次3克, 用开水泡开, 每日3次。

按语: 现代药理研究证明, 决明子含有大黄素、决明子内脂、蛋白质、色素、胡萝卜素等成分, 有降血脂、降血压、抗菌等作用。相传, 陕西龙门山有一老道, 年过百岁, 仍鹤发童颜, 耳聪目明, 可远眺十里以外之物, 可近视蝇头小字, 人以为奇, 恳求老道传授仙方。老人欣然应允, 授以决明子, 令其捣烂吞服, 每次一小匙, 连服1年。净得天地四时阴明之气, 龙门人服决明子后, 个个目明眼亮。

百姓验证: 四川川西建筑公司赵季芳, 女, 60岁, 她来信说:"我老伴患有高血压, 整天两眼昏花, 我用本条方为他治疗, 迅速见效。"

引自:《小偏方妙用》

855. 用玉米须煎水喝可降血压

方法: 干玉米须煎水代茶饮, 每天3次, 5天见效(降压)。

荐方人: 福建尤溪县溪尾乡埔宁村　纪长球

856. 醋调吴茱萸贴足心血压可降至正常

吴某, 56岁, 患高血压7年, 血压: 170～180／110～120毫米汞柱, 服用多种降压药均无效。后用吴茱萸末, 醋调贴两足心后, 血压下降为130～140／80～90毫米汞柱, 自觉症状减轻。

引自:《中国单医奇效真传》、《常见病方选编·内科》

857. 红花泡酒治高血压也有效

段某, 58岁, 患高血压, 经服红花泡酒1个月, 以后1年多未再来复诊。后患者因咳嗽频繁, 又来求治, 询问高血压病, 他说:"已经好了, 服红花泡酒1年来血压正常。"我为其测血压, 果然如此。

引自:《中医单方药奇效真传》、《来春茂医话》

858. 用醋浸花生仁治高血压效果好

配方及用法: 花生仁、食醋。将花生仁在食醋中浸泡1周以上, 时间越久越好。每天晚上临睡前服, 每次2～4粒, 嚼碎吞服, 连服7天为1疗程。一般治疗1疗

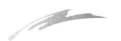

程，血压会明显改善。

百姓验证：蒋某，男，63岁。近几年来经常头痛、头晕、心跳、失眠。1976年8月突然发生头重脚轻，行走蹒跚如入云雾中，耳鸣眼花，头晕加重，血压25.3／17.3千帕（190／130毫米汞柱），脉弦紧，诊断为高血压。经西医治疗，每天肌肉注射10%硫酸镁10毫升，口服利血平、维生素C、益寿宁等约1周，但血压一直很高。遂停用西药，开始服用醋花生仁，每晚睡前嚼服4粒。仅1疗程，自觉症状全部消失，血压降至17.3／12.0千帕（130／90毫米汞柱）。以后继续每星期服1次，到现在血压一直正常。

备注：①生花生仁的红色外皮不可去掉，否则效果大减。②本方内的食醋易挥发，在浸泡花生仁时要将盛器口密封，切勿走气。③服完1疗程之后，如血压降至正常，自觉症状已消失，为了巩固疗效，防止复发，可每星期服1次，每次服2粒醋花生仁。④本法对动脉粥样硬化病患者疗效亦佳，可以降低血脂、胆固醇和甘油三酯，疗效较持续，但须长期服用。

百姓验证：辽宁瓦房店市永宁镇倪殿龙，男，73岁，离休。他来信说："朋友之妻患高血压，心里难受，头发晕，吃了1盒脉通，2盒降压药，效果均不佳。后来我用本条方为其治疗，20天后血压正常。"

引自：1978年第1期《新中医》、1981年广西中医学院《广西中医药》增刊

859. 银杏叶治脑血栓、高血压效果很好

作用：降血脂，降血压，降低血液黏稠度，改善血液循环。

采叶时间：霜降前10天左右为宜。

制法及用法：将银杏叶剪成条，每次取5克（超过6克会腹泻），放入杯内，用沸腾白开水冲泡10分钟，于早饭前服。1天1次，5天为1疗程。吃5天停10～30天。病好了立即停服，不可过量。

注意：吃药期间不喝茶，不喝酒，一定不要超量用药。

荐方人：山东五莲县粮食局　王世维

860. 大蒜粥可"降服"高血压

此粥对高血压、高血脂和冠心病等有较好的防治效果。

方法：①独头蒜40克，去皮洗净，切成两半，入沸水中焯2分钟；粳米100克，淘洗干净待用。②砂锅置火上，加清水1000毫升，下粳米用火烧开后，改用小火慢煮至半开花时放入大蒜。③煮至米烂、蒜软、汤稠，表面有浮油时下精盐调味即成。

荐方人：四川重庆市第二药品检验所　唐德江

引自：1997年10月21日《老年报》

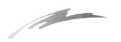

低血压

861. 参山苡莲粥治老年人低血压颇有效验

老年低血压病人，气阴（血）两虚者占80％以上，患者表现为眩晕、神疲、乏力，甚者心悸、气促、失眠多梦、脘胀纳差、腰膝酸软等。

我在临床上采用自拟方——参山苡莲粥治疗老人低血压眩晕数十例，颇有效验。现介绍如下，供老年患者参考使用。

配方及用法：党参、山药、苡仁、莲子肉各15克，大枣10枚（去核），糯米50克。先将前5味药放在凉水中洗净，待药被泡涨后捞出，再将淘好的糯米和药一同入锅，加水适量，以文火煮，待糯米煮烂，即可将药和粥1次吃完。早晚各1次，15天为1疗程。多数人吃1个疗程后即见效；少数病程长、病情重者，可连吃2个疗程。

引自：1996年5月7日《老年报》

862. 我服醋蛋液使低血压恢复了正常

醋蛋液能治低血压，这是我个人服用后的经验。我过去一直是低血压，收缩压12.0~13.3千帕（90~100毫米汞柱），舒张压8.0~12.0千帕（60~70毫米汞柱）。服了几个醋蛋液后，血压就变正常了。近半年来血压一直保持在正常范围，精神轻松愉快多了。我们单位还有一位老同志原来是高血压，经过服醋蛋液后血压降到正常。我服醋蛋液却升高了血压，看来这醋蛋液可作双向调整，真是个宝！

百姓验证：福建屏南县果园新村15号曾灼书，男，71岁，离休。他来信说："我患有多年的低血压，曾经住院治疗，打针吃药都不见效。后来用本条方仅治疗1个月，血压就升高了，睡眠也好了，身体也健康了。"

荐方人：黑龙江省军区干休所　李玉良

注：醋蛋液治病法，请见本书4142条。

863. 服醋蛋确实能使低血压恢复正常

我多年患有低血压，高压11.97千帕（90毫米汞柱），低压6.65~7.98千帕（50~60毫米汞柱）。随着年龄增长，记忆力有明显减退。读书用脑不能持久，感到脑供血不足。1987年7月又得过脑血栓，在嫩江县医院住院，天天滴丹参，几

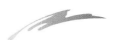

个月后仍觉头部"嗡嗡"疼痛。经服用2 周醋蛋后，头脑清醒多了，读书用脑能持久了，服用3周后，头痛病治好了，记忆力也有好转，血压恢复正常。

荐方人： 黑龙江嫩江县伊拉哈镇离休干部　许恩福

864. 我用家传七代秘方治低血压极其有效

1975年春，我患了低血压病，头晕目眩，不能工作。求名医诊治，每天1剂中药，连服100多剂，又配合食疗，吃鸡蛋数百个、红糖数十斤，花了700多元钱，100多天血压仍是上不来。

最后，我从一位近百岁的老人那里得到一家传七代秘方，每天1剂，用4剂后血压恢复正常。

此消息传出，低血压病人及其家属登门求方者络绎不绝。

配方及用法： 当归25克，五味子25克，甘草25克，茯苓50克，水煎服。每剂连煎2次，将第一次煎的药液滤出后，再添水煎第二次，把2次滤液混合后，每早空腹先服混合液的1／2，剩下的1／2于晚睡前温热服下。每天1剂，连服5天。服药前，先测量一次准确的血压数，如服药后血压升得特别快，可隔日再服；若稳定上升，可连续服用，直到恢复正常，服药停止。（王承斌）

百姓验证： 福建福清市南门深巷64号李金祥来信说："福清东阁农场彭松永全家族都是低血压，属于先天性的，到处治疗无效。用本条方试治，连服5天，患者就感到身体正常，血压也正常了。"

引自： 1997年第6期《老人春秋》

865. 我发现鬼针草对血压有双向调节作用

我很长时间里自觉头晕、头重脚轻、全身乏力、睡眠欠佳，干点活上喘，尤其是夏天上述症状加重，医生诊断是原发性低血压。药用了不少，钱都白花了。自从我服用了鬼针草中药，半个月后，自觉全身有力，干活有劲头，头晕症状消失了，睡眠也好了，食欲增加了，血压恢复正常。

鬼针草不但治低血压，还能治高血压症。我老伴患高血症已10年多，头晕、头痛严重，活动困难，全身无力。她试着口服鬼针草，服药1周，血压即开始下降。半个月后非常惊奇地发现，血压由过去的23.9／17.3千帕（180／130毫米汞柱）降到17.3／10.6千帕（130／80毫为汞柱），血脂化验正常。我们老两口乐得几天合不上嘴，花钱不多，治好了我们老两口的病。10多年的心病一招去掉了，血压平稳了。鬼针草真是稳定血压的良药。

百姓验证： 宁夏五金公司李秦虎来信说："我患低血压，当服用鬼针草后，我的血压升至正常。当我停服3个月后，血压又一次下降，我又开始服用，几天后低血压又恢复正常。实践证明，鬼针草是一种很好的特效药物。"

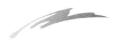

荐方人：河北石家庄新华区清真寺街　　史恒秀
引自：1997年9月25日《老年报》

866. 我的低血压恢复正常全靠常年吃大蒜

我吃生大蒜25年，心动过速、肠炎、低血压和肛裂等病都有所好转，精力也充沛多了。

1957年，我大学毕业，志愿要求分配到北大荒工作。"文革"期间，也被打成了"走资派"，身心受到摧残，患了心律不齐，经常心跳很厉害，满身大汗；还患有胃肠炎、消化不良，常常腹泻，血压低，只有9.31～11.97千帕（70～90毫米汞柱），看个把个小时书就眼花、头晕；还患有关节炎等病。一次，我从报纸上看到大蒜的保健功效，就在房前的园子里种了500株蒜，秋天收蒜后我就天天吃，说来真灵，数月后感冒、腹泻大为减少，由此更激发了我吃蒜的兴趣。20多年来我摘抄了60多篇有关大蒜的文章，得知古今中外的医学家都对大蒜的医疗保健作用进行过研究。

大蒜的主要营养成分有蛋白质，脂肪，糖分，胡萝卜素，维生素B、B2、C以及粗纤维，钙，磷，铁和微量元素锌，铜，镁，钴，硒等，而且还含蒜素、蒜辣素等名贵物质。大蒜的保健医疗作用在于：去腥提味，促进消化液的分泌，增进食欲。大蒜素有"天然抗菌素"之称，具有抗菌、消炎、驱虫、健胃、利尿、祛痰止咳等功效，可防治感冒、高血压、动脉硬化、细菌性痢疾，提高记忆力，延长寿命，减轻放射线危害，对男性性功能障碍也有一定的疗效。大蒜中含的硒是癌症的天敌，可抑制癌细胞扩散，防止良性瘤癌变等。

由于对大蒜的认识提高了，因而更增强了吃大蒜的自觉性。我们一家四口人每天坚持吃一头紫皮蒜，餐餐离不了。但吃生蒜时应注意几个问题：一是不能多吃。每人每天以1～3瓣蒜为宜，如长期过量食用可伤肝损目；二是最好吃生蒜，因煮熟后大蒜的活性成分和有效成分大多数被破坏；三是肠炎患者不能吃生蒜，因为肠内局部黏膜组织已发生炎症，生蒜刺激性大，会促使肠壁血管进一步充血水肿，导致更多的组织液进入肠内，加剧腹泻；四是空腹时不宜吃生蒜，以免刺激胃黏膜，有的人吃生蒜胃疼就是这个道理。

本文作者：黑龙江密山市8511农场　　欧阳敏

867. 我用此方治低血压效果甚佳

配方及用法：甘草15克，桂枝30克，肉桂30克。3味药物混合，水煎当茶饮。
疗效：服2～3天血压即可升高，应用数例，效果甚佳。
百姓验证：吉林长岭县邮局宋德才，男，68岁，退休干部。他来信说："梁晶患低血压多年，经县医院治疗效果不明显。我用本条方为他治疗很快见效。"

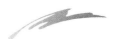

荐方人：河北宋盂　　斋文献

引自：广西医学情报研究所《医学文选》、《实用民间土单验秘方一千首》

868. 五灵升压汤可使低血压恢复正常

配方及用法：五味子、淫羊藿各30克，黄芪、当归、川芎各20克，白酒40毫升，水煎服。每天1剂，分早、晚饭前服。

疗效：此方治疗低血压综合征58例，痊愈51例，好转6例，无效1例。

百姓验证：一位姓张的男士，31岁。近来头昏眼花，恶心纳差，面色少华，精神欠佳，舌微红、苔薄白，脉弱，高压10.7千帕（80毫米汞柱）。服五灵升压汤3剂，诸症消失，高压升至16千帕（120毫米汞柱），低压升至10.7千帕（80毫米汞柱），再服3剂以巩固疗效，随访3个月未复发。

引自：《浙江中医杂志》（1993年第6期）、《单方偏方精选》

869. 常刺激手掌与心脏有关穴位可消除低血压症状

患低血压的人，一般来说血管都有过于脆弱的弱点。因此，难以收缩自如，血液流通也比较缓慢。所以，血液很难深入到毛细血管内，导致手、脚冰冷的症状。

除手脚冰冷外，还会对脑部和各内脏器官产生影响。心脑的功能就是输送带氧的血液到胃、肠、肝、肾等器官，因此，低血压的人内脏一直呈缺氧状态，这种情况必定要危及到脏器机能。低血压所引起的疲惫感觉，是典型表现。低血压患者突然站起来时有晕眩感，这就是脑部缺氧的症状。从以上情形看，低血压患者当务之急就是促进血液循环，而担负血液循环重要任务的是心脏。因此刺激手掌时，应以三个穴位为中心，即以和心脏有密切关系的心经、心包经及连接心包经的三焦经三个穴位。具体地说，就是手腕上的神门穴、大陵穴、阳池穴及位于无名指和小指背交叉处下方的中渚穴。（见869条图）

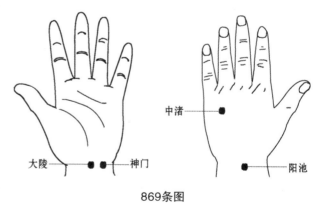

869条图

870. 坚持手脚穴位按摩治疗低血压有效

低血压有一种简单检测方法：用拇、食两指横捏中指根部，稍用力后，如朝拇指方向指根有痛感，是高血压表现；如朝小指方向有痛感，表明是患有低血压。

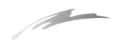

脚部选穴：22，23，24，42，1。（见870条图1）

按摩方法：22，23，24三穴要连按，用按摩棒大头从22穴斜推按至24穴，双脚取穴，每次每脚每3穴推按10分钟。42穴用拇指自后向趾尖方向推按，双脚取穴，每次每脚每穴推按5分钟。1穴分布双脚10趾趾尖处，用拇指和中、食指捏揉，每次每趾捏揉2~3分钟，10个脚趾尖处要逐趾捏揉。每日按摩2次。

手部选穴：用梅花针刺激23，24，48，58四穴，每手每穴3分钟。然后再指压以上四穴，每手每穴2分钟。如经常发生起立眩晕感者，再加按16，42两穴，每手每穴2分钟。每日数次。（见870条图2）

百姓验证：贵州省安顺师范专科学校王界平按书中配穴处方，自己除疾，果真尝到了甜头："现在我的低血压、低血糖症状经按摩后已大见好转。我上腭部第一颗大牙总是肿胀、疼痛久治无效，也懒得服药，因为服药也不见效。经按摩脚部穴位立即见效，连续几次按摩后，牙齿再也不胀不痛了。"

注：有关穴位名称及按摩工具制作法，详见本书4145条《手脚穴位按摩疗法》。

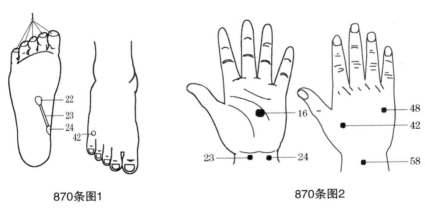

870条图1   870条图2

脑动脉硬化

871. 我用醋蛋液治好脑动脉硬化后遗症

我是左下肢神经伤残的残废军人，走路很不方便。有一年春天开始，拿物、走路颤抖，口唇偏斜，经医院检查确诊为脑动脉硬化。虽经服药、打针，效果不明显。服醋蛋液后，写字、走路腿也不颤抖了，就连我习惯性便秘和失眠症也好了。我老伴有风湿性腰腿痛的毛病，自喝醋蛋后，腰腿也不痛了。

荐方人：山东枣庄市中振兴小区35号楼2号离休干部　单尚竹

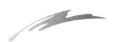

872. 我服醋蛋液使脑动脉硬化、心血管病都有好转

我今年63岁，自1980年以来，我的身体就开始陆续添病，头晕、抬不起胳膊、牙疼、口臭、舌头发硬、四肢麻木、五指捏不到一块，后来发展到两腿时常抽筋，伸缩、走路皆困难，大便后需慢慢扶墙而起，半天走不出厕所，心里也越来越没底，感觉活得很吃力。于是用62毫升醋泡了1个鸡蛋，喝醋蛋液。这样吃了8个鸡蛋后，去省医院复查，原来的脑动脉硬化、心血管疾病都见轻。医生问我吃了什么特效药，我告诉说只吃了几个醋泡蛋。我又服用了一段时间，现在半身麻木已恢复知觉，甩头自如，不晕不疼了，腿抽筋的毛病也已消除，15年的牙疼病也好利索了，口不臭，舌不硬，吃饭也香甜。

荐方人：河南民权县贸易路208号　刘金俭

873. 我用此方治动脉硬化症效果很好

配方及用法：陈醋100毫升，放入带盖茶杯中，杯内再放一个新鲜鸡蛋，盖上盖密封4天后，将鸡蛋壳取出，把鸡蛋和醋搅匀，再盖上盖密封3天即可服用。每剂可用7天，第一剂药服到第三天可制下一剂。每次口服5毫升，每日3次。

按语：此方流传甚广，香港报纸曾刊登鸡蛋醋可治疗动脉硬化和高血压，引起过一段鸡蛋醋热。日本东京北里研究所研究认为，鸡蛋醋可以改变老年人细胞内的酸碱平衡，可使血管周围细胞呈酸性，可解除血小板的聚积性。此偏方具有防治动脉硬化的作用。

百姓验证：湖南芷江县杨公庙何宗乐，男，61岁，教师。他来信说："1980年以后，我开始感到头晕眼花，至1990年3月发展为感觉天旋地转，眼睛视物不清，经县人民医院确诊为脑动脉中度硬化。当时医院给我开了400多元钱的药，服用后稍有好转。当我第二次去复诊时，医生告诉我，这种疾病对于年纪大的人来说，要坚持常年服药，才能稳定病情，不致恶化。从那时起，我每年的药费开支不下1000元。直到2000年初，我用本条方治疗，很快就治好了我的病。现在已停药1年多了，也未见复发。"

引自：《偏方治大病》

注：醋蛋液治病法，请见本书4142条。

874. 我用黑木耳炒葱蒜治好了脑动脉硬化

美国明尼苏大学医学院的汉英史教授在为一老人抽血时发现，老人的血液不像平常人血液那样容易凝块，经了解得知这位老人经常吃黑木耳和葱蒜。意外的发现，激起了汉英史教授的兴趣。经过反复试验，汉英史教授宣布，黑木耳加葱蒜做菜以减少血小板的凝聚，有利于动脉硬化症治疗。

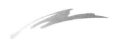

此菜的具体做法：黑木耳用温水泡洗，葱蒜洗净切段，先将葱蒜放入油锅内翻炒，再加黑木耳，调以食盐少许，炒熟即可。（吴正荣）

百姓验证：福建云霄县西园街工农路399号方文魁，男，71岁，退休教师。他来信说："我用本条方治好了脑动脉硬化症。"

875. 此方治脑血管硬化有效

配方及用法：黄连微炒，黄芩微炒，各50克研末，白芷25克，制蜜丸，每丸6克。日服1次，饭前服。一般3天后见效。

荐方人：河南项城市付集乡苏洲李大队后刘庄　刘学堂

876. 水蛭治脑动脉硬化41例疗效显著

水蛭是一种淡水生低等动物，民间俗称"蚂蟥"。临床上常用水蛭晾干品，用途较广。我试将其应用于41例脑动脉硬化的患者，疗效显著，现介绍如下。

配方及用法：将生水蛭研末，以温开水冲服，每次3～6克，每日2次，15天为1疗程，连用2～3个疗程。

疗效：治疗男性23例，女性18例；年龄45～60岁；均有头痛、头晕、记忆力减退等慢性症状，且均经眼底检查示为脑动脉硬化。治愈23例，均治疗3疗程。好转18例，其中治疗2疗程2例，1疗程16例，均为多种原因不能坚持继续治疗。

体会：中医将水蛭列入温经止血药及活血化淤药。药理研究表明：水蛭含有水蛭素、组织胺样物质、肝素、抗血栓素等，从而可使血液黏度降低，并有扩张血管、改善微循环的作用。我将其用于脑动脉硬化者的治疗，旨在改善大脑微循环，减轻脑动脉硬化的程度，从而改善症状，临床观察其疗效确切。由于水蛭粉腥味较大，影响病人坚持用药，可装入胶囊中服用，胃肠反应小，易被患者接受。我认为本法疗效确切，值得临床推广应用。

荐方人：甘肃南县人民医院　任伟

引自：1997年第5期《中国民间疗法》

877. 我用本方治脑动脉硬化已收良效

配方及用法：首乌、女贞子、仙灵脾、丹参、当归各20～25克，川芎、山楂、玉竹各15克，枸杞子、红花、牛膝各10克，水煎服。每日1剂，上下午各服1次，20～30天为1疗程。如有改善（症状和脑血流图好转，血黏稠度、血脂降低），则再用1～2个疗程巩固。如见气虚加黄芪15～30克，党参10克；痰浊加胆南星5克，制半夏9克；四肢麻木不灵活者加地龙15克，僵蚕10克；肝阳上亢血压高加天麻6克（另炖服），钩藤12～15克，决明子15克。

此方对脑动脉硬化有综合性和针对性的治疗作用，疗效较好。

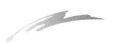

百姓验证：新疆阿克苏水利局英巴格路9号邢源恺，男，54岁，干部。他来信说："葛老汉的老伴患脑动脉硬化症，用本条方试治，当服药20天后，开始见效，1个月后头不晕了，各种症状消失了。为巩固疗效，又服用了2个疗程，现已3年未见复发。"

荐方人：广西南宁市医院医师　王书鸿

878. 坚持手脚穴位按摩对防治脑动脉硬化有一定疗效

动脉硬化是中老年人多发病，通常人进入40岁左右就开始出现心、脑血管动脉硬化，因此必须采取积极对策，及早控制和预防。合理的饮食、正确的养生、科学的作息，对预防和治疗动脉硬化是有效的，特别是手脚穴位按摩对预防动脉硬化的发生、发展具有一定的疗效。

脚部选穴：21，22，23，24。（见878条图1）

按摩方法：21穴要用按摩棒小头点按，双脚取穴，每次每脚每穴点按5分钟。22，23，24三穴要连按，用按摩棒大头从22穴斜推按至24穴，每次每脚每三穴推按10分钟。每次按摩结束时饮300毫升蜜蜂花粉水（取5克蜜蜂花粉加300毫升水）。每日按摩2次。

手部选穴：69，70，71。（见878条图2）

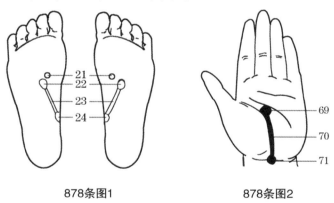

878条图1　　　　　　　　　878条图2

按摩方法：此三穴要用食指关节角连按，从69穴推按至71穴，双手取穴，每次每三穴推按5分钟。

注：有关穴位名称及按摩工具制作法，详见本书4145条《手脚穴位按摩疗法》。

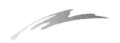

脑供血不足

879. 岐振芳服蚂蚁粉治好动脉硬化与脑供血不足

浙江舟山市的岐振芳同志,患有高血压、肩周炎、骨质增生、风湿痛、动脉硬化、脑供血不足等多种慢性病,10多年来打针住院不断,一直不能根治。后来服用500克蚂蚁粉,奇迹居然出现了,头不晕了,多种疼痛消失了。

百姓验证: 江西大余县南安镇北门赖和明,男,54岁,医生。他来信说:"我县长潭里林场的周明,经常头痛头晕,在县人民医院确诊为脑供血不足,开了很多药,但用后没有效果。后来我用本条方为他治疗,并在该方的基础上加10%的川芎,效果很好,患者服2次后头就不晕了。"

880. 我的脑供血不足症是用穴位按摩法治好的

我今年61岁,前两年经常头晕,经医院检查确诊为脑动脉硬化、脑供血不足。2年来,虽服用尼莫地平等药,但效果不佳,仍走路不稳,摇摇晃晃,为此思想负担很重,甚至对生活失去信心。

由于我经常阅读《老人天地》,从中受到很大的启发。我结合自己的病情,逐步摸索总结出一套"四为主三为辅"的穴位按摩方法。由于认真坚持,收效很大,脑缺血的问题基本得到解决。现在服的药虽减了一半,但头却不晕了。

这种按摩方法必须坚持在每天早晨起床前后或每天晚上入睡前进行,目的是促进脑部的血液循环。

方法: ①对两耳前的太阳穴为主的诸穴位,用两手上下揉搓120次;②对两耳后的风池为主的诸穴位,用两手上下揉搓120次;③对脑后、脖子上的风府穴为主的诸穴位,用两手左右揉搓120次;④对头中间由前至后的神庭、百会、强间为主的诸穴位,将两手食指至小指的四指并拢,一前一后由脑门开始向上到头顶,再向下到脑后挠120次。三为辅:即用两手掌对两耳上下揉搓120次;两手指、两脚趾同时自行抓挠120次。(丰永)

荐方人: 陕西省咸阳市中心医院主治医师 潘贞友

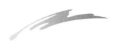

各种心脏病

881. 我吃醋豆治心脏病很有效

我从1987年患冠心病，到1991年4年内住过五次医院，虽有所缓解，但心律不齐、早搏问题总解决不了。在治疗期间，一朋友告诉我，吃醋豆很好，它对高血压、冠心病、肝炎、便秘、糖尿病都有较好的疗效。我听了之后，马上按照所述方法服用。经过8天醋豆辅助治疗，早搏问题真的解决了，医生给我做了一次心电图，告诉我心律已恢复正常。出院后我坚持吃醋豆，整整吃了4年，迄今为止，没有因冠心病复发到医院住院。有时遇到气候突变，胸部出现不适，嘴里含上几粒速效救心丸，20分钟后就缓解了。过去从一楼走上二楼气就急，胸闷，现在按过去上楼的速度，走上五楼也没事。

醋豆制法及用法：取生大黄豆用米醋浸泡，浸足6个月后即可取出生食。怕吃醋者，可在豆内加点红糖或蜂蜜。日服2次（早、晚各1次），每次10粒，嚼碎吞下。

我的吃法是：第一年，每次10粒；第二年，每次7~8粒；第三年，每次5粒。

荐方人：浙江缙云县农业银行经济　师赵晋

882. 食蚂蚁粉治好了我的高血压和心脏病

我今年68岁，1986年因高血压引起了冠心病，属于房颤，每年住一两次医院。吃复方丹参片、降压灵、芦丁等药效果不大，一天到晚心慌，必须躺着，夜间还失眠。听说蚂蚁粉治疗各类疾病效果很好，便买了500克。于1992年9月26日开始服用蚁粉，刚吃了10天，便秘就好了，吃到3个月时我把其他药全停了，只吃蚁粉。吃完200克时，我感到气足了，心也不颤了，血压也不高了，气管炎也没犯。现在浑身有劲，也能睡觉，每天干家务活也不觉得累。原来打一套太极拳就累得气不够用，现在能一连打42式、24式太极拳，32式、42式太极剑，每天练一个半小时，也不觉得累。周围同志看我的病好了，也开始服用蚁粉，他们都反映效果很好。我想在此告诉广大患者，蚁粉治病确实花钱少、时间短、见效快。

荐方人：甘肃金川公司　陈英华

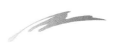

883. 宋元堂服蚂蚁粉10天使心脏恢复正常

吉林浑江市三岔子区农行干部宋元堂，因患心脏病、肝炎、高血压及手麻、浮肿等住院，大夫下过病危通知。他服蚂蚁粉10天后，让医生检查，心脏正常了，浮肿消失了，手不麻木、不痛了。

百姓验证：辽宁清原县湾甸子镇二道湾村王安才，男，53岁，农民。他来信说："本村小学老师徐广胜，在给学生上课时突发心脏病，我按本条方给他治疗半个月就好了。"

884. 卢福禧是吃蚂蚁粉治好心脏病的最好例证

卢福禧在30年患有严重的心脏病，曾"死"过一回——被抬进过太平间。从那时起，他与蚂蚁的传奇故事就开始了。

那是1967年，一年里要住半年院的卢福禧有一天夜里突然心脏病发作，在医院抢救无效"死亡"，家人回去准备后事。一位熟悉他的医生早晨上班时听说他"死了"，出于多年对患者的感情，要求看一看，结果抬回来的卢福禧经这位医生一阵不抱希望的抢救，他的心脏竟然恢复跳动了——他又活了。

"死过一回"的卢福禧此时心脏病已相当严重，怎么办？时间不多了，求生的卢福禧此时刚44岁，他悄悄回到哈尔滨市江边临江街36号的家，闭门养病。偶然一天望天怅惘时，随手拾到一个有关食蚁粉能疗疾的小册子，他一下来了精神，他要活。

江边的小庭院蚂蚁多的是，饭桌上、裤腿里总有蚂蚁在爬，这回它们全成了他眼中的救星。他开始抓蚂蚁，焙干，研成蚂蚁粉装入胶囊，每天早、晚各1粒。他说："后来吃蚂蚁有经验了，抓起大黑蚂蚁，一舔屁股味道是酸的，就能吃。"

奇迹开始出现，卢福禧先是觉得睡眠、饮食改善，继而觉得有了精神和力气，可以长时间地练书法、种种花草。他坚持吃了4年，渐渐忘了自己是个病人。他脸色红润，走路健步如飞，连儿子都撵不上，可以从江边徒步拎两桶水回家，且毫不气喘。

他吃的是蚂蚁，不是药，这一点对于当时医生来说可能是难以置信的。于是他接受了一次医学检查：他在3个电线杆之间奔跑，然后做运动心电图，结果证明，他的心脏很健康。

前些天，卢福禧刚好70岁。早年为他的心脏判过"死刑"的心血管医生现在都一个个先他而去，他还活着。他感谢上苍，更感谢赐给他健康的蚂蚁。哈尔滨动力区旭升街37号杨新民告诉记者：蚂蚁除了对类风湿、乙肝有疗效外，还可激发心脏冠状动脉形成侧支循环，卢福禧老人就是例证。（袁晓光）

引自：《生活报》

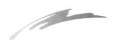

885. 醋蛋液治心脏病确实有效

配制及用法：将3个鸡蛋（必须是鸡群中有公鸡的鸡蛋）用清水洗净，放入500毫升醋中浸泡3天，然后，将鸡蛋捞出去掉硬壳，再放入醋中继续浸泡4天，便可服用。服用时，用筷子将鸡蛋搅碎，每次喝3小勺（可用凉开水冲服），每日3次，喝完为止。一般人用完500毫升醋即可见效。心脏病较重者，可连服几剂。

我曾走访了一位用此方治好心脏病的患者，效果显著。该患者1978年患心脏病，严重时不能走远路，稍一快走心脏就犯病，经过服醋蛋液治愈。

荐方人：河南焦作　陈德玉　陈广泽

886. 我用川芎五味子汤6剂为朋友治愈心脏病

主治：各种心脏病如冠心病、风心病、肺心病、心肌病、心肌炎等所致的惊悸、怔忡、胸闷、心痛、失眠、气短、乏力、多汗、心功能不全、心律失常等。

配方及用法：川芎20克，五味子10克，党参30克，麦冬20克，黄芪30克，甘草5克。上药水煎，煮沸15～30分钟，取浓汁约500毫升，分3次温服，每日1剂。

疗效：经长期临床验证，治疗600余例患者，对改善惊悸怔忡、失眠多梦有效率为85%，对改善气短乏力、头昏纳差有效率为95%，对改善心功能有效率为82%，对改善心律失常有效率为62%，对改善冠心病心绞痛及心电图缺血性ST–T有效率为60%。

特别对各种心脏病所引起的惊悸怔忡、心痛、头昏失眠、神疲乏力等症状具有较好的疗效，长期服用无毒副作用。

百姓验证：四川资阳市水利局丁光文来信说："我的朋友因心脏病住院，治疗10天，花费1000多元未愈。后来我用本条方为他试治，连续服药6剂即康复，才花13元钱。"

荐方人：四川省自贡市医院　谢薇西

引自：《当代中医师灵验奇方真传》

887. 我用本方治疗风湿性心脏病心力衰竭12例, 疗效显著

配方及用法：仙灵脾45克，制附片18克，桂枝30克，王不留行30克，当归30克，桃仁30克，丹参30克，郁金30克，红花24克，五灵脂24克，生蒲黄24克，三棱24克，莪术24克，香附15克，菖蒲15克，远志10克，葶苈子10克。上药水煎，取汁500毫升，早、晚2次分服，每日1剂。

疗效：治疗12例，显效（水肿、呼吸困难、啰音、颈静脉怒张、心悸气短等心衰症状消失，窦性心率下降至70～80次／分，房颤心率少于90次／分，肝大及其他症状恢复至心衰前的水平，心功能进步二级者）5例，好转（心衰症状

部分消失或大大减轻，心率下降但不稳定，心功能进步一级或不足一级者）6例，总有效率为91.67%。其中Ⅰ度心衰者疗效佳，服药不超过5剂，有效率100%。

百姓验证：贵州纳雍县饲料厂李元发，男，52岁，工人。他来信说："我妻弟患风湿性心脏病4年之久，住院治疗半年，花钱很多，但毫无效果。又多方求医，吃草药仍无疗效，前后花掉好几千元。后来我用本条方为他治疗，服药3剂病情就得到了缓解。"

荐方人：陕西省咸阳市中心医院主治医师　潘贞友

888. 用冬虫夏草治好我母亲多年的风湿性心脏病

我母亲患风湿性心脏病多年，多方求医不见效。别人介绍土方：白公鸭1只，冬虫夏草5克。公鸭杀后，除净毛、头、爪和内脏，将冬虫夏草放入鸭肚里，盛装在瓦钵里，添适量水，放在锅里蒸熟。饭前喝汤吃肉，一顿能吃多少就吃多少。连吃4只，病获痊愈。（任凤祥）

引自：广西科技情报研究所《老病号治病绝招》

889. 口服黄杨宁片治心脑血管疾病很有效

黄宁片是从黄杨木中提取出的纯天然药物，在抗心肌缺血、降低心肌氧消耗、提高心肌耐缺氧能力、改善冠状动脉血液循环、缩小心肌梗塞范围、增强心肌收缩力、防止心律失常等方面疗效显著。此外，黄杨宁片还能够通过血脑屏障，改善因脑血管意外后遗症等造成的大脑供血不足。黄杨宁片对冠心病、心绞痛、心力衰竭、心律失常、脑血管供血不足等疾病的治疗，总有效率均达86.9%以上，具有安全、可靠、副作用小等特点。

患者王某，临床确诊为冠心病、心绞痛、心律失常、脑动脉硬化。各项检查表明：心肌缺血表现明显，频发房性早搏。自从口服黄杨宁片后，心绞痛及心律失常至今未再发作。原先的一些症状如记忆力减退、头昏脑涨、血压不稳定等，也逐渐消失。患者纪某，CT确诊为多发性脑梗塞。病人对周围事物反应迟钝，四肢运动不甚灵活，生活难以自理。口服黄杨宁片1个月后，自觉四肢活动准确而有力，对周围事物也有了明显的反应。

我国的一些著名心血管专家赞誉黄杨宁片疗效确切、安全可靠，是祖国医药宝库中的精品。（王芳）

890. 我以指压手心法治心脏病已收良效

手掌的正中心称为手心，又称"心包区"，这一区域和由中指出发的心包经直接联结。心包经是辅助心脏活动的经络，因为和心包区相通，才能使"心脏跳

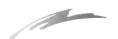

动"，虽然毫不起眼，但却是发挥重要作用的经络之一。如果心情紧张，指压掌心，则可得到缓解。

心包区也是预知心脏有异常的一大重要区域。如果指压心包区有压痛感，或出现比其他皮肤过硬、更柔、过冷、过热等现象，就要注意可能是心脏已经有异常了。

虽然不能说是"未雨绸缪"，但是如果有上述现象时，就赶快按摩心包区，加上两手互相搓的刺激，用不了多长时间便可恢复正常。

另一个和心脏有关的区域是"精心区"，它位于无名指和小指之间的指根部位。精心区和运行于小指的心经相结合，同时控制心脏机能。其检查法、变化状况、治疗法等也都和心包区一样。（见890条图）

百姓验证：甘肃秦安县北关槐村邓双喜，男，61岁，教师。他来信说："我老伴患有高血压、心脏病，经常胸闷、气短、心慌，用多种药物治疗，效果不佳。后来我用本条方联合891条方为她治疗，获得了满意疗效，以上症状再未复发过。"

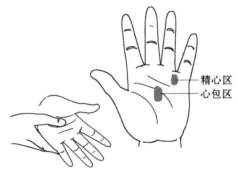

精心区
心包区

890条图

891. 我的心脏病用按摩法治疗已见效

心脏病是一种不可忽视的疾病，情况稍有恶化，必须立刻到医院接受检查与治疗。如果症状轻微的话，不妨先采用穴位治疗法。

如果你到医院做心电图，并无任何异状，医生告诉你"一切正常，不必担心"，可是你总觉得心脏有点毛病，则可能是患了"期外收缩"。

操劳过度、睡眠不足、神经紧张、烟酒过度等会引起临时心脏跳动不规律，也有人称之为"心脏空转"。

另外还有"心脏突突地跳"、"突然间心脏有抽痛感"、"一压胸口就会痛"等，内科医生经常听到此类的话。

引起心悸的原因很多，有精神紧张引起的，也有冠状动脉硬化等引起的，看病时如果没有把症状讲清楚，很可能会被误诊为无关紧要的病痛。对这种和心脏血管有关的循环系统疾病，只要刺激手臂内侧的郄门穴即可收到奇效。

寻找郄门穴的方法：将手腕与手肘弯曲，手臂中会出现很多凹凸不平的线条。从手腕中央凹陷区开始用手指沿着手肘按压，中央位置可感到一个压痛点，此处即是郄门穴。（见891条图）

用指尖用力按压郄门穴,同时用腕往内旋转,治病效果颇佳。

当你觉得心脏功能不正常时,就按此穴3~5秒,休息1~2秒,反复刺激3~5次即可。这样一来,应可稳定病症,并消除不舒服感觉。

郄门穴具有调节血液循环的功能,因此对心脏失调等症,按摩郄门穴具有意想不到的效果。

另外还有一个心悸的原因,就是神经质。神经质的人常对自己的脉搏过度敏感,以致引起心悸。

心脏、血管受自律神经控制。但如果神经过敏,一味地担心心脏的话,就会莫名其妙地神经紧张,自律神经系统也紧张起来,从而加速心脏的跳动及血管的收缩,引发特殊的异常。这种症状常被命名为"自律神经失调症"。因此不必过于担心害怕,一有状况,可多利用郄门刺激法来抑制症状。

百姓验证:重庆市潼南县米心镇五组唐永伦,男,61岁,技师。他来信说:"我的心脏不好,经医院检查是心律不齐,吃药很多,停药就犯,已治疗4年多,花药费1900多元仍不能治愈。后来用本条方治疗,只用了20多天,没花钱就把病治好了。"

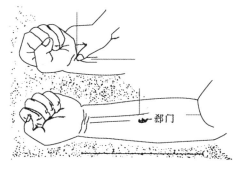

891条图

a. 手掌弯曲产生皱褶

b. 凸筋浮现的中央,沿此沟往手肘方向按压而下

c. 斜线内有一压痛点,即为穴位的大致位置,请自行按压周围寻找压痛点

d. 手肘弯曲产生的皱褶

892. 我用三种按摩法使心脏恢复正常

我患冠心病经常心跳气短、胸闷,有时心前疼,心电图S-T段下移。用过丹参片、心血康、消眩痛、救心丸,症状有所缓解。一年多前,我根据资料进行自我按摩:①足底心按摩。按摩左足心小趾一寸处,每日2次,1次20分钟。②在按摩足心后,按摩左胸前,每次10分钟。③腹部按摩。早晨醒来排空小便,平卧床上放松肌肉,两腿伸直,双手由心窝部往下按推到耻骨联合处60次,然后双手由心窝部往侧腹呈现扇形按摩到耻骨联合处50次。我用以上三种方法1年多,体检心电图正常,症状好转。

引自:《老年报》

893. 心脏病抢救妙招

心脏病发作时,患者会突然失去知觉,昏迷不醒,时间稍长,有生命危险。这里介绍一种心脏病抢救妙招,在临床应用中效果很好。

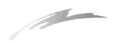

抢救方法：术者抓握患者手掌（男患者左手、女患者右手），用拇指内侧贴在患者鱼际部位，从腕部经鱼际，向拇指方向轻轻地摩擦1~3次，即能抢救患者。当术者轻轻摩擦患者鱼际部位时，能拨动患者心脏，使其渐渐苏醒过来。

此法简单易行。现在您可以自己做一个实验：用同样的方法，可使正常人心跳加快，有心慌之感，但只是一瞬间，持续时间不太长，不必担心。方法：自己一手食指、中指、无名指、小指自然卷屈，与拇指对握另一手拇指，此时两眼微闭，注视心脏部位。卷屈手的拇指按上述方法轻轻地摩动另一手的鱼际部位，1~3次后，您会明显感觉心脏跳动立即加快，并伴有轻度心慌不适之感。如果您不太敏感就不要做此实验，以免出意外。敏感的人也绝不能超过1~3次，因为您是健康之体，正常之人，若实验时间太长，会因心动过速而难受，甚至昏迷。

引自：《老年保健报》、重庆大学出版社《气功医疗保健技术》

894. 我妹妹患心脏病用猪胆汁泡绿豆治疗症状消失

同事雷明之妻，患心脏病多年，心力衰竭，气短，不能做家务，走路也很困难，服用猪苦胆汁泡的绿豆不到1个月，病情就有了明显好转。

具体方法：买鲜猪苦胆破开装满绿豆，封好口，挂在通风处，大约六七天绿豆泡涨，胆汁已尽，这时把绿豆倒在玻璃板上面，晒干，碾成面，即可服用。每天可服2~3次，每次可服5~6个绿豆的量，饭前，饭后服均可。病情不太重的，一般服3~5个猪苦胆泡的绿豆就可明显见效。

百姓验证：辽宁法库县十间房乡杨耀锋，男，50岁，农民。他来信说："我妹妹近几年胸闷憋气，发作时全身哆嗦颤抖，经铁法矿务局医院确诊为心绞痛，住院20多天，稍有缓解出院。出院后我用本条方为她治疗，很有效果，以上症状已消失。"

荐方人：黑龙江省经贸厅　衣材建

895. 治心脏病又一有效方

配方及用法：将黄瓜藤连根阴干，每次取适量水煎，代茶饮。日服5~6杯。

荐方人：辽宁省锦州市　李肃

引自：1997年7月30日《辽宁老年报》

896. 我用手脚穴位按摩法治心脏病很有效

心脏病主要类型有：冠状动脉硬化性心脏病（冠心病）、风湿性心脏病（风心病）、高血压性心脏病（左心肥厚）、肺原性心脏病（肺心病）、先天性心脏病等。

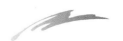

辨证参考：指压16，14两穴区如有压痛感或穴区皮肤有过硬、过柔、过冷、过热现象，即可证明心脏出现异常。

脚部选穴：主要取33-1，33-2，22，23，24穴，风心病加配19穴，肺心病加配14穴，高血压心脏病加配67穴，先天性心脏病加配34穴。（见896条图1）

按摩方法：33-1穴在左脚取穴，33-2穴双脚取穴，19穴右脚取穴，34穴左脚取穴，以上各穴均用按摩棒大头由上向下点按，每次每穴点按5分钟。22，23，24三穴连按，用按摩棒大头从22斜推按至24，双脚取穴，每次每脚每三穴推按5～10分钟。14穴用按摩棒大头自内向外横按，双脚取穴，每次每脚每穴推按5分钟。67穴用按摩棒小头点按，双脚取穴，每次每脚每穴点按5分钟，每日按摩2次。

手部选穴：按摩2，14，16，42四穴，每手每穴3分钟。按摩后再双手互擦14，16穴区，以发热为度。每日数次。（见896条图2）

百姓验证：河北省保定市环城南路张桂淑说："我按本条方治好了心脏病。我的心脏病每到夏季就犯，1990年和1991年曾2次住院，发病时还挺厉害，有时1日3次，心率过缓，每分钟只跳48次左右。后来我根据本条方按摩2，14，16三穴，每手每穴3分钟，1日3～5次，没想到此按摩法真灵，今年夏天竟然没犯心脏病，心率升到每分钟63次。"

注：手脚穴位按摩治病法与按摩工具，请见本书4142条。

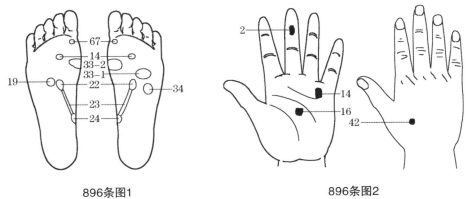

896条图1　　　　　896条图2

897. 治心脏病手脚齐按效果更佳

我的一位老友和我一样，也患心脏病多年。每次发作都是心慌、胸闷、出冷汗，均需送医院治疗。

有一次老友到我家做客，又犯了病。我当即为他服下2片安定，1丸冠心苏合丸，8粒速效救心丹，然后用梅花针先刺激了手部14，16穴，捏按42穴，接着又按脚部21，22，23，24，33五穴，使他的病情很快得到控制。不仅没再送去住院，1小时后还高高兴兴告别而去。事后他对我说："原先每次犯病住院打点滴后都像

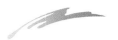

得场大病一样,很长时间都平稳不下来,只有这次很快就好了,我得跟你学习手脚按摩!"(章丰)

898. 我利用手脚按摩法治病的体会

我是云南省文山壮族苗族自治州干休所的医生,我所住着20多位离休老同志,我按"脚部穴位病理按摩法"为老同志按摩,收到奇效。李宾同志长年患有肺气肿、十二指肠溃疡、胃下垂、肾下垂、风湿病,经常要住院治疗,近两年又出现心脏室性早搏。我为他按摩治疗,第一个疗程他只是感到口渴,第二个疗程热到上身,第三个疗程热到各个器官,咳嗽减轻,风湿病未发,胃口大为好转,室性早搏好转明显。消息一传开,不少老同志都要求我按摩。目前我为患老年性白内障、震颤性麻痹和高血压心脏病的五位老人进行按摩,经按摩后都有一定疗效。

冠心病

899. 我的冠心病是这样治好的

冠心病是老年人中常见的一种心脑血管病,也是对人体生命威胁极大的疾病。一般症状表现为胸闷,气短,胸部紧压,时有隐痛感;严重的出现心绞痛,甚至因心肌梗死而窒息死亡。

冠心病患者,宜早戒烟酒,不宜做剧烈运动,也不宜精力高度集中地久坐不动,如夜以继日地打麻将,或者经常加班加点地伏案工作。同时,早晚应适度锻炼,如散步、打太极拳、练气功等,并做到经常经化、制度化,常年坚持不断。做好调节性的娱乐活动。在饮食方面,少吃高脂肪、高蛋白食物,多吃新鲜果蔬,油盐以轻淡为宜。做到预防为主,防治兼顾。这是我多年来的切身体会。

俗话说"久病成良医"。长时间来,我在战胜疾病的实践中,对药物选择有所体会。我采用三七通脉,人参接气的原理,筛选活血化淤,增强元气之百草,配制草药粉,谓之"冠脉通"。只需5克与一个鸡蛋调匀蒸服,一刻钟,呼吸平和,胸隐痛渐渐消失。连服2个疗程,冠脉通畅,心脏供血正常,心肌收缩增强。

荐方人:贵州龙里县民中　熊清香

900. 我用硝烟酯治冠心病很有效

我是一个退休干部,经检查患有冠心病。虽然我才50多岁,由于心绞痛经

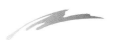

常发作，折腾得我精神疲惫，有时走路还得用人扶着，更不用说干活了。过去我身上常带着硝酸甘油药片出门，心绞痛发作了急不可待地服上1片，坐在原地好大一阵子，一种死亡的紧迫感窒息着我。医生说，冠心病除不了根，靠的是耐心休养。

1987年9月14日，我得知山东济南神州制药厂生产了一种叫硝烟酯的新药，专治冠心病。我抱着试一试的心情买了3瓶，连续服了半个月，现在我已不觉得气喘、心慌了，心绞痛好像去了根，这种新药真是救命的仙丹。我仅花18元钱，就解除了这么大的痛苦，不光我高兴，家中人也都为我高兴。

冠心病患者常在夜间发作，因抢救不及时而造成死亡。而服用硝烟酯药片，便可使心绞痛得到缓解，减轻病人的痛苦，并为抢救赢得宝贵的时间。

山东济南神州制药厂生产的硝烟酯较硝酸甘油片更具持久性、可靠性。此药1984年在南京铁道医学院附属医院及南京军区总医院等6个市级以上医疗单位进行扩大临床试验。曾选择了46名46岁以上的冠心病患者，治疗期1个月。这些患者服用硝烟酯新药后，心绞痛症状明显缓解，许多危重病号得到抢救，有效率为89%。

硝烟酯有较强的冠状动脉扩张作用。服用此药后，冠状血流量的增加可超过有效量的硝酸甘油、心得安、消心痛等药，对动脉血压、平均肺动脉和肺毛楔嵌压有轻度降低作用。

901. 我用醋豆治冠心病效果显著

1996年6月，我看到醋豆能治疗冠心病的消息后，便开始服用。早、晚各1次，每次10～25粒，坚持吃了半年，病情已大大缓解。后来别的药都停了，但醋豆没敢停。曾咨询过中医，他们说，醋豆主治心肌缺血，有扩张血管的功能。

百姓验证：吉林省吉林市电信公司收发室孙俊久，男，71岁，退休。他来信说："我患心脏病、心律不齐已40余年了，长期失眠，经各大医院治疗，花费数千元，只是起到暂时缓解作用。后来我按本条方服用5个月，病情有所减轻，睡眠有所改善，又服用10个月后病就痊愈了。同时又用此方治好了我的长期失眠症，现在我精力充沛。"

荐方人：黑龙江海林市粮库　吴德鹏

引自：1997年9月18日《老年报》

注：醋豆治病法，请见本书4142条。

902. 吃萝卜醋豆治好了我的冠心病

我患有冠心病，表现气短，动则喘，不能弯腰，蹲着系鞋带一头汗，走上三层楼得停歇三次。

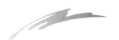

1993年春节期间，邀朋友吃饭，同席的一位老中医介绍，吃萝卜醋豆可有效地缓解和治疗冠心病（缺血性心脏病）。于是我便很快泡制出一罐子，一日三餐以它当菜。吃了3个月之后，奇迹出现了：能弯腰拎水、做饭、生炉子，上五层楼不用停歇，心律不齐也消失了，脸上充满了红润。

中医认为：萝卜味辛甘，有健脾消食、化痰、定喘、清热顺气、消肿、散淤之功。近代医学发现萝卜含有木质素，能把人体内巨噬细胞的活力提高2～3倍，增强人体免疫能力。黄豆，有宽中下气、治神经衰弱、降低胆固醇的功效，主治便秘、贫血和体虚。醋，可助消化，增进食欲，消肿止痛，预防感冒，驱灭蛔虫等。

制作方法：按坛的容量，把红皮萝卜洗净，带皮切成手指头粗细的条。黄豆经过挑选，先煮至七成熟时，再下萝卜，文火焖烂，以筷夹不溃、吃之软面为度。焖制的火候很重要，必须做到不糊、不干。熟烂后要留有少量原汤，趁热加盐（比咸菜淡）、加醋（米醋也可），味精适量。原汤和醋要把萝卜和黄豆淹没，然后用干净的纱布盖好口，7～10天后即可食用。萝卜、黄豆、醋的下料比例：以萝卜为主（约占60%），黄豆为辅（约占40%），醋量要按自己的口味习惯而定。夏季泡制剂量要少，以防霉变。（王恩贵）

引自：1997年2月4日《老年报》

903. 我吃南瓜粥治好了冠心病

我是一个药剂师，又是一个冠心病患者，时常感到胸闷喘不过气来。用药后症状虽有所缓解，但始终未能根治。

我自家种了一点南瓜，从9月初起每天吃一顿南瓜粥，连吃1个月，冠心病一直没有复发。

食用方法：每次取成熟南瓜100～200克，与大米同煮成稀粥，加入少许糖（稍有甜味即可），1日1顿。

百姓验证：新疆阿克苏水利局英巴格路9号邢源恺，男，54岁，干部。他来信说："同事刘萍的父亲年已七旬，患冠心病，服西药效果不佳，但又不愿服中药。后来停服各种药物，常食南瓜，并放羊走路锻炼，几个月后刘老精神转佳，冠心病症状消失。3年后经医院检查，冠心病已彻底好了。"

荐方人：黑龙江萝北县军川医院 姚连江

904. 我喝自尿治好了冠心病

我今年60岁，是一名退休教师，曾患有冠心病、寒腿病、牙出血、溃疡性结肠炎、尿频及阳痿等症，药物常年不断，病魔缠身，痛苦难言。就在这老不堪生之际，我看到《喝尿族》这篇文章，吸引了我，我一口气读了3遍。通过了解中外

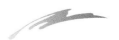

尿疗法的典型事例，使我从中知道了尿的神奇效用。于是，我决定试一试。

从6月5日开始，我喝起尿来（停止服用一切药品），到11日效果奇迹般出现了，心律失常、早搏大大减轻，到18日，心律正常，牙出血也好了。半年来没闹过感冒，特别是我的寒腿症（多年来，一到冬季就疼痛难忍，坐卧不安），今年没有复发。总之，喝尿以来，我的多种疾病全好了。

具体做法：每天夜深人静，取自己的尿中段200~300毫升饮下，有时饮用晨起第一泡尿，饮后即用清水漱口。

百姓验证：内蒙古乌海市铁路局李凤宗，男，53岁，电工。他来信说："我原来患间断性冠心病和心绞痛，疼痛时扯着喉咙叫喊，真是难熬。用本条方治疗3周后，上述2种病状不知不觉消失了，这真是不花钱也能治大病。"

荐方人：河北广平县　尚学实

注：尿疗治病法，请见本书4143条。

905. 我用中草药治冠心病疗效迅速

冠心病是老年人常见的一种病症，多见于男性老年人，患者一般有饮酒、吸烟、高血压史，发病时有胸闷、胸痛、气短等病状，如不及时治疗可能产生严重后果。我多年从事中西医结合临床医疗工作，在实践中曾应用中草药验方治疗冠心病患者50余例，均迅速见效。

配方及用法：薤白10克，瓜蒌10克，丹参10克，赤芍10克，川芎10克。上药为1剂，水煎服，每日3次，每次5小匙。多数患者服药后一两天可见效。

百姓验证：吉林省吉林市电信公司收发室孙俊久，男，73岁，退休。他来信说："家住通化路的李贤淑，患心脏病达7年之久，经几家大医院治疗，共花4000多元也没有治好。后来我用本条方为她治疗，仅服5剂药，花费20元钱，就把病治好了，至今已1年多未复发。"

荐方人：辽宁沈阳医学院中西科主任医师　田孝良

906. 加味"四妙勇安汤"治冠心病疗效好

主治：冠心病、胸痞气短、心痛，能治疗肝区刺痛及肾绞痛。

配方及用法：当归、玄参、金银花、丹参、甘草各30克。每日1剂，水煎服，日服2次。

加减：

（1）冠心病：上方加毛冬青、太阳草以扩张血管；若兼气虚者，加黄芪、生脉散以补益心气；若心血淤阻甚者，加冠心二号以活血化淤。

（2）病毒性心肌炎：上方加郁金、板蓝根、草河车以清热解毒活血。

（3）植物神经功能紊乱心律失常：上方配合甘麦大枣汤或百合知母汤，以养

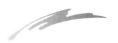

心安神,和中缓急。

疗效:郑氏亲身尝试"四妙勇安汤"加丹参对冠心病有显著疗效。自此以后,20余年来郑氏应用本方治疗冠心病心绞痛以及肝肾区绞痛,疗效满意。

方解:本方系《验方新编》"四妙勇安汤"加丹参而成。方中以当归养血和血,丹参养血散淤,玄参养阴凉血化淤,金银花、甘草解毒止痛。诸药合用,共奏养血和血、化淤止痛之功。

来源:郑惠伯编著的《名医治验良方》

引自:《秘方求真》

907. 我服醋蛋液奇迹般治好了冠心病

哈尔滨市食品工业研究所工程师俞裕众,曾寄给我关于醋蛋液治疗陈病顽疾的资料。其中介绍了醋蛋液的营养和食疗价值,可治愈心血管等系统的40多种疾病。我伏案工作将近50年,身体比较肥胖,3年前患高血压和冠心病,吃了不少中西药均未治愈。我立即制作醋蛋液,连续服5个醋蛋液后到医院检查,血压正常,冠心病症状消失,且无副作用。接着,又连续服5个醋蛋液,以巩固疗效。大半年后再到医院复查,仍正常。现在精神很好,思维正常,无不适之感。

现将醋蛋液的配制和服用方法介绍如下:将洗净的鸡蛋1个放入玻璃瓶内,然后取优质醋(最好是四川保宁醋、上海食醋、山西陈醋)倒入瓶里,以能淹没鸡蛋为宜,最后将瓶口盖上。经两天两夜浸泡,待蛋壳完全软化,用筷子将软皮挑破,把蛋清、蛋黄与醋搅匀即成醋蛋液。每天清晨起床后空腹服用;每个醋蛋液分6次服完;每次对温开水4杯左右,再加适量白糖(最好是蜂蜜)混匀服下;软蛋皮可随醋蛋液一次服下。在服用剩下2天量时,再泡制第2个醋蛋液,这样可连续服用不间断。

百姓验证:陕西西安市临潼区徐杨村王军虎,男,40岁,农民。他来信说:"村民邢宏烈患冠心病5年,经医院诊断治疗,花去医药费数千元未治愈。后经我推荐用本条方治疗5个月,到医院复查,已基本治愈。"

荐方人:四川省石柱县黎家乡 邓经民

引自:广西科技情报研究所《老病号治病绝招》

注:醋蛋液治病法,请见本书4142条。

908. 名医陈可冀用偏方治冠心病确有疗效

名医陈可冀经精心研究,研制出一偏方——冠心膏,其配方、用法如下:

主治:冠心病、心绞痛、心肌梗塞。

配方及用法:党参200克,红花90克,苁蓉120克,茯苓120克,黄芪150克,鹿角片150克,杜仲100克,瓜蒌120克,紫河车100克,山药100克,丹参120克,五味

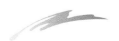

子20克，红枣70克，当归120克，仙灵脾30克，枸杞150克，炙甘草50克，合欢皮30克，黄柏100克，赤、白芍各100克，冬虫夏草60克。上药浓煎3次，浓缩后用真阿胶90克，炼蜜250克，冰糖250克收膏。收膏后可加入人参粉50克，三七30克。每次服25克，1日服3次。服药1个月做1次心电图。

百姓验证：龙某，男，北京某大学教授。10余年来患高血压病，常有心前区及左胸痛。半月前，因气候严寒，发生心前区疼痛，曾晕倒一次。心电图提示：冠状动脉供血不足。经治疗血压仍不稳定，自觉左胸痛甚，夜尿多、头闷、憋气，纳差少食，走路不稳，便溏，神疲，对硝酸甘油过敏。舌苔白腻，六脉虚而无力。中医辨证为气阴两虚。用陈氏冠心偏方膏，1日3次，每次30克。服10天后，自觉体力精神转佳，心前区疼痛大减。复查心电图ST-T段下降，有所好转。又服12天，患者已无不适症状，血压稳定。2个月后来信，言一切正常，仍服陈氏冠心偏方膏。

引自：《偏方治大病》

909. 防冠心病发生的有效法是每天吃1个苹果

苹果素有"果中之王"的美称，人们历来把它视为"智慧果"。新的科学研究又证实，苹果可以大大降低冠心病患者死亡的危险性，堪称冠心病防治的理想食品。

荷兰国立公共卫生和环境保护研究所的米切尔·赫托格博士领导的研究小组进行的一项流行病学调查研究表明，老年冠心病患者每天吃1个或1个以上的苹果（至少110克），可以把他们因冠心病死亡的危险性降低一半。这是由于苹果里丰富的类黄酮在发挥作用。

赫托格博士对805名65~84岁男性进行研究，并测定他们膳食中类黄酮的含量。结果发现，每天类黄酮摄入量最高组（摄入类黄酮≥30毫克）和最低组（摄入类黄酮≤19毫克）相比，死于冠心病的危险性降低一半，首次心肌梗死发生率也明显降低。赫托格博士测定了荷兰人最常食用的28种蔬菜、12种水果和9种饮料中类黄酮的含量，发现除苹果外，洋葱和茶中类黄酮含量也很丰富。美国纽约州立大学研究人员的测定表明，绿色蔬菜、坚果类和红葡萄酒中也含丰富的类黄酮，这些食品均有防治冠心病的作用。

众所周知，氧化低密度脂蛋白容易沉积在动脉管壁，引起动脉硬化和冠状动脉狭窄，导致冠心病或诱发心脏病发作。类黄酮则是一种天然抗氧化剂，通过抑制低密度脂蛋白氧化，发挥抗动脉硬化和抗冠心病作用；类黄酮尚能抑制血小板聚集，降低血液黏稠度，减少血管栓塞倾向，从而防止心脏病发作和降低冠心病的死亡率。（朱大钧）

引自：1994年10月19日《中国食品报》

910. 自制葡萄酒可预防冠心病和脑栓塞

葡萄酒含有黄酮类和多脂类有效物质成分,对血液中血小板凝集有抑制作用,最近一位美国科学家证明,1天饮1次陈酿葡萄酒(含葡萄汁20克),可以预防冠心病和脑栓塞的发生。

自制葡萄酒的方法:在20升罐坛中,把洗净晾干的紫葡萄放在其中,先放进白糖2500克,再放入2500克38度高粱酒,以泡过葡萄为度,然后放在凉爽处,塑料布封顶保存。南方地区放在地下土里保存最好。3个月后可以饮服。饮服时,勾兑2~3倍白开水。兑加白糖要甜度适宜。每次饮30~60克。此为防病、延年益寿的佳品。(陈永强)

引自:1997年10月30日《老年报》

心绞痛

911. 吃醋泡小黑豆治好了我的心绞痛

我是黑龙江省红兴隆农管局所属江川农场的离休人员,叫刘农。1992年5月得了心衰冠心病、心肌梗死,5月上旬曾抢救两次,后住院治疗近两年多。出院回家服药疗养。当时身体情况是手拿拐杖,最多只能走百余米,还得歇两次。疗养一年多始终不见好转。

有一天,在《老年报》上见到"醋泡小黑豆治大病有神奇疗效"的报道,还介绍黑龙江省通河县老干部局杨枫同志乐意为同志们服务代购、代邮小黑豆后,我请杨枫同志替我代购、代邮了2千克小黑豆。按规定在9度米醋里泡2个月后才能服用,我治病心切,泡到1个月时,我就开始服用了。从4月吃到12月,共吃了3个疗程就明显见效了:我不仅体质增强,走路时的拐杖在前几个月早就扔了。过去一感冒就输液,现在吃点药就好了,多年的气管炎没有了,心绞痛也没有了,两条腿也不浮肿了,也很少酸软无力。每天的睡眠也好了,大便也不干燥,口服药也基本上减掉了。现在,冬季也敢理发、洗澡,肠胃病也好了。

荐方人:黑龙江省桦川县江川农场离休干部　刘农

912. 此方治冠心病和心绞痛收效卓著

主治:冠心病,心绞痛反复发作,疼痛剧烈,或胸闷、气短、憋气经常发作。

配方及用法:丹参30克,细辛3克,白芷10克,降香10克,檀香10克,荜拨10

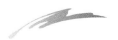

克，高良姜10克，元胡10克，徐长卿10克，薤白15克。每日1剂，水煎2次，早、晚各服1次；或将上药共研为细末，每次冲服3克。

疗效：笔者以本方治疗50余例冠心病心绞痛患者，均有疗效。可明显缓解症状，解除心绞痛，并能改善心电图，使缺血型心电图恢复正常。

按语：本方集辛温芳香之品为1剂。辛以理气行滞，温以温通血脉，芳以化浊辟秽，香以走窜通经。因而，通行心脉之力很强，可迅速缓解心绞痛。有些对硝酸甘油副作用明显而不能耐受者，用本方尤为适宜。

荐方人：天津市中医医院主治医师　王维澎

引自：《当代中医师灵验奇方真传》

913. 我服醋蛋液3个月治好30多年的心脏病

徐师傅今年74岁，退休在家，冠心病缠身，尽管不断服药，且天天早晨去山上锻炼，仍不断犯心绞痛，严重了就住一段时间医院，缓解了出院，而后还是犯病。1987年冬，开始服用醋蛋液，不仅不吃药了，而且病也不犯了，也能吃饭了，体质也更健壮了，又胖起来，整天除了上山跑步、练剑外，总闲不住，浑身是劲。

百姓验证：贵州贵阳市中华北路346号王幼琴，女，66岁。她来信说："我于1989年患上冠心病心绞痛，曾在贵阳市中医二院住院治疗2次，吃过不少药，输液50多天，稍好些便出院了。出院1个多月后病又复发，先后花去医药费上万元。自从用本条方治疗后，我服了2个月的醋蛋液，现在病已基本好了。"

荐方人：黑龙江省双鸭山市离休干部　安国桢

注：醋蛋液治病法，请见本书4142条。

914. 蛋黄朱砂油治冠心病心绞痛效果好

配方及用法：取鸡蛋约25个，煮熟后去壳，剥去蛋白，将蛋黄放入锅里用文火炒（不可放油），用锅铲不停地翻动，炒至变黑，并出黑烟为止，然后放在双层纱布做成的口袋里，用压榨法取蛋黄油。每一次榨出油后，可再炒，榨压第二次，油是一滴一滴滚出的，榨到第三次为止。榨出的油约有一小杯的1/3容积，将朱砂3克，珍珠粉3克共入蛋油内搅匀，每次服1剂，连服10剂。

百姓验证：温某，男，66岁，山西文水县云周村人，北京供销总社干部。因心前区疼痛胸闷1年，近日加重，于1981年9月1日求诊。曾有冠心病心绞痛病史，于1980年8月5日突然胸痛憋气加重，心悸气短，大汗出，急查心电图，Ⅱ、Ⅲ、avF、ST段下降0.5mV，T波倒置，经住院治疗好转。这次入院前一天因洗澡劳累又发生胸痛，入夜为甚，一日发生八九次，持续五六分钟，西医诊断：陈旧性心梗，稳定性劳累性心绞痛。中医根据其胸痛、憋气、痛有定处、苔白、脉弦迟，辨证为胸阳不振，气滞血淤。用蛋黄朱砂油3剂，胸痛减轻大半，疼痛由持续十几分钟缩减

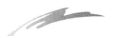

为一二分钟，心电图：ST 段回升，T 波倒置变浅，隔1周后继用蛋黄朱砂油2剂，胸痛1周未发，下降的ST段由0.5mV 回升至平基线。

引自：《偏方治大病》

915. 我以拔火罐法治心绞痛大见成效

心绞痛，是冠心病中最常见的一种症状，发作时服用硝酸甘油可以缓解，但有时不能持久。尤其是在发作频繁、症状加重、发作时间延长时，硝酸甘油往往不发生作用。实践经验证明，当冠心病人发生心绞痛时，采用我国古老的民间疗法——拔火罐疗法，会使心绞痛很快减轻或消失，胸部憋闷也会相应地减轻或消失。每日1次，3~5日症状即可全部消失。

方法很简便，取直径5~7厘米的拔火罐6个，拇指大的酒精棉球或小纸团6个。先将应拔部位洗净擦干，取1个酒精棉球或小纸团，点燃后，立即投入火罐内，将罐很快扣在脊部脊柱左边的大杼穴位上，罐子即被吸在上面。再用此法将第二、第三个火罐分别扣在背部脊柱左边上的心俞和肝俞穴位上。然后，用同法将另三个罐子分别扣在背部脊柱右边的大杼、心俞和肝俞三个穴位上。过15分钟取下火罐后，扣罐口处的皮肤有的有点微痛，只要轻轻抚摸几下，痛觉即可消失。

拔火罐疗法，又叫淤血疗法，其作用主要是刺激局部周围的神经及血管、肌肉等，使血管扩张，血流加快，新陈代谢旺盛，营养充足，脏器功能活跃，活血散淤，消炎镇痛，促使炎症吸收和消散。因此，对由于供血不足造成的冠心病心绞痛有较好的疗效。

我曾对100多名心绞痛患者用此法进行过治疗，显效率在90%以上。平时定期拔火罐，对心绞痛和心肌梗塞的发作有预防作用。如能结合练气功、太极拳和服用必要的药物，则效果会更佳。

在操作时应注意以下几点：

（1）棉球或纸团用火柴点燃后，必须在火苗不高之前扣上拔火罐，以防止烧伤。

（2）拔完取下火罐后，扣罐处的皮肤有时呈紫色或紫黑色，皮肤隆起，这是病情较重，血流不畅，淤血严重的表现，不必害怕，过一段时间会自然消散。

（3）拔火罐时间应在15分钟左右。吸力强的罐子，时间可再短些，吸力弱的，时间可稍长些，但最长不能超过20分钟。

（4）所用三个穴位的位置如下：大杼，在后颈第一椎两旁，离脊柱各1.5寸；心俞，在第五椎左右各1.5寸处；肝俞，在第九椎左右各1.5寸处。因罐口较大，确定穴位较容易，可不必过分精确测量。

（5）起罐时，可用一个手指按压罐口的一处皮肤，另一手向上扳罐，使空气

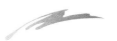

先有点进入罐内，这样容易取下。起罐时切忌硬拉和转动，以免擦伤皮肤。为防止局部擦伤，也可涂些凡士林。

（6）发高烧、全身痉挛、皮肤过敏、全身枯瘦、有出血倾向、浮肿者忌用此法。

百姓验证：辽宁凌海市防疫站刘艳伟，女，47岁，检验师。她来信说："我父亲患冠心病，并伴有心绞痛症状。去年春节在本县医住院1个月，花去500多元钱，出院后，每天仍疼痛不止。后来我用本条方为他治疗，很见效，心绞痛次数明显减少，疼痛症状减轻，有时一天也不痛。"

引自：1984年第4期《健康之友》

916. 用手脚穴位按摩法使心绞痛很快得到缓解

心绞痛是心血管痉挛、心肌乏氧引发的疼痛。疼痛部位在胸骨后下方或心前区，可放射至左肩及左上臂内侧，呈压榨样疼痛，伴胸前紧迫感或窒息感，有时出冷汗、心慌、气短。

脚部选穴：33，21，22，23，24。（见916条图1）

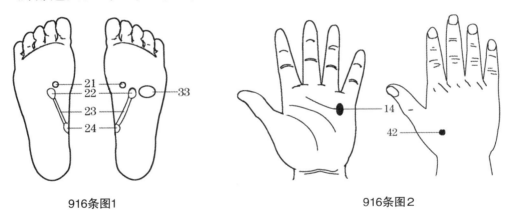

916条图1   916条图2

按摩方法：33穴用按摩棒大头点压，根据患者感觉掌握轻—重—轻手法，由点按变推按，左脚取穴，每次按摩5分钟。21穴用按摩棒小头点按，双脚取穴，每次每脚每穴点按5分钟。22，23，24三穴要连按，用按摩棒大头从22穴斜推按至24穴，双脚取穴，每次每脚每三穴推按10分钟。每日按摩2次。

手部选穴：用梅花针强刺激14穴点，每手每穴3分钟。强力捏按42穴点，每手每穴3分钟。（见916条图2）

注：有关穴位名称及按摩工具制作法，详见本书4145条《手脚穴位按摩疗法》。

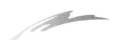

917. 我自控心绞痛一妙招

我今年73岁，18年前得了冠心病。心绞痛时好时犯，犯时最多得含服20粒速效救心丸才能缓解。后来我在报上看到穴位治病的办法，又听人说中指连着心，于是我就试着采用指甲刻中指的办法。开始也是担心，把药预备在旁边，谁知过一两分钟心绞痛就缓解了。以后屡验屡中，后来又改按手心劳宫穴，结果也很管用。从此我基本上没有再用速效救心丸。

后来我又看到报刊上介绍穿紧身裤可以控制心绞痛，于是自己改制了一条既能把双腿和臀部全包住又能活动自如的"紧身裤"，穿着这条裤心绞痛就不犯。于是，在频繁发作时，我就白天穿晚上脱（穿着不易入睡）。大概穿了有五六回，每回穿两三天，心绞痛就不太发作。现在已有半年多没犯心绞痛了。（李凯忱）

918. 蒌蒌二枝二根饮治冠心病心绞痛40例效果显著

配方及用法： 胡蒌10克，瓜蒌、柳枝、白杨枝、芦根、白茅根各100克，上药加水1500毫升，煎至400~500毫升。1次全服。每日服1剂。

疗效： 治疗40余例，一般3~5天心绞痛消失，10天后T波逐渐抬高，1个月后恢复正常。

引自：《四川中医》（1992年10月7日）、《实用专病专方临床大全》

心肌梗死

919. 静滴硫酸镁可改善心肌梗死症状

配方及用法： 用25%硫酸镁40毫升加入5%葡萄糖注射液500毫升中，静滴，每分钟80毫升，每日1次，10次为1疗程。

疗效：《山东医药》1984年第9期报道，该法缓解或消除心绞痛有效率达93.8%，降血压有效率达100%，控制心律失常有效率达100%。

引自：《实用西药验方》

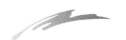

二尖瓣闭锁不全

920. 我用本方治风湿性心脏病收效显著

主治：心慌不能运动，呼吸困难，动则发喘，张嘴呼吸，咯血，面部浮肿。

配方及用法：辽河参7.5克，夜交藤7.5克，甘草粉6克，丹皮粉7.5克，当归12克，没药6克，琥珀3克，朱砂1.5克。前6味水煎后去渣，将琥珀、朱砂研为极细末，用药汁送服。隔日1剂，连用4剂大可减轻。（此方是成人剂量，小儿酌减服用）

此方对小儿先天性心脏病（呼吸极度困难，嘴唇发紫，有的手指也是紫色，面部浮肿）效果明显。

注意：患者发高烧时忌服。成年人在服药时忌房事、生气和食腥荤、生冷之物。（林健）

百姓验证：河北正定县东落堡乡西相村王重学，男，66岁，中医。他来信说："刘海燕，女，38岁。患风湿性心脏病，呼吸困难，动则喘，嘴唇发紫，面部浮肿，我用本条方为她治愈。"

引自：1996年12月17日《老年报》

心律失常

921. 我服黄连素治好5年的心律失常病

我今年70岁，患心律失常已5年多，虽经多方治疗，长期服用西药，效果甚微。

去年在《老年报》上看到"黄连素可治疗心血管疾病"，当初我认为是不可能的，直到去年8月份由于多种药物治疗未愈，就试用了黄连素：每日3次，每次服3粒（饭后服），其他药物停用。经过1个月服用，效果显著，心悸、惊恐基本消失，心律不齐已转为正常。为了巩固疗效，我又连服2个月，现已基本正常。另外，我的血压偏高，通过服用黄连素后亦正常了。

荐方人：江苏省宜兴市大塍镇曹家村　潘志安

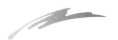

922. 练下蹲增强心脏活力，使心律恢复正常

我在《老年报》上看到张谏同志写的《练下蹲能强心脏活力》一文后，便照文锻炼，练后真正达到了祛病健身的效果。开始看到此方时有点半信半疑，因为我在近几年来，时常因蹲位过久站起身来眼前发黑冒金花，而且每天都几次出现心律失常之症状。

后来，我抱着试试看的态度，按张谏同志介绍的方法练下蹲：两手叉腰，双脚开立与肩同宽，双目平视前方，然后松腰屈膝慢慢下蹲。下蹲时脚跟离地，重心落在前脚掌上，上身尽量保持正直，避免前倾。同时口念"呵"字音，意念随着下蹲动作将浊气从丹田深处引出体外。起立时咬紧牙关，气引丹田，随着吸气站直身子。如此周而复始，坚持每天早、晚各1次，每次下蹲36下。当练到4个月后，奇迹果然出现了：我的上述症状完全消失了，心律也正常了。练下蹲使我这年过花甲的人祛病健身，精神比过去充沛了，干活也有了力气。

荐方人：黑龙江富裕县退休教师　李长富

923. 用搓脚心法能治好心律不齐

我患心律不齐已有8年，中医说是"间歇脉"。开始时对工作学习无大影响，没引起重视。后来逐渐严重，两三个月发作1次，每次5~6天。便开始服药治疗，但收效甚微。随着年龄的增长，发作次数更为频繁。稍一劳累便发作，每次要犯7~8天，甚至更长。发作时，心脏跳2~3或5~6就停跳1次，胸闷发慌，晚上烦躁不安，很难入睡。一次偶然的机会，与一位老者谈到这种病，他要我试着搓脚心，坚持一年半载，可能有效。我照他的办法每晚睡觉前搓脚心，揉脚趾。方法是先左脚后右脚，且右手搓左脚，左手搓右脚，直到脚心、手掌发热为止，每次4~5分钟。坚持一年半，我的心律不齐症状已基本消失。

引自：《大众卫生报》

室性早搏

924. 我吃醋豆治好了心脏早搏症

1993年9月，我突发心律不齐、早搏症，心脏每隔1~2秒钟就偷停一次，思想上有些紧张，便及时到大医院请有关专家确诊，结果为冠心病。自1994年2月起，病情日益加重，早搏发作次数由半月一次增至每星期或3~4天一次，每次持续时

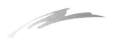

间由3~4小时增到24小时以上，服用一些药物也控制不住。

这时，我想起了醋豆可治心脏病的单方。我按照方中介绍的制法与服法，制作醋豆，半个月后开始服用，每天早、晚各1次，每次15~20粒。服后一星期，就感到病情减轻，心中很高兴。这样我连续服用了4个月后，为了提高疗效，我又采取三疗程服法，即在连续服用15天后，停服一星期，再进入下个疗程，如此连续进行。我服醋豆只有近半年时间，心脏早搏现象便已完全消失。

百姓验证：江苏扬州市防疫站刘宁生，男，47岁，医师。他来信说："我用本条方治好了一位十几年的室性早搏患者。"

荐方人：湖南省衡阳市水电局　杨先德

注：醋豆治病法，请见本书4142条。

925. 自练逍遥步使我的室性早搏得以好转

我患有冠心病，心电图显示频发性室性早搏。病休在家，自练气功逍遥步，病情得以好转，不再感到心胸不适、容易疲劳。

逍遥步功法：行走落脚时跷起脚尖，让脚跟着地，调动阴阳两跷脉气启动运行；起脚时先跷起脚跟，让脚大趾触一下地，以调动肝脾两经气启动运行。走路时，对周围事物尽量做到"视而不见，听而不闻"，逍遥自然，得意忘形，全身放松。行走时保持站式身法，裆要圆，膝关节微微弯曲，不要把腿挺直，虽是信步行走，但也要争取使步法灵活轻快，保持松膝、松腰、松胯，手臂随身摆动，头颈微转不僵。此外，要掌握好呼吸强度和速度，强度以自己感到轻快舒畅为宜，不要太急太短。逍遥步每次练30分钟即可。通过调心调息，必能使头脑清醒，精力充沛。

引自：1995年第7期《家庭美容健身》

926. 我用拍打胸部法治好了早搏

3年前我患了早搏，7~8次/分。一位中医朋友告诉我，拍打胸部可治早搏。

具体方法：左手掌拍右胸部，右手掌拍左胸部，交替进行，各拍120次，早、晚各进行1次。经过1年多的拍打，早搏基本痊愈。另外两个朋友试用此法，亦治好了早搏。我的几位身体健康的同事，在空闲时间亦采用此法进行锻炼，感到心胸舒畅，对身体很有好处。

百姓验证：广西南宁建政路1号张泰贵，男，74岁。他来信说："我于2003年3月经广西医科大一附院门诊诊断为房性早搏，并伴有陈旧性心肌梗，住院半个月花费2000多元，但病情总是时好时坏。后来我用本条方治疗，早搏现象基本痊愈，心率也恢复正常，至今未犯。"

荐方人：河北峰峰矿务局总医院　刘德沛

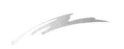

927. 口服黄连素治顽固性室性早搏很有效

配方及用法：每次口服黄连素0.4～0.5克，每日3次，5～7天为1疗程。

疗效：有效率高，治疗时间最短3天，最长15天。治疗期未见不良反应。此方适于顽固性室性早搏。

引自：《实用西医验方》

928. 甘草黄泽汤治室性早搏效果好

配方及用法：炙甘草、生甘草、泽泻各30克，黄芪15克。每天1剂，水煎服。自汗失眠者，先服桂枝加龙骨牡蛎汤，待症消退后再服本方。

疗效：用此方治疗室性早搏20例，均痊愈。

百姓验证：刘某，男，32岁，工人。1987年5月始觉头晕乏力，心慌气短，动则益甚，心前区有沉重压迫感。心电图检查呈频发室性早搏，体胖，舌淡，脉结代。服甘草黄泽汤3剂后症状减轻，服6剂后痛苦若失，心电图示早搏消失，随访未见复发。

引自：《陕西中医》（1989年第6期）、《单方偏方精选》

心力衰竭

929. 注射硫酸镁治心力衰竭均成功

心力衰竭是心肌收缩力减弱衰退，不能将脉回心血充分排出，从而引起静脉血受阻淤血；另一方面发生动脉系统供血不足，不能满足组织代谢需要，从而出现呼吸困难。

配方及用法：25%硫酸镁2.5～5克加入500毫升葡萄糖注射液中，每日1次静脉滴注，一般连用3～7天。心衰基本控制后改用每日1.25～2.5克，肌肉注射。

疗效：1985年第2期《中华急救医学》杂志报道，山东济宁市第二人民医院杨志寅等治疗35例心衰患者，其中大部分为使用洋地黄治疗无效者，结果有效率达100%，26例在2～5天心衰纠正。

引自：《实用西医验方》

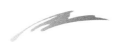

930. 益气回阳固脱汤抢救急性心力衰竭5例均成功

主治：急性心力衰竭。

配方及用法：红参25克（另炖服），淡附片30克，干姜10克，桂枝3克，煅龙骨、牡蛎各30克（先煎），五味子16克，丹参30克，炙甘草6克。煅龙骨、牡蛎煎汤代水，再纳其他药，每剂煎3次，将3次煎出药液混合取300毫升，日服3次。严重者2剂合一，水煎灌服，每隔2~3小时服1次。偏阴虚者加麦冬、生地、阿胶、熟枣仁，偏血淤水阻者加川芎、桃仁、红花、茯苓、泽泻，偏阳虚水泛者加白术、猪苓。

疗效：治疗患者5例，均抢救成功。

按语：急性心衰归属中医的"心悸"、"怔忡"、"喘促"、"痰饮"等范畴。因患者年高，正气虚弱，根本不固，脏气衰败，过劳后诱发"厥脱"，病情急剧，危在顷刻，笔者运用中医药进行抢救，配合吸氧。一天中多用红参60克，大补元气而复脉，推动心脏泵血功能。附片80克，干姜20克，桂枝16克，用大辛大温大热之品，以辛开强心，振复衰微之阳。配煅龙骨、牡蛎、麦冬、五味子以固脱敛阴止汗。丹参活血祛淤，扩冠而增加心排血量，使静脉回心血液充分排出。桂枝通阳强心，炙甘草益气生血，调和诸药。因用药得当，故有绝处逢生之效。

荐方人：浙江省兰溪市中医院副主任　颜永潮

引自：《当代中医师灵验奇方真传》

病毒性心肌炎

931. 宁心调脉汤治病毒性心肌炎50例全部有效

主治：因感染柯萨奇病毒引起的心肌局限性或弥漫性炎症，以心悸、气短、心脏扩大、心律失常和心力衰竭为主要临床表现。

配方及用法：太子参20克（或党参15克，或人参8克），麦门冬12克，白芍10克，黄精20克，五味子10克，北五加皮12克，丹参20克，苦参10克，甘松10克，桑寄生20克，甘草12克。上药水煎服，每日1剂。

随症加减：失眠多梦、善惊者加生龙齿30克，炒枣仁20克，远志10克，大枣5枚；头晕倦怠、神疲乏力者加黄芪24克，白术15克，当归12克，何首乌10克；盗汗口渴、五心烦热者加生地20克，枸杞子20克，黄精10克，阿胶10克；胸闷、肢冷者加附子10克，桂枝8克，川芎10克；唇舌紫暗者加丹参30克，红花10克，赤芍10

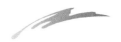

克，川芎10克；眩晕吐涎、胸脘痞满者加半夏10克，茯苓12克，菖蒲10克，苏梗10克。

疗效：治疗50例，痊愈41例，有效9例。

引自：《河北中医》（1990年12月4日）、《实用专病专方临床大全》

肺心病

932. 我用按摩命门穴法治肺心病效果显著

我患慢性支气管炎20余后，后来逐渐发展至肺气肿、肺心病。1984年冬因肺心病突发入院治疗，某医生根据病史及临床检查结果，曾断定我很难再活5年。然而，我坚持采用按摩命门养生保健方法，不但平安地度过了5年，且病情逐年稳定，告别了日夜相伴的病床，可在室外散步、读书、下棋，兴致高时尚能有感而发地"爬爬格子"。通过8年亲身体验，我确感按摩命门是一种简单易行、效果显著的养生保健方法。

按摩命门穴（该穴在第二腰椎棘突下），是根据中国古代干浴健身法中的原理而采用的一种有效健身方法。《古法养生十三则简微》一书介绍了其操作原则："凡行是功者，擦勿用力，唯以心随掌转，自外达中，周而复始，不计擦之多寡，总以大热为妙。"我的体会和经验是：按摩命门穴，应在早晨起床和晚上入睡前各进行1次，按摩时采用顺时针方向，手法适中，以舒适为度。每次按摩时间不拘，可因人而异。身体状况较差者，可间歇性反复进行，也可由他人协助完成，但须要按摩至命门穴有温热感为止。

中医学认为，命门为元气之根，"五脏之阴气非此不能滋，五脏之阳气非此不能发。"因此，对命门穴的按摩，可以有效地促进人体血液循环，调节心肾功能，增强免疫机制，从而对各脏腑组织起着温煦、生化、濡润、滋养的作用。（唐让尧）

百姓验证：福建龙海市紫泥镇村周亚助，男，64岁，农民。他来信说："我母亲今年89岁，患肺心病多年，我用本条方为她治愈。"

933. 崔跃廉用此偏方治好了13年的肺心病

崔跃廉同志工作在黑龙江虎林县水利局，今年66岁，染上肺心病已有13年，近几年病情加重，每年都要住2次院。犯病时喘不上气，吃不下饭，浑身无力，步履艰难。平时怕感冒，一感冒就发烧，不打针不退烧。今年3月份住院很反常，

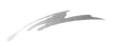

用了最好的药，治疗40多天也不见效。他被病折磨得骨瘦如柴，体重只有40多千克。每顿饭也吃不了几口，呼吸困难得经常一口一口地"倒气"，生命垂危，家人背后落泪。突然邻居传来一验方：将白胡椒20粒，木鳖（去皮）100克（毒药），黑丑、白丑各50克烘干，研成末，用白皮鸡蛋清（鸡蛋4个取清）拌和均匀后，敷在脚踝上骨上部（男左女右）。1个月不准吃梨。1剂药敷15个小时，与第二剂药间隔最好半个月以上。崔跃廉只用了1剂药，体烧渐渐退了，能吃饭了，喘气顺了，身体有劲了。

现在他每天能漫步2.5千米，饭量也大了，每天和老伙伴们在一起下棋、打麻将，还帮助老伴洗碗、做饭、拾掇菜园子。7月1日还兴致勃勃地随老干部们去石林河水库旅游了一天。

老年人患此病甚多，现予以推荐，如用此方都能见效，岂不是天下幸事。

百姓验证：山西襄汾纺织厂吴信书，男，43岁，工人。他来信说："我父亲患肺心病，住院治疗半个月，病情有所缓解，稍后复发再次住院6天，前后共花掉医疗费3000多元。后又患癃闭，全身浮肿，肺心病哮喘。用本条方治疗，花药费6元，就将以上病症治愈了。现在他已不用服任何药物了。"

引自：《老年报》

934. 我用散步法治好了肺心病

我叫潘恒海，是河南省开封市玻璃厂离休干部。1991年得了肺心病，每到冬天就成了医院的"老常户"。到1993年冬天，病情严重了，衣服自己穿不上、脱不下，刷牙还得歇几次，10米远的厕所自己去不了，生活上失去了自理能力。1994年夏天，我爱人用三轮车拉着我到公园散心，别人给我介绍说，用科学散步的方法能治好肺心病。经过老师的指点，我每天早晨由我爱人用三轮车把我拉到公园，练"吸、吸、呼"。开始由于浑身无力，呼吸不畅，走起路来非常困难，走几步就得歇一会。后来走着走着就好多啦！走了半个多月，觉得身上有劲了，呼吸轻松，心情也愉快，感到有希望、有奔头啦，于是越练越有劲。过了一段时间，也不用爱人送了。为了保证每天练够4小时，我每天凌晨3点钟起床，出门就练，走走停停，一直练到7点多钟才回家。天天如此，即使数九寒天，也未中断。功夫不负有心人，我终于战胜了严冬，与氧气瓶彻底决裂。我现在在一般情况下不吃药、不打针。生活上不但能够自理，而且还可以干些家务活，如买菜、做饭、看小孩、洗自己的衣服等。全家人见我恢复了健康很高兴，许多老病友见我红光满面，步履轻便，呼吸通畅，都感到惊奇。我说这都是科学散步带来的幸福。

荐方人：河南开封市粮食局　欧永

引自：1997年3月29日《气功报》

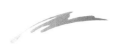

935. 含服硝苯吡啶治慢性肺心病急发作有良效

配方及用法：硝苯吡啶。舌下含服硝苯吡啶20毫克，效果不好时，隔5分钟再含服10~20毫克，一般不超过40毫克。用药期间观察血压、心率变化，低血压者慎用此药。

疗效：此药对慢性肺心病急性发作期伴严重喘息者效果较好，一般用药15~20分钟内喘息明显减轻，呼吸平稳，能平卧或半卧，肺部喘鸣音减少。1992年第1期《临床荟萃》报道治疗23例，总有效率100%。少数患者出现心悸、头晕、血压下降，可随药物排除并适当补液而消失。

引自：《实用西医验方》

936. 用蛤蟆药蛋治好了我妹妹的肺原性心脏病

我妹妹1994年秋患慢性肺原性心脏病，气喘、咳嗽、多汗、呼吸困难、全身无力、饮食不振，入院治疗半个多月效果甚微。我自制蛤蟆药蛋给其服用，开始每天上午空腹服1个，服药蛋后第3天咳嗽、气喘、出汗有所减轻，继服到第七个时病情减半，后改为每2天服1个，服30个时症状全部消失。后又服药蛋30个，至今病未见复发。

配方及用法：取活大蛤蟆1只，新鲜鸡蛋1个，取地下深66厘米的无污染的黄泥1千克。先把黄泥用清水浸润，用手搓至做火砖胚的泥巴。把鲜鸡蛋洗净，再把活蛤蟆用小刀从腹部剖开，剖开的口径能可放进鸡蛋即可。把蛤蟆内脏全部去掉。在去掉蛤蟆内脏时，动作要轻（注意：千万不要把蛤蟆胆弄破，蛤蟆胆有大毒，吃后会中毒）。然后把鸡蛋塞进蛤蟆腹内，用棉线把腹口缝合，把蛤蟆双脚屈向腹皮，再用搓好的黄泥胚把蛤蟆全部包密，厚度3厘米左右，将其放在木炭火上烧烤，并不断地翻动以熟均匀，火力不要过猛。若发现有裂缝当即用泥浆补好，防止蛤蟆体液外流影响药蛋的质量。当烧烤70~80分钟，黄泥表皮变红色，说明药蛋已熟透，即把药蛋取出去壳温服（忌冷服）。

开始服用药蛋时，每天上午空腹服1个，连续吃7天，从第8天起至30天止，每两天吃1个（即隔一天吃1个），从第30天起至70天止，每3天吃1个（即隔2天吃1个）可获痊愈。

禁忌：从服药蛋起数月内忌烟、酒，以及酸、辛辣有刺激性的食物。若汗水将衣服弄湿，要立即更换，防止感冒。

荐方人：广西昭平县昭平镇福城街39号　　邱锦铨

937. 吃癞蛤蟆煨鸡蛋防治肺心病非常有效

方法：捉癞蛤蟆1只，剖腹除去内脏，将1个鸡蛋塞入其腹腔，用线缝合。然

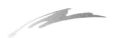

后，用搅拌好的湿黄泥把癞蛤蟆包好，放入火中煨，也可以在煤火上烤，注意翻动烤匀。2~3个小时后，待黄泥煨干，估计鸡蛋煨熟，即可离火稍冷，剥去黄泥，从癞蛤蟆腹内取出鸡蛋，放入冷水中稍浸。鸡蛋去壳后，于睡前或清晨1次服完，每隔1至3天服用1只，每个疗程30~60只。

我现年66岁，20世纪60年代初就患上了哮喘病并肺结核，到70年代末发展成肺心病，并出现下肢浮肿，反反复复。1979年农历3月起，我照上述方法煨了60多个癞蛤蟆蛋吃，果然见效，下肢浮肿消失。以后，我每逢重病都用癞蛤蟆煨蛋吃，少则30多个，多则80多个，从而使气喘急性发作得以逐步缓解和控制，肺心病明显好转，早搏基本消除，并且再也没有出现过下肢浮肿及其他浮肿现象。

引自：1997年10月10日《益寿文摘》

938. 坚持手脚穴位按摩可改变心悸症状

心悸也称心慌。患者自感心脏跳动不适，心慌、气短，一般多见于心律失常或心搏增强的患者。由于患者的个体差异及神经敏感性不同，在判断心悸原因时，应先了解有无心脏病史，有无植物神经功能紊乱病史。

脚部选穴： 33，21。（见938条图1）

按摩方法： 33穴用按摩棒大头按摩，左脚取穴，根据患者感觉调整按摩力度，每次按摩3~5分钟。掌握轻—重—轻手法按摩，以达到稳定心悸的效果。21穴要用按摩棒小头点按，双脚取穴，每次每脚每穴点按5分钟。每日按摩2次。

手部选穴： 指压14，42，73三穴，每手每穴3分钟，每日数次。（见938条图2）

注： 有关穴位名称及按摩工具制作法，详见本书4145条《手脚穴位按摩疗法》。

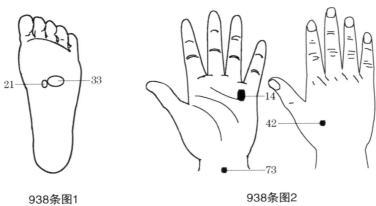

938条图1　　　　938条图2

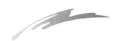

脑血管意外

939. 我脑缺血数年只按摩百会穴、太阳穴而得到缓解

我今年62岁,患暂时性脑缺血数年,每年都有几次早上起床后歪倒的现象。一位好友告诉我,按摩百会穴、太阳穴能防治脑缺血,我坚持做了将近一年,效果很好,早上起床后再没有发生歪倒现象。

具体方法: 将两手重叠,左手在下,右手在上放在百会穴上,正、逆方向各按摩35下,然后再用两手掌根同时放在左右两个太阳穴上,正、逆方面各按摩35下。晚上睡前和早上起床后各按摩1次。有类似情况的同志不妨一试。(李庆)

引自: 1997年4月8日《老年报》

940. 服灵芝使我心脑血管病情好转

1993年7月我因手指麻木、头痛去医院检查,发现有严重心脑血管病,遵医嘱认真治疗。我在治病的同时,阅读了《服灵芝治百病》的文章,在医生指导下开始服灵芝。服灵芝后病情很快好转,健康迅速恢复。历代古籍中记载灵芝具有益心血、益肺气、安神、补肝、坚筋骨、利关节、治耳聋等多种功能。灵芝味甘、性平、无毒,古今医学家认为灵芝具有扶正固本、强身、健脑、保肝、镇静、镇痛、抗衰老、抗菌、抗癌的功效,尤其在预防衰老和老年性疾病方面占有重要地位。灵芝对慢性气管炎、冠心病、心绞痛、高血压、神经衰弱、慢性肝炎、高山症、心悸、头晕、失眠、消化不良等症疗效均好。

我服灵芝,采用多种吃法效果都不够理想,后来在一位老中医的指导下服用,效果好,又不浪费灵芝,物尽其用。其方法是:①将灵芝剪成小块,再用粉碎机粉碎成粉末状;②将粉末状灵芝3克放入玻璃罐头瓶内,加温开水1碗,放适量冰糖;③用压力锅隔水蒸,待水烧开后再高压蒸15分钟,冷却后将灵芝的粉末及汤水全部喝光。(衷赐麟)

引自: 1996年11月18日《家庭医生报》

941. 苦辛寒降汤治脑血管意外获效甚佳

配方及用法: 石膏30克,滑石30克,寒水石30克,磁石30克,牡蛎30克,石决明30克,羚羊角4.5克,钩藤15克,川贝9克,秦皮15克,草决明18克,蒺藜18克。上药水煎后冲竹沥1盅、姜汁少许,再化至宝丹1丸(3克)急用。

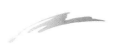

疗效：临床数10年，应用苦辛寒降汤急救脑血管意外病人多例，获效甚佳。

百姓验证：刘某，男，61岁，木工，平素血压偏高。于1970年秋某日晚饭之际突然昏倒，急请西医出诊，应用降压镇静药后，嘱其迅速入院治疗。因家属不同意送入医院，求我前往诊治。见病者僵卧神昏，发热（38.6℃），息鼾痰鸣，呼之若有反应，口噤，撬视之，舌歪、质绛、苔黄腻浊，与之水尚能吞咽，其半从口角外流。推之，右肢能伸屈，而左肢若废。血压23.94/14.63千帕（180/110毫米汞柱），脉搏120次／分，左弦，右滑大。证系风火挟痰，淤阻清窍。急投以急救苦辛大寒沉降之品，佐以潜阳熄风、涤痰开窍。即苦辛寒降汤一剂，浓煎后撬齿少量频灌。次日诊，体温降至37.5℃，血压降至22.88/14.63千帕（172/110毫米汞柱），面赤稍退，神志略清。于上方加菖蒲9克，再进一剂。再诊热退至36.9℃，血压22.61/13.57千帕（172/110毫米汞柱），闻言会意，脉搏减为86次／分，舌绛转红，苔仍腻浊。此乃壮火渐减，痰浊未清。转方以涤痰为主，熄风清火为佐。方用：半夏12克，茯苓15克，竹茹18克，橘红6克，枳实9克，胆星9克，竺黄9克，川贝9克，羚羊角3克，钩藤15克，石决明30克，菖蒲9克。冲竹沥1盅，姜汁少许，和猴枣牛黄散1支，连服4日。服后神志渐清，诸症俱减。改用育阴潜阳，滋下清上之法，标本兼治，最后则峻补中焦，延治4个月余，口歪转正，言语清朗，四肢除右上肢仍竣痹不举，握物无力外，其余活动自如。嘱其常服益气养血之品，逾年，完全恢复如常，手能操锯斧，重理旧业。时过近九载，年已七十，身体仍然健康如昔。

（何炎）

引自：《千家妙方》

942. 加减羚羊角汤治脑血管意外效果显著

配方及用法：羚羊角粉3克（冲服），龟板12克，生白芍18克，石决明15克，钩藤15克，生地15克，杭菊花9克，炒草决9克，胆南星9克，蝉蜕6克，石菖蒲6克，粉甘草6克。水煎服，每日1剂。

疗效：近年来采用如上"加减羚羊角汤"方配合针灸，治疗脑血管意外病人14例，除1例病势重笃而死亡外，余均获显著效果。

百姓验证：朱某，男，59岁，工人，于1977年7月10日就诊。患者素体肥胖，并嗜好烟酒，有高血压病史已18年，时轻时重，近来感觉手足麻木，头晕耳鸣，腿软足轻。半小时前在厂里与人争吵，突然昏倒于地，不省人事，喉中痰鸣，两手握固，急送医诊治。查见体态肥胖，面色潮红，牙关紧闭，瞳孔缩小，对光反射迟钝，口眼鼻明显歪斜，血压29.26/17.29千帕（220/130毫米汞柱），脉弦有力。此乃肾阴亏损，肝阳偏亢，挟痰上逆，蒙闭清窍。治当潜阳熄风，豁痰开窍。先施以针刺，以资急救。点刺十宣出血，取双侧合谷、太冲、曲池，采用泻法，

隆、三阴、人中,平补平泻。留针10分钟许,病人发出哼声;留针20分钟后,牙关见松,两手握固已开,查见舌质红,苔根部厚黄。次日再诊治,见其神昏鼾睡,肢体显左侧偏瘫,瞳孔等大,对光反射比前有恢复,血压26.07/14.90千帕(196/112毫米汞柱),舌脉同前。此即投以"加减羚羊角汤"方,配合针灸,治疗4天,神志转清,两眼能睁开看人,时而哼哼欲语,左腿已稍能屈伸,并可吞咽饮食,口眼歪斜较前已减。采用同法继续治疗20日,病情进一步转佳,神志清,饮食吞咽自如,病手已能持物,患肢配合拐杖可行走,血压稳定在19.68/12.77千帕(148/96毫米汞柱)上下。嘱其加强功能锻炼,戒除烟酒。随访至今已3年余,其生活自理,每日扶杖上街游玩。(河南王其祥)

引自:《千家妙方》

943. 灸神阙穴救治昏厥效果好

主治: 昏厥病人。

方法: 晕厥病人取仰卧位,头颈躯体要方正,四肢伸直。松解其腰带或衣裤,以利经络气血运动,点燃艾条1~3支,悬灸于神阙(或填盐末于脐,隔姜灸)。如果灸半小时未见动静,术者口含艾条另一端吹气,以增强热气,促其回阳。必要时辅灸百会,或灸人中、涌泉、委中、内关、四缝等,以增功效。

疗效: 藤某某,女,59岁,中风昏迷,住医院按脑血管意外处理无效。脉左尺尚好,脐温暖。盐填脐,隔姜灸,姜焦则移,连灸约90分钟苏醒。调理月余,无后遗症。

按语: 不论何种病症,症状何等危急,脉诊男右尺女左尺尚好者,再摸其脐温者,救治莫不应手取效,为先父魏有恩授我之秘诀。拍打委中穴,对经络穴位损伤晕厥者为首选穴,灸百会为治疗从高处坠晕厥者之特效穴。此法为武术师吴学金授我的秘法。

荐方人: 福建平潭县医院主治医师　魏肾辉

引自:《当代中医师灵验奇方真传》

944. 防止心脑血管疾病发生的秘诀

洪昭光说:"能采取有效预防措施,至少可使1/2的心脑血管病人免于死亡!措施之一就是简单易行的'三个半分钟'与'三个半小时'。"

"三个半分钟"就是:夜间醒来睁开眼睛后,继续平卧半分钟,再在床上坐半分钟,然后双腿下垂床沿再坐半分钟,最后下地活动。脑血栓、脑溢血、心脏猝死等常发生在夜间,由于夜间体位的突然变化,会造成心脑血管突然供血不足,特别是老年人神经调解慢,更容易发生危险。即便是普通人,也应该注意避免因体位突然变化造成的晕厥。

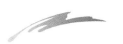

"三个半小时"是指早上行走半小时，晚饭后散步半小时，中午午睡半小时。广大中老年朋友，若能坚持这样做，相信对你的身体健康是有一定好处的。（何家菊）

引自：1997年11月13日《健康之友》

脑血栓及其后遗症

945. 我父亲用银杏叶治好了脑血栓病

银杏叶又叫白果叶，可治疗高血压、脑血栓、老年痴呆症，疗效稳定。采叶时间以秋分至霜降前为最好，霜后落地的黄叶也有效。

用法： 将银杏叶撕碎放入暖瓶内（用茶缸浸泡也行），然后倒入100℃白开水约500毫升，浸泡15分钟即可。在早饭后服头遍，午饭后服二遍。一般每天1次，每次用干叶5克。第1个月服5天停3天，以后服5天停5天，5天为1疗程。停5天的目的是让各个器官特别是胃得到休息。脑血栓兼有胃病的人，不宜喝银杏叶水，因对胃不利。服银杏叶水期间，不喝茶，不饮酒。按规定服用无任何副作用，但超量就可能腹泻、头痛或有胃不适的感觉，停药即好。在首次用银杏叶之前，必须请医生对病人进行检查，看是否是高血压、脑血栓类的病，不可盲目用药。

我父亲患脑血栓病9年了，久治不愈，用银杏叶法治疗3个半月病就好了。以后用此法又治好了十几位脑血栓病人。病基本痊愈后，可延至5~7天喝1次；完全好后7~10天服1次，以巩固疗效。

百姓验证： 辽宁清原县湾甸子镇二道湾村王安才，男，53岁。他来信说："本镇卫生院医师李大龙，现年68岁，因生气患了高血压，进而导致脑血栓。2000年8月10日我按本条方为他治疗，11月15日痊愈。"

荐方人： 山东省五莲县粮食局　王世维

946. 司树堂服醋蛋液使脑血栓得到根本好转

我叫周竹庭，现年72岁，10年前就已离休。我患高血压、冠心病多年，治疗无效，不能参加活动。在服了8个醋蛋液后，血压完全正常，头不晕了，能打太极拳，练太极剑，还和老伙伴们每天打两三场门球，身体越来越好。与我同时服用醋蛋液的老伙伴司树堂，患脑血栓，瘫痪在床，有口不能言，吃喝拉尿要靠人侍候，经服用醋蛋液后，开始好转，能说话，右手能拿东西，并且还意外地治好了久治不愈的脚垫、鹅掌风。

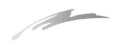

百姓验证：湖北武汉市青山区红钢城12街吴志恩，男，56岁，退休。他来信说："我女儿1993年生病，口舌不灵活，语言不利，半身不遂。经武钢医院检查是脑血栓，治疗1年多，打针吃药、按摩等，共花药费5000多元不见效。2000年3月开始服用醋蛋液，半年后病情逐渐好转，能说话了，半身不遂症状减轻。服用1年多时间，自己可以下楼到公园里锻炼身体了。"

荐方人：山东东平县经济委员会　周竹庭

注：醋蛋液治病法，请见本书4142条。

947. 我七旬老父服用10个醋蛋使脑血栓后遗症减轻

我年近七旬的老父亲，从工厂退休后突然患脑血栓病，久医无效，甚至大小便不能自理，每天卧床不起。他老人家曾说要"安乐死"，我们全家人都极为苦恼。去年12月，听到醋蛋秘方，老人乐得喜上眉梢，立即照方配制，食用10个醋蛋就初见成效，不仅生活能够自理，每天还能下地随便走走。

荐方人：吉林省伊通县橡胶厂工人　孙玉顺

948. 我服用醋蛋液治脑血栓后遗症有效果

醋蛋液确实有效，我已服用40个，还将继续服下去。我左半身瘫痪，是1980年冬患脑血栓留下的后遗症。经过多方治疗，虽然有些好转，但是左腿像灌铅样沉重，站立时软弱无力，走路需拄拐杖；左手指麻木，拿不起细小的东西；左脸侧卧往下淌口水，心中很苦闷。

去年夏季报上登载了用醋蛋液治好脑血栓患者的消息后，有人劝我也试试。我想，人家新得病，我是陈病旧疾，不一定有效，就抱着试试看的想法，从去年7月到今年3月没间断地服用了40个醋蛋液。结果，我左侧脸部麻木程度大大减轻；左腿也听使唤多了，屋里屋外散步，不用拄拐杖，还能上下楼梯了；左手指能捡起火柴杆；过去的便秘也好了。

百姓验证：新疆石河子7小区17栋刘燕群，男，72岁。他来信说："我有脑血栓后遗症，左半边身体不管用。我按本条方服用醋蛋液半年，现在好了，每日出门一般都骑自行车。"

荐方人：红兴隆农场管理局离休干部　刘秉恒

注：醋蛋液治病法，请见本书4142条。

949. 用醋蛋治好了我脑血栓引起的手脸麻木症

自从"醋蛋冲击波"传遍神州大地，受益的中老年人何止千万?想当年我也坚持食醋蛋近2年，保健作用无可非议，这2年我的循环系统和消化系统均无恙。后来我认为自己无病，就与醋蛋告别。久之，我也和人们一样，把它淡忘了。

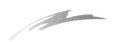

今年，我已年近"古稀"，7月初偶感左边面部和左手指尖麻木，经检查确诊，是脑栓塞引起的。我立即进行了相应的治疗，不久面部麻木虽消失，但指尖感觉仍然如故。7月初，我又想起了醋蛋，于是把醋蛋的资料找出来重读数遍后服用，没料近1个月来，发现指尖的麻木感在逐渐消失，我想这和醋蛋的作用是分不开的。因此，我高兴地把此情况告诉读者们，请你们提醒所有老朋友，把已淡忘的醋蛋再次找回来，让它为我们造福，让它重放异彩！

荐方人：天津大港油田二中　李长儒

引自：1997年10月30日《老年报》

950. 韦谋经喝醋蛋治脑血栓后遗症效果好

我们广西崇左县驮芦供销社有一名退休工人叫韦谋经，今年67岁，5年前患了脑血栓后，便拄拐杖走路，连大小便都得妻儿照顾，因而失去生活信心，每日3餐饮酒，逢喝必醉，简直成了"酒鬼"。

今年4月初，韦谋经听到了醋蛋治病的信息，在大家劝说下开始服用，服了5个醋蛋之后，他就甩掉了拐杖，口水也不再流了。

荐方人：广西崇左县小学　庞良

951. 一位脑血栓偏瘫患者用酒泡大蒜治疗很有效

一位七旬老人因患脑血栓瘫痪，导致口不能言，右手右脚萎缩弯曲，不能站立行走，大小便不能自理。然而2年以后，他不但气色很好，自己已经能够慢慢地翻身起床，可用左手吃饭，大小便基本自理。究其原因，是喝了大蒜泡酒。

方法：将1000克大蒜头浸泡于2000克粮食白酒中，2周后服用。每日早晚服，每次1杯（30克左右）。浸泡后的蒜可以不吃，若酒蒜都食，每次50克，不分疗程，可常年连续服。

注：蒜瓣剥皮，不用捣碎，浸泡于白酒中即可；粮食白酒为40～60度。（何林）

952. 我用水蛭炒黑研末治脑血栓后遗症效果好

水蛭为破血祛淤药，水煎常用剂量为3～5克，一般生用。但我在临床实践中体会到，将蛭炒黑，研末冲服效果更佳。

方法：将水蛭捣碎，入锅内文火炒黑，取出研末。若入煎剂则可混于煎好的药液中服用，也可服完煎剂立即用白开水冲服水蛭末。每剂3克，分3次服用。

在治脑血栓后遗症中用炒水蛭末3克比生用10克效果明显。（雪辑）

百姓验证：河南平顶山市人民医院白凤林，男，67岁，医师。他来信说："患者王桂芳，女，55岁。她于今年10月患脑出血，在市第一人民医院住院治疗13天，花医药费4000余元。出院后左侧上下肢瘫痪，不能活动。用本条方结合962条方

并配合针剂治疗近1个月，左腿已能抬腿行走，上肢也能抬高了。1个月花费还不足50元。"

引自：1997年2月20日《益寿文摘》

953. 补阳还五汤治脑血栓后遗症效果甚佳

配方及用法： 黄芪120克，当归、川芎、丹参、赤芍各20克，桃仁、红花各15克，地龙、牛膝各15克，水煎服，每日1剂，连服1个月。剩余药渣加水煎熬后还可以烫洗患侧肢体，每日2次，每次20分钟。方中黄芪补气，当归、川芎、丹参、赤芍活血补血行血，桃仁、红花破血散淤，地龙、牛膝疏通经络，强筋健骨。诸药合之，组成一剂气血双补、疏通经络的良方，对脑血栓引起的偏瘫、痴呆等后遗症效果甚佳。

荐方人： 山东省东平县梯门卫生院　王淑云

954. 益气活血治瘫汤治疗脑血栓引起的偏瘫效果好

配方及用法： 生黄芪80克，当归10克，丹参30克，红花10克，鸡血藤30克，地龙10克，草决明15克，龙胆草6克，钩藤15克，全蝎5克，乌梢蛇6克。上药水煎服，每日1剂。

加减： 若出现昏迷者，加石菖蒲、郁金各10克，以开窍；若痰多不利者，加清半夏、胆南星、天竺黄、竹沥水各10克，以化痰；若肝阳上亢，出现头晕、耳鸣、肢麻者，加天麻10克，珍珠母15克，木耳15克，以熄风治晕；若肢体瘫软无力者，加木瓜、桑寄生各15克，以补肾壮筋骨；若有火者，加生石膏30克，以清泄火热。

我用上方加减治疗50例脑血栓形成所致的半身不遂，有80%患者恢复工作，未留后遗症。

注意： 恢复后要不间断服药，预防复发。方中黄芪用量为60～120克才有较满意的效果。若患者有热象者，加生石膏30克，知母20克，控制其热邪，有益气之功。

引自：《家用验方一佰二》

955. 蝮蛇抗栓酶治脑血栓后遗症很有效

配方及用法： 蝮蛇抗栓酶Ⅲ号（中国医科大学蛇毒室研制），每支含0.25单位。用药前先作皮试，阴性者以0.25单位加生理盐水250毫升静脉点滴，每日1次，连续点滴2天，无不良反应时逐渐加量，最大量为1单位，而后再顺序减量。若坚持用0.5单位，不增不减，从第3天开始一直用到药停为止。20天为1疗程，每结束1疗程可停药7～10天，而后可开始第2疗程。用药前必须化验血小板计数，若低于80000/mm^3，不可用此药。

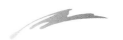

疗效：河南省职工医院杨佩兰医师介绍，治疗100例脑血栓患者，结果急性期有效率100%，恢复期有效率95%，后遗症期有效率82%。毒副作用多见于血小板减少，停药后都能自行恢复；未见有肝、肾功能损害。该法明显优于脑血栓病的传统治疗方法。

引自：《实用西医药方》

956. 睡前服片药可防止脑血栓的发生

患有动脉硬化而血压不高的老人，晚上睡觉时血压比白天低，血液循环变慢，血小板聚积性也增高，纤维蛋白容易沉积在损伤血管的斑块上，可导致脑卒中。若在睡前服用抗血小板聚集药物，如肠溶阿司匹林25毫克或潘生丁50毫克，则可预防夜间发生脑血栓。

睡前服用抗血小板聚集药物，因在翌日仍可发挥其良好的抗凝作用，故日间不必再次服用。（钱实践）

引自：1997年11月18日《老年报》

957. 丹钩六枝饮加减治脑血栓效果很好

配方及用法：丹参30～60克，钩藤15～30克，稀莶草12～24克，夏枯草12～24克，地龙9克，红花6克，桑枝15克，橘枝15克，松枝15克，桃枝15克，杉枝15克，竹枝15克，甘草3克，水煎服，每日1剂。

痰涎壅盛加全瓜蒌15克，莱菔子20克；神昏加郁金9克，菖蒲9克；血压持续不降加代赭石20克，牛膝20克；久病营血不足、脉细弦加当归15克，何首乌15克；肾精不足，腰膝酸软，脉沉细弦加枸杞15克，山药15克。

疗效：应用丹钩六枝汤加减方，临床观察治疗16例病人，治愈者10例，好转4例，无效2例。

百姓验证：张某，男，70岁，农民，于1974年5月2日就诊。素有眩晕症，于10天前突觉头晕肢麻，旋即昏倒，服用小续命汤、资寿解语汤等药物未见病情好转。症见左侧偏瘫，小便短黄，舌质黯，苔黄厚腻，脉弦大有力。血压25.27/14.63千帕（190/110毫米汞柱）。证系肝阳偏亢，风阳内动，迫血上逆，脑络受伤，阻塞清窍。治宜平肝熄风，潜阳通络。投以上方加僵蚕9克，碧玉散12克，通草6克，石菖蒲6克，胆草9克，血竭3克，银花藤30克。服药12剂，神志清醒。但仍见手足屈伸不利，头晕胀痛，口苦，舌红苔黄，脉弦数，血压21.28/13.3千帕（160/100毫米汞柱）。方中去血竭、通草、碧玉散、菖蒲，加入白菊花9克，白蒺藜9克，鸡血藤12克。又连服15剂后，诸症除。（湖南　彭述宪）

引自：《千家妙方》

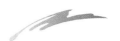

958. 我用本方治脑血栓屡屡见效

主治：脑血栓。

配方及用法：黄芪100克，血丹参20克，当归12克，川芎12克，赤芍15克，地龙5克，桃仁12克，红花12克，全虫15克，蜈蚣4条，牛膝12克，杜仲12克，生地12克，菖蒲12克，木瓜30克，车前子20克。每日1剂，水煎服。30天为1疗程，连服3个疗程。颅内压减轻后，将车前子减量或停服。

服上方同时，另将生水蛭20克捣碎成粉，每日2次，每次10克冲服。服25天停1周，然后服第二个疗程。第二个疗程服完后，每日2次，每次5克，再服1疗程。

百姓验证：辽宁清原县湾甸子镇王安才，男，53岁。他来信说："村里一高血压患者突患脑血栓，我先用本条方为他治疗，上午11时服药，下午6时就见效了。然后又结合醋蛋液疗法治疗，仅20余天患者就能下地行走了，没留下后遗症。"

荐方人：山西省太原市国营职工医院　窦永政

引自：《当代中医师灵验奇方真传》

959. 脑血栓与睡势有关

有人通过对2000例脑梗死病人的调查，发现95%以上的病人习惯采用健侧卧位。病人在全身动脉硬化的基础上由于侧卧、枕头高低不适，或手臂枕在头下，动脉血管扭曲、挤压，使原已因动脉硬化而使管腔变狭窄的颈动脉血流流速变慢，较容易在动脉内膜损伤处逐渐聚集而形成血栓。研究人员经统计认为，儿童每晚睡眠时要变换姿势十几次到几十次，中年人几次至十几次，而老年人很少变换睡眠姿势。为了降低老年人脑血栓的发病率，应提倡仰卧睡眠，同时要根据病人血压变化，可改变每日早、午、晚服用降压药的习惯，晚间可停服降压药，以免血压降得太低，血流更加缓慢而形成血栓。

脑栓塞

960. 我用醋蛋液治脑血管梗塞很快见效

我是个离休干部，因患有高血压又摔了跤，得了脑血管梗塞症，得病当时即服用脉通等药物，但疗效甚慢。我改服醋蛋液后，不曾想很快见效。以前我要别人扶助或挂拐才能走路，现在已扔掉拐杖自己走路，照此发展我估计再服10个

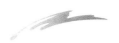

醋蛋液，准能骑自行车跑了。

百姓验证：广东肇庆市端州区宝月路64号余同风，男，76岁。他来信说："我患有高血脂症，如不及时治疗就会引起动脉硬化，以至于脑血管梗塞。我按本条方服用10个醋蛋液后，检查血脂已恢复正常。现在面色红润，举步轻快，食欲也增加了。"

荐方人：河北乐亭老干部活动室　张育才

注：醋蛋液治病法，请见本书4142条。

961. 中风康复液治脑血栓和脑栓塞10例全部见效

主治：脑血栓、脑栓塞所致半身不遂。

配方及用法：黄芪60～100克，丹参、川芎、桃仁、归尾、赤芍、葛根、熟地、红花、穿心莲、山楂、鸡血藤各30～50克，牛膝、瓜蒌、地龙、桑寄生、防风各20～40克，水蛭、大蒜提取液各100～160克，随症加减。药用酒浸，按常规制成口服液，每次服20～30毫升，每日3次，2个月为1疗程。血压高者配服降压药。

疗效：治疗10例，用药1～3个疗程，有效率达100%。

荐方人：湖南省同会县东门街169—11号　王文安

引自：《当代中医师灵验奇方真传》

脑出血及其后遗症

962. 我应用此家传秘方治老年偏瘫百余例无不奏效

偏瘫，是由高血压、低血压、脑出血引起的脑中风和脑血管阻塞症。

治疗方法：以祛风、消栓、和中、升阳为主。数十年来，我用上述方法治疗患者百余例，无不奏效。

配方及用法：荆芥12克（解表药），防风12克，（祛风药），大枣3枚（和中药），猪蹄空壳1个（祛风消栓药），葱根3～7棵（发汗药），韭菜根3～7棵（升阳药）。左不遂者，葱、韭菜根各用3棵；右不遂者，葱、韭菜根各用4棵；全身不遂者，葱、韭菜根各用7棵。水煎服，每天1剂。早、晚服，服药后盖被发汗，避风。

按语：忌食高脂肪和含胆固醇的食物。如服第一剂后无汗，说明此方对该患者无效，应停用此药。

服第一剂药后，打通脑血栓。偏瘫的一侧平时发凉无汗，第一次服药后，可

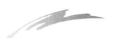

使患处发热有汗，此时血栓已打通，连续服至病愈，不可间断。服此药无任何副作用。

百姓验证：商丘县人民医院汪元培，于1996年夏天突然脑出血，手术后，医生认为他将终身残废，右侧肢体瘫痪，不能走路。我按本条方为他治疗1个月后，不拄棍能上街了，至今痊愈未复发。

荐方人：河南商丘县王坟乡　曾广洪

引自：1997年第4期《老人春秋》

963. 秘传方山甲泽兰白薇治脑出血半身不遂可迅速见效

主治：脑出血卒中（半身不遂）。

配方及用法：白薇15克，泽兰9克，山甲6克。水煎服，每日1~2剂。

疗效：1~2剂见效，多服几剂巩固效果。

荐方人：广东　谢亚道

引自：广西医学情报研究所《医学文选》

964. 水蛭粉治脑出血及脑内血肿有效验

配方及用法：水蛭100克，晒干，研细末，每包装3克。每次服1包，1日3次，温开水送下。

百姓验证：李某，男，54岁。1981年2月3日就诊，主因左侧肢体偏瘫、语言不利，半天后住院治疗，平素有高血压病史，在中国中医研究院西苑医院住院治疗，诊为冠心病心绞痛，高血压Ⅲ期。经用冠心Ⅱ号治疗2疗程，心电图报告ST段抬高。心肌供血好转，血压稳定，出院后照常上班。后因陪同国外友人参观游览十三陵，在回来的路上突然发病，口眼歪斜，语言不清，呼之答应，神志清醒，大小便失禁，左侧肢体瘫痪。急诊再住医院，入院检查，神清，口眼歪斜，右鼻唇沟消失，语言不利，吐字不清，血压23.94/15.43千帕（180/116毫米汞柱），左侧肢体活动受限，心肺正常，腰穿脊液呈血性，心电图报告P波倒置，ST段下降。诊断：脑出血、脑内血肿、高血压Ⅲ级。在医生指导下用水蛭粉治疗，1次服3克，1日3次。服用第4天语言清晰，左侧下肢开始活动，肌力Ⅱ级，作CT扫描，提示脑内血肿减小。连用水蛭粉治疗第12天，神经系统症状体征基本消失，可扶杖步行。第22天再次作CT扫描脑血肿缩小，活动可自理。

按语：水蛭粉治疗高血压脑出血、脑内血肿系某医院使用的一个偏方。经过实验观察，脑出血而不昏迷的病人在出血的第二天就可服用。

引自：《偏方治大病》

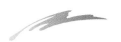

965. 单药水蛭治疗脑出血有效率很高

配方及用法：水蛭270克，研粉。每次口服3克，每日3次，30天为1疗程。

疗效：用本法共治疗脑出血颅内血肿患者48例，结果治愈16例，显效20例，好转8例，无效4例。有效率91.7%。

引自：《中医药学报》（1991年第4期）、《单味中药治病大全》

966. 二仙芎归汤治中风后遗症有佳效

主治：中风后遗症。

配方及用法：仙茅15克，仙灵脾、巴戟天、川芎各12克，当归18克，知母15克，黄柏12克，牛膝24克。水煎服，每日1剂，日服3次。

加减：气虚加黄芪、党参；小便多加益智仁；肢体疼痛加鸡血藤、赤芍；肿胀加苡仁、防己；拘挛加龟板、鳖甲、白芍；语言不利加天竹黄、石菖蒲；血压增高加夏枯草、钩藤、石决明，或复方罗布麻片；舌苔变黄腻加竹茹，重用黄柏。

疗效：治疗48例，基本治愈（症状消失，肌力正常，并能自理生活）21例（占44%）；好转（症状基本消失，肌力未完全正常）19例（占39%），无效8例，总有效率达88%。

方解：方中仙茅、仙灵脾、巴戟天温而不燥，滋而不腻，阴阳双补，填补精血，为温柔之品，可使精血得充、肝肾得养则肢体不酸；当归养血补血，配活血行气药川芎以上行头目，下行血海；牛膝补肝肾，引血下行，与川芎一升一降，调和气机；知母、黄柏既可润燥滋阴，又可防止过温，补中有泻，泻寓于补中。诸药配伍为用，共奏补肾和血之功。

来源：汤宗明编著的《中国中医秘方大全》

引自：《秘方求真》

967. 水蛭粉剂治脑出血、颅内血肿有效

配方及用法：取水蛭粉剂或水剂。每次服量相当生药3克，1天3次，开水冲服，30天为1疗程。

疗效：本药治疗脑出血颅、内血肿引起之中风偏瘫，甚则昏迷、嗜睡等症48例，痊愈16例，显效20例，好转8例，有效率91.7%。

注意：急性期合并有脑水肿高颅压者加用20%甘露醇250毫升，2～3次／日，持续用药5～14天。合并感染者用抗生素，高血压者用降压药。

引自：《中医杂志》（1986年第3期）、《单味中药治病大全》

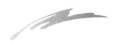

968. 预防脑出血与治疗中风病简方8则

（1）白鸭血

中风复发有生命危险时，饮服白鸭生血，隔4~5日服1次，每次服1只鸭血（每只鸭可取150克血），连服2个月左右可见效。

（2）生附子和米醋

患中风，出现发高烧、昏迷、语言障碍、两腿发凉等症状时，捣烂生附子，与米醋调和贴敷脚掌涌泉穴。敷盐附子亦有效。

（3）白矾和香油

中风不语时，将白矾40克研末，同120克香油调匀，灌入患者口中，过几分钟，可吐出痰，便能说出话来。

（4）蚯蚓粉

中风不语时，取大蚯蚓（头部呈白色的蚯蚓）3~4条，焙干研末，用水冲服。1次不见效，连服数次。患中风眼斜口歪时，取蚯蚓血，涂于相反口角上，有较好疗效。

（5）白矾和蜂蜜

中风痰多时，取白矾40克，加1碗水煎至一半时，加20克蜂蜜煎片刻饮服。服药后呕吐即愈，如不呕吐再次服用。

（6）白矾粉和生姜汁

患中风、痰鸣、不省人事时，取白矾粉8克，用生姜汁调和，慢慢灌入患者口中，可使患者苏醒。

（7）维生素C

脑出血，是因脑血管破裂所致。平时多摄取维生素C，增强血管弹性是预防脑出血的主要途径。维生素C在体内不能合成，只能从食物或合成维生素中摄取。高血压患者或有家族高血压病史的人，平时经常多服用含维生素C的营实、柿叶，或合成维生素C（服用量因人而异，一般1日1~8克，但个别人需用10克左右）可预防出血。

（8）芥子饼

同量芥子和面粉，用热水调和，制成3毫米厚的饼子，用宣纸包上贴敷于小腹、两大腿和小腿，贴敷10分钟，可使头部血流至下身。

引自：《妙药奇方》

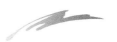

中风偏瘫

969. 我利用从台湾传来的放血法已救治多位脑中风病人

我少年时期的一同学,从台湾给我寄来一份"脑中风放血救命"的资料。资料上说,人一旦中风,脑部微血管会慢慢破裂。因此,患者无论在什么地方中风,千万不可搬动。如果移动,会加速微血管的破裂。可在原地把患者扶起坐稳,防止再跌倒,然后即可开始放血。

所谓"放血",是用缝衣针或大头针,在火上烧一下消毒后,刺患者10个指头尖(没有固定位置,大约离手指甲一分之处),要刺出血来(万一血出不来,可用手挤使之出血),等10个指头都各流出一滴血来,再过几分钟,患者会自然清醒。中风后,如患者的嘴歪了,可拉他的耳朵直至拉红,然后在两耳垂上各刺2针,各滴血两滴,几分钟后患者的嘴就会恢复原状。等患者一切恢复正常、感觉没有异状时,再送医院。若不采取这种放血救命的方法,急着把患者送医院,经路上的震动、颠簸,他脑部的微血管会差不多都破裂了,到医院也很难救助,即使保住命,也可能会出现"语言迟钝,不良于行"的后果。

我少年时期的这位同学寄来的资料上还说,用台湾新竹夏伯挺中医介绍的这个"放血救命"的方法,已救了好几个中风患者的命,而且无后遗症。

百姓验证:辽宁高继国,男,80岁,离休干部。他来信说:"教师杨生鑫2001年突然昏迷不醒,医院诊断为脑中风。我用本条方为他治疗,第二天早晨醒后基本恢复正常,未留后遗症。"

荐方人:云南昆钢干休所　王五斓

引自:1996年10月24日《云南老年报》

970. 长期服醋蛋液治中风偏瘫有奇效

湖南汽车制造厂有位职工,其母亲82岁,因高血压中风偏瘫2年有余,其84岁的父亲也患有高血压等多种病症。其儿女抱着"不妨试试醋蛋,替老人减轻一点病情"的希望,停用了其他药物,坚持服用醋蛋。1个月后,果然出现了奇迹,其母说话变得清楚,由不能站立到可以一手撑拐棍,一手由人搀扶移步出门"观光"了;在床上可以滚翻身子,爬起,穿衣了;原来唾液流个不停,现在一滴也不流了。其父血压恢复了正常,消除了原来浓痰不断的苦恼。二位老人精神有所好转,饭量增大,大小便也很正常了。

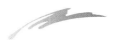

醋蛋液制作：将180毫升的纯米醋（酸度要求9度，如山西产的老陈醋）倒入敞口玻璃瓶中，把洗干净的新鲜鸡蛋1个放入浸泡，36小时后蛋壳变软，用筷子挑破蛋壳，使之均匀，即为醋蛋。每早舀取10～15克，对3倍冷开水，加入适量蜂蜜，搅和后空腹服下。一个醋蛋将要服完的前2天，再用1个瓶浸泡另1个。如此坚持，必有奇效。

引自：《农林新技术》

971. 醋豆也可治偏瘫

安阳市郊区北郊乡方北营村李文生老汉今年83岁，早年患病导致左腿偏瘫。去年他偶得醋豆方，连续治疗半年多，现在偏瘫获得较大好转，左腿比先前灵便多了。

方法：把冲洗干净的生黑豆浸泡在米醋中密封并存放在阴暗处，大约2周后泡软，便可食用。食用时不加任何作料，直接取出咀嚼咽下，每天限食黑豆20～25粒，日久见效。

荐方人：河南安阳市　　尚广

972. 治好大文豪郭沫若肢体活动不便（偏瘫）的桑枝酒偏方

1959年，郭沫若患右侧肢体活动不便，影响正常工作。有人向他介绍著名医学家郑卓人。郑卓人老先生用桑枝酒为郭沫若治愈了右侧肢体活动不便。

配方及用法：炒桑枝100克，当归、菊花、五加皮各60克，苍术、地龙各30克，丝瓜络15克，炮附子10克，川牛膝25克，夜交藤30克，宣木瓜12克，木通10克。上药配黄酒2500克，密封于罐内10天后把黄酒分出。将药焙干，取药研末，装入胶囊，每粒0.3克。每日3次，每次服3粒，2个月为1疗程。每次用酒15～20毫升送服，以微醉为度。上半身瘫痪饭后服，下半身瘫痪饭前服。（刘志斌）

引自：1997年7月10日《健康之友》

973. 通腑化痰方加减治中风30例全部有效

主治：痰热壅阻，腑实燥结，气机逆乱所引起的急性中风病症。临床主要表现为半身不遂，语言塞涩，肢体麻木，眩晕，恶心呕吐，胸闷，喉有痰鸣，大便干结，昏蒙嗜睡，口臭口干，舌红或暗红，苔黄腻或黄白相间，脉弦滑。

配方及用法：法半夏、制南星各12克，茯苓15克，陈皮、枳实、菖蒲、栀子各9克，黄连、远志各6克，瓜蒌30克，生大黄9～15克，芒硝6～9克。水煎服，每日1剂，分2次服。有颅内压增高者，使用中药利水剂降颅压（茯苓30克，猪苓15克，泽泻、车前子各20克，白术12克）；血压偏高加服牛黄降压丸，每次服1丸，每日2次。痰热壅盛者加天竺黄12克；血淤者加丹参30克，赤芍、鸡血藤各15克，桃仁

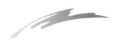

10克，也可滴复方丹参注射液或川芎嗪注射液；胸闷纳呆者加神曲12克，炒谷、麦芽各30克；气虚者加黄芪20克，太子参20克，党参12克；阴虚者加生地、麦冬各15克。恢复期多采用综合治疗措施（针灸、理疗、功能锻炼），加快病情恢复。

疗效：治疗中风30例，基本痊愈（偏瘫基本恢复，语言塞涩基本消失，生活能够自理）16例，好转（偏瘫明显恢复，可依杖行走）10例，有效（半身不遂10例全部有所好转，言语清楚，但不能行走）4例，总有效率100%。

荐方人：河北省张家口医学院第一附属医院副教授　王俊国

引自：《当代中医师灵验奇方真传》

974. 马钱子汤治脑卒中之偏瘫100例，有效率100%

配方及用法：制马钱子6～10克，僵蚕、全蝎、当归、川芎、生地、桃仁、红花、丝瓜络、附子各10克，蜈蚣5条，白芍30克，黄芪30克。上药水煎服，每日1剂，水煎2次，取400毫升，早、晚饭后分服，15天为1疗程。

疗效：治疗100例。其中，痊愈24例，占24%；基本痊愈33例，占33%；显效32例，占32%；有效11例，占11%。观察表明，病程越短效果越好，疗程越长疗效也越明显。无一例失败，有效率100%。

引自：《实用专病专方临床大全》

975. 针刺加艾灸治中风偏瘫218例，有效率100%

方法：病人取坐位或侧卧位，取患侧穴位：上肢取肩髃、曲池、手三里、外关、合谷，下肢取环跳、阳陵泉、足三里、解溪、昆仑、三阴交；口眼歪斜取地仓、颊车、牵正、四白、内庭、太冲，语言滞涩取哑门、风府、廉泉、通里，头晕目眩取肝俞、肾俞、风池、行间、俣溪，头痛取百会、太冲、太溪、颔厌、悬颅。以针刺配合艾灸治疗15天为1疗程，连续治疗3个疗程。针灸时间25分钟。

疗效：共收患者218例。其中，男性158例，女性60例；年龄最小47岁，最大73岁；病程最短6个月，最长5年。218例中，脑溢血7例，脑血栓形成138例，脑栓塞、蛛网膜下腔出血61例，高血压脑病12例。经用上法治疗，痊愈（治疗1个疗程后感觉良好，神志清醒、语言、四肢功能基本恢复正常，生活能自理）165例，显效（治疗2个疗程，上肢、下肢、语言只一项没有完全恢复正常）49例，有效（治疗3个疗程以上，语言好转肢体功能部分恢复正常）4例。总有效率100%。

荐方人：吉林临江市东北岔东小山卫生所　逢焕艳

引自：《当代中医师灵验奇方真传》

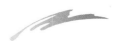

976. 我用补阳还五汤加味治中风半身不遂数十例全部有效

配方及用法： 赤芍15克，川芎10克，当归尾20克，地龙15克，黄芪100克，桃仁10克，红花15克。黄芪桂枝五物汤配方：黄芪100克，桂枝15克，白芍20克，生姜10克，大枣15克。上二方药煎15～20分钟，取汁约200毫升，日服3次。可配再造丸之类同服，效果更佳。

疗效： 治疗中风所致半身不遂患者数十例，均好转或痊愈，有效率100%。

按语： 清代王清任创造的补阳还五汤和东汉张仲景的黄芪桂枝五物汤加味，皆为治疗中风后遗症半身不遂之良方。方中重用黄芪大补其气，并取其力专性走行全身，以助推动诸药之力。补阳还五汤除有补气之黄芪外，还用川芎行血中之气，红药、归尾、地龙活血化淤通络。

黄芪桂枝五物汤酌加丹参、地龙、秦艽、归尾，有补气、活血、去淤、通络之效，在黄芪的协同下，加强了活血化淤通络作用的发挥。

所以，在治疗老年和身体虚弱性中风后遗症患者时，用此两方大补其气血，临床均可获较好效果。

百姓验证： 黑龙江尚志市耿发，男，58岁，退休。他来信说："我哥哥耿有患脑血栓半年多，双手麻木，左腿不听使唤，半个身子偏瘫，在县医院治疗1个多月，花钱2000多元不见效。后来用本条方治疗半个月，大部分症状消失，现在能干些轻活。在整个治疗过程中，仅花400多元钱。"

荐方人： 辽宁庄河市医院 何美贤

引自： 《当代中医师灵验奇方真传》

977. 麝雄大活络散外敷治中风半身不遂11例全部治愈

配方及用法： 麝香1克，冰片5克，川牛膝15克，木瓜20克，樟脑50克，雄黄40克，桃仁15克，半夏6克。共研细末，分30等份。另备大活络丸（中成药）30粒，生姜90克。每次用热米饭捶饼2个，每饼放上药末1份，大活络1粒，生姜末3克，敷患侧上下肢各1穴位（上肢取肩髃、尺泽，下肢取环跳，委中，交替使用）晚敷早去，半月为1疗程。

治疗11例中，男性9例，女性2例，年龄65～76岁，病程2天至半年。结果均获临床治愈。

荐方人： 湖北武穴市中医院 夏树槐

引自： 《当代中医师灵验奇方真传》

978. 王德平用本方治愈8名偏瘫患者

配方及用法： 黄芪15克，当归12克，赤芍12克，桃仁6克，全虫12克，蜈蚣10

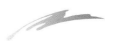

克，川断12克，荆芥10克，牛膝12克。上药煎服，每日1剂，7剂为1疗程。每个疗程间隔3天，3个疗程即见效。

注：本方为回龙乡柞楼村医生王德平根据家传秘方加减而成，经临床使用，已治愈当地8名偏瘫患者。

百姓验证：广东台山县台城镇富华新村4号甄沃根，男，53岁。他来信说："我用本条方加按摩法治好一位工友岳父的中风偏瘫。"

荐方人：河南桐柏县回龙乡　党传统

979. 敷脐奇法治中风效果显著

主治：中风后遗症。

配方及用法：黄芪、威灵仙、羌活各90克，乳香、没药、琥珀各40克，肉桂10克，共研极细末。于每晚睡前，用温水洗净脐窝，取上述药末6克用醋或黄酒调成糊状，炒温热，敷入脐中，加麝香风湿膏固定，然后再用热水袋（切勿过热，以防烫伤）置于脐部约30分钟，次日再将脐部药膏去之。第1周每日如法1次，第2周起隔日2次。

按语：中医药（含针灸）治疗中风后遗症有较好的疗效，但也存在一些问题，如服用不便，疗效较短等。现根据清人吴师机关于"治中而上下相应"理论创制的"中风敷脐方"，外治该症，为中医药治疗中风后遗症新添了一种治疗方法。

引自：安徽黄山书社《享其天年谈益寿》

980. 新六味治中风后遗症有效

主治：脑血栓后遗症、偏瘫、口眼歪斜、四肢麻木、言语不清。

配方及用法：全虫60克，地龙120克，穿山甲120克，水蛭120克（生水蛭），虾壳120克，黄芪100克。上述药物干品压成细面过罗，装入胶囊，每次服2克，1日3次，白开水送下。

荐方人：黑龙江省桦南县农电局　卜相臣

981. 服全蝎粉治中风半身麻木出汗逐愈

邻庄张马村一壮年，中风半身麻木。后得一方，用药房中蝎子62克，盐炒轧细，调红糖水中顿服之，其半身即出汗，麻木逐愈。

引自：《中医单药奇效真传》、《医学衷中参西录》

982. 我用本方治中风偏瘫疗效显著

偏瘫，属中风后遗症，分为出血性和缺血性两大类。前者包括脑出血和蛛网

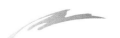

膜下腔出血,后者包括脑血栓形成和脑栓塞。上述两大类病症,采用祖国医学异病同治的方法,收到了良好的效果。

配方及用法:虻虫、水蛭、地龙、一见喜、丹参各3克,三七2克,共研末,开水送服,每日3次。

一般轻者连续服药20天,症状消失,能进行脑力劳动和一般体力劳动,生活可完全自理;重者连服3~4个月疗效显著。

百姓验证:江苏淮安市和平东路8号军干所刘富,男,59岁,军医。他来信说:"淮安市陵桥乡陈洪高,1999年12月3日晚突然跌倒,在乡医院治疗1周,花费3000余元,出院后仍半身不遂,语言不清,卧床不起。后来,经我用本条方加服醋蛋液,又结合1364条方为他治疗2个疗程后,已不用拄拐棍了。现在活动自如,什么活都能干了。以后又用此方法治好2名半身不遂患者。"

荐方人:安徽肥东县杨塘乡　张秀高

引自:1997年第11期《农村百事通》

983. 本方治疗脑血管病后遗症效果好

脑血管病后遗症,系指半身不遂、言语不利、走路颠跛等。用中药治疗患者80例,总有效率达91.3%,优于常规西药疗法。现将方剂及用法介绍如下:

配方及用法:珍珠母、牡蛎各30克,当归、丹参、钩藤各12克,炙山甲、赤芍、南星、郁金、陈皮各9克,水蛭(蚂蟥)6克,水煎服,每日1剂,1日为1疗程。

荐方人:河南省卫辉市54792部队后勤门诊部　陈耀中

引自:1997年第10期《农家科技》

984. 用"奇疗法"把我父亲的半身不遂病治好了

天津蓟县安坊乡大安平村刘满力来信说:"'奇疗法'资料太妙了,用它将我父亲的半身不遂治好了。"

按:"奇疗法"资料已编入本书4141条中。

985. 我用手脚穴位按摩法治中风后遗症很有效

脚部选穴:21,22,23,24,33。(见985条图1)

按摩方法:21穴用按摩棒小头由上向下定点按压,双脚取穴,每次每脚每穴点按5分钟。22,23,24三穴要连按,用按摩棒大头从22穴斜推按至24,双脚取穴,每次每脚每三穴推按5~10分钟。最后按摩33穴,用按摩棒大头由上向下点按、推按,左脚取穴,每次按摩5分钟。每日按摩2次。

手部选穴:69,70,71,14,42。(见985图2)

按摩方法:69,70,71三穴要连按,用食指关节角从69推按至71,双手取穴。

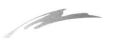

14穴要用手指强力捏揉,左手取穴。42穴要用拇指扣食、中指强力捏按,双手取穴。以上每穴每次按摩2分钟。

百姓验证: 福建南漳市二轻局代销公司赵宝霖说:"本条方中的手、脚穴位病理按摩法使我获益颇多。一年半前,我岳母突患脑血栓,住院治疗效果不佳。适逢一位朋友来访,经他用脚部穴位按摩法治疗数次即见奇效。经朋友传授,又购书学习,给岳母及邻居、朋友治疗一些常见病、多发病,均收到较好疗效。"

注: 手脚穴位按摩治病法与按摩工具,请见本书4145条。

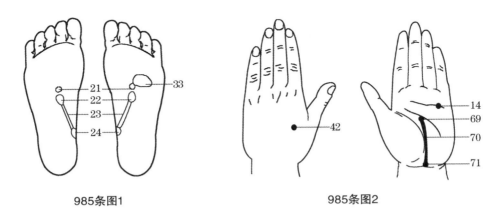

985条图1   985条图2

986."开关散"能救治中风猝死

主治: 中风猝死,牙关紧闭,人事不省之闭证。又治五绝证。

配方及用法: 细辛、皂角各等份,共研极细末,贮瓶备用,勿泄气。每取本散少许,吹入两鼻中,得嚏即醒。

疗效: 取嚏即醒,多能转危为安。

附记: 方出自《验方新编》。又据报道:皂角6克和细辛0.9克,用于中风闭症、口噤,疗效颇佳;又治五绝证、中风猝死等证,多能转危为安。

引自:《中药鼻脐疗法》

987. 龟尿点患舌下治中风失语疗效满意

方法: 取龟尿,用猪鬃或松叶刺龟鼻,尿即出,急用干净棉球取之。另法:取龟置干净盆中,以镜照之,龟见其影,则淫发失尿,急取之。用龟尿点患者舌下,并配合鼻闻。

疗效: 本方广泛应用于中风。用于各种脑炎、脑膜炎后遗症、颅脑出血等所致的失语等,皆取得了满意疗效。

备注: 本法古籍有载,《医宗金鉴·卷三十九》曰:"龟尿舌下点难言。"

引自:《四川中医》(1989年第10期)、《单味中药治病大全》

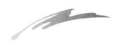

988. 老人夜间喝水可防中风发生

老年人常在清晨发生中风或心脏病，因此医学家推论，可能是夜间缺乏饮水所致。

老年人由于生理衰老等因素，大都有不同程度的动脉粥样硬化等血管病变。夜间缺少饮水，会使血液中血球血容上升，血液浓缩，使原本有粥样硬化的血管更易产生梗塞，突发中风或心脏病。

日本学者为此做了专项实验：两组病人，一组半夜起来喝250毫升白开水，另一组是一觉到天亮，然后分别测定他们的血液浓度。结果发现，喝水的一组比不喝水的一组血液浓度明显降低，中风危险因素随之下降。因此，建议老年朋友夜间最好喝杯凉开水，以免中风和心脏病发生。

引自：《老年报》

989. 每天吃1个土豆可预防中风发生

吃土豆不必担心脂肪过剩，因为它只含有0.1%的脂肪，是所有充饥食物望尘莫及的。每天多吃土豆，可以减少脂肪的摄入，使多余脂肪渐渐代谢掉，所以，土豆成为世界性的减肥食品。一份研究报告指出，土豆与其他含丰富钾元素食物诸如香蕉、杏、桃一样，都能减少中风危险，又没有任何副作用。每日吃一个土豆能达到预防中风的目的。（中原）

引自：1997年8月28日《健康之友》

990. 单用豆油防治中风可有好效果

方法：每日晨起空腹口服生或熟（加热到140℃为佳）豆油20克，以3～6个月为1疗程。一般用药1个疗程，患者偏瘫都有不同程度好转，肢体僵硬、麻木等也伴随减轻。

百姓验证：荣某，男，64岁。1984年中风后出现半身偏瘫，服用豆油8个月，取得完全康复的疗效。

引自：《浙江中医杂志》（1990年第12期）、《单味中药治病大全》

下肢静脉曲张

991. 我仰卧举腿治好二十几年的下肢静脉曲张

我站讲台二十九年后，患静脉曲张，左腿内侧静脉形成大结，有痛感。医院

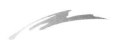

要给切除，但我无暇住院。自己仰卧，将腿抬起，1分钟后，曲张现象即消。于是早晚2次仰卧，将两足垫得比枕头还高，以便于静脉回流，日久天长曲张现象逐渐减轻。现在每天早、晚仍坚持仰卧举腿几分钟，曲张现象已基本消失。（杨果著）

百姓验证：湖北当阳市商业局程遗海，男，69岁，离休干部。他来信说："我患左小腿静脉曲张以近2年了，时常疼痛，不能下蹲，吃了很多种药也没治愈。后来用本条方治疗10天，左腿就不疼了。现仍在继续治疗，曲张现象已有明显好转。"

引自：1997年4月7日《辽宁老年报》

992. 治静脉曲张的简便法

方法：红花、透骨草各62~93克，用等量的醋和温水把药拌潮湿，装入自制的布袋（布袋大小根据患部大小而定）。把药袋敷于患处，用热水袋使药袋保持一定温度。每次热敷半小时左右，每天1次，一般1个月左右痊愈。每剂药可用10多天，用完再换1剂。每次用后药会干，下次再用时，可用等量的温水和醋把药拌潮湿。

荐方人：辽宁绥中县老干部局　刘富久

993. 坚持手脚穴位按摩可治疗静脉曲张

脚部选穴：21，22，23，24，33。（见993条图1）

按摩方法：21穴用按摩棒小头由上向下点按，双脚取穴，每次每脚每穴点按5分钟。22，23，24三穴要连按，用按摩棒大头从22穴斜推按至24穴，双脚取穴，每次每脚每三穴推按10分钟。33穴用按摩棒大头由上向下点按，左脚取穴，每次点按5分钟。每日按摩2次。

手部选穴：69，70，71，14，21。（见993条图2）

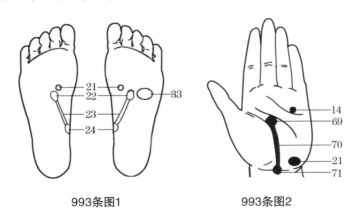

993条图1　　　　　993条图2

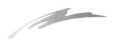

治疗方法：69，70，71三穴要连按，用食指关节角推按，双手取穴，每次每三穴推按5分钟。14，21两穴点均分别用梅花针刺激。21穴双手取穴，14穴左手取穴，每穴每次刺激2分钟。

注：有关穴位名称及按摩工具制作法，请见本书4145条《手脚穴位按摩疗法》。

994. 鲜地瓜白矾外敷治静脉曲张效果好

配方及用法：鲜地瓜、白矾适量。将鲜地瓜捣烂如泥，白矾研面，两者混匀。用温水洗净患处，视患处大小，用纱布包些泥敷于患处。每天换1次。

疗效：5～10天即可明显见效。

引自：《实用民间土单验秘方一千首》

静脉炎

995. 七叶一枝花加醋汁外涂治静脉炎30例全部治愈

配方及用法：七叶一枝花、醋。在平底瓦盘中放醋20毫升，将晒干的七叶一桂花根茎放在瓦盘中研磨成汁状（相当于粉状七叶一枝花根茎5克，置于20毫升白醋中），而后用棉签外涂患处，每天3～4次。

疗效：经治30例，全部治愈。

引自：《新中医》（1987年第2期）、《单味中药治病大全》

996. 六神丸治输液后静脉炎20例全部治愈

配方及用法：六神丸适量。六神丸研末，用酒调成糊状，均匀摊在消毒纱布上，敷于患部，胶布固定。24小时换1次，干后滴酒以保持湿度，至局部痛消变软为止。

疗效：此方治疗输液后静脉炎20例，10余天后全部获愈。

百姓验证：王某，女，32岁。1个月前因急性胃肠炎住医院静脉输液，进针局部胀痛、硬结、色暗，热敷后硬痛未全消。用上方6次，硬痛消失。

引自：《四川中医》（1993年第4期）、《单方偏方精选》

997. 赤小豆外敷治下肢静脉炎46例全部有效

主治：下肢静脉炎。

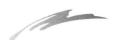

配方及用法：赤小豆500克，食醋适量，鸡蛋1~3个。将赤小豆制为细末备用。用时取赤小豆粉适量，加入食醋及水各等份，鸡蛋1~3个取清调成膏状，涂于纱布上，厚度约10mm，涂药范围略大于肿胀部位，于每晚饭后敷于患处，外附一层塑料薄膜。如此每日1次，外敷10日多可获愈。

疗效：自1984年以来采用赤小豆外敷治疗下肢静脉炎46例，结果痊愈29例，好转17例，总有效率100%。

荐方人：河南省洛阳市第四人民医院中医科主任　孙焕明

引自：《当代中医师灵验奇方真传》

脉管炎

998. 我应用脉炎散治血栓闭塞性脉管炎20例均治愈

配方及用法：制松香1.2克，水蛭1克，全蝎0.8克。以上为1次量，共为细末，冷开水送服（或装胶囊内吞服）。每天3次，30天为1疗程。外敷松桐膏：松香220克研细末，用100毫升生桐油调为糊状。敷前先用10%食盐水洗净创面，小心去除坏死组织，将松桐膏摊敷在整个创面上，用纱布包扎，每日换药1次。

疗效：用此方治疗本病20例，均治愈。20例都进行了1~2年随访，其中1例治愈后一年零三个月复发，后来仍用此方治愈。

百姓验证：陕西商南县富水镇一组程玉安来信说："有一位患者，患脉管炎2年，一只脚有3个脚趾是坏的，脚跟烂了很深的一个洞眼，脚肿得很厉害，疼痛难忍，拄着拐杖也走不了路，曾花费近千元治疗，但效果不好。按本条方仅治疗半个月，就消肿不疼了，甩掉拐杖也能迈步走路了。又继续用此方治，2个月后即获痊愈，病变部位完好如初。"

引自：《新中医》（1987年第2期）、《实用专病专方临床大全》

999. 家传三世秘方治栓塞性脉管炎（脱疽）获良效

配方及用法：宫粉49克，铜绿93克，乳香1.5克，发灰（需无病青年男子的头发，先将头顶心发剪掉用碱水去垢，再洗去碱水，烧炭存性）68克，香油（陈的佳）250克，川蜡31克。用小铁锅一个，放火炉上，置油蜡入锅熔化，再入以上药品搅匀熬膏，倒出搅凉密封。将药膏摊于桑皮纸上，四边叠起，以免流出，敷患处，上面盖以棉花，用绸或软布包好。

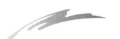

疗效: 屡获良效。

荐方人: 河北　郭洪飞

引自: 广西医学情报研究所《医学文选》

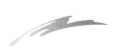

第五篇

泌尿系统疾病

肾盂肾炎

1000. 用刘寄奴水煎使多年肾盂肾炎消失

陈某，女，51岁。患肾盂肾炎多年，虽经中西药多方调治，但仍反复发作。近10余日腰痛，尿频、急、痛，并时有血尿。舌尖红，苔黄腻，脉沉数。尿检：白细胞"+++"、红细胞"+"、脓细胞"+"。证属热淋，治宜清利。投以刘寄奴100克煎服，每日1剂，连进7剂后，腰痛减轻，尿频、急、痛消失，唯尿检仍见少量白细胞、脓细胞。再进5剂，诸症消失。

引自：《浙江中医杂志》（1989年第6期）、《中医单药奇效真传》

1001. 连服鲜车前草治肾盂肾炎见效快

一位20多岁的女性，患慢性肾盂肾炎、膀胱炎，带浊淋漓，痛苦不堪。半年多来，用抗菌素治疗，时轻时重。令其自采新鲜车前草10～20棵煎水，大量饮服，很快见效。连服1个月，后未复发。

引自：《名中医治病绝招》、《中医单药奇效真传》

1002. 单味野鸭肉炒食治肾盂肾炎效果好

配方及用法：野鸭肉适量。炒食野鸭肉，量不限，3天1次，6天为1疗程。

疗效：此方治疗慢性肾盂肾炎14例，其中临床症状消失9例，好转5例。

百姓验证：陈某，女，28岁。腰痛，小腹胀，尿频、急，尿道口灼痛。经检查诊为慢性肾盂肾炎，用中西药治疗6年。用药期间症状稍缓，停药后复病如故。以本方治疗，食1次，灼痛除，进食6次，诸症消除，随访未复发。

引自：《浙江中医杂志》（1987年第12期）、《单方偏方精选》

急、慢性肾炎　肾炎浮肿

1003. 我母亲用猪尿泡茴香籽熬水喝治好肾炎

配方及用法：茴香籽150～250克，猪尿泡1个（内带尿）。将茴香籽装在猪尿泡里面，挂在阴凉处风干（最好经过一个夏天）。用时，用水煎熬，喝水，每剂熬3

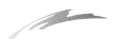

次。一般服1~3剂肾炎即可治愈。

百姓验证：高元良的老母亲肾炎四五年，吃药、住院都未治好。后来用此方，仅服1剂，肾炎就痊愈了，从未复发。

荐方人：辽宁阜新市站南大伙房　高元良

1004. 用猪胃大蒜治愈23位肾炎患者

配方及用法：猪胃1个，紫皮独头大蒜7头。将猪胃洗净，紫皮独头大蒜剥皮后放猪胃内，然后将猪胃放锅中煮至烂熟，吃肉蒜，喝汤，一次或多次吃完均可。

疗效：我将此方介绍给23位患者，用后无一不灵。轻者服1个猪胃即愈，重者最多服用4个猪胃即愈。

荐方人：安徽蒙城县坛镇邓桥卫生室　王影

引自：广西科技情报研究所《老病号治病绝招》

1005. 我服醋蛋液基本治愈慢性肾炎

我是黑龙江伊春市红星林业局清水河林场的退休工人。从1987年5月份开始服用醋蛋液，没有连续服用，只是服服停停。服醋蛋液后感觉头脑特别清醒，最重要的是慢性肾炎基本痊愈，食欲好转，食量大增。

1006. 我用白茅根治好了肾炎

1961年我患上肾炎，住院治疗几个月，病情有所控制，但未能根治。出院以后，长期服中药治疗，但小便化验总是有蛋白、红血球、白血球和颗粒管型。

听人说，此病叫做富贵病，无特效药可治，只能吃中药慢慢调养。我真有些灰心了，认为病治不好，时间拖长了，可能会成尿毒症。后来，一位朋友告诉我，白茅根可以治肾炎，于是，我让住在乡下的弟弟替我挖了些白茅根，足有十几千克。

当时，我在一所省属重点高中教书，一个人，煎药不方便，于是我就在蒸饭罐里放100克白茅根另加300克水蒸制，每天将蒸制的汤分2次服下。这样服了1个月左右，效果出现了，水肿消退了。后来继续服了3个月，化验小便，蛋白、颗粒管型消失了，病痊愈了。

30年过去了，我的肾炎没有复发过。看来，白茅根真的能根治肾炎病。

体会：服药应当有耐心，应根据自己的病情决定服药的时间和剂量。（齐斌）

引自：广西科技情报研究所《老病号治病绝招》

1007. 我爱人患肾炎用此方治疗2天症状全部消失

配方及用法：山楂90克（1日量），水煎，分3次服，连服7日。

疗效：用上方治疗急性肾炎45例，痊愈34例，好转7例；治疗慢性肾炎60例，

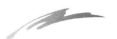

痊愈42例，好转18例。

百姓验证：河北唐山市古冶区唐家庄新小区裴开田，男，53岁，业务员。他来信说："我爱人患过2次尿道炎，吃了很多药也没有去根。有一次又突然发病，尿急、尿痛并带有血迹，确诊患了肾炎。于是，用本条方试治，没想到连服2天，症状完全消失了，至今未犯。"

引自：《陕西新医药》（1995年第1期）、《单味中药治病大全》

1008. 家传秘方治急、慢性肾炎效果较好

配方及用法：商陆15～30克，泽泻15～30克，生韭菜12～180克。用清水浓煎温热服。上药为成人一日量，小儿按年龄酌减。急性肾炎可单用上方；亚急性肾炎于方内加茯苓皮31克，五加皮15克；慢性肾炎加黄芪31克，木瓜15克；营养性浮肿加薏米62克。

疗效：服4～10剂即有明显效果。

荐方人：福建沙县　某大夫

引自：广西医学情报研究所《医学文选》

1009. 用活鲫鱼大黄治急、慢性肾炎50例全部有效

配方及用法：活鲫鱼2条（每条30克以上），地榆15～30克，鲜土大黄9～15克。将鱼洗净，与上述中药同煮沸，睡前半小时或1小时吃鱼喝汤。每日1剂，3～5剂为1疗程。

疗效：治疗急性肾炎45例，轻者服3剂，重者服5剂即愈；治疗慢性肾炎5例，痊愈3例，好转2例。

注意：愈后百日内不得吃公鸡、鲤鱼。

引自：1977年第1期《四川中草药通讯》、1981年广西中医学院《广西中医药》增刊

1010. 用翘芩四皮汤治急性肾炎有效

主治：急性肾炎。

配方及用法：连翘30克，黄芩10克，茯苓皮30克，桑白皮15克，大腹皮15克，冬瓜皮30克，桔梗10克，泽泻15克，车前子30克，益母草30克。成人每日1剂，水煎服，儿童酌减药量。表征明显者去黄芩加二花30克，麻黄8克，浮萍10克；热重血尿者重用连翘、黄芩量，另加生地、元参、小蓟、白茅根；湿重浮肿严重者减黄芩、连翘量，重用四皮；血压高者加生地、元参，过高者加钩藤、夏枯草、珍珠母。

疗效：治疗64例，临床治愈61例，好转3例，平均治疗17天，治愈率95%，总

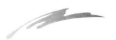

有效率100%。

荐方人：陕西省长安县中医医院副院长　钱嘉颖

引自：《当代中医师灵验奇方真传》

1011. 加减泽漆汤治急性肾炎80例疗效甚佳

配方及用法：泽漆、泽泻各30克，半夏、紫菀、白前各12克，黄芩、茯苓、白术各15克，桂枝、甘草各6克，生姜5片。加减：浮肿明显者加大腹皮15克，茯苓皮20克；血尿严重者加白茅根、仙鹤草各30克；尿蛋白"+++"以上者加芡实、金樱子各30克；血压偏高者加石决明30克，钩藤15克；恢复期去黄芩加生黄芪、菟丝子各30克，枸杞、党参各15克。每日1剂，水煎服，2周为1疗程。

疗效：治疗80例，痊愈66例，好转14例，治愈率82%，有效率100%。

引自：《四川中医》（1991年第11期）、《实用专病专方临床大全》

1012. 用本方治肾炎蛋白尿一般15天可消失

配方及用法：黄毛耳草30克，丹参20克，贯众、萆薢各10克，甘草3克。有明显尿路感染症状者加蒲公英25克，尿血明显者加大蓟、茅根各10克。水煎服，每日1剂，分2次服。

禁忌：忌高蛋白、高脂肪饮食。

注意：临床症状消失后，尿检正常，乳糜尿试验阴性，仍需服7～10天后才能停服。

疗效：一般治疗15天后，尿蛋白消失，乳糜尿转阴性。

荐方人：江西抚州地区　何贤榕

引自：广西医学情报研究所《医学文选》

1013. 此方治肾炎蛋白尿100例疗效显著

主治：肾炎蛋白尿。

配方及用法：（芪玉汤）黄芪、玉米须、糯稻根各30克，炒糯米一撮。上方煲水代茶饮，分数次服，每天1剂，切勿间断，连服3个月。蛋白消失后，第4个月开始可隔1～2天服1剂，忌食盐、油炸物。

疗效：经治100例，疗效皆著。

荐方人：广东　梁泉健

引自：广西医学情报研究所《医学文选》

1014. 用蚯蚓粉鸡蛋治肾炎蛋白尿有奇效

配方及用法：将新鲜鸡蛋打一小口，把蛋清和蛋黄搅匀，将1条蚯蚓捣末后

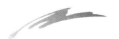

放入有口的鸡蛋内再搅匀，蒸15分钟即可，取出食用。一天服1个蜈蚣鸡蛋。

百姓验证：王某，男，32岁，山西省临汾市刘村人。1981年3月20日就诊，该患者于1980年5月份出现下肢轻度浮肿，经某医院诊为急性肾炎，经服中药及激素好转。今年2月，上山拉煤遇上大雪，回家后感冒发烧，几天后全身浮肿，腰膝酸软，尿量减少，恶心，纳差，尿蛋白"+++"。经住院治疗1个月，浮肿减轻，仍头晕，耳鸣，尿蛋白"+++"，颗粒管型1~3个，白蛋白3.18mg/dL，球蛋白2.93mg/dL，服济生肾气汤后头晕耳鸣等症状消失。查尿蛋白"+++"，接着又服六味地黄汤加五苓散去桂枝加减，服15剂后，除尿蛋白"+++"外，别无其他所见，血压、血沉、血生化检查未见异常。嘱患者服鸡蛋蜈蚣偏方，每日早、晚各服1个蜈蚣鸡蛋。来院复查尿蛋白"+"，全身症状好转。

引自：《偏方治大病》

1015. 我以蜈蚣鸡蛋治急、慢性肾炎36例痊愈35例

配方及用法：蜈蚣1条，生鸡蛋1个。将蜈蚣去头、足焙干为末，纳入鸡蛋（先打一个小洞）内搅匀，然后用湿纸及黄土包裹鸡蛋煨熟，剥取鸡蛋吃。每日吃1个，7天为1疗程。如病不愈，再服一至数疗程（两疗程之间相隔3天）。

疗效：治疗36例，治愈35例，其中服2个疗程治愈者18例，3个疗程治愈者12例，4~6个疗程治愈者5例，无效1例。

百姓验证：湖北黄冈县溢流河乡郭永延患慢性肾炎病长达21年之久，曾住院花费近万元，效果不佳。前年一位部队战友寄来本条方，他按方治疗，花药费不足50元，病就痊愈了。"

引自：1979年第8期《中医杂志》、1981年广西中医学院《广西中医药》增刊

1016. 我用此方已治愈200余例急、慢性肾炎患者

配方及用法：老生姜500克，大枣500克，红糖120克，黑、白二丑20克。将生姜去皮捣烂，取汁；红枣煮熟去皮、核；二丑研碎成面。4味同放入碗内拌匀，在锅内蒸1小时后取出，分为9份，每次1份，每日3次。连服2剂即可见效。服药期间，严禁吃盐。

我用此方已治愈200余例急、慢性肾炎患者。

注意：①服时均匀嚼烂。②禁酒和高脂肪及对胃有刺激性的食物。③服用此药停用其他中药。孕妇禁服。

百姓验证：内蒙古扎赉特旗二轻局屈清振用此方治愈了患严重肾炎要考大学的学生。

荐方人：河南商城县广播站　　杨传启

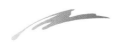

1017. 我用本方已治愈3位肾炎患者

配方及用法：蝼蛄（不是药杀死的）3个，鲜鸡蛋1个。把蝼蛄弄死，放在瓦片上焙黄焦，研成粉末，装进一个鲜鸡蛋里，然后用红黏土泥包裹鸡蛋（泥厚约半厘米），放入炭火中烧熟吃。每天1个，连吃10个。

说明：蝼蛄，别名天蝼，俗名土狗。《本草纲目》记载，蝼蛄，气味咸寒，无毒。主治水肿、头面肿，利大小便，通石淋，能治十种水病，大腹水病，石淋作痛，小便不通。

百姓验证：辽宁朝阳北四家子乡解海秋用此方治愈了一位经多家医院医治无效的肾炎患者。

荐方人：河南中牟县郑庵初中　　郑学写

1018. 我应用本家传秘方治肾炎效果甚佳

配方及用法：商陆、泽泻各15～30克，生韭菜12～18克，用清水浓煎温热服。上药为成人1日量，小儿按年龄酌减。

注：急性肾炎可单用上方；亚急性肾炎于方内加茯苓皮30克，五加皮15克；慢性肾炎加黄芪30克，木瓜15克；营养性浮肿加薏米60克。

疗效：服4～10剂即可有明显效果。

百姓验证：广东电白下洞镇韩剑用此方治愈了几个大医院未治好的肾炎患者。

1019. 牛蹄角质片熬水喝治慢性肾炎效果佳

配方及用法：牛蹄（牛蹄的角质部分）1只，除去泥土，用利刀切成薄片。用四分之一的牛蹄，加水三碗，水煎，煎至一碗水时，去渣温服。两日1次，晚饭后服。

百姓验证：王某，女，患慢性肾炎，用此方3次治愈。后又给其他几名肾炎患者用此方，其效果也好。

荐方人：河南滑县王庄乡大柳村医生　　张尚兴

1020. 我用花生仁大枣鸡蛋同煮吃治肾炎有良效

配方及用法：花生仁50克，大枣适量，鸡蛋2～3个。大枣、花生仁煮熟后，再打入鸡蛋炖熟，一次将鸡蛋、大枣、花生仁连汤吃净，每日1次，或间日一服。

百姓验证：河南济源县下治乡陈立新来信说："下治乡韩龙介同志，年轻时患肾炎，每年冬、春坚持用此方，现在已60岁从未复发，身体健康。"

荐方人：河南济源县　　陈立新

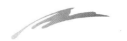

1021. 我用医学大师岳美中的治慢性肾炎方很有效验

配方及用法：玉米须60克，煎汤代茶，连服6个月。

玉米须为禾本科玉蜀黍的花柱和花头，因花柱呈丝状而称"玉米须"，性味甘、淡、平，具利尿通淋之功，用于肾炎水肿、热淋、石淋等。

此药在秋季很容易大量收到，晒干后备用，病家可自己采备，经济而实惠。

岳老积多年之经验，深感唯经济困难者，才能坚持服此方达到治愈。因为经济富裕和公费医疗者，就医买药不难，不能长期守服，数日更一医，找一方，难怪治而不愈。慢性肾炎，若长期不愈可伤正气，应调护正气，使其伤损渐复。假如中途易辙，培补不终，甚至操之过急，继以损伐，其结果不但延长病期，甚至导致恶化，所以须嘱患者用玉米须必持久守方不替，才能治愈。

百姓验证：王某，女，10岁。因患慢性肾炎反复迁延一年余而来就诊，证见：面色苍白无华，眼睑微肿，舌淡苔白腻，指纹浅淡，纳呆便溏，神疲，脉虚数，尿蛋白"++"。诊断为慢性肾炎，属脾肾两虚型。嘱用玉米须10千克，每日60克煎汤代茶，渴则饮之，不拘次数，逐日坚持，切勿间断。饮至3个月时，尿蛋白"+"，又服3个月，无临床症状，尿蛋白"–"，食增体胖，面色红润，精力旺盛，又继续去上学。

引自：《偏方治大病》

1022. 青蛙巴豆治急、慢性肾炎7例均治愈

配方及用法：青蛙1只，巴豆（去皮）3粒。将巴豆塞入青蛙肛门内，倒挂屋内通风处，待阴干后（一般需7天左右）以瓦焙青蛙至酥脆，研成面即可。每只青蛙经炮制后，成人可服20次，小儿用量酌减。每日2次，白开水送服。

疗效：共治急、慢性肾炎7例，均治愈。

引自：1977年第6期《辽宁医药》、1981年广西中医学院《广西中医药》增刊

1023. 用西瓜和红皮蒜可治愈急性肾炎

配方及用法：大西瓜1个，红皮蒜13头，去皮。把西瓜挖一洞，将蒜放入洞内，用瓜皮塞住洞口，洞口向上，放锅内用水煮至蒜熟，吃蒜和西瓜。此方为2天用量。

疗效：一般服用14个西瓜可治愈。

注意：防止瓜汁流出洞口。

引自：《实用民间土单验秘方一千首》

1024. 用西瓜治急、慢性肾炎浮肿很有效

主治：小便不利，淋漓疼痛等症（急、慢性肾炎）。

配方及用法：西瓜汁200克，西瓜皮200克。将上二味加水适量，煎15分钟左

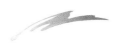

右，去渣温服，每日2次。

按语： 西瓜有清热解暑，除烦止渴，利小便的作用。现代药理研究：瓜肉中的瓜氨酸及精氨酸部分能利尿。《现代实用中药》载："西瓜为利尿剂，治肾炎浮肿、糖尿病、黄疸。"

引自：《小偏方妙用》

1025. 我用此验方治肾炎浮肿很快痊愈

河南省公安厅离休干部王振标的外甥，20年前得了肾炎浮肿，后来，用开封流传的验方一次治愈。20世纪80年代，老王在河北丰县的妻侄女10岁的男孩也得了肾炎，从头到脚肿得厉害，经过一年多的中医治疗，花了很多钱也未治好。来到郑州等待住院治疗期间，老王又让妻侄女采用此法，结果也是1次治愈。以后妻侄女老家有个人运用此法给当地群众治病，成了治疗肾炎浮肿的名医。

配方及用法： 买一条重250克左右的鲫鱼，开膛洗净后把茶叶50克，黑矾6克放进鱼肚（不加盐），然后将鱼放在盘中入锅蒸熟，于晚饭后一次吃完。接着喝浓茶水，于2小时后开始大量排尿，一夜排小便数次，身上的病毒随着尿逐渐排出，次日浮肿消除，肾炎即愈。

荐方人： 河南郑州顺河路55号　李东华

百姓验证： 陕西富平陕西拖拉机厂王战科，男，62岁，教师。他来信说："富平县王栓牢之妻患肾炎6年多，经常反复发作，多次治疗不见好转。我用本条方为她治疗，仅1剂就消肿病愈了，至今也未复发。"

1026. 急性肾炎发烧浮肿者服此方有效

配方及用法： 麻黄3～6克，浮萍9克，生石膏18～30克，茯苓皮、冬瓜皮各30克，陈皮6克，细辛8克。每日1剂，每剂可服2～3次。此方以麻黄解表发汗利尿，浮萍发汗行水，生石膏走阳明肌腠，监制麻黄之辛温，并解肌退热；茯苓皮、陈皮、冬瓜皮行气利水，与麻黄，浮萍内外分消、表里通彻；细辛入肾开关，使水下行。凡急性肾炎有发烧、浮肿者，用此祛风利水，内外分消之法，常获良效。（马崇生）

引自： 1989年10月17日《中医报》

1027. 杨树毛子可治疗肾炎浮肿

配方及用法： 春末夏初杨树毛子（杨树种子）纷纷落地，捡些阴干备用。每次将六七条阴干的杨树毛子用温水洗去尘土，放茶杯中用开水冲泡代茶饮，直到无色无味扔掉，可连日用。

功用： 有利尿作用，可用于肾炎浮肿。

荐方人： 辽宁本溪市　果洪波

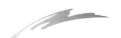

1028. 家传五世秘方治疗慢性肾炎疗效好

主治: 慢性肾炎(肾变期)。

配方及用法: 黑、白丑130克,红糖124克,老姜500克,大枣62克,共为1剂量。先将黑、白丑剔去杂质,用锅炒至有爆裂声,取出研细粉。老姜洗净去皮,捣碎用纱布压姜汁。大枣洗净后用针将枣两头各穿一孔后,放入冷水中浸约一小时拭去生水,干后再煮熟去皮与核,将枣捣成糊状。然后将红糖、枣泥、黑、白丑粉入姜汁中调匀成糊状蒸熟,先蒸半小时,取出捣匀后再蒸半小时取出,待干后制成丸剂。1剂分两次半服完。每日3次,于饭前1小时空腹吞服。

禁忌: 服完后3个月内忌油盐。

疗效: 一般1~2剂恢复。此方还曾治愈3例肝硬化腹水患者。

引自: 广西医学情报研究所《医学文选》

1029. 猫须草是治疗肾炎的独特良药

民间有一种叫"猫须草"(又名"老虎须")的植物是治肾病的特效良药。此草原产印尼等地,后引进我国。猫须草味甘、微苦、性凉,有清热祛湿,排石、利尿之功效。

主治: 急慢性肾炎、膀胱炎、尿道结石、胆结石及结石引起的尿频、腰痛。

配方及方法: 可用开水泡服或水煎服,每天服2~3次,每次15~20克;急性患者服1天即可显效;慢性患者可加大药量,每次25~30克,3~5天即显效。治愈率为96%以上。(张佩登)

引自: 1996年7月30日《老人报》

肾小球肾炎

1030. 刺梨、丝瓜根治急性肾小球肾炎10例均痊愈

配方及用法: 刺梨根鲜品200克(干品100克),丝瓜根(干鲜均可,如无根,用丝瓜叶和丝瓜络代替)4根,红糖30克,鲜瘦猪肉100克。先将丝瓜根、刺梨根放入砂锅内煎30分钟,再将红糖、瘦猪肉放入煎30分钟后取出,喝汤吃肉,每日1剂,连服3剂为1疗程。

疗效: 治疗10例,均临床治愈。其中,1个疗程痊愈者7例,2个疗程痊愈者3例,治愈后随访2年未见复发。

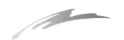

荐方人：四川宜宾市省建四公司三分公司卫生科　杨从军

引自：《当代中医师灵验奇方真传》

1031. 我以五子复肾汤治慢性肾小球肾炎65例全部有效

配方及用法：金樱子、菟丝子、女贞子、枸杞子、车前子、丹参各20克，党参、公英、赤小豆各30克，萆薢15克。上药水煎2遍，取汁500～600毫升，日服2次，每日1剂，20天1疗程，连服4～6个疗程。气虚加黄芪30～60克；血虚加首乌30克，当归10克；浮肿加泽泻20～30克，大腹皮15克；阳虚加附子6～12克。

疗效：治疗65例，治愈（临床症状消失，尿检正常）43例，显效（临床症状基本消失，尿检蛋白"+"以下）20例，有效（临床症状明显减轻，病情稳定，尿检"++"以下）2例，总有效率100%。

百姓验证：重庆市忠县石宝坪山龙滩村邓明材，男，80岁，教师。他来信说："坪山周康琼患肾小球肾炎4年多，全身水肿，四处求医，花掉1000多元治疗无效，后来我用本条方为她治愈。"

荐方人：山东济南市人民医院中医科　王宙田

引自：《当代中医师灵验奇方真传》

1032. 黑塔子根治急性肾小球肾炎很有效

王某，女，17岁。1987年3月11日就诊。咽痛半月，出现颜面浮肿6天。诊时发热、恶寒、眼睑颜面浮肿，双下肢水肿过膝，胫前压之深陷没指，尿少，尿黄，咽红舌淡红，苔腻微黄，脉弦数，证属风水。西医诊断：急性肾小球肾炎。即以黑塔子根100克水煎300毫升，早、晚服，每日1剂。服2剂后，尿量增多，肿减，发热恶寒消失；治疗10天水肿尽退，咽痛消失；45天后检查，病愈。随访半年未复发。

注意：黑塔子根为柿科植物福州柿的根，分布于四川、福建等地。苦涩，微寒，有清热利水的作用。

引自：《四川中医》（1990年第2期）、《中医单药奇效真传》

1033. 桑白皮汤治肾小球肾炎效果显著

配方及用法：桑白皮20克，赤小豆30克，白茅根18克，银花15克，连翘、黄芩各10克。每天1剂，水煎服。恢复期以六味地黄丸巩固疗效。

疗效：此方治疗急性肾小球肾炎45例，痊愈43例，2例转为慢性肾炎。

百姓验证：王某，男，14岁。面及双下肢浮肿5天，咳嗽、咽红、咽痛，腰痛，下肢浮肿，眼睑面部浮肿，体温37.5℃，血压20／13千帕（150／100毫米汞柱），呼吸音粗，左肺可闻及湿性啰音，两肾区叩痛；血象白细胞$9.6×10^9$／L，中性0.74；

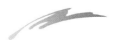

尿常规检查蛋白"++"，脓细胞"++"，红细胞少许，透明管型少许；胸透示左上肺有片状阴影。西医诊为急性肾炎、左肺肺炎，中医诊为风水。用桑白皮汤加减煎服，1剂后尿常规检查正常，血压正常。无不适，以六味地黄丸巩固疗效。随访未复发。

引自：《陕西中医》（1992年第3期）、《单方偏方精选》

1034. 大戟煎汁顿服治肾小球肾炎很有效

配方及用法：取手指大小的大戟2～3枚（10～30克，成人量），上药刮去外皮，以瓦罐煎汁，顿服，服后多出现呕吐及腹泻水液。间隔数天再服，剂量及间隔时间视患者体质及症状灵活掌握。个别气血虚衰患者，于水肿消退大半后，用大戟复方（大戟、锦鸡儿、丹参各15～30克）轻剂缓服，需40～50剂。

疗效：此方治疗肾小球肾炎6例，4例用上方，2例服上方后再服复方，水肿均消退，尿检正常，症状好转，恢复劳动能力。

百姓验证：郑某，男，38岁。患肾炎2年，曾用激素、利尿剂及中草药治疗无效。浮肿日益加剧，近两天出现神色不清，面色灰黯，口鼻出血，尿常规检查蛋白"++++"，颗粒管型"+"，红细胞及脓细胞少许，血沉140mm／h，诊为尿毒症。用本方治疗，服后呕吐清水且腹泻。吐泻后神志渐清，周身舒适。其后每周服1剂，共6剂；半月服1剂，计3剂；20天服1剂，计7剂。共服17剂，疗程8个月，浮肿消退，体力渐复，食欲增进。尿常规检查蛋白与管型均消失。1年后随访，尿常规检查正常，能从事体力劳动。

引自：《浙江中医药》（1997年第5期）、《单方偏方精选》

尿毒症

1035. 中医药治疗晚期尿毒症11例均获良效

主治：晚期尿毒症（均系按1982年全国危重病急救医学学术会议拟定的诊断标准确诊）。

配方及用法：蛇舌草30克，六月雪30克，生大黄7～10克。煎成200毫升，保留灌肠。同时推注"醒脑静"，每次2克，加50%葡萄糖40ml缓注，每6小时1次，一般次日神志即清，呕吐亦止，则改为每日2次，继用3日，并予温肾解毒，活血利水之品。处方：熟附子10克，生白术20克，姜半夏10克，紫丹参30克，六月雪30克，插插活30克，党参15克，绿豆30克，半枝莲30克，黄连2克，另用益母草120克煎

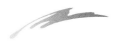

汤代水煎药，每日1剂。加减法：肌酐，尿素氮不下降者，加白金丸（包煎）6克；皮肤瘙痒者加白藓皮、地肤子各30克；病情稍见稳定后，即重用黄芪90克，以益气利水。若尿量少者，另用大黄8克，合成牛黄1克，研细末，装胶囊，每次服4粒，每日2次。

疗效：自1984年1月至1991年12月共收治晚期尿毒症病人11例，用本处方治疗，均病情稳定出院，无一例恶化。

按语：方中"插插活"为忍冬科接骨木属植物，甘苦平，有祛风湿、通筋络、活血止痛、利尿消肿功用。

荐方人：苏州市蚬江市芦墟中心卫生院主治医师　　凌长发

引自：《当代中医师灵验奇方真传》

1036. 编者儿子的朋友患尿毒症用此妙法治好了

去年3月，在浙江省临海市中山路216号，冒出了一家"蒋焕潮非药物老年保健咨询服务部"，老干部、老工人和老农民接踵而来，门庭若市。

这家服务部的开办人蒋焕潮，原任台州地委老干部局副局长。在职时，他分管离休老干部保健工作12年，采用非药物保健疗法，治愈了不少老年疾病，积累了一些治疗经验。前年1月，他退休之后，不愿享清福，仍是整天忙个不停，亲自栽培无花果，送给患有大便秘结疾病的老同志栽种、服用。他还以饮食疗法使一个尿毒症前期病患者转危为安。病人叫罗宝素，是个退休女工。她住进台州医院后，不思饮食，经常呕吐，尿量减少，嘴唇和全身都发出热毒瘰，浑身不舒服。蒋焕潮针对罗宝素尿毒症前期的症状，开了一剂药膳：一条大鲫鱼拌半斤葱，3块生姜，加上黄酒、酱油、醋、红糖及少量盐，煎烧半小时，送到医院给罗宝素服食。翌日，罗宝素尿量逐渐增加，呕吐也止住。可是已有11天没有大便，肚皮胀得难受。蒋焕潮又针对便秘疾病，取5颗干无花果，加上适量的水和白糖，煎煮半小时，送到医院，叫她饮服。下午，罗宝素大便就通了。接着，蒋焕潮嘱咐她：用白糖冲调藕粉，每天上、下午及晚上当点心饮服。此后，她每天大便1次，饭量增加到每餐吃一大碗面条，热毒瘰全部消失。春节前，罗宝素出院在家休养1个月后，到临海中医院做彩色B超复查。复查结果，原来两只肾脏的溃疡处已经结下了疤，底片上只有疤痕，不见溃疡。中医院的医生和护士们惊奇地说："两只肾脏保住了，尿毒症前期病患者康复得这么快，真是奇迹！"

百姓验证：编者儿子的一位朋友，家住黑龙江龙江县城，患尿毒症多年，在医院曾花掉许多钱也没有治好。后来到编者儿子家串门，看到了此方，仅按方治疗三五次，到医院一检查，医生说尿毒症好了。

1037. 赵艳芳花数万元未治好的尿毒症用此方治愈

配方及用法：兰花草（草本植物，生长在浙江、安徽一带，秋天常开蓝色小花朵）、老葫芦根（小孩手掌大的一块，越成越好）。老葫芦根放在瓦罐里加水煎煮，汁越浓越好；将大拇指大的兰花根切成小片（像西药片一样），放在葫芦汁内一起煎煮至一小碗后喝汤。每日3次，每次一小碗。

疗效：患者服药后，泻得快，消毒快，消肿消炎快，治愈率高。

注意：①由于服药后泻得快，一定要让患者多饮水，以防失水。②由于药物对每个患者发挥的作用不一样，临床差异也很大。个别患者服用此方后，将出现恶心、呕吐、流涎、肌肉颤动、昏迷、神志不清、呼吸困难等现象，中毒深者将会有生命危险。一旦有这类情况应立即停止用药。③由于此药毒性大，危险性也大，患者必须在医院服用。④此方适用于慢性肾炎引起的尿毒症，但有心脏病等并发症的患者禁用此方。

百姓验证：江苏东台市原种场中学赵艳芳，因慢性肾炎后期引起尿毒症，在大医院花去数万元钱也没有治好。后来用此方治疗，每天服药3次，每次一小碗，连服1个多月，病体痊愈，症状皆无。

荐方人：江苏东台市　陈屏

1038. 频饮单药山参可治愈尿毒症

孙某，男，46岁，患慢性肾炎多年，皮肤干燥，屡治无效。三天前突发急性胃肠炎，随即出现尿毒症，呕吐频繁，甚至流汁亦不能进食，呼之能应，声音低微，似寐而实非寐，脉微弱。经予山参30克，促其频频饮下，一昼夜后，神志渐醒，呕吐停止，并能进食流汁，调理2周痊愈。

引自：《老中医医案选》、《中医单药奇效真传》

1039. 复肾汤治慢性肾炎尿毒症很有效

主治：慢性肾炎、尿毒症。

配方及用法：黄柏、大黄、黑丑、杏仁、干姜、桂枝、蒲公英、丁香、甘草、五味各10克，生地35克，知母20克，枸杞50克，黄芪、党参、白芍各15克，柴胡5克。上药水煎服。如1剂小便通者减大黄，加黄芩10克，半夏10克，瞿麦15克。服8～10剂可愈。本方的剂量不可随意加减。

按语：本病之机理，认为关键在于外邪侵袭，日久未愈，而致肾之脉络郁闭，导致气化不行，气血不得宣通，使肾失去了主水等重要功能，缠绵日久，肾之阴阳俱虚，脾失温煦运化功能失司。治宜通达肾络之郁闭，清肾之郁热，补肾之阳阳，健运脾胃，兼补血强心，利水渗湿，方可奏效。对肾脏病分型为肾病侮脾型、肾

病传心型、肾病及肺型、肾阳虚型、肝肾阴虚型、肾病兼表征型、心脾肾同病型。（腹胀如鼓、纳呆不食为肾病伤脾之明证，心悸气短呼吸困难乃肾病传心证，眩晕、呕吐如坐舟中乃肾病传肝之故等）

百姓验证：近治一患者，男，40岁。因浮肿、无尿6天，前来就诊。患者多年经带腰疼，1周前暴食后突然高度浮肿，并有尿闭、恶心呕吐、腹胀、心悸、眩晕等症状。西医诊为慢性肾炎、尿毒症。用各种西药不见滴尿，病势日笃。化验室检查：尿常规蛋白"++++"，红细胞"++"，白细胞"+"，尿素氮100mg/dL 以上。诊见脉弦缓，重按无力，舌苔白而厚腻，腹大如鼓，实危在旦夕。急煎上方1剂服用，当晚10时许小便通利、病减，以上方加减治疗月余而愈。曾追访已愈患者10多名（10～20年），无一例复发。

荐方人：河北省赵县瓜家庄疑难病门诊部主任　　郭振英

引自：《当代中医师灵验奇方真传》

乳糜尿（白浊尿）

1040. 我用煮苹果连吃带喝法治愈了爱人的乳糜尿

如果有人确诊得了乳糜尿，请不要忧愁，可试用此法治疗，效果很好。此法不仅简单易行，而且节省开支。这个方法就是：煮苹果吃。

具体方法：将苹果切成大蒜瓣大小，放在锅中煮熟（用铁锅、铝锅都行），稍微煮烂点，加少许白糖，带汤吃下（连吃带喝），每天3次，每次一大碗，这样每天用苹果750～1000克，用白糖50～75克。一般连吃3天就可治好，吃5天就可治愈。

说明：储藏的苹果效果不大好，吃了可以控制病情。每年六七月份，苹果刚熟还硬、酸、涩味重的时候最好（就是拾树下落果子也可以），吃5天就行，这时要稍微多加点白糖。

此法是我从外地听来的，我们这里有几个人都是用这种方法治好乳糜尿的。我爱人、许刘氏、卢家姐妹二人、赵老先生，他们五人年龄都是40～60岁，病程达几年，身体消瘦，有时尿潴留，先后多方治疗，花费几百元至上千元，一直没治好。后来，用此法治疗，均很快痊愈。（高维柱）

百姓验证：广西兴业县城隍镇十五队黄观成来信说："我儿子患乳糜尿好几个月了，我用本条方为他治愈。"

引自：1996年3月5日《家庭保健报》

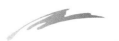

1041. 我妻患乳糜尿巧食银杏桂圆治愈

1993年我妻患了乳糜尿，小便呈豆浆状，用多种方法治疗不见效，发展为血糜尿，尿中红细胞"++++"，医生建议用手术方法疏通肾周围被阻塞的淋巴管。虽然我听说手术效果不确定，但仍准备作最后一拼：一方面四处筹款，另一方面想点子给她补身子。我每天早晨剥五六个银杏果、五六个桂圆，再加约15克枸杞子，约15克冰糖共煮后给她空腹吃下。约吃20多天，妻子突然发现她的小便变清了。我很惊喜，又给她连着吃了20天左右。至今已过了一年半，妻子的乳糜尿未复发过。

我怀着好奇心查找有关资料，得知银杏可补心养气，益肾润肺；桂圆可补心养气，开胃健脾；枸杞子能滋肾润肺，治肝肾亏。上述诸味并用，相得益彰。（益民）

百姓验证：贵州龙里县解放街10号张维忠来信说："我县农贸市场谭国孝长期解小便疼痛，尿呈脓白色，曾去过几家诊所，花费200多元，可是一直未治好。后来我告诉他用本条方治疗，用药3天就好了。"

引自：1996年11月5日《老年报》

1042. 我喝醋蛋液治愈了乳糜尿

我是患有多种病的老病号，有支气管炎、肺气肿、肺心病、肺结核、萎缩性胃炎。前几个月，又新增加了牙痛和小便末尾带蛋白尿。

看到醋蛋液的介绍后就开始试用，现在支气管炎有些好转，胃的消化力也有提高，牙痛有所缓解。但以上三种病都没有治本，只是有些好转，唯一好的就是小便带白治好了。

荐方人：湖北省宜昌市粮食局　王金锁

1043. 应用鱼肝油丸治尿浑白浊效果显著

有的人在小便时发现排出的尿浑浊呈白色，到医院化验蛋白极少，排出的白色沉淀多属草酸钙或磷酸盐等结晶，系体内钙的吸收不良所致，我应用鱼肝油丸治疗此症，收到满意效果。

用法：每日口服1～2粒，饭前半小时服，一星期后即收到明显效果。原因是鱼肝油中的维生素D能促进人体对钙的吸收，钙的吸收能力提高了，尿浑白浊的现象就消失了。

荐方人：山东省邹平县卫生局　巩建国

1044. 用生山楂泡水当茶饮治愈16例乳糜尿患者

近年来，我用生山楂治愈乳糜尿患者16例和腰部岔气18例。

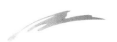

四川石柱县悦来区桥头乡瓦屋村刘承中，43岁，患乳糜尿19年，尿如淘米水，食肉后加重。1986年，我嘱其备生山楂1.5千克，每天用100克泡开水当茶频服，服药期间忌食油腻和刺激之物。药服完，病已愈。

该乡余善香，女，46岁。1988年7月因背苞谷过重，使腰部岔气，当时寸步难行，用白酒搓揉和贴伤湿止痛膏，仍不能转轻，疼痛难忍，我察无骨折，嘱用炒山楂200克和土鳖虫30克，分3次加水煎服，1剂痛减，3剂痊愈。（邓朝纲　邓崇容）

1045. 单药穿山甲研末黄酒冲服治乳糜尿有效

一位姓贺的男士，54岁，患乳糜尿15年，有时为乳糜血尿，多方就医，皆诊断为"丝虫病"，曾服海群生3个疗程及中药多剂，无改善。于1985年秋用穿山甲治疗。

方法：将穿山甲甲片或整穿山甲（去内脏）置瓦片上焙焦干，研末，每次10～12克，每日3次，黄酒冲服。共服药10天，用整穿山甲2个，乳糜尿消失，随访一年，无复发。

引自：《中医杂志》（1987年第3期）、《中医单药奇效真传》

1046. 山楂碾末为丸已治愈一位十九年的乳糜尿患者

一位姓何的老妇，65岁。1983年8月4日初诊，患血丝虫乳糜尿史19年。经中西药物多方面治疗，但乳糜尿迁延不愈。近月来病情加剧：每溲均作乳糜状，混浊如浆，晨起为甚，无涩痛感。多食油腻则腔腹胀闷，便溏不实，尿浊加深。伴见面目虚浮，四肢酸软，舌淡，苔白腻，脉细缓。尿化验：乳白色浑浊，蛋白"+++"，乳糜定性"+++"。辨证为脾胃气滞，脾不化精，脂膏下流。治以健脾行滞，消导分清，处方单用山楂碾末为蜜丸。每日90克，分3次服，服至半月，小便日渐清澈，乳糜尿完全消失，腹胀改善，饮食较佳。晨尿连检多次均为正常。停药随访2年未见复发。

引自：《上海中医杂志》（1987年第8期）、《中医单药奇效真传》

1047. 用向日葵秆心治乳糜尿很有效

一位姓于的男士，28岁，学生。主诉：小便中米汤色，时有白色凝块排出，已4月余，取尿作乙醚试验阳性。后取向日葵秆心10克，加水2000毫升，煎成150毫升，分两次早晚空腹服。服用4天后，小便即软清，乙醚试验阴性，又服2天以巩固疗效，随访3个月未复发。

引自：《中医杂志》（1962年第8期）、《中医单药奇效真传》

1048. 大豆鸡蛋清巧治尿白浊病

1947年，辽宁阜新佛寺乡团山子村的达力白音同伙伴3人去热河办事，其中1

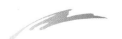

伙伴途患白浊，3日不得动弹。后一位大娘告诉：用大豆7粒，同鸡蛋清一起煮熟吃了便好。照此服用，病真的好了。

引自：《蒙医妙诊》

1049. 用活血通利汤治乳糜尿疗效较佳

主治： 乳糜尿，小便色如米泔，常夹有灰白色黏块，小便时痛者。

配方及用法： 当归、川牛膝各15克，黑、白丑各3克，冰片（冲）3克。将上药先用清水浸泡30分钟，再煎煮20分钟，每剂煎2次，将2次煎出的药液混合共约300毫升，分早、晚2次温服。腰酸乏力者，加首乌、枸杞、黄芪各15克。

疗效： 治疗53例，治愈（临床症状消失，乳糜尿实验呈阴性）42例，好转（临床症状明显改善，有小便浑浊者）11例，总有效率100%。

荐方人： 甘肃省成县白银公司厂坝铝锌矿职工医院中医科中医师　周斌

引自： 《当代中医师灵验奇方真传》

1050. 射干煎服治乳糜尿87例，痊愈74例

配方及用法： 射干适量。病程长及体质壮实者，用射干20～25克；病程短及体弱者，用射干12～15克，煎水适量，每日分3次服。病程长者，酌加川芎9克，赤芍12克；乳糜血尿者，酌加生地15克，仙鹤草15克。

疗效： 87例中临床治愈74例。

按语： 用射干治疗乳糜尿古今本草书籍虽未载，但民间有此单方。用法是射干约10克，切细，与鸡蛋一个搅匀，再加糯米酒一杯（约50毫升），久蒸。日服3次，连服7天。疗效亦肯定。

引自： 《中医杂志》（1986年第11期）、《单味中药治病大全》

尿　血

1051. 生地龙汁治尿血效果显著

配方及用法： 活地龙（即从地里刚刨出来的活蚯蚓）40条，生大蓟150克，白糖150克。把活蚯蚓洗去泥土，置清水内加入3～5滴食用油，让蚯蚓吐出腹中泥土，如此反复两次，至腹中黑线消失呈透明状为止，然后将蚯蚓放置干净钵子内，撒上白糖，不久蚯蚓即化成糖汁。另取生大蓟150克，加水煮沸10～15分钟，趁滚沸时倒入活蚯蚓化成的糖汁即成，备用。让病人空腹服，趁热尽量多饮。

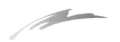

百姓验证：阎某，男，48岁，山西临汾地区二建干部。于1983年6月4日就诊，自述无痛性尿中带血，有时全部尿血，尿化验蛋白"+"，脓细胞少许，血压不高，无浮肿，肾盂造影正常，腰椎及骨盆拍片正常，未发现结石及结核，形体消瘦，食欲不振，每次解小便后盆中有血块，当尿出血块后尿血停止。某医院考虑为肾炎，在太原某医院用显微镜观察细胞，也无明显改变，一时确诊不了。由于体瘦纳差，只好靠输血、输液维持。我诊后予偏方生地龙汁内服，并停用其他中西药。第一天饮了一杯半地龙汁，尿血减少；在晚上又饮了一杯，尿中血暗已不鲜红，晨起尿液变成淡红；第二天又连服了2次，每次一杯，尿液变黄，但化验尿中仍有红细胞；第三天又服一杯，肉眼看尿液正常。随访观察1年，再无尿血。

按语：此方治尿血效果显著，临证用之，越用越灵，并观察到对肾炎和肾结核尿血也有一定的效果，特别对不明原因的尿血效果更佳。分析方中大蓟甘凉，能凉血、活血、补血，白糖甘甜健脾补肝，对脾统血、肝藏血起到促进作用。地龙和白糖作用变化成水解蛋白和一种特有效的止尿血因子，所以本方对因热、因虚、因淤而产生的出血的伤面有修复作用，提高了凝血机制的作用，因而止血作用很强。

引自：《偏方治大病》

1052. 我用车前子加糖治愈了朋友的尿血症

一位姓李的男青年，21岁，冰球运动员。于1976年8月参加一场比赛后，发现尿中有血，开始时休息后可缓解，运动后又出现，发病8个月后，血尿呈持续性，停止运动1个月仍有血尿。1977年10月，经人介绍试用车前子加红糖治疗。取车前子15克（包）加适量清水煮沸后，微火煎熬15～20分钟，倒出药液后，加入红糖至有甜味，当茶饮，每日3次。连续服饮3天后，尿色稍好转；连续饮20多天后（在此期间未用任何中西药物），尿色呈黄色透明，查尿多次均正常。于是，继续饮用40天，以巩固疗效。又追踪观察2年，患者已恢复剧烈运动和日常工作，多次查尿未见异常。患者在服用上方期间，无任何不良反应。

百姓验证：重庆市南岸区李永德，男，49岁。他来信说："朋友朱天福患尿血症已有5年，去了不少医院治疗，花药费约6000多元均不见效。后来我用本条方为他治愈，现已有5个月未复发。"

引自：《中医杂志》（1980年第7期）、《中医单药奇效真传》

1053. 家父传给我的治尿血验方有奇效

配方及用法：生地50克，茯苓30克，丹皮12克，泽泻15克，白芍20克，旱莲草25克，黄柏10克，阿胶15克（煎药去渣取汁，文火煎阿胶），滑石20克，白茅根20克，甘草6克。水煎服，日服1剂，连服4剂。

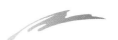

疗效：治疗尿血症24例，服药3剂愈者14例，服药4剂愈者8例，服药6剂愈者2例。本方是家父梁燕楼（名老中医）传授的验方，用于治疗尿血症患者24人，均获显著疗效，随访2年无复发。

百姓验证：四川威远县石油支公司周为，男，67岁，退休干部。他来信说："我在1999年12月尿血，并带有血块，按本条方连续服药3天，花药费15.80元，症状消失。"

荐方人：海南省琼海市龙江镇卫生院　梁天生

引自：《当代中医师灵验奇方真传》

1054. 柳絮炭末与红糖黄酒冲服一次可治愈尿浊带血

主治：尿道刺痛，尿混浊带血。

配方及用法：将柳絮火煅成炭性，研为细末0.6克，将红糖200克溶于250克黄酒中，同柳絮炭一次冲服。用本方一次痊愈。

引自：《中医验方汇选》、《中医单药奇效真传》

尿　痛

1055. 生山楂煎服治尿痛3剂可愈

一位姓李的妇女，32岁。1991年3月26日诊，尿频、尿急、尿痛3日，伴发热、恶寒、腰痛、头痛、口苦口干，乏力，舌红，苔黄腻，脉弦，体温38℃。尿检：白细胞满视野，红细胞3~5，蛋白"+"。血检：白细胞$11×10^9$/L，淋巴91%。诊为急性泌尿系感染，证属湿热淋证。予生山楂90克，水煎服。1剂热退证减，3剂可愈。

引自：《浙江中医杂志》（1992年第5期）、《中医单药奇效真传》

1056. 鲜金钱草取汁服治尿道刺痛确有效验

主治：利水通淋，解毒消肿，治疗热淋证，小腹拘急疼痛，小便频数，尿道刺痛（泌尿道感染）。

配方及用法：鲜金钱草150克。将鲜金钱草洗净，绞取汁服用，每日2次。

按语：金钱草以其颜色金黄，形似铜钱而得名，有清热利尿，消肿解毒之效用。据元朝《巴东志》记载，王村一老妇患了热淋证，小腹拘急疼痛，小便次数增多，尿道刺痛。有一民间草医，用新鲜金钱草一把绞汁，让老妇服下，每日2次，3天即愈。后人也经常应用，确有效验。

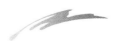

引自：《小偏方妙用》

尿路感染

1057. 用金钱草煎后当茶饮彻底治愈了尿路感染

我的一位朋友3年前患了尿路感染，多方求医治疗，不到半年又旧病复发。一天巧遇一草医，向其介绍：用金钱草一味中药，每日10克煎后当茶饮。如果用鲜草更好。我的朋友听后如法炮制，1周后痊愈。后来，将金钱草种于院中，时常摘叶泡水当茶饮，近两年一直再未犯病。许多同病患者服用，亦均愈。（卫志宏）

引自：1996年7月4日《黑龙江老年报》

1058. 马齿苋治疗尿路感染有效率100%

配方及用法：马齿苋干品120～150克（鲜品300克），红糖90克。马齿苋如系鲜品，洗净切碎和红糖一起放入砂锅内加水煎，水量以高出药面为度，煎沸半小时则去渣取汁约400毫升，趁热服下，服完药盖被出汗。如属干品则需加水浸泡2小时后再煎，每日服3次，每次煎1剂。

疗效：治疗急性尿路感染53例，全部治愈。临床症状消失时间：短者4小时，长者3～5天。继续给药巩固治疗天数为7～15天。

引自：《新中医》（1979年第4期）、《单味中药治病大全》

1059. 我用龙葵蔗糖水治急慢性泌尿感染30例全部治愈

配方及用法：龙葵500克，蔗糖90克。将龙葵晒干切碎，加水4000毫升，煮沸90分钟后过滤取汁，滤渣再煎沸1小时后取汁，然后把2次药液合并过滤，浓缩至1000毫升，趁热加入蔗糖溶解并搅匀，每次服100毫升，每日3次，5天为1疗程。

疗效：治急、慢性泌尿系感染30例，全部治愈（2～6个疗程）。8例慢性泌尿系感染，经随访4个月至4年，未再复发。

百姓验证：陕西宝鸡市牟掌权来信说："我爱人患尿路感染，犯病时尿急、尿痛，淋漓不尽，打针吃药均不见效。后来我用本条方仅花35元，服药3个疗程，就治好了她的病，至今未复发。"

引自：《四川中医》（1987年第5期）、《单味中药治病大全》

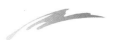

1060. 我用竹叶红糖水治好6位尿路感染患者

配方及用法： 竹叶1克，红糖适量，熬成一大碗喝下，很快见效，3～5碗疗效显著。（傅殿科）

百姓验证： 河北正定县东落堡乡西相村王重学，男，66岁，中医。他来信说："我用本条方治愈6例尿路感染患者。"

引自： 1997年3月1日《晚晴报》

1061. 坚持手脚穴位按摩可治愈尿路感染

泌尿路感染是因细菌通过血液、淋巴、泌尿道逆行而引起的感染，以急性膀胱炎，急、慢性肾盂肾炎为多发。主要症状是尿频、尿急、尿痛、腰痛。

脚部选穴： 22，23，24，33，40，41，51。（见1061条图1）

按摩方法： 22，23，24三穴要连按，用按摩棒大头从22斜推按至24穴，双脚取穴，每脚每三穴分别按摩5～10分钟。33穴用按摩棒大头点按，左脚取穴，每次按摩3分钟，手法要采取"轻—重—轻"点按。41穴用拇指推按，双脚取穴，每次每脚每穴推按5分钟。40，51两穴均分别用食指关节角推按，双脚取穴，每次每脚每穴推按5分钟。每日按摩2次。

手部选穴： 69，70，71，4，75。（见1061条图2）

按摩方法： 69，70，71三穴宜用食指关节角连按，双手取穴，每次每三穴推按3分钟。4，75两穴宜分别用单根牙签刺激后加艾灸，每次每手每穴刺激2分钟，灸2分钟。

注： 有关穴位名称及按摩工具制作法，详见本书4145条《手脚穴位按摩疗法》。

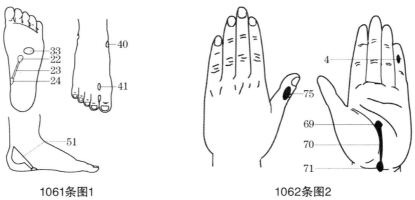

1061条图1　　　　　　　　　1062条图2

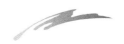

膀胱炎

1062. 吃鳗鱼能治好慢性膀胱炎

慢性膀胱炎患者以中老年人多见，主要症状是下腹坠胀不适、排尿不畅、尿频、尿热、尿痛。天气越热或行走过多，诸症加剧。

浙江某卫生院姚鹏医生连续吃鳗鱼3年，治愈了自己十多年的慢性膀胱炎。

配方及用法： 取500克左右的鳗鱼，不放盐及其他作料，蒸熟后淡吃，分2次当天吃完，并将鳗鱼骨刺用文火烘干研末，温开水吞下，如此连续吃3年。（吕晓春）

引自： 1996年7月13日《老年报》

1063. 本方治急性膀胱炎30余例，一般2剂症状可消失

配方及用法： 采带蒂之泡桐花（即梧桐花，五六月份开花，鲜、干花皆可）20～30个。加水煎煮至适量，将花弃去，一次服下。早、晚各服1剂。

疗效： 治疗30多例，一般2剂后症状消失，小便恢复正常。

荐方人： 山西　桑淑贞

引自： 广西医学情报研究所《医学文选》

1064. 用鱼腥草治慢性膀胱炎4例全部见效

配方及用法： 鱼腥草60克，炖瘦肉，每天1剂，连服1～2周。

疗效： 治疗4例（男、女各2例），其中3例病程在2年以上，均获痊愈，至今已3年未见复发；1例病程8个月，获好转。

引自： 1975年第1期《湖南医药杂志》、1981年广西中医学院《广西中医药》增刊

尿失禁　尿急　尿频

1065. 我用白芷煎汤治老年人尿失禁效果好

我曾是解放军华东军区第四陆军医院第五病区的军医，在一次对外门诊看

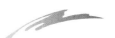

病时，遇到一位78岁高龄老人黄某。他退休前是苏州市某厂的技术干部，1950年初春之际得了小便失禁症，严重时成天提不上裤子，到严寒的冬天还不时地夹着个尿壶，痛苦极了。经过苏州、上海各大医院多次诊治，共用去医药费5000多元，未见效果。又多次来我院门诊求治，也没见效。他自认为没指望了，哭过好几次。

一次，他的亲家公来看望他，告诉他："中药白芷煎汤喝，喝时适量加些糖，能治此病。"他抱着试试看的心情，买了1元钱的白芷（10克左右），分成5小包，5次煎服，1天服完。哪知各大医院医生都束手无策的病症，竟然治好了。老人非常高兴，特地来我院第五病区，告诉我这味单方治好了他的病。后来，我在临床工作中治过3位小便失禁的老人，都证明了单方中药白芷治疗老年人尿失禁效果确实不错。（虞人荣）

百姓验证：安徽蚌埠市政协孙莹，74岁，离休。他来信说："我患有尿频尿急，有时甚至尿失禁。这一病症一直困扰着我，曾多次到本市几家医院看过，都未能根治。后来我用本条方治疗，连续服药5天，真的把这一顽疾治好了。"

1066. 老年男性采取蹲位小便好处多

我在60多岁时，每次小便后都有余尿排不完，总会弄湿裤子，虽经医治，但效果不明显。后来一位老同志介绍说，你只要蹲下小便，问题就解决了。他说，由于老年人膀胱括约肌的功能衰退，再加上有些人前列腺肥大，剩余尿增多，影响小便排完。我采取蹲位小便以后，效果好得很。我10年来一直采取这种排尿方法，老年男性朋友不妨一试。

荐方人：辽宁锦州　张洪义

1067. 异搏定治急迫性尿失禁很有效

配方及用法：异搏定40克，口服，每日3次，7天为1疗程。

疗效：《江西医药》1989年第6期报道治疗100例（尿路感染27例，尿路结核9例，慢性前列腺炎24例，膀胱结石7例，术后18例，其他原因所致15例）急迫性尿失禁患者，总有效率达100%，无不良反应者。本方对应用胆碱类药治疗无效者亦有一定作用。

引自：《实用西医验方》

1068. 猪膀胱治小便失禁疗效显著

配方及用法：将新鲜猪膀胱洗净，不加盐煮熟，每日吃3次，每次吃15～30克。连续食用十天至半个月，此症便可明显好转或痊愈。如若患病较重，可再多吃三五日，其疗效十分显著。（高云阁）

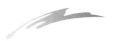

引自：1996年7月20日《老年报》

1069. 自我控制法治疗老人急尿很有效

一次偶然机会，一位医友告诉我自我治疗急尿法，经过一段实践，感到效果不错。传授给一些老同志，用后也反映良好。现介绍给急尿患者。

方法：在急尿的时候，在喉咙周围吸唾沫，让唾沫在嘴里一吸一吐的活动；喉咙没有唾沫时，舌尖顶上腭舔出唾沫，让唾沫在嘴里一吸一吐地活动，同时还要意想着制止尿和不尿。这样，一会儿就不急尿了，可拖延一段时间，甚至几个小时也不想尿了。（注意时间太长无益）

上述治疗急尿方法，主要是器官和神经起着制止急尿作用。

荐方人：山西运城地区粮食局　肖正科

1070. 加味缩泉饮治疗老年性小便失禁10余例全部治愈

主治：老年性小便失禁。

配方及用法：益智仁（打碎）25克，桑螵蛸15克，菟丝子30克，龙骨（先煎）25克，牡蛎（先煎）20克，山萸肉25克，山药30克，五味子10克，乌药25克。上药加水400毫升，水煎30分钟，取汁200毫升；二煎加水300毫升，取汁150毫升，二煎混合，每日服2次。气虚者加党参、黄芪、升麻，肾阳虚者加肉桂、附子。

疗效：治疗10余例，均获痊愈。服药期间忌服生冷之物。

荐方人：黑龙江省海伦市中心医院主治医师　王玉洁

引自：《当代中医师灵验奇方真传》

1071. 我应用干姜甘草汤治遗尿与小便失禁100例均有效

主治：小儿遗尿、成人小便失禁。

配方及用法：干姜、甘草、夜关门各30克，台乌、益智仁、白术各10克。上药用冷水浸泡20分钟后，文火煎30分钟，取汁约300毫升，1日3次，2日1剂。

疗效：治疗患者100例，治愈（用药2剂，临床症状消失，小儿遗尿消失，成人小便正常）90例，好转（用药6剂以上，临床症状改善，小儿遗尿逐渐减少，成人小便失禁逐渐减轻）10例，有效率100%。

百姓验证：广西南宁市民族大道86号盘军，男，40岁。他来信说："我母亲67岁，2004年3月突然患尿失禁，小便次数多，不能忍。后来用本条方治疗，只服3剂药就痊愈了。"

荐方人：四川武胜县医院中医科　吴甫兴

引自：《当代中医师灵验奇方真传》

1072. 坚持手脚穴位按摩治尿失禁效果好

排尿失去意识控制，尿液从膀胱自动流出，称尿失禁。它可分为真性尿失禁、假性尿失禁、中枢神经系统器质性病变或功能障碍。尿失禁多为虚证，因肾气不固、膀胱气虚或脾气下陷所致，多见于妊娠、生育过多的妇女和年老体弱者。

脚部选穴：22，23，24，50，51。（见1072条图1）

按摩方法：22，23，24三穴要连按，用按摩棒大头从22斜推按至24，每次每脚每三穴推按5~10分钟。50，51两穴要连按，用食指关节角从51推按至50，双脚取穴，每次每脚每两穴推按10分钟。每日按摩2次。

手部选穴：69，70，71，4。（见1072条图2）

按摩方法：69，70，71三穴要连按，用食指关节角从69推按至71，双手取穴，每次每三穴推按5分钟。4穴用单根牙签反复扎刺，双手取穴，每次2分钟。

百姓验证：四川都江堰市木工机床厂吴庆丰来信说："我由于体质虚弱，经常出现尿频、尿急、尿失禁。特别是白天出门，尿急时控制不住，多次尿在内裤里。自从我按本条方坚持长期按摩，以上现象得到控制，再也没有尿裤子的现象发生。"

注：手脚穴位按摩治病法与按摩工具，请见本书4145条。

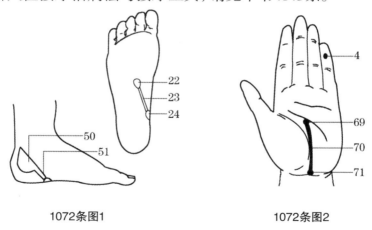

1072条图1　　　　　　　　　　1072条图2

1073. 我服杜仲治好了尿频腰疼

我退休后患尿急、尿频，曾用玉米须煮汤饮服，效果很好。但到冬天无玉米须，我就用500毫升白酒，30克杜仲，浸泡24小时以上，每次服药酒30克，效果也很好。另外，我过去腰膝疼，喝了药酒后，也很有效。《本草纲目》介绍："杜仲为补肾壮腰脊之药物，可补中益气，治腰膝疼及小便余沥。"故杜仲药酒对此病有效。

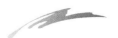

百姓验证：广西宾阳县新桥镇民范群英村王世和，男，54岁，农民。他来信说："我侄儿王启1998年去广东汕头打工患了尿频症，每天上厕所至少20次，在当地医院花100多元治疗稍有缓解。后来，我按本条方花3元钱买药让他服用，刚服三分之一，尿频症就好了。"

荐方人：北京一中退休教师　张济川

1074. 用按摩法治疗尿频症有良效

方法：前正中线上，脐下三寸处为关元穴；前正中线上，脐下四寸处为中极穴。凡尿频者，用自己的食指、中指并拢为一寸，放在肚脐下边沿处，量三寸即关元穴，接着再量一寸入中极穴。用双手的食指、中指并拢，各按一穴位上，先按顺时针按摩80～100转，再按逆时针按摩80～100转即可。用力时要有点压迫感，否则达不到理想效果。

注意：①夜晚休息时仰卧床上，两腿并拢伸直。②初按时可坚持三四个夜晚，以后可以间断。要根据自身情况，灵活掌握。③手指所按住的穴位固定，不要左右上下挪动。④此法男女皆宜。

荐方人：河南光山县长镇乡长镇街40号　陈家胜

引自：1997年第四期《老人春秋》

1075. 我的尿频症是用按摩脚心法治好的

我患尿频好几年，一夜至少小便四五次，天凉或晚上喝点水次数就更多。刚睡安稳，就被尿憋醒了，为此非常苦恼，用了不少中药和偏方都未根治。后来摸索出一个效果很好的治法，这就是按摩脚心。

具体方法：先用热水泡一会儿脚，擦干，然后反复按摩双脚心至少30分钟。

用此法数日后，尿频即大有好转。每夜小便一两次，最多三次。我将此法介绍给有同样病症的几位老年朋友，都收到了显著效果。（黄国强）

百姓验证：新疆十月拖拉机厂朱奉慧，男，61岁，退休。他来信说："我爱人患尿频，晚上经常去厕所，睡不好觉，吃黄连上清丸根本不管用，白天非常疲倦，昏昏欲睡。自从用本条方治疗，仅3天就大有好转，一夜最多去2次厕所。以前晚上不敢喝水，现在无论喝多少水，也最多便2次，睡觉也香了，人也比以前精神多了。"

1076. 金樱子炖猪小肚治尿频效果更佳

配方及用法：金樱子300克，猪小肚1个，糯米250克，黄豆100克。首先将金樱子果除去外刺，洗净备用，然后把买回的猪小肚反复冲洗后，再把淘洗过的糯米和黄豆装入肚内，缝好切口，在肚上按需要缠成二三节，再在猪肚上弄些小眼，

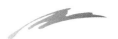

放在锅内,用水淹及小肚,文火炖两三小时,即可吃糯米和汤,每天早、晚各吃一大碗。金樱子连熬三五次,服上3个猪肚效果更佳。

荐方人:四川隆昌县二中　肖堂宽

引自:1997年12月11日《老年报》

1077. 用两种西药能治好尿频症

配方及用法: 氯丙嗪每次0.1~0.125克,维生素B1每次10~30毫克。每日3次,口服。以上是成人量。如儿童用药,每日量不可超过成人的一次量。年龄越小,用药量应越少。

百姓验证: 六岁小男孩,患尿频,白天可尿几十次,蹲下即尿,夜间正常,经市医院化验尿正常。用以上两种药治疗10天,病愈。

说明: 氯丙嗪为镇静安眠药,维生素B_1调节神经。该男孩尿频非病理所为,主要是神经调节失常,故用上药调治获效。

荐方人:河南鹤壁市劳教所医生　王国献

1078. 巧食核桃肉治夜间尿频有较好效果

有些人夜间睡眠时常有尿意,轻则夜间起多次,重则影响睡眠。这里有一方,有症状者不妨试试。

配方及用法: 取优质核桃1000克,去壳后约加20克精细无碘盐,文火炒熟,装入洁净的玻璃容器密封备用;再购一瓶低度白酒或饮料类黄酒等,临睡前配酒约10毫升,嚼服3~5颗自制的核桃肉即可明显见效。(郑善宗)

引自:1996年6月29日《老年报》

遗　尿

1079. 我用川萆薢煎服治好了一位少年的遗尿症

黄某,男,14岁。遗尿10余年,每夜尿床,尿腥臊、恶臭。家长代诉:曾给孩子大量服用桑螵蛸、菟丝子、覆盆子及八味丸、补中益气丸、尿崩灵等,全然无效。1984年改用川萆薢30克水煎,夜卧时顿服第一煎,次日晨服第二煎。患者连服3日,尿腥臊味大减,又连服3日病告愈。随访至今未见复发。

引自:《北方医话》、《中医单药奇效真传》

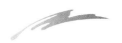

1080. 单药鹿角霜治疗遗尿也有较好效果

杜某,女,14岁,1973年夏诊。不足月产,身体瘦弱,易感时病,食量不大,腰酸腿软,尿床多年,舌质沉,脉细弱。诊为肾气不足,"膀胱虚冷,不能约于水"以致遗尿。投鹿角霜250克,研细末,每夜淡盐开水服下6克。服半月,休息1周,续服半个月后随诊,遗尿即止。

引自:《龚志贤临床经验集》、《中医单药奇效真传》

1081. 三味中药研末糊脐可治愈遗尿

配方及用法:五味子、胡椒、故纸各6克。上三味共为细末,糊在肚脐上,胶布封闭,每天换1次,4天为1疗程,若见效,连续服两三次即愈。

百姓验证:二郎庙乡郭庄农民徐某,1983年底患遗尿,用此方治愈。

荐方人:河南方城县二郎庙乡郭庄卫生所 燕国龙

1082. 我用本方中药贴脐治遗尿获佳效

配方及用法:覆盆子、金樱子、菟丝子、五味子、仙茅、山萸肉、补骨脂、桑螵蛸各60克,丁香、肉桂各30克。上药共研细末装瓶,防止挥发漏气失效。取药粉约1克,倒满病人肚脐眼,滴1~2滴酒精或高粱酒后,再贴上暖脐膏药(药店有售;烘时不可太热,防止烫伤皮肤);也可用薄层棉花或纱布一层覆盖,外加塑料薄膜贴上胶布条。每3天换1次。部分病例同时口服药粉,每天早、晚各1次。3~10岁每次3~5克,10岁以上每次5~6克。剂量亦可根据病人体质或病情增减。口服药粉时,可加些白糖调拌后服下。

疗效:用贴脐法治疗11例,均治愈。其中2次治愈者5例,3次治愈者3例,4次治愈者2例,5次治愈者1例。用贴脐加口服药粉法治疗16例,均治愈。其中贴脐2次治愈者8例,3次治愈者5例,4次治愈者2例,5次治愈者1例;服药6~30次,多数服药10~20次。

百姓验证:辽宁清原县湾甸子镇二道村王安才,男,53岁,农民。他来信说:"一朋友的儿子14岁,经常尿床,我用本条方为他施治2次即愈。以后又用此条方治好2名小女孩的遗尿症。"

引自:《中医杂志》(1994年第4期)、《实用专病专方临床大全》

1083. 我村李某的女儿遗尿15年,吃生龙骨鸡蛋12天治愈

配方及用法:取生龙骨30克水煎,用此药汁煮鸡蛋2个;第二次亦用龙骨30克,同前一次煮后之龙骨同煎,仍用此药汁煮2个鸡蛋;以后各次均按上法煎。约有200克龙骨煮12个鸡蛋为1疗程剂量。3~8岁每日吃1个龙骨煮鸡蛋,8岁以上每

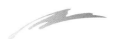

日吃2个龙骨煮鸡蛋。

百姓验证：辽宁清原县湾甸子镇二道湾村王安才，男，53岁，农民。他来信说："村民李某的女儿，21岁，遗尿已经15年了。由于是女孩，临近出嫁年龄，求医治疗难于启齿，故求治于我。我用本条方治疗，仅用药12天就不再尿床了。为了巩固疗效，又连服5天，彻底治好了她的遗尿症。"

引自：《偏方治大病》

1084. 本方外敷脐周治遗尿5次可愈

配方及用法：取芡实30克，桑螵蛸15克，硫黄90克，葱10棵，共捣为泥，存放在洁净的玻璃瓶里备用，一般存放7天为限。不管成人与小儿，每晚睡前用75%的酒精棉球将肚脐及其四周腹壁消毒，然后将药摊在肚脐周围，再用绷带绕腰缠紧固定，次日早晨取下。第二天晚上，仍按前法使用。一般5次可愈，最长的为7天。（林健）

引自：1997年8月28日《老年报》

1085. 我邻居家女孩遗尿十几年，用本方2次治愈

如果患有夜间遗尿即"尿床"、"尿炕"之症，无论是大人还是小孩，都可用一张白纸铺在床垫上，当遗尿于其上时，可取其纸晒干，然后点燃烧灰，再用酒服之，便可使遗尿之症不再犯。如果再犯，则同样再使一遍，绝无再犯者。还有一则秘方是：用大甘草头来煎汤，每天晚上服一碗，久而久之，尿床之患必愈。

百姓验证：福建龚济星来信说："邻居家女孩17岁，从4岁起就尿床，十几年不断，到医院检查，医生要求住院治疗，治疗费需500~800元。因家境贫穷没钱住院治疗，我知道后为她用本条方治疗2次就好了，现在已有20多天没复发。"

引自：陕西人民教育出版社《中国秘术大观》

1086. 坚持手脚穴位按摩治疗尿床症很见效

尿床主要症状是睡觉过程中不由自主的排尿，多在半夜或清晨，轻者数夜一次，重者一夜数次。多见于15岁以下少年儿童。

脚部选穴：22，23，24。（见1086条图1）

按摩方法：22，23，24要三穴连按，用按摩棒大头从22斜推按至24穴，双脚取穴，每次每脚每三穴推按10~15分钟。少儿惧痛，按摩时要采取轻—重—轻手法，先轻按后适当加力，然后再轻按，以患者能忍受为度。每日按摩2~3次。

手部选穴：69，70，71，75。（见1086条图2）

按摩方法：69，70，71三穴宜连按，用食指关节角自69穴推按至71穴，每次每手每三穴推按3分钟。75穴要用单根牙签扎刺，后艾灸，每次每手每穴刺激2分

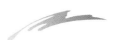

钟，灸2分钟。

注：有关穴位名称及按摩工具制作法，详见本书下卷4145条《手脚穴位按摩疗法》。

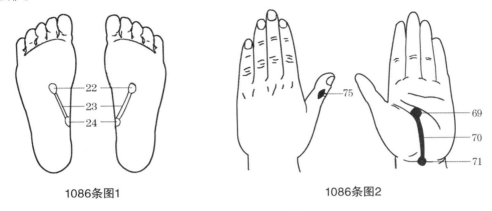

1086条图1   1086条图2

尿闭（癃闭）

1087. 捏小拇指关节治尿不通很有效

我患有老年前列腺肥大症，发作时小便不畅，甚至闭尿。我从实践中摸索出一个办法：每逢小便困难时，就用左手捏右手小指两个关节，用右手捏左手小指两个关节，不但小便通畅了，而且医院检查尿流量时发现，残留尿也大大减少。（京晚）

1088. 用鲜葱白加白矾捣烂敷脐治尿闭特有效

我老伴今年66岁，年老多病身体很不好，主要患有心脏病。在前年住院时，医生又说她患有严重的糖尿病。

去年3月份的一天晚上，病又犯了，把她折腾得在床上乱滚，坐着不行，躺着也不行，肚子越憋越大，上厕所蹲着不但不排尿，反而还往上抽，把我急得团团转。我想这一定是不能排尿所致。于是，我把在旧书摊上买来的一本《中草药土单方汇编》找了出来，翻到小便不通一章节，一验方写着：鲜葱白、白矾各15克，用法是共捣烂，敷在肚脐上。

我立即将这两样东西找齐，放在捣蒜缸中，捣成糊状，摊在纱布上，下部托上薄塑料布，敷在老伴的肚脐上。真灵验，不大一会儿（约有半个小时），她去厕所，这回小便顺利地排下了，病好之后至今未犯。

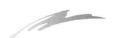

荐方人：辽宁沈阳市沈河区朝阳街240号　高金生

1089. 用生大蒜与生猪油捣烂敷脐治老年尿闭很有效

小便困难是老年人的一种常见疾病，是因为年老体弱、气血双亏，或膀胱发炎所致。小便时，膀胱胀痛，欲尿无尿，心急难忍。

我在多年临床中，用生大蒜和生猪油治疗老年尿闭，效果很好。

配方及用法：取生大蒜1瓣（剥去衣皮）和生猪油少许捣烂，用纱布（或消毒布片）包扎，敷在肚脐上，当天敷贴，小便即通畅。

如果小便通后，尿流频频，即取金樱子（根）25克，用水煎服，小便就会正常。

荐方人：浙江省淳安县汾口镇交界村老年协会医务室　金昌礼

1090. 运用按摩法治疗10余例尿潴留患者均已痊愈

尿潴留俗称尿闭。我在临床中，运用按摩转动阿是穴的方法治疗此病10余例，皆收到了满意的疗效。

方法：让患者仰卧床上，在神阙穴（脐中）与曲骨穴（耻骨联合上缘）之中点的阿是穴上，撒少许滑石粉。按摩者立于患者右侧，用右手中指腹在阿是穴上逆时针方向转动，速度每秒钟转一下，一般连续点转四五十下，尿液开始外排，再用左手掌轻压膀胱底部，可助尿液顺利排出。

荐方人：山东省莱阳市莱阳中心医院　姜占先

1091. 我的尿不通用蟋蟀（蛐蛐）治愈

我是瓦房店市东岗乡敬老院的老人，今年85岁。于1992年秋得了个小便不通的病，住院治疗2次均不见效。第一次导尿，第二次通过手术开刀安上导尿管，痛得受不了，我实在遭不起这个罪，说什么也非回敬老院不可。就在那天，敬老院服务员说《辽宁老年报》三版有一偏方治小便不通，可治我的病。没等我回敬老院，几位服务员就到山上找了3个蟋蟀，焙干研末，让我用白开水冲服。不到20分钟，连导尿管都顶掉了，病也好了，真松快！少花了钱，少遭了罪！

百姓验证：四川川西建筑公司赵季芳，女，60岁。她来信说："我用本条方治好了老伴的尿不通症。"

1092. 我用海金沙治好了妻子的尿不通症

中草药海金沙，又名"满天云"、"打鼓藤"、"铁钱藤"等，性味甘寒，无毒，清热利尿。

1969年，我在"五七干校"期间，于秋天天气晴朗时将海金沙全草割回来，置于报纸上（报纸摊在干燥的地上或水泥地上）晒一天，海金沙（一种金黄色的

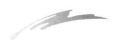

粉末）即从叶上掉了下来，然后除去藤、叶，剩下的海金沙再晒干除净碎叶和其他杂质，装绝对密封的小玻璃瓶内待用（可贮存20多年不变质）。这种药材，农村的山边、树下、地边、园边多有生长，秋天采集最佳。

1987年的一天，我爱人小便不通，用其他凉茶也不奏效，我忽然想起自己仍存的海金沙，便取出适量给她冲开水代茶饮，只一天便解决了问题。我有时患湿热小便不利，用此药冲茶饮，也收到疗效。若无海金沙，那就只能用海金沙藤（全草）煲茶饮了。（蔡保荣）

1093. 用葱白胡椒敷脐治小便不通12例均愈

配方及用法：葱白1根（约10厘米长），白胡椒7粒，共捣烂如泥，填敷肚脐上，盖以塑料薄膜，胶布固定。

疗效：此方对小便不通者有良好的效果，我曾用此法治疗患者12例，均获痊愈。（周颂南）

引自：1996年第7期《老人报》

1094. 我采用矾盐散外治老年尿潴留立即见效

老年男性前列腺肥大导致急性尿潴留，临床常要放置导尿管，或行膀胱穿刺、膀胱造瘘术引尿。此三法虽不复杂，但会给患者肉体上带来痛苦。我在临床上对此症采用矾盐外治法，取得满意疗效。

配方及用法：白矾60克，研末与食盐30克搅匀调成药散后，湿敷神阙穴（位于脐窝正中）。

近年来，曾治疗老年前列腺肥大患者2例（分别为68岁和75岁），尿潴留超过24小时，膀胱底于耻骨上缘触及。因患者惧行导尿治疗，试以上法湿敷。1小时后，均相继排出残留尿1500毫升以上。（李子云）

百姓验证：广西鹿寨县寨沙镇团结街王唯懿，男，60岁，干部。他来信说："我岳父年近80岁，患前列腺肥大症，小便癃闭不通。我有事外出，儿子在柳州市第二中医院请回一外科大夫，检查为前列腺肥大发炎，行导尿管并保留3天，同时服前列康等药。第三天中午将导尿管拔下，晚上老人下腹发胀，小便还是不能自解。我回来后马上按本条方为其治疗，约半夜一两点钟，老人睡觉了。天亮醒来，床单、被单全部尿湿，小便不知什么时候通了，现已有两三年未复发。"

引自：1996年5月7日《老年报》

1095. 我单用田螺治癃闭非常灵验

1994年3月，我患了癃闭，出现尿频、尿急和滴沥不畅的毛病，经B超检查，前列腺已达5.8厘米×4.5厘米，成为Ⅱ度肥大，质硬。虽经中西医多方治疗，但总

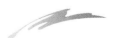

是预后不良，反跳不休，有时甚至发生尿路阻塞，只得靠插管导尿，弄得心神不宁，狼狈不堪。到了5月，我的一位老友（退休中医师）推荐一个小方让我试用，我按方治疗不到半月，病竟然痊愈了。

具体方法：取大田螺1个，剥壳后，连屎带肉加食盐少许共捣如泥敷脐上，外贴麝香止痛膏，每次敷60分钟，隔天换药1剂。3剂后，症情大减，5剂痊愈。为巩固疗效，共用8剂停止，至今半年多未见复发。

说明：①田螺敷脐时间可否延长？从实践看，如能直敷至第二次换药其效果更佳，但如果这样应洗净肚脐再敷第二剂。②田螺，无论稻田、山塘、水库和溪河所产，只要无毒可食者皆可采用。大螺可每剂用1个，过小者用2个，多用也无妨。③必须用鲜螺治疗。

百姓验证：湖北兴山县粮食局蒋必科，男，74岁，离休。他来信说："同事付某患尿闭，用本条方治疗很见效。"

荐方人：四川内江市东区物资局　唐琪

1096. 清源通闭饮治癃闭52例全部有效

主治：泌尿系疾患、癃闭。

配方及用法：黄芩24克，桑白皮15克，麦冬、山栀、木通各10克，黄连6克，车前子（布包）18克，竹叶3克，王不留行15克。上药共煎30分钟，约300毫升，隔4～8小时服1剂，同时用生半夏少许研面，水泛为丸，绿豆大小入鼻取嚏。

疗效：治疗癃闭患者52例，治愈（用药2次，临床症状消失，小便通畅）47例，好转（用药3～5次，临床症状改善，小便自行排出）5例。

荐方人：山西省保德县人民医院中医科主任　冯曙光

引自：《当代中医师灵验奇方真传》

1097. 宣化汤治癃闭疗效好

主治：癃闭。

配方及用法：炙枇杷叶（布包）、豆豉、郁金各12克，车前子（布包）、紫苑各15克，川通草、上官桂各5克。上药水煎，每日1剂，早、晚各1次。

疗效：治疗患者50例，治愈（用药1～2剂，临床症状消失，小便畅通）46例，好转（用药3～5剂，临床症状消失，小便通畅）4例。

荐方人：江苏省高邮市周山卫生院中医师　薛其祚

引自：《当代中医师灵验奇方真传》

1098. 干蝼蛄治疗尿潴留疗效甚佳

配方及用法：干蝼蛄5克，研末温开水送服。

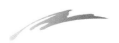

疗效：治疗36例均有效。服药1次见效者32例，其中，1小时内排尿畅通者10例，1~2小时排尿畅通者16例，2小时后排尿畅通者6例，重复3次服药后排尿畅通者4例。用本法治疗均未发现毒副作用。

荐方人：江苏如皋市勇敢乡卫生院　翟锦芳

引自：1997年第7期《江苏中医》

1099. 大蒜蝼蛄贴脐治癃闭6例均愈

主治：小便闭塞，小腹部胀满疼痛。

配方及用法：大蒜2瓣，蝼蛄7个。将上2味捣烂如泥，贴脐中，约半小时，小便即通。

按语：小便不通可谓急重之症。农村均有蝼蛄，方法简便易行，患者乐意接受，有报道用此方治疗6例，皆治愈。

引自：《小偏方妙用》

1100. 净明和尚传秘方治小便不通见效快

配方及用法：蝼蛄5个（即土狗），大蒜3片，上药捣烂如泥贴脐上。

荐方人：净明和尚秘传方

引自：广西医学情报研究所《医学文选》

1101. 用葱白治产后尿潴留10例见良效

配方及用法：葱白250克。将葱白切碎炒热，用纱布包好，在脐部及其周围热熨至患者自觉有热气入腹内。

疗效：治疗产后尿潴留和妊娠合并尿潴留共10例，均治愈。一般热熨2~3次小便可通。

引自：1978年第1期《广西玉林医药》、1981年广西中医学院《广西中医药》增刊

1102. 本秘方治小便不通疗效显著

配方及用法：满天星、生车前草各1盅冲烂，用净布包好放淘米水内，榨去绿水后加白糖饮之。

疗效：服药后3小时明显见效。

荐方人：广西诸葛达秘方

引自：广西医学情报研究所《医学文选》

1103. 单药冬葵子水煎治小便不通能迅速见效

一人大小便不通10余日，腹胀欲死，诸医用硝黄、牵牛等药无效，予以冬葵

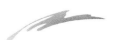

子1剂，水煎服，迅速见效。

引自：《寿世保元》、《中医单药奇效真传》

1104. 单用野燕麦水煎服治尿闭病有较好疗效

何某，男，78岁，1982年9月8日晚起小便点滴而出，继而闭塞不通，小腹胀急。曾用针灸、中药治疗，效微。导尿失败后用穿刺术方暂缓，继则小便闭塞如故。曾去浙医一院泌尿科就诊，诊为老年前列腺增生，因不宜手术而返，于10月5日邀我诊治。症如前述，投野燕麦60克，水煎服，半小时后尿即流出，量较多，嘱再服，则排尿畅通。遂连服3剂，迄今排尿如常。

引自：《浙江中医学院学报》（1984年第1期）、《中医单药奇效真传》

1105. 用白矾生盐研末围脐治小便不通效果显著

石某，于1980年初患小便不通，诊为前列腺肥大，用导尿法及八正散等均无效后，医院诊断前列腺肥大，建议手术治疗。因患者年事已高，恐不胜负担，谋之中医。择孙德润氏《医学汇海》小便不通诸法：白矾、生白盐各7.5克共研末，以纸圈围脐，填药在内，滴冷水于药上，外用纱布覆盖，胶布固定。一般用药1小时排尿。翌年随访已痊愈。

引自：《中医杂志》（1983年第1期）、《中医单药奇效真传》

1106. 芒硝加水湿敷小腹治尿痛不畅有效

王某，男，64岁，农民。1978年5月4日诊，3天前起尿痛，淋漓不畅，小腹胀满，经导尿等对症治疗无效。来诊伴见心烦易怒，口干欲饮，便秘5日不行，舌红、苔黄干，脉数。取芒硝100克，加开水50毫升，纱布浸后温敷小腹。3小时后解小便300毫升，8小时后又解500毫升，共治疗10天，小便通畅而愈。

引自：《广州中医》（1990年第7期）、《中医单药奇效真传》

1107. 一味蚯蚓治愈了74岁老汉的小便不通症

徐某，男，74岁，农民。1978年12月6日因五六天小便不通入院治疗。患者自觉小腹坠胀疼痛，时欲小便而不得出，面色苍白，少气懒言，纳差，睡眠不安，舌质淡，苔薄白，脉细弱。中医诊为癃闭，西医诊为尿潴留。入院3天，经用多种中西药治疗均未见效，导尿多次。9日晚上患者面色苍白，欲尿而不出，少腹坠胀难忍，烦躁不安，再次要求导尿。医者考虑癃闭的形成主要病变在膀胱，蚯蚓能入膀胱以利尿，故令患者家属挖取鲜蚯蚓100余条，洗净泥土，分2次炒，外敷脐上，10分钟左右，排尿约20毫升，继续以原方施治，小便自行排出，症状明显改善，尿清无异常。并予口服干蚯蚓（地龙）末，每日3次，每次9克，温水送服。配合治疗3天，痊愈

出院。

引自:《陕西中医函授》(1985年第2期)、《中医单药奇效真传》

1108. 杨老汉吞服番木鳖粉治愈了排尿困难

杨某,男,76岁。患者前列腺肿大,排尿困难已3年。现酒后复发,小便点滴难出已2天。小腹胀痛,拒按,急迫难忍。脉滑,舌苔薄黄。检查:前列腺肿大5厘米×5厘米,触痛,前列腺沟消失。嘱取番木鳖去毛,文火煨至鼓起为度,研末,每次吞服0.6克,每日2次。经用本药后4小时小便得通,服药2日痊愈。

引自:《中医单药奇效真传》

1109. 治小便不通一良方

配方及用法: 取淡竹叶10克,桔梗10克。将2味药置于一个大茶杯内,再将沸水约300毫升倒入杯里,加盖闷泡20分钟左右,每隔3小时饮服1次,每日多次。(胡闻)

引自:1997年8月5日《老年报》

1110. 田螺薤白敷脐治小便不利效果好

主治: 腹部胀满,小便不利等症。

配方及用法: 大田螺3个,薤白1枚。将上二味捣烂如泥,敷于患者肚脐部,不效,如法再敷。

按语: 田螺味甘咸性寒,入膀胱、大肠、胃经,有清热利水之功,能治热结小便不利、水肿等症。

相传,明代中叶,大才子唐伯虎应邀到好友祝允明家饮酒。酒至三巡,闻后院小儿啼哭不止,唐伯虎惊问主人祝允明:"贤侄为何如此哭声?"祝允明不由长叹一声道:"唉! 实不相瞒,三天前,小儿腹胀如鼓,小便不利,连请几位医生治疗均未见效,故其啼哭不已。不知唐兄有何高见?"唐略一沉思,说道,我有一方,不妨一试。急让人取纸笔,开了一张药方,交给祝允明,并嘱咐道,速将此物三大个,同一枚薤白捣烂,敷于小儿脐部,不几天就会好的。祝允明接过处方一看,只见上面题一首诗:尖顶宝塔五六层,和尚出门慢步行,一把团扇半遮面,听见人来就关门。祝允明看了微微一笑,提笔在诗的下角注上田螺两字,叫家人找来,按照唐的嘱咐治疗。果然,不到一天,腹胀除而小便通,饮食如常,病遂痊愈。

引自:《小偏方妙用》

1111. 大田螺青盐捣烂敷脐治二便不通很快见效

配方及用法: 大田螺3个,青盐0.9克,共捣烂成膏敷于脐中和脐下4厘米处。

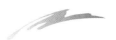

引自：《中药鼻脐疗法》

1112. 阿司匹林能治疗肛门术后尿潴留症

由于手术牵拉及麻醉，可使尿液潴留在膀胱内不能排出，表现为腹胀、腹痛、尿意急而不能排出。

配方及用法： 复方阿司匹林0.75克，苯甲酸钠、咖啡因0.3克，上药一次顿服。

疗效： 北京市二龙路医院郑小秋大夫治疗50例患者，均在服药后30～40分钟即可顺利排尿。

引自：《实用西医验方》

1113. 话说蟋蟀

蟋蟀，是一种残酷好斗的小动物，它的听觉很灵敏，能听到微弱的声音，但在蟋蟀的身上却找不到耳朵。原来它的"耳朵"长在前肢上，前肢关节近基部两侧有两条小裂缝，这就是它们的耳朵。蟋蟀的歌声不是来源于喉和声带，而是产生于双翅的摩擦与震动。蟋蟀对同类非常残忍，没有丝毫感情。它们愤怒的时候，父亲可以吃掉儿子，所以它们一般都是雌雄分居，避免雌蟀产仔时被雄蟀吃掉。有时一对新婚的蟋蟀，在它们洞房花烛之夜，新娘竟会成为新郎的一顿丰美的晚餐。

喜欢捕捉蟋蟀的人，常常是依着蟋蟀的叫声追寻，其结果常常是事与愿违。蟋蟀很聪明，它不断地变幻着自己的声音，使人有种扑朔迷离之感。蟋蟀不仅能给人们的生活增添乐趣，而且它还可以入药治病。在《中国药用动物志》中就列有蟋蟀，注有"主治水肿、小便不利等"。对心脏性水肿和气短喘促用蟋蟀4～6对煎服，或用其与有关药物配伍也有辅助治疗作用。

引自：1997年10月21日《生活与健康》

肾结石

1114. 此方治肾结石18例皆愈

肾结石虽不是绝症，但也常把病人折磨得痛苦不堪，尽管采用手术的方法也可以将其根治，但昂贵的医疗费和手术痛苦，使不少患者难以承受。我的舅祖父生前曾是当地著名的民间中医，留下许多济世良方，其中一个治疗肾结石的验方，仅用几味本地野生的草药，即可治疗肾结石。该方具有服用方便，疗效确切，

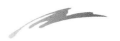

疗程短，见效快，无毒副作用等优点。

配方及用法：金钱草15克（鲜药31克），白茅根62克，地骨皮46克，兑水2~2.5千克，水煮沸后文火煎10~15分钟，滤出汁液，放温后代茶饮。一次饮不完，装进保温瓶里，每天饮数次。每剂药煎2次，煎第二次时适当少添些水。每天1剂。菠菜籽1.5千克，放锅内文火焙黄，研面过罗干吃或温开水冲服。每天3~4次，服62~93克，7天为1疗程。轻者1个疗程，重者2个疗程。若无特殊情况，一般不超过3个疗程即可治愈。

此方经本人传给21名肾结石患者，除3名患者未坚持服用外，其余18人服药1~2个疗程后，肾结石被化解随尿排出，身体很快恢复。

注意事项：患者服药期间忌房事，忌食生冷和荤腥食物，宜多休息，多吃素食和新鲜蔬菜。

引自：1995年10月7日《中医药信息报》

1115. 我的肾结石是用芦根治好的

有一次，我突然肾绞痛发作，大汗淋漓，疼痛难忍。就在我痛苦至极之时，一位朋友向我推荐了"芦根治疗肾结石"的方法。

方法：采挖新鲜芦根上的白色嫩芽3~4根洗净，嚼细咽下。吃后4小时，用木通30克，煎水500毫升，分2次服，6小时后即可排出结石。如未排出结石，再按相同方法继续服用，每日1次，连服3~5天即可排出结石。

我照以上方法，仅治疗三四天，就从尿中排出了细小的结石，肾绞痛症状消失，迄今已10余年未复发。以后我又将此方介绍给几位朋友，均获良效。（蒋贵瑜）

百姓验证：广西玉林柴油机总厂龙盛祺，男，65岁，退休。他来信说："本厂职工赖贞崇患有肾结石，我用本条方为她治疗，仅服2剂药就痊愈了。以后又用本条方为另一位患肾结石的亲属治疗，同样取得了好效果，结石消除。"

引自：1996年12月2日《家庭医生报》

1116. 我用本方治疗肾结石很有效

肾结石是山区百姓中的一种常见病，结石脱落堵塞尿道后而形成泌尿系统结石。这种病发作起来，使人痛苦难忍。我患有此病，在半年多时间内，反复发作，弄得我疼痛难忍，焦头烂额。到专治结石病的医疗部门诊治，花费太多，一般家庭难以承受。后经友人指点，采取以下方法自疗，收到了满意的效果，现已病愈，未见复发。

配方及用法：滑石20克，木通6克，金银花10克，车前草12克，金钱草15克，海金沙15克，瞿麦10克，泽泻10克，萹蓄10克，甘草10克，生地10克。上药水煎

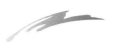

服，每日1剂，分3次服，连服5剂为1疗程。一般经2～3个疗程，肾结石病可愈。

辅助治疗：在进行中药治疗的同时，每天大量饮水，并在楼梯上或平地上多跳动，促使结石化小和排出。

百姓验证：广东清新县浸坛中学黄元甫，男，65岁，教师。他来信说："我镇有一位妇女患肾结石，曾在县人民医院治疗1个多月未见效，只是用碎石机把结石击碎了，但碎石块一直未能排出，已花费3000多元。后来经别人介绍，找我医治。我用本条方为她治疗，服药4剂时，就见小沙粒随尿排出。又服几次后，到医院检查，结石已消失，但还是有些积液。于是，又按法服药，积液也消失了，宣告肾结石痊愈。"

荐方人：湖南省洪江市农技中心　谢长文

引自：1997年第10期《农家科技》

1117. 我用核桃仁治胆肾结石很有效

在老年人中，患胆结石和肾结石的人为数不少，令人痛苦至极。为解除患者痛苦，我对一些患者用一个偏方治疗，已收到效果。此方对老年人有病治病，没病服了无副作用。

配方及用法：核桃仁50克（生、熟各一半碾成粉），冰糖粉50克，熟香油50克（菜油、花生油均可）。服时将三样混合成糊糊状即可，每天早、晚各服一半。服完后，仍按上述配方继续配食。

百姓验证：广西鹿寨县寨沙镇团结街303号王唯懿，男，60岁，干部。他来信说："朋友之妻患肾结石，并伴有腰胀疼，因不愿手术，便在当地打点滴，痛未解除，服止痛药后，疼痛减轻。我得知后告诉她用本条方和1121条方联合治疗。几天后，她知诉我，服药后未见疼痛，人也渐有精神，食量也增加了，能做家务活了。"

荐方人：云南蒙自县文澜镇　何思问

1118. 我以排石汤加减治疗肾结石124例均有效

主治：一侧或双侧肾结石（有或无积水）。

配方及用法：金钱草、鸡内金各30克，海金沙25克，石苇、冬葵子、当归、川芎、三棱、文术、元柏、泽泻各20克，枳壳、甘草各15克。上药冷水浸泡30分钟后，文火水煎20分钟取汁300毫升，分3次服。腰酸痛者加山萸肉、杜仲各20克，有积水者加猪苓、茯苓皮各30克。

疗效：治疗患者124例，有效率100%。

百姓验证：山东恒山县荆家镇朱传辉来信说："本镇张承权患肾结石3年多，在县医院做过碎石，又用中药治疗，一直未愈。后来我用本条方为他治疗，服药

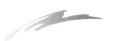

23剂治愈。"

荐方人：黑龙江省铁力市医院主治医师 赵淑兰

引自：《当代中医师灵验奇方真传》

1119. 单药芒硝可治疗肾结石

有位姓倪的青年，农民。2个月前夜间突然发生剧烈腰痛，辗转不安，大汗淋漓。经医院用普鲁卡因肾区封闭后疼痛减轻，住院治疗7天疼痛止。出院后10天疼痛再次发作，弯腰抱腹，难以忍受。在某医院拍片诊断为"肾结石"。中医治疗20天后效果不明显，1982年5月3日来诊，当晚9时用芒硝20克兑水300毫升一次服完导泻，凌晨2点始觉腰腹疼痛，晨间5点连续小便2次，第二次在小便中解出豌豆大小结石一颗。5月4日拍片未见结石。1周后门诊随访，小便中再未排出结石，腰痛消失。

引自：《四川中医》（1985年第2期）、《中医单药奇效真传》

1120. 空腹服用鸡内金粉治肾结石取效迅捷

蒋某，男，46岁。因右侧腰部阵发性疼痛，放射到同侧大腿内侧，伴有尿频、尿急、尿痛等症，病已8年。X线摄片后诊断为右肾多发性结石，最大者如绿豆大，伴有少量积水。用鸡内金烤干，研成粉末，取15克倒入杯内，冲300毫升开水，15分钟后即可服用。早晨空腹服，一次服完，然后慢跑步，以助结石排出。服药5天即感右侧肾区疼痛厉害，当天晚上便排出结石5粒；继服10天后又排出若干小沙粒。用药15天后，经X线摄片复查，右侧肾盂未见结石。随访5年，未见复发。

引自：《湖南中医杂志》（1986年第3期）、《中医单药奇效真传》

1121. 我用单药鲜金钱草治肾结石两星期见效

某人，患左侧肾脏结石，经手术治愈。数月后，右肾部觉痛，经X线检查，又有结石，但不宜手术治疗。后来经人介绍，每日取鲜品金钱草30克煎服。两星期后，排尿时尿道不适，于尿中发现沙粒甚多，腰痛渐减。又续服，每日增至180克，约服2个月，尿中不见沙粒，腰痛亦不再发作，经X光透视，右肾之结石已消失。

百姓验证：浙江肖山市临浦镇付兆兴来信说："本镇付祥兴患肾结石，在乡医院治疗花了80多元未见效。他在医院工作的姨夫说用草药好，可避免花大钱受痛苦。他找到我说明病情，我就按本条方煎服草药给他服用，连服一星期，他的腰就不痛了，又连服几剂，他的肾结石就治好了。"

引自：《实用经效单方》、《中医单药奇效真传》

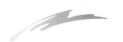

泌尿结石

1122. 我的尿道结石是用杉树脑头治好的

我今年60岁，1980年患尿道结石症，经县市医院治疗无效，每次小便疼痛难忍。后来经一位老太太传方，用36个新鲜杉树脑头（杈枝脑头也可），加红糖、白糖各100克，用水2碗煎服，连服三四天，半粒绿豆大的尿道结石就从小便中排出来了，至今没有复发。

百姓验证： 福建仙游钟山卓泉吴捷榜，男，70岁，退休。他来信说："我侄女于今年4月间排尿困难，腰骶剧痛，经晋江医院确诊为尿路结石。我用本条方为她治疗，服药2剂后，疼痛减轻；服完5剂后，经B超检查结石消失。"

荐方人： 浙江东阳县信用社　王星田

引自： 广西科技情报研究所《老病号治病绝招》

1123. 我以消溶排石汤治疗泌尿系结石25例全部有效

主治： 泌尿系结石。

配方及用法： 金钱草50克，海金沙30克，内金20克，石苇20克，滑石（包煎）30克，大黄（后入）10克，丹参30克，木通10克，芒硝（冲服）5克。腰痛甚加杜仲20克，白芍20克；血尿加茅根20克，小蓟20克，减去丹参30克；排尿痛加瞿麦25克，郁金15克；腹泻去大黄10克，芒硝5克。煎服方法：加清水1500毫升，浸泡1小时，文火煎30分钟，取200毫升药液；二煎加清水1700毫升，煎成200毫升，两煎药液混合，早、晚各空腹服200毫升药液，芒硝冲服。

疗效： 消溶排石汤治疗25例泌尿系结石患者，肉眼见到结石排出体外4例；临床症状消失，结石影像消失21例，总有效率为100％。

百姓验证： 湖南衡阳市生物研究所谢松柏来信说："本所职工欧春如患阵发性右侧腰腹痛8年，近3年来伴少量尿血，曾先后在衡阳市第五医院、湘江医院、中医院进行治疗，并于1995年7月在市中心医院确诊为右侧输尿管结石，花去治疗费3600多元未见效。而后经我用本条方治疗，服药当天疼痛减轻，5剂痊愈。又继续服药20剂巩固疗效，到医院检查结石消失，也未再出现腰痛和尿血症状，才花药费100多元。"

荐方人： 黑龙江省伊春中心医院　张淑芝

引自：《当代中医师灵验奇方真传》

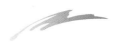

1124. 蝼蛄甘草滑石治尿结石36例全部有效

配方及用法：蝼蛄5只，六一散（滑石30克，甘草3克）。蝼蛄焙干研粉，兑药服用。若结石较大、部位较高者加海金沙、金钱草各30克；小便热涩者加车前子、石苇各12克；有血尿者加白茅根30克，萹蓄、瞿麦各12克；肾绞痛者加琥珀、沉香各5克。

疗效：治疗36例，30例排下结石，6例结石消失。

百姓验证：王某，男，26岁。左侧肾区疼痛，向左下腹放射。尿常规检查：红细胞"++"，草酸钙结晶"++"。腹部X线摄片确诊为左侧输尿管结石。用本方加金钱草、海金沙各30克，服药6剂疼痛缓解，服30剂后连续排出结石12粒，大的如黄豆，小的如绿豆，自觉症状消失。尿常规正常。随访5年未复发。

引自：1979年第7期《中医杂志》、1981年广西中医学院《广西中医药》增刊

1125. "八正散" 加减治疗泌尿系结石112例均有效

主治：泌尿系结石。

配方及用法：车前子20克，木通、大黄、甘草各10克，滑石15克，白茅根30克，金钱草50克。上药水煎服，早、晚各1次，每日1剂。结石在肾脏者，加生地、枸杞子各20克；结石在输尿管及膀胱者，加白术12克，桂枝6克，猪苓9克。

疗效：治疗112例，其中肾结石68例，输尿管及膀胱结石44例。最少者服药4例排清结石，最多者服12剂排清结石，有效率100%。

荐方人：辽宁省铁法矿务局晓南矿职工医院中医科中医师　郑福春

引自：《当代中医师灵验奇方真传》

1126. 我应用杉树枝脑头治尿道结石很有效

配方及用法：用杉树枝尖脑头鲜枝叶36个（约120克左右），加入红糖、白糖各60克，用水3碗煎熬成1碗温服。每日2次，连服3～5日。

按语：结石从尿道中排出，排石时阴茎头有触电似疼痛。结石排出后，一切正常。

百姓验证：福建尤溪县溪尾乡埔宁村151号纪儒，男，27岁，医生。他来信说："村民洪章辉患尿道结石，曾多次去县医院治疗，花费300多元，但未能治愈，经常复发。后来用本条方治疗，排出一粒结石，病告痊愈。"

1127. 生食核桃治尿结石14例全部治愈

配方及用法：核桃适量，生食。

疗效：治疗14例，3～20天内均痊愈。

百姓验证：某患者，突然右侧腰部疼痛，并向会阴部及双大腿放射，顿感尿急、尿频、血尿，恶心呕吐。尿化验：红细胞"++++"，草酸钙结晶"+++"。X线摄片及肾盂造影，诊为右侧输尿管末端结石，服中药和磁化水2个月未见效。自行买来核桃5千克生食，吃了3日肾绞痛停止，X线摄片结石阴影消失。后又突发左侧肾绞痛，经X线摄片诊断为左侧输尿管末端结石，立即生食核桃，3日后X线摄片结石阴影消失。

引自：1980年第9期《山东医药》、1981年广西中医学院《广西中医药》增刊

1128. 我用核桃仁治尿路结石特别见效

配方及用法：核桃仁、冰糖、香油各等量。将核桃仁用香油炸酥，研碎，与冰糖、香油混合，制成乳剂，每4小时服2匙（约20毫升）。一般2～4天内排出结石。

按语：核桃仁能治石淋，医籍早有记载。临床报道治疗尿路结石方：取核桃仁120克，用香油炸酥，加冰糖适量研磨，制成乳剂或膏状。于1～2天内分次服完（儿童酌减）。连续服药至结石排出，症状消失为止。对于泌尿系各部之结石，一般在服药后数天即可一次或多次排石，且较服药前缩小、变软，或分解于尿液中而使之呈乳白色。

百姓验证：河北黄骅市师范学校刘玉玺，男，48岁，干部。他来信说："我用本条方治好了本市滕庄子乡刘海的结石病。"

引自：《小偏方妙用》

1129. 岳老的排石方曾治愈印尼前总统苏加诺的泌尿结石症

医师岳美中教授，年幼时行医冀东、冀西一带，在唐山市有"神医"之称，担任过唐山卫生局的中医顾问。1954年调中国中医研究院工作，曾被选为全国人民代表大会常务委员会委员、中华全国中医学会副理事长，在国内外有很高的声望。

岳老曾出国赴印度尼西亚为苏加诺总统治疗泌尿结石，荣获苏加诺总统金质奖章。

岳老年幼时就通读了《内经》、《伤寒论》等书，熟记中药方剂，虽年逾古稀，仍可一口气背诵三四百个中药方剂。他体会到，读书通是精的基础，百通为了一精，精才能解决疑难杂症。

在冀东彭村，有位出名的医生，对治疗肾结石、膀胱结石有诀窍，岳老亲眼看到患者服药后尿出大小不等的结石。为了寻求这个偏方，他做了一系列的试验研究，把病人买到的排石方药一味一味地挑选出来，发现该方由11味中药组成；把整个方药煎成汤剂，又把排出的结石放入煎剂，发现金钱草、石苇、鸡内金和海金沙煎液有溶石作用。

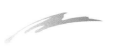

溶石不等于排石，体外能溶石，不等于在体内有同样作用，况且中药机制是整个反应的效果，不是机械的而是辩证的。后来岳老在此偏方的基础上，结合中医辩证施治，对治疗泌尿系结石探索出一条新路子。

岳老讲，结石由肾而生，由肾到肾盂肾小盏又排到输尿管，再进入膀胱，最后由尿道排出体外。这条排尿的道路曲折、狭窄，结石的排出需要几个回合，可以归纳为"化"、"移"、"冲"、"排"四个步骤。"化"就是使结石的棱角化圆，由锐变钝，从大化小；"移"就是指诱导结石从静变动，左右摆动，从上移下；"冲"是增加冲击的力量在一瞬间，可以用增加尿量来解决输尿管的狭窄和痉挛，达到通利的效果；"排"是在化、移、冲的条件下把结石排出体外。

岳美中教授的排石方：金钱草210克，海金沙30克，决滑石12克，甘草3克，川牛膝10克，石苇60克，车前子12克，云苓20克，泽泻12克，鸡内金12克。

此方验证20余年，效果确切，具有清热利湿、促进排石的功效。方中鸡内金、金钱草有化石、溶石的作用，车前子、滑石清热利尿，云苓、泽泻渗湿利尿。诸药合用可迅速加大尿量。川牛膝引导结石下移，石苇扩张输尿管和尿道，利于结石在自然狭窄处通过排出。在临床实践中运用，此方排石率在70%以上。

百姓验证：1982年6月，有位患者腰痛、尿血，经拍片诊断为右肾盂结石。于8月12日右下腹部急剧疼痛，出现血尿，检查结果右肾盂积水，透视可见结石大小约1.1厘米×0.5厘米。因结石偏大，排石难度大，大夫动员病人手术取石，但患者及家属惧怕手术，遂转中医科服中药治疗。投以岳美中教授的排石方，每日1剂，连服40余剂后，患者出现时有绞痛、腰背酸痛，活动后缓解的症状。至1982年12月6日，排尿疼痛，尿线时有暂停，阵发性疼痛、尿频、尿浊。一次排尿时听到有石块落地声，取出洗净，大小为1.2厘米×0.8厘米，以后又相继排出大小不等的3块结石而愈。

引自：《偏方治大病》

1130. 我用四金汤验方治泌尿系结石效果很好

配方及用法：郁金30～60克，金钱草30克，石苇15克，滑石15克，海金沙15克，生鸡内金15克，生地12克，萹蓄12克，瞿麦12克，车前子12克，冬葵子12克，川牛膝10克。每天1剂，水煎服。

疗效：此方治疗泌尿系结石30例，服药后结石全部排出者18例，结石裂为小块或部分排出者8例，结石位置下移者4例。

百姓验证：有位姓程的中年男士，30岁，1周前因劳累，突然尿急、尿频、血尿，伴有小腹拘急疼痛。某医院以急性泌尿系感染对症治疗无效。尿常规检查白细胞"+"，红细胞"+++"；X线片示耻骨联合正中上方约1厘米处，有一1.5厘米×0.5厘米大小的结石。诊为膀胱结石，患者拒绝手术。在四金排石汤基础上加

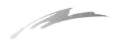

金银花30克，白茅根30克，黄柏10克，服药3剂，血尿停止；继服3剂，自觉症状消失，尿常规检查"-"。上方去白茅根、黄柏，将郁金加至50克，又用3剂，即排出0.8厘米×0.3厘米与0.5厘米×0.3厘米大小的两块结石而痊愈。

引自：《陕西中医》（1986年第6期）、《单方偏方精选》

1131. 单味蚯蚓粉治尿结石1周能见效

配方及用法： 取活蚯蚓适量，洗净后置锅里文火焙干，研末。每次服6克，用红糖水冲服，每日2次，3～7天可排石，对直径在1厘米以内的结石效果尤佳。

百姓验证： 张某，女，30岁，1989年10月2日，因小腹部绞痛伴尿道灼热刺痛带血而拍腹部平片，见膀胱内有两块结石（0.5厘米×0.4厘米，0.3厘米×0.5厘米）。经抗炎止痛法控制症状后，用上方治疗。患者服蚯蚓粉5天（约30克）时，结石排出。（吴建华　王德坤）

引自：1995年第6期《开卷有益》

1132. 鲜鱼腥草、地龙及白糖治尿路结石10余例均获效

配方及用法： 鲜鱼腥草160克，红地龙10条，白糖50克。地龙用水漂净，将其置白糖内液化；鱼腥草取汁，两者混合后顿服。

疗效： 本方曾治疗10余例，均获效。（赖新发）
引自：1995年5月27日《家庭医生报》

1133. 频饮单药鱼腥草水可使尿管结石排出体外

配方及用法： 取鱼腥草泡开水频饮。

百姓验证： 王某，男，24岁。因突发右腰绞痛伴血尿就诊，经B超及腹部平片确诊为右输尿管结石，大如黄豆。予以鱼腥草泡开水频饮，20天后结石即排出体外。

引自：《浙江中医杂志》（1991年第2期）、《单味中药治病大全》

1134. 单用鲜地锦草治泌尿结石疗效佳

配方及用法： 鲜地锦草100～200克，洗净捣烂，置一大碗中，煮沸糯米酒250～300毫升，盖好，待凉热适度时服用（闷10分钟以上，服时不要将碗盖揭开）。每天服1～2次，7～10天为1疗程。

疗效： 治疗23例，服药1个疗程临床症状全部消失，尿检正常，排出结石16例。

百姓验证： 肖某，男，30岁，1982年3月突发右侧腰腹部疼痛，经X线摄片检查未见结石阴影，现为发热、尿频、尿急、尿痛、血尿、白细胞增高。取上药，服

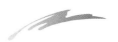

用5剂后，排出米粒大小结石1颗。后随访2年多，未复发。

备注：本药最好用鲜品，尤以7—9月的鲜地锦草为宜。用药量不宜少于100克，否则疗效不显。

引自：《新中医》（1984年第12期）、《单味中药治病大全》

1135. 每天喝醋治愈多例泌尿结石

配方及用法：食醋，每次服150毫升，每日3次。

疗效：治疗多例，5～6天排出结石。

引自：《实用民间土单验秘方一千首》

1136. 常练单腿跳跃可加速尿路结石排出

假如你正在为尿路结石病而苦恼，那么单腿跳跃运动值得你一试。临床医生证实，直径小于4毫米的结石，90%的输尿管上段结石，90%的输尿管下段结石，均可自行排出，此时配合运动可加快其排出，不药而愈。单腿跳跃是医学专家根据这一原理而设计的一种运动疗法。方法是用患结石侧的那条腿上下跳跃，利用跳跃时的力量与震荡，促使结石下移，并最终排出。

引自：1997年9月4日《益寿文摘》

1137. 我邻居患尿路结石用本条方治愈了

配方及用法：金钱草、海沙藤各60克，鸡内金15克。每天1～2剂，加水煎汤代茶频饮，可增大尿量和稀释尿液，能加强对结石的冲刷力，使结石缩小排出体外。本方适合治疗不需手术的输尿管、膀胱等尿路结石。（潘彦清）

百姓验证：北京市延庆县延庆镇李淑秀，女，46岁。她来信说："邻居穆庆贵患尿路结石症，在医院治疗，花药费600元没见效。后来用本条方治疗痊愈，现在已有1年多没复发。"

引自：1997年7月1日《家庭保健报》

1138. 坚持手脚穴位按摩治泌尿系结石有疗效

泌尿道结石是由于人体新陈代谢失常、尿路梗阻或感染，使尿中盐类沉淀而成。

泌尿结石按部位可分为肾结石、输尿管结石、膀胱结石、尿道结石四种。肾结石、输尿管结石从腰部突发剧痛，放射至同侧下腹、大腿内侧及会阴部，并有恶心、呕吐等症状；膀胱结石、尿道结石于排尿中断时发生下腹疼痛，可放射至会阴部。手脚穴位按摩对各类结石有一定疗效。

脚部选穴：22，23，24。（见1138条图1）

按摩方法：22，23，24三穴要连按，用按摩棒从22穴斜推按至24穴，双脚取穴，每次每脚每三穴推按15～20分钟，每日按摩数次。每次按摩后饮500～1000毫升金钱草水，以化石排毒。

手部选穴：69，70，71。（见1138条图2）

按摩方法：此三穴宜连按，用食指关节角从69穴推按至71穴。双手取穴，每次推按5分钟，同时配按脚穴22，23，24穴。

注：有关穴位名称及按摩工具制作法，详见本书下卷4145条《手脚穴位按摩疗法》。

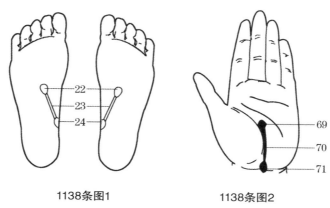

1138条图1   1138条图2

膀胱结石

1139. 吃南瓜子能加速膀胱结石排出体外

去年7月份我住院治病，抽血化验为血脂、血糖偏高。医生叫我不要吃饱饭，可买些南瓜来煮吃。我即照医生的嘱咐，买南瓜煮着吃。因是老南瓜，瓜子很成，我就将瓜子取出晒干，当零食吃（将生南瓜子皮剥掉，嚼细瓜子仁后下咽）。每天大约吃62克，分3次吃完，每次间隔时间约4小时。服了几天，总共吃了200多克老南瓜子，就感到小便比过去通畅，而且先后从膀胱里排出结石5粒。在我吃南瓜子期间，没有任何不良反应。但由于个人体质不同，效果不可能一样。

荐方人：云南峨山县委办公室信访办退休干部　马文学

1140. 我巧食核桃肉治好了10多年前患的膀胱结石症

我今年74岁了，十多年前患膀胱结石症，结石大小1.4毫米×0.6毫米。后经人

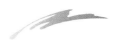

推荐服用核桃肉加白糖的偏方后，第九天即见尿液中或多或少有乳白色溶解物排出。连续服用270天，感到症状消失，已基本痊愈。

配方及用法：核桃肉（又名核桃仁、山核桃、家核桃）60克，用豆油炸酥，加适量白糖，混合捣成乳制剂或膏剂。每天分2次吃完。连续服用，对于泌尿系统结石均可奏效。分期排出，直至症状消失。

荐方人：黑龙江克山县涌泉乡勤劳村　王明玉

引自：1997年9月18日《老年报》

1141. 鹅不食草治膀胱结石员周能见效

一位姓张的男士，41岁，患膀胱结石7月余，X线片示结石2粒，0.25～0.3厘米大小。曾服排石药无效。嘱其取鹅不食草200克（鲜品）洗净，捣烂取汁，加白糖、白酒少许，一次服完。每日1剂，服3剂，小便通畅。连服1周，小便多次排出泥沙样物。X线片复查，结石消失。随访至今未见复发。

引自：《广西中药》（1984年第4期）、《中医单药奇效真传》

1142. 此家传秘方治膀胱结石很有效

配方及用法：两头尖30粒，牛膝、炮山甲、归尾各6克，川楝9克，赤苓12克，大麦秆（切碎）60克。用急流水煎服，头煎服后3～4小时如未排出结石，要将原药再煎1次服；如仍无效，再服至排出结石为止。一般每日服1～2剂，每隔4～8小时服1次。三四岁以上儿童可照此量给服，病儿过于羸弱可酌减。

疗效：最快只服药1次，排石最快为4小时。

荐方人：福建莆田县陈大夫家传方

引自：广西医学情报研究所《医学文选》

1143. 老兽医献出的家传治膀胱结石秘方很可贵

河北省阳原县老兽医邵卿在"出力献策"活动中，献出了治疗大牲畜膀胱结石的家传秘方。

邵卿在给县政协的信中说："我祖五代之遗训秘方，对马、驴、骡大牲畜的膀胱结石（即尿不出来）疗效显著，治愈率高达90%以上。此秘方也可治疗人尿不出来（特别是老年人），但剂量要减半。"

这个家传秘方是：大黄20克，火硝20克，硼砂9克，琥珀10克，川萆薢20克，竹叶10克，车前子15克。若上药人用，各药剂量均减一半，然后水煎服。上述药为1剂，一天服完（分早、中、晚3次服）。切不可用凉药过多，若损伤正气，病势则更重。

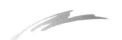

1144. 按摩膀胱俞穴是治疗膀胱结石的最佳辅助方法

取穴：膀胱俞（位于腰椎第二、三节之间旁开1寸处）。

按摩方法：患者伏卧在床上，按摩者利用大拇指和食指可直接按摩该穴，当患者自觉局部有酸、麻、胀感觉时，开始以顺时针方向按摩。坚持每日早、晚2次，每次20分钟至半小时。一般按摩1~2周后，排尿时可出现排石现象。3~4周后经B超和CT检查，可显示结石缩小或消失。

按摩此穴位可使膀胱肌收缩，促使结石逐渐溶化，从尿道排出。

荐方人：河北井陉县妇幼站主管医师　李庆

1145. 单服金钱草汤可使膀胱结石排出

王某，患膀胱结石，尿闭不下。某医院劝其手术治疗，患者拒绝。后经人介绍于药店购得金钱草300克，先将50克煎汤1碗。饮后，小便滴沥而下，呼痛不已；饮第2碗后，排尿比较顺利，但仍刺痛；此后再服，刺痛渐减，数日间排出碎石，其病痊愈。

引自：《实用经效单方》、《中医单药奇效真传》

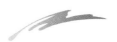

第六篇

血液系统疾病

再生障碍性贫血

1146. 本方治疗再生不良性贫血群医称奇

配方及用法：光党参3克，黑枣31克（用红枣亦可），仙鹤草93克，白芍6克，九层塔62克，乌骨鸡1只，加适量水合炖为6碗，早、晚服1碗，1剂3日服毕，但饮其汤，不食鸡肉。约半个月，检查一次，随后每周检查，即知病情有好转。服药之初，3日1剂，此时可依次递减为1周1剂，最后半月1剂，至痊愈为止。

按语：光党参即韩国光州一带出产的道地药材，可以人参代之，与仙鹤草、白芍等皆属滋补强壮剂，具有生血养血的功效。此法治疗半月，红血球数量日增，血红素之浓度日深，约经半月，霍然而愈，群医连连称奇。

引自：1988年第4期广西医学情报研究所《医学文选》

1147. 鼬鼠散治再生障碍性贫血疗效很好

主治：再生障碍性贫血。

配方及用法：活鼬鼠1只，笼盛之，勿与食，待3日其粪排尽后杀之。剖其皮不用，将整具去皮后的鼬鼠清洗，置新瓦上，以桑木或麦秆作燃料烧火焙至焦黄，研末。每次服3克，每日3次，温开水冲服。不发热者，亦可用黄酒冲服，则疗效更佳。

疗效：17例患者中，单用此方1年内治愈者11人，配合其他药物治疗1年内获痊愈者4人，效果不明显者2人。

荐方人：河南省方城县中医院副院长　郭德玉

引自：《当代中医师灵验奇方真传》

1148. 以甲鱼血为主药治再生障碍性贫血有良效

配方及用法：大于0.5千克活甲鱼1只。将其尾部穿孔倒悬，用水冲洗干净，砍去其头，让血滴入盛有少许米酒的碗中，待血滴尽，稍经搅拌，即令患者服下。每日或隔2~3日服1次，连服3~5只。同时辨证论治予服中药。

疗效：经治5例疗效显著，未见复发，随访时间最长7年。

引自：《湖南医药杂志》（1983年第5期）、《单味中药治病大全》

1149. 治疗再生障碍性贫血验方

配方及用法：冬虫夏草30克，丹参30克，熟地30克，鸡血丁30克，黄精30克，

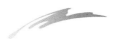

菟丝子30克，枸杞子30克，巴戟天30克，首乌30克，当归30克，紫河车60克，海马30克，獭肝30克，鹿茸6克，鹿角胶30克，阿胶30克，香砂仁15克。以上17味药共研面炼丸，每次服1丸，每日2次，每丸6克。

百姓验证：此方是由天津血液病院提供的。用此方治好了印刷厂一位工人的再生障碍性贫血。（吴玲）

忌：冷、硬、腥等刺激性的食物。

荐方人：辽宁鞍山市铁东区光荣街24—21号　吴长茂

1150. 再障散治疗再生障碍性贫血疗效显著

主治：再生障碍性贫血。

配方及用法：黑矾、青朱砂、百草霜、飞罗面、东阿胶、山萸肉、红枣肉、胡桃肉各100克，肉桂15克，玫瑰花10克。以上诸药共捣为面，每日服2次，每次5克，温开水送服。

疗效：共治疗24例，治愈20例，显效3例，无效1例，有效率达95%以上。

按语：本方系在民间验方的基础上，经本人多年研究加减化裁而成。方中青朱砂系煎中药的砂锅或砂壶，年限越久越好。该方组成独特，疗效显著，值得研究与推广。服药期间忌刺激性食物与猪肉。禁止房事。

荐方人：内蒙古磴口县中蒙医院院长　石俊岳

引自：《当代中医师灵验奇方真传》

缺铁性贫血

1151. 我患缺铁性贫血服用阿胶鸡蛋治愈

配方及用法：阿胶10克捣成细末，将一个鸡蛋打碎后，同阿胶末置小碗内，加黄酒、红糖适量，搅拌。加水少许，隔水蒸成蛋糊，每日服1次（经期或大便溏薄时停服），连续服用30天后，自觉症状明显好转。再服30天，血色素升高至102g／L，脸色红润，体重增加，症状消失。

按语：贫血因阴血不足，月经过多引起，应用滋阴活血补血之法治疗。《中国药典》（1985年版）记载：阿胶能补血、滋阴、润燥、止血。故以阿胶为主，辅以黄酒，能通血脉，活血祛寒，佐以红糖、鸡蛋，能增加人体热量与营养，四物互相配合，共奏活血补血、滋阴润燥之功，所以能取得较好疗效。阿胶调鸡蛋，方法简单方便，能治贫血，并适合妇女冬季进补，故作介绍，不妨一试。

荐方人： 浙江省温岭市第一人民医院　金安萍

1152. 本方治缺铁性贫血20例均获良效

配方及用法： 土大黄30克，丹参15克，鸡内金10克。每日1剂，水煎服，连服15剂为1疗程。

禁忌： 服药期间忌食辛辣。

疗效： 先后治疗贫血病人20余例，均获良效。本方对血小板减少、再生障碍性贫血恢复期均有较好的疗效。

荐方人： 陈友宝

引自： 广西医学情报研究所《医学文选》

1153. 坚持手脚穴位按摩对改善贫血症状很有效

贫血是由各种不同病因引起的综合病症，可分为缺铁性贫血、失血性贫血、造血不良性贫血、溶血性贫血。主要临床表现：皮肤黏膜苍白、乏力、头晕、眼花、耳鸣、心悸、气促、胃口差。

辨证参考： 患贫血症的人，多半患有肠功能障碍，导致血液中养分不足，天长日久势必形成血液循环障碍。

脚部选穴： 34，36，13，12。（见1153条图1）

按摩方法： 34穴用按摩棒大头推按，左脚取穴，每次按摩5~10分钟。36穴用按摩棒大头按压，也可在穴区踩玻璃球按压，双脚取穴，每次每脚每穴按压10分钟。13穴用按摩棒小头点按，双脚取穴，每次每脚每穴点按5分钟。12穴用按摩棒大头推按，双脚取穴，每次每脚每穴推按5分钟。每日按摩2次。

手部选穴： 用梅花针刺激4，23，24，每手每穴3分钟。指压16穴，每手每穴3分钟，然后揉按10，25，26，27，28，29，每手每穴2分钟，每日数次。（见1153条图2）

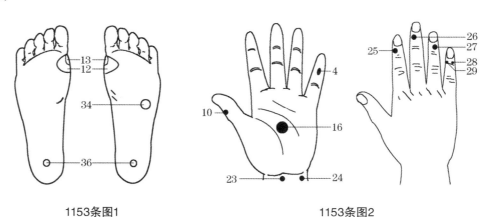

1153条图1　　　　　　　　　　　1153条图2

注：有关穴位名称及按摩工具制作法，详见本书4145条。

白细胞减少症

1154. 家传方黄芪母鸡汤治白细胞减少症效果显著

黄芪母鸡汤是家父治疗虚劳诸症的常用方，近年来，我反复试用于临床，治疗各种原因引起的白细胞减少症，收到了良好的效果。

配方及用法： 生黄芪50克，鸡血藤30克（打碎），大母鸡一只（乌骨、乌肉、白毛者最佳）。宰一母鸡，取其血与黄芪、鸡血藤二药搅拌和匀，并将其塞入洗净去毛（留心、肝、肺及鸡内金）的鸡腹腔内，后缝合腹壁，加水适量，不加任何作料，文火煮之，以肉熟为度，去药渣吃肉喝汤，用量因人而异，每隔3～4天吃一只。

荐方人： 内蒙古神农中医药研究所　刘瑞祥　王俊义

1155. 鸡血藤汤治白细胞减少症36例均愈

配方及用法： 鸡血藤30克，大熟地24克，杭芍18克，当归12克，枸杞子24克，山萸肉24克，炙黄芪30克，锁阳9克，巴戟天12克，补骨脂12克。水煎服，每日1剂。脾虚者加山药30克，生麦芽30克，生白术30克；肾虚者加女贞子24克，旱莲草30克。

疗效： 治疗36例均愈，最少者服药8剂，最多者服药27剂。

注意： 服本方期间，停服其他药物。

引自： 《山东中医杂志》（1985年第4期）、《实用专病专方临床大全》

1156. 升白汤治疗白细胞减少症36例全部有效

配方及用法： 黄芪60克，白术20克，茯苓20克，党参20克，山药20克，鸡血藤30克，当归15克，女贞子15克，旱莲草15克，大枣15克，炙甘草10克。水煎服，每日1剂，每10日为1疗程。用药1疗程后复查血白细胞计数，若恢复到$4×10^9$／L以上者，再续服5～10天后停药。

加减： 血虚甚者加熟地、白芍各30克；兼有气虚、气滞者加枳壳、木香各15克；阳虚者加淫羊藿30克；阴虚者加天花粉、麦冬各20克；舌苔厚腻者去大枣，加砂仁、白蔻仁各6克。

疗效： 治疗36例，治愈24例，显效9例，好转3例，有效率100%。

引自： 《陕西中医》（1991年第12期）、《实用专病专方临床大全》

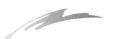

血小板减少症

1157. 我服甘草汤使血小板减少性紫癜很快消失了

　　一位姓何的男孩，12岁。10天前齿龈出血，第三天开始四肢皮肤出现淤点，伴少量鼻衄，头晕乏力，时有心悸，唇舌淡红，脉细缓，检血色素11.5%，白细胞7800／mm³，血小板2.4万／mm³，出血时间7.6分钟，凝血时间2分钟。血块退缩不良，束臂试验"＋"，骨髓穿刺诊断为血小板减少性紫癜。予甘草6克，立煎服，早晚各服1剂，连服34天，血小板计数上升为11.4万／mm³，淤斑吸收，诸症消失。停药2个月后，血小板复降为5.7万／mm³，又用甘草汤，第三天血小板上升至10.2万／mm³，连服21天，病愈。随访5年未见复发。

　　百姓验证：广西南宁市郊区水库管理处陈敬忠，女，68岁，干部。她来信说："我是一个血小板减少性紫癜患者，全身经常出现黑块，每年为此病我都得住院治疗，有一次住院竟花掉6万多元。后来我用本条方治疗，几天黑块就消失了。"

　　引自：《浙江中医杂志》（1988年第2期）、《中医单药奇效真传》

1158. 肌生注射液治疗血小板减少症疗效好

　　主治：血小板减少症，原发性血小板减少性紫癜。

　　配方及用法：赤芝孢子粉。应用肌生注射液每天2ml，辅以12.5%维生素C（用量根据说明书确定）加入50%葡萄糖40ml内静脉注射，或每日10mg口服。

　　疗效：27例血小板减少病人，除1例再生障碍性贫血伴血小板减少疗效欠佳外，其他病人均痊愈。此药用后3天显效，全身青紫斑消失，同时，红细胞、白细胞、血红蛋白均升至正常范围或稍低一点（缺铁性贫血疗效最佳），病人自觉不适症状消失。

　　按语：肌生注射液系由赤芝孢子粉经加工制成的无菌注射液，主要作用于神经系统，调节自主神经功能，用于治疗血小板减少或血小板减少性紫癜疗效可靠。具有用药时间短，见效快，局部肌注无痛，无不良反应等特点。

　　荐方人：黑龙江省穆棱县第一人民医院　张玉晶

　　引自：《当代中医师灵验奇方真传》

1159. 赵氏复方益血散治血小板减少性紫癜效果好

　　主治：血小板减少性紫癜及诸种贫血症。

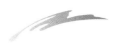

配方及用法：还阳参20克，大叶庸含草50克，紫丹参20克。将上药洗净、晒干共为末。每日服1次，每次服10克。用鲜猪瘦肉（或猪肝）30克左右，剁细后与上药拌匀，加水100克，蜂蜜20克左右，放入锅中蒸熟后即可。服10包为1疗程。

疗效：治疗血小板减少性紫癜及各种贫血症1070例，治愈（用药2～11个疗程不等，临床症状消失，血小板及血色素均升到正常计数，1年以上未见反复）676例，有效（用药在5个疗程以上，自觉症状改善，临床症状消失，但停药1～3个月后，往往症状又反复）365例，无效（用药在5个疗程以上无明显改善）29例。

荐方人：云南省曲靖市环城医院院长　赵宏逵

引自：《当代中医师灵验奇方真传》

1160. 黑芝麻鸡蛋治疗血小板减少性紫癜有较好效果

配方及用法：黑芝麻30克（捣碎），鸡蛋2个（去壳），加适量白糖或少许食盐同煮熟，分2次服。每日1剂，连服10天。

百姓验证：黄某，男，6岁。半年前发现四肢及躯干有四五处紫色淤斑，某医院诊断为血小板减少性紫癜。服本方12剂，紫癜全部消失。后用健脾益气之剂以固疗效，2个月后血小板增多。随访4年未复发。

引自：1978年第4期《广西中医药》、1981年广西中医学院《广西中医药》增刊

1161. 肿节风片治疗血小板减少性紫癜26例均有显效

配方及用法：肿节风（金粟兰科草珊瑚属植物草珊瑚）片（每片含生药2克）。成人每次6片，每日3次，小儿酌减。急性出血明显者，每日4次。

疗效：治疗26例，7～15天紫癜消失。随访半年以上未复发21例，3个月以上未复发5例。

引自：1980年第12期《中医杂志》、1981年广西中医学院《广西中医药》增刊

过敏性紫癜

1162. 用茜草汤治过敏性紫癜40例均痊愈

山东东平县老湖镇庄科村青年孙峰，1992年3月来院求医。8天前开始感觉周身不适，轻度发热。7天来皮肤上反复出现血点，大小不等，多为针尖大小，略高出皮面，压之不退色，以两肢为最。近三天又感小腹隐痛，脐周压痛，有时呕

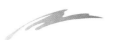

吐，大便呈血性。检查体温37.4℃，脉搏每分钟84次，血压15／9千帕（110／70毫米汞柱），舌质红，苔黄、脉数，诊断为过敏性紫癜。给予自拟的茜草汤治疗，获得了满意疗效。

配方及用法：茜草根30克，生地15克，元参12克，丹皮、防风、阿胶、白芍、黄芩各1.0克，甘草6克。小儿酌减。水煎服，每日1剂，连服3剂即见紫癜消退，腹痛和便血均减轻，再服3剂痊愈。

疗效：我运用茜草汤先后治疗过敏性紫癜患者40例，疗程短者5天，最长者15天，均治愈。

荐方人：山东东平县梯门卫生院　梁兆松

1163. 消癜汤治疗过敏性紫癜效果非常好

主治：过敏性紫癜。

配方及用法：生地、丹参、益母草各30克，路路通、赤芍、紫草、地榆、川芎、丹皮、栀子、甘草各10克，三七粉（冲服）6克。上药煎20～30分钟取汁约250毫升，睡前服。依此法再煎1次，早起服。病重者加犀角粉（冲服，可用水牛角粉代）1.5克；关节痛者加牛膝、黄柏、苍术各15克；腹痛者加杭芍、元胡各12克；肾脏损伤者加大小蓟、茅根各30克，车前子、木通各10克；后期蛋白尿血尿不除或淤斑不消者加桃仁、红花、五灵脂各10克；气虚者加黄芪30克；阴虚者加玄参、麦冬各15克。

疗效：治疗患者19例，治愈（用药6～60天，临床症状消失，检验正常）17例，好转（肾型蛋白尿血尿反复出现，加用激素治愈）2例。

荐方人：河北省沧州市中心医院中医科主治医师　郑德柱

引自：《当代中医师灵验奇方真传》

1164. 我利用生甘草治过敏性紫癜有良效

过敏性紫癜为毛细血管变态反应性疾病，临床特点为皮肤出现淤点、淤斑和黏膜出血，检查血小板计数和凝血功能无异常。本病单用甘草治疗有良效。

配方及用法：生甘草30克，水煎，分2次服，连服5～10日。

一般用药3～6日症状消失，停药后无复发。现代药理表明，甘草水解后的有效成分为甘草次酸，对免疫反应的许多环节都有抑制作用。

百姓验证：河北尚义县安宁街858号刘宣麟，女，48岁，医生。她来信说："安宁街小学学生郭鹏患过敏性紫癜，我用本条方为他治愈。"

引自：1993年12月3日《民族医药报》

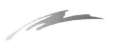

真性红细胞增多症

1165. 降红汤治疗真性红细胞增多症疗效较好

配方及用法： 白花蛇舌草、知母各30克，半枝莲、赤芍各25克，川芎、虎杖各20克，漏芦、丹参各50克，黄柏、三棱、莪术、黄药子各15克，青黛5克，雄黄粉（分冲）1克。每天1剂，水煎服。

疗效： 此方治疗真性红细胞增多症2例，随访2~5年，疗效较好。

百姓验证： 彭某，男，42岁。6个月前因发热指趾麻木，继而休克，曾在某医院诊为真性红细胞增多症。经用马利兰、环磷酰等多种药物治疗，效果不显。诊断：头痛头晕，肢倦乏力，腰膝酸软，指趾麻木疼痛，皮肤瘙痒，左胁下胀痛，齿龈时有出血，血压21.3/13.3千帕（160/100毫米汞柱）帕，脉搏80次/分，面唇紫红，呈醉酒貌，结膜明显充血；肝大肋下1厘米，脾大肋下3.5厘米，质中等硬，压痛"++"；四肢运动自如，手掌红赤，双下肢有散在性紫斑；舌暗红、苔薄黄而干，脉弦数有力。血液检查：红细胞$6.44×10^{12}$/L，血红蛋白183g/L，白细胞$36.5×10^9$/L，分叶0.81，淋巴0.15，单核0.04。证系热毒内蕴，肝火血淤，治以清热解毒，活血化淤。降红汤连服36剂后，齿衄和皮下紫斑消退，诸症明显好转，肝未触及，脾大肋下1.5厘米。继用降红汤减雄黄，增鳖甲15克，连服24剂，检查血压16.0/11.3千帕（120/90毫米汞柱），脾未触及；血液检查红细胞$4.5×10^{12}$/L，血红蛋白140g，白细胞$7.8×10^9$/L，分叶0.75，淋巴0.23，单核0.02，血小板$230×10^9$/L；骨髓象示大致正常。临床缓解。继服上方1个月以巩固疗效。1981年5月以后，连续血液检查4次，均在正常范围。随访5年病情稳定。

引自：《辽宁中医杂志》（1986年11期）、《单方偏方精选》

坏血病

1166. 家传秘方治疗坏血病疗效显著

配方及用法： 红果（又叫山里红）、白糖、黑豆各125克。将红果、白糖、黑豆加入三杯水煎，烧开后再加入125克黄酒，一次内服。

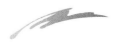

疗效: 轻者1次即愈,较重者2剂后明显见效。

荐方人: 河北　王力夫

引自: 广西医学情报研究所《医学文选》

血友病

1167. 家传秘方治血友病数例效果好

配方及用法: 鲜鳖1只(1千克左右),生地10克,土茯苓5克,银花3克。清水炖服。

疗效: 曾治数例,服5～8剂痊愈。

荐方人: 福建惠安县　杨文华

引自: 广西医学情报研究所《医学文选》

1168. 师传秘方治血友病有良效

配方及用法: 鲜藕1千克,生荸荠500克,生甘蔗500克,生梨500克,分别去皮后,加鲜生地125克(去皮洗净切碎)共榨汁。每日服五六次,每次一小杯。

荐方人: 黄向岐

引自: 广西医学情报研究所《医学文选》

1169. 用芒硝外敷治血友病有疗效

主治: 血友病。

配方及用法: 芒硝500克。上药捣碎,以冷水调之,敷于患处,3小时后换药再敷,如此反复。

疗效: 用本方治疗1例17岁男患者,24小时后,血肿大消而痛止。以后该患者每于皮下血肿疼痛即用此方,屡用屡验。

荐方人: 河北省唐山市开滦矿务局赵矿医院　程广里

引自:《当代中医师灵验奇方真传》

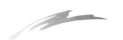

第七篇

内分泌系统疾病

甲状腺肿大

1170. 我用贴压耳穴法治愈了弟弟的大粗脖子病

5年前，我弟弟患了甲状腺疾病，当地称大粗脖子病。后来一位同事告诉我，贴压耳穴可治疗此病，我弟弟坚持贴压耳穴半年多，他的甲状腺病果真痊愈了。此法无副作用。

具体方法：

（1）材料：胶布、剪刀、绿豆或粟子（均匀圆整，质地坚硬）。

（2）方法：将胶布剪成菱形或方形，把绿豆或粟子放在中心备用。贴之前将待贴穴位周围用酒精棉球擦净（以免脱落），然后用火柴棒对准穴位找好压痛点，再把绿豆或粟子贴在最敏感处压紧。每天按压3～4次，每次压1～3分钟，每周换1次。对胶布过敏者不宜用此法。

（3）取穴：取甲状腺1，2，3穴和内分泌穴、神门穴，甲亢取双侧穴，甲状腺瘤或囊肿取同侧。

引自： 1996年9月3日《家庭保健报》

1171. 我用脚部穴位按摩法治甲状腺病有良效

甲状腺肿有单纯性甲状腺肿、甲状腺机能亢进、甲状腺瘤、地方性甲状腺肿等4种。

单纯性甲状腺肿多见于女性青春期、怀孕期或哺乳期；甲状腺机能亢进多见于20～40岁女性；甲状腺瘤多无症状，少数有甲状腺机能亢进症状；地方性甲状腺肿多发于缺碘的山区。

脚部选穴： 12，4。（见1171条图）

按摩方法： 12穴用按摩棒大头由上向下推按，双脚取穴，每次每脚每穴推按5～10分钟。4穴用按摩棒小头由上向下定点按压，双脚取穴，每次每脚每穴点按5分钟。每日按摩2次。

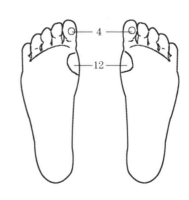

1171条图

百姓验证： 云南省文山壮族苗族自治州章素芸医生说："有位年轻女子，因

患甲亢结婚几年未生育，我为她按摩1个疗程后，她去验血，血色素比按摩前上升2.5克（过去她的血色素只有9克，经服用补血药后上升到9.5克），经检查已怀孕，她十分高兴。"

注：手脚穴位按摩治病法与按摩工具，请见本书4145条。

1172. 我用家传秘方治甲状腺肿大症几十例均治愈

配方及用法：浙贝母、海藻、牡蛎各120克，共为细面。每次6克，日服2次，饭前服，白酒一盅送下。

注意：①脖粗质软，呼吸正常，一般服2剂可愈。②脖粗质硬，呼吸不利，一般服3剂可愈。

百姓验证：四川江安县东正街文化馆曹鸿根，男，65岁，退休。他来信说："亲属罗元贞经本乡镇医院、宜宾市医院透视检查，确诊为大粗脖子病。每天很能吃，却总感觉不饱，而且体重下降，心里发慌，站不稳。有一次干农活突然晕倒在田里，她非常苦恼。后来我用本条方为她治疗，服药2个多月，病情减轻，逐渐好转，饮食正常，体重增加，精力充沛，能干农活了。又继续坚持服药，最后痊愈。"

荐方人：黑龙江　李子英

引自：广西医学情报研究所《医学文选》

甲　亢

1173. 服用醋蛋液使我的甲亢病症状明显好转

我今年60岁，13年前得了甲亢病，不到一年时间，体重由78千克降到50千克。另外，心率过速、心绞痛及纤颤很严重。后经天津第一中心医院同位素科治疗，病情虽有好转，但全身颤抖症状一直没治好。

后来，我服用醋蛋液，一直坚持服用至今，效果很好。如今我不仅心脏病好了，全身不颤抖了，而且体重增加到62千克。我现在浑身有劲，精力充沛，家里家外的活都能干。

荐方人：天津市宁河县芒台镇街居委会离休干部　肖井忠

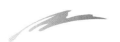

口干症

1174. 咽唾液对口干症有效

三年前我做保健操时，有一节是舌在齿外和齿内各左右转9次，产生的唾液分3次咽下。我照此做了约半年，就感觉晚上睡眠特好，无口干感觉。从此，我除坚持做保健操外，经常有意识地将唾液咽入腹内，自我感觉效果极好。我现在食欲好，精神好，睡眠正常，前几年得的冠心病也好了（已有三年不吃药）。

通过学习得知，唾液中含有多种促进健康的有效成分，具有抗菌，助消化，滋润口腔、咽喉及胃肠道的作用。（张淑林）

引自：1997年3月12日《晚晴报》

1175. 我用枸杞蒸鸡蛋方治愈了口干症

我是一位退休教师，曾被几种小毛病困扰，后来都被我用偏方治愈了。

我晚上睡觉醒后，经常感到口干舌燥，很多时候，觉得牙缝和喉咙里都是干的，常深夜起床喝水漱口，多次服药都无效，十分苦恼。后听人说用枸杞蒸鸡蛋吃（每早服用10克左右）能治口干症，于是按此法做了，竟然真的见效了，不到1个月口渴减轻了许多，2个月后基本痊愈。

1176. 我应用单味枸杞子嚼服治夜间口干症确实有效

配方及用法：枸杞子一把（约30克）。每晚临睡前取上药，水洗后徐徐嚼服。凡老年经常性夜间口干均可应用。

疗效：治疗30例，痊愈24例，好转6例，多数患者在服药10天后见效，有效率100％。

百姓验证：辽宁葫芦岛市莲花山机械厂罗振亚，男，86岁，退休干部。他来信说："我本人由于年龄大了，近一年来夜间口干难受，每天晚上得起床喝2次水。后来我用本条方治疗，口渴时就嚼几粒枸杞子，真有效，一嚼就有口水，嘴也不干了。"

引自：《新中医》（1989年第6期）、《单味中药治病大全》

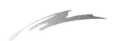

水 肿

1177. 我用四药一蛋治水肿2剂痊愈

水肿病为临床常见病之一，不论何种原因引起的水肿采用土苓茅艾车前汤治疗，均可收到较好的疗效。例如：一位50岁男性全身关节疼痛2年余，就诊时面部及双下肢浮肿，胸闷、心悸、气促，心率每分钟120次，腹部膨隆似6月妊娠，双肾区有叩击痛。用土茯苓、鲜茅根、车前草各50克，艾叶10克加1个带壳鲜鸭蛋同煎30分钟，吃蛋，并将煎服2次后的药渣加5000毫升热水，放入50克盐坐浴20~30分钟。连用2剂后，患者诸症顿失，胃纳大增，行走自如，随访1年未复发。

该方以甘寒清热解毒利尿的土茯苓、车前草、鲜茅根为主药，再以辛温散寒除湿之品艾叶为佐，既可防前3味药过于寒凉而伤阳，又可温脾肾以行水化气，佐鸭蛋1个扶其正。

百姓验证：江苏通州纺织机械厂江国妹，女，42岁，工人。她来信说："我用本条方治好了同事父亲因肺癌引起的水肿。"

引自：1995年10月31日《大众卫生报》

1178. 我母亲服醋蛋液治好了小腿浮肿病

我母亲现已服了3个醋蛋液，脑血栓病症有了好转。在服用之前，我母亲从小腿到脚部明显浮肿，服醋蛋液后逐渐减轻，现已基本消肿。服醋蛋液前我母亲血压高，经常头晕，服用1个醋蛋液之后就感觉头清目爽，现在血压也趋于正常。

荐方人：河南省安阳市东大街192号　刘彦忠

1179. 羊肉煮菟丝子可治疗重症浮肿

配方及用法：用黄豆地里黄丝子（也叫菟丝子）和羊肉一起煮熟吃，吃饱为止，不计量，第一天吃了，第二天就消肿。

百姓验证：宋文章，男，54岁。患浮肿病8个月，曾多次求医无效，且越来越重，像是要裂开似的，后用本方1剂痊愈。

荐方人：辽宁建昌县巴什罕乡西卜洞中队　张海莲

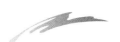

1180. 坚持手脚穴位按摩治疗水肿有疗效

水肿是组织间隙过量积液的异常现象,分全身水肿和局限性水肿两种。心源性水肿早期出现于身体下垂部位;肾性水肿在晨起时有眼睑或颜面浮肿;肝性水肿早期有下肢浮肿;内分泌性水肿早期出现颜面和下肢浮肿;营养不良性水肿出现在颜面及下肢,伴有贫血外貌。手脚穴位按摩治水肿有疗效。

脚部选穴:22,23,24,21,33,39,40,41,18,34。(见1180条图1)

按摩方法:22,23,24三穴连按,双脚取穴,每次每脚每三穴按摩10分钟。21穴要点按,双脚取穴,每次每脚每穴点按5分钟。33,34两穴均要推按,左脚取穴,每次推按3分钟。39,40两穴要同按,双脚取穴,每次每脚每两穴推按5～10分钟。41穴要点按,双脚取穴,每次每脚每穴点按5分钟。18穴要点按,右脚取穴,每次点按5分钟。每日按摩2次。

手部选穴:69,70,71,4,75,42。(见1180条图2)

按摩方法:69,70,71要三穴连按,4,75两穴要分别用单根牙签扎刺,42穴要捏按,均双手取穴。

注:有关穴位名称及按摩工具制作法,详见本书4145条《手脚穴位按摩疗法》。

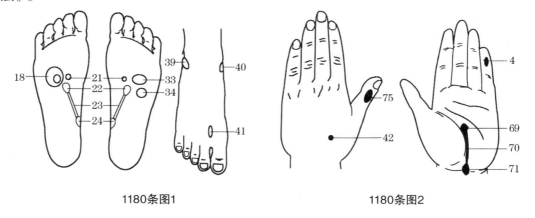

1180条图1   1180条图2

身体肥胖症

1181. 喝霜后桑叶茶利于减肥

我今年57岁,是水利技术干部。1年前曾患肥胖病,体重达90千克,却没有一

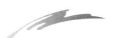

点力气。手脚麻木、心悸气短、盗汗，运动不方便，甚至连上楼梯也困难。我到处求医，收效甚微。正在无可奈何之际，偶然听到一个民间流传的故事：古时候一肥胖病患者，听了医生的话，吃霜后桑叶而痊愈。我想反正花不了多少钱，不妨试试。因此，就在霜降后，即10月份，当桑枝上的秋桑叶还剩余1/3时，托四位农村朋友摘采、晒干、收藏，然后当茶饮服。

具体服法：每晚用一杯冷开水浸泡5克左右的干桑叶，第二天凌晨空腹服下，再冲冷开水浸泡，白天当茶饮，傍晚把桑叶渣倒掉后重新浸泡，次日饮服。如此循环往复一个冬春，奇迹出现：盗汗去除，体重减轻，身体恢复正常。原来每天晚上都因盗汗弄湿被褥，尤其是晚餐喝酒以后盗汗特别多，可吃桑叶茶近一年后，竟不盗汗了，就算晚上饮了酒也无盗汗。体重由90千克减轻到74千克，人也感到神清气爽，手脚不再麻木，脚气、水肿消除，也有力气了，全家人非常高兴。旁人十分惊奇，问我治好肥胖病的秘诀。

话虽这么说，根据何在又不太清楚。为此我最近常跑图书馆，从医书中寻找答案。古代医学名著《本草纲目》中写着，秋后经霜打的桑叶为"神仙叶"，并注明桑叶主治：除寒热、出汗。汁：解蜈蚣毒。煎浓汁饮，能解除脚气水肿，利大小肠。炙熟煎饮，代茶止渴……用霜桑叶研末，末汤饮服止盗汗。

中国农业科学院蚕桑研究所，对桐乡青桑树品种桑叶的营养及保健作用进行测定分析发现，内含水分75.22%，粗蛋白质4.18%，粗碳水化合物16.92%，还含有多种氨基酸。这些物质都有助于身体健康，尤其是粗蛋白质及粗碳水化合物有利于消除肥胖，解除脚气、水肿和盗汗。

荐方人：浙江桐乡市水利局　　吴健生

1182. 我吃生萝卜减肥效果好

我偶从医书中看到，某某因吃生萝卜，不但达到减肥的目的，而且吃萝卜使他戒了烟酒，治好了心绞痛病。我见后仿做，坚持每天生吃半个萝卜，直到现在，已有半年时间，啤酒肚基本没有了，体重减轻了6.5千克，自我感觉轻松多了。（杨永泉）

引自：1997年11月13日《老年报》

1183. 我哥哥吃醋豆使体重从95千克降到70千克

用清水把黄豆洗干净，晾干，放入锅内炒20～25分钟。注意不要把黄豆炒焦了，炒成金黄色效果最好。把冷却的黄豆放进器皿，最好是洗一个广口密封的瓶子，把豆装进瓶中（装半瓶左右），加满醋，密封放入冰箱，一星期后即可食用。每天早、晚各吃5～6粒，1个月后就可收到满意的效果。

我哥哥原来体重95千克，用此验方后，体重降到70千克。

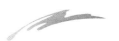

百姓验证：黑龙江齐齐哈尔市电信分公司李再国，男，47岁，干部。他来信说："胡淑清原来身体较胖，体重89千克，按本条方吃醋豆3个月，体重减轻6千克，血压也降低了，而且便秘的症状也明显好转，精神状态非常好。"

荐方人：河南长垣县　丁栾镇　翟高云

注：醋豆治病法，请见本书4142条。

1184. 我用揉腹法成功减肥

3年前，我开始练习揉腹，坚持不懈，体重竟然减轻7千克，腹部不再凸出，活动灵便自如。揉腹减肥，效果良好，简便易行。

具体做法：晨起前，平卧床上，先用右手从左到右，再用左手从右到左，后用双手从上到下各揉200次，手法不轻不重，不慢不快，约10分钟即可。

荐方人：安徽中医学院老干部处　黄盛凡

1185. 用山楂泡茶饮减肥效果佳

我老伴今年72岁，胖得连走路都不方便，减食也不生效。今春听一个亲戚说用山楂泡茶喝可减肥，于是抱着试试看的想法，买了1.5千克山楂开始泡茶喝。喝了1个多月觉得有效，现在已喝了4个月，感觉行动各方面利索多了。

注意：①山楂片每次泡20多片。冷天泡1次喝2天，热天泡1次用1天，最后把山楂吃了。②不能间断，每天不定量，想喝就喝，最好有意识多喝点。③没有禁忌，谁都可用。

荐方人：河南偃师顾县村五队　曲海岳

1186. 试用刷身法1个月体重减轻3千克

为了使您的身材苗条动人，这里介绍一种简便的减肥方法。到商店买一把棕毛整齐平坦的普通刷鞋刷子，每天早、晚用它刷身各1次，20天以后，即可收到明显的减肥效果。

具体方法：

（1）刷背。从脖颈开始，沿脊柱纵向刷至腰部，刷15次，用力要稍重些。然后刷脊柱左侧背部，再刷脊柱右侧背部，直至刷遍整个背部（刷法同前）。

（2）刷胸腹。从下腹部开始，沿人体前面正中线向上刷至脖颈，刷15次，用力要轻些。然后刷腹胸左侧，再刷右侧，直至刷遍整个腹胸部（刷法同前）。

（3）刷上肢。从左耳下开始，沿脖颈左侧和左臂外侧面（伸侧面）刷至手背，刷15次，用力要稍重些。再从左手掌开始沿手臂内侧面（屈侧面）刷至腋下，刷15次，用力要轻些。依同法刷右臂。

（4）刷下肢。从左腿外侧大腿根开始，沿大、小腿外侧面刷至脚背，刷15

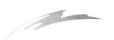

次, 用力要稍重些, 依次刷遍整个大、小腿外侧面。再从左脚掌开始, 沿小、大腿内侧刷回大腿根, 刷15次, 用力要轻些, 依次刷遍整个小、大腿内侧面。依同法刷右腿。此外, 在脂肪丰厚的臀部、大腿根等处, 可以再用力刷50～100次。

此法具有通经络、活血脉的作用, 能够促使机体自行调解, 使体内脂类代谢日趋正常, 达到减肥的目的。

注: 我按此法施行10天后, 初见成效, 1个月后, 体重减轻3千克, 且食欲增, 睡眠香, 气色转好。

荐方人: 辽宁沈阳市卫生防疫站　程少岩

1187. 我用比较式减肥法降体重效果较好

我今年66岁, 身高1.73米, 体重83千克, 属中度偏重, 血压经常是23／13千帕（170／100毫米汞柱）, 上三楼稍微快一点, 就喘得不停。大夫说我是老年骨关节病, 必须把体重减下来。前些年我曾两次减过体重, 不是由于服药后排便次数多, 难以承受, 就是由于自己不了解减肥的进展情况而信心不足, 没能坚持。《健康之友》1991年第5期上刊登的"比较式减肥法", 既不用服药, 又可以随时了解自己的体重增减情况, 而且还可以根据需要自己进行调整, 解决了我过去减肥失败的主要问题。我马上准备了表格、记录本和轻便人体磅秤, 并按"比较式减肥法"的规定和要求进行减肥。功夫不负有心人, 经过半年多的时间, 我愉快地将体重从83千克降到了76千克, 净减7千克, 自我感觉良好, 上三四层楼基本上不喘, 血压一般在21／12千帕（160／90毫米汞柱）以下, 走路比过去轻松不少。我的具体做法:

（1）坚持称、记, 减中求稳

开始一段时间, 我按规定和要求, 每天称、记体重, 简要记录每天的饮食和运动情况, 内容包括日期、净重、晨重、早重、午重和晚重。这样1个月的体重变化情况, 随时都能一目了然。后来由于我的饭量、衣着及活动情况比较规律, 便只记净重（早晨起床排便后）、早重（穿好衣服, 吃完早饭）和晚重（睡前）。

为了稳妥起见, 我取平缓而不急于求成的态度, 1个月大体上减轻1千克。减下来一点, 稳定一段时间, 然后再继续往下减。

（2）早、午饭不变, 晚饭减少

减肥后, 我早饭、午饭基本不变, 注意不过饱, 少吃高脂食物, 晚饭适当减少, 多吃蔬菜。如果到了吃晚饭时间肚子不饿, 我就不吃, 有时到八九点钟肚子有点饿, 就吃一根黄瓜或喝一杯热茶, 吃三四片普通小饼干（不养成晚上吃点心的习惯, 能不吃就尽量不吃或少吃）。午饭如有炖肉、烧鱼等菜, 也不贪吃, 适可而止, 平时很少吃油炸食品和甜食。如果有客人, 我也陪吃陪饮, 可比平时吃得多些, 但决不贪杯。"晚吃少"是我体重能减轻的一个重要因素。

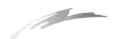

有人认为减肥不能饮酒。我恰恰是在适当饮酒的情况下，将体重减下来的。几年来，我养成了中午吃饭喝小半杯（20～30克）白酒的习惯。偶尔陪客同饮也决不超过一小杯（约50克）。适当少饮能够加强血液循环，促进新陈代谢，有益于身体健康。

（3）以走为主，活动全身

我每天早上都要到公园走1圈（1分钟走110～120步），约1个小时，然后活动活动腰、腹、胸、背部，这样要用80分钟左右，晚上睡前再散步20分钟。平时上班或外出活动，不是骑车就是步行，很少乘公共汽车。有时下小雨，我也坚持伞下雨中行，更别有一番情趣。此外，每周至少在家做3轮仰卧起坐（20～30次）和俯卧撑（10～15次）。坚持适当运动，是我体重能够减轻的另一个重要因素。

（4）自我调节，灵活掌握

通常是在两种情况下进行自我调节：一是晚上如陪客同吃同饮或午后活动少些，到晚上就将散步时间增为40分钟（每分钟110～120步）或更多一些时间；二是称晚重后，如发现体重比当天早重高出1.5千克，除了尽量增加晚上走路外，还将第二天的主食适当减少，如中午只吃60克米饭，晚上只喝少许稀饭或不吃主食，适当吃些蔬菜，同时加强活动。

现在称了晚重，大体上我就能知道第二天的净重。如晚重高出当天重1.5千克，第二天的净重大体上可与前一天的净重持平或稍高出一些；如晚重高出当天净重1千克，第二天的净重就可能与前一天的净重持平或稍下降一些。如今我已摸到了自身减轻体重的规律，能够轻松控制体重。（王宝烈）

引自：1997年第3期《健康之友》

1188. 山东于丽华练桥式减肥功1个月体重减轻1.75千克

江南水乡多桥，道路平坦。东坡居士在练功之余，可能"望桥生义"，把自己的身体比作横架在水上的桥，从而创出了"桥功"的四种动功。

桥有多种，有拱有平，但江南的桥以弧形拱桥居多。东坡动气功中的桥功，就是将自己的身体仿效成拱成半圆的桥，导引真气，充实腰肾。

内行说："真功夫常常不中看，中看的不一定是真功夫。"

桥功没什么看头，却是有益身心的真实功夫。练法十分简单，然而初练时颇为吃力。喜健美之人，练桥功3个月后，腰围可减少13～14厘米，比以前"缩"了许多。正是基于此，一些啤酒肚的男士，对此功颇感兴趣。桥功的练法是采取仰卧姿势，不用枕头。卧时，双手（拇指向外）分别托着腰的左右侧，两个膝头向上竖立，弯着双腿，要求脚跟尽量向臀部靠近。然后把力量集中于腰部，由双肩和脚着力，把腰臀上抬，同时提肛吸气，待身体抬起像座拱桥之后，呼气放肛，重新躺好，反复练4～8次。呼吸速度应与动作配合，每分钟12～16次为宜。

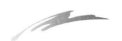

百姓验证：山东威海市纺织厂于丽华习练桥式减肥功1个月，初见成效，体重减轻1.75千克；原来肚子比乳房高，经过天天练功，肚子比乳房低了。

1189. 我用生菜食去病减肥法特别有效

我今年65岁，是一名退休干部，曾经历了从身体健康到疾病缠身，又从疾病缠身到身体健康的转变。患病时的烦恼和痊愈后的快乐，我想与朋友们交流，说不定还会找到一两个知音。

（1）由健康走向疾病缠身

我从小爱好体育运动，喜欢篮球、乒乓球、游泳、跑步等，因而50岁以前的我，身体一直很好，身高1.65米，体重65千克左右，符合标准体重。50岁以后又学了气功、太极拳、太极剑等，健康状况良好。但随着生活水平的显著上升，吃得好、吃得多，体重逐渐增加到75千克（超标15%）。虽然天天锻炼，照样打太极拳、练气功、跑步等，但是却常常感到乏力，工作稍一紧张或开会熬夜，血压就毫不客气地升到临界高度，甚至更高，当然也就常与头晕为伍了。1992年8月退休前，血压21.3／12.0千帕（160／90毫米汞柱），心电图正常，胆固醇偏高。到了1995年4月，体重已达78千克，血压19.3／12.0千帕（145／90毫米汞柱），心电图ST段也已发生改变，到北京医科大学第三附属医院做活动平板运动试验，被戴上"冠心病"帽子。从此以后，天天药不离口，地奥心血康、倍他乐克、阿司匹林肠溶片、复方丹参片、潘生丁等都成了我的"朋友"。2年后，冠心病不但没有好，心绞痛反而更频繁了，同时还经常出现早搏。祸不单行的是1995年7月突然腰痛难忍，左侧臀部及大腿发麻、酸痛，经CT检查确诊为腰椎间盘突出。经3个疗程的按摩，同时还吃壮腰健肾丸等中药，总算有所好转，但造成了左侧臀部肌肉萎缩，与右边不对称。后来又在家里继续按摩，过了半年，虽然能走路，但左侧臀部仍疼痛不减，尤其在早晨起床时更为明显。结果是：天天锻炼，天天生病，天天吃药，从不间断。1996年4月，血压18.0／12.0千帕（135／90毫米汞柱），心电图ST段轻度改变，体重仍有轻微增加。医生建议继续治疗，我无可奈何地接受了，但我并未停止探索。

（2）重大发现

在退休前我就开始接触中医养生学，退休后就更有时间研究了。除了必读刊物《中老年保健》、《华夏长寿》、《益寿文摘》外，每月还要借阅几本中医养生方面的书。今年1月从陈启明著的《长寿揭秘》中看到"健康长寿要靠酶"的论述。他认为新陈代谢过程都依赖于酶，已发现的酶有近千种，它们的作用各不相同，但互相配合，能迅速将食物转变成维持生命的能量物质，我们一刻也离不开酶。菠萝、香蕉、木瓜、芒果等热带水果含有大量的酶，新鲜的番茄、菜花、青豆等蔬菜里也有丰富的酶。但在烹调过程中，会损失一些重要的酶，因此他建议炒菜

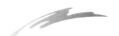

时,时间越短越好。我想,干脆食生菜不是更好吗!

今年2月我借到一本日本甲田光雄博士著的《神奇的少食健康法》,其中谈到"宿便"为万病之源。由于长期饱食、过食和美食,饮食量超过胃肠的消化能力,使胃肠难以消化的食物残渣等停滞并淤积于肠道,形成"宿便"。"宿便"在肠内腐败发酵,产生许多有害气体、毒素和使人过敏的物质,引起支气管哮喘、帕金森病、风湿性关节炎、心脑血管病、慢性荨麻疹,甚至肿瘤等疾病。少食则可加速体内陈旧废物"宿便"及有毒物质的排泄,使血液得到净化,疾病得以痊愈。

在少食、断食时,由于身体不能从饮食中获取足够的营养,必然分解自身储存的糖类、脂肪和蛋白质,来提供生命活动所需的能量。这样储存过剩的脂肪、蛋白质、糖就会陆续被消耗,身体逐渐消瘦,体重逐渐减轻。对于动脉粥样硬化患者来说,动脉壁上沉积的脂质就可作为能量被消耗掉,管腔也会变得宽大。血管畅通无阻,血压自然会下降,流向大脑、心脏的血液就会增加,冠心病、动脉粥样硬化就会慢慢消失。

该书还谈到生菜食是"少食之王"。生菜食能增强体力,提高耐寒能力,使老者益壮。生菜食还可以帮助战胜肥胖,治疗富贵病——高血压、冠心病、脑中风、糖尿病和许多疑难病症。总之,这本书更增强了我试一试生菜食的决心。

（3）"食螃蟹"试验

实施生菜食疗法虽然不必担什么大的风险,但也要有"食螃蟹"的勇气。1997年2月18日,我开始实施生菜食疗法。一切食物几乎全是生的,当然必须全部洗干净。食物主要是生蔬菜、水果以及豆制品等。一日三餐安排如下:

早餐:喝一碗豆奶或鲜豆浆。

午餐:吃多种生蔬菜、水果、豆制品,如叶类有菠菜、芹菜、生菜、芥蓝、油菜、白菜等,根菜类有胡萝卜、萝卜、苤蓝、红薯等,果菜类有黄瓜、西红柿、南瓜、冬瓜等,水果有苹果、香蕉、梨、柑橘等。这些蔬菜、水果每顿饭吃3~5种,共计500克左右。最初,我用搅馅机搅成糊状,再加1~2克盐拌着吃;后来改为把蔬菜、水果切碎,拌些沙拉酱和自制糯米酒糟吃。另外,还吃100克左右的豆腐,有时吃50克左右的鱼(熟食)。

晚餐:与午餐基本相同。

饮料:每日冲泡柿饼、枣代茶。用柿饼2块,大枣3枚,开水冲泡当茶饮,晚上睡前将柿饼和枣都吃掉。

除上述生食外,不再吃其他的食物。

断食:每周断食1天。断食当天只喝1次豆浆,其余喝柿饼枣茶。

在吃生菜食的头1周内,只要觉得肚子很饿,就喝柿饼枣茶。1周以后,这种感觉就消失了。每天和往常一样,大便1~2次,即使是断食的第二天,仍然照常大

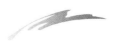

便，有时是"黑便"，这可能就是"宿便"。活动也和平常一样：早晨练太极拳、太极剑、气功，进行按摩运动等约1小时，上午看看书报，下午有时打台球，家务事照常做，没有累的感觉。

上述生菜食、少食疗法进行60天后，恢复平时的熟食。吃生菜食期间，没有吃任何药物。

（4）出现奇迹

我吃生菜食的60天里，前20天体重迅速下降，平均每天减0.5千克，20天减了10千克。20天以后，体重就不再减了。我吃生菜食的前一天体重是80千克，20天后是70千克。虽然体重不降了，我还是继续吃生菜食。吃生菜食40多天后，奇迹出现了，体格检查：血压16.0/10.0千帕（120/75毫米汞柱），心率72次/分，心律齐，心界不大，心电图正常，化验结果除甘油三酯稍高外，其他项目全都正常。腰椎间盘突出的症状也逐渐消失了，臀部和腿脚也不再疼了。2年没有治好的心绞痛，吃了40余天的生菜食，竟然消失了。

现在，我仍坚持不定期地吃一两天的生菜食，控制体重不超过70千克。今年5月下旬起，我每天早晨游泳都能游1000~1500米，精力充沛，还与其他人合编了《"八五"外国文教专家工作成果与经验选编》一书。身体好了，更想为国家、社会多做一些工作。（梁绍欣）

百姓验证：江苏张家港市锦丰镇锦花路84号杨发祥，男，40岁。他来信说："我爱人较肥胖，按本条方减肥，体重从73千克减到63千克，减肥获得成功。"

引自：1997年第6期《中老年保健》

1190. 荷叶茶是天然减肥良药

许多人为了减肥而借助某种化学药品，或超度抑制食欲，这样做往往带来不良反应。前些天我偶然从岳父收藏的医药书籍内看到一本名为《金峨的房药录》一书，从中得到一个天然的减肥验方——荷叶茶。

荷叶清香无毒，中医认为其消暑利湿、健脾退肿。《本草纲目》说它能"生发元气"，"散淤血"，"消水肿、痈肿"。如与丝瓜络同煎，除减肥外，还可防止痤疮。

配方及用法：荷叶15克（如有新鲜荷叶则用30克）。将荷叶加入新鲜清水内，煮开即可。每日将荷叶水代茶饮服，连服60天为1疗程，一般每1疗程可减轻体重1~2.5千克，按剂量长期服用疗效更佳。

荐方人：山东莱阳市54686部队政治处　吴家群

1191. 吴先生服荷叶汤减肥很有效果

荷叶汤治肥胖病是行之有效的，许多文献资料都有介绍。

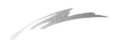

方法：每日用干荷叶10克（中药店有售），或鲜荷叶50克左右，煎汤服用。两三个月后体重可显著降低。

荷叶是睡莲科多年水生草本植物莲的叶片，味略苦涩，性平，清香可口，是解暑、解郁、止血的良药。其中含有莲碱、荷叶碱、杏黄罂粟碱、荷叶黄酮甙等多种生物碱，以及树脂、鞣质等。据药理试验，荷叶浸剂和煎剂能直接扩张血管，降低血压。荷叶有清香气味，易被人们接受。

百姓验证：广东封开县江口镇曙光路114号聂建雄来信说："当地居委会吴先生用本条方减肥，仅60天的时间体重由87.5千克减到81.5千克。"

1192. 我服用苦硫糖减肥效果好

肥胖的原因是体内积存过多的脂肪和水分，若能除掉这些积累的脂肪和水分，就会收到减肥的效果。那么如何减肥呢?可用苦硫糖。

配方及用法：硫酸镁5克，红糖20克为1份，包100包，放在避阴干燥的地方备用。每日晨起服1包苦硫糖，连服100天，体重可下降3千克。

按语：硫酸镁有强烈的苦、涩味，有分解脂肪的能力，可减少脂肪的吸收，排出过多的水分。只要坚持每日服5克硫酸镁糖，就可使臃肿肥胖的身体发生改变。

百姓验证：薛某，男，72岁，山西洪洞羊解村人，身体超重，气促，动则气急，迈步困难，日渐肥胖，体重91千克。每日口服硫酸镁糖5克，连服5年后，体重降至64千克。现在虽年近80岁，还能骑自行车。

引自：《偏方治大病》

1193. 单用枸杞子减肥也很有效

配方及用法：枸杞子30克（每日量）。上药当茶冲服，早、晚各1次，用药期无禁忌。

疗效：经治5例肥胖患者，单用枸杞子治疗1个月后，2例男性体重分别下降2.6千克、2.8千克，3例女性体重分别下降3千克、2.9千克、2.7千克。连用4个月后，5例体重均降至正常范围。

引自：《新中医》（1988年第7期）、《单味中药治病大全》

1194. 仙都减肥健美增高功既能减肥又能增高

本功姿势动作简单，易学易练，也不必过分禁食，按照功法要求坚持天天练功，在不知不觉中就能起到减肥、增高、强身健体的作用。发明人之一的刘锋同志（即本文作者之兄），长期坚持禁食练功，在一年之中体重仅减了1千克，后改练此功法3个月后，体重下降了3千克。

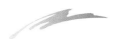

（1）饭前抗饿功

于早、中、晚饭前，以背向墙，距离26厘米，脚与肩宽，全身放松，两手下垂，自然站立。练功开始以口吐气，发声"嗨"字，徐徐将气吐出，人即随势下蹲，将胸腹挨拢大腿为度，双手垂直于外踝旁。待气吐尽，双手握固，舌抵上门牙，咬牙开唇，以口吸气，发声"唏"字。起立后，身后倾，以肩贴墙，用口尽量吸气，同时以头顶墙，肩离墙使劲挺胸、收腹、拱脊、拱腰、抬脚跟，垫脚尖支撑全身仰面往上顶。待气吸完后，闭唇吞津，脚跟落地时，以腰脊腹肌之力向前一挺，头离墙疾呼"嗨"字，舌头下落齿微开，徐徐吐气下蹲。如此反复做数十次或百余次，以无饥饿感为宜。

（2）饭后反走功

每餐饭后，择一开阔地方（室内客厅亦可），背向空间，直立挺胸收腹，自然呼吸，双手呈抱球式，以右脚步起，后退时脚尖大指先落地，这时全身重心在左脚，然后身向上顶后倾（可配合呼吸，需增高的用鼻吸鼻呼，一步一个呼吸或两步一个呼吸，需减肥的用鼻吸口呼，一步一个呼吸，行弱风呼吸法，两吸一呼），重心移在右脚脚趾、掌、跟分段下压。落地放平，同时左脚掌跷起以脚跟作支撑，随将左脚后退，右脚尖落地作支撑，这时全身重心落在右脚，如此反走到场地尽头，向后转再行反走，共数三百步，念字三百句，约15分钟即可收功了。

功理： 本功由于加大了全身骨骼、肌肉、内脏的反向运动，使骨骼肌肉受到了强力的牵引，增强了舒张力和弹性，纠正了长期弓腰驼背的体形，提高了人体细胞的有序平衡，从而促进了体内的代谢功能，既能排泄水分，也可消耗掉多余的脂肪，故能减肥健美增高。

注意： 老年人和高血压患者，练本功时动作要慢，特别要防止练抗饿功时起立过快，造成大脑缺血而昏倒，故必须慎练第一节抗饿功；对于经常头昏目眩者，只练第二节反走功即可；在练功期间如需减肥的人，仍应多吃蔬菜水果，少吃高糖、高脂肪类食物，啤酒也应少喝，以清淡素食为佳；身体不肥胖，欲求增高的人，则应补充营养，只练反走功即可。

功效： 防治高血压，肥胖，老年痴呆，静脉曲张，骨质增生，关节炎，失眠，腹泻，消化不良，肝、肾、胃下垂，疝气，子宫脱垂以及肺部疾病等。

荐方人： 四川省丰都县名山镇中山路154—1号　　刘兴中

1195. 经常刺激手部相关穴位是减肥的有效方法

有位美国的幽默家曾说过这样一句话："女人，永远清楚她的体重和钱包。"的确，有许多女性经常量体重，看看是轻了还是重了。男性恐怕很难理解女性的体重过敏症吧！不管理由如何，我只赞成保持适当的体重。肥胖会压迫内脏

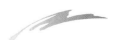

各器官,导致内脏百病丛生,甚至会加重腰部及膝部的负担,使体力减退。

因此,超过标准体重的人,要达成减肥的目的,最有效的方法,莫过于刺激位于掌内食指正下方的"胃、脾、大肠区"。刺激方法需用强刺激,用力拧扭,或用牙签等刺激直到有疼痛感为止。如此刺激,能缓慢胃、肠蠕动,达到自然降低食欲的效果。

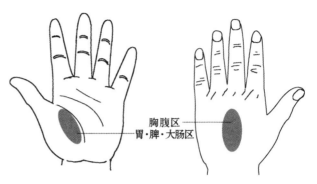

利用手掌刺激减肥还有另一区域,即位于手背中央的胸腹区。强刺激此处,可控制荷尔蒙分泌,改善过胖的体质。

刺激胃、脾、大肠区,以及胸腹区,无论超重多少,都能起到止胖的效果。但是,如果刺激过度,却会造成营养不良。在进行手掌按摩法时要自行调节。(见1195条图)

1195条图

1196. 坚持手脚穴位按摩有减肥效果

脚部选穴:12。(见1196条图1)

按摩方法:用按摩棒大头,自上向下推按,双脚取穴,每次每脚每穴推按10分钟。每日按摩数次。

手部选穴:用梅花针强刺激19,52两穴,每手每穴5分钟,每日2次。(见1196条图2)

注:有关穴位名称及按摩工具制作法,详见本书4145条《手脚穴位按摩疗法》。

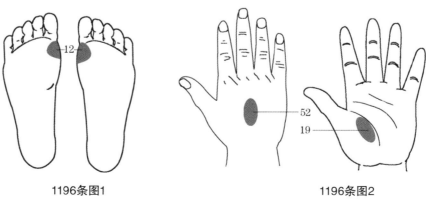

1196条图1   1196条图2

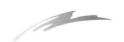

第八篇

营养代谢
系统疾病

糖尿病

1197. 用蚂蚁降糖散治疗糖尿病很有效

配方及用法： 蚂蚁50%，人参10%，黄芪10%，天花粉20%，丹皮5%，玄参5%。烘干粉碎后成人每日3次，每次5克，病重者可加倍用，3个月为1个疗程。

百姓验证： 王某，男，56岁，1994年7月2日就诊。主诉：口渴多饮、多食、善饥、多尿、尿浊、消瘦、腰膝酸软，周身乏力3个月，经当地医院确诊为Ⅱ型糖尿病，经服降糖药无明显好转。以蚂蚁降糖散主治，经服3个月后，症状与体征消退，血糖测定6.0mmol／L，尿糖转阴，血压17／11千帕（120／90毫米汞柱）。

荐方人： 江苏南京金陵蚂蚁研究治疗中心　　吴志成

1198. 用"盐水滚蛋"治糖尿病确有效果

我从1991年得糖尿病后，各种中西药物及民间秘方都用过，但效果都不显著。今春我听说吃"盐水滚蛋"能够治好糖尿病后，马上试用，服后确有奇效。

配方及用法： 取鲜鸡蛋3个，清水一碗，食盐适量，先将食盐水煮沸，然后打开鸡蛋入锅煮熟，即可食用。

1199. 我用本条方治糖尿病获得满意效果

1979年11月，我患了糖尿病，决心自治。自1980年2月起，经过55个月的治疗，效果相当满意。血糖、尿糖化验属正常，"三多"症状和手、脚心发烧也消除了，下降的30千克体重已恢复，而且一直处于稳定状态。我采取的主要措施是：

第一，树立自信心。我认真学习治疗糖尿病的知识，勇于实践，病情严重时不惊慌，病情好转时不自满，不断总结经验教训，摸清规律，提高疗效。

第二，自己做尿糖化验，做到心中有数，随机应变。同时，适当调配饮食品种和数量，坚持天天吃豆制品。

第三，探索验方，坚持治疗。根据古今医书及有关报道，研制出适合自己病情的验方，定为汤剂、膏剂、粉剂、茶剂，也叫1，2，3号方剂。

1号配方： 人参、生山楂、五味子各9克，黄芪、桑白皮、杞子各30克，元参、熟地、制首乌、制黄精各20克，生地40克，泽泻6克，黄柏3克，煎服。当空腹尿糖由3个加号降到1个加号以后，改服膏剂。方法：黄芪、熟地、五味子、生山楂、桑白皮、巴戟天、琐阳、当归各100克，生地、女贞子、麦冬、杞子各200克，黄柏、木

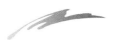

香各20克，生葛根150克，泽泻50克，用清水泡10小时，慢火煎浓，挤尽药汁，过滤、浓缩成膏，按30天量平均，日服2次。

2号配方：生山药粉30克，首乌、葶芥粉各10克，加鸡蛋，打面糊吃，早、晚各吃1次，不要间断。

3号配方：生葛根30克泡茶喝，每日1剂。喝了1年多，口渴、多饮等症消失后，停用。

西药：每餐前15分钟口服优降糖，维生素B_1、B_6、C、E 等，始终不断。

第四，坚持量力而行的体育锻炼。每日步行2000米，饭后散步200米，早晚打太极拳，有空就玩健身球。

糖尿病虽是顽固性疾病，但只要认真对待，治疗得法，仍旧可以治愈，这对老年人也不例外。

百姓验证：吉林双辽市辽河路58号李在田，男，77岁，离休干部。他来信说："2002年7月，我爱人发现自己身体消瘦，乏力，口干、口渴，排尿次数增加，每隔1~2小时就小便，经医院确诊为糖尿病。我用本条方与1200，1207条方配合为她治疗加巩固1个月，她的糖尿病就痊愈了，至今未复发。后来我又用此条方治好多人的糖尿病。"

荐方人：河南省平顶山市　李平

1200. 我用核桃鸡蛋木耳治好了4年的糖尿病

我患糖尿病已经4年了，多次服药治疗，均不理想。后来得知一土方，服用后效果明显。我原来空腹尿糖4个加号，空腹血糖10.9mmol／L，服用1个月（10天为1疗程），经医院化验，尿糖已经正常，血糖8.9mmol／L，服用2个月血糖6.6mmol／L，现在已基本恢复正常。每服1个月可适当停服一段时间。

配方及用法：核桃2个，鸡蛋2个（最好是红皮的），木耳2片。将核桃、木耳切碎，和去皮鸡蛋搅拌在一起，并加适量的水，不加作料，上锅蒸熟，每天早晨空腹一次吃下。

百姓验证：河北秦皇岛建国路临河里汤永义，男，60岁。他来信说："本人1994年患Ⅱ型糖尿病，多年来以药维持，时有复发，血糖、尿糖不稳定。今年3月用本条方治疗，一个半月后，尿糖从原来的2个加号转为阴性，血糖从原来的9个加号降为4个加号，并逐渐降至正常。"

荐方人：辽宁沈阳市铁西区强工二街　张树棠

1201. 我用核桃鸡蛋木耳方治糖尿病效果明显

我患糖尿病已7年，药疗、食疗及控制饮食都做过，但效果不理想，血糖很不稳定。后来，我在《安徽老年报》上看见一个治糖尿病土方：用核桃、木耳炖

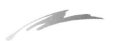

红皮鸡蛋空腹吃，不放作料，2个月即可痊愈。方中介绍每次放2片大木耳，2个核桃仁，敲碎以后放在稍加水的2个鸡蛋里调好炖熟。我觉得大木耳、大核桃的"大"字不好掌握，干脆两样都磕碎各放在一个大口瓶里，每天早上用汤匙各舀一匙。三样东西（木耳、核桃仁、鸡蛋）都是有营养的，估计放多了也没副作用。

我按此法服27天后去化验，血糖下降到6.3mmol／L，基本正常。我很高兴，准备继续服到第二个月底再去化验。从目前的感觉来看，情况是良好的，脸色比过去好，小便次数也减少了。

这个土方的三样东西都买得到，又不难吃，患糖尿病的病友们不妨试一试。

百姓验证：贵州平坝县204信箱刘鸣菊，女，工人。她来信说："我父亲患糖尿病，在本厂医院住院治疗半个月，花700多元未治愈。用本条方治疗20多天，病情大有好转。至现在已2年多，血糖一直没有升高，而且脸色红润，也不用服其他的药了。"

荐方人：云南个旧市新沙甸小学教师　王鹏飞

1202. 我用羊角瓜治好了老伴的糖尿病

前年因妇科病，我老伴去营口市妇婴医院检查，突然发现尿糖为"++"。从那以后，遵照医生的意见，吃了不少消渴丸和其他一些药品。虽然病情没有发展，也未收到明显效果。

去年听营口化纤厂职工医院张惠贤大夫介绍，羊角瓜（俗名叫瓜瓢，属野生植物）可治糖尿病的偏方，遂从农村亲戚家捎来一些羊角瓜食用。每天早晨在饭前将一些晒干后的羊角瓜用生水洗净，放在铝锅里，加上两小饭碗水煮，待水开一会儿后，再打上两个鸡蛋和羊角瓜一起煮，鸡蛋煮熟后，即可食用。吃的时候，既要吃鸡蛋，又要把汤水全喝下去。夏季，每次放的羊角瓜可煮用一次，下次换新的。其他季节干羊角瓜可连用三次。

一年多的时间，我老伴一直坚持每天食用一次，现在糖尿病基本好了。原来尿糖是"++"，最近到营口化纤厂职工医院化验为"-"，老伴很高兴。

荐方人：辽宁营口市站前区东风街道办事处春光居委会　刘寿城

1203. 我服萝卜汁治好了十余年的糖尿病

我患糖尿病十余年，尿糖轻时两个"+"，重时三四个"+"。服用消渴丸等药，症状虽然能够好转，但降糖始终不明显。今年2月上旬，从《老年报》上获悉，萝卜汁能治糖尿病，我服用半月，尿糖由两个"+"降至一个"+"。连续服用一个半月，疗效良好。后来，改变了服用方法，将原方服萝卜汁改为萝卜丝，少加醋精、精盐拌服，每次半个萝卜左右，每日服3次。如需挤汁喝，可每次喝30～50毫

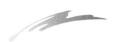

升，每日3次。

荐方人：辽宁省岫岩县统计局退休干部　王学信

1204. 我的糖尿病是靠练气功治愈的

1994年5月初，偶然发现自己后背有水疱，当时没有重视。5月7日右大腿上出了许多小红疹，去医院诊为带状疱疹。经打针服药半个月，体重减了4.5千克，全身乏力，再去医院复诊为糖尿病。当时化验尿糖四个"+"，空腹血糖为16.3mmol／L，超过正常值近3倍。医生要我住院治疗，我不愿住，带了些药就回去了。我是一个气功爱好者，我知道光靠药物只能控制糖尿病，难以彻底治愈，所以下定决心，要用气功来配合药物彻底治好糖尿病。

我自编一套功法开始练功：取正坐或盘坐，吸气时意想涌泉、足心内外侧及胰腺穴位，呼气意想气从神阙气海过命门、肾俞而下，这样练功后脚中趾及足心气感明显，肝经期门穴跳动，足心不冷了。不久奇迹出现了：小便变清，自我感觉转好。去医院化验尿糖阴性，空腹血糖5.3mmol／L，全部正常。从5月24日确诊糖尿病到9月9日所有化验正常，仅用107天，这对于较重的糖尿病人来说是少见的。除了早、晚各服1片药外，主要还是练气功起到了治疗效果。

荐方人：上海市崇明北堡镇解放街246号　胡父贤

1205. 用按摩法治糖尿病获效明显

我于20世纪80年代初发现患有糖尿病，尿糖四个"+"。经过十余年的药物治疗，病情虽然有好转，但尿糖总为两三个"+"。前年，我利用在市老干部大学学到的按摩知识开始对症按摩。

（1）整体按摩：我以十二个重要强壮保健穴为主，突出揉中脘，摩小腹，按压天枢、气海、三阴交、太溪、太冲，擦涌泉等相关穴位，每天早晚按摩2次，每次约40分钟。

（2）足部反射区按摩：除按摩肾、输尿管、膀胱三个基本反射区外，突出胃肠、胰、心、肝、肾上腺、甲状旁腺、淋巴腺及内侧坐骨神经等重点反射区和相关反射区。每隔一天，对双脚做一次全足按摩，每次约30分钟。

坚持2年后，尿糖总稳定在一个"+"。今年开始，尿糖呈现了阴性，血糖下降，服药量由每日3次逐步减少至每天只服用1次药物。这种变化，同我过去十几年单一的药物治疗办法相比，疗效是理想的。不仅缓解了病痛，增强了体质，也节省了药费开支。（李维成）

1206. 南瓜与"营养杂粉"对治疗糖尿病很有效

1992年，我患了隐性糖尿病。当时，浙医二院的医生叮嘱我必须严格控制饮

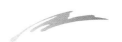

食,尤其是米饭。

一次,一个偶然的机会,获悉南瓜能预防糖尿病,玉米、小米、麦麸等维生素B_1,B_2含量高,对糖尿病有明显的抑制作用。从此以后,我成了不食米饭的"怪人"。早餐为豆浆、杂粉糊(把大豆、玉米、小米、小麦等混合粉碎为"营养杂粉")加一个鸡蛋,午餐晚餐也是杂粉糊加南瓜、黄鳝,生拌黄瓜、白菜、番茄等。

这样一年坚持下来,化验复查,糖尿病已基本痊愈。(刘铭)

引自:1996年8月6日《老年报》

1207. 我坚持吃苦荞面治愈了糖尿病

我现年64岁,患糖尿病10多年,确诊为非依赖胰岛型糖尿病,血糖高达16.87mmol/L。双脚趾多处出现血疱,流血水不止,脚趾已变形。双目患白内障。眼底出血,并有一小黑点,视力下降。常服用优降糖,注射胰岛素,用了多种办法治疗仍不见效。1995年7月回山西老家探亲,听县医院医生介绍,吃苦荞面可治糖尿病。于是,我开始每天吃一餐苦荞面,半个月后化验,血糖降至11.2mmol/L。继续坚持每天吃一餐苦荞面,2个月后,血糖降至8.8mmol/L,而且脚趾上的血疱已痊愈,白内障已有了明显好转。至今我仍坚持每天吃一餐苦荞面,治糖尿病的药品已全部停止服用,自我感觉良好。

百姓验证:云南昆明市豆腐营永昌路焦文智,男,76岁,离休。他来信说:"本人1973年以来就有'三多'现象,当时不知道是患糖尿病,到1984年体检时才发现。曾多方求医治疗,先后共花费近10万元,病情不见好转。由于药物的副作用,我的病由单一的糖尿病发展成了糖尿病综合征。1998年以来,用本条方和1200,1220条方综合治疗,我的病情得到了控制。"

荐方人:四川内江军分区 于若琛

1208. 合理进食能够治好糖尿病

我于1987年(当时我67岁)得了糖尿病,在吃药的同时,遵从医生建议,合理控制饮食。开始时,我只是少吃主食,辅食仍像过去一样,但整天处于饥饿状态,很不好受,而且血糖、尿糖高低反复。后来我按《中国食品》1994年第5期所介绍的"糖尿病患者食谱"进餐,同时每天服2片(早、晚各1片)优降糖。到1994年,我的血糖、尿糖基本上正常了。最近,到医院检查,完全好了。

附:糖尿病食谱

主食:黄豆粉100克,玉米粉200克,面粉或大米100克。

辅食:每天动物性(肉类)食品150克,蔬菜500~750克,烹调油(荤、素油兼用)10~15克。

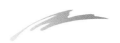

这样,一天可摄取糖类250克左右,蛋白质90克左右,脂肪70克左右。

该膳食配比,不仅适于糖尿病患者,也有利于心血管病的防治。(黄其襄)

引自:1996年10月7日《辽宁老年报》

1209. 我用四种方法治糖尿病收效显著

4年前,我得了轻度糖尿病,天天乏力疲劳,再加上原有的坐骨神经痛、颈椎病,把我折磨得睡不安、吃不香。后来多次阅读《健康指南》和其他书刊,学到了一些糖尿病的知识,结合自己病情逐步摸索出精神、饮食、果药、走步按摩这四种疗法。

(1)精神(心理)疗法

征服疾病、增进健康取决于自己,一个人的心情好坏,对自身的疾病影响很大。我在治疗糖尿病中体会到,有病不能只想病,多想往往多愁,再好的药也治不好病。而良好的心情、乐观的情绪,则可以补身。通过饮食、运动等疗法,我的糖尿病开始向好的方向转化,当时我总结出四句话:"精神食疗戒烟酒,山药枸杞瓜为友,菠菜豆腐宜忌糖,身体锻炼祛病愁。"

(2)饮食疗法

首先控制饮食,戒烟、酒、糖、甜食、果汁、饮料和地瓜、辣椒、粉皮、粉丝等,每日三顿饭以玉米、小米、黄豆面蒸食为主,很少吃细粮,不吃肥肉,多吃蔬菜和海产品,低盐。定时吃饭,每次以七八分饱为量,每天吃2个鸡蛋,250克豆腐,800克左右的蔬菜,400克左右的主食。平时多吃韭菜、洋葱、大蒜、冬瓜、胡萝卜、蘑菇、鱼等,以利活血降脂、降血糖、减肥。

(3)果药疗法

果药疗法是治愈糖尿病的重要措施。根据"药食同源"的原则,我已摸索出一套果药疗法。我经常吃枸杞、核桃、山药、南瓜,这四种果药的共同点是降血脂、降血糖、补气血、益肾健身,吃多少均没有毒副作用。我从1992年初至今,每天吃枸杞(蒸熟)、核桃仁各25克左右,山药(蒸熟)350克左右,南瓜350克左右。这四种果药对治疗糖尿病起了很大的辅助作用。

(4)走步按摩疗法

走步及穴位按摩疗法是治疗糖尿病的重要手段。我从1992年初开始,每天早晨均进行散步、慢跑,3个月后检查血脂、血糖有了好转。后来,我又进一步采取了每周四次大步快走、慢跑和三次散步的运动锻炼方法,每天早五点起床活动后,用30分钟大步快走再慢跑交替进行,距离达2800~3000米;再用40分钟散步2800米,下午打门球或散步。这样定时、定速、定量的运动,促进血液循环,增强呼吸功能,分解体内脂肪,降低血糖,促进新陈代谢,增强免疫力起着巨大的作用。

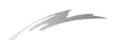

穴位按摩是一种最实际、最安全的保健与治疗手段。我每天早、晚按摩2次，对糖尿病有直接的治疗作用。①取坐式，先将双手掌相对搓热，左右手交替搓手背各100次，再用左右手掌跟部按揉左右足内踝前下凹陷处和跟腱之间凹陷处各100次，再用右手食、中指腹点揉然谷穴、太溪穴100次（见1209条图1）。②用左右手拇指或食指按揉左右足掌面内侧，即十二指肠穴、肾脏穴、胰腺穴各100次，左右足交替进行（见1209条图2）。③用左右手拇食两指捏揉左右足足趾趾腹36次，再用左右手掌擦揉左右足掌面，从后向前往返各100次。④用右足内侧及足心搓左足背36次，再换左足搓右足背36次。⑤用双手握拳搓后背腰眼，先按顺时针，后按逆时针各搓36次，再上下往返搓81次。

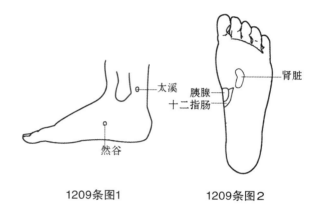

1209条图1　　　　1209条图2

体会：用上述四种疗法可根据自身的病情配合服中、西药物，待病情控制到理想水平即可停药，但四种方法仍应持之以恒，将防病和保健集于一体，延年益寿。

荐方人：山东地矿局801队　栾怀德

1210. 采用耳穴压丸法有利于糖尿病的治疗

我在1991年的一次体检时，发现患了糖尿病。经人介绍我施用耳穴压丸疗法，效果很好。因为耳压能调节脏腑功能，疏通气血，增强体质，促进身体新陈代谢，减少并发症。

耳穴压丸法：先把医用胶布剪成0.5厘米×0.5厘米的小块，用尖头镊子夹起胶布，再将中药王不留行籽粘在胶布中央，然后贴在耳穴的胰、胆、肝、脾、胃、肾、肺、三焦、膀胱、肾上腺、内分泌的穴位上（耳穴图书店有售）。贴完后患者每日自行按压4～6次，每次1分钟，按压至耳部红热为宜；第二、第三天换药1次，每次贴一侧，双耳交替。10次为1疗程，休息3～4天后再贴压第2个疗程。（杨春青）

引自：1997年10月22日《晚晴报》

1211. 我应用清代名医叶天士的治糖尿病方收到了好效果

配方及用法：白粉葛、天花粉各10克，麦冬3克，糯米10克。上药共研碎冲服，或制成蜜丸饮服。

百姓验证：吉林省吉林市电信公司收发室孙俊久，男，72岁，退休。他来信说："本单位职工于凤山患糖尿病4年，身体消瘦，全身无力，几年来多方医治，

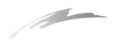

花费几千元不见效果。后来我用本条方为他治疗3个月，他的病痊愈了。"

1212. 本方治糖尿病很有效

配方及用法：白粉甘葛9克，天花粉9克，麦冬9克，生地9克，五味子3克，甘草3克，糯米9克。以上各味药研末冲服或用蜂蜜制成丸饮服。每剂可服2~3次。

荐方人：黑龙江哈尔滨市南岗区和兴路振兴街13号　富乃斌

1213. 踩石袋竟治愈了糖尿病

入夏以来，我和老伴的活动增加了一个新项目——踩石袋。每天晚上睡觉前温水泡脚后，便赤脚踏上小小的石袋子，一摇一晃地踩起来。我们一人一个，可以边踩边说话，也可以看电视，情绪上来打开录音机，放上迪斯科音乐，有节奏地踏着，则更有一番风味。踩着那些石子，触摸着脚掌，几分钟后便周身感到痛快，再上床睡觉，保证睡得香。按此方法，还治好了我的糖尿病。

石袋子是老伴做的，每个长50~60厘米，宽30多厘米，里面装有100多颗核桃大小、形状各异的鹅卵石。石头在装入缝制的布袋子前逐个洗净，逐个检查，以防止有锐角的石块混入刺破脚掌，酿成外伤。

说到踩石袋，我请教一位按摩师，问他是否符合按摩道理，能不能称作"踩石疗法"？他不假思索地答道："当然是一种全方位脚掌按摩法了。"

1214. 我吃醋泡小黑豆使3个加号的糖尿病离我而去

我和老伴是离退休多年已近古稀的人了。在岗年代，由于工作紧张劳累，积劳成疾，到老年多种疾病缠身，常年看病吃药医治不好，而且病症有增无减。我于1985年染上了乙肝，常年吃药未愈，后来又患肩周炎、风湿病、胆囊炎、糖尿病等症，越吃药病越多，越吃药病情越加重，到1994年底检查乙肝3个加号，糖尿病3个加号。我老伴也于1992年患上类风湿、冠心病，几年来无论是大医院还是专家门诊以及个体医生诊所，到处看病求医，后来类风湿见好，冠心病不愈。平时为看病所花的公共汽车费、挂号费一年下来有上千元。

后来看到《老年报》报道"小黑豆治大病"的文章，当时我很高兴，立即翻阅历年的《老年报》装订本，发现1993年以来都有报道。于是，我在市场买了500克豆和2瓶醋，按照介绍的方法配制和服用（共花14元钱）。可老伴不用，她说："我吃名药'心血康'、'丹参'、'山海丹'多少剂，几千元的药都治不好，吃几十元钱的醋豆就能见效？我不用，你吃吧！"我服用半个月后，首先感到夜间能睡觉了。我不再到医院开药服用，每日早晨起床后专吃醋豆，3个多月后逐渐感到能吃饭了，也有劲了。老伴见我服醋豆有效果，她也减少服药，开始服用醋豆，她服15天后感到夜间能睡觉了，从此我俩一直坚持每天服用。现在，我已服用八个多

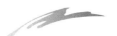

月，老伴已服五个来月。在服用醋豆期间我未服任何药物，老伴也很少服药，效果很理想。我眼不黄了，糖尿病的"三多"现象消失了，能吃、能睡，身体有劲了。老伴也恢复得和患病前一样了，心跳正常，身体也胖了，每天照常干活。一年来我俩吃黑豆1500克，米醋6瓶，共花了30元钱。为了巩固已取得的效果，我俩打算今后冬春季节继续服用醋豆。

经过1年多的实践，感觉功效很好。现在我们红光满面，体重增加，能吃、能睡、能走，全身有力。

泡制、服用醋豆的方法及其他问题：

（1）醋豆的泡制。将黑豆洗净、晾干，并挑出杂质后，装入玻璃容器中，每250克豆加入500毫升米醋（9度），然后将瓶口封严放在阴凉处，待1个月后服用。酷热的夏季要1周或10天开瓶检查一次，用无油腻的筷子或棍条搅拌几下，以防沉积变质。当米醋淹没不了黑豆时，可增添些米醋。

（2）醋豆的服用。没有胃病者可每早起床后空腹服用，有胃病者饭后服用。每日1次，病重的25～30粒，病轻的20～25粒。只吃豆不喝醋液。

（3）关于其他问题：①醋豆无其他副作用。病重者，可以边服药边吃豆，待病情好时逐渐撤药。②醋豆可以按3个月1疗程吃，也可以长期吃，以巩固疗效。③醋豆很酸，吃前最好先喝口凉开水，以润润嗓子不呛。服后再喝口凉开水，将豆漱净咽下。同时，常吃醋豆牙齿容易变黑，而漱口可防止牙黑。另外，也可调拌蜂蜜水喝。

百姓验证： 广东雷州市邮电局莫景泽，男，29岁，工人。他来信说："邻居一位老人患糖尿病已有5年了，尿糖4个加号，曾多次去各大医院治疗，花费7000余元，就是没能治好病。后来，我将本条方告诉了他，他按方治疗一段时间后，到医院去检查，尿糖只有2个加号了。又坚持治疗，不久就痊愈了。"

荐方人： 黑龙江哈尔滨市道外区集良街　吴云乡

注： 醋豆治病法，请见本书4142条。

1215. 吃醋豆治糖尿病真有效

我自1987年患糖尿病以来，降糖药未少服，但效果均不明显。今年3月我在报上看到莱阳市中心医院姜占先大夫推荐的"醋豆可治糖尿病"的验方后，即给姜大夫去信，不久收到回信，详细解答了我的咨询。

4月28日我开始服用醋豆，5月10日化验餐后两小时血糖15.6mmol／L（正常值8～9），尿糖"－"。5月17日又化验空腹血糖5.54mmol／L（正常值3.9～6.2），尿糖"－"。

我打算长期服用醋豆，并将我泡制的醋豆赠给了三位病友。感谢姜大夫解除了我多年的病痛。

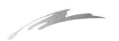

荐方人：江苏无锡市丽新路三弄87号　　徐德兴

1216. 任明哲用醋豆治好不少糖尿病患者

湖北黄陂县粮食局八旬离休干部任明哲，3年来自费购买一些黄豆和米醋，浸泡醋豆189瓶，馈赠给亲朋好友，凡是吃了醋豆的人都反映良好。

百姓验证： 广东大埔上漳郭可福来信说："我今年74岁，患有糖尿病，按本条方连吃醋豆8个月，解除了'三多一少'症状，现在一个加号也没有了。"

注： 醋豆治病法，请见本书4142条。

1217. 我的糖尿病是服醋蛋液治好的

我是一个糖尿病患者，今年已经68岁。1986年初得糖尿病，经过积极治疗，基本恢复正常。1987年初，尿糖又出现加号，而且总是保持在三四个。多方求医问药，一年药费花去二三百元，加号仍不减，我精神上极为痛苦，家人也为我的病着急。后来听朋友介绍，醋蛋液治疗糖尿病很有效，便抱着试试看的想法开始服用醋蛋液，没想到按方服至8个醋蛋液后，尿糖就由4个加号降到1个。至今已服用12个醋蛋液，尿糖加号基本没有了，这说明醋蛋液治糖尿病是很有疗效的。

我服用醋蛋液的体会是：①服醋蛋液后食欲增加。②全身有劲。③原先尿是浑的，服醋蛋液后非常清。④体重增加4千克。我服醋蛋液的同时还配合服用优降糖和降糖灵片。

百姓验证： 广东广州市五羊新城寺右新马路103号彭宗堂，男，35岁，保安员。他来信说："我的老乡张永洪得了糖尿病，在医院治疗花费500多元未愈。后来我用本条方为他治疗，1个月治愈，至今未复发。"

荐方人： 河北省卢龙县石门转贸货栈　　魏质原

注： 醋蛋液治病法，请见本书4142条。

1218. 我坚持服醋蛋液治糖尿病效果好

我患糖尿病，年高病深，尿糖一般为4个加号。服用醋蛋液后，逐渐将药物降到每日服1片优降糖，尿糖加号控制在1~2个，我很满意。2个月后，我大胆地停用了降糖药，只服醋蛋液。过了一段时间，取样化验，尿糖加号消失。更为可喜的是糖尿病的一些并发症，如臂膀痛、手麻木均有好转，我高兴极了，认为这回是彻底好了，便把醋蛋液也停用了。没想到停服醋蛋液不到1个月，又感觉不适，经化验尿糖又增加了，血糖也高了。我急忙又制作醋蛋液服用，令我高兴的是，服醋蛋液后病情又见好转。为接受上次停服醋蛋液的教训，我这次打算长期坚持，以求痊愈。

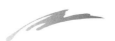

百姓验证：贵州龙里县解放街16号张维忠来信说："我自己和老伴均患糖尿病，带甜的水果不敢吃，见糖惧怕，口腔老发炎，尿糖总是3～4个加号。4年多来，吃药打针花去数千元未治愈。用本条方并结合尿疗法治疗2个月后，我们老俩口的糖尿病都得到了控制，自觉症状全没了。"

荐方人：山东济南建材厂　李传印

注：醋蛋液治病法，请见本书4142条。

1219. 我服醋蛋液治好了糖尿病所致的手麻浮肿病

我患糖尿病已数年之久，并引起全身无力，下肢浮肿，手指麻木，尿糖很高，高时达三四个"+"。从去年11月连续服用醋蛋，到今年4月，每6天一个蛋。为了观察醋蛋疗效，一切药物都停了。现在比较明显的效果是：手指麻木消失了，浮肿好了，身上也感到有劲了。在不服药的情况下，血糖降到一个"+"，有时出现两个"+"。

荐方人：北京邮政局组织部　张国强

1220. 我老伴连服猪胰子山药汤治好了4个加号的糖尿病

1983年我老伴患糖尿病，身体日渐消瘦，尿化验4个加号。西医主张定时注射胰岛素治疗，我未照办。后来我从《内科学》上查到猪胰子山药可治糖尿病，就试用此法为她治疗。用后病情见好，即继续服用。

方法：从杀猪场买猪胰脏若干，冷冻贮藏，每个猪胰子分2次煮汤用。将猪胰子洗净切成薄片，每次加山药50克，也切成片（最好是市场卖的鲜山药，中药店买的干山药亦可），放在一起煮汤，煮沸后20分钟，稍凉，即可服用。煮时不加盐及任何调料。日服1次，早晚均可。

我老伴连续服用2个月，再化验，糖尿病症状全部消失，至今未犯。

百姓验证：新疆乌鲁木齐市林建总公司王华民来信说："患者赵某得糖尿病3年多，'三多一少'症状明显，尿糖检测常为3～4个加号，曾住院治疗过，钱没少花，病一直未治好。后来，用本条方治疗1个多月，现已痊愈。今日见他，红光满面，精神焕发，身体较以前胖多了。"

引自：《老年杂志》

1221. 我用三合一法治好了严重的糖尿病

我是个II型糖尿病患者，尿糖2～4个"+"。什么药都服过，如优降糖、降糖灵、消渴丸，甚至进口药克糖利、达美康等等，效果甚微。经别人介绍，每天服用些醋蛋加蜂蜜治糖尿病。又有人说："服用蜂王浆有效。"我抱着试试看的态度，买了蜂王浆、自制醋蛋加用消渴丸，每天早、中、晚服用。从1994年10月到现在，

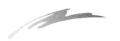

化验尿糖"－"，血糖4.8mmol／L，都趋于正常了。为使其他糖尿病患者解除病痛，恢复健康，现将具体服用方法介绍如下：

（1）蜂王浆：要买养蜂场采割的鲜浆。早晨空腹服4克，晚上睡前服4克。

（2）醋蛋：上午10点钟和下午4点钟，取醋蛋两小勺掺蜂蜜一小勺，用温开水冲一杯服用。

醋蛋制作方法：把鸡蛋洗净放容器内，倒入米醋180克（以淹没为准）泡三天三夜后，外壳溶解了，二层皮挑出，然后搅拌均匀即可服用。

（3）消渴丸：每日三餐饭后服5丸。

在服用之前，于1994年10月10日检查一次，血糖10.2mmol／L，尿糖两个"＋"。12月4日检查血糖则降为6.6mmol／L，尿糖"－"。今年3月14日再次检查，血糖4.8mmol／L，尿糖"－"。

上述药物没什么禁忌，特别是蜂王浆，据说糖尿病患者主要是内分泌紊乱，而蜂王浆恰恰有调解内分泌作用，因此服用就特别见效。（冀春华）

1222. 积极自我治疗，有利于糖尿病的康复

糖尿病是因胰岛功能减退，胰腺分泌胰岛素减少，血糖不能正常被人体利用而致。胰岛功能为什么会减退呢？一些糖尿病友向我介绍：在发病前有一个共同的症状出现，即咽干，喜小量呷水，藉以润喉。这可能是细菌或病毒影响咽分泌腺，进而细菌、病毒或其代谢物随血液循环而危害胰腺。

综合上述可得出胰岛衰退的主要因素应是细菌、病毒、寄生虫，或是这些因素的代谢物所致。清除这些因素是胰岛健康的关键。胰岛健康了，糖尿病不治自愈。

根据自己的思路和所见，确定"杀菌解毒、驱虫增强免疫力"的治疗原则，并拟出以桑叶、白菊花、桔梗各10克，甘草30克，苦瓜干50克，使君子（仁）10克，炮穿山甲10克，生黄芪50克等8味中药方剂（上药为1天剂量）。其煎法：先将炮穿山甲煎半小时，再入另外7味药共煎，待开后再用小火煎半小时，即可服用。每日分3次用。我服到20剂时血糖降到5.2mmol／L。

从1994年11月至1995年8月，先后有5位糖尿病人找到我，都以上方加减予以治疗，均在1个月左右血糖恢复到6mmol／L以下，其他并发症也相继消失。

注意：

（1）在以中药为主时，每天可同时用复方氯化钠500毫升，青霉素400万单位，维生素C 2克混合静滴（用7天）。虽无炎症，用之有明显辅助疗效。

（2）血糖正常后，可每天服半片至1片西药达美康，以防复发。

荐方人：安徽宁国县河沥镇东马路27号　刘宏启

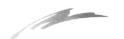

1223. 我的糖尿病服此良方10剂痊愈

1989年夏，经检查，发现自己患了糖尿病，经化验4个加号。住院治疗20多天，出院后又服中药40余剂，均不见效。偶得一验方，服了10剂，竟获痊愈，至今5年多病未复发。现将此方介绍如下：

配方及用法：元参、麦冬、熟地、黄芪各90克，云苓、栀子、花粉各15克，山萸肉30克，豆豉45克，知母30克，水煎服。每剂煎3次，将3次药汁混合搅匀，早、中、晚饭后各服1次。

根据病症，在此方基础上可适当加减。属上消烦渴多饮者，加生石膏50克；属中消多食善饥并大便秘结者，加芒硝8克；下消尿多似脂膏者，加龙骨、牡蛎各15克；失眠多梦者加炒枣仁15克；尿频者，加黄柏9克，肉桂6克。

百姓验证：河北尚义县安宁街858号刘宣麟，女，48岁，医生。她来信说："张芬患糖尿病及多种疾病，我告诉她用本条方与手脚按摩法联合治疗，结果收到了很好的效果，糖尿病指数基本恢复正常。"

荐方人：河南商水农场工业科　黄福林

1224. 我用枣花蜂蜜治愈老战友的糖尿病

我的老战友患糖尿病，平常四个"+"，经多种方法治疗无效。后来，我偶得一验方，告诉他尽快试用。用开水冲服枣花蜂蜜（要未加工的原蜜），一次一小勺，每天2~3次，效果很好。其他患者采用此法，也都获得良效。

引自：1996年2月14日《中国老年报》

1225. 本方能治好糖尿病下肢水肿合并溃疡病

我是Ⅱ型糖尿病患者，下肢水肿合并溃疡10多年。曾经到处求医，花了很多钱，遭了许多罪，也没有治好我的下肢溃烂。我写信给《老年报》特约编辑、副主任医师陈永强老师，他按我的病情寄给我处方。我按照他的处方坚持服用100多剂中药，结果奇迹出现了，下肢红肿消退了，多年的溃疡愈合了。

配方及用法：木香10克，当归15克，川芎15克，益母草、葛根、黄芪、丹参、山药各30克，赤芍12克，苍术12克，水煎服，每日1剂。

荐方人：湖北省襄樊市　姜玉皋

引自：1997年6月3日《老年报》

1226. 我跳老年舞无意中治好了糖尿病

我今年67岁了，患糖尿病10多年。大家都知道这病能吃、能喝、多尿，我一天喝三至四暖瓶水，每餐吃得也很多，总感觉饥饿口干，身体消瘦如柴，全身无

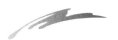

力，家务活都不能干。到医院检查尿糖四个"+"，血糖250mg/dL，天天服降糖药物，效果不佳。有人对我说，你多活动活动可能有好处。俗话说生命在于运动，我抱着试试看的态度参加了跳老年舞的活动。因我年岁大，身体弱，开始参加锻炼，累得我满头大汗，我也不灰心，坚持锻炼。1年以后，多吃多喝症状减轻，身体较以前有力，尿糖减少到一个"+"，血糖减少到165mg/dL。此时即停服降糖药物，继续坚持锻炼。锻炼到2年时，尿糖阴性，血糖正常，身体也有劲了，精力充沛。现在我不但能干家务活，还有精力扭大秧歌、跳交谊舞。（于淑珍口述　隋国宽整理）

1227. 服醋蛋液能使糖尿病低血糖症状得到改善

我是糖尿病低血糖患者，脉搏50次/分左右，有时走在路上就感觉头晕，坐着或躺着看书，也觉得天旋地转，眼冒金星。自从服用醋蛋液后现已半年未发生类似病状，脉搏达到70次/分左右，而且头脑很清醒，记忆力也增强了。

荐方人：黑龙江森工总局离休干部　王宜才

1228. 我单用苞米缨子煎水已治好10多位糖尿病患者

苞米缨子煎水喝能治好糖尿病，在我们这儿已有不下10人用此法治好了多年的糖尿病。

方法：取苞米棒子尖部突出的红缨子100～200克，用煎药锅加水煎煮，日服3次，每次两小茶杯，不用忌口。连服效果显著。

百姓验证：辽宁辽阳农机修造厂梁殿喜用本条方治好邻村3位糖尿病患者。经过医院检查，3个人的身体都已经恢复正常。

1229. 我亲属患糖尿病仅用黄连素就使血糖降下来了

黄连素是常见的抗肠道感染药物，具有副作用小，服用安全方便等优点。曾有多起报道，每日服3次黄连素，每次0.3～0.5克，可治疗糖尿病。不久前，北京建筑工人医院于棉荣医生等经6年临床观察，再次证明了黄连素对糖尿病确实具有可靠疗效。

他们共观察了105例非胰岛素依赖型（Ⅱ型）糖尿病患者。在服用黄连素2周后，病人血糖、尿糖全部降至正常，"三多"症状（多食、多饮、多尿）全部消失。其中11例使用小剂量黄连素治疗3年多，血糖一直在正常范围内。无论药量大小，均无不良反应发生，血糖降至正常后也无低血糖发生，说明该药对正常血糖无影响。又经研究证实，黄连素兼有磺酰脲类和双胍类降糖药的特点，它不影响胰岛素分泌释放，也不影响肝细胞膜胰岛素受体数目和亲和力，是一种安全有效的降血糖药物。

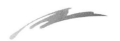

百姓验证：辽宁抚顺市抚东街36号楼王忠龙，男，65岁，工人。他来信说："亲属张振患糖尿病，在本厂医院化验尿糖4个加号，当时一顿能吃4个馒头、2碗饭，一天喝4暖瓶水。他老伴来我家述说其病情，我劝她放心，说我有治糖尿病的好方。随后我就用本条方为他治疗，并嘱他每早晨不吃主食，只吃一两碗水豆腐。这样治疗了半个月，他的血糖就由原来的12.8mmol／L降至7.8mmol／L，尿糖已无加号了。他高兴得又随意吃喝起来，1周后，血糖又有所升高，于是又坚持按上方服用半个月，血糖、尿糖降至正常。现在每隔半个月去医院化验一次，已有4个月没有复发。"

荐方人：四川成都　蒲昭和

1230. 用马齿苋水煎服可使血糖降至正常

一位姓胡的女士，34岁，因多饮、多食、多尿和全身疲乏无力，前来就诊。查尿糖四个"＋"，血糖220mg／dL，确诊为糖尿病。曾用益气养阴之品，无明显效果。后改用干马齿苋100克，水煎两汁，早、晚分服，每日1剂，停服其他药物。7天后，尿糖"－"，血糖下降，再服1个月，血糖正常。

引自：《浙江中医杂志》（1990年第11期）、《中医单药奇效真传》

1231. 消渴汤治糖尿病98例全部治愈

主治：多饮、多食、多尿症伴厌油、恶心、呕吐、腹痛等。

配方及用法：泽泻、玉竹、沙苑、蒺藜各13克，山药、桑白皮、枸杞子各15克，玉米须9克。上药水煎服，小儿酌减。服药7剂为1疗程，忌食生冷、辛辣及萝卜、羊肉。

疗效：治疗100例，除2例因患感冒中断服药影响疗效外，其余98例均获愈。

引自：《浙江中医杂志》（1988年第23期）、《实用专病专方临床大全》

1232. 降糖饮治糖尿病38例都有效验

配方及用法：生黄芪、生地各30～50克，葛根15～25克，玄参、生牡蛎各15～30克，麦冬10～15克，苍术、党参各15克，五味子12克，云茯苓10克。每天1剂，水煎服。

注意：用药期间应配合精神疗法和节食疗法，并应节制性生活。

疗效：此方加减治疗糖尿病38例，痊愈21例，好转17例，均未出现其他不适反应。

百姓验证：刘某，女，50岁。患糖尿病3年余，口渴多饮，多食而善饥，小便频数、清长，大便干燥，形体日渐消瘦，面色无华，心烦失眠，腰酸脚软，两目干涩，视力减退。经多家医院诊断为糖尿病，服药后效果不显。近日来症状加重，并出现多处疖

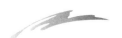

肿,用抗生素治疗效微。舌红、苔微黄少津,脉滑数;查空腹血糖17.92mmol／L,尿糖"++++"。证属热损肺卫,气阴两伤,治疗宜养阴清热,益气生津。随症加减服本方16剂后,睡眠转佳,渴饮、尿频、善饥等现象大有好转。又服10剂诸症基本消失,唯口稍干。查空腹尿糖"-",餐后2小时尿糖"-",空腹血糖6.27mmol／L,再予原方10剂以巩固疗效,翌年11月6日随访,定期尿检从未有阳性出现。

引自:《陕西中医》(1992年第6期)、《单方偏方精选》

1233. 益气敛阴降糖汤有益于中老年型糖尿病的治疗

主治: 成年型糖尿病。中老年久患糖尿病不愈,头晕乏困,汗出不断,多饮,口干苦,腰腿酸痛,双下肢浮肿,大便秘结,舌红苔薄黄,脉细数。

配方及用法: 黄芪40克,太子参15克,白术10克,萸肉10克,白芍15克,生地15克,川牛膝20克,黄精30克,茯苓15克,黄芩10克,黄连6克,元参20克,五味子10克,三七5克(冲服),泽泻10克,车前子15克,柴胡10克,乌梅10克,生姜3克,甘草10克。上药水煎服,每天1剂,每剂3煎,每煎30分钟(以开锅计时),分早、中、晚温服。

疗效: 治疗中老年糖尿病98例,治愈(临床症状消失,血糖降至正常或接近正常值,尿糖转阴)86例,好转(临床症状基本消失,血糖下降,尿糖转阴)12例。有效率100%。

荐方人: 宁夏回族自治区卫生学校宁夏中医药科技开发中心主治医师　曹生无

引自:《当代中医师灵验奇方真传》

1234. 消渴宁加减治消渴157例均有效

主治: 消渴病。

配方及用法: 天花粉40克,麦门冬40克,黄芪40克,生山药60克,生地30克,知母30克,丹参30克,山茱萸30克,丹皮20克,茯苓15克,泽泻15克,熟地15克。以水煎取法(每剂煎3次)滤渣制成100%的药液500毫升,早、中、晚饭后分3次口服,每日1剂,15剂为1疗程。加减:阴虚重者减黄芪,加玄参3克;气阴两虚者加白术15克;阳虚重者加人参10克,桑螵蛸15克。

疗效: 以消渴宁为基本方,辨证治疗消渴病患者157例,显效(服药后,空腹和进食后尿糖均为阴性,血糖稳定在80~120mg／dL,临床症状消失者)106例,占67.5%;好转(服药后,临床症状明显减轻,血糖降至121~160mg／dL)51例,占32.5%,有效率100%。

荐方人: 山东省广饶县广饶镇医院中医科主任　王晓兴

引自:《当代中医师灵验奇方真传》

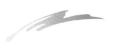

1235. 醋蒸白毛鸡可使尿糖转阴

配方方法：男性患者用1只2年龄以上的白毛母鸡，女性患者用1只2年龄以上的白毛公鸡（皆是菜鸡），宰杀后退毛取出五脏，用清水冲洗干净，往鸡肚内倒入250克米醋（不放盐），开口朝上置于陶瓷盆内，入锅蒸熟。早晨空腹服，一次吃不完次晨加热空腹再吃，1~3次服完。

轻者服1只，重者服2只，尿糖即可转阴，血糖即能降至正常。（段福华）

引自：1997年1月7日《中国老年报》

1236. 单用仙鹤草煎服能治糖尿病

一位患者，女，55岁。多食易饥，多饮多尿，经查空腹血糖180mg/dL，诊为糖尿病。经中西医多方调治，获效甚微，且逐渐出现纳呆乏力，身体消瘦。以仙鹤草30克水煎服，20剂后，诸症好转，复查空腹血糖130mg/dL。继服20剂，诸症皆除，病告痊愈。

引自：《浙江中医杂志》（1992年第6期）、《中医单药奇效真传》

1237. 巧食山药有利于糖尿病康复

配方及用法：将山药蒸熟，每次饭前先吃山药150~200克，然后吃饭，这样非常有益于糖尿病的康复。

引自：《中医验方汇选》、《中医单药奇效真传》

1238. 萝卜汁治糖尿病可缩短疗程

配方及用法：将新鲜萝卜（红皮者为佳）洗净，捣烂取汁，不加热，不加作料。每天早、晚各服100克，15天为1疗程，一般10天即见效。可连续服用6个疗程，对缓解各期糖尿病症状，降低血糖、尿糖均有作用。若使用萝卜汁配合中药治疗，疗程可缩短1/3左右。

荐方人：江苏省科技情报研究所　徐家琳

引自：1997年第3期《农家致富顾问》

1239. 宋淑仙用本方治糖尿病疗效明显

天津市麻纺织厂退休职工宋淑仙患糖尿病长达10年之久，应用一种治糖尿病的偏方，医治不到半年，她的糖尿病大有好转。

配方及用法：糖尿病患者每天空腹服用优降糖2片，降糖灵1片。另用鸡蛋两个与黄豆7粒，黑豆7粒，花生仁7粒，红枣7个，核桃仁2个，共六样32粒（个）放在一起，用砂锅熬煮，当鸡蛋熟后，用勺捞出，去皮吃掉。锅内余下的五样东西多

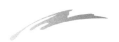

煮会儿,待烂熟后吃完。煮熬时切忌使用铁、铝、搪瓷等类锅,以免降低治疗效果。此方没有副作用,长期服用疗效明显。(孙凤兰)

引自:1997年5月15日《老年报》

1240. 青木瓜炖猪脚治糖尿病有奇效

有一患者,中年时就患高血压和糖尿病,经中医医治,仍无法治愈。至退休时,忽然收缩压高达27千帕(200毫米汞柱)以上,尿糖四个"+"。听别人说未成熟的木瓜煮汤吃可以健胃,于是用木瓜分次炖猪前脚吃。两小时后,感到身体很轻松,约10多天,高血压和糖尿病症状都没了。

现在已经5年了,每年定期身体检查都很正常,未见高血压和糖尿病复发。

引自:1988年第4期广西医学情报研究《医学文选》

1241. 慈云寺秘传方治愈糖尿病患者百余人

配方及用法:猪胰子1个,薏米150克,水煎服。药与汤全部服用。每日1次,连服10日,未愈者可继续服用。

引自:广西医学情报研究所《医学文选》

1242. 红豆杉根炖排骨可治愈糖尿病

配方及用法:红豆杉根(宜兰山上产)250克,加水4碗煎成1碗,再以此汤炖排骨,汤与排骨一起服用,每天1剂。一般3剂即明显见效。

引自:1988年第4期广西医学情报研究《医学文选》

1243. 豌豆面粥治糖尿病1周可见效

配方及用法:豌豆磨面做粥,与扁豆同煮,加点猪油,连用5~7天即见效。

荐方人:河南镇平县六一乡周堂村　周金中

1244. 我用手脚穴位按摩法为老伴治糖尿病疗效很好

糖尿病是一种内分泌系统疾病,也是中老年多发病,主要是由于体内胰岛素减少或缺乏,引起糖代谢紊乱所致。糖尿病的自觉典型症状为"三多一少":多食、多尿、多饮和体重减轻。

脚部选穴:15,16,17,13,18,19,39,40。(见1244条图1)

按摩方法:15,16,17要三穴连按,用按摩棒大头从15推按至17,双脚取穴,每次每脚每三穴推按10分钟。13穴用按摩棒小头点按,双脚取穴,每次每脚每穴点按5分钟。18,19两穴连按,右脚取穴,用按摩棒大头推按,每次推按5分钟;39,40两穴同按,用拇指和食、中指捏住踝骨凹处,向上推按,双脚取穴,每次每

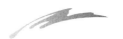

脚每两穴推按5~10分钟。每日按摩2次。

手部选穴：治疗糖尿病，应采取中指基关节16点穴道的五穴灸治法治疗。治疗前将中指基关节至手腕横纹画一垂直线，分16点穴。治疗时选16点穴道中的1，2，3，12，16五穴，用香烟灸，每穴将点燃的香烟逐渐逼近穴道，有灼热感时稍撤离一点，如此重复7次。每日治疗2次。入浴前1小时内不宜施治。（见1244条图2）

百姓验证：吉林大安市安广镇离休干部周航说："我老伴于1987年得了糖尿病，多方治疗，时好时坏，全身无力，夜间排尿6~7次，并合并尿失禁和尿路感染。看她十分痛苦的样子，家人非常焦急。在多方求医无效的情况下，喜得此方，我决定给老伴按摩试试。为了检查效果，按摩前陪老伴去医院进行了化验，化验结果：尿糖4个加号，血糖320mg/dL。从6月20日起，我按方为老伴按摩有关治疗糖尿病的穴位，并配合服用中药制剂消渴丸。1周后，尿糖降到2个加号；2周后，尿糖只剩1个加号，夜间排尿次数减少为2~3次；3周后，尿糖阴性，到9月20日已经坚持按摩3个月，经医院化验，尿糖阴性，血糖降到150mg/dL，排尿正常，尿路感染痊愈。现在我老伴做饭、洗衣服、做棉衣什么家务活都能干了，全家人非常高兴。"

注：手脚穴位按摩治病法与按摩工具，请见本书4145条。

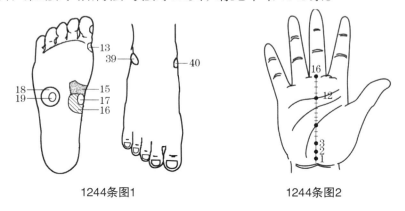

1244条图1　　　　　　　　　1244条图2

1245. 本方治糖尿病并发顽固性腹泻效果显著

配方及用法：大枣若干枚，去核取肉，夹于馍中蒸熟，切片，烘干，每次10克，每日3次，口服。

西药：心痛定（亦叫硝苯啶）每次10毫克，灭滴灵片每次0.2克（200毫克），每日3次口服。

以上药物尽可能在饭后1小时后服用，或空腹服中药，饭后服西药，以减少西药副作用。

荐方人：河南义马矿务局总医院　贺留儒

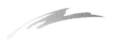

引自：1997年第8期《老人春秋》

1246. 本方治糖尿病并发间歇性水样腹泻有显著疗效

配方及用法：可乐定的剂量开始12小时0.1毫克；以后3天每12小时0.5~0.6毫克，连服19~21天（最后3天逐渐减量停服）。间隔10~14天后再开始下一个疗程。（郭光宇）

引自：1997年8月26日《老年报》

1247. 苦瓜是治疗糖尿病的良药

印度科学家从苦瓜中发现含有一种类胰岛素的物质"多肽-P"，它有降低血糖的显著作用。动物实验证明，类胰岛素可使严重糖尿病动物的血糖下降，而且注射、口服疗效基本相同，因而营养学家和医生均推荐苦瓜为治糖尿病的良药。

配方及用法：取苦瓜250克，洗净切碎，水煎半小时，频服，每次一茶杯；或把苦瓜烘干，碾成粉，压成片剂，每片重1.5克，每日服3次，每次15~25片，饭前1小时服。无副作用。

荐方人：黑龙江大学　谭林

引自：1998年6月4日《老年报》

1248. 我喝苦瓜水治糖尿病效果真不错

喝苦瓜水治糖尿病，效果真的很好。现在我的病情大为好转，糖尿病症状基本消除，身上有力气，体重增加，除含糖高食物外，其他饮食一般不控制。

配方及用法：一次用鲜苦瓜约25克，洗净去瓤，切成丝，加水1500克，煎熬半小时，然后喝苦瓜汤。一天喝4~5次，喝不完的苦瓜汤存放在冰箱里。有的人加水比较少，250克的苦瓜水一天喝完，这就因人而异了。我是用瓷盆熬苦瓜水，其实用砂锅熬是最好的。

我在喝苦瓜水的同时，也天天坚持喝豆浆，后来还天天坚持进行适度的体育锻炼，且要保持良好的心情，树立战胜疾病的信心。（李志贤）

引自：1998年7月21日《家庭保健报》

1249. 水豆腐治愈了我的糖尿病

我生于1921年，在宽甸满族自治县古楼子供销社离休。不幸的是去年春天，口渴尿多，全身无力，经医院检查化验血糖17.6mmol／L，尿糖三个"+"，诊断为糖尿病。一位亲戚告诉我说吃水豆腐好，我每天早晨空腹吃一碗水豆腐。于去年11月初化验，血糖6.2mmol／L，尿糖没有加号，身体恢复正常。

荐方人：辽宁宽甸县古楼子供销社　刘德华

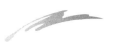

引自: 1998年3月9日《辽宁老年报》

1250. 我吃水豆腐治糖尿病果然见效

我患糖尿病好几年, 自从看了1998年3月9日《辽宁老年报》(第1010期) 第三版的《水豆腐救了我》的文章后, 依照这个偏方每天早晨空腹吃一碗水豆腐 (买来水豆腐重新热了以后蘸点酱吃)。吃了不到1周, 尿糖一个加号也没有了, 还觉得走路腿有劲了, 也乐意干力所能及的活了。我高兴极了, 迫不及待地想告诉患糖尿病的朋友, 赶快照此法试试, 省钱、好吃又治病。

荐方人: 辽宁丹东市人民街工人村文化楼206号 孟昭光
引自: 1998年5月4日《辽宁老年报》

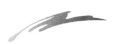

第九篇

神经系统疾病

眩晕（美尼尔氏综合征）

1251. 我服灵芝2年治好了久治不愈的眩晕病

我于1981年退休，在退休前后几年间患多种疾病（高血压、肺气肿、脑动脉硬化、手脚麻痹、颈椎肥大、颈动脉有一条严重阻塞、失眠等），因此有3年时间基本只能躺着，坐、立超过5分钟，便感到天旋地转、满目金星、晕眩呕吐，久治不愈。1983年我试服灵芝，至1985年血压恢复正常，而且稳定至今已达10年了，基本上不用看病。

血压正常，能活动这要归功于服用灵芝。灵芝真是人间"仙草"，据专家实验证明，灵芝能使老年小白鼠已衰退的免疫功能提高到少年小白鼠的状态；能使动物细胞溶氧量增加10倍，有明显强心作用，可预防动脉血栓形成；它含有高分子多糖体（为举世公认的目前防癌治癌最有效的良药）、有机锗（灵芝有机锗含量比人参高4~5倍）。灵芝孢子粉是治癌的上药，能阻止癌细胞转移，消除癌症特有的剧痛；它能溶解血管内已形成的血栓，恢复血管健康，延年益寿，还能健脑。（王云谷）

1252. 我服醋蛋液治好了美尼尔氏综合征

我是一名年近花甲的老教师，有15年的高血压病史，血压经常为13/21千帕（100/160毫米汞柱）。近年来又发现心律不齐，左心室偏大等症状。去年春季，又患上美尼尔氏综合征。我服醋蛋液后，高血压病没有犯过，血压保持11/18千帕（80/135毫米汞柱），4个多月来，我基本没服药。同时，我常到室外做一些轻微的锻炼，如做健脑强身操，练练太极拳或太极剑，最值得高兴的是美尼尔综合征再未发作过，使我心情愉快，精神饱满，能集中全部精力工作。另外，我老伴原来患有腰神经痛和偏头痛的毛病，她也和我同时喝醋蛋液，现在，她的腰神经不痛了，偏头痛的病也很少犯，我这贤内助的家务工作比以前干得更出色了。

荐方人：天津大港石油管理局二中　李长儒

1253. 我用本方治眩晕多人均有良好效果

配方及用法：天麻、熟地、党参、黄芪各25克，1只童子母鸡（已成熟，未下过蛋的），一起煮熟（注意不放任何调料），分早、晚2次空腹服完，最好是发病时用。

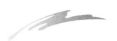

我在26~40岁时，患眩晕症，后来服上药2剂，至今已71岁，再未犯过。以后又介绍给数人，均有效果。（范欣）

百姓验证：广西田阳县那坡镇卫生所韦保凡，男，70岁，医生。他来信说："村民苏某患眩晕症，经常发病呕吐，天旋地转，不能下床，不思饮食，多方治疗始终不能根除。后来用本条方治疗，1次见效，现已有一年多未见复发。"

引自：1996年5月第3期《健康指南》

1254. 用"奇疗法"治愈了5年的头晕病

我用"奇疗法"治好了一位女工头晕的病。此人患病5年多，吃药无数，住院花去近万元都没有治好，我用"奇疗法"测出是供血不足，施治肺心穴，仅7天就治愈了，至今有8个月未再头晕。（马同喜）

注："奇疗法"资料已编入本书4141条。

1255. 我用按摩加食疗法治好了眩晕症

前年我患了眩晕症。起初，半月或20天犯一次，发病时觉得天旋地转，恶心、呕吐，很是痛苦。后经医生和友人指点，坚持用自我按摩和食疗法，眩晕病从轻到好，至今半年多未犯。

自我按摩：用拇指揉双手臂内关穴（腕横纹正中上2寸两筋之间），左右交换，先轻后重，按摩2分钟；用拇指与中指按摩双风池穴，按摩2分钟，便会有头脑清醒之感。

食疗法：芹菜炒猪脑。

配方及用法：芹菜500克，猪脑200克，酱油、醋、姜丝、豆油适量。先将猪脑洗净煮熟，切成1厘米见方的小块，拌上适量的酱油；把芹菜去叶洗净，切成2厘米长的段；将铁勺放在火上，加入适量豆油，油热后加入姜丝，然后放入芹菜煸炒。芹菜将熟时放入猪脑，要轻轻翻转，以免把猪脑搅成糊状，猪脑炒透后，盛入盘加少许醋调匀即可食用。

患眩晕症和从事脑力劳动者不妨试试。（遇金源）

引自：1997年2月1日《晚晴报》

1256. 一位70岁教师用鸽肉煮天麻方治愈头晕病

配方及用法：活鸽子1只，天麻10克左右。用醋将鸽子灌死，生去羽毛（不用热水烫），去毛后用微温水洗净（不能用热水），然后开腹去五脏，心肝留用，再用水将里边洗净装入天麻，将开口用线缝住，放在砂锅内加清水（水要多一点），鸽子心肝也放在砂锅内，用文火炖煮（煮时不能加盐和糖），待鸽子肉熟烂，汤已变白色即可。服时喝汤吃肉和天麻。如胃口好可以一次吃完，胃口差分次

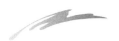

吃完也可。服7只鸽子为1疗程，一般2个疗程即可愈。

荐方人： 河南商丘市 王化禄

1257. 本方治眩晕疗效非常好

配方及用法： 熟地20~30克，天麻20~30克，枸杞20~30克，党参10克，黑豆50克，乌鸡蛋1个。以上诸味合在一起炖服。此方适用于阴虚头痛。

荐方人： 湖南衡东县新井西路 陈仲馗

1258. 我用独活鸡蛋方治眩晕有良效

浙江一带用独活鸡蛋治疗眩晕，效果显著，治后多不复发。

配方及用法： 独活30克，鸡蛋6个，加水适量一起烧煮，待蛋熟后敲碎蛋壳再煮一刻钟，使药液渗入蛋内，然后去汤与药渣，单吃鸡蛋。每日1次，每次吃2个，3天1疗程，连续服用2~3个疗程。

百姓验证： 辽宁盘锦市辽河油田运输公司吴顺希，男，63岁。他来信说："我本人1987年患眩晕症，到卫生所买了西药治愈后，过一段时间又复发。用本条方治疗，吃完药就好了，而且到现在也没有复发过。"

1259. 补中益气汤治眩晕症102例均愈

配方及用法： 黄芪30克，党参30克，白术10克，陈皮6克，归身10克，柴胡3克，升麻3克，炙甘草6克。每日1剂，水煎服，分2次温服。呕吐频繁者分多次服。呕吐重者加半夏10克，生姜10克，赭石25克；眩晕严重者党参改用红参10克或高丽参6克，加用天麻10克；心悸、恐惧者加枣仁2克，柏子仁10克；头痛者加川芎、蔓荆子各10克。

疗效： 共治疗102例，均治愈，疗程最短者2天，最长者21天。

引自：《云南中医杂志》（1986年第9期）、《实用专病专方临床大全》

1260. 此方治眩晕症多例均有显效

配方及用法： 五味子10克，酸枣仁10克，淮山药10克，当归6克，龙眼肉15克，水煎服。每日1剂，早、晚2次分服。

疗效： 治疗多例，效果较好。

引自：《实用民间土单验秘方一千首》

1261. 我用参冰合剂治美尼尔氏综合征300例均痊愈

主治： 美尼尔氏综合征。

配方及用法： 红参须15克，炙白附子8克，冰糖100克。用水500毫升与上味同

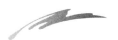

煮沸10分钟后，同红参须频服，1日数次，2日1剂。炙白附子不可单服，如误服炙白附子，舌和嘴唇如针刺而有麻木感。

疗效：临床观察300例，全部治愈（用药2剂头晕、干呕、耳鸣等症状消失）。

百姓验证：广西玉林市江岸开发区10区丘旭家，男，63岁，退休干部。他来信说："我邻居覃铭因劳累过度得了眩晕症，天旋地转，心烦欲吐。在市中心医院治疗15天，花费2000多元，出院后不久又复发。二次住院，又花费5000多元，出院后每半个月出现几天头晕，并呈周期性。后来我用本条方并结合1264条方对他进行治疗，并让他加强营养，1个多月他的病就痊愈了。"

荐方人：湖南省永顺县　钟新华

引自：《当代中医师灵验奇方真传》

1262. 平眩散外治眩晕102例全部有效

主治：痰浊中阻引起的眩晕。

配方及用法：制半夏、防风、丁香、肉桂各等份，共研细末备用。上药取2克放在4厘米×4厘米的胶布上贴脐部（神阙穴），再将1克分成2份放在2厘米×2厘米的2块胶布上贴双侧耳尖上方约1.5厘米处（晕听区）。每日1次，每次6~8小时，每周为1疗程。

疗效：治疗患者102例，治愈（用药1周，临床症状消失）93例，好转（用药2周，临床症状改善）9例，有效率100%。

荐方人：江苏通州骑岸医院中医科主任　马仪战

引自：《当代中医师灵验奇方真传》

1263. 本验方治眩晕立竿见影

主治：各种原因引起的眩晕。

配方及用法：乌梅、菊花、山楂各15克，白糖50克。上药煎约30分钟左右，取汁200毫升，然后将白糖放入煎好的药液中，每日服2次。

疗效：共治疗50例，治愈40例（服药3剂，诸症消失），好转10例（服药5剂，症状减轻，复发后服上方仍有效）。

荐方人：河南省鹤壁市第一人民医院中医科主治医师　詹瑞林

引自：《当代中医师灵验奇方真传》

1264. 我用仙鹤草治美尼尔氏病有效率100%

主治：美尼尔氏病。

配方及用法：仙鹤草100~120克，加水500毫升，煎至400毫升，每日1剂，分2

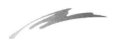

次口服。5天为1个疗程，均治1~2个疗程。

疗效：用此方治疗美尼尔氏病50例，痊愈30例，有效20例，总有效率100%。

百姓验证：云南昆明市人民东路119号普林兴来信说："我将本条方介绍给许多朋友和同事治疗眩晕症，治一个好一个。"

荐方人：黑龙江省农垦前哨医院　王清贵

引自：《当代中医师灵验奇方真传》

1265. 清眩汤治实证眩晕极其有效

主治：风、热、痰、湿浊、淤血所致之实证眩晕。

配方及用法：荆芥10克，半夏15克，大黄10克，钩藤20克。前2味用清水约400毫升，文火先煎15分钟后入大黄、钩藤，再煎10多分钟去渣温服。

疗效：治疗实证眩晕患者35人，症见不同程度的突发头晕，自觉天旋地转，恶心或呕吐痰涎、胃内容物，舌红、苔黄厚腻，脉弦滑等，西医多诊为美尼尔氏综合征，分别用药1~5剂，均获痊愈或好转。

荐方人：广东省阳江市人民医院中心门诊部副主任　梁如庆

引自：《当代中医师灵验奇方真传》

1266. 我利用此秘方治眩晕屡屡获效

配方及用法：法半夏10克，茯苓10克，鲜生姜10克，泽泻2克，白术10克，生牡蛎12克，钩藤15克（后下），每日1剂，水煎服。年高气虚者加党参，手足麻木者加桂枝。

疗效：用上方治疗风痰眩晕患者18例，全部有效，服药2剂，眩晕缓解；服药5剂，症状消失。其中有6例治愈后1年内复发，仍用本方治愈。

百姓验证：广西南宁市建政路1号张泰贵，男，74岁。他来信说："去年我早晨起床突发头晕倒地，卧在床上感到天花板在转动。用本条方治疗，仅5天时间，眩晕症就好了，至今未复发。"

引自：《黑龙江中医药》（1984年第3期）、《临床验方集锦（续二）》

1267. 家传验方"定风汤"治眩晕效果好

配方及用法：龙眼肉25克，淮山药、全当归、酸枣仁各10克，五味子15克。如有耳鸣加泽泻10克，云苓12克；如有恶心呕吐可加半夏6克，旋覆花10克（布包），代赭石15克；如眼前冒金星、身出冷汗，可加北芪15克，桂枝10克；食欲不振者，加陈皮6克，建神曲10克，鸡内金15克。先用干净冷水将药浸泡半小时后煎煮，小火慢煎60分钟时加水半碗，煮开后取出分2次温服。每日1剂，一般3剂即可见效，

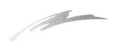

5~7天可痊愈。

荐方人：广东揭东县地都镇土尾中西医门诊部　　陈济生

1268. 我用嚼咽生姜法治好了老伴的眩晕症

一位姓佟的女士，43岁，原有内耳眩晕史。1982年7月24日，因劳累突发眩晕呕吐，频繁发作，投西药降颅压、脱水、镇静止呕不效。8月1日晚求诊，10分钟左右呕吐一次，饮水即吐，眩晕不能起床，行立则欲倒地，脉象沉迟而弱，舌淡苔白，一派虚寒之征，遂用生姜一块（约10克）嚼后咽下。服后呕吐即止，眩晕顿减。后嘱其休息调养，未服其他药物，3日后饮食如常，眩晕未再发作，能正常参加劳动。

百姓验证：河南郑州市政七街六号院李树彬，男，74岁，离休。他来信说："我用本条方治好了老伴的眩晕症，未花分文。"

引自：《四川中医》（1985年第4期）、《中医单药奇效真传》

1269. 黄连浸水频服治眩晕药到病除

李公老人，家住流江，务农为业，年近花甲，从不问于医事。一日，突觉头晕目眩，眼前发花：无奇不有，形状万千。延医入诊，服用归脾汤10剂无效，嘱进黄连30克，水浸频服，药到病除，单味而愈。迄今，患者年近古稀，视力甚佳。

引自：《长江医话》、《中医单药奇效真传》

1270. 单用鱼腥草水泡饮治眩昏疗效佳

一位姓陈的女士，52岁。自绝经后头目眩昏，面赤目红，失眠多梦。多方治疗无效，即取鱼腥草500克，每次10克，开水泡饮，服完后复诊，诸症消除。

引自：《浙江中医杂志》（1991年第2期）、《中医单药奇效真传》

1271. 我患眩晕症5年只用白果散就治愈了

配方及用法：优质白果仁30克（有恶心、呕吐症状者，加入干姜6克）。上药研为细末，等分为4份，每次1份，温开水送下，早、晚饭后各服1次。一般服用4~8次即可痊愈。

疗效：近20年来，用上方治疗眩晕，屡屡获效。

百姓验证：云南建水县朝阳南路5号普华来信说："我患眩晕症5年，原先晕一下就过去，未引起重视，后来眩晕病发，引起呕吐达2个小时，最后吐血，住院治疗26天，花医药费3556元。稍有好转出院，第二次复发又花掉4572元，2次共花费8100多元，仍未治愈。后来我用本条方治疗，仅花5元多钱，不长时间就治好了，而且至今未见复发。"

引自：《中医杂志》（1986年第11期）、《单味中药治病大全》

1272. 我用单药仙鹤草治好了自己的眩晕症

配方及用法：仙鹤草100克，水煎，每日1剂，分2次服。

疗效：所治42例均痊愈（临床症状全消失，追踪观察3年未复发），治愈时间为1~6日。

百姓验证：江西武宁县罗溪乡坪港叶礼忠，男，48岁，教师。他来信说："我患眩晕症已有1年多，服过多种药，但都收效甚微。后来用本条方治疗，仅服药6天，此病便告痊愈。"

引自：《中西医结合杂志》（1986年6月第8期）、《单味中药治病大全》

1273. 我用鲜仙鹤草治好朋友已患3年多的眩晕症

一位姓陈的妇女，56岁，突发性眩晕反复发作20余年，开始每年发作2~3次，后来发作逐渐频繁，近2年每年发作6~7次，每次发作超过10天。经医院诊断为美尼尔氏病。曾用阿托品、安定等西药和天麻钩藤饮等中药治疗，效果不佳。今晨眩晕又发作，天旋地转，泛上欲呕，耳鸣、面红、舌红、苔薄黄。证属阴虚火旺。试用新鲜连根仙鹤草约300克，加冷水煎数沸后去渣，熬成汤汁约300毫升，分早、中、晚3次服下，2剂后自觉症状减大半，上方再进1剂，诸症若失。追访10个月，眩晕未再发作。

百姓验证：江苏扬州市南湖巷甄雨波，女，75岁，退休干部。她来信说："我的朋友李秀兰患眩晕症3年多，每天都要复发多次，经常晕倒，一个人不能行动，非常苦恼。后来我用本条方为其治疗，仅用药3天就好了，至今未再复发。"

引自：《浙江中医杂志》（1990年第9期）、《中医单药奇效真传》

1274. 揉按中渚穴治眩晕立即见效

按摩方法：手背的第四掌骨上方有个叫中渚的穴位，在离小拇指和无名指指根约2厘米处，用另一只手的大拇指和食指上下用力揉按此穴，先吸一口气，然后慢慢呼出，按压5~7秒。做完后，再换另一只手，按同样程序再做一遍。每只手做5次，可以治疗目眩昏晕症。

一般情况，如站起身来即有昏眩感，马上揉按此穴，可立即见效。

荐方人：河南洛阳一拖工程机械厂检查科鲁晓阳

引自：1997年第4期《老人春秋》

1275. 刺激手部五穴是治眩晕症的有效方法

有眩晕经历的人，大都认为没什么，过一会就好了。前不久，有位23岁的姑

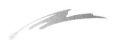

娘前来就诊。她说，在车站等车时，忽然眩晕跌在马路旁。

眩晕，是由于体内失去平衡所引起的疾病，原因有贫血，更年期障碍，晕船，胃、肠障碍等等。但是，发作时间却无法预知。比如，前面说到的那位姑娘，就是在不知不觉中突发眩晕的。

治疗眩晕，可以刺激位于无名指指甲下方的关冲穴。（见1275条图2）关冲穴是三焦经的井穴，此一经络的支脉则联结耳朵。因为，晕眩是体内失去平衡而造成的，也就是内耳的三半规管失去控制。所以，只要好好地刺激三焦经的关冲穴，便可修正三半规管的异常，避免眩晕。另外，眩晕和耳朵关系密切，所以，刺激和耳朵有密切关系的"耳、咽区"就非常有效。（见1275条图1）耳咽区位于中指指根一带，必须进行长时间的缓刺激，才能恢复三半规管的正常机能。

此外，治疗晕眩的部位还有位于小指指根处的液门穴、中渚穴，以及位于小指侧手腕上的阳谷穴。（见1275条图2）

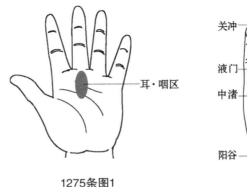

1275条图1　　　　　　1275条图2

1276. 坚持手脚穴位按摩可治好眩晕症

眩晕是身体失去平衡的一种表现，多因贫血、更年期综合征、胃肠功能障碍引起。眩晕分真性和假性两种。真性眩晕患者睁眼时有周围物体旋转感，闭目时有自身躯体旋转感；假性眩晕患者有头昏眼花感、站立不稳感、飘浮感、物体移动感、自身摇摆感等。真性眩晕有恶心、呕吐、面色苍白、出冷汗等现象，假性眩晕无明显的恶心、呕吐。

脚部选穴： 53，3。（见1276条图1）

按摩方法： 53穴要用食指关节角推按，力度要强些，双脚取穴，每次每脚每穴推按5～10分钟。3穴要用按摩棒小头点按，双脚取穴，每次每脚每穴点按5分钟。每日按摩2次。同时加按42穴。

手脚选穴： 按压11，27，48，49，57，每手每穴3分钟，每日数次。如是因贫血引起的眩晕，再参看治疗贫血穴位，酌情增加辅穴，以强化疗效。（见1276条图2）

注： 有关穴位名称及按摩工具制作法，详见本书4145条《手脚穴位按摩疗法》。

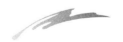

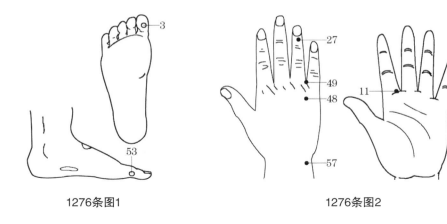

1276条图1　　　　　　　　　　　1276条图2

晕　车

1277. 用生姜片贴敷太渊穴治晕车效果好

晕车，多为出门旅行的患者所苦恼，用生姜片贴敷法防治，效果令人满意。

方法： 取生姜一块，切成1~2毫米厚的薄片，大小约1厘米×2厘米，坐车前数分钟用胶布固定在任意一侧的太渊穴位置上即可。

百姓验证： 吉林长岭县邮局宋德才，男，68岁，退休干部。他来信说："我老伴有晕车史，我用本条方和1278条方联合为她治疗后，就再也没晕过车。后来我又用此条方治疗多人的晕车，也都有效。"

荐方人： 河南省焦作电缆厂　　张祥瑞

1278. 我用伤湿止痛膏贴脐治晕车效果好

我用伤湿止痛膏贴脐治疗老年旅游晕动病56例，54例有效，有效率达96%。

方法： 乘车或乘船前先用温水洗净脐部皮肤，然后用伤湿止痛膏贴于脐部。

脐位于腹部正中，为任脉神阙穴所在部位，与督脉相表里，又为冲脉循经所过部位，内连十二经脉，与五脏六腑经络有着广泛而密切的关系。据现代医学研究，脐中分布着丰富的血管及大量的淋巴管和神经，皮下无脂肪组织，有利于药物的穿透吸收。

伤湿止痛膏携带方便，比服用乘晕灵等药物简便。伤湿止痛膏气味浓烈，

具有芳香走窜，开窍透析之功，通过对肚脐持续的刺激作用，药物得以充分发挥作用，被人体及时吸收，达到疏通经络、调理气血、调整脏腑功能之奇效。（王明阳）

百姓验证：浙江东阳市西花园里112号李正雪，女，67岁，退休。她来信说："我因晕车而从不敢坐车，自从用本条方治疗后，乘坐几个小时的汽车，一点不适的感觉都没有了。"

1279. 我以生姜敷内关穴治晕车很见效

有晕车史的人，在上车前半个小时内，切一片鲜生姜贴于双侧的内关穴（位于前臂掌面的下段，第一横纹正中以上2寸），用胶布或布条固定好，乘车时就不会晕车了。如是上车后出现晕车现象，可先对内关穴按摩片刻，再按前法贴上鲜姜片，即可避免晕车。

百姓验证：贵州惠水师范王兆美来信说："我自幼晕车，不论坐什么车，总感到头晕脑涨，后来是本条方治好了。"

1280. 手脚穴位按摩治晕车很有效

晕车是由胃肠、内耳、心脏三大器官同时产生变化的一种临床反应。胃部产生的呕吐感，内耳内的三半规管失调产生眩晕，乘车船时的神经过敏，三者归一就出现了晕车症状。

脚部选穴：15，16，17，42。（见1280条图1）

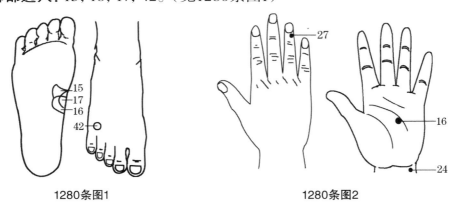

1280条图1   1280条图2

按摩方法：15，16，17三穴要连按，用按摩棒大头从15穴推按至17穴，双脚取穴，每次每脚每三穴推按5～10分钟。42穴要用食指关节角自后向趾尖方向推按，此穴主治晕车，推按时力度要强些。双脚取穴，每次每脚每穴推按5～10分钟。

手部选穴：用梅花针刺激16，24，27，每手每穴2分钟。（见1280条图2）

注：有关穴位名称及按摩工具制作法，详见本书4145条《手脚穴位按摩疗

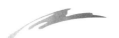

法》。

1281. 治疗晕车一"刺"就灵

一次公出乘长途汽车时,车上一位旅客晕车,呕吐几次。有位旅客送给他一瓶藿香正气水,本来是可以止呕的,可他刚喝下却全都吐了出来,说明他的神经过于敏感了。于是我过去照看他一下,建议用手部按摩方法帮助他。他开始不太相信,但看我是个上了年纪的长者,穿戴又比较端庄,也就勉强同意了。我用梅花针为他刺激了16,24,27三穴。约十几分钟后,晕车的人说:"你这一方法还真管用!"(章丰)

头　风

1282. 我以此祖传秘方治头风(眼花昏迷)病多例均治愈

配方及用法: 松针叶(马尾松)、枫树叶、桃树叶等量,捣烂后加适量葱头、食醋敷于额部。一般敷2~3次均可治好头风病。冬天没有枫树叶和桃树叶,其树皮也可以。

此方为家传秘方,效果非常好。

百姓验证: 湖南沅陵县明溪口田村刘书盈,男,55岁。他来信说:"我小妹刘书清今年突患头痛病,坐卧不安,睡觉不能翻身。曾到村卫生室、沅陵人民医院治疗,做扫描、脑电图均未查出原因,只好用点滴维持现状,花费1600多元也没效果。后来我用本条方为她治疗,用药第二天就能下地干活了,3天后彻底康复了。"

荐方人: 福建福鼎秦屿镇　陈年恭

1283. 我用本方治剧烈头风痛立时见效

头风痛症状: 前额剧痛,像两支箭头从两侧太阳穴穿至脑门,头似炸开一样,疼痛难忍。此病由内伤外感风寒引起。

配方及用法: ①用料:高粱粒大小的水沙,能盖过前额的纱布袋,醋,勺。②操作:用勺把沙子炒至烫手的热度,趁热装袋敷在前额上。在沙袋下面事先垫上洒好醋的毛巾,如太烫,可厚垫,不太热,要少垫。毛巾干了,要洒醋。备2个沙袋轮换用,一边炒一边敷。敷2袋后,患者感到舒服,直到敷出凉汗后即愈。

百姓验证: 河北围场县大石门郭树阁,在正月初三早饭后骑自行车载人走一

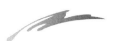

段路，到晚饭后，头痛剧烈不止，去医院治疗未愈。后来用本条方治疗，当天即痊愈。

荐方人：河北围场县兽医站　郭今廷

1284. 我用消风汤加减治头风121例均有效

主治：头风（风火上扰）。

配方及用法：柴胡、僵蚕各10克，天麻、川芎、黄芩、钩藤各15克，珍珠母、生石膏（先下）各20克。上药煎20～30分钟，取汁约150毫升，两煎分2次服，每日1剂。火盛者加龙胆草15克，偏头痛者加蔓荆子15克，目痛者加菊花15克，牙痛者加细辛5克，巅顶痛者加藁本15克。

疗效：治疗患者121例，治愈110例，有效11例，有效率100%。

百姓验证：重庆市忠县石宝坪山龙滩邓明材，男，84岁，教师。他来信说："本县涂井乡的江诗福患头痛病，在医院治疗未愈。后来，用本方很快就治好了。"

荐方人：吉林农垦特产高等学校　孔令举

头　痛

1285. 我用复方天麻液治头痛昏迷患者50余人全部有效

我乡一位复员军人，过去一头痛就昏迷，在部队医院治疗数年仍未见效。后来按下述方法治疗，至今20多年未复发。我用此方法治疗50多位头痛患者，全部取得满意疗效。

配方及用法：天麻250克，党参250克，当归200克，人参10克，大枣250克，核桃仁250克，蜂蜜1000克，猪油（不放盐）1000克。将上药共泡在一个罐头瓶里，盖严，7天后将天麻取出切细，再放入瓶内泡1个月，即成药液。每天早上将泡的药液舀一匙和甜酒在饭甑上蒸热，分早、中、晚3次服，坚持服用一段时间即可。

百姓验证：陕西宝鸡市牟掌权，男，56岁，退休。他来信说："我用本条方不仅治好了老伴的头痛，还治好了另外30多人的头痛病。"

荐方人：四川省南川县　冯吉山

引自：广西科技情报研究所《老病号治病绝招》

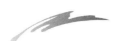

1286. 我用鸡蛋配诸药治头痛病疗效好

我到王庙村搞调查,认识了一位郎中,他告诉我一个治老年人头痛的单方,我给母亲、岳母和乡敬老院的两位老人试用后获得满意效果。

配方及用法:鲜鸡蛋2个,白菊花、白芷、川芎各30克,防风15克。用针将鸡蛋扎数十个小孔,同药放入沸水中煎煮,待蛋熟后,去蛋壳和药渣,吃蛋喝汤,一般2天就可痊愈。

百姓验证:辽宁凌海市卫生防疫站刘艳伟,女,50岁,检验师。她来信说:"朋友张毅之妻生小孩时落下头痛病,夜间头痛得厉害,需用人按摩。后来经我用本条方治疗,头3天服药后疼痛消失,5天后头未再疼。"

荐方人:四川富顺县新雨乡技校　高术财

1287. 我服用10个醋蛋液治好了3年的头痛病

我是位农村妇女,3年前,不知不觉得了一个头痛病。病轻时耳鸣目赤,四肢无力,厉害时头晕眼花。头疼得实在没有办法了,便抱着试试看的心理泡制了醋蛋液,服了3个后,头脑竟然清爽,食欲增加,效果不错。我又接连服了7个醋蛋液,疼痛竟然消失了。

荐方人:黑龙江巴彦县镇东乡同心村　吴玉琴口述　吴阳代笔

1288. 我服醋蛋液治好了2年的血管头痛病

我患神经性血管头痛病2年了,必须经常服药,服药时疼痛有所缓解,但停药后又犯。我抱着试一试的心理服用了醋蛋液之后,不仅头不痛,而且意外地治好了我数十年便秘的毛病。

荐方人:湖南省煤矿设计院　赵廷锐

1289. 我用白芷乌头散治头痛有特效

主治:偏正头痛,诸风、火、寒头痛。

配方及用法:白芷(炒)7.5克,川芎(炒)、甘草(炙)、川乌(半生半熟)各30克。上药炒炙好后,共研细粉,青茶(半发酵的乌龙茶)与薄荷煎汤送下。每次服3克,每日2~3次。服药期间忌食生冷油腻之物。

按语:白芷,去头面之风而止阳明头痛;川芎上行头角,助元阳之气而止痛;炙甘草则温中而健脾胃,解乌头之毒;川乌(半生半熟)上行而走表,走里入肾而引火归源。此方配伍精珍,经过炒炙其奥妙无穷。

百姓验证:重庆市忠县石宝坪山龙滩邓明材,男,84岁,教师。他来信说:"忠溪镇何如举于2001年3月头部剧烈疼痛,吃头痛粉、止痛片无效,住院治疗7

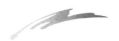

天，花去人民币680多元，病情不但没有好转，反而逐步加重。后来我用本方为他治疗，吃药3天见效，服完1剂药，仅10天就彻底治愈了，才花几元钱。至今已近2个月未复发。"

荐方人：黑龙江省德都县城关乡　高宝山

引自：《当代中医师灵验奇方真传》

1290. 本方治顽固性头痛40例全部有效

主治：气滞血淤引起顽固性头痛、失眠、长期低热及月经淋漓不尽。

配方及用法：当归9克，生地9克，桃仁12克，柴胡5克，赤芍9克，甘草6克，红花9克，枳壳6克，川芎10克，牛膝9克，桔梗5克。上药煎25~30分钟取汁，约300毫升，每日服2次。头痛者加全蝎3克，蜈蚣1条；失眠者加枣仁10克，龙骨24克，牡蛎24克；月经淋漓不尽者加益母草10克，茜草10克；长期低热者加银柴胡15克，地骨皮12克，胡黄连12克。

疗效：治疗患者40例，治愈（服药7天，临床症状消失）28例，好转（服药7天临床症状改善）12例。

荐方人：福建省平潭县白古乡卫生院中医师　游遵琳

引自：《当代中医师灵验奇方真传》

1291. 蚂蚁胶囊治神经性头痛106例，有效率100%

主治：血管神经性头痛，各种偏正头痛。

配方及用法：取黑多刺蚁、僵蚕、紫河车适量。拟黑多刺蚁82%，僵蚕10%，紫河车8%比例配制。上药共为末装胶囊，每粒重0.3克，每日服3次，每次4粒，饭后开水送服，20日为1疗程。

疗效：治疗屡发不愈患者106例，1疗程痊愈52例，2~3个疗程痊愈26例，显效23例，有效5例，有效率100%。

荐方人：福建省古田县风埔卫生院院长　林映青

引自：《当代中医师灵验奇方真传》

1292. 我用注射丹参液方法治血管神经性头痛屡屡获效

配方及用法：复方丹参注射液4毫升（每2毫升含丹参、降香各2克），加入50%葡萄糖注射液40毫升，静脉缓慢推注，每日2次。烦躁不安者肌注安定10毫克。

疗效：1990年第5期《临床荟萃》报道，此法治血管神经性头痛有效率100%。

百姓验证：甘肃秦安县郭加乡胥毅，男，30岁，医生。他来信说："我舅母和

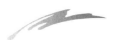

表姐都患血管神经性头痛，我用本条方为她们治疗，当天见效，一星期就治愈了，至今已3年多没复发。"

引自：《实用西医验方》

1293. 我利用三种西药治血管神经性头痛有效率100%

配方及用法：强的松20毫克，维生素K38毫克，扑尔敏4毫克。口服，每日3次，连服3天，然后将三种药剂量减半继续服3天，6天为1疗程。

疗效：据四川万县分水镇医院李兴立医师报道，经1疗程治疗62例，治愈58例，有效4例，有效率100%。

本法简单方便，疗程短，无明显副作用，易为患者所接受，有推广价值。

百姓验证：四川资阳市丰裕镇王清河，男，60岁。他来信说："我用本条方治好了我爱人和女儿的头痛。"

引自：《实用西医验方》

1294. 我用"奇疗法"为别人治好了胸痛和偏头痛

1994年1月27日，我在医院认识了一位患者小孙，他的左胸乳部上方处痛得很厉害，不敢呼吸，我按照"奇疗法"在第二掌骨的全息穴位为其进行按揉，用钢笔帽进行顺、逆按摩各300次后，奇迹出现了，他的疼痛随即减轻，喘气时疼痛消失。第二天他高兴地对我说："睡了一夜觉后，患处完全不疼了。"我又用此法治好了他的偏头痛。

注："奇疗法"资料已编入本书4141条中。

1295. 洋铁叶子治好了我20余年的偏头痛

我患偏头痛病20多年，曾多方求医，始终未愈，非常痛苦。1990年一位朋友告诉我用洋铁叶子（即土大黄）治疗此症效果很好。我抱着试试看的态度，当年治疗一次，效果真的很好。为巩固疗效，第二年又治疗一次，结果偏头痛至今一次未犯。

配方及用法：最好是在5月末或6月初，将洋铁叶子根挖出，洗净，切碎，捣成蒜泥状敷在痛处，用纱布包好，将汁液浸在头皮上（切勿使汁液流入眼睛），连续敷3天，每天1次。敷后出现不同程度的红肿、水疱并伴有瘙痒，几天后会自行消失。

荐方人：黑龙江省齐齐哈尔市富拉尔基区嫩江农科所　任秀珍

1296. 我母亲服八味柴胡汤治好了偏头痛

配方及用法：柴胡、白芍、白芦、川芎、白芥子、香附、郁李仁、甘草共8味。

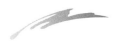

其中川芎（30～40克）止头痛，同白芍（10克）合用，能平肝之气，生肝之血；郁李仁（3克）、白芷（3克）助川芎散头风，柴胡（3克）、香附（6克）开郁，白芥子（10克）消痰，甘草调和滞气。合起来则调和气血、舒郁止痛、祛风消痰。凡遇有突发、时重时轻、时作时止，因情感不遂或烦劳而加剧的偏头痛及辨证属虚实夹杂、气郁血虚、气血失和、诸风上攻导致的偏头痛，均可用本方随症加减治疗。本方对诊断为血管神经性头痛者，疗效更佳。

荐方人：江西赣中化工厂职工医院内科　邹林根

1297. 复方柴胡汤治偏头痛治愈率很高

配方及用法：柴胡、香附各12克，栀子、白芍、川芎、蔓荆子、白蒺藜、玄胡各15克，地龙15克，僵蚕、川牛膝、甘草各10克，丹参20克。每日1剂，水煎两遍混匀，早、晚分服。

疗效：治疗观察60例，治愈51例，显效7例，无效2例。服药最少6剂，最多15剂，平均8剂。一般7～10剂头痛即消失。

荐方人：山东省东平县梯门卫生院　梁兆松

1298. 用耳背放血法治各种偏头痛均有效

偏头痛是一种常见病，多见于青壮年女性。本病发作一般持续数小时或数日，病人常带有一种痛苦表情而就医。

可用细三棱针（针刺工具）进行放血。首先选准耳背面小静脉管1～2处，随后用酒精棉球进行擦拭消毒（针具也同时消毒），之后手持三棱针在静脉管上刺入0.5毫米左右深度，使之出血数滴，最后以酒精棉球压迫出血点2～3分钟，防止继续出血。

百姓验证：湖南郴州市完小王水莲，女，45岁，教师。她来信说："郴州市北湖区张建军患偏头痛7年多，每天都要阵发性痛一次，经多方治疗效果不佳。2003年9月21日，我用本条方为她治疗，结果1疗程（15天）就治愈了。"

1299. 家传偏方荞麦粉贴穴治偏头痛可很快见效

配方及用法：取苦荞麦粉100克，白醋适量，放在一起拌匀，做成小饼，置锅内煮熟，贴在病人太阳穴上，凉了后再放到锅内煮热，反复多次。贴时用布隔，不能直接放在皮肤上。贴上不到15分钟疼痛即可停止。

荐方人：安徽省青阳县蓉城镇分桥村卫生所　吴礼财

1300. 家传秘方治头痛症有好效果

主治：头痛。

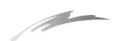

配方及用法：千年健、透骨草、追地风、一枝蒿各6克，用纱布包好，水熬数沸洗头。

荐方人：河北保定市　樊庆彬

引自：广西医学情报研究所《医学文选》

1301. 我运用清上蠲痛汤治疗各类头部疼痛效果好

配方及用法：麦冬5克，黄芩4克，羌活、独活、防风、苍术、当归、川芎、白芷各3克，蔓荆子、菊花各2克，细辛、甘草各1克，干姜0.5克。

加减：左侧头痛者加红花2克，柴胡3克，龙胆草2克，地黄3克；右侧头痛者加黄芪2克，葛根3克；前额、眉棱骨疼痛剧者加天麻2克，半夏3克，山楂3克，枳实2克；头顶痛者加藁本3克，大黄1克；风入脑髓而痛者加苍耳子3克，木瓜、荆芥各2克；气血两虚常自汗者加黄芪3克，人参、芍药、地黄各3克。

功效：祛风理血，理气逐水。本方原载龚延贤《寿世保元》一书，为后世治一切头痛主方。无论左右、偏正、新旧头痛皆有效。顽固性头痛、慢性头痛、三叉神经痛、偏头痛、月经时头痛、上颌肿瘤的疼痛及脑瘤引起的头痛等，用之皆有良效。

百姓验证：某女，60岁，1972年3月初诊。20年前下腹生一肿瘤，突发腹痛，手术所见为卵巢囊肿蒂扭转，此后即发生习惯性头痛，以前额尤甚，并有便秘，下肢重倦，右手麻痹，心悸，眩晕。诊为血证头痛。用本条方服药10日，头痛逐减，约服40日，头痛基本治愈。

荐方人：解放军158医院　杨丛林

1302. 家传四代秘方治头痛疗效好

主治：头痛、偏头痛、眉棱骨痛、牙痛等。

配方及用法：香白芷30克，细辛6克，冰片0.6克，茶子壳6克。牙痛者加荜拨3克，眉棱骨痛者加蔓荆子9克。上药共研极细末，贮瓶备用，勿泄气。每取本散少许，若头痛，交替吹入两鼻孔中；若偏头痛、牙痛、眉棱骨痛，左边痛吹右鼻，右边痛吹左鼻。每日吹3次。

疗效：治头痛310例，眉棱骨痛5例，牙痛89例，总有效率95.8%。对寒凝及寒郁化热之证，疗效尤佳。

引自：《中药鼻脐疗法》

1303. 萝卜冰片塞鼻治剧烈偏头痛效果较好

配方及用法：红皮白心萝卜一个，削如手指大小。用竹针在萝卜上端刺一小孔，孔内放冰片末少许。右侧头痛塞右鼻孔，左侧头痛塞左鼻孔，吸气3分钟。

疗效：立即见效。

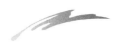

荐方人： 黑龙江省哈尔滨市　王长春

引自： 广西医学情报研究所《医学文选》

1304. 我以萝卜冰片汁滴鼻治偏正头痛迅速见效

配方及用法： 鲜青头白萝卜1个，冰片少许。将萝卜切去青头少许，用粗针对准青头切面频频捣戳，待出汁，将冰片粉撒入汁中溶化。临证时嘱患者仰卧，用滴管吸取药汁适量，滴入鼻中治疗头痛（左侧头痛滴入右鼻孔，右侧头痛滴入左鼻孔，全头痛交替滴两鼻孔）。一般滴鼻后，头痛会立即减轻。本方适用于偏正头痛。

百姓验证： 湖南衡阳市衡阳医学院放射科刘光华来信说："衡山县永和乡谭深患头痛5年，曾花费1000多元未能治愈。后来我用本条方为他治疗，仅3天就治愈了。还有一名女性头痛患者，患头痛10多年，在医院花费2000余元未能治愈，后来疼痛加剧，抱头大哭。到医院做CT检查，诊断为血管性头痛，住院治疗又花去2000余元仍未痊愈，而后我用本条方为其治愈。"

引自：《中药鼻脐疗法》

1305. 我用通气散加味治各种头痛症很有效

配方及用法： 以川芎40克为基础，加荜拨、柴胡、白芷、土鳖虫各20克，葛根50克，川羌活15克，蔓荆子、香附各25克，全蝎10克。水煎服，每日2次，分早、晚服。服药期间，不加用西药。病重者川芎加至50克。

疗效： 此方出于王清任《医林改错》，系用于治疗耳聋专方。取其通关开窍行气解郁之用，治头痛150例，治愈113例（头痛及伴随症状完全消失，半年以上不复发者），好转33例（头痛减轻，发作次数减少），无效4例（服药20剂头痛不减，诸症如前）。

百姓验证： 内蒙古包头市东河区回民卫生院徐升明说："读了1988年第1期《新中医》中《通气散加味治疗头痛疗效好》一文后，照文中方治愈1例头痛患者。郭某某，女，37岁，农民，于1988年7月20日初诊。患者自诉3个月前与人发生口角，并被人打伤头部，随后便头痛头晕，伴肢体麻木，经当地卫生院治疗，效果不好，又赴当地县医院治疗，诊为轻度脑震荡。证见：面色苍白、神疲，舌苔薄白，脉沉细无力。予通气散加味。处方：川芎40克，土鳖、白芷、荜拨、柴胡各20克，葛根50克，川羌活15克，香附、蔓荆子各25克，全蝎10克。水煎服，每日1剂。3日后复诊，诸症大减，原方再进2剂，后随访已痊愈。"（1989年第9期《新中医》刊载）

荐方人： 内蒙古呼伦贝尔医院中医科　于宝锋

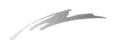

1306. 我利用芎脑芷汤治顽固性头痛收效显著

配方及用法：羊脑1个，川芎6克，白芷10克。将羊脑用热水烫一下，使脑质变硬，挑净其中的筋血，放入砂锅内，然后加500毫升水，放入川芎和白芷盖盖煎煮，1小时后除去药渣，吃脑喝汤。每天服1剂，服两三剂为宜。有时1剂就可治好年久不愈的顽固性头痛。

百姓验证：贺某，女，56岁，山西省大宁安古村人。1972年5月初诊，自述患阵发性头痛，反复发作10余年。起初怕寒，迎风则头痛剧烈，故常年戴帽子而防头痛发作。十几年来，帽子越戴越大。她戴上大帽子，在大宁城内赶集，人们认为她是"精神病"，围着一圈人看她。她曾到临汾、太原等地看过病，有的医生还真的按精神病给她治过。她的病西医诊断为神经性头痛，曾服过健脑汁、谷维素、卡马西平等，未能见效。有位名中医按阴虚阳亢、气血俱虚辨证，以滋阴潜阳、养血补血治疗，头痛仍不减轻。来诊时已是夏天，还穿棉背心，自述头顶怕风，不戴帽子不行，诊见畏寒怕冷，两足不温，舌淡，苔薄白，脉弦沉缓，按脾肾阳虚辨证施治，投以吴茱萸汤加减：吴茱萸10克，党参12克，干姜15克，川乌10克，升麻12克，川芎40克，白芷20克。服药10剂，头痛有减，但仍感脑海空虚，怕寒、怕风。改用芎脑芷汤（见"配方及用法"），每天1剂，3天后头痛大减，把棉帽子换成夹帽子，也不觉头痛得厉害。最后大胆地把帽子给摘了，也没有不适感觉。她的头痛病治好了，一传十，十传百，方圆几十里地的亲友都来祝贺，都说偏方治了大病。

百姓验证：四川冕宁县泸沽镇五一村余兴华，男，37岁，农民。他来信说："我爱人患头晕头痛症，我用本条方为她治愈。"

引自：《偏方治大病》

1307. 我用羊脑子鸡蛋治头痛效果特别好

配方及用法：羊脑子1个，鸡蛋2个，红糖100克。将以上三样放在碗里炖熟，加白酒或黄酒100克，一次吃完。一般连吃3剂即愈。

说明：以脏补脏，以脑补脑，为中医常用治法之一。

百姓验证：荐方人来信反映，自己10年前患头痛病，多方医治无效，后来经本村一位80多岁的老中医介绍此条方，服用后慢慢就好了。此条方还被介绍给另外4位头痛患者，他们服后均已痊愈。

荐方人：河南孟津县纪检委　陈新富

1308. 我爱人巧吃猪脑治好了头痛病

李某患头痛病多年，经用多种药物和针灸法治疗，都没有根治，时好时痛。后来采用民间偏方，用猪脑治疗，不到10天，痛感消失，至今20多年没有复发。

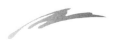

方法：将猪脑洗净装入碗内，不放盐，不加水，用锅蒸熟，趁热吃下。两个猪脑为一次用量，能多吃也可以，每日早、晚各吃一次，7天即可显效。病情重者可多吃几日，吃好为止。

百姓验证：贵州遵义市遵义铁合金有限公司朱伟，男，42岁，干部。他来信说："我爱人患脑血管扩张症，经常头痛，吃镇脑宁、地巴唑、谷维素等药2个月，疗效不大。后来用本条方治疗两周，才花30多元钱就痊愈了。"

引自：1996年9月28日《老年报》

1309. 白芷冰片末治头痛、牙痛见效快

主治：牙痛、头痛。

配方及用法：白芷30克，冰片0.6克。上药共研细末，贮瓶备用。鼻闻一次（约2分钟）不应，再闻一次，必效。

疗效：曾治疗牙痛30例，头痛17例，用后均收到迅速止痛之效。

引自：《中药通报》（1959年）、《中药鼻脐疗法》

1310. 生白川粉敷脐治偏头痛收效迅速

配方及用法：生石膏1克，白芷、川芎各0.5克。上药研末，置于神阙穴（肚脐），再以伤湿止痛膏封闭。

疗效：此方治疗偏头痛56例，收效迅速。

百姓验证：黄某，女，56岁。患偏头痛3年，尤以夜间为甚，服用颅痛定、安定等治疗无效而来诊。用本方治疗，当晚痛减大半，次日头痛消失。

引自：《浙江中医杂志》（1990年第5期）、《单方偏方精选》

1311. 用药物塞鼻治单纯性偏头痛获满意效果

配方及用法：川芎、白芷、炙远志各50克，冰片7克。将前3味药以屋瓦焙干，与冰片共研为细末，装瓶，以蜡封住瓶盖，勿漏气。用时，以绸布一小块包少许药末塞入鼻孔内，右侧头痛塞左侧鼻孔，左侧头痛塞右侧鼻孔。一般3~5分钟痛减，10~15分钟止痛，个别患者半小时后头痛消除。

当然也有效果不佳者，很可能有其他疾病，如脑瘤之类。因此，如效果不佳时，宜到医院详细检查，以免延误治疗时机。（陈立初）

1312. 我服用五花饮治愈周期性头痛

配方用法：菊花10克，金银花15克，桃花10克，月季花12克，旋覆花6克。上述诸花洗净，水煎服。每日1剂，分2次服用。

按语：我在巡回医疗时，碰见一位患周期性头痛的女病人，每日中午端一碗

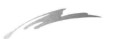

茶花饮个不停，后来告诉我说，她服的是五花饮，治头痛较好。我问她这是什么道理。她说一位老中医告诉她：茶之药轻如羽毛，诸花性开，轻扬向上。菊花味甘，性平，利五脉，调四肢，清肝明目止头痛，走泻下降利大便，凉血活血顺经止痛；月季花，月月开，止痛调经月月来；旋覆花，通血脉，益血泽，周而复始，气血通畅，所以五花饮治周期性头痛有特效。

百姓验证：曹某，女，38岁。自诉八年来有周期性头痛病史，每遇月经来潮前四五天头痛剧烈，尤其两太阳穴明显，清晨头痛为甚，头痛发作时伴有嗳气，两胁疼痛，闷闷不乐。待月经来后，总要蒙头持续睡3天，处于绝食状态，从第四天后如常人一样，做脑电图、心电图、脑血流图、CT扫描均未发现异常。因最近几个月头痛周期性缩短，不仅月经来潮前四五天疼痛，在月经期间也发作，追问以前治疗情况，言服过镇肝熄风汤、桂枝茯苓丸、川芎茶调饮及当归四逆汤等方，仍不见好转。综合分析，患者每遇月经随即头痛发作，呈周期性演变，应以清肝、柔肝、养肝、通五脉、利五脏的五花饮治疗。服此方28天后，等下次月经来潮，继续服药不中断，头痛未再发作。又服15剂，第二次月经前头痛亦未发作。

引自：《偏方治大病》

1313. 我女儿的头痛病是用川芎鸡蛋治好的

配方及用法：川芎20克，鸡蛋7个。将鸡蛋先放在水中煮至半熟捞出，用针刺上数个孔，再放入煎好的川芎药液内煮熟吃下。每日1剂。如一次吃不完，可分两次吃。

说明：川芎，味苦辛温，《雷公药性赋》记载有补血清头，通络活血止痛之功效，鸡蛋乃补虚健脑之佳品。二者合用，补中有活，故对耗神、血虚所致头痛，效果显著。

百姓验证：广西宾阳县新桥镇民范群英村王世和，男，54岁，农民。他来信说："我女儿头痛，到卫生所打针吃药不见效，疼得直哭。我用本条方为她治疗，服药后就不痛了，至今未见复发。后来我又用此条方治好3名头痛患者。"

荐方人：河南民权县　宋宏志

1314. 本方治头痛十分有效

头痛虽然不算大病，但痛起来也要人命。如果头痛时，取来一杯冷开水，再取一个柠檬，将皮剥去，挤少许柠檬汁放入水杯，再取苏打半匙，放入杯中，搅拌均匀后饮用，治头痛极为有效。

引自：陕西人民教育出版社《中国秘术大观》

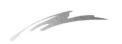

1315. 单药蝎粉敷太阳穴可治头痛

配方及用法： 活蝎子1只。上药放在乳钵中趁鲜碾碎，贴于患者太阳穴上。

疗效： 用此法治疗后，病者只觉一股清凉直入脑际，几分钟后头部疼痛即可缓解。

引自：《北京中医》（1991年第2期）、《单味中药治病大全》

1316. 大蒜汁可快速止头痛

配方及用法： 大蒜适量。将大蒜捣烂取汁，把大蒜汁滴入两个鼻孔，立即闭目，泪出后头痛即止。

引自： 1997年10月21日《家庭保健报》

1317. 用酒煎汤治头痛病效果较好

主治： 头痛、偏头痛（风寒型）。

配方及用法： 徐长卿10克，藁本10克，白芷10克，良姜6克，细辛3克，全虫5克，白僵蚕5克，60度白酒500毫升。全虫、白僵蚕研碎为末备用。余上5味药用60度（50度也可）白酒浸泡4小时（必须密封放置以防白酒蒸发）后，点燃白酒火直接煎煮上药并不时搅拌，至酒精燃尽火灭为止。取出酒煎液并用力挤压净药内液体，用酒煎液1／2冲全虫、僵蚕粉末1／2，待温服，每日2次。

疗效： 本方为师传方，吾师胡泽更老先生使用30多年，笔者多次临床应用，屡见佳效。

百姓验证： 陈某某，男，46岁，农民。每当受风寒偏头痛，服解热止痛药常无效，被某医院诊为神经血管性头痛。于1990年11月23日发作时服上药1剂，疼痛大减，连服3剂痛止，经访3年未发作。

荐方人： 天津市蓟县医院医师　孙志功

引自：《当代中医师灵验奇方真传》

1318. 心痛定可治偏头痛

偏头痛用去痛片等止痛退热药治疗往往无效。最近，有人发现心痛定可治偏头痛。心痛定的化学名称叫硝苯吡啶，因其能治心绞痛而得心痛定之名。偏头痛主要是因为头部血管痉挛所致，而心痛定在一定程度上有解除某些血管痉挛的作用。其用法是每次10毫克，每天3次。有人做过实验，发现用心痛定治疗能减少偏头痛发作的频率和发作过程。用心痛定治疗时，发作频率可减少至用其他安慰剂的1/4，发作程度也轻得多。换句话说，原来每个月发作4次的话，用心痛定后，1个月内可能只发作1次，且很轻微，不影响工作和学习。

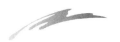

引自:《大众卫生》

1319. 偏痛散治偏头痛有满意效果

偏头痛的部位以额前耳上最多,也有发生在额上和额部,痛的性质为周期性发作,痛的时间由几分钟到数日不等。常伴有焦虑、不安、恶心、便秘等症,发作之前面颊潮红、头晕,来时凶猛。不过一般无生命危险,治疗也较容易。

配方及用法: 川芎40克,柴胡10克,香附10克,牛膝10克,白芥子6克,白芷6克,郁李仁10克,白芍10克,甘草6克,荆芥穗12克。每日服1剂,水煎分2次服。

疗效: 曾用偏痛散治疗偏头痛35例,取得满意效果。一般服10剂头痛停止。其中,完全消除疼痛者13例,服药15剂以内头痛发作缓解者16例,服药15剂偏头痛仍反复发作者7例。

按语: 本方在山西省吕梁山区传播广泛,经大宁一名医师明理老先生验证所传,他讲到本方演变于明、清孟文瑞所著的《青脚集》一书,叫"散偏汤",后来在此方基础上进行加减。因为有效,才流传下来,它最早是从病人手中得到的。他还讲到此方止偏头痛得心应手,关键在于用川芎必须量大,白芷量小,川芎和白芷比例应为6:1,川芎和牛膝的比例应为4:1。此方通上通下,调和升降,平肝清目,通经止痛。

引自:《偏方治大病》

1320. 我以脑灵康方治神经性头痛效果显著

配方及用法: 醋龟板30克,龙骨30克,莲子心15克,茯神3克,麦冬12克,炒枣仁12克,川芎15克,熟地24克。将上药洗净、切碎、晒干,研制细粉灭菌,过100目筛装囊备用。每次服4粒,每日服4次。

按语: 脑灵康在芮城的黄河岸一带民间流传,此方可煎汤,可做成丸药,也可做成胶囊。此方有清脑益智作用,对无明显原因的神经性头痛有效,并能增强青少年记忆。在芮城的一个村子里,每年都要让孩子们吃几剂脑灵康。

引自:《偏方治大病》

1321. 盘龙汤治疗头痛有确切疗效

主治: 头晕目眩等症。

配方及用法: 盘龙草30克,蝉蜕7个,大枣5个,蜂蜜1匙,菊花1株。将以上诸药用水适量煎煮10～15分钟,分2次温服。

按语: 盘龙草即夏天用的旧草帽条。旧草帽条有汗渍精气,以脑之精而补脑。相传傅山先生就有用脑油治绝症的奇妙方法。

在《谭瀛》一书中记载了这样一则病案:傅山的一个同乡,旅居京都,一日突

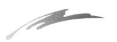

然头部剧痛，经过众多医生诊治疗效不佳。听说太医院某太医医术很高，因而特意前往请求治疗。太医诊脉后对患者说："你的病不轻，已无药可治，怕在一月之内有生命危险，请速回家去吧！"患者闻言，郁郁不乐回到寓所，急忙打点行装，启程回家。在路上遇到傅山，为其诊脉，结果与太医所言极符，于是叹了口气说："这位太医真是国手，他的诊断一点不错。"患者哭求救其一命。傅山想了一会儿，告诉患者说："你的病有一方或许可治，且试试吧！"嘱其寻找青壮年戴旧了的毡帽十余顶，水煎浓汤过滤成膏，早、晚各服1次。"患者照法服用，经过月余，病果然好了。原来，患者得的是脑髓亏损症，傅氏借用少壮人戴旧了的毡帽，是因为少壮之人，脑髓丰满，长期顶戴，脑髓之精气溢蒸帽上，故服之而愈。

引自：《小偏方妙用》

1322. 刺激手掌穴位能治疗头痛

有位著名的作家因为长期的贫困生活而写出一句名言："世界上最难的事莫过于头痛和借钱。"在我的患者中，也有很多人长期受到头痛的折磨。有位62岁的妇女，受慢性头痛折磨近10年，这期间也到过不少医院看病，都没有治好。最后，抱着试试看的态度来到我这里。我直接针对她的手掌中心部位治疗，以后，一直折磨着她的头痛就烟消云散了。我治疗的部位就是位于中指第一关节的心穴及手腕中央的大陵穴，这两个穴道都位于心包经的经络上。由于头痛和血管痉挛有直接的关系，所以，当支配血管的心脏机能异常时，便立即表现出来。因此刺激和心脏有密切关系的心包经上的穴道，不但可以恢复心脏机能，也可以抑制头痛。

按摩心穴和大陵穴对各种头痛者有奇效，刺激时可用针、牙签或发夹。（见1322条图1）刺激方法就是利用上述尖状物进行强刺激，反复刺激后就能抑制头痛，恢复头脑清晰。可根据头痛的部位和情形，刺激不同的穴道。整个头部都痛时，刺激前头点；头心疼痛时，刺激头顶点；后脑疼痛时，刺激后头点；头两侧疼痛时，刺激偏头点；若是暴饮暴食或酒醉所引起的头痛，刺激前头点。（见1322条图2）只要按照上述方法刺激上述穴道，头痛就会消失。如

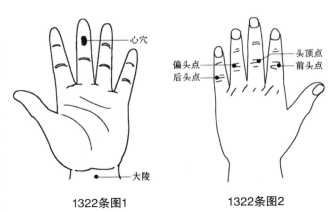

1322条图1　　　　1322条图2

果无效，可能是脑部有其他异常变化，这时应到医院做进一步的检查。

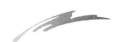

1323. 陈菊惠用手脚穴位按摩法治好已患8年的头痛病

头痛是中老年多发病,发生原因比较复杂,有头部胀痛、剧痛、持续性痛、阵发性痛等多种。

从头痛的部位和经络的关系来看,前头痛与阳明经有关,偏头痛与少阳经有关,头顶痛与督脉和足厥阴肝经有关,后头痛与太阳经有关。全头痛多为脑动脉硬化、脑震荡引起。

脚部选穴:主穴取53,54,55,56,13,5,7,2。(见1323条图1)临床中应根据上述各种不同头痛酌加头部有关反射区。

按摩方法:53,54,55,56四穴要连按,用食指关节角从53推按至56,双脚取穴,每次每脚每四穴推按10分钟。13穴用按摩棒小头自上向下点按,双脚取穴,每次每脚每穴点按5分钟。5穴用拇指捏按;7,2两穴用按摩棒小头点按,均双脚取穴,每次每脚每穴按摩5分钟。每日按摩2次。

手部选穴:①整个头部痛,用梅花针刺激35,2,23,每手每穴3分钟,每日数次。②头心痛,用梅花针刺激34,2,23,每手每穴3分钟,每日数次。③后头痛,用梅花针刺激31,2,23,每手每穴3分钟,每日数次。④两侧偏头痛,用梅花针刺激33,2,23,每手每穴3分钟,每日数次。⑤宿醉引起头痛,用梅花针强刺激35,每手每穴3分钟。(见1323条图2)

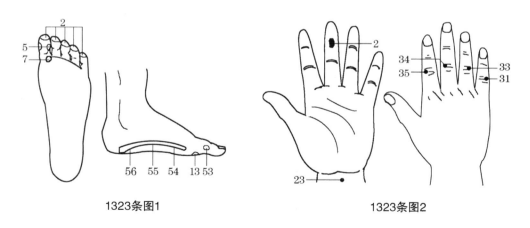

1323条图1　　　　　　　　　　　　1323条图2

百姓验证:新疆石河子132团蔡玉叶,男,50岁,工人。他来信说:"本连温学光患偏头痛,我用本条方为他按摩,他说此条方就是灵,比吃药还好得快。"

注:手脚穴位按摩治病法与按摩工具,请见本书4145条。

1324. 手脚同时取穴按摩治头痛效果会更好

一位65岁老太太长期患头痛,经多家医院治疗,久治不愈,时好时坏,有时

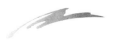

痛起来很厉害。经一位友人介绍，向我求助。我本想为她检查一下脚部5穴区，探测一下有无三叉神经痛，因在友人家相遇，按摩脚部穴位实在不便，我只好为她取手部几穴，用梅花针强刺激2，23，31，33，34，35六穴（见1323条图2），每手每穴2分钟，然后又点按头部太阳穴、百会穴、风府穴、风池穴，按摩后她即感到头部不痛了。对这类病例，如果再加按脚部5，7，2三穴点（见1323条图1），并连续治疗1周，可以收到更好的疗效。（章丰）

各部位麻木

1325. 我喝醋蛋液治全身麻木收效好

我已经80多岁了，最近2年突然全身麻木，特别是腿脚不灵，举步艰难。现在喝了20个醋蛋液，效果非常好。不但全身恢复了知觉，而且浑身轻松有力，特别是头脑清爽，精神十足，我高兴极了。我们这的老年人，普遍感到服醋蛋液后饭量增加了，睡眠好了，其中许多人治好了关节炎、气管炎。

百姓验证： 江苏泗阳医院季选洪，男，71岁，离休干部。他来信说："我朋友朱民患高血压达10年之久，在医院治疗不但无好转，反而加重，感觉头昏脑涨，四肢麻木无力，人变得急躁，经常发脾气。我用本条方为他治疗，现在血压降至正常，头脑也清醒了，性情温和，四肢麻木也消失了，饮食增加了。"

荐方人： 黑龙江省嫩江农场　崔丙权

注： 醋蛋液治病法，请见本书4142条。

1326. 我服醋蛋液治好了腿的麻痛症

我喝醋蛋液以前有3种病：一是腿麻木、疼痛。1979年冬突然右腿麻木、疼痛，不能走路，从腰部到小腿肚，痛起来像针刺骨似的难受，到医院住过2次院，医生用针刺我的小腿我也不觉得痛，吃药、打针、喝骨酒都不见效。到1980年我的左腿也和右腿一样麻木、疼痛。二是高血压。三是心脏病。这几年让病把我折磨得没活路，于是抱着试试看的心理制作了第一个醋蛋液。说也神奇，喝了3次后腿麻木、疼痛的感觉消失了。到现在为止，我喝了30个醋蛋液，腿已完全好了；原来收缩压26.6千帕（200毫米汞柱），现在血压正常了；心脏跳动也比过去稳定多了。

百姓验证： 湖北武汉市江夏区流芳镇茶棚中建三局朱达银，男，50岁。他来信说："我爱人的姐姐右腿关节麻木、肿痛已2年多，上下楼要人扶着走，在武汉

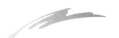

三家医院治疗过，打针吃药花了700多元都未能根治。我用本条方为她治疗，当服完1个醋蛋液后，上下楼就不用人扶了。服完3个醋蛋液后，症状完全消失，活动自如。"

荐方人：黑龙江虎林县庆丰农场　　黄碧珍

注：醋蛋液治病法，请见本书4142条。

1327. 我用本方治愈了罗德音的双手麻木症

配方及用法：当归12克，桂枝6克，白芍12克，细辛3克，甘草5克，红枣5枚，木通10克，黄芪30克，鸡血藤30克，老鹳草30克。每日1剂，水煎服。

疗效：许某，女，成年。1981年5月6日诊。半年来双手麻木，夜间为甚，微冷，无红肿热痛，伴头昏，舌淡、苔薄白，脉弦细。服本药5剂后，双手麻木减轻，续服5剂痊愈。（吕志连）

百姓验证：湖南溆浦县水田庄乡一组曾社祥，男，49岁，教师。他来信说："罗德音，女，50岁。患双手麻木症，连筷子都拿不住，到处求医无效。我用本条方为她治疗10次痊愈。"

引自：《湖南中医杂志》（1981年第6期）、《中医治愈奇病集成》

1328. 我用本法治手脚麻木很有效

手指、足趾麻木，多为气血亏虚，经络不通，微循环不良所致。此病多发于冬春寒冷季节及年老体弱者。我年过花甲，去年春天突感手指、足趾麻木，且有向四肢发展的趋势，恐日久瘫痪，立即服用改善微循环的西药和调补气血的中药，但效果不佳。后改用针灸针刺手指端十宣穴及足趾尖端气端穴，以疏通经络。

后来，我想了一法，即将双手十指尖端撑在66厘米高的桌子上，双足十趾尖端也踏在地上（冬天可不脱鞋），取45度做俯卧撑姿势，双足用足趾来回踏地，上身也稍做左右摇摆，使左右手指及足趾来回受力，每次做1~2分钟或数100下。做完后，手指尖端十宣穴处因受压变得扁平了。此时，用右手大拇指和食指轻揉左手每个指头，使其恢复原状，然后用左手大拇指和食指轻揉右手每个指头，使其恢复原状。与此同时，双脚来回踏步片刻，使足趾气端穴受压部位也恢复原状。这样做以后，即等于手指、足趾在很短时间内得到了一次较重的按摩，一般在10天内即可见效。以后只要每天坚持锻炼，可保此病不发，我曾将此法告诉患手足麻木者多人，无不见效。（盛玄明）

引自：1996年3月4日《家庭医生报》

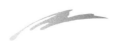

1329. 姜葱醋可以治好手脚麻木症

我患有手脚麻木症，特别是两臂两手，只要一着凉就麻胀得难受。到医院治过多次，均无法根治。后来试着用下面的偏方治疗，没想到治好了。

配方及用法：取生姜、葱白根、陈醋各15克，倒入锅中，加约一中型铝锅的水，煮沸10分钟，捞出葱、姜，倒入盆中趁热先薰后洗麻木部位，连续几次即可见效。（苑玉明）

1330. 家传秘方治手脚麻木症数日见良效

我祖辈有一治手脚麻木秘方，经多人使用，疗效甚佳，愿献给广大读者。

方法：采秋后霜打过的桑叶，晾晒干后，用砂锅煮沸，然后捞出叶子，待水温不烫时，用此水浸洗手脚。每天2次，数日内可见良效。

百姓验证：山西襄汾纺织厂吴信书，男，43岁，工人。他来信说："山西霍州的葛枝瑞患多发性大动脉炎，双上肢没有脉搏和血压，犯病时双手麻痛，着急时用玻璃片狠刮皮肤，有5个老中医都不敢给予治疗。我得知后，用本条方并结合醋蛋液疗法为其试治，病情得到了有效控制，现在双手麻木、疼痛现象均很少发生了。"

荐方人：河北鹿泉市获鹿镇　梁纯英

引自：1997年10月15日《辽宁老年报》

1331. 我以木耳蜂蜜糖治愈了亲属的手足麻木症

配方及用法：黑木耳50克，蜂蜜50克，红糖25克。上药均分为3份，每日用1份。用时将木耳洗净放在碗内，把蜂蜜、红糖拌于木耳内，放入锅内蒸熟食用。以上剂量，3日食完。

百姓验证：福建云霄县西园街西北路27号方文魁，男，71岁，退休。他来信说："亲属张德欣患手足麻木症，我用本条方为他治疗，现在已基本痊愈了。"

引自：《实用民间土单验秘方一千首》

1332. 我用点穴法治手麻疗效佳

（1）取颈臂穴：该穴位于锁骨上凹，在锁骨内1/3与外2/3交界处向上1寸处。

（2）操作方法：患者坐在椅子上，解开衣扣，露出肩颈部。如患者右手麻木，治疗者应站在患者右侧，左手放在患者的右肩上，大拇指肚点压病侧颈臂穴；如患者左手麻木，治疗者应站在患者左侧，用右手操作。手法开始要轻，向穴位深部点捻下压，逐渐加力，使患者病位迅速得气，类似触电感沿颈臂的走向

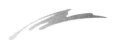

很快向手指尖放射, 点压两三下即可。只要不是颈椎病或骨质增生均有疗效。轻者2~3次, 重者3~5次即可痊愈。(宇峰)

百姓验证: 甘肃秦安县北关槐树115号邓双喜, 男, 61岁, 教师。他来信说: "我用本条方治好了肩麻痛。"

三叉神经痛

1333. 我服十三味治愈了三叉神经痛

我是多年患三叉神经痛的患者, 经多方治疗始终未能治愈。后在医院手术治愈后又复发。犯病时, 似刀割、如火灼, 痛苦不堪。一个偶然的机会, 得到中国著名老中医赵希愚传方(赵老自患此症, 配了此方), 经服药, 我病已痊愈, 现已5年多没犯病。为了解除患三叉神经痛患者的痛苦, 特将此方献上。

配方及用法: 生石膏25克, 葛根19克, 黄芩9克, 荆芥穗9克, 赤芍13克, 钩藤13克, 苍耳子13克, 薄荷6克, 甘草9克, 蔓荆子13克, 柴胡13克, 全蝎6克, 蜈蚣3条。水煎服, 每日服2次。(张富本)

1334. 我服醋蛋液治好了20年的三叉神经痛

我从1967年患三叉神经痛, 闪电式的剧烈疼痛使我食不能进, 话不能说, 真是痛苦。患病期间, 我曾多次到青岛、济南等地的大医院求医, 中西药也不知服了多少, 也曾服过大量的镇定药。大夫主张给我做开颅手术切断神经止痛, 我因怕出现后遗症没有做手术。我抱着试一试的想法, 于1987年12月中旬开始服用醋蛋液, 服了2个醋蛋液后感觉疼痛减轻, 阵发性头痛时间缩短了, 次数也减少了, 服到5个醋蛋液以后基本痊愈。

百姓验证: 四川达县教育学院何焕章, 男, 63岁, 教师。他来信说: "陈某因牙痛引发头痛不止, 不能饮食, 不能说话, 痛苦不堪。医院确诊为三叉神经痛。中西药、针灸均未能解决问题, 医生要为其手术治疗。她自感无法治好, 非常绝望。后来经我介绍用本条方治疗, 终于将三叉神经痛治好。"

荐方人: 山东诸城市吕标乡 杨希宗

注: 醋蛋液治病法, 请见本书4142条。

1335. 我老伴患了多年的三叉神经痛用醋蛋治好了

我老伴常芳春今年59岁, 前几年患了三叉神经痛的病, 到处求医问药, 疗效

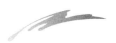

不佳，病情日趋严重，脸也肿了，长年吃不好饭，睡不好觉。自服4个醋蛋后，就大有好转，头也不痛了，脸也消肿了，睡觉吃饭也正常了。为了巩固疗效，她坚持饮醋蛋，以防旧病复发。

荐方人：黑龙江省电子技术研究所　　佟振华

1336. 我用麝香塞耳法为亲属治三叉神经痛立即见效

方法：麝香少许，用绵纸包裹，塞入耳孔内（哪边痛，塞哪边）。

百姓验证：山西太原市北城区迎新街道杨建政，用本条方治愈了孙爱萍的三叉神经痛。该患者患病7个多月，觉不能睡，饭不能吃，痛得流泪。经用此条方治疗，现在已完全止痛痊愈了。

荐方人：河南栾川县赤土店乡　　尤永杰

1337. 我用龙蝎饼贴治三叉神经痛45例全部见效

配方及用法：地龙5条，全蝎20个，路路通10克，生南星、生半夏、白附子各50克，细辛5克。上药共研细末，加药末量一半的面粉，用酒调成饼，摊贴太阳穴，用纱布包扎固定，每天1次。

疗效：用此方治疗三叉神经痛45例，痊愈42例，好转3例。

百姓验证：河北丰润县岩口乡赵士良，男，62岁，医生。他来信说："迁西县有一60岁的妇女患三叉神经痛20多年，一直靠吃西药来维持，我用本条方为她治疗，用药10剂痊愈。"

引自：《陕西中医》（1989年第5期）、《单方偏方精选》

1338. 单药寻骨风酒治三叉神经痛可当日见效

配方及用法：寻骨风500克，浸于50度2500毫升高粱白酒中，密封，1周后即可服用。每日早、晚各服20毫升，外用药棉蘸酒敷于下关穴，干则易之。

疗效：经治5例，一般用药1日后疼痛减轻，发作次数减少，3日后疼痛即可消失。

引自：《浙江中医杂志》（1992年第1期）、《单味中药治病大全》

1339. 我用脚部穴位按摩法治三叉神经痛效果特别好

取穴：5，7，2，13，53。（见1339条图）

按摩方法：5穴用拇指捏揉，力度要强，双脚取穴，每次每脚每穴捏揉5分钟。7，2，13三穴，均分别用按摩棒小头自上向下按压，双脚取穴，每次每脚每穴按压5分钟。53穴用食指关节角推按，双脚取穴，每次每脚每穴推按5分钟。每日按摩2次。

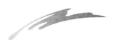

百姓验证：黑龙江哈尔滨纺纱厂离休干部李清海说："我从1982年患三叉神经痛，开始每逢吃饭时痛一阵，到1995年疼痛加重，差不多每隔1小时痛一次，痛如电击、刀割，至今已十几年了。在这十几年里，我先后到省、市多家医院求治，疗效均不佳。病情严重时痛得每天不能吃饭，不能睡觉，大小便不通，痛苦难耐。后来用本条方治疗，按摩当天就感到疼痛减轻，按摩2个多疗程后痊愈。现在吃饭正常，睡觉正常，大小便正常。"

注：手脚穴位按摩治病法与按摩工具，请见本书4145条。

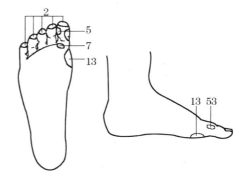

1139条图

坐骨神经痛

1340. 用"舒筋活络汤"治单纯性坐骨神经痛效果显著

坐骨神经痛属中医瘁症中筋痹范畴，内因肝肾亏虚，外因风寒湿邪侵袭下肢经络，闭阻经脉，以致气血淤滞，不通则痛。我自拟"舒筋活络汤"治疗原发性坐骨神经痛及腰椎骨质增生等引起的继发性坐骨神经痛38例，效果显著，不妨一试。

配方及用法：制乳香12克，制没药12克，当归20克，川芎15克，丹参30克，玄胡15克，杜仲15克，川断15克，鸡血藤30克，独活12克，威灵仙15克，川牛膝15克，地龙15克，甘草10克。每日1剂，水煎两遍混匀，早、晚分服。

值得注意的是，坐骨神经痛经过治疗不见减轻，甚至反而加重的老年人，尤其是发生不能忍耐的夜间剧痛时，应当马上去医院就诊，作进一步的病因诊断，以断定是否有椎间盘脱出及肿瘤压迫神经等情况，以便采取正确的治疗措施。

荐方人：山东东平县梯门卫生院　梁兆松
引自：1995年11期《中国保健》

1341. 我的坐骨神经痛食用甲鱼治好了

10年前，我患了坐骨神经痛，初期右侧坐骨部疼痛，持续半个月后疼痛加剧，如针刺般，并沿大腿后侧向下延伸至小腿后侧，牵拉状疼痛。入院治疗确诊

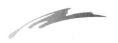

为坐骨神经痛。经过理疗、普鲁卡因和强的松局部封闭及维生素B族注射治疗等均无效。后来发展成白天午睡后和早晨起床都要人扶起，夜里疼痛更甚，无法入眠。朋友向我推荐了一个简便食疗法，仅连服9天就使疼痛消失，取得了意想不到的效果。现将该方介绍给读者。

配方及用法： 每次取甲鱼1只（以拳头大小为宜），斩去头，用开水烫一下，去掉表面一层薄皮。在甲鱼腹部开一"+"形刀口，去掉内脏洗净，腹部向上放于盘子内。再将黄酒（绍兴黄酒也可）倒进腹部的刀口内，倒满为止，然后放入锅内蒸1小时，即可食用。每晚空腹食用一只后睡觉，不得吃其他食品，连吃9天为1疗程。

本人经服用此方后，坐骨神经痛已有10年没复发。此方曾介绍给几位朋友，也获得极好的疗效。

1342. 我用此针灸法治疗坐骨神经痛获理想效果

我在实践中，每次针对不同的穴位为病人治疗坐骨神经痛，都收到理想效果。现将我的用穴经验介绍给医者和患者。

方法： ①以短银针刺合谷向后一分（按第二掌侧骨诊疗法的划分，这里当属足穴），以痛侧为好，时间大约40分钟。②对承扶、殷门穴，用指头各点压4～5分钟。③直接指点或针刺坐骨神经穴3分钟。此穴是一经外奇穴，位于手背第四掌骨（即无名指指根处）外缘，我曾多次用此穴为患者治疗，效果很好。

百姓验证： 陈某，男，46岁，1992年3月经人介绍来诊。自称双腿大面积剧痛，不能活动，越动越痛，在医院医治数月，既未见效，也没能确诊。以后几个月，病情不断加重，夜里痛得大声喊叫。我见后，确诊为重症坐骨神经痛。当即点了承扶、殷门、坐骨神经穴各约2分钟，同时按照我的老师李国普教的气功辅助治疗，总共不到10分钟病人已能丢掉双拐上厕所，不再言痛。（巍松）

1343. 我服醋蛋液治好了坐骨神经痛

我患有肺气肿、动脉硬化、轻度关节炎、坐骨神经痛、哮喘、头晕、耳鸣等症，无论冬夏，手脚都是凉的，尤其冬天四肢冰冷更突出。1987年10月我开始服用醋蛋液，服服停停维持了100多天，结果奇迹出现了：手脚发凉的毛病明显好转，头晕的毛病一次也没复发，坐骨神经及右膝关节疼痛完全消失了。醋蛋液使我焕发了青春，情绪也更加乐观。

百姓验证： 福建福清市融城镇后埔街吴鹏飞，男，70岁，退休干部。他来信说："我和老伴都患有坐骨神经痛，患病10余年，多方治疗均不见效。后来按本条方只服了10个醋蛋液，我俩的病就有了明显好转，现仍在继续服用。"

荐方人： 新疆铁力农场离休干部　李九韶

注：醋蛋液治病法，请见本书4142条。

1344. 我用生姜蘸火酒治好了坐骨神经痛

近年来，我的左腿膝盖时感疼痛，走路、上下楼梯很困难，上厕所时蹲下去就很难站起来。去年9月的一天，大女儿告诉我用生姜蘸烧酒可治愈坐骨神经痛，我就每天2次用生姜蘸烧酒按擦我的左腿膝盖疼痛处。没想到，只用了5天时间，疼痛就开始逐渐减轻，连续按擦10多天病痛就完全消失了。

百姓验证：广东广州市五羊新城寺右新马路105号彭宗堂，男，35岁，保安员。他来信说："我的同事坐骨神经痛很严重，到医院针灸、吃药，一次花费300多元未见好转。后来，我用本条方为他治疗20多分钟，让他躺在床上休息几个小时，再起床时一点也不痛了，并能下床走动了。"

荐方人：云南思茅行署计委　尹建强

1345. 我用三药一盐治坐骨神经痛有良效

配方及用法：川牛膝、五加皮、当归各25克，食盐250克，用火炒热，装入准备好的布袋内，外敷患处，每日3～5次，不必换药，冷后再炒。

我用此方共治疗坐骨神经痛患者25例，男19例，女6例，均获痊愈。

百姓验证：河南洛阳市民族路6号院雷振兴，男，80岁。他来信说："我患坐骨神经痛已有20余年了，痛苦至极，吃药、打针、理疗、针灸、按摩等均无效，治疗费用却花了很多。后来用本条方治疗近1个月，病痛便痊愈了。"

荐方人：河南开封县　吴宗祯

1346. 我患了8年的坐骨神经痛用体翘锻炼法治愈

我患右腿坐骨神经痛已有8年，病情严重时，真是痛苦难言。吃药、打针、针灸、理疗、封闭疗法、按摩等均无明显效果。前年，我的腿又疼得厉害，经CT检查，病因是腰椎骨质增生和椎间盘突出。有的医生认为只有动手术，才能解决问题。我想自己已经60多岁了，不愿意手术。当时四川省人民医院骨科主任建议我试做一种体操：人俯卧在硬板上，腹部紧贴硬板，双手臂放于胯侧，手掌向上，手背贴硬板。躺平后，头部和双腿尽量往上翘，胸部也应随头部抬起而离开硬板，持续半分钟，然后还原成俯卧姿势，休息1分钟（这时如有人能辅以按摩更好，自己也可以抚摸臀部和腰部）。这样重复做5次，每天早、中、晚各做一遍。我按医生嘱咐，坚持做了半个月，未服任何药物，即初见成效。1个月后，腿不痛了。现在我坚持做这个操已一年半了，腿没有再痛过，腿的麻木感也逐渐消失。需要注意的是，不能睡软床，须睡硬板床。（张惠明）

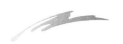

1347. 我用"牛膝五虫去痛散"治坐骨神经痛疗效很好

坐骨神经痛属中医痹症范畴。多年来，我在应用民间验方"蛇蝎散"基础上适当加减得到"牛膝五虫祛痛散"验方。用此方治疗86例坐骨神经痛患者，经1个疗程治愈22例，经2个疗程治愈41例，好转20例，无效（服药1个疗程无明显效果）3例。

配方及用法： 祁蛇20克，全虫20克，蜈蚣20克，炮山甲20克，土元20克，牛膝40克。上述药物焙干研成细粉，分成16包，密闭贮存。每晚睡前用白开水送服1包（黄酒为引），16日为1个疗程。

注意： ①严格按照上述剂量服用，不得加量，孕妇禁服。②服药后部分患者出现肢体疼痛加重、出汗，此时不要停药，这是病情好转的先兆，这种症状出现愈早，痊愈也就愈快。③服药期间忌食腥、凉等食物。

百姓验证： 山东庆云县庆云镇王学庆，男，主治医师。他来信说："本乡西南马村孙之祥的妻子患坐骨神经痛多年，中西药没少用，就是治不好。每日以消炎药、止痛药为伴，疼痛症状只能暂时减轻些，不能根治。后来，我用本条方为其治疗10天，她的病逐渐好转，最终痊愈。"

引自： 1995年2月18日《中医药信息报》

1348. 我患了7年的坐骨神经痛用本方治愈

我是多年的坐骨神经痛患者，患病期间四处求医问药，仍是没有一点好转，精神与肉体深受病痛的折磨长达7年之久。1986年一次偶然机会得一良方，试服3剂即有好转，再服5剂即愈，又服3剂加固，至今一直没有复发。十几位亲友同事患有此病，均用本方治愈。有一同事陈某患病卧床近月，打针、针灸、吃西药未见好转。后来转用此方治疗，服药3剂就可以下地活动，又服5剂即可干活，现已1年多未见复发。

配方及用法： 制附子10克（另包），麻黄10克，桂枝9克，白芥子15克，威灵仙20克，桑寄生40克，木瓜15克，独活15克，鹿角霜50克，桃仁15克，川芎20克，香附15克，牛膝15克，防风10克，地龙20克，甘草10克。每日煎煮1剂，早、晚分服，连服8剂。

注意： ①服药后口渴便秘者去附子，加泽泻10克。②肢体麻痹者加蛤蚧10克，蜈蚣2条。③高血压、心脏病、多汗失眠者去麻黄或减至2~3克，桂枝减至5克。④用鸡汤、猪蹄汤当药引效果更佳。⑤服药期间忌食酸冷、荤腥食物，停药3天后可正常饮食。

百姓验证： 云南彝良县牛街镇李连禹，男，35岁。他来信说："本镇马顺患坐骨神经痛2年余，经多家医院治疗，花费1000余元收效甚微。后来病情加重，疼

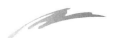

痛自臀部沿大腿后面小腿后外侧向远端放射，右腿肌肉已萎缩，酸痛无力。我采用本条方为他治疗，服了10剂药，治疗40天，已能下地劳动。"

荐方人：福建永安市安砂农技站　郑其发

引自：广西科技情报研究所《老病号治病绝招》

1349. 我用本方治愈了11例坐骨神经痛

配方及用法：黑、白丑120克，穿山甲（穿山甲为重点保护动物，禁止猎捕药用，可用其他药代替）30克，西红花30克，补骨脂30克，大云30克，川乌12克，草乌12克。以上药研成细面和蜜为丸如楝子大。早、晚各服4～6粒。服一半见轻，一般1剂服完痊愈。

注意：男性患者服药期间节制性生活；如买不到西红花，用土红花，改为50克；穿山甲用沙子炒后研面。

荐方人：河南省开封　曾广志

1350. 乌头地龙酒治坐骨神经痛42例全部有效

配方及用法：生川乌、生草乌、红花各15克，地龙、寻骨风、伸筋草各30克，生黄芪、全当归各60克。将上药浸入1000克白酒中，封闭1周后即成。每天早、晚饭后各服1次，每次10～20毫升，服完为1疗程。一般可连服1～2个疗程。治疗期间注意避风防寒。

疗效：此方治疗坐骨神经痛42例，痊愈35例，好转7例。

百姓验证：李某，男，46岁。3天前睡觉醒来觉左臀及下肢呈放射性牵引疼痛，3天后不能行走，疼痛剧烈，诊为坐骨神经痛。予消炎镇痛和维生素治疗，疼痛减轻不明显。改服乌头地龙酒剂，1疗程后疼痛明显好转，已能下床行走。服完2疗程后疼痛完全消失，活动自如。随访6个月未复发。

引自：《四川中医》（1990年第3期）、《单方偏方精选》

1351. 二乌细辛驱痹汤治坐骨神经痛很有效

主治：发病突然，疼痛剧烈，疼痛以一侧足太阳经所过处为主，并有患肢拘急、拒按等症状表现。

配方及用法：细辛6～12克，制草乌6～12克，麻黄15克，制川乌6～12克，牛膝20克，木瓜20克，乳香10克。水煎3次，每次不得少于半小时，然后将3次所煎药液混合，分早、晚2次服。细辛和制川乌和制草乌药量可逐渐增加，先小量，无不良反应渐加至最大量。

疗效：治疗30例，治愈25例，显效5例。痊愈患者中，3剂收效6例，6剂收效13例，9剂收效6例；显效者中均服药15剂，1例服药后疼痛加重，停药1周后疼痛

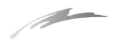

消失。

引自：《吉林中医药》（1985年第5期）、《实用专病专方临床大全》

1352. 本方治疗原发性坐骨神经痛疗效颇佳

主治：原发性坐骨神经痛。

配方及用法：苍术10克，黄柏10克，川牛膝15克，苡米20克，当归15克，川芎5克，赤芍10克，生地15克，红花5克，地龙10克。上药每日1剂，水煎服，或加少许水酒服用。如发热者，重用生地、黄柏20克；如大便秘结者，加大黄10～15克。

疗效：治疗86例，治愈78例（用药10天以内，临床症状消失），好转8例（用药10天以上，临床症状改善，仍有疼痛感觉者）。

荐方人：湖南省耒阳市中医院主治医师　廖秋元

引自：《当代中医师灵验奇方真传》

1353. 我用此方治坐骨神经痛均获良效

配方及用法：当归6克，川芎6克，地龙6克，木瓜5克，千年健6克，追地风6克，肉桂3克，海桐皮3克，生地9克，桂枝3克，羌活3克，麻黄3克，红花2克，红糖60克。上药共为细末，大曲酒1瓶，倒出100毫升，将药末和糖一并装入瓶内，浸埋地下7天，取出摇匀，每次服50毫升，每日2次。

此方曾治愈过200余人的坐骨神经痛，一般患者喝2瓶即愈。

百姓验证：广西博白县国税局东平分局冯巨峰，男，50岁，税务员。他来信说："博白县东平镇朱十妹，从1997年起右腿疼痛，严重进行动困难，不能干重活，在东平中心卫生院确诊为坐骨神经痛。随后在东平卫生院、附近村镇的卫生门诊吃药打针，时好时坏。有时疼痛厉害，就到附近医院打止痛针。由于病根不除，家人很是担心，1999年8月，我用本条方和1345条方联合为他治疗，用药第二天即见效。又嘱患者坚持用药到第八天，结果疼痛完全消失。为巩固疗效，患者又坚持用药一星期，此病告愈。1年多来，患者已完全恢复健康，一直没有痛过。后来我又用此条方治好了博白县绿珠镇中江村帝园岭何季芳的坐骨神经痛。"

荐方人：河南滑县　吴星云

1354. 辣椒茄子熏治坐骨神经痛效果较佳

配方及用法：取隔年辣椒棵、茄子干燥棵（未经雨淋为最佳）等份，放入大锅内煮1小时左右。倒入脸盆内，人坐盆上边熏，用塑料薄膜围严，周围不要跑气，然后把从地里拾来的料姜石（要带刺的）放煤火中烧红，待水稍冷时放入盆内，可连续放两三块，水凉了可再热。如此每日3次，每次可换一二次辣椒、茄子

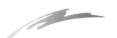

棵。10日见效，一般病不重者20日即愈。

百姓验证：茹父，患坐骨神经痛年余，四处求医，均不见效，病甚卧床不起。用此方治疗月余，未花分文，病彻底治愈。

说明：本方用辣椒、茄子干燥棵煎汤熏洗治疗坐骨神经痛效果较好。因为坐骨神经痛属中医痹症范畴，多是风、寒、热、湿邪使经络气血不畅，痹寒不通而作痛。茄棵又名茄根、茄母，为茄棵植物，茄的根和茎，甘，微苦、平，有祛风通络，止痛之效。主治风湿疼痛，手足麻木。《开宝重定本草》：辣椒棵，又名辣椒茎，为茄棵植物辣椒的茎，辛热。有祛寒湿，散淤血之效，主治风寒湿痹。用2味煎汤熏蒸取汗，一则通经活络，二则散淤止痛，故疗效甚佳。

荐方人：河南鲁山县化肥厂　茹海龙

1355. 我用此家传秘方治坐骨神经痛很有效

配方及用法：生川乌、生草乌、川木氏、密二花、川牛膝、当归、防风、乌梅、秦艽、全蝎各9克，白术、杜仲各13克，蜈蚣3条，白糖180克，白酒1500毫升。找一个能装水2500毫升左右、里外有釉的坛子，并按坛子大小在室内阴凉处挖个坑，准备埋藏坛子。药全部装入坛子后倒入白酒，用干净布封住坛口，然后坛口向上放入锅内，在锅里添水浸没大半个坛子，煮1小时后将坛子取出，立即放入挖好的坑内，用一只碗口朝上盖住坛子，再用土埋好，踩实。埋24小时将坛子取出即成。每日3次，成人每次喝3小盅。一般患者喝6天见轻，一料药酒喝完病就好了。

注：①生川乌、生草乌、蜈蚣、全蝎这4味药有毒，只要患者按此方说的量服用，不会出现问题。已有许多患者用过，没有一人发生中毒事故。3条蜈蚣用一般个头的，不要过大或过小。②密二花就是河南密县产的二花，如患者买不到密县产的二花，买其他地方产的也可以，但要放到锅里用蜂蜜炒制后再用。③蜈蚣、全蝎都是用死的，这2味药都是药店加工处理后才出售的，买到即可使用。④白酒要用粮食制作的烧酒，一般都在45度左右。⑤在煮制药酒时，锅内的水以添到坛子大半腰为宜；坛口向上，不要让坛子滚动，以免碰坏坛子与锅；坛子不用加盖，要固定好，不要让水灌入坛内。⑥从点火算起，用文火煮1小时即可。煮好后，坛子里的药渣不要捞出来，放在酒内泡着，这样能充分发挥药的效力。药酒随服随倒。⑦此药每日3次，均在饭后服用。⑧喝不完的药酒可长期存放，存放时要去渣后装入瓶内，并封闭好。

百姓验证：广西贵港市邮局李素玲来信说："我用本条方治好5名坐骨神经痛患者。他们患病时间长者达3年，短者1年余，均经市县医院治疗过，有的治疗2年，有的治疗半年，治疗效果均不显著，且反复发作。我用本条方为他们治疗，均未超过2个月就治愈或好转。"

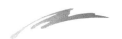

荐方人：河北故城县　乔海滨
河南虞城县　张广友

1356. 我用三乌一草酒治坐骨神经痛疗效甚好

配方及用法：制川乌、乌梢蛇、乌梅、紫草各12克，用白酒750毫升泡7天后，每天早晚各服15毫升。

疗效：治疗坐骨神经痛500余例，均收到满意疗效。一般服3～6天痊愈。

百姓验证：广东吴川市黄坡卫生站林顺余，男，62岁，乡医。他来信说："我用本条方治好坐骨神经痛2例。第一例：本村郑惠琼，经吴川市人民医院确诊为坐骨神经痛，服用骨刺丹、灭湿痛未见好转，花费300余元。第二例：吴川市振文镇黄来福之妻，患坐骨神经痛3年，时好时坏，花了很多钱治疗也不见好转。我用本条方配制药酒，为她们治疗1个月痊愈，随访半年未见复发。"

引自：《山东中医杂志》（1989年第4期）、《单方偏方精选》

1357. 桂枝酒治坐骨神经痛52例均获痊愈

配方及用法：桂枝、当归、防风、白芷、苍术、牛膝、赤芍、苍耳子、穿山甲各12克，杜仲、川乌、草乌、木香、广三七各6克，骨碎补、金毛狗脊、黄精、黄芪各15克，自然铜30克。上药浸酒服，男用白酒，女用黄酒，每天服15～20毫升，分3次服，20天为1疗程。

疗效：此方治疗坐骨神经痛52例，均获痊愈。

百姓验证：一位姓杜的男士，70岁。患坐骨神经痛，症见痛苦面容，腰腿部压痛明显，舌淡、苔白腻、脉沉涩。服桂枝酒1剂痊愈，随访9年未复发。

引自：《陕西中医》（1991年第2期）、《单方偏方精选》

1358. 单服威灵仙治坐骨神经痛效果好

王某，男，32岁。右侧腰以下至小腿疼痛已年余，服中西药效果不显，无外伤史。按压环跳、委中、承山等穴均有明显压痛，直腿抬高试验阳性，诊断为坐骨神经痛。嘱用威灵仙根，研末酒调服。（若不能饮酒，水吞服亦可）每次1汤匙，每日2次。服500克后腰腿疼痛基本消失，续服500克痊愈。

引自：《上海中医药杂志》（1985年第5期）、《中医单药奇效真传》

1359. 本方治坐骨神经痛疗效确切

主治：坐骨神经痛、跌打损伤。

配方及用法：红桂300克，红茯苓150克，红花丹、生草乌（去皮）、生三七各80克，花椒、芦子各50克。共碾粉，过80目筛，混匀，装入零号空心胶囊，每粒0.5

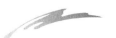

克。每次用温开水或粮食酒送服1~2粒,每日服3次。

疗效:治坐骨神经痛100例,跌打损伤56例,有效率90%以上。

按语:此方是我在卫校12年实践中摸索出来的经验方。忌食冷水、冷食,用药不得超3剂。

荐方人:云南省能海县药品检验所所长　岳邦涛

引自:《当代中医师灵验奇方真传》

1360. 我用此按摩法治坐骨神经痛效果好

选穴:环跳、承扶、承中、承山。

点穴方法:于中午12时以双拇指重叠重按各穴约1分钟。

百姓验证:胡某,38岁,1991年11月18日就诊。左下肢反复疼痛9年,本月11日加重,直腿抬高试验阳性,左下肢反射痛至脚底。按上法治疗,一次告愈,至今未复发。

荐方人:浙江省开化县人民医院　詹成标

引自:《当代中医师灵验奇方真传》

1361. 本方治坐骨神经痛一般15天即愈

配方及用法:麻黄、桂枝、牛膝、木瓜各30克,生姜100克,糊盐30克,全鸡1只。将麻黄、桂枝、牛膝、木瓜水浸,将鸡放入药水中,水量以淹过鸡为限,将鸡煮脱骨后加生姜100克,糊盐30克。服时去渣吃肉喝汤,每日2次,连服7天为1疗程。

疗效:一般服2疗程即愈。

引自:《实用民间土单验秘方一千首》

1362. 著名老军医特献治疗坐骨神经痛经验方

配方及用法:当归、川芎、地龙各6克,木瓜5克,川乌9克,千年见、地丰各6克,肉桂3克,海桐皮3克,生地6克,桂枝、羌活、麻黄各3克,红花2克,红糖60克。上药共研为细末。大曲酒一瓶,倒出100克,将药末和糖一并装入瓶内浸泡7日(避光)。服用时摇匀,每次服50克,每日2次,2剂可愈。

注意:各味药缺一不可,勿用相近药代替,否则无效。

荐方人:山东菏泽市一中前街处　王军峰

1363. 坚持手脚穴位按摩治疗坐骨神经痛很有效

脚部选穴:21,38,25,62,71。(见1363条图1)

按摩方法:21穴用按摩棒小头定点按压,双脚取穴,每次每脚每穴按压5分

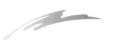

钟。38穴用拇指捏揉推按,双脚取穴,每次每脚每穴捏揉推按5分钟。25穴用按摩棒大头自上向下推按,双脚取穴,每次每脚每穴推按5分钟。62穴用按摩棒大头沿脚后跟自内向外推按,双脚取穴,每次每脚每穴推按5分钟。71穴用双手自下向上推按,双脚取穴,每次每小腿每穴推按5分钟。每日按摩2次。

手部选穴:用梅花针刺激49穴,每手每穴3分钟,每日数次。(见1363条图2)

注:有关穴位名称及按摩工具制作法,详见本书4145条《手脚穴位按摩疗法》。

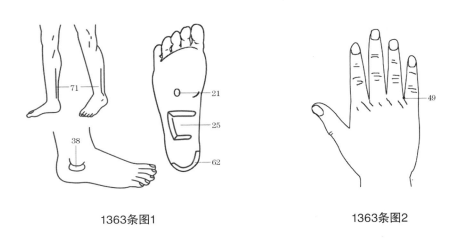

1363条图1   1363条图2

半身不遂

1364. 我用此家传药酒方治半身不遂症有佳效

配方及用法:生川乌15克,生草乌15克,蜈蚣3条,全蝎5个,蜜炙双花30克,豨莶草30克,忍冬藤30克。以上7味装入瓷坛内加入白酒1500毫升,将坛放在锅内加水至坛半腰深,然后盖上锅盖用火烧开后,再用文火炖1小时即可。在炖时酒坛不要加盖,不要使沸水进入酒坛,1小时后取出酒坛盖好待用(不要将药渣沥出,可长期泡在酒内)。每日服3次,每次服50毫升,饭后服为宜。如酒量小,可酌量少服,一般服完一料药酒即可痊愈。

百姓验证:云南文山西畴新街甘塘子黄传孝用本条方治愈了一名急性半身不遂患者。该患者病情非常严重,但由于家庭经济困难,无钱医治。黄传孝听说后,用本条方给他治疗了3天,奇迹出现了,患者的病情大有好转。

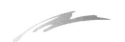

1365. 我应用三味草药治半身不遂显良效

配方及用法： 广木瓜、麻黄、川牛膝各12克，用纱布包好，放入五脏挖空的鸡肚内煎煮（男性用大母鸡，女性用大公鸡，水没过鸡），吃鸡肉，喝鸡汤，不吃药。最后，把鸡骨头炒黄，研成细末，用黄酒冲服发汗。吃后如有效，可多吃几只，治好为止。

此方适用于偏瘫、语言不清、口歪眼斜。用药期间忌食生冷、辛辣、酸性食物。

百姓验证： 安徽太和县安泰化工有限公司李旭，男，59岁，工人。他来信说："我堂叔72岁，于2002年3月患中风，经医院检查确诊为半身不遂，卧床不起，每日只能进食流质食物，两便失禁，语言不清，住院治疗花费近3万元，仍未见好转。后来我用本条方配合醋蛋疗法为其治疗3个月，身体逐渐好转，手扶拐杖或别人扶着可以行走了。"

荐方人： 山东牟平县 宫本梅

1366. 治疗半身不遂的中药方剂

半身不遂又称偏瘫，是老年人的一种常见疾患。中医认为，半身不遂主要是由于气虚血运不良、气血淤滞、血脉痹阻，或因风痰阻络、络脉失和，或肝肾虚损、肝阳上亢、痰邪阻窍所致。中医治疗常用"补阳还五汤"加减。

配方及用法： 黄芪40～60克，炒川芎15克，广地龙10克，炒当归12克，赤芍12克，桃仁10克，红花8克。风痰阻络，舌结、失语者加制全蝎8克，菖蒲10克，制胆星10克；肝肾虚，肝阳上亢，见有舌红口干少津者加用元参10克，北沙参15克，石斛12克，麦冬10克；伴头昏、头痛者加钩藤20克（后下），滁菊花10克，白蒺藜12克；舌苔厚腻者加泽泻15克，姜半夏10克，炒陈皮10克，茯苓12克；上肢不遂者加桑枝30克，千年健15克；血压高或下肢不遂者选用炒牛膝12克，杜仲10克，桑寄生15克。

该方具有益气活血、化淤通络之功效，对出血性脑血管病，缺血性脑血管病引起的半身不遂，以及恢复肢体功能，均有良好的疗效。一般可连服20余剂。

引自： 1997年5月8日《老年报》

1367. 治疗短期瘫痪的良效方

配方及用法： 黄芪15克，当归12克，赤芍12克，芹籽12克，桃仁6克，全虫12克，蜈蚣10克，川断12克，防风12克，荆芥10克，牛夕12克。上药用水煎服，每日1剂，7剂为1个疗程。每个疗程间隔3天，4个疗程治愈。

注意： 各味药缺一不可，勿用相近药代替，否则无效。

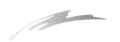

荐方人：山东菏泽市一中前街　王军峰

1368. 老军医献出的治半身不遂特效方

配方及用法： 当归9克，钩藤12克，川乌9克，芹籽9克，地风6克，杜仲9克，桂枝4.5克，草乌6克，独活9克，千年健6克，虎骨6克，木瓜9克，牛膝9克，天茄子9克，明天麻1.5克，桑寄生9克。上药加水三碗半，煎至大半碗服。每日3次，3日为1疗程。每疗程服完后停药1日，5～6个疗程即愈。

注意： 各味药缺一不可，勿用相近药代替，否则无效。

荐方人： 山东菏泽市一中前街　王军峰

1369. 秘方马尾千金草治半身不遂效果显著

我曾多次进入广西花坪自然保护区采访，每次都有神奇的机遇和奇妙的收益。给我印象最深的还是刘老草医的神奇医术。林区陈技术员曾告诉我，刘老师治瘫痪和半身不遂有一绝佳的秘方，着实令人叹为观止。

20世纪70年代，在林区附近的一个村子，有一农民因建房捡瓦补漏，不慎从三层高的房顶摔下，成了瘫痪。从此，这个农民在家一躺就是15年，每天上下床、吃饭、大小便都得靠别人服侍。有一天，刘老医师外出路过该村，进村讨口水喝，见到这位农民，便主动为其治病。那农民原本就不抱任何希望，请了许多"神医妙手"医治，无一人能治愈此瘫痪，反倒使他欠了1000多元医疗费。刘老医师很认真地给那农民做了一番按摩，接着给了两剂药，详细介绍如何煎熬、服法。患者依法行事，结果不到半月就出现了奇迹：瘫痪在床15年的患者，居然赶走了病魔重新站立起来!仅过了一个多月时间，他便能爬山打柴，挑百余斤担子走个三五里地不成问题。

起初听到这事，我怎么也不相信，总认为是民间故事，夸张传说，并不以为然，听听而已。谁知，后来事实证明了这不是故事。这位刘老医师确有治疗瘫痪和半身不遂的秘方。与其说是秘方，不如说是绝方更恰当。因为这副药方并非他家祖传，更不是他家专利。花坪自然保护区甫主任也知晓这妙方的来龙去脉及炮制方法。他于20世纪50年代就尝试过这妙方的奇特功效。

那是20世纪50年代末期的事，花坪林区初创，甫主任与另一个工人有一天进山勘探，深夜就住在密林深处的护林观察棚里。这是海拔1000多米的高寒山区，时值秋冬之季，深夜异常寒冷，两人的棉被根本不足以御寒。甫主任当晚深深感到寒冷刺骨的难受滋味，可与他同行的工人却一点也不觉得冷，相反还直感到浑身热血沸腾、暖气阵阵。甫主任深以为怪，探问何故。工人说晚餐时，他在锅里煮的山蛙汤里加了一小截新采撷的绝妙草药，因此不畏严寒，浑身暖烘烘的。甫主任不信，次日晚餐也仿效试服之，果然效果奇特，不再畏寒。后来，他们

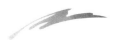

又用此草药治愈了几位跌成重伤、瘫痪半瘫痪的工人，其神奇效果着实令人叹服。而那刘老医师治疗瘫痪和半身不遂的妙方，也主要是此药草。

那么，这是什么草药，这般神奇绝妙？

它叫马尾千金草，又名马尾伸筋草。全草属藤系，生长缠绕于古木大树或石壁上，因身长成一节一节伸缩状，首尾又呈马尾状，故名马尾伸筋草（俗称）。但此草极难采撷到手，目前亦稀缺，不易发现，故特别名贵珍稀。即使是花坪林区这座绿色宝库，当年号称为马尾伸筋草的故乡，而今天却是很难找到真品了。它与另一草药吊壁伸筋草有相似之处，极易被混为一谈，张冠李戴，这是要格外注意的。它们外形相似，但药效却相差甚远，不可等同之。

马尾伸筋草的药用泡制法比较简捷。一是泡酒法，用鲜草浸于白酒之中，数天之后取酒饮服；二是用鲜草煎水服，或者放在锅中伴青蛙或小鸡蒸煮饭食之。干草亦可按上法泡制、服用，但药效比之鲜草相差一筹。

马尾伸筋草对于治疗瘫痪、半身不遂、跌打损伤及补虚壮阳、活络筋骨等，实有不可言喻之奇效。

引自：《神医奇功秘方录》

1370. 用桑枝酒治疗肢体活动不便病效果较好

配方及用法：炒桑枝100克，当归60克，菊花60克，五加皮60克，苍术30克，地龙30克，丝瓜络15克，炮附子10克，川牛膝25克，夜交藤30克，宣木瓜12克，木通10克。上药配黄酒2500克，密封于罐内10天后将黄酒分出，将药焙干，取药研末，装入胶囊，每粒0.3克。每日3次，每次服3粒，2个月为1疗程。每次用酒15～20毫升送服，以微微呈醉为度。上半身瘫痪者饭后服，下半身瘫痪者饭前服。

引自：《偏方治大病》

眉棱骨痛

1371. 我老伴的眉棱骨痛服本方4剂就痊愈了

我老伴患眉棱骨痛，昼夜不安，多方治疗均无明显效果。正在束手无策之际，偶然得到一个专治眉棱骨痛的偏方，老伴连服了4剂眉棱骨就不疼了。25年来，没犯过此类病。邻里也有许多患者使用此方，大都见效。

配方及用法：炙半夏15克，鲜姜15克。两味药共放入罐内加水500克熬至200克，每剂连煎2次，将药汁混合搅匀后，分早、晚2次服完。每日1剂，7天为1疗程。

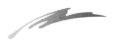

如果病情较重，停药半月后再服1疗程。

注意：

（1）鲜半夏有剧毒，需用生石灰水或姜汁浸泡后方可入药。

（2）炙半夏有微毒，切勿单独用，必须与鲜姜配伍。

（3）该药方各药数量请勿随意增减。

（4）据老医生传药方时讲，患这种病，一般服药最多2个疗程病愈，几乎没有用3个疗程之例。

荐方人：河南淅川县荆紫关镇河西下良街　陈明顺

引自：1997年第4期《老人春秋》

1372. 我用秘方地谷散治眉棱骨痛31例全部治愈

主治：眉棱骨痛及头风脑痛。

配方及用法：谷精草6克，干地龙9克，乳香3克。上药共研极细末，贮瓶备用，勿泄气。取本散1.5克，摊于卷烟纸上，搓成烟条状，点燃一端，待烟雾冒出后，对准患者鼻孔，交替熏之，先熏后吸，每次1~3分钟，每日1~3次。

疗效：曾用本方治疗眉棱骨痛31例，均在用药1~3日内告愈。

百姓验证：湖南隆回县经济发展局宋秋元，男，59岁，主任科员。他来信说："我爱人患了多年的眉棱骨痛，我用本条方一次为她治愈。"

引自：《中药鼻脐治法》

1373. 我用此方治眉棱骨痛迅速见效

配方及用法：炙甘草9克（夏天生用），羌活9克，防风9克，酒炒黄芩3克（冬天不用）。将上药加水适量，煎煮15分钟左右取汁，加水再煎15分钟去渣，两次药汁混合，早、晚饭后各服一半，每日1剂。

百姓验证：福建大田县文江乡余景峰，男，75岁，退休干部。他来信说："本乡一同辈的媳妇眉棱骨痛，在医院花100多元治疗无效果。后来我用本条方为其治疗，只花几元钱，4剂药就治好了。"

按语：眉棱骨痛是由于感受风邪所致，方中甘草、黄芩清热消炎，防风除风。羌活乃足太阳、少阴、厥阴三经之药，有祛风散热之功用。本方虽药简却效验神奇。患者陈安英患眉棱骨痛1周，苦不可忍，服中西药无效，按此方服药1剂而痛止，2剂后再没有复发。

引自：《小偏方妙用》

肋间神经痛

1374. 我服醋蛋液使肋间神经痛大大好转

我患肩周炎、肋间神经痛已有1年多，中西药吃了不少，针灸数十次，但病情有增无减，穿衣时手背不过来。后来连服5个醋蛋液，病情明显见好，手臂可以抬起来，穿衣也感觉不到疼了，肋膜也不痛了。

百姓验证：广西柳城县沙铺镇上村廖德明，男，54岁，复员军人。他来信说："我多年来感觉胸口痛，闷气，总是不定时地痛，每月几次，每次几天。痛时像针刺，闷气时像缺氧似的张大嘴巴呼吸才舒服些，经常吃各种止痛药、打针也无效。后来用本条方治疗，连服10个醋蛋液，以上症状都消失了，2年来从未复发过。"

荐方人：吉林长春市汽车厂　　王荣

注：醋蛋液治病法，请见本书4142条。

1375. 我用按摩法治愈了肋间神经痛

1971年，我得了肋间神经痛，开始不甚严重，一般2~3天痛一次。可能是由于常下水田的缘故，病情逐渐加重，到1972年，每天痛一次，每次要痛15~20分钟。1975年时，病情更严重了，每天痛得脸变色，呼吸困难。1976年10月，我买了一本《保健按摩》，按照书中介绍的方法，开始采用按摩疗法。每天早上起床前，仰卧床上，左手心放在右锁骨处，由上而下，按到左下腹部为止，然后，右手心放在左锁骨处，由上而下。按到右边时，注意力要集中到右边，按到左边时，注意力要集中到左边。排除杂念，心静神凝，意守按处。这样坚持3个多月后，初见疗效，痛感减轻了。1年后，除了雨季和天气突然变化时稍有痛感，平时则像无病一样。坚持按摩到1983年，我的肋间神经痛彻底痊愈，至今未再复发。

荐方人：安徽芜湖市农技站　　朱兴国

引自：广西科技情报研究所《老病号治病绝招》

1376. 本方治肋间神经痛100例均有效

主治：肋间神经痛。

配方及用法：北沙参、麦冬、生地、女贞子各15克，白芍、枸杞子、川楝子、延胡索、青皮、白蒺藜、菊花各10克，丹参30克。上药煎50分钟取汁约200毫升，

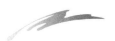

每日1剂。

疗效： 治疗患者100例，治愈（用药5剂，临床症状完全消失）84例，好转（用药7~10剂，临床症状有所改善，肋痛基本消失）16例，有效率100%。

荐方人： 河北省阜城县营盘卫生院院长　常树琪

引自： 《当代中医师灵验奇方真传》

1377. 我兄弟用此方治好了肋间神经痛

配方及用法： 瓜蒌35克，五灵脂15克，没药15克，红花3克，白芍20克，甘草10克。水煎服，日服1剂。

疗效： 一般用药1剂即愈。

百姓验证： 广西灵山县人民银行宁胜群，男，60岁，退休干部。他来信说："我兄弟于2003年在灵山县人民医院确诊为肋间神经痛，经中西医结合治疗半年多效果不佳，又经民间医生、草药、哈磁五行针针灸及多种治疗仪治疗均无效果。后来按本条方服药1剂治愈，至今未复发。"

引自： 《实用民间土单验秘方一千首》

糖尿病性神经痛

1378. 口服西药治糖尿病性神经痛有确切疗效

目前认为糖代谢异常和微血管病变是神经病变的主要因素，此病以周围神经病变最为常见。慢性多发性周围神经炎常表现为对称性损害，上肢或下肢疼痛，夜间或寒冷时加重，有肢端感觉异常或伴痛觉过敏，肌张力减低、肌无力及肌萎缩等亦可发生。自主神经损害的表现常有瞳孔改变、多汗或少汗、体位性低血压、胃排空延缓、腹泻（常于饭后或夜间）、便秘、尿潴留、尿失禁、阳痿等。

配方及用法： 慢心律、卡马西平。慢心律10mg／（kg·d），分3~4次口服，服1周。第2周改为5mg／（kg·d），分3~4次口服，2周为1疗程。卡马西平10mg／（kg·d），2周为1疗程。

疗效： 据河北固安县医院徐振华医师验证，20例病人经两药联合应用全部有效，肢体麻木疼痛等症状均减轻或消失，有效率100%。在服药期间除个别病例有恶心、头晕外，未见明显副作用。治疗期间应定期查血象、肝功能，严重心血管疾患及高龄患者慎用，肝功能严重减退、血压过低、心动过缓患者忌用。

引自：《实用西医验方》

面肌痉挛

1379. 治疗面肌痉挛的经验方

我在治疗中逐渐摸索出一些有效方法，现介绍给大家。

第一次患病是因乘火车迎面吹风后发病，以针灸面部和脚上穴位而愈。1993年病复发，针灸后好转，但眼跳未止，同时因治其他病，服用杞菊地黄丸（中成药）2次，眼就不跳了，以后复发就服此药，同样见效。在治白内障眼病时，遵医嘱加做按摩眼周穴位，经过一段时间，又一次发现治愈了痉挛跳动，同时按太阳穴和眼下帘2厘米靠鼻梁处，只要按压住，眼跳即停止。另外，较长一段时间，每天早晨外出锻炼，坚持用双手在面部上下摩擦20次，舒经活络，对治疗也起了作用。（刘恒海）

引自：1996年11月19日《晚霞报》

1380. 我喝醋蛋液使面肌痉挛有所好转

我今年（1988年）68岁，常常头昏，胃口也不好，食欲差，不愿吃荤，还有多年久治不好的面部痉挛等毛病。从1987年11月20日起到12月底，连续喝了5个醋蛋液，我的毛病都好了。由于天冷喝醋太酸，12月底暂停服用。现在我饭量虽不大，但胃口很好，吃饭香了，也有点胖了。

荐方人：湖北省医学院附属第一医院　李叫德

1381. 周显卿服醋蛋液使面肌痉挛大大减轻

退休工人周显卿，今年77岁。自1995年起突然感到左面部神经肌肉阵阵抽动，并逐渐加重，久治不效。去年12月，他开始试服醋蛋液，当服完3个醋蛋液时，面部抽动次数明显减少。到目前为止已服7个醋蛋液，除每天早晨起床前面部还抽动3～4次外，其他时间基本上无抽动现象。

荐方人：铁道部柳州铁路局广西全州工务段　川湘

1382. 口服卡马西平治面肌痉挛有效率100%

配方及用法：卡马西平。初剂量每日300毫克，分3次口服。若此量无效则逐渐增加至病人不能忍受副作用为止。日量增加100～200毫克，最大日量为1000毫

克，治疗期间停用其他疗法。

疗效：显效率75％，有效率100％。副作用为头昏嗜睡。

引自：《实用西医验方》

面　瘫

1383. 面瘫嘴歪用6味草药能治愈

十几年前，我因受风致面瘫嘴歪，经人介绍用如下的民间验（偏）方熏洗，配合针灸治好了。十几年来，不少患此病者依方试用后均已治好。今献给广大患者，以除病痛。

配方及用法：透骨草、桑枝、小茴香、红花、樟木皮、苍耳各9克。以上6味草药，多添些水煎沸，趁热熏洗麻痹的一面，最好头蒙上毛巾拢住热气，边沸边洗15～20分钟。每隔4～5小时洗1次，每剂药（每日）洗用3次，最多不能超过5次。
（尹凤林）

1384. 我老伴喝醋蛋液治好了面瘫后遗症

我老伴今年50岁了，1986年春突然口歪眼斜，经医生诊断为面部神经瘫痪，俗称"吊线风"。经多方求医用药并配合针灸治疗6个月，稍有些好转。但半个脸部和头部神经整天还是处于酸痛状态，说话嘴不好使，眼视物不清。我按方给老伴服用几个醋蛋液后，口歪眼斜症竟然痊愈了。口眼恢复正常功能，面部、头部神经再也不酸痛了。

荐方人：黑龙江省克山县双河乡离休干部　　张健秋

1385. 传300余年的治面神经麻痹秘方

我曾从父亲处得陆氏歪嘴方，系江南名医陆银华先生传300多年的秘方，运用于临床，无不得心应手。

内服配方：羌活、防风、藁本、荆芥穗各9克，川芎、天麻各12克，白僵蚕、白附子、露蜂房各6克，蝉衣30克。水煎服，每日1剂，分2次服用。

外敷配方：斑蝥1只炒干研末，紫皮大蒜3瓣，去外壳共捣烂制成2个小药饼。用时取1个药饼敷于患侧颊车穴上，外以纱布、橡皮胶固定，待贴药处有瘙痒感即可拿去。注意撕胶布要轻些，以免碰破敷药处的水疱。水疱不能刺破，任其自行消失。如不慎溃破，可外涂龙胆紫液，以免感染发炎。如患侧眼睛不能自由闭

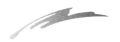

合，则在患侧太阳穴上敷一药饼，使用方法及注意事项同上。

绝大多数病例用药1次即可见效或痊愈。少数病例症状消失后患部仍有麻木及不灵活之感，内服中药补阳还五汤1~3剂即可。

百姓验证：广西兴业县城隍镇黄观成来信说："本镇有位老人叫杨木青，患面瘫，用本条方1剂药就治好了。"

引自：《当代农村百事通》、《农村家庭常见病防治》

1386. 鹅不食草治面神经麻痹40例全部有效

配方及用法：鹅不食草（干品）9克，研为细末，加凡士林调成软膏，涂在纱布上。再用鲜品15克捣烂如泥，铺在软膏上。患者左侧歪斜贴右侧，反之则贴在左侧。2天换药1次，2~3次即可痊愈。

疗效：治疗40例，39例痊愈，1例好转。在治疗过程中，面部有痒感或虫爬感或出现小疱疹，2~3天可自行消退。

百姓验证：隋某，女，19岁。患面神经麻痹已8个月，并伴有半身瘫痪，经某医院治疗月余未愈。经用上方外敷4次痊愈。

引自：1974年第2期《中草药通讯》、1981年广西中医学院《广西中医药》增刊

1387. 面瘫膏治疗外周性面瘫症有疗效

配方及用法：细辛15克，制马前子6克，白芥子9克，生草乌9克，凡士林膏50克，松节油20毫升。先将草药研细末，加凡士林、松节油，制成软膏备用。贴药要按穴位，右歪取左边穴，左歪取右边穴。

常用穴位：①四白、阳白、地仓；②鱼腰、颧骨、颊车；③阳白、面瘫穴。三组穴位轮换贴敷。将药膏摊在小塑料布上贴敷穴位处，用胶布固定，隔日一换药。

疗效：治疗面神经麻痹症35例，病程最长者5个月，最短者2天，治愈天数10~32天。个别患者贴药后有局部红热微痛感觉，可更换穴位再贴。

引自：《偏方治大病》

1388. 马钱子治疗复发性面神经麻痹20例均愈

配方及用法：马钱子（适量），放入清水中浸泡24~36小时后捞出，沿纵轴切成厚1厘米左右的薄片。同时，取一片医用橡皮膏或风湿镇痛膏盖住面颊部。将马钱子片间隔0.5厘米成片排列粘附于橡皮膏上，然后贴敷在患侧面颊部，5~7天更换1次。

疗效：16~40岁患者20例，均在发病后3~7天用药，用药1次痊愈者8例，余者应用2~3次痊愈；5岁男孩1例，发病后第2天用药1次痊愈；40岁以上患者7例，

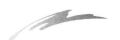

均在用药3次后痊愈。

引自:《国医论坛》（1991年第6期）、《单味中药治病大全》

1389. 生马钱子切片贴穴治面瘫效果特好

配方及用法: 根据患病部位的轻重，循经取穴，常用的穴位有地仓、下关、阳白、四白、翳风。首先将生马钱子用开水泡24～30小时，取出剥去皮，再将马钱子切成薄片。根据外敷面积的大小准备胶布，剪成小方块（3厘米左右的方块即可）。把切好的马钱子片放在准备好的胶布上，要放均匀（胶布的四边不要放马钱子片，免得贴不上，药会漏掉），然后立即贴在选好的穴位上。7～10次为1疗程。贴过马钱子的胶布一定用火烧掉（生马钱子有毒）。

百姓验证: 黄婷婷，女，3岁。患儿于1993年12月从托儿所回家，路上遇风寒，次日突然出现口眼歪斜，流泪，鼻唇沟变浅等症。患儿母亲急得啼哭，不知如何是好，来院就诊，诊断为面神经麻痹。于是采用外敷生马钱子治疗。第一次（12月5日）外敷（方法同上）后，患儿眼睛基本闭全了，不流泪，口角基本不歪斜了，喝水也不漏了。外敷10天，中间休息1天。第二次外敷马钱子，10天后取下胶布。观察患儿面部，经两次外敷生马钱子，病情痊愈了。

按语: 马钱子味苦，性寒，《中国药典》记载有大毒。中国临床医学研究报道马钱子为温性药，它可消肿散结，温通经络，尤其对风寒湿痹血淤、肿痛效果甚佳。面神经麻痹大多因感受风寒较多，所以外敷生马钱子效果特好。马钱子还有兴奋的作用，能增强骨骼肌肉的紧张度，改善肌肉无力状态，所以外敷马钱子的穴位上有发痒或蚁行感。当胶布取下，药已变成了绿色效果更好。这种方法简单易行，无痛苦，不留瘢痕。药有毒不能入口。

荐方人: 辽宁锦州医学院附属第一医院主治医师　刘玉杰

1390. 四味贴治周围性面瘫40例全部见效

配方及用法: 取马钱子0.6克研末，斑蝥（去头足翅）3个，巴豆（去壳）3粒，加生姜（去皮）并捣研成糊状，置于伤湿止痛膏上。药糊摊成圆形，直径约2厘米，贴于患侧牵正穴，4个小时后揭下。老幼患者适当减少敷贴时间。

疗效: 本法共收治40例，痊愈（眼睑闭合良好，面肌功能也基本恢复）36例，好转（临床症状改善，尚有不同程度的面肌功能障碍）4例，有效率100%。（林茂）

引自: 1997年4月3日《老年报》

1391. 我用黄鳝治面瘫效果好

配方及用法: 活黄鳝1条，面粉适量。将鳝鱼头剁去，倒悬沥血，和面粉调拌

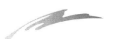

成厚糯糊状的膏药。使用前，先取一小撮长发，取中段编成细辫，环耳后。嘴向左歪，环右耳后；嘴向右歪，环左耳后，使发之两头散于面庞上。然后，将调好的膏药敷上，外面再用纸贴上，以保护膏药不被擦去。

疗效：数十年来，共治愈100多人。一般经3～5天即可恢复正常。如尚未复原，可再治疗一次。

百姓验证：重庆忠县石宝坪山龙滩邓明材，男，84岁，退休。他来信说："坪山黄秀梅患面瘫，口鼻歪，流口水，吃饭受限，多方医治无效，我用本条方为她治愈。"

引自：《江苏中医》（1963年第8期）、《单味中药治病大全》

1392. 用滴有鳝鱼血的棉纸治口眼歪斜见效快

配方及用法：将鳝鱼头割去，使血滴于棉纸上，收存备用。使用时，用温水稍浸，贴于健侧。次日晨就会发现稍有复正，3日后复原而愈。

引自：《偏方奇效闻见录》、《中医单药奇效真传》

1393. 我以蓖麻籽仁贴患处治面瘫效果好

方法：①蓖麻籽仁30克捣烂，摊在布上贴患侧，效果显著，轻者2次，重者3～5次即可痊愈。②将蓖麻籽去外壳捣碎，做成饼贴患处。

荐方人：河南光山县仙店乡　　王爱至

1394. 本方治面瘫疗效好

配方及用法：蓖麻籽仁（红皮）10克，乳香3克，没药3克（一次量）。上药共捣烂加工成膏，摊布上，贴手掌心（劳宫穴），左歪贴右，右歪贴左。每晚1次，用药5～10克，对口眼歪斜疗效好。

百姓验证：陕西洛南县城关镇尖角崔楼才来信说："本镇牛湾村吕荣突然口眼歪斜，言语不清，到县医院诊断为面神经瘫痪。住院治疗1个多月，花了800多元未愈。又到中医院治疗1个多月，再次花去了700多元，效果还是不明显。回到家里打针吃药，又花去1000余元，仍然不见好转。出门常戴一大口罩来遮丑。后来我用本条方为她治疗，用药1次就大见效果，用药4次基本恢复正常。现在此人吐字清晰，也不用戴口罩了。"

荐方人：山东曲阜市医院中医师　　桂清民
引自：《当代中医师灵验奇方真传》

1395. 石膏糊点眼治面瘫有良效

配方及用法：煅石膏30克，蜂蜜适量。将煅石膏研为极细末，装瓶高压消毒

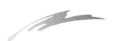

后备用。用时取少许加蜂蜜调成糊状，以清洁牙签蘸药点眼点内外眦，口角右歪点左眼，左歪点右眼。每日2~3次，直到病愈。

疗效：病程在1月以内者，一般5~10天可愈。病程长者，点治时间亦较长。曾治疗周围性面神经麻痹30例，均获良效。

荐方人：福建福州市台江环卫处　林家凤

引自：《当代中医师灵验奇方真传》

1396. 用炕灰焦油独头蒜治面瘫见效快

主治：面神经麻痹（新近病人最好）。

配方及用法：灰焦油（系农村土坯火炕内层焦痂油垢部分，含土质）10克，独头蒜1枚。将磨好的糊膏均匀涂在纱布或纸片上，病人面瘫侧皮肤贴上2层纱布，然后将药膏贴上。令患者平卧，微汗。医者立一旁观察，见前门牙中缝与鼻唇沟对齐后立即将药膏取下。不可过度牵拉。一般1次即见功效。

注意：应用前患侧需清洁，药膏不可直接与皮肤接触，以免灼伤。若不慎起水疱者，可用灭菌针头刺破，预防局部感染。

荐方人：山东潍坊市人民医院　韩学忠

引自：《亲献中药外治偏方秘方》

1397. 此三条方治面瘫各有特色

方一：熟附子90克，制川乌90克，乳香60克，生姜末25~30克。前3味药研为细末，分成8~10包，每包加入生姜末3克，每次用一包，开水调成糊状敷患处（敷前先用热姜擦患处，至局部充血为好）。敷药上至太阳穴，下至口角边（地仓穴），宽约3厘米，用纱布覆盖，胶布固定，外用热水袋热敷。每日换药1次。

百姓验证：王某，男，28岁，患面瘫经西医治疗3次无效，用本法外敷3次治愈。

方二：蓖麻仁15克，冰片1克。上药共捣为末敷患处，一般敷1~3次即愈。

百姓验证：王某，女，44岁，右侧面瘫3天，眼闭不拢，口角流涎，用本法外敷1次即愈。

方三：蓖麻仁3个，巴豆仁4个，生姜120克，红糖120克。前2味共捣烂，外敷患侧太阳穴24小时；后2味煎水内服，服后盖被发汗。

百姓验证：赵某，男，患面瘫，使用本法治疗，1次即愈。

荐方人：辽宁辽阳市太子河区小祁家中学　夏冒辉

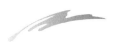

1398. 单药含羞草煎服治面瘫2剂可愈

吴某，男，28岁，农民。1981年9月18日初诊。患者于1周前初感左侧头胀痛，翌日即感左侧面部发麻，吃饭则食物残留在左颊部，流口涎。2天后出现口角右歪，继之左眼不能全闭，流泪，诊为面瘫。药用新鲜含羞草（又称怕羞草、感应草）30克，水煎，分3次温服。上方服1剂后，左面发生抽搐。继服之，抽搐持续了36小时才止，诸症明显好转。再服1剂痊愈。

引自：《四川中医》（1985年第11期）、《中医单药奇效真传》

1399. 用雄蝉治疗口眼歪斜效果颇佳

配方及用法：将能鸣叫的雄蝉用线绑住，吊在太阳下晒死晾干，然后放在瓦上焙成黄色，研为细末。每次3克，用黄酒一次服下。服药后盖被，睡一觉使身体发汗，汗出可愈。如不发汗，依上法再服1次。

疗效：经临床验证，一般服2次即可获愈。（宇峰）

引自：1996年12月24日《老年报》

1400. 我用二角公鸽粪曾治好多例面瘫病

配方及用法：皂角7个，辣椒角7个，公鸽粪7块。将皂角、辣椒角捣烂，同鸽粪掺在一起，添1500克清水熬，熬至500克左右时，捞出配料，单熬药水，熬至滴水成珠时即可。将药汁摊在新白布上，往歪嘴的相反方面贴，即左歪贴右，右歪贴左，每次贴3天，连贴3次即愈。

百姓验证：李友，3年前患歪嘴病，多方医治无效。后经乡下一老人介绍此方，一次即愈。后来他又介绍给几位患者，效果均佳。

荐方人：河南襄城县人武部　李耀东

1401. 肉桂膏贴患处治嘴歪有良效

军粮城李家台汪某，嘴角歪斜，喝水时从嘴角往外流，遂用本方。肉桂研末，撒于普通膏药上，贴治1个月，逐渐矫正，饮食不再从嘴角外溢。

引自：《中医验方汇选》、《中医单药奇效真传》

1402. 外敷天南星姜蜈蚣治面神经麻痹有很好疗效

配方及用法：鲜天南星（辽宁宽甸产）50克，生姜50克，蜈蚣1条，合为1剂。上药捣碎，外敷患处或牵正穴周围，每日1～2次，每次40分钟。药干后下次加冷水调和再用，每剂用3～5日。敷药时避免药液流入眼内，否则刺激眼结膜。一旦入眼，迅速用冷水冲洗后，点可的松眼药水。

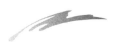

禁忌：忌食鱼、鳖、虾、蟹1周，忌食豆类、豆腐、小米饭4天，否则影响疗效。

荐方人：辽宁沈阳铁西大药房　刘臣斌

引自：1997年9月15日《辽宁老年报》

1403. 扶正通络汤治脸歪有良效

李玉龙，男，32岁，山东省东平县梯门乡花店村人。1995年3月15日晚，睡觉尚好，次日清晨起床后感觉说话不利，口角流涎，嘴眼歪斜，怕风寒，流眼泪，诊见左侧鼻唇沟变浅，口角向右歪斜，左眼裂增宽，说话吐字不清，舌苔薄白，质淡红，脉浮缓。证属阳气不足，邪中络脉所致。治法：益气扶正，祛风通络。

配方及用法：黄芪30克，白术、防风各15克，全蝎、僵蚕各12克。水煎两遍混匀，早、晚分服，每日1剂。药进6剂，明显好转，继服6剂病愈。随访半年无异常。

荐方人：山东省东平县梯门卫生院　梁兆松

面神经炎

1404. 二麻散治面神经炎89例全部治愈

配方及用法：天麻、升麻各15克，当归28克，北细辛5克。上药共研细末，每天服3次，每次3克，分7天服完，为1个疗程。

疗效：此方治疗面神经炎89例，1个疗程后均获痊愈。

百姓验证：王某，男，28岁，左侧面部麻木，口眼向左歪斜，流涎，用本方1剂获愈。

引自：《浙江中医杂志》（1987年第11期）、《单方偏方精选》

1405. 我用鲜生姜治愈15例面神经炎患者

配方及用法：鲜生姜1块，将生姜剖开，取剖面反复向左向右交替捺擦患侧上下齿龈（患侧指口角歪向侧的对侧），直至齿龈部有烧灼感或有发热感时为止。每天2～3次，7天为1疗程。

疗效：经治15例，1个疗程治愈者5例，2个疗程治愈者7例，3个疗程治愈者3例。（邓荣塞）

引自：1989年第8期《新中医》、1990年4月第2期广西医学情报研究所《医学文选》

1406. 皂角膏治面神经炎38例全部痊愈

配方及用法：大皂角6克，醋30克。将皂角去皮研末，过200目筛，置铜锅或铜勺（忌铁器）中微火炒至焦黄色，再加醋30克搅匀成膏。用时将药膏平摊于敷料上，厚度3毫米左右，贴于口角处，左歪贴右，右歪贴左。贴药时稍向患侧牵拉固定，每天1次，2天后改为隔天1次。若用药后局部出现皮疹，可暂停敷药，待皮疹愈后再用药。

疗效：此方治疗面神经炎38例，全部治愈。

百姓验证：李某，男，57岁。晨起突感左侧颜面麻痹，口角向左歪斜，不能做闭目、鼓颊等动作，进食时食物滞留齿间，喝水时水自左口角外流，诊为面神经炎。经服中西药物及针刺治疗10余天病情没有改善。改用本方治疗，外敷5次后，症状明显好转。但敷处皮疹渐起，停用药膏，用红霉素软膏涂患处，3天后皮疹全消。后继续用本方治疗2次痊愈，随访3年无异常。

引自：《浙江中医杂志》（1989年第6期）、《单方偏方精选》

前庭神经元炎

1407. 我用小柴胡汤加味治前庭神经元炎120例全部治愈

主治：前庭神经元炎。

配方及用法：柴胡、黄芩、半夏、菊花、党参各10克，板蓝根20克，甘草3克，生姜6克，大枣15克。上药水煎，每日1剂，分3次温服。项强加葛根15克；头痛加白芷15克，桑叶10克；腹胀加山楂20克。

疗效：治疗120例，服1剂症状消失者96例，服2剂症状消失者24例。

百姓验证：山东栖霞市栖霞镇付井村衣玉德，男，55岁，农民。他来信说："去年我因失眠、操劳、受凉患上了前庭神经元炎，发作起来病急势猛，我病倒在床，不能活动。此时我想到本条方，就开始用其治疗，服用6剂药后痊愈。"

荐方人：四川广安县医院中医科　安象者

引自：《当代中医师灵验奇方真传》

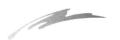

末梢神经炎

1408. 我老伴服用醋蛋液治好10余年的末梢神经炎

我老伴患末梢神经炎10余年，尤其冬天手指尖疼痛麻木难忍，无法操持家务。看了《老年报》关于醋蛋液能治疗多种疾病的介绍后，我让老伴服用试试看，服用3个醋蛋液后开始见效，服用6个醋蛋液后已经痊愈。服用时配合维生素C、维生素B_{12}。

百姓验证：福建仙游钟山卓泉吴捷榜，男，70岁，退休干部。他来信说："本村蔡贤尚，每到冬天寒冷时双脚趾胀痛、刺痛，用本条方治疗，服用5个醋蛋液后痊愈，至今未复发。"

荐方人：黑龙江佳木斯建筑开发公司　李凤祥

注：醋蛋液治病法，请见本书4142条。

1409. 我用茜草根泡酒饮治末梢神经炎29例均痊愈

配方及用法：茜草根60克，白酒1000毫升。将茜草根洗净，泡入酒中，密封浸泡1周，过滤去渣。每次30～50毫升，每日2次，早、晚分服，2周为1疗程。

我用本方治疗末梢神经炎29例，均痊愈。

百姓验证：一位姓刘的妇女，56岁，农民，1990年3月10日初诊。患者于2个月前因患十二指肠球部溃疡，乡医给服痢特灵1个月余，胃痛得到缓解。此后出现上肢自肘关节下端至指端，下肢自小腿下端至趾端麻木疼痛，有发凉感，在当地服维生素类药物无效。患者指、趾端处温度较其他部位低，皮肤无改变，舌质淡红苔薄白，脉弦缓。脉症合参，证属寒湿之邪，痹阻脉络。治以温经散寒，活血通脉。投上方1剂，2周后复诊，病去大半，四肢疼痛已除，麻木明显减轻。效不更方，又投上方2剂，病告痊愈。随访1年未复发。

荐方人：山东莱阳市中医院　于兆芬

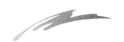

脑神经痛

1410. 我喝醋蛋液治好了顽固性脑神经痛

我多年来慢性病缠身，肝、肺、胃、心脏、脑神经，外加浮肿六大慢性病症，最使我难受的是顽固性脑神经痛。发病时就像锥子扎似的疼痛，疼得我吃不下饭，睡不好觉，看不了书，拿不了笔。1987年9月我开始服醋蛋液，每个服7天，至今也没犯过神经痛，其他的慢性病也消失了。

荐方人：黑龙江五常县拉林粮库退休干部　　任清汉

脑神经失常

1411. 我喝尿治好了脑神经失常等症

我今年70岁。1992年冬患脑神经失常，还有肩周炎、颈椎病，无钱医治。1994年元旦起，每尿必饮，至今已1年，竟然恢复了健康，收到了意想不到的效果。现在我可以步行5～7千米也不累，脑神经失常等症都治好了，肩部、颈部也不再疼痛，白发有部分变黑了。我将此法介绍给一向多病的陈某，她每天早晨饮一杯自己的尿，至今3个月，身体也大有好转。

引自：广西科技情报研究所《生命水治病100例》

脑萎缩

1412. 我的脑萎缩是这样治好的

4年前，我突然感觉身体不适，逐渐消瘦，头发脱落严重，常耳鸣，骑车、走路眼前常冒金星，全身皮肤出现了不少老年斑，口流涎，晚上失眠多梦，同时还有咳嗽、口渴、尿频等症。

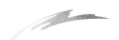

3月份的一天早晨起床，头昏欲呕吐，身体直冒冷汗，经医院专家诊断为脑萎缩。

脑萎缩是由于脑退行性变化，大多是由于在正常衰老中不注意自我保养、自我预防而产生的一种病症。中医认为：肾为先天之本，主骨生髓、通于脑。脑为髓之海，为元神之府，脑髓不足则脑转耳鸣，目无所视。治宜养精填髓，祛痰醒脑。我先是服用了5盒六味地黄丸，2盒维脑路通片，后服用返童粉（生山药60克，肉苁蓉120克，五味子100克，菟丝子、杜仲各90克，牛膝、泽泻、生地、山茱萸、茯神、巴戟天、赤石脂各30克。将药研成细末，每取半小勺约2.5克。若用于养生保健，每天只服1次；若用于治病，每天早晚各服1次。以温开水冲服）。

服用不到1个月，感到脊柱似有泉水往上至颈椎，由颈椎至头顶百会处，由百会处向左右两边涌动的感觉。脑部恰如久旱逢甘霖，四体润泽，精神振奋，浑身舒畅，连续服用了2个月，我深感这确是治脑萎缩病的良药。自此，我不论冬夏，每年服用1疗程。另外，夏秋季节，我用黄芪、党参泡茶喝，以调补气血。冬春季节食些三红汤（即红枣、红赤豆、红糖），以安神、利尿、补气、活血，达到强身健体的目的。

平时我还注重养身与锻炼相结合。我坚持每天早晨起床洗漱后，喝一碗淡温盐开水，然后，在阳台上做体操，按摩头部、颈部穴位，压腿，用中指点揉委中、承山、足三里等穴位；最后是两手撑着地，做倾斜俯卧撑20次。另外，我还学练气功。

通过4年的药疗、食疗、养身和体育锻炼，我的身体恢复了正常。（张廉方）

引自：1997年第12期《保健与生活》

1413. 荣脑汤治疗脑萎缩痊愈率较高

配方及用法：紫河车、龙眼肉、桑葚、赤白芍、太子参、茯苓、石菖蒲、丹参各10克，当归、生蒲黄各15克，远志、郁金各12克，熟地20克，炙甘草6克。上药煎20~30分钟取汁约200毫升，日服2次，分早、晚服。兼见痰热者加竹茹10克，清半夏9克，胆南星15克；兼失眠者加酸枣仁30克，生龙齿15克；兼肢体活动障碍者加全蝎6克，瓜蒌10克；头痛重者加细辛3克，僵蚕6克。服药最少者24剂，最多者57剂。

疗效：治疗25例，临床治愈20例，好转4例，无效1例。治疗时间最长者60天，最短者25天。

百姓验证：王某，女，55岁，工人。有头痛病史3年，近两年记忆力逐渐减退，性格固执自私，待人淡漠，情绪易急躁，时哭时笑，反复无常，自言自语，身倦无力，伴失眠，经服中西药效果不明显。CT提示脑萎缩。经服用荣脑汤后，记忆力减退明显好转，判断、识别、分析能力明显提高，精神症状全部消失，语言流畅，

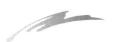

睡眠恢复正常。经CT复查，脑沟变宽，脑室扩大，基本恢复正常。

荐方人：陕西西安中心医院主治医师　李滋栋

1414. 我用鹿麻汤治脑萎缩3个月可收佳效

配方及用法：鹿角9克，黑芝麻12克，生地30克，山萸肉12克，山药25克，云苓15克，丹皮10克，泽泻10克，何首乌15克，当归10克，菖蒲12克，枸杞子15克，菊花15克，远志10克，甘草5克。兼见痰热者，加竹茹、半夏、胆星；兼失眠者，加炒枣仁、生龙齿；兼高血压者，加石决明、决明子；兼肢体活动障碍者，加全虫、地龙、豨莶草；头痛重者，加僵蚕、天麻。上药用水浸泡20分钟，文火煎2次，取药液混匀后分成2份，早晚各服1份。

疗效：治疗患者31例，治愈22例，好转8例，无效1例，有效率96.8%。

按语：脑萎缩主要包括老年性痴呆，脑动脉硬化，伴发精神障碍等慢性进行性神经衰退性疾病。综观本病，进行缓慢，以虚为多，尤以肝肾不足多见，部分病例属本虚标实。其虚在肝肾者，以脑虚不健为主；其虚在脾者，多生痰湿闭阻清窍，上实下虚。

在治疗时当补肝肾，方中鹿角、黑芝麻、生地等滋阴清热、补肾，山萸肉、枸杞、山药、何首乌养血活血，故而取效较佳。

百姓验证：广东吴川市黄坡卫生站林顺余，男，62岁，乡医。他来信说："黄坡水潭邓德盛常有短暂缺血性头晕，记忆减退，经市人民医院检查确诊为脑萎缩，住院治疗14天，花费2500元。出院后继续服用脑活素、复方丹参片等药治疗，不久病情加重。我用本条方为他治疗3个月后，恢复如常人，面色红润，能参加各种劳动，总共花费不到200元。"

荐方人：山西垣曲县医院　董俊峰

1415. 此方治脑萎缩和颈椎骨质增生均有效

配方及用法：桑、槐树枝各150～200克（不用嫩枝条），加艾若干，熬水呈黄绿色即可用（采下树枝放干，早晚用都可）。每天洗头2次，每次半小时为宜。洗2次换1次水，每次约2.5千克水。坚持连续洗两三个月就会见效，无任何副作用。最好是配合锻炼，根据患者身体状况进行。

此验方简单易行，不住院，不花钱，在洗头期间不忌洗发精、香皂等。

补充说明：

（1）家槐指的是药用槐，非洋槐；桑树枝即结桑葚的黑白桑。不用嫩枝和枯枝，外加些艾最好。

（2）每次用水2.5千克左右，将水熬的呈黄绿色即可洗头。每次洗半小时为宜，每天洗2次最佳，下一次料可连续煎洗3天，再重新换料煎，洗时水不烫不凉为好。

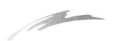

（3）此方不仅治脑萎缩，同时还对骨质增生有一定疗效。我颈椎4，5，6节骨质增生，曾多方治疗均无效，后经过树枝煎水洗头，增生症状消失了。

（4）在洗头的过程中，根据身体状况坚持锻炼，效果更佳。

荐方人：河南南阳防爆电机厂　姬松岱

血管神经性水肿

1416. 鲜车前草治疗血管神经性水肿55例全部有效

主治：血管神经性水肿。

配方及用法：鲜车前草300克。上药加水10倍煎煮，取汁外洗患处，每日2次。

疗效：治疗患者55例，治愈（用药2～6次，临床症状消失）53例，好转（用药2～6次，临床症状改善）2例。

荐方人：河北省抚宁县人民医院医师　陈彦友

引自：《当代中医师灵验奇方真传》

震颤麻痹症

1417. 我用复方黄芪治好一患者的震颤症

一位姓张的男士，33岁，渔民。因常在冷水中作业，突患两手震颤，始于右手，渐及左手，有冷感，执笔摇颤，不能写字。静时双下肢也觉飘浮无力。曾在当地医院治疗3年，无效，而震颤愈甚。心中烦乱，忧虑重重，因而就诊于我。诊其脉沉迟无力，舌苔薄白，边有齿痕。辨证：气虚寒凝，淤阻经络。治则：补气温阳，活血通络。

配方及用法：黄芪30克，白术12克，茯苓10克，炮附子12克，桂枝10克，白芍10克，秦艽10克，当归12克，穿山甲珠9克，川断12克，川芎9克，炙甘草6克，生姜4克，大枣3枚。水煎分2次服，每日1剂。

二诊：服上方6剂，两手震颤大减，唯觉两臂发凉未解，患者甚喜。又将上方加狗脊10克，炮姜10克，服3剂康复。

按语：本例患者气虚脾土虚弱，因寒凝而经络被阻，筋脉不能约束，虚寒之

邪散于四末而手作颤。此疾青少年不多见，中年之后时有之，年老者多见，属缠绵难治之症。本病当以益气温阳，舒筋通络治之，多能取效。手颤动多为虚证，选方用药不可妄施。

百姓验证：四川彭山县西铁分局陈上琼，女，72岁。她来信说："一老工人患震颤症3年多了，住院治疗花2000多元也不见效。后来我用本条方为其治疗，服药8剂就痊愈了，才花100多元钱。"

荐方人：河北沧州市中医院　许秀华

1418. 我服5个醋蛋治好了20多年的震颤麻痹晃头症

我年近花甲，患震颤麻痹晃头症已20多年，曾服药、电疗和针疗均无效，近些年晃得更厉害了。我看到醋蛋可治老年人多种疾病后，十分注意醋蛋疗效回音专栏，但没有看到治好晃头症的回音。我没抱太大的希望，开始服用醋蛋，在服完2个后就大有成效，服完5个基本痊愈。

荐方人：黑龙江鹤岗市南山区政府　侯玺武

1419. 活络舒筋止颤汤治老年性震颤麻痹5例全部见效

主治：老年期震颤麻痹。

配方及用法：黄芪30克，当归12克，鸡血藤30克，赤芍12克，丹参15克，川芎12克，地龙15克，僵蚕15克，白花蛇15克，钩藤（后下）12克，全蝎10克，蜈蚣2条。上药水煎服，每日1剂，分3次服。

疗效：用本方治疗老年期震颤麻痹5例，其中明显好转3例，有效2例，均在用药1个月后见效。

荐方人：四川省泸州医学附属中医院主治医师　曹勇

引自：《当代中医师灵验奇方真传》

1420. 暖肝熄风汤治帕金森氏综合征10余例都有明显疗效

主治：帕金森氏综合征（震颤麻痹综合）、老年性震颤。

配方及用法：制附片（先煎）、白芍各12克，茯苓、生龙骨（先煎）、生牡蛎（先煎）各20克，丹参、白术各10克，肉桂（后下）3克。常规水煎服。制附片、生龙骨、生牡蛎先煎20分钟，肉桂后下（只煎5分钟即可）。

疗效：治疗10余例，都有明显疗效，部分患者痊愈。

按语：帕金森氏综合征、老年性震颤临床表现为四肢不由自主地抖动，属中医肝风内动范畴。

荐方人：江西省人民医院主治医师　潘少骅

引自：《当代中医师灵验奇方真传》

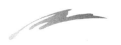

肌肉萎缩（痿证）

1421. 治疗肌肉萎缩的良方

配方及用法： 紫河车1具，龟板500克，山药1000克。将紫河车、龟板焙黄，配合山药共研细末，每次服15克，每日3次。

按语： 痿证临床中时或见之，且其奏效不易，常令医者望而生畏。我曾到河北一带考察，一医生告诉我说，大凡痿证，虚者十居其八。而虚者当中，尤以肝肾阴虚为多。我传你一方，名河车龟板丸，系取法于虎潜丸而成。此方药单力专，较之虎潜丸，亦不逊色。人乃万物之灵，人身之精华莫过于血，血聚于胎盘而养胎儿。由是言之，紫河车大补阴血之功，它物所不能及。龟有补肝，治诸虚不足，使人延年益寿之功。独加一味山药者，以补后天之本，亦法"治痿独取阳明"之意。然痿证，其来也渐，其治宜缓，虽日不见其功，用而久之，则月异而时不同矣。我闻罢，觉其言之成理，故录于此。

引自：《医话奇方》

1422. 连服单药木通治肌肉瘫痪（痿证）效果显著

一位姓张的男性青年，医院诊断为周期性麻痹。于清晨突然不能起床，别人以为他开玩笑。肌肉瘫痪自下肢开始，两侧对称，肢体近端重于远端，向上发展，伴有肢体肌肉疼痛发僵等情况。查体可见完全性瘫痪，肌张力减低，反射降低，但感觉良好，无病理反射。用木通75克，水煎50～100毫升，每次服用25～30毫升，日服2～3次。4小时后感觉周身有力，8小时后能扶床走动，又服1剂能走动，第三天痊愈，要求出院。

引自：《辽宁中医杂志》（1977年第1期）、《中医单药奇效真传》

脚软无力

1423. 我应用附片葱白治脚软无力症有佳效

配方及用法： 附片100克，葱白250克，葱苗适量，面粉500克，糯米酒适量。

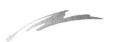

先将附片用水泡半天,然后去水留片,将片微捣烂,用面粉加工面片,将附片包在里面做成圆团,大小似热水瓶口,再放到锅里煮熟,熟至圆团能浮出水面为止。这时将面去掉留附片,将所有的附片加葱白250克一起捣烂,烂后捏成小团,似成人大拇指大小,每天早、晚各吃1次,每次1~2团,用葱苗泡水酒温服。用药时必须小心嚼烂,一般服完1剂药病即痊愈(中风后遗症无效)。

上方系本人多年使用的秘方,完全可靠。

百姓验证: 重庆市巫山县福田镇谢远杰,男,65岁,农民。他来信说:"我侄女下肢瘫痪,经多家医院治疗,花费5000多元不见效果,脚软无力,行走困难,每天由爱人背进背出,十分痛苦。我得知后,用本条方和1424条方为她治疗,现在自己能扶墙走路了。"

荐方人: 江西省于都县盘古山镇　曾地长

不安腿综合征

1424. 我以口服盐酸氟桂嗪药治不安腿综合征个个见效

配方及用法: 口服盐酸氟桂嗪(曲比灵)2片,每晚1次,15天为1个疗程。

疗效:《人民军医》1992年第2期报道治疗36例,治愈26例,好转10例,有效率100%。

百姓验证: 河南洛阳市柏香镇黄广富来信说:"本人于15年前患上了不安腿综合征,花了许多钱也未治愈。后来,用本条方治疗3天就见效了。"

引自:《实用西医验方》

神经紊乱

1425. 按摩手掌穴治疗自主神经功能紊乱很有效

我患自主神经功能紊乱病症,发作时,身体就会出现疲劳、倦怠、畏冷、四肢发凉、心悸、恶心、尿频、尿多等症。

后来,我从一同志那得到按摩手掌治疗自主神经功能紊乱的方法,便抱着试试看的心理,进行穴位按摩,结果见效了。按摩手掌治疗的重点应放在安神

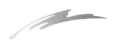

宁心上，同时辅以促进血液循环。所选穴位：手心区、心穴、少商、少府、神门、大陵、太渊，以及手背部的关冲、中渚、虎边、阳池、阳溪。刺激的方法是用手按压、揉、掐。操作的顺序是从手指到手腕，从手掌到手背，刺激12个穴位。

心烦不安症状明显时，在刺激常规12个穴位时，再加中指指甲内侧边缘的中冲穴和小指指甲内侧边缘的少冲穴。按压的轻重视烦躁程度而定，越烦躁就应刺激得越重。每个穴位按压4～6秒钟后放开，再按压4～6秒钟后放开，反复持续2～3分钟可缓解或消失。畏冷症状明显时，除刺激常规12个穴位外，再加重点刺激阳池穴和关冲穴。汗多症状明显时，除刺激常规12个穴位外，再重点刺激神门、大陵穴。另外，还应再按摩多汗点、劳宫。一般经过1周可痊愈。

荐方人：辽宁省营口市造纸厂　董营

1426. 坚持手脚穴位按摩可使身体倦怠很快恢复

经常身体疲倦的人，多是患有慢性疾病者。如无慢性疾病，则是体力透支，机体收支不平衡或神经过度疲劳所致。

脚部选穴：22，23，24，1。（见1426条图1）

按摩方法：22，23，24三穴要连按，用按摩棒大头从22穴斜推按至24穴，双脚取穴，每次每脚每三穴按10分钟。1穴分布在双脚十趾趾尖处，要用拇指和食中指逐趾捏揉，每次每趾捏揉2～3分钟。每日按摩2次。

手部选穴：就寝前用香烟灸48穴，每手每穴5分钟。按摩16，18，19穴，每手每穴3分钟。（见1426条图2）

注：有关穴位名称及按摩工具制作法，详见本书4145条《手脚穴位按摩疗法》。

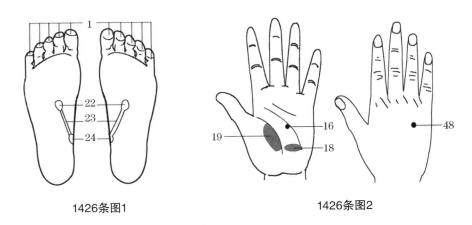

1426条图1　　　　　　　　　　1426条图2

1427. 用手脚穴位按摩法可治好焦虑不安症

焦虑不安是精神紧张状态的一种表现，可由感染、脑外伤、脑血管病变、中

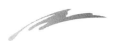

毒、内分泌障碍、营养障碍及慢性疾病等引起。一般以青壮年女性多见，人到更年期也常患焦虑不安，是由于自主神经功能失调所致。

脚部选穴：22，23，24，15，16，17，1。（见1427条图1）

按摩方法：22，23，24三穴要连按，用按摩棒大头从22穴斜推按至24穴，双脚取穴，每次每脚每三穴推按5～10分钟。15，16，17三穴要连按，用按摩棒大头从15穴推按至17穴，双脚取穴，每次每脚每三穴推按5～10分钟。1穴在双脚十趾尖处，要用拇指、中指逐趾捏揉，每趾捏揉2～3分钟，每日按摩2次。

手部选穴：用梅花针刺激2，12，23，26，59穴，每手每穴3分钟，每日数次。（见1427条图2）

注：有关穴位名称及按摩工具制作法，详见本书4145条《手脚穴位按摩疗法》。

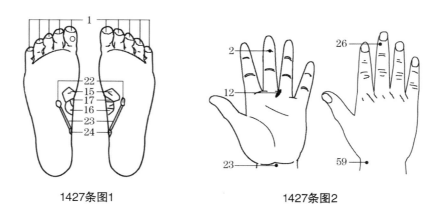

1427条图1　　　　　　　　1427条图2

1428. 手脚穴位按摩对治疗自主神经功能紊乱有帮助

自主神经功能紊乱为脑力劳动者多发症，是自主神经系统的机能性障碍，一般多见于性格懦弱、内向者。可分为迷走神经紧张症与交感神经紧张症。

脚部选穴：5，7，10，11，53，59。（见1428条图1）

按摩方法：5穴在大脚趾内侧，要用拇指推按捏揉，双脚取穴，每次每脚每穴推按捏揉5分钟。7穴在大脚趾肚下缘，要用按摩棒小头点按，双脚取穴，每次每脚每穴点按5分钟。10穴用按摩棒小头点按，双脚取穴，每次每脚每穴点按5分钟。11穴用按摩棒大头自内向外推按，双脚取穴，每次每脚每穴推按5分钟。53穴用食指关节角点按，双脚取穴，每次每脚每穴点按5分钟。59穴用食指关节角自前向后推按，双脚取穴，每次每脚每穴推按5分钟。每日按摩2次。

手部选穴：2，4，15，16，35，58。（见1428条图2）

按摩方法：2，4，35三穴分别用单根牙签扎刺，双手取穴。15，16，58三穴分别用梅花针刺激，双手取穴，以上各穴每次每穴刺激2分钟。

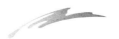

注：有关穴位名称及按摩工具制作法，详见本书4145条《手脚穴位按摩疗法》。

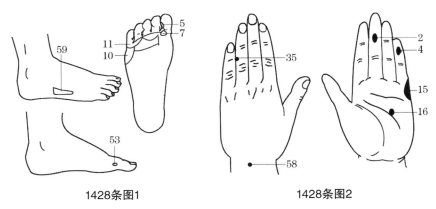

1428条图1　　　　　　　　　　1428条图2

心脏神经官能症

1429. 我利用甘麦大枣汤加味治心脏神经官能症很有效

主治：心脏神经官能症。

配方及用法：甘草（炙）15克，小麦60克，大枣、党参、酸枣仁（炒）各30克，麦冬、五味子各20克，阿胶（冲）15克。上药水煎3遍，取汁混合后分3次服，日服1剂。

疗效：一般10剂见效，35剂治愈，平均不超过30剂。

按语：甘麦大枣汤为《金匮要略》方，原为妇人精神恍惚，情绪不定，心中烦乱，睡眠不安而设。原方由甘草、小麦、大枣三味组成，具有养心安神，健脾缓急之功。将该方加味，用来治疗患者自觉心慌心悸、心跳、心前区疼痛，潮热多汗、失眠等，经反复心电图检查无心脏实质性病变，久治不愈的心脏神经官能症效果显著。

百姓验证：黑龙江鹤岗市八马路278号沈佩佩，女，62岁，工人。她来信说："我利用本条方治愈了李某的心脏神经官能症。"

荐方人：江苏盱眙都梁医务室　马振学

引自：《当代中医师灵验奇方真传》

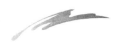

神经衰弱

1430. 做头脑保健操治好了我30多年的神经衰弱症

我患神经衰弱症已有30多年，经常失眠、头晕、头痛，久治未愈。1977年有一位同事将头脑保健操介绍给我。我照着去做，每天2遍，早、晚各1次，效果很好。现在躺到床上就能入睡，头也不疼了。现将其介绍如下：

（1）搓脸搓头：将两手掌搓热，然后用两手从脸部搓到后脑勺，连续36次。

（2）揉太阳穴：用两手拇指按两边太阳穴，先顺时针旋转揉动，然后再逆时针旋转揉动，各做36次。

（3）揉动耳孔：用两手食指伸到两个耳孔中，像拧螺丝一样揉动36次。之后，两食指按紧两耳孔，拔出少许，连续三次。

（4）敲响天鼓：用两手掌按紧两耳孔，用中指敲打后脑勺36次。

（5）指肚梳头：用十个手指肚梳头36次，要按紧头皮，切勿用指甲。

（6）活动头脑：上下活动，左右摆动，左右旋转各36次。

经过我近20年的体验，此方不但能治神经衰弱，而且能防止脱发和脑血栓，并能延缓头发变白。（王建功）

引自： 1996年11月20日《晚晴报》

1431. 我服醋蛋液治好了神经衰弱症

我今年30岁，患有神经衰弱、手脚麻木等症，经常觉得头晕目眩，四肢疲乏无力。当我在报纸上看到醋蛋液能治疗多种疾病的介绍后，便如法炮制服用。服用3个醋蛋液后，感觉大见功效。以前睡觉不实，好做噩梦，现在天亮便醒，而且精力充沛，干活有劲儿，手脚麻木也减轻了许多。

荐方人： 黑龙江巴彦镇东乡兴胜村　吴亮

1432. 我练拍打功彻底治愈神经衰弱等病

我是一个文职人员，过去很少进行体育锻炼，曾一度患有慢性胃炎、慢性肠炎、神经衰弱等慢性疾病。延医诊治，历经针石，屡尝火剂，但收效甚微。1983年去南方看望同窗，闲聊中得知其父善拍打功法。据说此功治慢性病极佳，便拜之门下，潜心学习。

及返，奉若神明，早晚习之不辍。我练功时间多在早晨5—6点，晚9—10点。

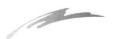

其法是：觅一僻静处所，先转颈、环臂、压腿、稍活动，然后面东而立，取自然姿势，以舌抵上腭，深呼吸3次，接着将右臂前伸，以左掌拍击右臂内外侧。内侧从内关穴起，到肩内穴止。外侧从外关起，到肩贞穴止，拍击时间以3分钟为宜。继而左臂前伸，以右手掌拍击左臂，其法亦然。两臂拍击毕，再分别以右手掌拍击左侧颈部风池穴，左手掌拍击右侧颈部风池穴，轮番拍击20下止。改为胸式呼吸，双掌拍击位置亦由颈至胸至胁。拍击时，抬头挺胸、收腹。拍击要领与颈部同，持续5分钟。转腹式呼吸，拍打腹部，双掌齐施15分钟。上腹拍击点重在中脘穴周围，下腹在丹田、气海、关元、中极、耻旁等穴内外，效果以局部灼热、酸、麻、胀感及拍气为止。下肢拍击是由上而下，先内后外，再前再后，拍打时间以10分钟为限。习功中，我谨遵师嘱，自始至终，意守力点。轻击、重叩，按章按法，循序渐进，不敢越雷池半步。（见1432条图）

如是三月，诸症状稍解；两载，健康则如常人。时下十年已过，未见旧症沉滓泛起。原枯槁之躯，现已肌肉隆起，精力充沛，精神矍铄。虽年逾不惑，纵终日劳碌，笔耕通宵，亦能胜任愉快，甘之如饴。自忖，我体魄质变如此，实属拍打功铸就。然而，我还有三大法宝，即坚信不移，循序渐进，持之以恒。倘若三者缺一，亦实难达到强身驱病之目的。

引自：1996年2月24日《陕西老年报》

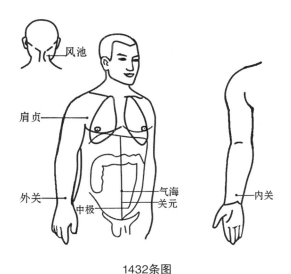

1432条图

1433. 脚穴按摩治好王淑琴3年的神经衰弱病

44岁的王淑琴患神经衰弱近3年，失眠、多梦、耳鸣、脱发、头昏脑涨、记忆力减退等症状加剧。后来，她的儿子每晚就寝前为她按摩，每次按摩结束后，她很快就能入睡。由于睡眠好了，上述各种症状逐渐消失。

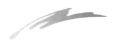

（1）按摩穴位和顺序：1穴（头脑），2穴（额窦），3穴（脑干、小脑），4穴（脑垂体），5穴（额叶），18穴（肝），36穴（生殖腺），22穴（肾），23穴（输尿管），24穴（膀胱）。

（2）按摩方法：先从右脚开始；1～5穴用大拇指指肚揉搓。18穴和36穴用按摩棒按摩。22，23，24穴，用棒的一端按在22穴位上，从23和24穴方向划过。上述所有穴位每次按摩150次左右。左脚按摩方法和右脚相同（但无18穴）。

（3）就寝前散散步，安定情绪，排除影响睡眠的干扰因素。用热水洗脚后，躺卧在床上，再开始按摩。

（4）关于疗程，视病情轻重而定，可连续做15天左右。待睡眠好转后，按摩时间可逐渐缩短。病情完全好转后，按摩即可停止。

注： 按摩穴位及方法请见本书4145条《手脚穴位按摩疗法》。

荐方人： 黑龙江省军区第三干休所离休干部　周钊

引自： 1997年2月28日《老年报》

1434. 手脚穴位按摩法对治疗神经衰弱有效

神经衰弱症在临床上最为常见，主要症状为：失眠、多梦、头昏脑涨、记忆力减退、注意力不集中、情绪不稳、急躁易怒、主观多疑、焦虑忧郁、精神萎靡等。有时还伴有自主神经功能紊乱的一些症状。

脚部选穴： 13，12，3，4，5，22，23，24。（见1434条图1）

按摩方法： 13，3，4三穴均分别用按摩棒小头点按，双脚取穴，每次每脚每穴点按5分钟。5穴用拇指推按捏揉，双脚取穴，每次每脚每穴推按捏揉5分钟。12穴用按摩棒大头推按，双脚取穴，每次每脚每穴推按5分钟。22，23，24三穴要连按，用按摩棒大头从22穴斜推按至24穴，每次每脚每三穴推按10分钟。每日按摩2次。

手部选穴： 17，74，77，69，70，71。（见1434条图2）

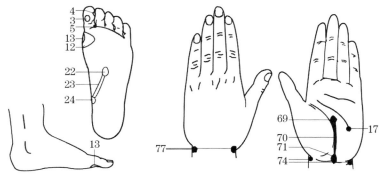

1434条图1　　　　1434条图2

按摩方法： 17穴要用梅花针强刺激，74，77两穴分别用拇指和中指捏按，69，

70，71三穴用食指关节角连按。以上均双手取穴，每次每穴区按摩2~3分钟。

失　眠

1435. 本方治严重性失眠症疗效好

配方及用法：淮小麦、石决明、夜交藤、珍珠母各30克，赤芍、合欢皮各15克，黄芩、柏子仁、丹参、麦冬各8克，沙参12克。水煎服，每日1剂。本方对过于兴奋、肝阳火旺、心神不宁的严重失眠症疗效特好。

荐方人：江苏宝应县城郊乡政府　沈宝元

引自：广西科技情报研究所《老病号治病绝招》

1436. 我用麦地桑实汤治老年性失眠200余例效果均好

配方及用法：桑葚30克，生地、丹参、酸枣仁各15克，首乌12克，灵磁石15克（先煎），灯芯草1尺。水煎服，每日1剂。

老年人的失眠症，多因肾精肝血不足，阴虚火旺而致。此方有滋阴化水、清热解毒、活血安神作用。我用此方治疗老年性失眠症200余例，取得令人满意的效果。

百姓验证：一位男性老者，62岁，退休干部。患者退休2年来，由于工作和生活与从前不同，加之家庭琐事较多，变得忧郁寡欢，易躁易怒。近1个多月，心悸不宁，五心烦热，夜寝不寐，每晚只睡2~3个小时，晨起口干舌燥，腰背酸楚，大便常干结难下，舌红少津，脉细弱而数。本证属老年人肾精肝血不足，肾水亏乏，阴虚火旺之候。故用桑葚、丹参、首乌、生地等滋补肾水，润肠通便，养心阴以壮水制火，使水火相济；麦冬、酸枣仁以宁心安神，合灵磁石重镇安神定志；灯芯草淡渗清心，引热下行，邪有出路。诸药合用，相辅相成，水火相济，心肾相交。患者服6剂后，诸症悉平，再进3剂，以善其后。

引自：1995年3月5日《上海中医药报》

1437. 我老伴用花生叶子治失眠症迅速见效

我老伴今年67岁，2年前开始每晚靠服安定才能睡一两个小时。后来她又加服静安定片，结果不但没增加睡眠时间，反而出现很大副作用。

一次偶然机会，我得知花生叶子治顽固性失眠的验方，就给她弄了一些花生叶子，服了半个月，效果非常明显。

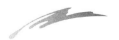

配方及用法：花生叶子（干、鲜均可）数量不拘多少，水煎服或开水浸泡当茶喝，早、晚各1次，每次喝200毫升。

我老伴照此喝了半个多月，不服用有关药物，现在每晚能睡四五个小时。

荐方人：辽宁营口化纤厂离休干部　　孙健男

1438. 花生茎尖泡服10天可治失眠

配方及用法：鲜花生茎尖30克。上药放入茶具内，用鲜开水150毫升冲泡，每晚睡前1小时服完，一般2~3日即可明显见效。

百姓验证：有一妇女患失眠已1年余，每晚才睡1~2小时，伴多梦头晕。曾用安定类西药，无效。嘱用鲜花生茎尖治疗，3天后失眠明显好转，每晚能睡4~5小时，续服10天治愈。至今年余，未复发。

引自：《四川中医》（1990年第11期）、《单味中药治病大全》

1439. 我用自我按摩法治好了神经衰弱失眠症

我患神经衰弱已多年，经常失眠，血压也高。自我按摩后，病痛减轻了，身体也健康起来了。

自我按摩法：睡前躺在床上，搓热两手，按摩两臂，从手到肩，从外侧到内侧，按摩几次，便有睡意。接着按摩耳部（掠耳垂、拧耳孔、压耳轮），舒展额头，揉眼鼻（迎香穴）。再做"梳头"（十指挠头），"弹枕"（用食指压中指弹风池穴，耳后凸出部位），可降血压。最后，再按摩全身。身体转向左侧，右手顺右胸、肋、腹经腰部转向后背，返转时，会同左手向下按摩下肢，之后，转向右侧以同样方法按摩左侧。最后搓脚心（涌泉穴），每个动作都做20次，需时20~30分钟。我按摩后，觉得浑身热乎乎的，只要闭了灯，便可以睡着。（刘锦文）

1440. 我老伴用橘皮枕芯治失眠很有效

老伴从报上读了《用干橘皮做枕芯可健脑清心》的文章后，自去年冬天起，就将每天吃橘子扒下的皮在暖气片上烘干，攒起来，最后砸碎成荞麦粒大小的颗粒，装在我枕的枕头里。每当夜幕降临，头落枕上，就闻阵阵橘香从枕内徐徐散出，沁人心脾，催人入睡。（张健人）

百姓验证：贵州惠水师范学校王兆美，男，65岁，教师。他来信说："我自1995年退休后经常失眠，多方治疗并服安眠药，收效甚微。近日试用本条方治疗，一用真灵，当晚见效，睡眠由2~4小时增加到6小时左右。长期花钱治总未解决的病，此次治疗却一分钱未花，使顽固性失眠症大大得到缓解，并渐渐痊愈。此方太好啦！"

引自：1997年4月10日《老年报》

1441. 我用拍打脚心法治好了多年的失眠症

我患失眠症多年，由于总依赖安眠药催眠，致使我头昏脑涨，精神不振，记忆力减退。经人传授，我每晚拍打脚心，治愈了失眠症，解除了精神痛苦。

方法：睡前，按时用热水烫脚，然后一只手五指合拢，手掌呈弯曲形状，用劳宫穴贯气拍打脚心，两手交替各拍打100次（开始脚心有热痛感，日久减轻），保持心态平静。上床后可很快入睡，睡眠质量较好。

经一年实践，已摆脱药物，恢复正常睡眠。现在仍坚持拍打，巩固效果。由于脚心穴位集中，对健身有益。（谭发文）

百姓验证：云南昭通市东后街96号王一鸣来信说："我在1960年不慎将腰椎折断，从此经常失眠，有时二十几天睡不好觉。花315元买了瓶美国生产的原包装的松果体素，说可治疗失眠症，可我服用后根本不管用。之后又花2000元钱买了4盒大连产的珍奥核酸，结果还是不见效。最后用本条方治疗，现在我每晚能睡4～5小时，中午睡1小时，精神非常好。"

引自：1996年2月5日《气功报》

1442. 用王不留行贴压耳穴治神经衰弱性失眠52例全部有效

配方及用法：当归、丹参、川芎各200克，用75%酒精适量浸泡月余后，去渣取汁再浸泡王不留行，以药汁浸透为度，加少许麝香效果更好。

疗效：52例中，痊愈46人，均经治疗5～10天，睡眠正常，其他症状消失，1年后随访未复发；显效6人，均经治疗1～2个疗程，睡眠接近正常，其他症状消失。

百姓验证：李某，男，30岁，会计，1992年4月8日就诊。主诉：失眠数年之久，逐年加重，近3个月以来，经常彻夜不眠，偶尔能寐2小时，但噩梦纷纭，精神紧张，两目直视，目光呆滞，头昏头痛，疲惫心悸。曾在南京精神病院按"顽固性神经衰弱"住院治疗，用强力镇静剂安眠，但药停则病情复发，特来我科要求耳压治疗。刻诊：症如上述，舌质红、苔薄白，脉沉弦细数。经用上述耳压1次治疗后能沉寐3小时，且睡甜而香。5次后诸症消除，每天睡眠7～8小时。为巩固疗效将1疗程做完，随访1年多未复发。

按语：药理实验表明，单味王不留行内含多种皂甙和葡萄糖醛酸、葡萄糖等，但在干燥情况下，较短时间内是很难分解或释放出来发挥其药理作用的。我从临床实践中观察到，经3～6天在耳部失眠穴上（用胶布固定，每天要用手指捏压几次）贴压的王不留行，其硬度无变化，种皮无脱落，切开见种子内干燥。我为了进一步提高临床疗效，使其内分多种有效成分得到充分发挥，故将王不留行籽每次用两粒，其中一粒压碎，一粒完整。这样既能对耳穴产生物理压迫作用，

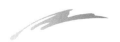

又能使有效成分尽快通过穴位经络渗透至体内，到达疾病所在的脏腑，从而有效地提高临床治愈率。

荐方人：安徽滁州市第三人民医院　尚良翠

引自：1997年第6期《河南中医》

1443. 健脑安神膏治失眠确有疗效

配方及用法：生地、熟地、泽泻、当归、合欢皮、龙眼肉、炒柏子仁各9克，杭白芍、西洋参、炙远志各6克，枸杞10克，百合、菊花各12克，炒枣仁、黄精各15克，琥珀粉1克。上药共研末，选优质蜂蜜120毫升制成膏剂，装瓶冷藏备用。每次服30毫升，每天早、晚各服1次。

疗效：此方治疗失眠42例，显例28例，有效14例，有效率100％。

百姓验证：一位姓赵的妇女，45岁，失眠病史10余年。症见精神萎靡、面色少华，气短乏力，心烦易怒，心悸健忘，头痛头晕，腰酸腿软，每晚睡眠2小时左右。服本方6剂后诸症消失，每晚能安睡8小时。继服5剂以巩固疗效，已恢复正常工作。

引自：《山东中医杂志》（1990年第6期）、《单方偏方精选》

1444. 我运用此方治疗失眠78例均见效

主治：气郁所引起的失眠。

配方及用法：当归15克，白芍18克，柴胡20克，白术12克，薄荷10克，郁金30克，菖蒲30克，香附30克，合欢花30克，酸枣仁30克（炒）。上药水煎25～30分钟，取汁250毫升，每日1次，睡前服。

疗效：治疗患者78例（61例用药8次失眠症状消除，17例用药12次治愈），有效率100％。方中重用柴胡加香附等药是因胸胁症状而投，枣仁、合欢花为除失眠而投。

百姓验证：广西宾阳县新桥镇民范群英村王世和，男，54岁，农民。他来信说："村民黄兴在广州搞建筑3年，总是上夜班，造成严重失眠，在各大医院治疗无效。后来，我用本条方和1450条方联合为他治疗10天，他的失眠症好转。又服药5天后，失眠症消失，睡眠安稳了。"

荐方人：河北省宁晋县医院主治医师　贾春生

引自：《当代中医师灵验奇方真传》

1445. 我用丹参安神汤治顽固性失眠26例全部有效

主治：神经衰弱顽固性失眠。

配方及用法：丹参60～90克，夜交藤50～60克，生地、百合各30克，五味子15

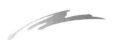

克。将两次煎液掺和后分成2份，午睡前服1份，晚睡前1小时再服1份。头晕加珍珠母50克，钩藤20克；心悸加磁石50克，钩藤20~30克；食欲不振加陈皮、香谷芽各15克；精神萎靡加太子参15克，党参20克。

疗效： 治疗26例，治愈（睡眠完全恢复正常）23例，好转（一夜入睡4~6小时）3例。服药最少2剂，最多9剂。

百姓验证： 山东青岛市市南区费县路7号公茂成，男，64岁，教师。他来信说："我儿子患失眠，经市人民医院治疗，吃西药和中药均无效。后来按本条方服药9剂痊愈。"

荐方人： 黑龙江牡丹江市橡胶厂　洪松

引自：《当代中医师灵验奇方真传》

1446. 酸枣根皮治失眠有良效

配方及用法： 酸枣根皮焙干研细末18克，丹参焙干研细末3克。二药调均匀，分成等份10小包。成人每晚睡前15分钟，用温开水送服一小包。

疗效： 10天为1疗程，1~3个疗程皆有特效。若配合热水浸足20分钟或按揉点压神门、足三里、三阴交等穴位，效果更佳。

荐方人： 河南焦作市九里山建井处学校　王在英

1447. 我用酸枣树根与丹参煎服治失眠效果甚佳

配方及用法： 酸枣树根（不去皮）30克，丹参12克，水煎1~2小时，分午睡和晚睡前2次服下。

百姓验证： 苗同乡一青年，神经衰弱，失眠3个多月，服此方10天，症状全部消失。后来又有几人用此方治疗失眠，皆收效明显。

荐方人： 河南夏邑县桑堌乡卫生室　苗玉才

1448. 杓兰根治失眠也很有效

配方及用法： 通氏杓兰根不拘数量，采挖之后晒干研粉，越细越好，临睡前用糖水冲服1~2茶匙。

此方最大特点是不存在抗药性，不同于西药安眠片、速眠灵等药，是非常理想的天然催眠剂，几乎不用花钱，既经济又无副作用。

荐方人： 辽宁省清原县湾甸子镇二道沟村　王安才

1449. 长期枕豆枕可治失眠

长期使用黑豆枕，可以治疗失眠。黑豆，首选黑大豆，黑豇豆次之。

配方及用法： 取黑大豆3~4千克，装在一个用柔软的棉布缝制的布袋内，垫

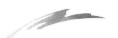

在日常枕用的枕头上面，使之经常与头部按触，久而久之，对失眠就会起到治疗作用。最好同时缝制2个布袋，至少在3个月内换洗布袋1次，以保持布袋的清洁。在换袋时，被枕碎的豆皮不要丢弃。豆枕可连续使用1~2年，然后换新豆。（文满）

引自：1997年7月31日《老年报》

1450. 我用朱砂敷涌泉穴治顽固性失眠效果好

配方及用法：朱砂3~5克，研细粉。用干净白布一块，涂糨糊少许，将朱砂均匀粘在上面，然后外敷双侧涌泉穴，以胶布固定。用前先用热水把脚洗净，睡时贴敷，每日1次。

此验方简便易行，具有安神定惊之功效。对老年人及顽固性失眠患者均有良好的治疗效果。一般贴敷1次即可见效，1周可愈。

百姓验证：四川蒋康健，男，27岁，农民。他来信说："我爱人工作三班倒，刚上班半年就患上了失眠症，常常是半夜入睡，不到2个小时就醒。后来我用本条方为她治疗，两周就治好了，仅花5.5元钱。现在她一觉就能睡8小时。"

荐方人：辽宁台安县医院 张化南

1451. 冲服单药玄明粉翌日即能入睡

一位姓李的男士，42岁，1985年8月9日就诊。患者失眠10天，心烦易躁，大便干，小便黄。以玄明粉9克，冲服，每日2次，翌日即能入睡，3天后大便稠，诸症消退。

引自：《四川中医》（1987年第3期）、《中医单药奇效真传》

1452. 单服灵芝可使数年不能熟寐者安然入睡

一女性病人，言已数年不得熟寐，处以安神镇静法，嘱服灵芝（灵芝粉在各大药房均有出售，可按使用说明书服用）。1周后患者来谢，鞠躬致礼，谓"是生平未有之好睡也"，其狂躁之气悉平。

引自：《长江医话》、《中医单药奇效真传》

1453. 我用半夏秫米汤加味治疗多例失眠症均获良效

配方：法半夏、薏苡仁各60克。

加味：心脾亏虚加党参，心阴不足加麦冬，痰热扰心加黄连，胃中不和加神曲。

百姓验证：张某，女，24岁，1976年6月30日诊治。失眠2年，一连几天通宵不寐。面色无华，形体疲倦，气短懒言，头晕心悸，多梦健忘，口淡纳呆，舌淡苔白，

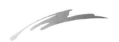

脉缓无力，证属心脾亏虚。即投以上方加党参45克。服药1剂，能睡4小时，服药2剂，能睡8小时。继用归脾汤善后。

说明：

（1）关夏秫米汤是和胃的主方。其方由半夏、秫米二药组成。李时珍《本草纲目》载："半夏除'目不得瞑'。"现代药理研究证实，法半夏对中枢神经有良好的镇静和安定作用。因药房不备秫米，遵吴鞠通意，用薏苡仁代之。

（2）法半夏常用量为3～9克。此处重用至60克，浓煎，临睡前一次服下，除当夜得深睡外，未见其他不适。近几年在临床上用半夏60克的病例众多，未见一人有副作用。

荐方人： 重庆市长寿县中医院　熊永厚

引自： 1983年第11期《新中医》

1454. 刺激手部二区一穴治失眠颇有功效

有一次在国外，我给一位在酒吧工作的女郎做检查，结果发现她的内脏机能几乎全部呈衰弱状态。当然，原因就是"失眠"。

神经衰弱也是失眠的一大原因。刚才提到的女郎，因为工作的关系，应睡时得不到休息，以致神经受累，必然要导致神经衰弱。治疗的方法是：在纵走中指下方心包经的经络上，其中包括"心包区"、"手掌区"两个地方加以刺激。用手指轻轻地按摩位于中指指甲下方的中冲穴也颇具功效。（见1454条图）

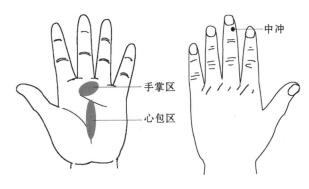

1454条图

1455. 我用手脚穴位按摩法可很快治好失眠症

脚部选穴： 18，1，2，3，4，5，69。（见1455条图1）

按摩方法： 18穴要用按摩棒大头推按，右脚取穴，每次按摩5分钟。1穴点分布在双脚十趾趾尖处，用拇指和食、中指逐趾捏揉，每趾捏揉2～3分钟。2，3，4，69四穴均分别用按摩棒小头定点由上向下按压，双脚取穴，每次每脚每穴按压5分钟。5穴要用拇指捏揉推按，双脚取穴，每次每脚每穴捏揉推按5分钟。每日按摩2次。

手部选穴： 按摩26，12，16，78，每手每穴3分钟，每日数次。（见1455条图2）

百姓验证： 河北秦皇岛市山海关区孙妮贞说："我按本条方为一位失眠多年

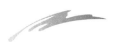

的老同志按摩3天后，他便不再失眠了。"

注：手脚穴位按摩治病法与按摩工具，请见本书4145条。

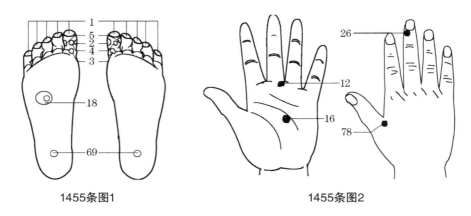

1455条图1   1455条图2

健忘症

1456. 蛋黄淫羊藿汤可治健忘症

配方及用法：淫羊藿40克，加水300克，煮到100毫升后，与煮好的蛋黄调和，即成蛋黄淫羊藿汤。每次服100毫升，每日服3次，连服半个月。

按语：人的记忆细胞有一种重要成分是乙酰胆碱。乙酰胆碱是由卵磷脂供应，而蛋黄中含有记忆细胞中所需卵磷脂，所以多吃蛋黄可提高记忆能力。

淫羊藿有滋补肝肾，益气强志，壮精力益智力之功效。对于老人昏睡，中年人健忘，元阳衰败而不能上升者，皆可使用。

引自：《偏方治大病》

嗜睡症

1457. 治疗嗜睡症的良方

配方及用法：白术12克，茯苓12克，陈皮6克，半夏9克，石菖蒲9克，甘草6克。每日1剂，水煎服。

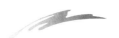

百姓验证: 张某,女,38岁。4个月来无论昼夜时时欲睡,尤其食后为甚,喊之能醒,醒后又睡。多次诊治无效。服本方2剂后,此症全除,病获痊愈。

荐方人: 辽宁辽阳市太子河区小祁家中学　夏冒辉

1458. 单味甘蓝籽粉治顽固性嗜睡效果好

配方及用法: 甘蓝籽30~50克。上药放砂锅中炒香,然后研为细末,装瓶备用。早上和中午吃饭时随饭菜各服1汤匙(2~3克),午后及夜间忌服。

疗效: 本方治疗嗜睡症,一般连用7~10天即可见效。见效后须继续服用2周左右,以巩固疗效。

百姓验证: 苏某,男,58岁,因右侧偏瘫,言语不利入院。1周来一直嗜睡,呼唤可醒,但转眼又入睡,有时唤醒喂食,尚未咽下,又打瞌睡。二便有时失控,经中西药治疗无效。取甘蓝籽50克如法服用,3天后白天嗜睡见好转,二便已能自控,1周后精神振,嗜睡消除,夜寐安稳。

注: 甘蓝又名卷心菜、包心菜。

引自:《浙江中医杂志》(1986年第10期)、《单方偏方精选》

1459. 复方陈皮治脑炎后嗜睡症12例均痊愈

配方及用法: 陈皮、半夏、茯苓、郁金、石菖蒲各15克,甘草10克。每天1剂,水煎至200毫升,早、晚分服。

疗效: 本方治疗发作性嗜睡病12例,均痊愈。

百姓验证: 一位姓陈的男孩,15岁。因4年前患脑炎后经常嗜睡,每次犯病时嗜睡1周左右,每年发作3~5次,多处求医不效。刻诊:两天来除吃饭外皆在睡眠中,头沉乏力,精神萎靡,面色萎黄,舌淡、苔白腻,脉沉细。投清醒汤3剂后精神大振,自觉体力大增。又继服6剂,以巩固疗效,随访1年未复发。

引自:《辽宁中医杂志》(1990年第11期)、《单方偏方精选》

自　汗

1460. 我患自汗症用五倍子敷脐法彻底治愈

我患自汗多年,长期治疗效果不明显。一次,一位老中医传给我一个治自汗的偏方,如法治疗几次就痊愈了,至今没有复发。

具体方法: 到中药店购买五倍子30克,研成粉末,晚上取药粉少许加口中唾

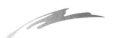

液调和,敷于肚脐中,再用一小方块胶布盖贴,每晚换1次。一般用药3~5次就有明显效果,10天左右即可治愈。(史桂争)

百姓验证:四川成都市龙泉驿区平安镇蒋康健,男,27岁,农民。他来信说:"我哥哥年近40岁,患盗汗多年,睡至半夜,周身都是汗,湿透衣被。我用本条方为他治疗,20天病愈。"

引自:广西科技情报研究所《老病号治病绝招》

1461. 我用五倍子敷脐治自汗及盗汗疗效非常好

主治:自汗、盗汗、早泄、遗精梦交。

配方及用法:五倍子6克。五倍子研为细末,每次约2克,用健康异性唾液调为糊状,置肚脐中,外用一小块胶布覆盖固定,贴一昼夜更换。健康异性唾液,取其阴阳调和之意。亦可用醋调代替,但疗效次之。如阴囊自汗者,可内外合治,用五苓散加味:白术、茯苓、泽泻各15克,黄芩12克,桂枝、细辛各6克煎服。遗精合用"参麦汤":玄参50克,麦冬30克,肉桂3克,煎服。梦交合用桂枝龙骨牡蛎汤,继服六味地黄丸加强并巩固。

疗效:我在多年临床实践中,经内外合治,用本方治愈患者众多,有效率达98%以上。

按语:五倍子含酸,有强烈收敛性。一般单纯性的遗精或自汗症,仅用此粉贴肚脐即愈。如有兼证配汤剂内外合治,则相得益彰,疗效更为显著。本药优点是见效快,无副作用,价廉药广,施用方便,城乡皆宜,值得推广。

百姓验证:江苏响水县灌东小区蒯本贵,男,65岁,退休医师。他来信说:"我用本条方治好了陈港镇陈朋爱人的盗汗。"

荐方人:四川省江津市卫生院中医师 曾庆余

引自:《当代中医师灵验奇方真传》

1462. 五金膏贴乳可治顽固性自汗症

配方及用法:五倍子30克,郁金10克。上药共研细末,贮瓶备用。取上药15克,用蜂蜜调成药膏,贴在两乳头上,用纱布固定,每日换药1次。

按语:中医认为汗出的多少,是由肝气调节的。当肝调节功能失调时,汗液就失去控制。方中郁金可疏肝解郁,而五倍子可收敛止汗,虽然药味简单而收敛止汗之功甚著。

百姓验证:一位姓郑的男士,干部,因糖尿病而住院。经过服中药消渴丸、金津玉液汤及654药240mg/dL静脉点滴,血糖由280mg/dL降至140mg/dL,尿糖"±",经治疗月余后出院。此次就诊系因全身汗出严重,夜间汗流浃背,每当醒后被单及褥单可拧出水滴,每夜总得换1次方可再寐。精神疲倦、心慌、失眠、

多梦、腰酸无力，尤其是精神紧张时出汗更多，纳食尚可，二便调和，舌质淡，有齿痕，苔薄，脉沉细弦。开始我认为是糖尿病日久导致气虚，用玉屏风散加牡蛎50克，连服3剂，依然汗多如浴。重温历代医象论著，自汗多为卫阳不固，营卫不和，复用调和营卫的桂枝汤和龙牡、浮小麦治之，服后亦只是睡眠好转，汗出依然如故。细心揣摩，补虚不灵，调和营卫无效，而且血糖上升至180mg/dL。追问病史，因病后免职，心情不畅而汗出加重，其汗多不止乃为肝失调节、开合失司之故。速配五金膏敷贴乳头3个夜晚，并服用山萸肉茶5剂，汗出大减，血糖恢复正常，诸症悉除。

引自：《偏方治大病》

1463. 用养心汤治手汗淋漓非常有效

配方及用法：柏子仁30克，炒枣仁30克，荔枝仁15克，首乌30克，黄芪60克，茯苓30克，龙牡30克。每日1剂，水煎2次分服。

百姓验证：一位姓熊的男士，42岁，1976年4月因受惊吓过度而两手汗出不止。曾以中医、西医、中西医结合方法治疗，用中药100余剂，内服西药，并采用封闭、外搽、输液等办法，皆告无效。患者既往有高血压、肝炎等病史。现形体消瘦，面色无华，两掌红热，大小鱼际有红淤斑，两掌心潮红，汗流如雨，淋漓不断，手掌粗裂。平素心悸、怔忡、失眠多梦、舌淡、舌尖红、苔薄白、脉细数弦。投以偏方养心汤，每日1剂，水煎2次分服。前后共服18剂，掌汗过多之症获愈，再未复发。

按语：掌汗过多一症在中医门诊并不少见，但如此严重者实属不多，历代医家认为汗大出为气虚不固或阴虚阳亢而迫津外泄。局限性大汗出却与经络气血有关，汗主心液，掌心系心经所行之处，为心经所养，故益心阴养掌心而止汗，偏方养心汤中首乌、枣仁益心阴养心神，柏子仁养心敛汗，龙牡潜阳宁心敛汗，黄芪补心止汗，茯苓健心脾，利水祛汗，故为治手汗之妙方。

引自：《偏方治大病》

1464. 柴桂汤治半身汗出症7剂可愈

配方及用法：柴胡6克，黄芩12克，半夏10克，桂枝3克，白芍12克，红糖30克，大枣5个。每日1剂，煎2次分服。

百姓验证：一位姓宫的中年男性，31岁，1974年8月就诊。诊见左半侧脸部潮红有汗，左侧躯干前后、上下肢及足部皆有汗，右侧无汗。曾多处奔波求医，服中药150余剂，寐差发脱，汗仍如旧。察脉缓弦，属阴阳失调，营卫不和，乃投柴桂芍汤，服10余剂，汗出已止大半。又继服7剂而愈。随访半年未复发。

引自：《偏方治大病》

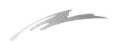

1465. 龙牡汤治头汗症有效

配方及用法：龙骨30克，牡蛎30克，黄芪15克，白术15克，防风10克，浮小麦20克。上药水煎，每日2次分服。

百姓验证：一位姓皇甫的中年男士，32岁，干部。1976年2月15日就诊。缘于1975年4月患感冒后开始头汗出，尤其上额汗出如洗浴，每遇讲话时汗出更多，若遇急事简直大汗淋漓，白天较黑夜为重。怕冷，精神疲乏，大小便正常，舌淡，苔薄白，两脉细缓，属阳虚出汗。头为诸阳之会，用益气温阳、固气止汗的偏方龙牡汤治愈。

引自：《偏方治大病》

1466. 我爱人患自汗3年多用本方治愈

配方及用法：人参、黄芪、白术、茯苓、当归、炒枣仁、白芍、熟地、生牡蛎、乌梅各10克，浮小麦12克，大枣3枚，水煎服。

疗效：1剂汗止，3剂痊愈。

百姓验证：重庆市江北区电仪村郭素伟，女，68岁，护士。她来信说："我爱人患自汗3年多，不分春夏秋冬，动则大汗淋漓，多方治疗无效，后来用本条方治愈。"

荐方人：陕西杏林县　吴志杰

引自：广西医学情报研究所《医学文选》

盗 汗

1467. 服醋蛋液治好了严重的周身性盗汗症

我是一名50多岁的女同志，近两年不分冬夏、昼夜，每隔两三个小时就发生一次周身性盗汗，就是三九天也照发这种怪病。尤其是在夜间发生盗汗时更使我心烦意乱，真是痛苦极了。我到医院请教医生，医生说是老年人更年期的反应，没什么特殊的治疗药物，只有等其自然消失。自从我服了4个醋蛋液后，盗汗症状基本消失，每夜都能睡个安稳觉了。我心里高兴极了。

荐方人：黑龙江大庆市糖酒公司　杜桂芬

1468. 我的手脚麻木盗汗症是服霜后桑叶治愈的

我今年55岁，一年前患了肥胖症，体重达90千克。身体每况愈下，经常手脚麻木，浑身无力，自汗盗汗，四处求医，收效甚微。

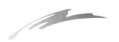

一个偶然的机会，我得到一个民间验方，说是霜后桑叶可治盗汗。我按照要求，请住在农村的亲戚采集秋桑叶。每晚用1杯冷开水浸泡5克左右的干桑叶，第二天早晨空腹服下，然后再用冷开水浸泡桑叶。天天如此，一个冬春，我果然不再盗汗了，体重也有所减轻。坚持饮桑叶茶到今天，体重减轻16千克，也感到有精神了，手脚不再麻木。

桑叶治好了我的病，我对桑叶也产生了兴趣，多方收集了有关资料。《本草纲目》称霜打的桑叶为"神仙草"，可治寒热、出汗，能解除脚气、水肿，利大小肠，可治盗汗。中国农业科学院蚕桑研究所对浙江桐乡青桑树品种的桑叶进行了测定分析，桑叶内含有多种氨基酸。桑叶中的粗蛋白质和粗碳水化合物具有消除水肿、盗汗、脚气的功能，且有减肥之效。（健生）

1469. 用糯稻根治盗汗、自汗10余人均愈

配方及用法： 在农田中拾糯稻根去土晒干备用。使用时，取干糯稻根50克左右洗净加冷水（用什么锅都可以，水的多少以盖住根为宜）同煮（也可加几枚红枣），待水煮成还有一碗时，去掉稻根，把水倒在碗中，加些红糖，温热时喝下，上床休息一会（最好睡觉前喝）。每日1次，一般用3次。

我曾介绍给10多位患者皆治愈。（玉锦）

引自：1997年8月12日《老年报》

1470. 豆浆锅巴治肺结核病盗汗治愈率高

盗汗是肺结核常见的症状之一。用豆浆锅巴治疗肺结核盗汗，其治愈率可达到90%以上。

配方及用法： 取出豆浆锅巴晒干备用。食用时，取豆浆锅巴（干品）30克，水煎10分钟左右，加入适量白糖，连汤及豆浆锅巴一起食用，每日食用1~2次。盗汗消失后，再连续食用2~3日，以巩固疗效。（马宝山）

引自：1996年8月9日《家庭保健报》

1471. 我的家传秘方五倍子治盗汗有奇效

配方及用法： 五倍子10克，研末，加水少许搅成糊剂，睡前置患者肚脐中，外用纱布固定。

疗效： 有效率100%，一般用1次即愈。

百姓验证： 河北滦南县柏各庄镇石各村赵信艳来信说："本村刘平有五六年的盗汗史，每到夜晚睡觉时，必汗流如洗，痛苦不堪。曾在县中医院用草药和谷维素、刺五加、人参生脉饮等治疗，效果不佳，花去药费几百元。后来用本条方治疗，只外贴1次，当晚就明显见效；连贴3次盗汗症状全无，至今未复发。"

荐方人：福建龙岩县　张金鹿

引自：广西医学情报研究所《医学文选》

1472. 五蛎散贴脐治自汗、盗汗55例全部治愈

配方及用法：五倍子15克，牡蛎9克，辰砂1.5克。上药共研细末，贮瓶备用。用时取本散适量，于临睡前用食醋调和敷脐中，外以消毒纱布覆盖，胶布固定，第二天早晨起床时除去，每晚1次。

疗效：治疗自汗、盗汗55例（其中小儿21例），连敷2~5次，均痊愈。半年后3例复发，用同样方法治疗又愈。

引自：《中药鼻脐疗法》

1473. 五倍子枯矾敷脐治自汗、盗汗有良效

配方及用法：五倍子、白枯矾各等份，研细末，以冷开水或人乳调敷脐中。用于治疗自汗、盗汗有良效。

引自：《中药鼻脐疗法》

1474. 我爱人患盗汗症是用五倍子粉治愈的

盗汗的经历，可能每个人都有过，现在介绍一种治疗盗汗的方法。配方极简单，到中药店购买五倍子粉与龙骨粉各30克，置于锅内同炒，千万不可炒焦，然后加入少量水，拌成糊状，趁热用纱布包起，呈圆形贴在肚脐中心。如是小孩，1次即见效，大人则要连续2~3次。

百姓验证：黑龙江肇东市人民医院燕崇英，女，68岁。她来信说："我爱人患有盗汗症，按本条方连续敷脐3次，盗汗的现象基本消失了，至今未复发。"

引自：山西人民出版社《补肾回春万金方》

癫　痫

1475. 我患癫痫多年用复方当归汤治好了

我于1968年患了癫痫病，多年来治疗无效，1988年用本方治愈了。

配方及用法：当归10克，川芎10克，白芍10克，淮牛膝10克，白术10克，砂仁6克，肉豆蔻5克，黑姜10克，黄芪10克，肉桂6克，吴萸10克，桂圆肉10克，大枣10克，桔梗10克，党参30克，故芷9克，生姜3片。上药与"小黑狗"共煎服。

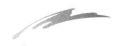

注：故芷的别名，补骨脂、破故芷、黑故子。"小黑狗"系地方性土药名。

荐方人：福建永定县 苏菊花

引自：广西科技情报研究所《老病号治病绝招》

1476. 我老伴患癫痫20年用炸蚕蛹治好了

我老伴患癫痫症20年，用本方治愈，以后多年从未犯过。

在患病期间，她一遇冷、热、生气、劳累等刺激就会引起发病。病发时，"哇"的一声跌倒在地，四肢抽搐，做咀嚼状，有时舌头会被咬破，口吐血沫，而后牙关紧闭，不省人事。经过一阵呼叫，嘴张开，呼出一口长气。这时弄得小便失禁，仍然昏迷不醒。轻时半天，重时几天才清醒过来。

后来，在湖南省工作的侄儿得知消息，寄回一个单方：炸蚕蛹，1剂6～7个，白冰糖50～100克，水煎服，连水带蛹一齐用。最好在患者觉得有发病预兆时吃药。我让老伴连吃了4剂，病就基本好了。

荐方人：河南平顶山市新华区焦店乡阎庄 曲晓东

1477. 服大枣黄米面能治好癫痫病

1965年，我患了癫痫病，曾多次去医院治疗，却毫无效果。一次偶然的机会，一位老同志给我介绍了大枣治癫痫病的药方，按此方服用了3个疗程竟获痊愈，至今20多年病未复发。

配方及用法：大枣7个，黄米面少许，白酒250克。首先把枣核从一端取出，然后用水把黄米面和好，将和好的面塞入枣内，填满，将枣放在碗里，并加入白酒点燃，直至酒烧完为止。每天早晨取1个枣服用，7天为1个疗程。（侯伯安）

引自：1997年4月14日《辽宁老年报》

1478. 服用酒精烧鸡蛋治癫痫病很少复发

配方及用法：用酒精100毫升，放入瓷杯内点燃，然后再放入2个鸡蛋，当酒精燃烧完后，鸡蛋已熟。每日吃2个，每当发作之后睁开眼，立即吃酒精烧鸡蛋，便可延长发作间隔时间或停止发作。

百姓验证：郭某，女，19岁，家住山西太原市迎新街三楼。自7岁时癫痫频繁发作，曾经用过扑痫酮、大仑丁，采用过割治疗法，均无效。在北京某医院做过脑电图和CT，都诊断为癫痫。近几年发作频繁，发作时不省人事，尖叫，抽风。后来得到一治疗癫痫的偏方，用酒精烧鸡蛋热服或发作后立即服用，每日早晨吃2个，越吃发作次数越少，有时间隔一两个月。患者从不间断地吃了2年，癫痫再未发作。

引自：《偏方治大病》

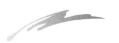

1479. 我应用酒烧鸡蛋治癫痫效果确实好

配方及用法：鲜鸡蛋3个，60度以上白酒90毫升。把酒和鸡蛋放在铁勺内，点燃酒，边烧边用筷子翻动鸡蛋，至七八成熟时，用筷子敲开蛋壳，继续烧至火灭蛋熟即可。趁热于每天早晨空腹一次吃完，连续吃100天不间断。如不好，可间隔15~30天，按此法开始第二疗程。

说明：酒烧鸡蛋的适应证为内因性癫痫病。因肿瘤或血管病变所致此病，并非本法所治。

百姓验证：陈某，女，42岁。患癫痫20余年，每月发作一两次，经常服用苯妥因钠等药，造成精神呆滞。随后改服中药100多剂，症状虽有改善，但未能根治。后来以民间单方"酒烧鸡蛋"治疗，患者连服月余，效果理想，癫痫停止发作，精神转好，现已能正常工作。

1480. 白酒烧鸡蛋治好羊痫风患者

河北赞皇县东王俄村张某，患羊痫风20余年，屡治不愈，后有人传方。以好白酒5升，鸡蛋100个，每日早晨用酒100毫升，鸡蛋2个，燃酒烧蛋，空腹服之，等服完病即痊愈。

引自：《中医验方汇选》、《中医单药奇效真传》

1481. 用猫头鹰药膳治癫痫3例全部见效

配方及用法：猫头鹰1只（每次约用200毫克），菖蒲10克，僵蚕9克，泽泻10克，白蒺藜10克，川芎9克，鸡血藤12克。先将猫头鹰清炖约1小时，冷却后加上方中药共煎成汤约200毫升。每日1剂，每剂分3次口服，约4次为1个疗程。属风痰型，略加半夏、竹茹以清热化痰；属痰火炽盛，可加龙胆草、昆布；属心肾血虚，略加合欢皮、浮小麦、党参。一般1~2个疗程显效，随后半年至1年加服1次。

疗效：成人（无其他脑部外伤病变）3例治愈2例，好转1例。

荐方人：安徽宿松县破凉镇梅墩卫生院　陈桂仁

引自：《当代中医师灵验奇方真传》

1482. 定痫丸加减治痫症19例全部有效

主治：精神刺激或脑外伤引起的痫症。

配方及用法：贝母、胆南星、竹沥、菖蒲、陈皮、半夏、云苓、天麻、僵蚕、麦冬各10克，朱砂3克（冲服），磁石（布包先煎）、地龙、乌蛇各30克，甘草6克，生姜3片（后下），小儿药量减半。上药水煎30~50分钟取汁约200毫升，冲服朱砂，日服2次。痰盛壅塞先用柿蒂1个，白矾3克取吐，以祛痰涎；气郁痰多加郁金10

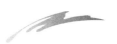

克，白矾3克，开郁化痰；痰火壅盛加大黄10~30克，以通腑泄热。

疗效：治疗痫证19例，治愈（服药20~60剂症状消失，随访3年以上未发作）17例，好转（发作次数减少，症状减轻）2例。

荐方人：江苏省徐州矿务局第一职工医院中医科主治医师　谭文廷

引自：《当代中医师灵验奇方真传》

1483. 用本方治癫痫180例均有效

主治：风痰性癫痫。

配方及用法：草乌（制）5克，诃子50克，石菖蒲50克，木香50克，珊瑚25克，公丁香25克，肉豆蔻（煨）25克，沉香25克，禹粮土25克，珍珠（煅）25克，磁石（醋煅）25克，白附子25克，金礞石25克，甘草25克，朱砂15克，麝香3克。以上16味，除麝香、朱砂另研外，其余共为细面，而后再合麝香和朱砂面，混合拌匀，用炼蜜做成丸，每丸重3克，日服1~2次，白开水送服。

疗效：治疗患者180例，治愈（用药半年，临床症状消失，停药2年未发作者）114例，好转（用药半年，临床症状改善，发作次数减少者）66例，有效率100%。

按语：

（1）笔者经过潜心研究，在原方基础上加白附子、金礞石和朱砂3味后，治疗风痰性癫痫效果颇佳。

（2）取半夏2克，巴豆仁1粒，麝香0.2克，共为细面，用适量蜂蜜调膏敷脐，外盖塑料薄膜和纱布，用胶布固定。每10天换药1次。实践证明，内外结合治疗效果更佳。服药期间忌荞麦面、山羊肉、烟酒。小儿酌减，孕妇忌服。

荐方人：内蒙古通辽市医院主治医师　白涛　白金明

引自：《当代中医师灵验奇方真传》

1484. 戴胜散治癫痫5例全部治愈

配方及用法：戴胜鸟（又名屏姑姑）1只，枯矾10克，生姜30克。将戴胜鸟文火烤脆研细，加入枯矾粉拌匀，每次服1匙（约2克），每日3次，用生姜汁调服，服1只为1个疗程。停1周再服。

疗效：治疗5例，均痊愈。

荐方人：云南省楚雄州医院主治医师　杨乔榕

引自：《当代中医师灵验奇方真传》

1485. 本家传秘方治癫痫效果特好

配方及用法：将胎儿（男孩）脐带剪断后，把血流在馒头上，吞食之，隔3日1次，连服六七次，此病即愈，多不再犯。

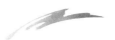

荐方人：河北故城县李老太婆家传秘方

引自：广西医学情报研究所《医学文选》

1486. 螳螂子治癫痫30例，痊愈25例

配方及用法：花椒树上的螳螂子30个，鲜桃树根白皮10克，槟榔、枳实各50克。螳螂子用剪子剪的时候，两头带花椒枝各2厘米长，将桃根白皮、螳螂子共放锅内，沙土炒黄，再加槟榔、枳实，共为细末。上药末共分100包，每次服1包，日服1次，连服3~4个月。

疗效：共治疗30例，痊愈25例。

注意：忌食羊肉3年。须长期服用，方可巩固。

引自：《实用民间土单验秘方一千首》

1487. 牵牛子散治癫痫868例，一般2个月治愈

配方及用法：牵牛子250克，石菖蒲250克，枯矾120克，龙骨、地龙适量。以上药物加工成粉末备用，或把药装入胶囊备用。每日3次，1次3克，开水吞服。

疗效：治疗患者868例，治愈率80.2%，总有效率98.2%。用药10天为1个疗程，一般3~6个疗程治愈。

荐方人：湖南省凤凰县民族中医院癫痫病研究所所长　张继德

引自：《当代中医师灵验奇方真传》

1488. 家传秘方治少年癫痫症确实有效

配方及用法：薄荷2克，防风3克，黄连3克，荆芥3克，胆南星3克，清半夏3克，金银花6克，巴豆2粒（去壳去油）。将上药共研极细面，再合白面360克，芝麻125克，烙成焦饼。发病前每日早、午、晚分3次服完。服后如病愈，则病人不想再吃；如不愈则仍爱吃，可以续服。

疗效：经多次使用证明，本方对少年儿童羊角风症确实有效。方中巴豆必须去油。每次服药以后，若有泄泻现象，且泻出痰样黏液，便是对症。

引自：广西医学情报研究所《医学文选》

1489. 各型癫痫患者服药百丸可见明显效果

配方及用法：郁金、白矾、炒枣仁各15克，炒远志、朱砂、胆南星各10克，龙涎香、酒曲、全虫、活血龙各30克，蜈蚣10条。上药共研为细末调匀，炼蜜为丸，每丸重6克，饭前服1丸，1日2次，温开水送下。服至百丸可痊愈，一般不复发。

荐方人：河南省舞阳县吴城西街中医诊所　吴振兴

引自：1997年第9期《农村百事通》

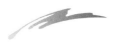

1490. 羊虫子治癫痫有良效

配方及用法：羊虫子7个（最好是春天从羊鼻子里爬出来的），炒黄研碎，黄酒冲服，有良效。

荐方人：河北康保芦家营乡芦家营村　王继文

1491. 治疗羊角风的良药

配方及用法：正月茵陈（白蒿）采一小篮，用500克红糖拌蒸吃。一般一次治愈。

荐方人：山东淄博市周村区王村镇王洞村　王冲

1492. 蜥蜴粉治癫痫12例皆痊愈

配方及用法：活蜥蜴60条，放入瓦罐内，加盖后在罐外用明火烤，至蜥蜴死后停火。取出蜥蜴，放在瓦片上焙干，研成细末。每3条为1包，每服1包，日服1次，20天为1个疗程，不愈可再服第2个疗程。一般均在1个疗程内获效。

疗效：所治12例皆获愈。

引自：《吉林中医药》、《单味中药治病大全》

1493. 我利用本方治惊风和羊羔风收到了特别好的效果

惊风方：乌鸦翎（翅膀上的长羽）7根，干柳条（柳树下寻找自落的）7根，葱胡头（吃大葱时切下的带根部分）7个，生姜（干、鲜均可）7片。与一般草药一样用水煎，煎好时用该药水（汁）冲适量红糖，并趁热服1~2片安乃近（根据年龄确定用量），然后立即睡下，加厚被褥，使全身都发透大汗为止（发透汗是关键）。隔天服1次，连服3次后看效果。

煎药用水多少可根据患者年龄大小，以能一次服完为限。

羊羔风方：活蜥蜴（蜥蜴是爬行动物，俗名叫"四脚蛇"，身体像蛇，但有四肢和脚爪，大小如壁虎，生活在野外，有的地区叫"马蛇子"）7条，鸡蛋7个。把鸡蛋破一个小口，每个蛋装入1条活蜥蜴，用白面糊封好口，再用白纸蘸湿将蛋分别包好，放在炉火旁慢慢烤。等完全熟透后，剥掉蛋皮，其余全部吃掉。每次吃7个，同时用热红糖水送服镇痛片和安乃近各1片，之后睡下发大汗。隔天吃1次，连吃3次后停下看效果。

如羊羔风病较严重，每次再用1个地鳖虫，水煎后把水喝下。地鳖虫中药店有售，自己也可以找。

注意：①方的关键都在于发出大汗，所以最好在晚上入睡前服药发汗。②出大汗以后要逐渐减少所盖棉被，意在使汗慢慢消退，以防止受凉感冒。

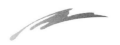

说明： 凡抽风者都照惊风方医治，一般用药3次即愈，若不愈则属羊羔风。个别也有照惊风方医治虽然不愈却见效的，即发作间隔时间比原来要长，类似情形，仍属惊风，未愈只是因为病期较长，或是病情特别严重，应照原方继续医治。只有照惊风方治疗既不愈也无效者，才需另按羊羔风方治疗。

嘱告： 在治愈前，切记勿生气和过度劳累。小儿服惊风药汁时，使其喝够为止，不需忌口。

百姓验证： 湖北枝江县箫亭虎牙滩长江葛洲坝工程局熊祖松来信说："我用此方治好了本厂女工的惊风病。这位女工已患病10多年了，平常发病频繁，而且都是大发作，吃中西药都不见效果。用此方3天后，奇迹就出现了，半个月只发作一次，而且很快就过去了。又连服3天，直到现在未见复发。"

荐方人： 河北省大名县金滩镇　杨英林

1494. 民间草药阴地蒿酒治癫痫有治愈效果

民间草药阴地蒿酒浸液饮服治疗5例原发性癫痫发作，均愈。临床实践证明，该药具有明显的镇静、止痉、抗惊作用。长期服用，无毒副作用。

根据《江苏维管植物探索表》检索，鉴定"追疯草"（地方名）确系菊科草本植物"阴地蒿"，全草可供药用。

配方及用法： 将阴地蒿约30克粉碎，以黄酒浸泡过夜。在未发作时，每晚睡前饮服2~3酒杯，对大发作者可用苯妥英钠间隔服用，同时应忌烟、高度白酒等刺激物。一般需服药2~5年。

百姓验证： 李某，女，38岁。1973年10月11日，突然感觉上腹部不适，随即呃逆，持续3~5分钟，手呈阵挛性抽搐，并逐渐加重。发作时呼吸困难，呼气延长，吸气缩短，两眼上翻，口吐白沫，面红耳赤，唤之不应，醒后除乏力外，不能回忆发病经过，间隙期如常人，家属带去中医院诊断为呃逆性癫痫。医生嘱用苯妥英钠控制，服用2年，几无疗效。1986年3月，试用阴地蒿酒浸液2~3酒杯／日，早、晚各1次。半年后，发作由原来的8~12次／月减少至1~2次／月。又继续服用6个月后，未再发病。服药期间未见任何不良反应。随访3个月已能参加一般劳动，呼吸情况正常，无饮食禁忌。

按语：

（1）根据5例病例疗效分析：阴地蒿对多种癫痫病的大小发作均有显著的控制作用，临床推测，其具有镇静、止痉和防治惊痫之功，可以作为一般性内服药使用。此外，阴地蒿还具有价廉易得，方便可靠，无毒副作用等优点，是一种值得在临床上推广使用的新药。

（2）癫痫是慢性病，服药时间要长。一般当服药控制发作以后，还要继续用2~3年，有时甚至五六年才停药。停药时应先减少药量，经过一段较长的减药过

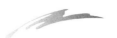

程再停药,不可突然停药。同时,中西药尽量不要混用。

(3)该药原是我县民间治疗关节炎的常用药。我曾见到兼有癫痫病的患者被治愈,随即留心收集此药,并在现症病人中试用。初步看来,对癫痫有根本性治疗和预防复发作用。建议有关部门在中枢神经抑制、脑电图改善等方面作一些药理试验,尤其应考虑到患者的长期使用治疗问题,对有效成分提取和制剂再作进一步探索和研究,这样具有重大的现实意义。

(本文经过中国药科大学徐国钧教授审阅　王方大)

1495. 本方治羊痫风1剂见效

人如果猝然倒地,口里还作羊马鸣叫之声,口吐白沫,四肢颤抖,乃羊痫风之类的病症,其病因乃是因寒而成,并感寒而发。此时可用人参9克,白术31克,茯苓16克,山药9克,薏仁16克,肉桂3克,附子3克,半夏9克,合在一起煎之。1剂服下便不再复发。

引自: 陕西人民教育出版社《中国秘术大观》

1496. 我一亲属患癫痫用本方治愈

用黄瓜藤可治疗癫痫,具体方法:将黄瓜藤晒干,去根、叶,用时每次取500克干藤切碎洗净,加水适量,熬出汁,分2天当茶饮。服完后继续取500克干藤熬水,如此连服6~8天。此方对癫痫病有效。如服后不见效,则为元气不足,可试按下方服药。

配方及用法: 黄芪10克,防风10克,赤芍10克。水煎服,每日1剂,日服3次。

医者王清任认为,痫症是元气一时不能转入脑髓,故用补气活血之药,使周身之气常行而不滞。有人用上方治愈痫症10例,随访3年,9例未见复发。

注: 本条方是两种治法,可单独使用。一般都是在用前方收效不显的情况下再采用后方治疗。

百姓验证: 广西玉林柴油机总厂龙盛祺,男,65岁,退休。他来信说:"我一亲属患癫痫病,在广西医科大学附属医院确诊并治疗多次,花药费千余元,病情仍不能控制。后来我用本条方为他治疗,仅2个月,病情便得到控制,至今已有1年多未见复发。为了巩固疗效,患者仍在坚持服药。"

荐方人: 河南郑州市　史涵璋

1497. 我弟弟患癫痫用公鸡腰治疗10天获愈

配方及用法: 公鸡腰(即肾)。从公鸡背上开刀,取出指头大小的红色鸡肾,加新鲜井水3~5勺(小勺),将鸡肾研碎,早上空腹服,每日1次。一般连服7天见效,10天治愈。

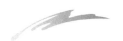

我弟弟患癫痫，严重时一日发作十几次，多方求医，终不能除根。后来用此方治疗，连服10天痊愈，15年来从未复发。

百姓验证：吉林梨树县金山乡大城子村李坤用本条方治好本村于孝辉的癫痫病。内蒙古扎赉特旗二轻局屈振清用本条方使一位患癫痫十几年的患者病情大有好转。

荐方人：河南方城县物资局 王春坡

1498. 苘麻根煮荷包蛋可治愈抽鸡爪风病

配方及用法：苘麻根适量，三月三鸡蛋21个。所用的苘麻根，即从根部扒下的根皮，21个鸡蛋为1剂药，必须是三月三的新鲜鸡蛋。

把苘麻根皮放在药锅内用水煎开，然后用7个鸡蛋做荷包蛋，熟后捞出一次吃下。不能用任何作料，只干吃鸡蛋，1天7个，3天吃完1剂药，晚饭前吃。一般1剂药即可痊愈。为确保治愈，来年可再吃1剂。所用苘麻根皮及水不换，1剂药总用这一回水。

百姓验证：王海英的母亲患抽鸡爪风病达10年之久，吃2剂药即痊愈。

荐方人：内蒙古开鲁县幸福乡幸福村 王海英

1499. 连服5只甲鱼能治愈3年的羊癫风

河北秦皇岛市季新庄李某患羊癫风3年未愈，经告以甲鱼熬汤，连汤带肉一次吃完（1只），每日1次，连服5个，病未再发。

引自：《中医验方汇选》、《中医单药奇效真传》

1500. 陈石灰丸治癫痫病很有效

配方及用法：陈石灰600克，朱砂、硼砂各100克。上药共研细末和匀，炼蜜为丸，每丸6克。成人早、晚各服2丸，小儿酌减，浓姜汤送服。

服药期间禁食犬肉，生冷、刺激食物，须忌房事，戒烟酒，孕妇忌服。

疗效：此方治疗癫痫64例，其中停药后1年病未发作者51例，用药后病情发作间隔时间延长或症状减轻者11例，无效2例。

百姓验证：任某，女，42岁，患癫痫已12年，近2年来用苯妥英钠亦控制不住，数天发作1次，或1天发作数次，诸药无效。1977年5月配制上方1料，服药60天为1疗程，3个月后随访未复发。嘱续服1个疗程以资巩固。随访3年余未复发。其间亦不服他药，照常工作。

引自：《浙江中医杂志》（1981年第11期）、《单方偏方精选》

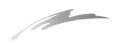

1501. 单用熊胆数次可治愈癫痫病

友人祁某之弟患癫痫，百药不效。后得似黄豆粒大一块干熊胆，以凉水少许浸开服之（冬用宜温水浸开服），数次而愈。

引自：《医学衷中参西录》、《中医单药奇效真传》

1502. 连服4具胎盘可治愈癫痫

配方及用法：取健康人胎盘用冷水浸泡2小时，然后用手搓洗干净，焙干、研末，过100目筛，装入胶囊备用。每次3粒，每日服2次，空腹服。

疗效：此剂连服4具即愈。

按语：胎盘（即紫河车）乃血肉有情之品，禀受精血孕结之余液，得母之气血居多。故具有养血益气，填精益脑，补五脏，调阴阳，返本还元之功，用治癫痫有效。服药期间避免精神刺激，忌食生冷辛辣之物。感冒发热时停服。

荐方人：河北省青龙县医院主管药师　王丞满

引自：《当代中医师灵验奇方真传》

1503. 针刺二穴治癫痫很有效

近年来，我采用深刺副哑门、腰奇二穴治疗癫痫，疗效显著。现介绍如下：

取穴：①副哑门穴属经外奇穴，位于颈部正中线，后发际中点直下五分处，第2～3颈椎间，深刺入椎管内可至脊髓，行针依次通过皮肤、皮下组织、颈韧带、棘间韧带、黄韧带、硬脊膜等组织。②腰奇穴属经外奇穴，位于骶部，尾骶骨尖端直上2寸，在第2～3骶椎棘突间。

针刺手法：①针刺副哑门穴时，嘱病人骑椅上，头部下垂，按法取穴，常规消毒，垂直进针，针尖向喉结方向由第2～3椎间深刺2～3寸，患者有肢体抽动或叫声即停。针刺时以X线正位、侧位拍摄，证明已刺入脊髓。②针刺腰奇穴时，嘱患者俯卧床上，按法取穴，常规消毒，将皮肤用手提起，直刺三分，再沿皮往上刺二寸至三寸五分，然后大幅度捻转，患者自感酸麻感向上扩散至后头部，留针20分钟起针。

百姓验证：温某，男，25岁，患癫痫13年，曾到上海等地治疗无效。用苯妥英钠、苯巴比妥，只能暂时控制。每3～5天发作一次，停药则发作尤甚，甚至每日可发作二三次。1992年初来我院就医，予上二穴针刺治疗。前6天每天针刺2次，针后癫痫停止发作。其后随症选足三里、三阴交等穴，以调补气血，扶正固本，隔日针刺1次，共针灸10余次而痊愈。随访至今未见发作。

按语：选副哑门、腰奇二穴深刺较为安全，且容易产生有效刺激，这是采用本疗法的优越之处。

神经受针刺刺激后，会产生新的化学过程或增强某种化学反应的程度，因

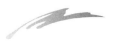

而产生或增强人体生物电流，这种生物电流迅速传导，调节大脑神经的兴奋和抑制机能，使病变部位的机能得到改善，趋向恢复。由此推知，深刺副哑门穴对中枢神经形成的外来刺激，导致中枢神经的全方位同步兴奋，而不致出现某一处神经细胞的突然过度兴奋。有效针刺完成时，患者可有突然的全身触电样、肢体抽动等表现，即为明证。中枢神经全方位的同步兴奋中，患者的神经系统得到调节，恢复平衡状态，而使癫痫发作得到控制。

荐方人： 山西省运城市癫痫病医院　王天才

1504. 用全蝎蛋治数十例癫痫病皆效

配方及用法： 全蝎3个，鲜鸡蛋3个。先将活全蝎在盐水中浸6~8小时，再用盐水煮死阴干即可。取鲜鸡蛋破一缺口，放入全蝎，用厚湿草纸包裹4~5层，埋入木炭火中烧熟，去蛋壳连同全蝎食用。每天早、中、晚饭前各服药鸡蛋1个，连服30天为1个疗程，2个疗程间停服3~5天。

疗效： 此方治疗癫痫数十例皆效。

引自：《山东中医杂志》（1989年第1期）、《单方偏方精选》

1505. 加服维生素E 治癫痫可增强治愈效果

最近，加拿大多伦多大学的研究人员给12名难治性癫痫患者服用抗癫痫药物的同时，加服维生素E，每日294毫克。3个月后，10名患者的癫痫发作得到有效控制，而单服抗癫痫药不加维生素E的12例对照组，无一例得到控制。维生素E抗癫痫的机理尚不清楚，但维生素E不影响抗癫痫药的血药浓度，也不增加不良反应，可以有效地控制癫痫发作。（常怡勇）

引自： 1996年5月14日《老年报》

1506. 吃豆芽能缓解癫痫发作

黄豆芽、绿豆芽、豌豆芽都是缓解癫痫病人病态的药用食物。其药效主要存在于豆芽的茎部，此处含有大量的硝基，有缓解癫痫病症状的作用。食豆芽时，最好是用开水烫后，加醋、蒜等调料生拌吃，不要烧煮过久，以免破坏茎内的有效物质。（鲁达）

引自： 1997年8月14日《老年报》

1507. 坚持手脚穴位按摩治癫痫有较好效果

脚部选穴： 1，39，40，41。（见1507条图1）

按摩方法： 1穴分布在双脚十趾尖处，要用拇指和食、中指逐趾捏揉，每次每趾捏揉2~3分钟。39，40两穴分别在双脚踝骨前内外侧凹部，用拇指和食、中指

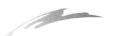

从两侧捏住凹处，向上推按，每次每脚每两穴推按5分钟。41穴要用拇指点、推、按，双脚取穴，每次每脚每穴推按5分钟。每日按摩2次。

手部选穴：强刺激60穴（60穴是治疗癫痫病的重点穴），每手每穴强刺激5分钟。（见1507条图2）

注：有关穴位名称及按摩工具制作法，详见本书4145条《手脚穴位按摩疗法》。

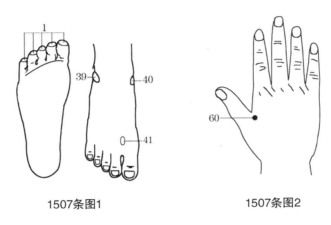

1507条图1　　　　　　1507条图2

各种疼痛症（不包括癌痛）

1508. 我用拔罐祛痛液治各种痛症均见效

主治：受内外邪引起的全身肌肉、关节疼痛、神经痛、扭伤、岔气、肩周炎、颈椎病、胃脘痛、心绞痛、骨质增生等。

配方及用法：血竭、细辛、川芎、川乌、草乌、肉桂、当归、红花、乳香各10克，樟脑、薄荷各5克。将上药碾粉浸入60%酒精500毫升中，1周后去渣取酒精液，装入500毫升玻璃瓶中备用。患者取卧位或坐位，暴露患病部位，以痛点为中心，用此涂剂由里向外涂擦，超出所用的火罐周围1厘米，再以相应大小的火罐，用闪火法拔罐，置留20分钟取下。如果1次未愈，以后每日拔罐1次，3次为1个疗程，休息2日再进行第二疗程。

注意：拔药罐时间成人不超过20分钟，小儿递减。如果起罐后患部起水疱，可先用棉球涂擦，然后用消毒针头刺破水疱流出液体，再涂上紫药水即可。休克性疼痛勿用此疗法。

疗效：治疗630例，治愈（第一次起药罐后，局部疼痛完全消失，患处功能活

动恢复正常）286例，占45.4%；显效（第一次起药罐后，局部疼痛明显减轻，患处功能基本恢复者）188例，占29.8%；好转（第一次起药罐后，局部疼痛部分减轻，患者功能活动有一定改善）156例，占24.8%，有效率100%。

百姓验证：广东广州市百灵路兴隆西一巷黄耀辉，男，68岁，退休干部。他来信说："本巷柏从辉之妻患肩周炎，疼痛不止，我用本条方为其治疗2次痊愈。"

荐方人：河北邯郸市　王渊徽

引自：《亲献中药外治偏方秘方》

1509. 陆英冲剂治疗各种手术后疼痛100例皆有效

配方及用法：陆英适量，制成冲剂备用。当手术后病人出现难以忍受的疼痛时，给服1包，每包25克。必要时可服第二包。每次服药间隔时间不应少于6小时。

疗效：治疗各种手术后疼痛病人100例，其中87例于服药后15分钟左右见效，有效时间维持在6小时以上。最快者服药8分钟见效，有效率100%。

引自：《江苏中医杂志》（1985年第7期）、《单味中药治病大全》

1510. 我以马齿苋薄荷泥（外用）治各种疼痛均一次见效

主治：各种神经性疼痛、强刺激性疼痛和一切病症痊愈后留下来的疼痛。

配方及用法：马齿苋（鲜）50克，薄荷叶（鲜）7片，樟脑粉（如无此药可以不放）0.1克。上药均用鲜品，禁止水洗（水洗后会造成皮肤过敏反应和药疹的发生），只需去净泥土、杂质即可。薄荷叶片应剪成芝麻粒大小的碎片，马齿苋应剪成小段一同捣烂，拌入樟脑粉，尽量不使药汁散失，备用。带状疱疹愈后出现的神经痛，以及血丝虫引起的大腿病出现的急性红肿痛，均可直接敷于患面。Ⅰ，Ⅱ度水火烫伤时不能直接敷于患面，应该敷在靠近心脏一端的完好皮肤上，敷贴时应成环形绕1周。用药厚度为1厘米，宽度为10厘米，长度可根据需要来决定。一般性骨折、隐裂无须打石膏，只要用此方敷贴48小时，并静卧即可，7日后可自由活动。

疗效：一般只需外敷1次即可，很少使用多次，但癌肿性疼痛除外。

百姓验证：广西鹿寨沙镇团结街89号王唯懿，男，60岁，干部。他来信说："我爱人于2001年初夏患带状疱疹，医生建议住院治疗，但因家庭经济困难没有住院，只在门诊输液、服西药，外用雾气、熏气加热敷等，用药时能缓解疼痛，过后疼痛不止，不能入睡，治疗3天，不见任何效果。后来按本条方敷患处，当晚止痛，连敷3次基本痊愈。"

荐方人：江苏省江都县地质测井处中医师　郭德才

引自：《当代中医师灵验奇方真传》

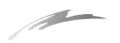

1511. 我用丹参注射液止各种疼痛均效果明显

用中药丹参制成的"丹参注射液"，原用于活血、凉血、安神。上海中医院附属曙光医院急诊室发现此药液有明显的止痛效果，经临床给患有各种痛症（头痛、肝痛、胃痛、肋痛、肠绞痛、神经痛等）患者注射，共验证2132例，剧痛时注射有霍然若失的感觉，近期疗效达92.2%，无效的仅占0.1%。

百姓验证：广东广州市百灵路兴隆西一巷73号黄耀辉，男，68岁，退休干部。他来信说："本村詹美英，女，40多岁。有一天，突然头痛心慌不能活动，家人把她放在床上，其女儿来找我为她治疗。经询问，我断定她是脑神经痛，于是就用本条方为她施治。经过几次治疗，她的病情有了明显好转，到今1个多月没再复发。"

荐方人：广西环江县卫生院退休医师　谭训智

引自：1984年第10期《医药研究通讯》

1512. 我用胡椒作止痛剂治疗疼痛症效果特佳

胡椒，既可调味，又可入药，还是一种极好的止痛剂。

胡椒中的"卡塞嗪"物质类似吗啡，但比吗啡的镇痛效果更好、更持久，且不会成瘾。"卡塞嗪"可以使传送痛感的神经发生"短路"，从而起到止痛作用。目前的止痛药，其药效最多可以维持十几个小时，而"卡塞嗪"却能维持数天，是效果非常好的止痛剂。头痛、腰痛、经痛、胃痛及一切慢性疾病的疼痛症，若在服用其他止痛药无效或长期服用止痛药有损身体时，不妨用胡椒试试，只需服用少量胡椒粉，就会有意想不到的效果。

百姓验证：湖北长阳县卫生室吴文之，男，57岁，医生。他来信说："我行医30多年，上山采药扭伤脚，红肿热痛已有20余年了，发病期间用中、西药，症状缓解但易复发，后来发展到用什么药都无效了。在宜昌市中医院诊断为痛风，服各类抗痛风药无效，又用中药治疗也没有止住痛，反而引起胃痛。后来我用本条方治疗，并加服中药，仅用药半个月，疼痛就消失了，现在已有3年未发病了。"

荐方人：广西环江县卫生院退休医师　谭训智

1513. 我自制葱白消炎止痛膏用于临床有特殊疗效

河南孟津县朝阳乡卫生院外科主治大夫丁新宇，根据祖国中医理论，用葱白、白糖、赤小豆粉配制而成一种新型消炎止痛良药——葱白消炎止痛膏。通过4年的临床实践，该药对挤压伤、扭伤、创伤、手术切口伤、急性乳腺炎、流行性腮腺炎、胸痛、心绞痛、腰痛、关节炎、男性结扎后睾丸肿大、淤结症、手指瘭疽等均有特殊疗效。

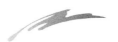

该药的制作方法：用三分之二的葱白茎，加三分之一的白糖，在蒜臼内捣成泥状，然后加适量的赤小豆粉，调成糊状即可。

使用方法：将药膏敷于手术部位，再用纱布包扎，2天换一次药，4天后即可拆线。其他伤口病患，将药膏敷于患处，用纱布包扎，换药数次就可以见好。

朝阳卫生院4年来共做结扎手术1000余例，治疗扭伤、急性腮腺炎、关节炎等数千例，使用此药均收良好效果。（曲中荔）

百姓验证：山东庆云县庆云镇王学庆，男，31岁，医师。他来信说："河北黄骅市岐口镇孙延军，男，18岁。患强直性脊柱炎，异常疼痛，在多家医院治疗，花费4万多元，而症状却日益加剧。后来，经友人介绍到我处医治。我用本条方外敷，又用2879条方给予内服，1剂疼痛减轻，2剂疼痛全无，3剂治愈诸症。又加服1剂巩固疗效，现已正常工作。"

1514. 我应用神龙膏药综合疗法治痛症均能立即见效

主治：人体各部位以疼痛、肿胀、酸楚、麻木、寒冷、僵硬为主要表现的病症与骨伤科痛症，如脊椎压缩性骨折、强直性脊椎炎、骨质增生、风湿瘫痪、肩周炎、腰肌劳损、坐骨神经痛、新老跌打损伤、骨折与脱臼的后遗症等诸多痛症。

配方：①神龙膏药处方：白芥子（炒黄研细）80克，花椒20克，荜拨20克，急性子20克，桂枝20克，赤芍20克，干姜20克，山奈20克，植物油400毫升，桐油200毫升，黄丹250克，熬制成膏药。②膏药粉处方：生川乌20克，安息香20克，白芥子20克，急性子、荜拨、山奈、赤芍、干姜、桂枝、花椒各15克，研末过筛，供贴膏药中心撒用。③药酒处方：白芥子40克，山奈、荜拨、花椒、急性子、桂枝、赤芍、干姜各10克，用50度以上白酒500毫升浸泡半月后过滤去渣，加入15克膏药粉摇匀，供打梅花针时擦用。

用法：①在痛点及患处拔火罐后，采取常规手法推拿。②对于痛点集中的患部，在痛处皮肤消毒后，开瓷针，拔火罐，吸淤血，然后撒上膏药粉，外贴神龙膏药，用胶布固定，4～5天揭下，此为1个疗程。对于散在的痛处，消毒后，用梅花针着重叩刺痛处及有关腧穴、经络，边打梅花针边擦药酒，直至皮肤表面有渗血，始拔火罐，取罐后擦去吸出物，再擦药酒、打梅花针，然后拔火罐。如此反复，直到皮肤表面有灼辣感为止。隔24小时后贴上神龙膏药，4～5天揭下，再进行下一疗程。

注意：①患者在劳累、饥饿情况下不宜治疗。②对心律不齐、严重的高血压、血友病、皮肤病、多汗症患者不宜用此方法。③贴膏药后，气温较低时，可适当用热水袋在膏药表面烘热，以利发挥药效。④本膏药贴敷后，少数患者局部出现皮肤作痒或起红色丘疹，停药后即可逐渐消失，也可外擦三九皮炎平软膏或地塞米松软膏。

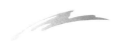

疗效：该疗法有行气活血、祛风除湿、温经驱寒、消肿散结、通络止痛之功。一般急症患者经1～2次治疗，能立竿见影，当场解除或减轻痛苦；重症、慢症患者经3～5次治疗，亦能痊愈或缓解。疼痛越严重，疗效越显著。

按语：该疗法是我所特有的医术之一，是在师传秘方的基础上发展而成的。拔罐可以拔除邪气，调整气血，使表皮毛孔疏松，局部毛细血管扩张，血液循环加快，新陈代谢旺盛，增强血管和细胞的通透性，使药物更快地渗透和吸收。推拿"以痛为俞"，使紧张的肌肉放松，这样气血得以通畅，改善了皮肤对药物的吸收利用。瓷针划痕、梅花针叩刺，刺激局部神经和有关经穴，调节肌肉的活性，加快了药物渗透和吸收。

外贴膏药前先在局部运用了火罐、推拿、瓷针、梅花针疗法，功如舟楫，可载药透达筋骨经络，再加上外敷神龙膏药的药力，取效更速。

百姓验证：湖北宜昌市胜利四路165号任传庚，男，67岁，退休干部。他来信说："廖传珍，宜昌市银行会计。她因搬一袋大米而扭伤了腰部，到中心医院拍片检查，确诊为外伤性瘫痪，中心医院、宜昌医学院都未收治。后来，患者第五腰椎、第一骶椎变形，压迫坐骨神经而导致第二次瘫痪，不能起床，无法翻身，大小便都很困难，生活无法自理。稍一动就痛得直冒冷汗，饿了不敢吃，口渴不敢喝，病人情绪很低落。我得知后用本条方为其治疗，1个疗程后，疼痛有所减轻，患者能翻身了，当治疗到28天时，病人终于能站起来了。共治疗5个疗程（35天），患者的病基本康复，也能上班了。随访至今未复发。"

荐方人：湖北省汉川县马口南港　郑红梅

引自：《当代中医师灵验奇方真传》

1515. 用心痛定治急性腹痛一般10分钟即能见效

近年有关医学专家将心痛定（硝苯吡啶）试用于治疗腹痛（包括急性胃炎、急性胃肠炎、消化性溃疡、胆石症、胆囊炎等），具体用法：心痛定10毫克嚼碎舌下含化，必要时每日含服3～4次，大多用药后10分钟腹痛消失或明显减轻。（金华）

引自：1997年7月8日《老年报》

1516. 乳白石蒸熨止痛法对许多病症有效

主治：风湿腰腿痛、肌肉痛、胃胀、遗精、关节炎、痛风、骨质增生、痉挛、妇女小腹痛、月经不调、经闭、尿闭等症。

配方及用法：先将乳白石粉碎过筛取细末，分150克、100克、50克用纱布包好，根据病人病情轻重、年龄大小、体力强弱决定用量。用时先将熨位以白酒擦好，再涂黄油，然后铺上黄纸多层（以防烫伤），再以酒浸湿，将蒸好的乳白石粉

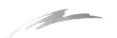

包摊敷上，凉了再换1~2次，最后将熨处再涂黄油、粘上黄纸即可。

熨位的确定，主要根据病情来定，一般哪里疼痛厉害就熨哪里。遗精可熨腰脊骨肾脏部位；妇女膀胱处或小腹痛，月经不调、经闭，可熨小腹处或脊椎骨13~18节处；尿闭可熨膀胱部位。

忌：凉、风、湿、干重活、饮酒、失血过多。婴儿、孕妇禁用。

引自：《蒙医妙诊》

1517. 我用本条方治疗各类肝区疼痛均有明显效果

主治：急性病毒性肝炎恢复期肝区疼痛，慢性活动性肝炎肝区疼痛，细菌性及阿米巴肝脓疡肝区疼痛，肝内胆管结石肝区疼痛，原发性及继发性肝癌肝区疼痛，以及原因未明的胁肋疼痛。

配方及用法：金铃子15克，乳香12克，没药12克，三棱9克，莪术9克，甘草3克。上药加水300毫升，文火煎取150毫升，温服。

疗效：各类肝区疼痛服后均有不同程度的减轻，有的服后疼痛消失。

按语：金铃泻肝汤出自张锡纯氏《医学衷中参西录》。我多年从事内科临床工作，肝病临证尤多，经常在其他中西诸药治疗效果欠佳时投以此方，发觉该方对肝区疼痛确实有较好的止痛效果，诸如上述各类肝区疼痛皆能奏效。各类肝病引起的肝区疼痛，使用各种现代止痛、镇静、解痉药物时，或效果不明显，或副反应较多，或对肝功能有不同程度的损害，而投以金铃泻肝汤则无上述弊端。

百姓验证：四川射洪县医院门诊部白明，男，51岁，医生。他来信说："本县太和镇居民罗德通，患右上腹间断性隐痛，每年春秋两季复发或加重，到医院检查，为胆息肉，经多方治疗，并自购止痛药服用，都未收到好的效果。后来我用本条方为他治疗，至今已有半年未见右上腹疼痛了，以前的症状完全消失。"

荐方人：福建省东山县医院 黄登金

引自：《当代中医师灵验奇方真传》

1518. 养肝汤治夜间肝痛效果很好

肝痛给患者带来极大痛苦，因为多发生在夜间，常常影响睡眠。有的病人常以枕头垫于右肋，取右侧卧位，否则难以入睡。这样的肝痛可用偏方养肝汤治疗。

配方及用法：白芍30克，甘草6克，生地15克，木瓜20克，旱莲草12克，丹参15克，元参20克，首乌20克。水煎服，每日1剂，连服20剂。

按语：肝痛多发生在晚上，是以阴虚所致，以虚致虚，加重了夜间的肝痛。另外，晚间流入肝的血增加，加重了肝的负担。《素问·五脏生成篇》说："人卧血

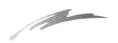

则归于肝。""人动血则归于诸经。"现代医学也证明,白天肝血流量1085～1845毫升,而晚上比白天流入肝脏的血多两三倍。

百姓验证:方某,男,57岁,在霍县辛置煤矿工作。自述患肝炎四五年,转氨酶反复波动,最近三四个月以来因肝痛不止,四处求医,后慕名来诊。因肝痛剧烈不能直立行走,平时常以右手压迫肝区而稍缓解,但每到三更半夜,肝痛难忍需顶住肝区而入睡。查GPT 300单位,在某医院做肝脏同位素肝扫描疑有占位性病变。因为肝痛较重,须先治痛,因投以养肝汤。病人见方没有木香、元胡、青皮、米壳等理气止痛药,持怀疑态度,抱着试一试看的态度,经服6剂后,疼痛果然减轻。第二次来诊时再不用压着肝区,接着又继续服6剂,疼痛基本消失。第三次来诊自己已能骑自行车,查肝功恢复正常。再做肝扫描,已排除肝癌的诊断。

引自:《偏方治大病》

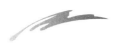

第十篇

精神系统疾病

精神病分裂症

1519. 辽宁李洪全名医献出的治疯癫狂症秘方相当有效

症状： 性情急躁，头痛脑涨，语言杂乱，哭笑无常，甚至毁物打人，弃衣奔走，不食不眠，日夜高声乱唱乱跳，处则暴怒。

平狂汤方： 金礞石25克，三棱10克，莪术10克，干姜5克，郁金10克，木香5克，二丑15克，生桃仁15克，枳壳10克，生大黄15克，芒硝30克。上药用水煎服，每日1剂（酌情）。若为女性，月经来时应停止用药，待月经过后治疗。

注意： 此方药味峻烈，泻下作用甚强，服之泻下不重者每日1剂，重者可考虑隔两日1剂或停用几天再服1剂。根据经验，一般服药后腹泻重者疗效佳。其泻下物可为水样、黏液样、血样、泡沫样。此类物排得越干净，治愈希望越大，但应注意不要虚脱。

宁神煎方： 酸枣仁（炒）、丹参、党参、夜交藤、旱莲草各15克，麦冬、五味子、炙甘草各6克，合欢皮、女贞子各10克。上药加水煎沸30分钟，分2次服，白天服1/3，临睡前服2/3。

注意： ①病情重、病程长、彻夜难眠者上方用量加倍；②痰多者加陈皮10克，法半夏10克；③梦遗滑精者加莲子心3克，生龙牡（先煎）30克；④孕妇和月经期不宜服用；⑤临睡前忌用茶、咖啡、烟酒等兴奋剂。

说明： "平狂汤"方治狂躁型精神病人，再以"宁神煎"方调整能收效显著。但"平狂汤"禁止发热、体弱、有消化道疾患、心脏病等患者及孕妇服用。对于疯癫木僵型如精神忧郁、喃喃独语、语无伦次、多疑少食、时悲时喜、胡思乱想、默默不言者，只能用"宁神煎"方分量加倍服用，大多可治愈。

百姓验证： 袁克忠的妹妹所发作的症状与上面基本相同，发作时间长达4个月，服用"平狂汤"，按身体状况两日1剂，服3剂后开始清醒，再服3剂痊愈。其后再以"宁神煎"方10剂调理阴阳，安神定志补益气血而安。

荐方人： 湖南洞口县太平乡　　杨晚生

引自： 《千家妙方》

1520. 我用成药五氟利多片治精神病效果特好

五氟利多片是一种新型口服、长效、非镇静性抗精神病药物，经临床使用，对精神分裂症的各类型、各病程均有显著疗效。此药每周只需服用1次，每次1~2

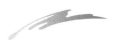

片,服用方便,副作用小,疗效高,特别适合门诊与家庭治疗。

百姓验证: 湖北咸宁市农业局汪厚清来信说:"我弟弟因受刺激患病,经医院确诊为精神分裂症。先后在鄂州市精神病院、咸宁市精神病院治疗,病好出院不久又复发,花费几千元,始终不能根治。后来,我用本条方为他治疗,效果很好,他的病已痊愈,几年来未复发。"

注: 本药有一定的副作用,一次不可过多服用。孕妇慎用。

1521. 我以喝地龙液的方法治精神病能很快恢复正常

配方及用法: 从土中挖取活地龙(蚯蚓)7条洗净,放入100克白糖中,地龙吸食白糖渐溶化而死,扔地龙,取剩余液体冲水喝,一天内服完。隔1日再服一料,一般服2~5料可明显见效。

百姓验证: 江苏泗阳医院季选洪,男,71岁,离休干部。他来信说:"我内弟刘军,68岁,患精神异常20多年,语言错乱,整天废话连篇,又无规律,到处求医问药,花费上千元始终无效。1998年4月我用本条方为他治疗,3剂见效,至今未复发。目前此人精神愉快,身体健康,面色红润。"

1522. 用大黄治疗精神分裂症治愈率高

主治: 精神分裂症。

配方及用法: 生大黄30克。将生大黄研为细末后,用开水冲之,待冷频服。每日1剂,连服10剂为1个疗程。

加减: 用此方症状稳定后,可用制半夏、石菖蒲、橘红、枳实各10克,茯苓15克,胆南星、炙甘草各6克,水煎服,每日1剂。

百姓验证: 用此方治疗精神分裂症患者44例,用药1~2个疗程,治愈36例,显效3例,有效2例,无效3例。

引自:《中医验方大全》

1523. 家传秘方治精神病疗效好

我用家传秘方医治狂躁型精神病患者(半年内的新患者),日服4克,早晚各服2克,15~40天取得明显成效。如果发病在一个星期左右,多可在3~5天治愈。用药法与用药量和患病半年以内的方法一样。患病半年以上者,用药量稍增加,每日所服次数相同。

忧郁型精神病(即慢性精神病),患者往往面色苍白,并呈粉灰色,身体虚弱,往往无事也会独自行走,自言自语,夜不能寐,昼夜不分。病程在5年以内者,日服8克,早、晚各4克,60~90天多能治愈。病程在5年以上者,用药方法与前者相同,百日见效。

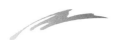

需要说明的是，世界上任何事物总是相对的，没有绝对的。狂躁型精神病患者治愈率可达95%以上，对忧郁型精神病患者治愈率只能达到70%左右。对那些长久住精神病医院治疗的人，中西医药用多了，人体内产生抗药性，病情改善慢，一般治疗效果不佳。对住进精神病医院长期治疗无效者，也不是一概不能医治，有的按本方治疗也取得了明显效果。用本方治疗精神病，复发率低；精神病患者治愈后，不会有明显的智力下降。

配方及用法：马蹄莲花1克，乌头红花根（又名乌豆）10克，乔木叶青（摘青叶面）30克，动物骨15克，动物甲壳10克，谷灵15克，子香15克，麝香0.5克。将药烤干，碾磨成粉，加少许水，捏制成丸，裹上蜡皮。每日2次，每次2丸，能迅速平稳精神，使神经系统恢复正常。

功能：主要抑制神经系统血液循环，抑制神经不再产生高压离变。如果血压高者，亦可逐渐降压，促进神经分离细胞恢复正常健康状态，降低脑压，通筋活络。24～48小时见效，减轻或解除患者症状。（允佐）

荐方人：云南民族医药研究所精神病专科　黄子全

1524. 此家传治精神病秘方疗效较佳

（1）万病散配方及用法：生黑、白丑各30克，熟黑、白丑（醋制）各70克，香附（醋制）50克，臭芜荑2克。上药分别炮制后，共研细末备用。隔日1次，每次15～25克，早晨空腹服。

主治：各型精神病伴有心脏疾患（如心脏病）、肺结核、胃肠道病和一般身体虚弱者。

注意：①病人服药2小时出现一般腹泻症状，不要急于用药止泻。随着药物作用的消失，腹泻会逐渐自愈。②经服药精神病好转后改用（7）方或（8）方。

（2）白面散配方及用法：滑石70克，巴豆30克。巴豆除去外皮和内脂膜后，炒至黄色，放入石臼内捣烂，滑石分3次加入石臼内共捣，最后制成白色粉剂备用。隔日1次，每次0.5～1克，早晨温开水冲服或混入食物中服下。

主治：①各种因素所致的精神病，多表现为发病时打人、骂人、乱跑等。②高热所致一切神经症状，如惊风、抽搐、谵语。③精神病患者中的一般身体健壮者。

注意：①体弱、肺结核、内出血的精神病患者及乳妇忌服。②禁用凉开水或凉水服药。③用药后出现腹泻症状为正常药物作用，不需服止泻药，但在腹泻期间，须大量饮温开水，多喝稀面糊类食物。④对不吃不喝的病人，一次药量不得超过0.5克。同时应多做思想工作，动员病人饮水、吃饭。⑤为了加强药效，服药后5小时，还可用冬眠灵50～100毫克辅助治疗。⑥服至病人精神好转时，改用（7）方或（8）方。

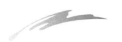

（3）**红彤丹配方及用法**：姜黄、郁金、蝉蜕、明雄黄、槟榔各30克，巴豆（去外皮和内皮脂膜炒黄）、大枫子（去外皮炒黄）各60克，分6次配制。先用石臼将巴豆、大枫子各10克共捣烂，再加其余5味药粉各5克，放入石臼内捣至红色，加入适量面、醋制成硬糊。以上法操作5次后与第一次的硬糊混匀，制成梧桐子大小的丸剂，晒干备用。隔日1次，每次服3～18丸（极量为25～35丸），早晨空腹温开水送服。

主治：①狂躁型精神病（精神分裂症）。②忧郁型精神病、神经官能症、癔病。③小儿高热抽搐、惊风。

注意：①孕妇及严重心脏病、体质虚弱、肺结核、内出血的精神病患者禁用。②用药后出现腹泻症状为药性正常反应，不需治疗，应鼓励病人多进食。③可配用冬眠灵辅助治疗。④服至症状好转时，改用（7）方或（8）方。⑤禁用冷水或冷开水服药。

（4）**万红散配方及用法**：万病散、红彤粉各0.5克，两包合成1克。隔日1次，每次0.5～1克，空腹温开水送服。一般服用1～3次后，改用（7）方或（8）方。

主治：因生气所致各型精神病（精神忧郁受刺激病人）。

（5）**甘香汤配方及用法**：大黄、二丑各21克，元明粉、芜荑、葶苈子各15克，生甘草4.5克，毛橘红、柴胡、银花（上等）、杭菊花各9克，姜黄、酒黄芩、川木香各6克，薄荷、竹茹各3克，水煎服。重症可配用冬眠灵辅助治疗。精神症状减轻者改用（7）方或（8）方。

主治：有自杀行为的精神病和不愿服散剂者。

（6）**母仁汤配方及用法**：贝母、川芎、当归身、黄芪、艾叶、枳壳各6克，陈皮、菟丝子、焦麦穗各4.5克，杜仲、麦芽、厚朴、生姜（为引）各9克，山楂、神曲各15克，炒枣仁21克，水煎，早晨空腹服。晚上用冬眠灵50～100毫克，口服。第二天、第三天续用，第四天加服母仁汤2剂，等精神好转后则停药。

主治：孕妇精神病患者。

注意：一剂汤药煎3次，服3个早晨，每晚服冬眠灵。

（7）**补神散配方及用法**：何首乌（制）100克，石菖蒲、猪苓、车前子、莲子肉各10克，炒淮山、炒枣仁各15克。上药焙干研细末，每日早晨各服10～15克，直至痊愈。

主治：各型精神病恢复期患者。

（8）**赤红汤配方及用法**：赤芍、枳壳各6克，红花、当归、生地、银花、杭菊花、川牛膝各9克，桃仁12克，甘草3克，炒枣仁15克，川芎4.5克，水煎服。

主治：各型精神病恢复期患者。

注意：孕妇忌服，睡眠不佳者慎用此方。

疗效：以上各方共治患者3000余例，疗效令人满意，复发率约11.2%，追访

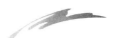

28例已痊愈者均能参加劳动。

引自：《新中医杂志》、《中国名老中医验方选集》

1525. 单味水牛角粉治愈一名患病3年的精神病人

某男，37岁，患者已自语独笑4个月，于1976年7月27日第二次住院。患者1974年4月因调资未达目的而逐渐出现精神失常，如乱走、独笑、多疑、妄语，1975年7月22日首次住院。经用氯丙嗪、马桑等治疗，住院60天，明显好转出院，诊断为精神分裂症妄想型。出院后因未坚持服药而再次复发。本次入院后内科及神经科检查未见异常。精神检查：意识清楚，有明显的幻觉及内感性不适，情感淡漠，自知力缺失。中医检查：失眠多梦，小便黄，大便干燥，舌红无苔，脉细数。辨证为血热扰神。给以水牛角粉单独治疗，日量21克，分3次服。经治疗1周后，情绪好转，1月后精神症状消失，自知力恢复，舌质转淡红，小便清，大便正常，脉平。为了巩固疗效，出院后给以小量水牛角粉维持治疗约1个月，随访至今，已9年未见异常，仍能胜任原营业员工作。

引自：《四川成都中医学院学报》（1984年第2期）、《中医单药奇效真传》

1526. 朴硝混菜中服治癫狂病月余可痊愈

一少年女子，得疯疾癫狂甚剧，屡次用药皆未能灌下。后为设方，单用朴硝当盐，加于蔬菜中服之，病人不知，月余痊愈。

引自：《医学衷中参西录》、《中医单药奇效真传》

1527. 重剂大黄汤治50例精神病全部有效

主治： 反应性精神病、躁狂忧郁性精神病、精神分裂症、癔病。

配方及用法： 生大黄30~150克，生地30克，黄连5克，橘红20克，天竺黄10克，菖蒲30克，生龙骨30克，生牡蛎30克。水煎服，每日1剂，重症病例日服2剂。

疗效： 治疗50例，均获痊愈（精神及躯体症状完全消失，体力恢复，不留精神缺陷，观察2~3个月后无复发迹象）。躁狂症状停止发作时间最短1天，最长14天，平均4.86±3.03天。

注意：

（1）大黄用量视患者身体状况及耐受程度而定。或先用20~50克，据病情增加用量，一般不超过150克。

（2）大黄需与它药同煎。大黄入药同煎，其泻下作用不及后下，而清热泻火之力未减。

（3）用药后以保持大便每日4~6次为宜。若次数太多，则需大黄先煎或方中应用黄连5~15克。

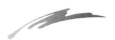

（4）终病即止，不可重剂久服。

引自：《黑龙江中医药》（1993年第1期）、《实用专病专方临床大全》

1528. 补虚安神汤治精神分裂症很有效

配方及用法： 西党参15克，黄芪12克，茯苓10克，法半夏6克，枳壳4.5克，陈皮4.5克，当归6克，枣仁15克，柏子仁10克，全蝎3克，肉桂2克，珍珠母30克，猪苦胆1个（内装川芎末1.5克，管口扎实，防胆汁外溢）。水煎服，每日1剂。

百姓验证： 吴某，女，48岁，教师。病已7年，7年前生一男孩后，即出现不寐症状，逐渐终夜不得安眠，伴有幻听。经用多种中西医方法治疗，并做过电针治疗，服用过大量安眠药物，未能取得明显效果。现已三天三夜未曾安卧，彻夜在室内走动徘徊，纳食无味，颜面表情发呆，脸色苍白，喃喃自语，语言不清。临床诊断为精神分裂症。证乃气血虚亏，神不守舍。治当补养气血，安神定志。嘱停用其他多种安眠药，投以补虚安神汤。此方加减共用20余剂，病情从彻夜不眠至一夜可睡3～4小时，直至每夜可睡7～8个小时，中午亦可睡1～2个小时，病获痊愈。随访年余，未见复发，一切均如正常人。（庄奕周）

引自：《千家妙方》

1529. 礞珍泻心汤治精神分裂症7例均痊愈

主治： 精神分裂症。

配方及用法： 青礞石、珍珠母各30克，郁金、三棱、莪术、二丑、桃仁、枳壳、大黄各15克，木香、干姜各5克，芒硝（冲服）30克。上药煎30分钟取汁约250毫升，芒硝日冲服2次。临床分为两型，兼心火亢盛者，配服牛黄清心丸；兼肝胆火旺上炎者，配服龙胆泻肝丸。

疗效： 治疗精神分裂症7例，女4例，男3例，均痊愈。

荐方人： 河南省桐柏县信钢毛渠铁矿职工医院院长 王桂英

引自：《当代中医师灵验奇方真传》

1530. 我应用癫狂梦醒汤加味治精神分裂症疗效特好

主治： 痰气郁结、气血凝滞所致的癫狂症（以哭笑不休，谩骂歌唱，不避亲疏，舌有淤斑，脉弦为辨证依据）。

配方及用法： 桃仁、香附（制）、青皮各9克，柴胡、半夏（制）、陈皮各12克，木通6克，大腹皮（洗）、赤芍、桑白皮、苏子（炒）、甘草各9克。每日1剂，水煎分3次服。小儿酌情减少剂量，增加服药次数。

疗效： 治疗精神分裂症100例，痊愈（临床症状消失）80例，显著好转10例，好转8例，无效2例。

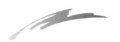

百姓验证：黑龙江依兰发电厂周文春，男，79岁，退休。他来信说："我女儿周玉兰1984年患精神病，在佳木斯精神病医院治疗3个月，花医药费5000多元，未有明显效果。后来，我用本条方为她治愈。"

荐方人：安徽省六安市木厂　镇鲍敏

引自：《中医师灵验奇方真传》

癔　病

1531. 用单药徐长卿治癔病很有效

配方及用法：夏秋季采集徐长卿（以全草入药为佳），洗净晒干，加工粉碎过筛备用。炼蜜为丸，每丸含徐长卿粉5克。

百姓验证：一位姓高的女青年，23岁，1979年2月28日入院。患者于入院1周前因精神刺激而频繁抽搐、失眠、哭笑无常。曾用多种西药镇静剂及针刺疗法治疗，均无效。体检无异常发现。入院诊断：癔病。投徐长卿丸剂，每次2丸，每日3次。服药3小时后，患者安静入睡。住院治疗至3月14日，抽搐再未发作，痊愈出院。随访2年，未再复发。

引自：《吉林中医药》（1981年第4期）、《中医单药奇效真传》

1532. 以甘麦大枣汤加味治疗癔症有良效

主治：癔症。

配方及用法：浮小麦20克，炙甘草15克，大枣10克。上药水煎2次，共取药液约500毫升。每日1剂，分早、晚两次温服。6剂为1疗程，两疗程间停药1天。心脾气虚型加熟地、茯苓、白术、党参，肝脾郁积型加朱砂、琥珀、柴胡、白芍、丹参。治疗期间只用本方，停用它药。

疗效：用本方治疗32例，治愈24例，显效5例，好转3例。服药时间最长10个疗程，最短4个疗程。治愈的病例1年后随访均未复发。

按语：癔症是一种常见的大脑皮质功能失调疾病，祖国医学认为多属七情内伤，归脏躁病之范畴。女性发病率较高，辨证为心、脾、肝功能失控。忧思、恼怒所致肝失条达，脾失健运，损伤心神致心脾气血虚少，肝气郁积。症见头痛，失眠盗汗，易惊易怒等情绪波动。发作多有胸胁胀满，乳房胀痛，急躁，精神恍惚，悲伤哭泣，角弓反张，舌红紫、苔黄白腻，脉弦劲。治疗选用甘麦大枣汤以养心安神，甘缓和中为主。心脾气血虚少加党参、白术、熟地、茯苓，以补气健脾；

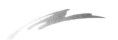

肝气郁结加朱砂、琥珀、柴胡、白芍、丹参，以镇静安神、疏肝理气、活血清心。诸药合用方奏良效。

荐方人：山东省梁山县计划生育技术指导站主治医师　吴兆玉

山东省梁山县中医院主治医师　王成富

引自：《当代中医师灵验奇方真传》

1533. 本秘方治癔病100余例均有效

主治：癔病、歇斯底里。

主穴：天灵（腑上一寸内开五分）、平顶（膝下三寸胫腓骨之间）、阴委（股外侧窝横纹上一寸）、曲阳委（肘横纹端稍外方）。

配穴：人中、合谷、涌泉、百会、太阳。

手法：癔病表现的症状各有不同，在手法上也不同。一般情况，体壮病情严重者，给以泻法（重刺激）；体弱病情轻微者，给以补法（轻刺激）；一般体征、病情时重时轻者，给以平补平泻法（中等度刺激）。在行手法时，根据身体症状，给以强有力的正面言语刺激。

引自：广西医学情报研究所《医学文选》

老年痴呆

1534. 每日一蛋可抑制痴呆症发生

我曾问过许多老年人："早饭吃什么？"大多数说："稀饭、馒头、小菜。""吃不吃鸡蛋？"有的说不吃，有的即使吃，也把蛋黄给孙子，自己吃蛋白。殊不知，每日一蛋可抑制痴呆症发生。

据日本村止氏统计：60岁以上痴呆症的发病率为2%～4%，其中脑动脉硬化痴呆症占60%～70%，早老性痴呆症占30%～40%。这两种病病因不同，症状相似，即记忆力、理解力和综合分析能力极坏，但是神经元的树状突形成网络联系互相传达感官信息相同。一个神经元可以同1000个以上的其他神经纤维相通，这些神经纤维的传递物质，就是靠神经纤维髓鞘中的乙酰胆碱，若是乙酰胆碱转化酶下降50%～90%，传递信息变慢，则记忆力的容量下降。另据日本蛋黄酱生产厂家的医学分析，蛋黄中含有一定的卵磷脂，使胆固醇颗粒变小呈浮悬状态，不易沉积在血管壁上，血流可不减少，也不易发生脑动脉硬化痴呆。乙酰胆碱转化酶可使磷脂成为磷脂酰胆碱，可抑制早老性痴呆病。

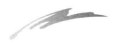

荐方人：《老年报》医药保健顾问　　吴孝感

1535. 常食臭豆腐可预防老年性痴呆

臭豆腐一经制成，最显著的变化是合成了大量维生素B$_{12}$。根据各地区原料和制法不同，每100克臭豆腐可含维生素B$_{12}$1~10克。每人每天应从食物中摄取维生素B$_{12}$1~3毫克。因此每天能吃上一块臭豆腐差不多也就够了。

目前已知缺乏维生素B$_{12}$可加速大脑老化，从而引起老年性痴呆。现在我国每300人中就有一名老年性痴呆患者，今后还可能增加。虽然老年性痴呆产生的原因错综复杂，但维生素B$_{12}$缺少也是其中原因之一。因此老年人必须注意维生素B$_{12}$的充足供给。除动物性食物如肉、蛋、奶、鱼、虾含有较多维生素B$_{12}$外，发酵后的豆制品也可产生大量维生素B$_{12}$，尤其是臭豆腐含量更高。在就餐时适当吃臭豆腐，对预防老年性痴呆有积极作用。（光宇）

引自：1997年2月15日《老年报》

1536. 我用此方治疗老年单纯型痴呆获佳效

配方及用法： 炒白芍40克，川芎34克，泽泻34克，茯苓22克，白术22克，当归20克。将上药烘干磨成粉，混匀，每日早、晚各服1次，每次10克，温开水送下。

此方对老年单纯型痴呆疗效较佳，这类病人表现为头昏、嗜睡、口齿不清、发音含糊、语言杂乱、记忆减退、行为幼稚等。（虞永水）

百姓验证： 四川彭山县西铁分局陈上琼，女，72岁。她来信说："我单位第一任书记的老伴，现年70岁，患了痴呆症，生活不能自理，多方治疗无效。后来我把本方推荐给她，让她给医生看看能否服用。事过一天后，书记告诉我，中医和西医都看过我介绍的药方，都不敢说行与不行。书记最后表示，先服1剂药试试看。我说，可以先少量服药，如无大的反应，再多服一些。就这样，书记给他老伴服了5剂药后，老伴的病治好了。现在看见谁都认识了，到外面去不管走多远，回来时也能找到家了。"

引自：1996年6月26日《健康时报》

1537. 补肾活血汤治老年性痴呆32例疗效满意

配方及用法： 黑附片（开水先煎2小时）12克，桂枝12克，干姜5克，炙黄芪30克，潞党参20克，白术15克，川芎12克，白芍12克，熟地20克，淫羊藿10克，菟丝子、炒杜仲、石菖蒲各15克，甘草6克。开水煎服，每日1剂，煎3次。其中黑附片剂量应从小量（5~10克）开始，用量小才能适应久用，逐渐增加，最大量可用到30~60克。黄芪生用走表，炙用走里，量小则升压，量大（15克以上）则降压。口角流涎、小便清长者加益智仁、桑螵蛸，肠燥便秘者加生首乌、肉苁蓉，阴虚火

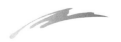

旺者加知母、黄柏、地骨皮。

    疗效：32例中，基本治愈12例，显效10例，好转8例，无效2例。

    荐方人：云南省易门县中医院　善才人

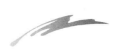

第十一篇

内科其他疾病

身体过瘦症

1538. 常服番茄汁可使体瘦之人增胖

身体过瘦的主要原因是消化和吸收不正常，营养摄取不足，而主导这些功能的是肝、脾、肠胃。最近科学家报告，番茄汁含有大量的酵素成分，能使不消化的脂肪和蛋白质转为易消化的物质，故过瘦的人饭后喝一杯番茄汁可使体重增加。

按语：据一专家报道，一位体重32.5千克的女同志，每日坚持喝3杯番茄汁，1个月后体重增加了2千克。

引自：《偏方治大病》

1539. 我常食桂圆肉，由瘦变胖

过瘦而欲胖者可剥取上好桂圆肉，每日约6～8克，分3次食之，1个月后自然奏效。

百姓验证：河北正定县南牛村刘金刚，男32岁，农民。他来信说："村民刘强，46岁，体重40千克，一般重体力活干不了，体质很差。我让他按本条方治疗一个半月，体重增加2.5千克。他说要继续服用，把体重增加到理想的重量。"

1540. 坚持手脚穴位按摩可治好消瘦症

人的胖瘦是以体内脂肪的多少来衡量的。稍胖或稍瘦都不是问题，如过度消瘦，就应查查原因，可能是胃肠功能出了毛病，或有其他慢性病；如果是恶性消瘦，则应警惕癌症。

脚部选穴：12，15，16，18。（见1540条图1）

按摩方法：12穴用按摩棒大头自上向下推按，双脚取穴，每次每脚每穴推按5分钟。15，16两穴连按，用按摩棒大头从15穴推按至16穴，双脚取穴，每次每脚每两穴推按5分钟。18穴用按摩棒大头点按，右脚取穴，每次按压5分钟。每日按摩2次。

手部选穴：18，19，67，68。（见1540条图2）

按摩方法：以上四穴均用梅花针在穴区反复扎刺，双手取穴，每手每穴每次刺激2分钟。刺激后，再摩擦双掌至有发热、发火感为度。

注：有关穴位名称及按摩工具制作法，详见本书4145条《手脚穴位按摩疗

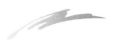

法》。

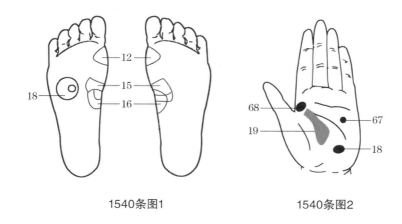

1540条图1　　　　　　1540条图2

苦夏消瘦症

1541. 五味枸杞饮可治苦夏消瘦症

暑热难熬，食欲不振，消瘦乏力，中医将酷暑所引起的症候叫苦夏。治疗苦夏可用五味枸杞饮。

配方及用法： 醋炙五味子、剪碎的枸杞子各100克，放入洁净耐热的容器中，冲入沸水约1500毫升，盖严，浸泡3日。每日300毫升，代茶饮，剩余的置冰箱内保存。

荐方人： 四川成都市驷马桥成华区红十字医院　戴延荣

寒冷症

1542. 我的气功抗寒法行之有效

多年来，我在习练气功中发现，有些功法能起到很好的抗寒作用。于是，我自编了一套抗寒功，经我和同事们习练后，觉得效果很好，习练者的抗寒能力都显著增强了。

功法一： 行、站、坐、卧、坐车、骑车均可，全身放松，心平意静，自然呼吸。

吸气时,意想把宇宙间的真气通过全身的毛细孔吸入下丹田,使下丹田发热;呼气时意想把真气送到手脚心,使手脚心热。什么时候练,练多长时间,可自行安排,行走或骑自行车时习练更好。

功法二:选择风和日丽、温度适宜的一天,把这一天的气候特征和自己的感觉深深地印在脑海里。以后不论气候有什么变化,站、坐、卧的时候,全身放松,心平意静,自然呼吸,意想将自己置身于那个好天气里,忘掉这时身边气候的变化。时间、地点自行安排,静坐或静卧时习练更好。

功法三:选择温度较高的一天,看一会儿太阳,将这时太阳的样子以及自己在太阳下的感觉牢牢地印在脑海里。以后遇到不好的天气,尤其是阴天或降温的天气,全身放松,自然呼吸,意想将那一天的真气慢慢地吸入下丹田,在下丹田左转36圈,右转36圈,然后逐渐扩展到全身,时间地点自行安排,行、站、坐、卧均可习练。

荐方人:内蒙古达茂旗吉祥街003号信箱 郝英

引自:1997年10月27日《气功报》

1543. 我多年的胃寒怕冷症只喝枸杞酒1个月即愈

我多年来怕冷,数次上医院诊断,始终未找到病因。数年来,怕冷至极,冬季离不开炉火,夜间两床棉被压身,也感觉不到暖和;和人握手,对方感觉我手犹如冰块。对此,我很痛苦。后来见报载一读者曾有如此病症,他在每天晚饭前喝30克枸杞酒(浸泡15天),3个月后见效,怕冷解决了,增强了体质。

于是,我也用酒泡枸杞,早、晚饭前各喝一小杯枸杞酒(约25克),耐心等待3个月后见效。没想到,1个月后就不再怕冷了,似乎力气增加了许多。往年入秋,两床棉被已压身,可今年天气已冷,只盖一床被子,也未感觉冷。因而生活有了信心,工作劲头倍增。我请教医生得知,人多是因为肾阳虚,体弱怕冷。肾是人命之根,枸杞有补肾壮阳作用,喝枸杞泡酒,壮阳健体。

百姓验证:福建南平市火车站台后水南里汤信冬,女,60岁,退休。她来信说:"我本人身体一直畏寒,手脚冰冷,自用本条方治疗半个月后,手脚都是暖和的,我非常高兴。"

荐方人:贵州省黔东南州地方志办公室 兴波

1544. 我和老伴喝姜枣甜汤抗寒抵冷效果非常好

冬季到了,北风凛凛,寒气袭人。特别是阳气虚弱的老年人,御寒能力低下,自觉浑身冰凉,因而感冒、咳嗽、气管炎等病就接踵而来。

我和老伴,均年逾七十,最怕过冬。自1994年连续2年,从冬至开始喝姜枣甜汤,增加暖气,抵御寒冷,拒感冒等病于门外,可平安地度过冬天。

配方和用法：鲜姜（老姜）8片，干枣10～12枚，红糖适量（根据自己的口味而定）。如果是2人喝，姜、枣再增加1/2；3人喝增加1倍。把姜、枣置于锅内，加水，先用大火烧滚，继而以文火煨炖，至三者融为一体，功效倍增。晚上睡前喝碗甜汤，能促进血液循环，起到暖身和促进睡眠的作用。（陈毅夫）

百姓验证：福建云霄县工农路933号方文魁，男，73岁，退休。他来信说："我服用姜枣甜汤抗寒抵冷，效果非常好。"

引自：1997年第3期《老人春秋》

无名高热症

1545. 解热汤治疗无名高热数十例均见效

主治：无名高热。

配方及用法：二花30克，连翘10克，蒲公英30克，板蓝根30克，麦冬10克，生石膏60克，知母10克，贯众12克，薄荷10克，黄芩10克，甘草6克。上药加水600毫升，泡30分钟，煎至300毫升，凉服，每日2次。

疗效：凡高烧（39.5℃以上）经检查无阳性体征发现，临床应用大剂量高效抗生素无效者，用之即效。用本方治疗数十例高热患者，均见效。

荐方人：河南沈丘县中医院院长　李怀端

引自：《当代中医师灵验奇方真传》

1546. 我以柴竹汤治疗高热不退108例全部见效

主治：高热不退。

配方及用法：柴胡15克，黄芩10克，半夏10克，党参10克，石膏20克，竹叶10克，麦冬10克，天花粉10克，茯苓15克，生甘草5克。上药水煎20～30分钟，取汁约250毫升口服。每天1剂，连服2天，小儿酌减。

疗效：治疗高热不退患者108例，其中用药2剂治愈102例，用药2～3剂好转6例，有效率100%。

百姓验证：湖南永兴县金龟镇泉圹村曹军生，男，53岁，农民。他来信说："我用本条方治好本县杏梅乡高桥村吴甲梅的高热症。此人高烧10天不退，用此条方治疗痊愈。"

荐方人：福建省龙岩市东坡乡卫生院　邓添寿

引自：《当代中医师灵验奇方真传》

1547. 芦根的传说

从前江南某山区有个开生药铺的老板。因为该地方圆百里内只有他这么一家药铺,所以这个老板也就成了当地的一霸,不管谁吃他的药,他要多少钱就是多少钱。

有一穷人的孩子发高烧,病很重,穷人来到这药店问老板吃什么药,老板说退热吃"羚羊角",五分羚羊角就要十两银子。穷人说:"求你少要点钱吧,这么贵的药咱穷人吃不起。"老板说:"吃不起就别吃,我还不想卖呢。"穷人没办法,只好回家守着孩子痛哭。正巧外面来了个讨饭花子,听说这孩子发高烧,家里穷得无钱买药便说:"退热不一定非吃羚羊角不可。"穷人急问:"还有便宜的药吗?""有一种药不花一分钱。""什么药?""你到河塘边挖些芦根回家烧汤喝,芦根治病效果很好。"穷人急忙去挖了些鲜芦根回家煎汤给孩子服下,孩子果然退了烧。穷人十分高兴,就和叫花子交了朋友。从此这里人们发热时再用不着求那老板了,芦根成了一种不花钱的中药。

芦根具有利尿解毒、清凉镇呕等功效,可用于热痛口渴、小便赤热以及黄疸等症。

引自:《上海中医药报》(1996年3月20日)

1548. "麻黄"的故事

从前,有个草药郎中叫阿坤先生,带了个徒弟叫灵生。灵生聪明,胆子特别大,但是有傲气骄劲,拜师两年就想独闯江湖,阿坤先生无奈,临别交代说:"你可要记住了,无叶草不能乱用,发汗用茎,止汗用根,弄错了会出人命的。"灵生不以为然,随口应了声便拜别师傅走了。

有一天,灵生行医在外,大着胆子乱用起草药,结果用无叶草医死一个人。人家家里哪肯罢休,扯着灵生上了衙门。知县问灵生师傅是谁,灵生说阿坤先生是他的师傅。知县忙差人传阿坤先生,问他是怎样教灵生用无叶草这味药的。阿坤先生说:"我有口诀教于灵生。"知县又问灵生口诀可记得清,灵生说:"发汗用茎,止汗用根。"知县问:"那你是怎么用的?"灵生回答:"用的是无叶草的茎。"知县听了大怒:"师傅教你发汗用茎,止汗用根,你怎么发汗用根啦?草菅人命当该受罚。"结果判灵生充军流放。

灵生受罚后不再那么傲气十足了,又诚心向阿坤先生学医,医德医术大有长进。从此对无叶草使用格外小心,因这草药惹过麻烦,就起名叫"麻烦草"。但又觉其名不雅,而因草药色黄,黄、烦谐音,所以以"麻黄"定名。(方竹)

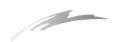

各种结石症

1549. 常吃黑木耳能化解结石

对于体内初有结石者，坚持每天吃1~2次黑木耳，疼痛、呕吐、恶心等症状可在2~4天内缓解，结石能在10天左右消失。

因为黑木耳中含有发酵素和植物碱，能促进消化道与泌尿道及各种腺体分泌，并协助这些分泌物质催化结石，润滑管道，使结石排出。黑木耳还含有多种矿物质，也能对各种结石产生强烈的化学作用，剥脱、分化、侵蚀结石，使结石不断脱屑缩小，然后经管道排出。

引自：1996年9月13日《上海老年报》

1550. 我用南瓜蔓泡水喝治各种结石疗效显著

王泽浚为山东省邹平县离休干部，家为世医，积累治疗各种病症的验方达3000多例，手书验方、秘方40余本。他从中摘录了一部分特效方剂，以济世人。

今献出的南瓜蔓泡水喝一方，可排膀胱结石、尿路结石、肾结石、胆结石。经多年临床验证，疗效令人满意。用此方治疗结石患者130多例，均已痊愈，无副作用。服药3~4日即将结石转化为粉末状随尿排出，服药后最多不超过7日即有明显效果。

配方及用法：南瓜蔓100克（鲜的加倍），洗净切碎，放入热水瓶中用开水浸泡，当水饮用，吃饭时当饭汤饮用。一瓶只喝1天，第二天另浸一瓶新的继续喝。这样连续喝到第三至四天，就开始排石，排下的溶石使尿液呈浑浊状，有时有很小的石粒。到第六至七天时，小便有拉丝状液出现，这证明结石全排净，不用再喝药了。继之多喝小米熬的稀粥，连喝2天即痊愈。（今铎）

百姓验证：广西贺州市贺街镇河东街187号廖典，男，65岁，退休。他来信说："本镇廖代先在医院检查确诊为肾结石，结石有黄豆粒大，因没钱住院治疗而来求助于我，经我用本条方治疗后，结石排出体外痊愈。"

引自：1996年2月7日《安徽老年报》

1551. 我用此方治各种结石症有佳效

主治：胃结石、胆结石、膀胱结石、尿路结石。

配方一及用法：广金钱草10克，鸡内金20克（粉末吞服），琥珀4克，海金沙

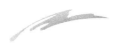

20克，牛膝16克，滑石35克，车前10克，王不留行籽20克，乳香10克，木通7克，沉香3克，甘草梢7克，郁金12克，地龙10克，泽泻10克，木贼草13克，石苇35克，枳实10克。上药分2次水煎服，每日1剂，连服5剂。如无效改服下方。

配方二及用法：檀香（沉香）5克，元胡10克，条参10克，地龙8克，萹蓄10克，瞿麦10克，白茅根30克，萆薢9克，冬葵子8克，苡仁8克，大黄3克，枳实8克，芒硝8克，川牛膝8克，莪术8克，熟地黄24克，甘草梢8克，珍珠母25克，茴香8克，海金沙藤25克，乳香5克，王不留行20克，滑石40克，广木香7克，生地20克，青陈皮10克，广金钱草100克，鸡内金30克。用法同上方。

疗效：治疗8857人，治愈6512人，有效2032人，无效313人。

此方系88岁的归国华侨周天龙老先生所献，效果独特，使大部分患者免除了手术的痛苦。周天龙老先生是1924年去美国的，在美国获得医学博士学位，于1979年回归祖国安度晚年。

百姓验证：广西三江县斗江乡韦某曾患尿路结石，小便不畅，舌淡青厚，尿血，面黄肌瘦，每天小便十几次，龟头疼痛难忍。曾住院治疗，花费1000多元仍不见效。后来按本条方服药3剂见效，又连服2剂，以上症状消失痊愈，随访2年未见复发。

荐方人：广西三江县　梁军丰

各种内脏出血症

1552. 五味乌仙散治全身各脏腑出血症54例全部有效

主治：全身各脏腑组织器官性出血症及轻中度外伤出血。

配方及用法：五味子、仙桃草各30克，制川乌、草乌、官桂、沉香各10克，藏红花、仙鹤草、侧柏炭、胎发灰各15克，仙茅15克，梅片3克。以上诸药共研细末，瓶装密封备用。日服2～4次，每次约9克。危症者可加量，外伤者可外用。

疗效：治疗54例，痊愈52例，显效2例。其中上消化道出血20例，下消化道出血4例，肺咯血13例，子宫肌瘤出血16例，外伤性脾破裂出血1例。中医分型阴虚火旺型14例，脾肾阳虚型16例，气血亏虚型9例，痰显淤阻型7例，气滞血淤型6例，胃热炽盛型2例。有效率100%。

按语：本方有应用广，止血迅速，疗程短，费用低，疗效高，用药方便，无副作用等特点。

荐方人：湖南省益阳空压机厂职工医院医师　刘满雄

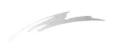

引自：《当代中医师灵验奇方真传》

1553. 喝黑豆油治气恼吐血有效

河北安国县南刘陀村有位姓张的男士，28岁。自诉：因事与人争吵，愤气未泄，第二天早晨感觉胸腔胀满发灼，起床后吐血，顿即昏倒，苏醒后仍大口吐血不止。诊见呼吸困难，仍然吐血，精神恍惚，卧床未起。遂嘱服黑豆油，每次9克，每日1次，服后血止。

引自：《中医验方汇选》、《中医单药奇效真传》

1554. 我用三七止血散治出血症效果非常好

主治：咳血、吐血、便血、衄血、功能性子宫出血、血崩，以及无明显原因的出血。

配方及用法：三七粉30克，白芨60克，血余炭30克，贡阿胶60克。上药共研极细末，每次冲服2克，每日3次。

疗效：本品具有特殊的止血作用，有效率100%。

按语：本品止血效果非常好，但治疗各种出血病症时，用本方止血的同时一定要使用相应的治疗各种出血病症的药物。

百姓验证：福建福鼎市桐城麻坑民中路2号钟义昌，男，67岁。他来信说："林桂兰，女，29岁。流经血不止，在市医院吃药、输液治疗一星期不见好转。后来我用本条方加'断流血'为她治疗，3天服药4剂，现已痊愈。"

荐方人：山西省平定县人民医院　张寅虎　张巍

引自：《当代中医师灵验奇方真传》

1555. 复方黄桂止血散治出血症很有效

主治：鼻出血、咳血、吐血等出血症。

配方及用法：生大黄15克，肉桂15克，五倍子10克，诃子10克。上药共研末，装瓶备用。每次口服5克，每日2次，早晚温开水冲服。

疗效：治疗74例，服药1次即完全止血者68例，占91.9%；其余6例服药2~3次，全部达到止血目的。其中5例在服药后观察72小时，未见出血。以上病例，用本药后无不良反应。

荐方人：河南省郑州市解放军153中心医院中药房主管药师　武志刚

引自：《当代中医师灵验奇方真传》

1556. 我用三炭粉治疗诸症出血都有效验

主治：各种急慢性难治性出血症。

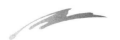

配方及用法：荆芥炭、蒲黄炭、五灵脂炭各5～10克（三药一次量共15～30克）。轻者每次各10克。每日3次，连服1～3天。可用蜂蜜调服。

疗效：治疗患者56例，其中肺癌出血12例，肺结核咯血4例，支气管扩张咯血8例，上消化道出血13例，直肠癌出血6例，子宫出血12例，膀胱出血1例。首次服药后2小时止血者18例，3小时止血者18例，4小时止血者8例；服药2次止血者8例，服药3次后止血者2例；服药3天后无效者2例，总有效率96.4%。

百姓验证：江苏通州市河东村六组季妙贤来信说："本乡季海患消化道出血2年多，经多家医院检查并治疗，花药费2万余元，仍是间断性出血。后来我用本条方为他试治，仅花药费150元，就治好了他的消化道出血症。"

荐方人：解放军广州中心医院　马泽声

引自：《当代中医师灵验奇方真传》

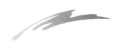

第十二篇

皮肤外科疾病

皮肤老化

1557. 我用醋水洗脚防治皮肤老化收到较好效果

醋含有大量的维生素和矿物质,能增强身体的免疫系统功能。同时,还可用来洗澡、洗脚,促进血液循环,防止皮肤老化。

从1991年8月起我开始用醋洗脚,3年来从不间断。由于年岁增大脚板皮肤老化粗糙,用醋洗脚后粗糙的脚板变得润滑。另外,脚底板有鸡眼,走路困难,每周还要修一次脚。用醋洗脚几年,鸡眼已钙化,走路脚不痛了,减少了修脚麻烦,还能参加老年大学组织的早舞活动。

用醋洗脚的方法:前半年每晚在洗脚水里加放一些醋,泡脚10分钟左右;半年后每两天加醋洗一次脚即可,贵在坚持。

荐方人:贵州镇远县老年大学学员　　陈明祯

1558. 刺激手部穴位是防止肌肤老化(皱纹)的有效方法

引起肌肤老化的原因有二:一是肾荷尔蒙失调,二是皮肤末梢部位的血液循环受阻。因此,防止肌肤老化,就要从润滑这个部位开始。

首先,治疗荷尔蒙部位,就是刺激位于小指第一关节上的肾穴,最有效的刺激方法是用香烟头灸治。有灼热感时马上移开,然后再继续进行,反复做10~15次左右。

其次,促进血液循环。共有三处穴位和皮肤的新陈代谢有关,都位于三焦经上。手背手腕处的阳池穴,刺激可促进末梢血液循环。位于无名指第一关节上的肺穴,对皮肤有直接作用。另外,还有位于无名指指甲下方的关冲穴,灸治可润滑皮肤。(见1558条图)刺激方法和肾穴相同,用香烟头灸治。

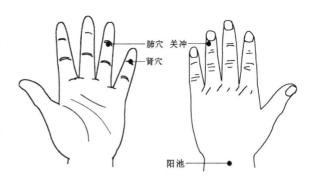

1558条图

1559. 用鸡蛋粉治面部皱纹效果卓著

脸面上出现了小皱纹,这是皮肤老化征象,特别是对女同志来说,脸上有了

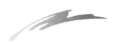

皱纹就有些着急。女同志二十五六岁皮肤的生长就会停止，随后渐渐地老化，这时皮肤水分和脂肪就会减少，就好比气球减了气的状态，年龄越大，皱纹就越多。小皱纹首先从眼尾纹开始，而后在额头和嘴角都相继出现。在门诊经常有爱美的女同志来问皱纹多有法治吗，皮肤干燥怎样才能变得又光又嫩，等等。我给她们介绍的方法是蛋黄粉敷面和蛋白粉敷面。

配方及用法一：将一个鸡蛋黄打入容器内，加一匙蜂蜜和一匙半面粉，如果皮肤干燥就加入数滴橄榄油，充分搅拌即成。将蛋黄粉直接敷在脸上，经过10～15分钟，以温水洗净，洗净脸后上冷霜，以双手对小皱纹成直角方向按摩5分钟，然后再用纱布擦掉，大约3个月左右皱纹就会消除。

配方及用法二：蛋白粉与蛋黄粉的制作方法一样，搅匀后等待使用。第一天用蛋黄粉敷面，第二天休息，第三天用蛋白粉敷面，第四天休息，如此交替作用，效果很好，3～4个月可使所有的小皱纹都消失。

按语：蛋白粉治疗面部皱纹来自民间，其消除皱纹的机理是蛋白能使松弛的皮肤绷紧，蛋黄则能给予皮肤营养，如此交替进行，效果确实卓著。

百姓验证：王某，女，32岁，太原市晋剧团演员。患肺结核半年，经过治疗，结核已钙化，重新登台表演，随后面部的皱纹纵横而起，使用化妆品也无济于事。每当唱腔和道白时眼角的皱纹和额部皱纹是遮盖不住的，面孔比以前老了许多，给她带来了烦恼。后来经人介绍使用蛋黄粉和蛋白粉，经过坚持敷面，4个月后重新登台演出，面部表情不减当年，观众赞不绝口。

引自：《偏方治大病》

1560. 黑红糖牛奶治皮肤黑确有卓效

俗话说"生就的皮肤长成的肉"，其实不然，黑皮肤是可以变白的。人们常说"一白遮百丑"，可见，皮肤（尤其是面部皮肤）的颜色直接关系到一个人的俊丑。那么，到底怎样才能使皮肤变白呢？黑红糖牛奶就有此卓效。

配方及用法：取20克黑红糖加热熔化，加入15毫升牛奶，充分搅拌均匀待用。将备好的黑红糖牛奶直接涂于脸上，经10～15分钟再以温水洗净。每天1次，连续30～50天，脸上的黑色素就会脱落一层，面色就会渐渐变白。

黑红糖加牛奶涂脸确实会使脸变白，正因为如此，一位外商得知此方后，制造了一种"漂白皮肤的黑砂糖肥皂"，畅销东南亚各国。黑红糖能漂白皮肤，牛奶使皮肤白嫩，两者结合使皮肤变得既白又光滑。

百姓验证：李某，女，23岁。从小皮肤黑，谈恋爱时遇到了挫折，因此很烦恼。中医辨证属气滞血淤性痛经，予以活血化淤、舒肝理气之中药治痛经，外用黑砂糖牛奶治面黑。坚持了近2个月，她完全变成了另外一个人：面白细嫩，容光焕发。

引自：《偏方治大病》

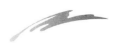

1561. 丝瓜水是天然美容佳品

当今药物性美容化妆品很多,如人参霜、珍珠霜、美容霜等纷纭问市,大部分是用滋补剂和添加剂制成的。这些化妆品或多或少都有一些不利于人体的副作用。这里介绍一种无副作用的天然美容消皱纹佳品,那就是丝瓜水。

配方及用法:把正在生长着的丝瓜藤在高出地面60厘米处切断,弃上面的藤不用,把下面这段藤切口朝下置于一玻璃瓶口中(不要渗入雨水、土石及钻入虫子),瓶子在土里埋半截以免倾倒,即可采集其汁液。采得的丝瓜水要放置一夜,用纱布过滤,然后就可直接擦于皱纹处,也可加适量的甘油硼酸和酒精,这样可增强面部的润滑感。

按语:此方来源于日本东京大学野龙教授。丝瓜水有清热化痰、凉血活血、解毒益肺的作用,对美容有独特的疗效。

引自:《偏方治大病》

1562. 坚持手脚穴位按摩可使老化肌肤焕发青春

肌肤老化是人体衰老的表征,与其同步的还有脏腑、骨骼等部位的老化。按摩可以推迟肌肤老化,使肌肤、脏腑焕发青春活力,因为按摩具有平衡阴阳、调和气血、疏通经络、提高脏腑生理功能的作用。按摩还能调节大脑皮层的兴奋和抑制过程的发展,调节人的神经系统,能使血液中血红蛋白、红血球、白血球含量增加。

脚部选穴:21,13。(见1562条图1)

按摩方法:21,13两穴分别用按摩棒小头由上向下推按、点压,双脚取穴,每次每脚每穴推按5~10分钟。每日按摩数次。按摩后再捏拿合谷、内关、足三里三穴,每穴捏拿3~5分钟。

手部选穴:香烟头灸3,4,27,58穴,每手每穴3分钟,每日2次。(见1562条图2)

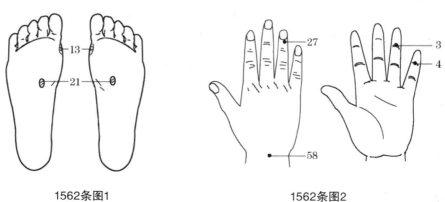

1562条图1   1562条图2

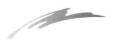

注：有关穴位名称及按摩工具制作法，详见本书下卷4145条《手脚穴位按摩疗法》。

老年斑

1563. 我的老年斑涂抹康齿灵牙膏消失了

现在我和老伴王淑英都已76岁。从70岁开始，我俩后背、手腕和面部相继出现老年斑，由淡黄逐渐变黄褐色，由小变大，有的像黄豆粒大，用手触摸有高出皮肤的感觉。

去年3月上旬，我将康齿灵牙膏抹在手背和手腕的黄褐斑上，每晚睡前抹一次，第二天早晨洗除，3天后见到黄褐斑萎缩，褐色变黄淡，10天左右，黄褐斑表面脱掉一层皮屑。我继续往面部黄褐斑涂抹，收到同样效果。以后每隔10天左右，就将少许康齿灵牙膏挤在手掌上，加点水调稀，抹在手背和面部，第二天洗除。我老伴也用此法抹面部老年斑，收到同样效果。从去年7月起，我先后向几位老同志介绍此法，他们用后都觉得效果很好。现在，我每隔半月左右仍抹一次。

注意：每抹一次后，必须反复揉搓一段时间，这是见效的关键。

百姓验证：新疆阿克苏市水电局邢源恺来信说："监察大队刘萍，身上长有老年斑，用本条方治疗得到缓解。"

荐方人：辽宁省庄河市离休干部　吴允宝

1564. 我的老年斑逐渐消失得益于康齿灵牙膏

我今年72岁，由于年老体弱，脸和手背、手腕都先后出现黄、黑斑点。于是，我于晚上用康齿灵牙膏涂抹患处。经过几天细心观察，斑点下去了不少。（王德文）

引自：1997年2月3日《辽宁老年报》

1565. 我的老年黑斑都是用按摩法消除的

几年来，我用自我按摩的方法消除了脸上的黑斑，现介绍如下：

方法：以拇指和食指捏紧患部（用力以不捏破表皮为宜）往相反的方向拉放，经过一拉一放使黑斑周围有充血状况或呈紫红色为止。之后则每天用手指轻轻按摩多次（次数不限），使皮下微细血管经过按摩得到复活疏通，黑斑得以

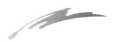

逐渐减轻或消除。

引自：1994年10月19日《老年报》

1566. 鸡蛋清可除老年寿斑

方法：把鸡蛋壳中剩余蛋清涂在寿斑上，每天涂2次，四五天后斑痕完全不见了。长过寿斑的地方，与周围皮肤无异。（曾圣仙）

引自：1995年11月18日《老年报》

1567. 擦沙拉油可使老年斑消失

我是部队在职女医务人员，52岁。近2年脸上长出了大小不等的十来块老年斑，双手背上也各有两块。我看到沙拉油含有皮肤所需要的营养成分，就试着早、晚在脸上和手背各擦1次。2个月后老年斑全消失了，而且皮肤变得有弹性，干燥现象也有好转，皱纹变得几乎看不见了。

方法：早、晚饭后洗完脸，用食指蘸少量沙拉油往脸上、手背上擦，有老年斑处要多擦点，一瓶沙拉油可用1年。（一平）

引自：《北京老干部》

皮肤瘙痒

1568. 我喝醋蛋液将皮肤瘙痒症治好了

我自1983年身患瘙痒症以来，不论春夏秋冬奇痒难忍，特别到晚上痒得整夜不能安眠，中西医治疗均无效果。前年，我看到醋蛋液能治疗多种疾病，就如法炮制服用，喝了3个多月未明显见效。但我还是继续喝，没想到去年冬季奇痒好了。

今春初，我开始担心：老毛病该不会复发了吧！真不巧，3月份，腰部又出现了一点痒症。我一边喝醋蛋液，一边用醋蛋液涂痒处，没几天就不痒了。这令我特别高兴。

百姓验证：江苏无锡市橡胶集团有限责任公司吕建军，男，29岁，技术员。他来信说："我的同事患皮肤瘙痒，并经常胃痛，多次吃药，花了不少钱治疗未见效。后来服用了12个醋蛋液，皮肤瘙痒和胃痛均痊愈。"

荐方人：甘肃兰州市人民医院离休干部　魏志远

注：醋蛋液治病法，请见本书4142条。

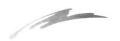

1569. 我用硫黄香皂治好皮肤瘙痒

我每到棉衣换单衣的季节身上开始痒,特别是腿上和腰部最痒。患此病已有6年,吃药、打针效果均不佳。后来逛市场,见到硫黄香皂能治身上瘙痒病,我就买了洗浴用。

方法:先把身上洗一下,然后涂上硫黄香皂,涂抹上先不要冲掉,停一会再洗去。就这样,一块硫黄香皂治好了我的皮肤瘙痒病。

荐方人:河南镇平县新华路云裳服装店　李龙廷

1570. 我仅用2个醋蛋液就治愈了皮肤瘙痒

我的后背及大腿长了像高粱米粒大的连成排的红疙瘩,奇痒难忍。经县医院皮肤科多次治疗,时好时坏,效果甚微。后服用醋蛋液,效果明显。

方法:1个醋蛋液口服1/2(每早二三汤匙),其余1/2涂抹患处(每晚二三次)。我仅用了2个醋蛋液,多年的皮肤病即告痊愈。

荐方人:黑龙江双城县离休教师　张连贵

1571. 本方治皮肤瘙痒效果显著

配方及用法:大黄、地蛋、百味莲、三叉刀青鱼胆草、大救架、虎杖等各16克,用火煎浓后,再将药水煎至糊糊状涂擦患部,每日涂擦2次。连续涂擦6～7天可获痊愈。

百姓验证:有一位患有皮肤瘙痒症的男性老年患者,胸、背、腹、大腿根部、腋窝、肩部及胳膊等处皮肤表面呈现小丘疹,类似癞蛤蟆皮。后经一位老中医荐方,治疗10余天痊愈。愈后2年来未见复发。

荐方人:贵州天柱县风城镇西街37号　术文

1572. 我吃天麻丸1个月将久治不愈的皮肤瘙痒症治愈

5年前,我患皮肤瘙痒症,用中西药多次治疗,始终未能见效。后来我在天麻丸的说明书上看到,天麻丸不仅有祛风除湿、舒筋活络等作用,而且对精神系统和血液系统疑难杂症有特殊疗效,因为瘙痒长期不能入睡,求医甚急,从此我开始服天麻丸治疗。谁知第一天服后,瘙痒就大大减轻,第二天服后即不再瘙痒。就这样我坚持早、晚各服1次,每服4丸,连服1个月后改为每晚服1次,每服2丸。现在除气候有大的变化需服2丸预防外,一般不服药也不痒了。

百姓验证:四川成都市106信箱杨敬成,男,69岁,退休。他来信说:"我岳父今年3月患双手皮肤瘙痒症,用自来水洗后,皮肤奇痒。我参照本条方将丸剂改成汤剂让他服用,按常规每天服1剂,共服3剂,仅用3天就治好了他的病。"

荐方人：山西孝义市干休所离休干部　任登荣

1573. 我老伴患皮肤瘙痒数年用黄蒿擦得到了根治

我老伴患皮肤瘙痒症数年，有时胸前或背后痒，有时胳膊或腿痒。痒得严重时，不思饭食，夜难睡眠。不知吃了多少药，花了多少钱，也没有把痒病治好。

去年冬天，一位老太太介绍一方，用黄蒿擦可根治皮肤痒。于是，在荒草地里剪了一些黄蒿，一擦效果很好，十多次就痊愈了。

黄蒿各地均有，主要生长在荒草地里。青黄蒿剪回后就能擦，若是霜打干了的黄蒿，在热水里浸泡一二分钟再擦同样有效。

荐方人：河南临颍县粮食局　周彦亭

引自：1997年第7期《老人春秋》

1574. 用牛唾液治皮肤痒真灵

有一次我脸上发痒，越抓越痒，无奈中，我家的黄牛在那里倒沫，我就用牛的唾液抹在脸上，结果真灵，立刻止痒。

我的儿媳手背经常发痒，别人说是癣，我让她抹牛唾液试试，也很有效，手痒消失。

荐方人：河南孟津县白鹤镇贾村　贾西森

引自：1997年第4期《老人春秋》

1575. 我用米醋泡大蒜擦治好了30多年的皮肤瘙痒症

我患皮肤瘙痒症长达30多年，开始是脚腕部位，以后逐年向上发展。进入老年以后，发展到全身，多是对称发作，越抓越痒，苦不堪言，抓后皮肤上起大量的似风疹样的小红疙瘩。每年秋季开始，到来年春季又渐渐好了。最近好友告知一偏方，按方用米醋泡大蒜涂抹患处，1周以后见效，3周以后痊愈，而且再没复发。

配方及用法：米醋500克，大蒜4~5头。将大蒜捣烂，泡在醋中，装入玻璃瓶内，24小时后即可用。每日涂抹患处3~4次。（赵同林）

百姓验证：福建福清市南门深巷青云楼6号李金祥，男，63岁，教师。他来信说："我的学生吴南珠患过敏性皮炎，皮肤奇痒，我让她用本条方治疗，没想到很快就好了。"

引自：1997年1月14日《老年报》

1576. 我老伴患皮痒用本方治疗3次获愈

老伴前年秋后拾柴时，贪活心切，满身出汗，因就地脱掉绒裤而受风。事隔

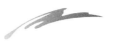

一天浑身痒得难受，3天后满身起红斑点，1个月后红斑变成脓疱，痒得不能寐，心乱不安，用手抓破皮疼痒难受。经多次治疗也不见效。后得一方：荆芥、防风各10克，杨树条、野薄荷、野艾、蛤蟆酥各20克，大粒盐50克，熬水，先烫后洗，3次获愈。（贺培银）

引自：1996年10月5日《晚晴报》

1577. 我的皮肤瘙痒用樟树叶只治3次就基本好了

我已60多岁，近年来每到严冬和盛夏，由两腿或两臂开始逐步发展到全身瘙痒，十分难受，吃不安、睡不宁，就医治疗效果不明显。有一次，我老伴对我说："听人说过用樟树叶子能止痒，你到门口樟树上摘点叶子，放在锅内煮半个小时，用水洗患处试试。"我按此法一连洗了3次，就基本好了。以后我又将此法介绍给一位50多岁的外地老人，他也洗好了。

百姓验证：新疆吐鲁番火车站工三十三连张玉厚，男，70岁。他来信说："家住四川宜宾市象鼻镇的凌禄均，患浑身瘙痒症，用各种药膏治疗不见效果。后来用本条方治疗，几次就好了。"

荐方人：安徽马鞍山市毛纺织厂　秦春兰

1578. 我和老伴用金银花藤治好了皮肤瘙痒

配方及用法：金银花藤或根，加少许食盐水煎，待凉后洗患处（全身痒可用其洗澡），每日3次，见效很快。

去年5月，我和老伴用本方治皮肤瘙痒，2天见效。之后，农村不少人向我求此方。

荐方人：安徽枞县　陶莜亚

1579. 我用醋精治皮肤瘙痒迅速见效

我今年70岁，数年来离不开醋精，它是我的护肤之宝。每逢皮肤痛痒，就用醋精涂之，立即止痒，就连脚气病也治好了。（李实）

百姓验证：辽宁盘锦市辽河油田运输公司吴顺希来信说："我于今年1月份两条腿得了湿疹，开始时只小腿处生有不规则的小红块、小红点，不几天就蔓延到大腿乃至后胯股处，下半身几乎全是湿疹，每到晚上特别痒。于是我就按本条方治疗，每天晚上用盐水洗，洗完后用醋精兑水涂擦。刚涂上时，感到火辣辣的，几分钟后就不痛了，也不痒了。严重时一天擦2次，仅治一个星期，我两条腿上的湿疹已彻底治好。我原来脚脖子患有牛皮癣，用醋精治湿疹后，牛皮癣也好了。"

引自：1996年2月7日《晚晴报》

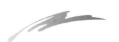

1580. 皮肤奇痒用鲜橘皮一搽即可见效

我今年70岁，多年来两小腿前面的皮肤奇痒难忍，经内服、外搽一些药物也无明显效果。一天晚上又奇痒，我顺手拿起一块鲜橘子皮揉擦痒处，奇痒立即消失。（黄布真）

引自：1996年12月6日《老年康乐报》

1581. 我母亲的皮肤瘙痒用甘油涂搽治好了

秋冬皮肤瘙痒常使人不得安宁，本人过去深受其苦。3年前，我开始使用50%甘油涂搽，疗效甚佳。我80多岁的母亲使用后亦见良效。

方法：甘油（药房有售）适量，置小瓶内，加入等量洁净凉开水，摇匀即可使用。洗浴后，滴数滴甘油于掌心，均匀涂搽于瘙痒处（手臂、大小腿、臀、背等），一般每日1次，瘙痒严重的可日涂搽两三次。嘴唇、手足皲裂照此法涂搽也很有效。最好在瘙痒和皲裂发生前，皮肤稍感干燥时即开始使用，更感舒适。

此药优点是价廉，无毒副作用，不污衣物，不刺激皮肤，且使皮肤润泽。但切记甘油要用凉开水稀释，千万不可把纯甘油涂于皮肤上，纯甘油不但不能润泽皮肤，反而使皮肤失去水分，更显干燥。（筱灵）

引自：1996年11月26日《老人报》

1582. 我用花椒、蒜秆、艾蒿水治好了皮肤病

去年夏天，我患了皮肤病，大腿内侧至小腹几乎都布满了红疙瘩，如同豆粒大，痒得很厉害，一些经常外用的药膏我差不多全用了，但仍解决不了问题。后来，经别人推荐，我用花椒、蒜秆、艾蒿水试着洗了2天，身上的红疙瘩很快就消失了。

具体方法：花椒一小把，大蒜秆（大蒜瓣）一根剪成3~4截，与端午节时的艾蒿3~4棵同放在锅里熬水。用熬好的水擦洗患处，早、中、晚各洗1次，熬一次水可用1天。

百姓验证：辽宁锦州市凌河区榴花南里166号刘凤岭，女，69岁，退休。她来信说："我今年5月份突然感到脖子刺痒，像针扎般难受，尤其在脖子出汗潮湿时，痒得更厉害。到医院检查确诊为神经性过敏性皮炎，当时医生给开了50多元钱的药，并说拿一次药不一定能治好。我回家后，按本条方治疗，一天3次，洗3天后，红色不规则突起的斑点就消退了，针刺感也没有了。但还是有点痒，我又加服醋蛋液，4天后基本痊愈，至今已2个月没有复发。"

荐方人：山东邹城市　李平树

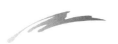

1583. 我患皮肤瘙痒用本方1个疗程治愈

我患皮肤瘙痒30多年，经多方治疗不愈。去年9月，乐业县农经站韦明灵同志向我介绍了一位老中医献给他的处方，我按方服药1个疗程后，瘙痒痊愈，未再复发。

配方及用法：荆芥、银花、丹皮、桑叶、连翘、苦参、黄柏、地肤子各10克，白蒺藜、白藓皮各9克，蝉蜕3克，共放入砂罐内，加清水连煎2次。然后将2次药汁混合，按早、中、晚分3次服完。连服9剂药为1个疗程。

百姓验证：江苏通州市河东村季妙贤，男，54岁，乡村医生。他来信说："我村一患者患皮肤瘙痒症10余年，经大小医院治疗数次，仍常复发，无好转。后来我将本条方和1586条方联合使用，终于治好了他多年的皮肤病。"

荐方人：广西河池市　梁登仁

引自：广西科技情报研究所《老病号治病绝招》

1584. 此秘方治顽固性皮肤瘙痒疗效佳

主治：顽固性皮肤瘙痒。

配方及用法：将密陀僧（又名丹底）放炉火中烧红后，立即投入醋中，待冷后将药捞起，再行烧红，如法淬制，这样反复7次，然后将其研成细末备用。取末适量加少许白茶油调匀，涂患处。

疗效：治疗数百例，疗效极佳。

荐方人：福建　王春惠

引自：广西医学情报研究所《医学文选》

1585. 我以鲜艾汤治掌痒46例全部有效

主治：手掌皮下小红点痒痛。

配方及用法：鲜艾全草约200克切段，煎20分钟取汁200毫升，将手放入热汤（以能忍受且不烫伤皮肤为度）中浸泡至冷，每天2次。原汤可再利用，次日另做。

疗效：采用本法一般4次可愈。方法简便，无副作用，疗程短，见效快，经验证25年未有复发病例。

百姓验证：福建福清市南门深巷64号李金祥，男，63岁，教师。他来信说："我的学生谢明英今年初两手十指肿胀，而且长了许多的小粒子，很可怕。到医院治疗未见效果，后来求助于我。我让她用本条方治疗，几天后，两手就消肿了，现在已完全好了。"

荐方人：广东省饶平县工商所　陈超群

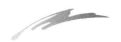

引自:《当代中医师灵验奇方真传》

1586. 我用柳条煮水治各种皮肤病很有效

方法:将柳条切成12厘米左右长的段,放入锅内用水煮。柳条水呈黑色时,即可用来烫洗患处,经过五六次后,皮肤病很快消失,不再复发。

经当地中医应用证明,此方法对各种皮肤病的治愈率在99%以上。

百姓验证:山东庆云县后张乡王学庆,男,28岁,主治医师。他来信说:"我按本方已治好许多疑难杂症,其疗效真有手到病除之感。本村李佩华患手掌脱皮多年,每年春秋两季发病严重,曾多方治疗无效,我用本条方为她治疗7天痊愈。"

1587. 野胡萝卜秧洗患处治皮肤痒效果特别好

我有一个治皮肤痒验方,经过多年实践,治愈了很多人,请患者试用。

配方及用法:野胡萝卜秧一把(数量不限),洗净、熬水洗患处,每晚1次,1次就见效,2~3次痊愈。

这个方用法简单,没有任何副作用。

荐方人:河南周口市轻纺工业局 刘宗周

1588. 我以苍耳子洗患处治皮肤瘙痒有佳效

方法:取苍耳子(胡苍子)250克,放入水中熬煮,烧三四个开锅后,将水倒入盆中(除去苍耳子),趁热洗患处,连洗4~5次,对治疗皮肤瘙痒症有佳效。(常祖光)

百姓验证:辽宁盘锦市辽河油田运输公司吴顺希来信说:"我同事的父亲患皮肤瘙痒多年,多方医治就是治不好。后来我让他用本条方治疗,仅治几次就不痒了。"

引自:1995年12月16日《中医药信息报》

1589. 话说蛇床子

相传在一个偏僻的山村里,突然流行一种怪病:患者全身奇痒,身上长满疙瘩,痛苦万分。村中有个叫王福的青年人听说,在百里之外的海岛上长着一种草药,用它的果实熬水外洗,能治这种奇怪的病。但岛上毒蛇遍地,无人敢去。

为了全村百姓,王福独奔海岛,并学会了用雄黄驱赶毒蛇,最后终于在蛇的身子下割来了草药。几天后全村人的怪疾都治愈了。由于该药取自蛇身之下,人们便称它为"蛇床子"。

蛇床子为伞形科植物蛇床的果实,性温,味辛、苦,入肾、脾二经,含挥发油

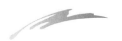

及蛇床子素。药理研究证实，蛇床子能抗滴虫，对皮肤真菌有抑制作用。动物实验证明，蛇床子能抵抗流感病毒，并有类似性激素的作用。临床上用蛇床子配五味子、菟丝子各等份研末，做蜜丸服，每日3次，治肾虚阳痿及女子宫寒不孕；配山萸肉、南五味子、车前子、香附、枯白矾、鹿胶，共为细末，以山药糊为丸，每早空腹服，治寒温带下；配桑寄生、杜仲、秦艽等能益肾祛风湿；配苦参、花椒煎汤外洗能治阴部湿疹及癣疹，急性渗出性皮肤病等；用蛇床子50克，白矾9克煎汤熏洗，可治妇女阴痒。

引自：1995年2月8日《中药事业报》

风　疹

1590. 我小时候身患风疹是用艾蒿熬水洗好的

过端午节，看到一些人往家里拿艾蒿，由此想到孩提时母亲用艾蒿熬水给我洗治风疹的事儿。那时，我身上常出风疹，用艾蒿熬水一洗就好。

配方及用法：由于出汗受风，人们身上就会出风疹（风疙瘩），刺痒难忍，此时可取艾蒿两三棵，切成10厘米左右长，放入锅或盆里加适量的水熬，熬到一定程度，将艾蒿和水一起倒入脸盆里，凉到不烫手的程度捞起一把艾蒿蘸水反复搽洗风疹处（小孩脱掉衣服站在盆里搽洗更好）。这样既可减轻刺痒，又能消除风疹。如此这般，经过两三次搽洗，一两天内即可解除风疹病痛。

百姓验证：黑龙江大庆市采油四厂李永超，男，32岁，工人。他来信说："我爱人患风疹，用本条方仅治2次就好了。"

引自：1996年7月13日《生活保健》

1591. 我用酒精泡桃叶涂治风疹次次见效

配方及用法：鲜桃叶150～200克，泡入适量的75%酒精内，约3天后用酒精水抹患外，每日3～4次。一般7天可治愈。

百姓验证：辽宁凌源市沟门子乡毛丈子村杨永利用此方治好了本村任宗宝一家三口人的风疹症。

荐方人：河南商丘县　葛尚武

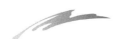

湿 疹

1592. 我多年奇痒难耐的湿疹病竟用樟脑球治愈

　　我从1984年得了局部湿疹, 奇痒难耐。尤其到晚上, 症状加重, 坐卧不安。为这点病, 先后到北京五家大医院治疗, 打针、吃药、搽药膏, 用了许多方法, 都不见效。偶然得到消息, 说某地来了一位"神医"专治皮肤顽症, 我急忙登门求医, "神医"说保证能治好。1个月过去, "神医"给开的药全部下肚, 而病情如故。江湖郎中, 实不可信。从此, 我对治疗这病失去信心。正在这时, 得到一治疗奇痒方: 用白酒500毫升, 加24粒卫生球 (樟脑球), 放入耐高温的容器内用火加温, 至卫生球溶化后, 用干净的棉花蘸酒搽患处, 一般2~3次即愈。我只用50毫升白酒, 2个卫生球, 依法炮制, 搽了不到10次, 病就好了。几个月过去了, 长期忌口的酒、蒜、辣椒等刺激性食物, 有意吃一些, 也没有惹出复发的麻烦。一个小偏方竟治好了我多年的顽疾!

　　百姓验证: 安徽合肥市望江路153号王瑞国来信说: "我于1998年9月患了皮肤湿疹, 很痒, 曾用皮炎平等治疗未见效。后来我按本条方治疗, 连续涂搽几次就不痒了。可见, 此条偏方治湿疹奇痒相当有效。"

　　荐方人: 国家新闻出版署　翟富中

1593. 我弟的腿部湿疹用涂法5次痊愈

　　腿部湿疹又称连疮腿, 是一种非常顽固难治的疾病。我弟曾患此病, 小腿部烂了一大片, 时痛时痒, 流黄水不止, 痛苦难耐。曾到医院多方求治, 花钱数千, 经年不愈, 令人发愁。正在一筹莫展之时, 我村一老者告诉我一个外科验方——用黑豆油治疗此病。取得黑豆油后, 只用了5次即痊愈。

　　方法: 黑豆500~1500克 (视容器大小而定), 装入一瓷罐里 (必须是小口), 用软木塞封严罐口, 然后取一笔管粗的竹管从软木中间插入罐里, 将罐倒置, 在罐周围用火烧烤, 待烧到一定程度, 油即从竹管流出。这时将油接入瓶中备用。用时, 先将患部用温开水洗净, 将油涂上, 再用桑木烧烤, 可止痛止痒, 非常舒适。如此每天1次, 5次即可痊愈。(薛振华)

　　引自: 1996年第5期《老人天地》

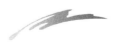

1594. 核桃液涂抹阴部除湿疹

取尚未成熟的青核桃数个，洗净，然后用干净的小刀将核桃的青皮削下一块，此时刀口处会流出许多汁液，即用棉球蘸取核桃液往患处涂擦。边涂抹边摩擦，每日涂2～3次，2天后患处周围皮肤结痂，可以去痂继续涂擦患处。如此反复治疗3～5日即愈。

引自：1996年6月24日《老年报》

1595. 此方治顽固性湿疹58例全部治愈

主治：一切湿热毒邪所致的疡疹疮毒经久不愈之疾患，如慢性湿疹、结节性痒疹、神经性皮炎破溃不愈、天疱疮、黄水疮、秃疮、湿性牛皮癣等顽疾。

配方及用法：黄连、黄柏、青黛、血竭、儿茶各10克，蛇床子20克，冰片20克，麝香1.5克。先将黄连、黄柏、蛇床子、儿茶、血竭共研极细末，再放入青黛同研，最后放入冰片、麝香再研匀，储瓶密封备用。用时视湿毒疮疡面积大小，取适量，以鸡蛋油调糊状，先以生理盐水清洗患处，将能去之痂尽量去掉，再以脱脂棉擦干，将药涂上，不必包扎，干燥后可再涂，每日3～4次。无论任何湿毒疮疡，一般用药5～7天即可痊愈。

鸡蛋油制法：把鲜鸡蛋煮熟，取蛋黄，用小铁勺以中火煎炒，使蛋黄由浅黄色变为深黄色，再至黄褐色，待呈黑色微冒烟即有蛋油熬出，每个蛋黄可出油2毫升左右。

注意：①必须确切掌握用药方法；②应辨证施治并考虑全面，在外治的同时，有必要者亦需内调脏腑机能，以求其本。

百姓验证：宫武，男，28岁，承德市被服厂维修工人。1993年7月12日，因两手背及手指起疱疹，干裂流黄水结痂已近2年，奇痒难耐前来就诊，诊断为顽固性湿疹。曾在北京、上海、石家庄等地多方求治，耗资数千元。在我院皮肤科住院几次，均无显效。因疹疮满布两手，羞于外露，虽盛夏亦戴手套，交女友2人均因此疾而未成，十分痛苦。述因1990年4月去池塘捞水草后，初起小丘疹，奇痒，搔抓流黄水，渐发展成现症，伴食眠差，便干结数日一行，情绪烦躁。查见双手背及手指黄痂干裂皮损，少兼增厚粗糙之皮肤，舌质红，苔黄腻，脉弦滑，此属风寒湿毒外侵，郁久化热，为湿毒疹。投以此方1剂外用，内服防风通圣丸，每次1袋，日服3次。1993年7月17日二诊，皮疹大消，嘱继续用药。1993年7月20日三诊，皮疹消尽。病人十分感激，他说："我终于甩掉戴了2年多的手套。"1994年1月结婚，随访至今未复发。

荐方人：河北承德医学院　宋魁三

引自：《亲献中药外治偏方秘方》

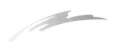

1596. 用青蒲散治湿疹万余例, 有效率100%

主治: 急慢性湿疹、脓疱疮、水痘、带状疱疹、口腔溃疡、口疮、舌胀肿痛, 亦可抑制尖锐湿疣。

配方及用法: 青黛20克, 蒲黄20克, 滑石30克, 共研细末备用。患处渗液者, 干粉外扑; 无渗液者, 麻油调搽。

疗效: 采用上方治疗上述各病症, 30多年治愈万余例, 有效率100%。

按语: 青黛外用可消炎、消肿、杀菌、止血、抗病毒, 蒲黄可收涩止血, 滑石清热止痒吸收水湿。本方用药简单, 诊治方便, 药价低廉, 外搽或内服均可迅速显效。

荐方人: 湖南省常德市第一中医院皮肤科主任　曹泰康

引自: 《当代中医师灵验奇方真传》

1597. 民间秘方疮疡生肌散治各种渗液湿疹很奏效

主治: 各种渗液性湿疹、臁疮、黄水疮及无名疮疡溃烂久不收口之症。

配方及用法: 生军、黄连、生地榆、儿茶各10克, 冰片6克, 硫黄15克。上药混合研极细末, 用120目筛过下, 密封备用。用时加上等蜂蜜调拌成稀糊状, 用干净毛笔涂抹于患面, 或用香油、凡士林调拌涂抹也可, 药物涂抹后用纱布覆盖。换药时用液体清洗疮面, 用镊子把自脱干痂清除后重新涂药即可。

按语: 本方是我收集的民间秘方, 沿用10余年效果尚佳, 其中药物及数量略有调整增减。

此散为原药加工而成, 保存了药物天然固有的特异性能, 显示了中医的本色特性, 既能清热解毒、燥湿收敛, 又能防腐生肌, 促使再生。治愈颇多, 很奏效。

荐方人: 新疆巴坤县人民医院中医科主治医师　杨文辉

引自: 《当代中医师灵验奇方真传》

1598. 青黛枯椒散治急慢性湿疹68例均痊愈

配方及用法: 青黛、枯矾、花椒各30克, 雄黄6克, 轻粉10克, 硫黄20克, 黄连10克, 黄柏18克。上药均研细末调和在一起。先用1%新洁尔灭或淡盐水清洗患处局部, 用75%酒精消毒周围, 再用青黛枯椒散与植物油调匀外涂患处, 用消毒纱布包扎, 用胶布固定。若渗出较多者, 可先用花椒30克, 黄连10克, 黄柏18克, 煎水500毫升, 湿敷患处, 每日2~3次; 待渗出减少后, 再采用青黛枯椒散外涂患处, 每日1次, 至痊愈为止。

疗效: 共治疗68例, 全部治愈, 治愈率100%。

引自: 《云南中医杂志》(1992年第2期)、《实用专病专方临床大全》

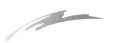

1599. 本方治湿疹疮癣均有效

主治：燥湿杀虫，治疗疹、癣、湿疮、皮炎、湿疹等症。

配方及用法：蛇床子15克，苦参10克，地肤子10克。将上药加水适量，煎煮20分钟左右，撇药汁，候温洗患处。

引自：《小偏方妙用》

1600. 坚持手脚穴位按摩可很快治愈皮肤湿疹

湿疹是一种常见的过敏性皮肤病，特征是在病变处有各种各样弥漫性损害，伴剧烈瘙痒，晚上痒得难以入睡。湿疹表面可呈水肿性红斑、丘疹、水疱等。初起时多发在小腿内侧、腋窝、肘部、阴囊、肛周、手背、耳周、脐窝等处，呈对称分布。

脚部选穴：21，22，23，24，13。（见1600条图1）

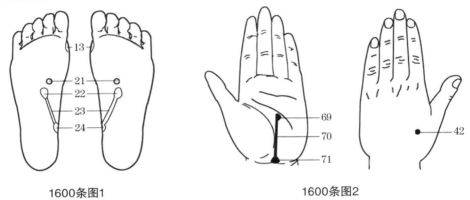

1600条图1　　　　　　　　1600条图2

按摩方法：21，13两穴要分别用按摩棒大头自上向下点按，双脚取穴，每次每脚每穴点按5分钟。22，23，24三穴要连按，用按摩棒大头从22穴斜推至24穴，双脚取穴，每次每脚每三穴推按10分钟。每日按摩2次。

手部选穴：69，70，71，42。（见1600条图2）

按摩方法：69，70，71三穴要连按，用食指关节角从69穴推按至71穴，双手取穴，每次每三穴推按5分钟。42穴要用拇指和食、中指强力捏按，双手取穴，每次捏按2~3分钟。

注：有关穴位名称及按摩工具制作法，请见本书4145条《手脚穴位按摩疗法》。

荨麻疹

1601. 自从用活蝎泡酒喝，我的荨麻疹未再犯

我上高中时，不知怎么突然患荨麻疹，百般医治无效。天越冷越重，不但全身疙瘩相叠成片，疼痒难忍，有时甚至肚子也疼，并且喘气不畅。20世纪70年代初，我到沂蒙山区军工厂工作，一位老乡向我介绍一偏方：活蝎泡酒喝。我抱着试试看的心情，捉了七八只肥大的活蝎子，用清水洗净后，投入高粱酒中。蝎子在酒中翻动，尾巴拉出一条条乳白色的细带，这细带逐渐扩散与酒相融，不一会儿蝎子即醉死瓶底。过了1周，我将这瓶酒又加酒兑成2瓶，每天喝1小盅。自此以后，再未犯病。

荐方人： 山东济南市历下区青龙后街73号　王同武

引自： 广西科技情报研究所《老病号治病绝招》

1602. 我用韭菜根捣烂擦患处治荨麻疹很有效

我舅父系浙西山区名医，现已谢世。其子继承祖传，仍在故乡行医，也小有名气。我近年患荨麻疹，与表兄谈及此事，他赐民间验方一例，既简单，又方便，用后果然有效。现介绍给大家。

荨麻疹俗名鬼风疙瘩，初起时皮肤瘙痒难忍，可将韭菜根100克洗净捣碎，用白纱布包裹，擦患处，疙瘩会自行消退。城市找韭菜根不便，可用韭菜梗代替。（刘显昌）

百姓验证： 辽宁瓦房店市倪家村倪殿龙，男，71岁。他来信说："我爱人有一次突发风疹，左肩、背、腋窝及腰部出现大小不同的红色斑疹，奇痒难忍。我用本条方为她治疗，很快痒感减轻，3天后红疹基本消退，皮肤正常。"

1603. 我用葱白汤治荨麻疹100例均痊愈

配方及用法： 葱白35根，用15根水煎热服，取20根水煎局部温洗。

疗效： 用此方治疗荨麻疹100例，均痊愈。

百姓验证： 林某，男，29岁。荨麻疹反复发作20余年，6天前冷水洗身后，全身散在出现大小不等风团，入被窝后风团渐消，起床后即发，奇痒难忍，伴恶心畏寒，胃脘不适，呕吐清涎，舌淡红，苔薄白，脉浮紧。证属风寒束表。上方加荆芥10克，服2剂，外用葱白局部温洗，用药后瘙痒明显好转，风团基本消失，余症

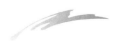

好转。又服2剂巩固疗效，2个月后随访未见复发。

引自：《浙江中医杂志》（1987年第1期）、《单方偏方精选》

1604. 野兔肉治慢性荨麻疹32例均痊愈

配方及用法： 野兔肉。将野兔肉切成块，加菜油炒熟，加调味品后食用，每次250克，半月1次，共食3次。

疗效： 共治32例，均痊愈。

引自：《浙江中医杂志》（1988年第8期）、《单味中药治病大全》

1605. 我以地肤子煎服治荨麻疹都有效

配方及用法： 地肤子30克，加水500毫升，煎至250毫升，加红糖50克热服，盖被发汗，每天早、晚各1次。

疗效： 治疗荨麻疹患者100余例，一般用药1~3剂即愈。

百姓验证： 吉林省吉林市电信局收发室孙俊久，男，71岁，退休。他来信说："隋珍凤，女，58岁。患荨麻疹10余年，经医院治疗和服用多种偏方，花费500多元未愈，犯病时奇痒，难以入睡。后来我用本条方为其治疗，服药7天痊愈。"

引自：《常见病特效疗法荟萃》

1606. 马齿苋草煎服加洗治愈一位女青年的荨麻疹

卓某，女，18岁，护士。1982年9月中旬因急性荨麻疹，服扑尔敏等抗过敏药2天无明显好转；静脉注射钙剂时又突然发生头昏、心悸、胸闷、全身冒汗、脉弱，即按过敏性休克处理，荨麻疹消退，片刻又发，全身瘙痒。遂以马齿苋鲜草200~300克，加水约1500毫升，煎沸浓缩至1000毫升左右，内服100毫升，余下药液加水适量煎沸后，弃药草，待汤液稍温，即可用之频频擦洗患处。每日2次，治疗2天痊愈。

引自：《福建中医药》（1989年第4期）、《中医单药奇效真传》

1607. 一位患荨麻疹7年的剧痒患者吃蝎蛋9天痊愈

任某，四肢、躯干部泛发荨麻疹，骤起骤消，瘙痒剧烈，夜间尤甚，病起7年。用全蝎1只洗净，取鸡蛋1个，在顶部开一小孔，将全蝎塞入，破口向上，放容器内蒸熟，弃蝎食蛋。每天2次，5天为1个疗程。5天症减，9天退尽，继服半月巩固疗效，至今未复发。

百姓验证： 新疆乌鲁木齐三建公司退休办朱义臣，男，72岁，离休医师。他来信说："殷海成、佟根来、芦桂英三人均患荨麻疹，我用本条方为他们治疗，每人只花15元钱，均获痊愈，至今未复发。"

引自：《浙江中医杂志》（1987年第8期）、《中医单药奇效真传》

1608. 桂芪鳗鱼汤治急慢性荨麻疹屡收良效

主治：急慢性荨麻疹。

配方及用法：桂枝15克，黄芪30克，杭芍15克，野生鳗鱼150克，生姜、食盐、老酒各少许调味，水适量，炖服。

疗效：治疗162例，痊愈140例，好转20例，无效2例，有效率98.8%。

按语：本方系国家级著名老中医专家吴光烈之验方。我用于临床，屡收良效。

荐方人：福建南安市中医院　吴盛劳

引自：《当代中医师灵验奇方真传》

1609. 陈墨汁（优质的）涂治荨麻疹有良效

配方及用法：陈墨汁适量。将陈墨汁涂抹于前胸和后背及发疹部位，疹退后12小时用清水洗净。

引自：《医话奇方》

1610. 坚持手脚穴位按摩可很快治愈荨麻疹

荨麻疹临床症状是突发大小不一的水肿性风团，成批出现，呈鲜红色、淡红色或苍白色，瘙痒难忍。胃肠黏膜受损时腹泻、腹痛，喉头黏膜受损时气闷，有窒息感。

脚部选穴：4，12，13。（1610条图1）

按摩方法：4，13两穴均分别用按摩棒小头自上向下点按，双脚取穴，每次每脚每穴点按5分钟。12穴用按摩棒大头从上向下推按，双脚取穴，每次每脚每穴推按5分钟。每日按摩2次。

手部选穴：用梅花针刺激2，3，4，6，58穴。每手每穴3分钟，每日数次。（见1610条图2）

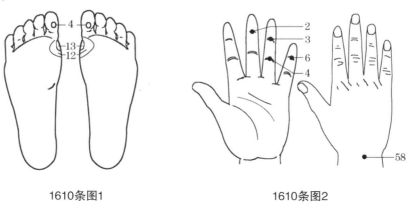

1610条图1　　　　　　　　　　1610条图2

注：有关穴位名称及按摩工具制作法，请见本书4145条《手脚穴位按摩疗法》。

带状疱疹

1611. 我用针刺大骨空穴法治疗带状疱疹效果明显

1982年，一个偶然的机会，我学会一个治疗带状疱疹的好方法。多年来，有不少患者采用此法获愈，疗效显著。现将方法介绍如下：

取"大骨空穴"（大拇指关节向手心方向弯曲，可见回弯处有两小骨棱突起，正中骨缝沟处即是此穴），用消过毒的针刺破双手此穴位处，出血即可，然后挤一挤。2天后水疱枯干，3天即愈。

百姓验证：江苏镇江市官塘乡家甸村周以荣来信说："本村魏权宝患带状疱疹，胸、腰、后背呈颗粒状，大如蚕豆，小似黄豆粒，连接成片。经几家医院用内服药、外搽药、输液等方法治疗均无效，苦不堪言。后来我按本条方针刺其大骨空穴，2天后疱疹干枯结痂，8天后康复痊愈。"

荐方人：河北省遵化市东旧寨七户村　赵炳珊

引自：1997年11月13日《老年报》

1612. 用侧柏糊治蛇盘疮有好效果

蛇盘疮又称带状疱疹，系病毒感染。

方法：取侧柏叶适量，捣碎，加鸡蛋清调成糊状，敷于患处，外用敷料固定。每日更换1次。一般只需2次，即能结痂痊愈。此方治病疗程短，大大减少了患者的病痛，优于其他方法。我用此方治愈多人，效果均好。

荐方人：山东省莱阳市莱阳中心医院　姜占先

1613. 我母亲患"缠腰龙"用蚯蚓粪调油涂不久治愈

"缠腰龙"医学上称带状疱疹。5年前，我母亲得了此病，病痛使她彻夜难眠。我为此忧心似焚，四处求医，终于得到一位老者赐方：取蚯蚓粪若干，砂锅焙干，与香油调和，涂患处。此方既简单又省钱，我母亲用了，很快就止住了痒痛，不久便痊愈。（王坤英）

引自：1996年1月15日《家庭医生报》

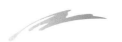

1614. 我应用王不留行治带状疱疹52例全部治愈

我从医多年,应用中药王不留行治疗带状疱疹52例,全部治愈。其中重度患者治疗1周疼痛消失,皮疹结痂;中轻度病人5天内即愈。

方法:取王不留行适量(各药店有售),放在铁锅内炒爆,炒至爆出白花,研成细粉,用鸡蛋清调成糊状,外敷患处,厚约0.5厘米左右,盖上纱布并固定,每日换药2次。

百姓验证:江苏扬州市卫生站刘宇生,男,47岁,医师。他来信说:"扬州市治淮新村蔡燕患带状疱疹3年,去了数家医院,用了很多西药治疗,病情时好时坏。后来我用本条方为其治疗,1周后结痂痊愈,才花十几元钱,未留任何后遗症。"

荐方人:山东东平县卫生院　梁兆松

1615. 用此家传秘方治带状疱疹效果好

为了解除病人痛苦,现将家传秘方献上。

在疱疹初起时,即用旱烟袋的烟油涂抹。涂抹前先用消毒针头在疱疹的两个源头前的未感染的皮肤上轻刺几下,并立即涂上烟袋油,这样就可以马上控制疱疹蔓延。半小时后再将针刺部位和疱疹病区涂烟油1次,一般两三天就可痊愈。

如果起在脸上或其他部位的疱疹较集中,则取人的头发一撮,蘸麻油烧着吹灭后,迅速烫病灶多次(以不痒为宜),一般3次见效。用以上两种方法治疗时可适量服一些维生素B_1、B_2。

此方经本人和家人多次临床应用,效果特好。

荐方人:安徽滁州市东大街19号南谯区　汤其乐

1616. 我用三黄二香散外敷治愈了带状疱疹

配方及用法:生大黄、黄柏、黄连各30克,制乳香、没药各15克。上药共研细末,加浓茶叶汁调成糊状,外敷患处,干则易之。

疗效:一般1~2日后结痂、疼痛消失,4~6日痊愈。

百姓验证:徐某,女,21岁,学生,1979年7月21日初诊。5天前,右腰部突然出现成批集簇水疱,渐次增多,刺痛甚剧,经校医诊为带状疱疹,用抗生素治疗无效。诊见右腰(腰椎1~2节段处)、右腹部及背后可见大片成簇密集水疱,皮肤灼红疼痛,不敢碰触,舌绛、苔净,脉细。用三黄二香散60克外用敷患处,当日痛止,2天后结痂,4天痊愈。

荐方人:江苏省淮安县　殷大彰

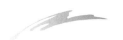

引自：1987年第2期《新中医》

1617. 用仙人掌冰片治带状疱疹百例疗效颇佳

方法： 取新鲜仙人掌（视皮损面积大小而定量），去刺刮去硬皮，捣成糊状加冰片1~2克敷患处。每日1次，一般连续外敷3~7天即愈。

仙人掌、冰片性味均为苦寒辛凉，归心肺胃经，二者均具有清热解毒、凉血散血、行气止痛、通窍泻火、消肿之功效，黏膜皮下组织易于吸收，可用于神经痛及消炎。特别是对于初期皮损面积较小的带状疱疹最为适宜。对于中后期皮损面积较大者可配合中西药治疗，能明显缩短病程，缓解疼痛，促进皮损面的早期恢复。

临床实践证明，此法对急性腮腺炎、急性乳腺炎、淋巴结肿大、黄水疮及疮、疖、痈肿等亦有特效。

荐方人： 河南延津县医院　魏瑞英　魏翠英

1618. 我用蝮蛇抗栓酶治带状疱疹效果显著

我在偶然的机会试用蝮蛇抗栓酶治疗带状疱疹，收到了良好效果。以后又用此药治疗20余人，效果均佳。用药3日，治愈率达95%。经过观察，用药当天局部疼痛及灼热感消失，自感轻松，第二天病变部位干燥、结痂，第三天或第四天脱痂治愈。治愈后均未再复发。

方法： 将蝮蛇抗栓酶（0.25单位）1毫升溶于生理盐水5毫升中，也可根据患处面积大小按比例增减。将此药均匀地涂抹于患处，让其自然干燥，每日早、晚各用药1次。

蝮蛇抗栓酶是一种低毒复合酶制剂，具有抗凝溶栓、降脂、扩张血管及促进神经细胞恢复的功能，是临床用于治疗偏瘫（脑血栓形成）的静脉用药。但对于带状疱疹可以显示出奇特良效，其作用原理尚不清楚，可能与其具有扩张血管及促进神经细胞恢复的功能有关。

百姓验证： 云南思茅市第十三小学张德谦，男，62岁，教师。他来信说："我儿子今年35岁，2001年头部患疱疹病，医院诊断为带状疱疹，说要20多天才能治好。又到部队医院诊治，医生也说20多天可治好，但要交2000元钱。病人疼痛难忍，我也很着急。于是用本条方自己配药治疗，2日后疼痛减轻，4日疱疹开始干结，1周痊愈，只花100多元钱。"

荐方人： 山东省荣成市人民医院　姜艳丽

1619. 用梅花针治带状疱疹多例均获满意疗效

首先，用75%酒精棉球消毒梅花针（重点是针尖部位）、带状疱疹周围或痊

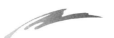

愈后的皮痕部位（即痛部）。消毒后，如疱疹未愈，则沿着疱疹周围用梅花针叩击；如已愈，则在疼痛部位用梅花针叩击。以见血点为准，前者呈线状包围，后者呈片状叩击。如此隔日1次，直至痊愈或不疼为止。

引自：1996年5月2日《医药保健》

1620. 我用甲氰咪胍治老年带状疱疹药到病除

配方及用法：西药甲氰咪胍（西咪替丁），每次1片（0.2克），每日3次，口服，睡前加服1片，停用其他药物。

我用此法治疗带状疱疹患者10余例，治愈率100%。一般用药1天即可止痛，并控制发展，2~3天结痂，4~5天治愈。某些患者需用药1周。治愈的患者局部不留疤痕，无后遗性神经痛。可见，此法具有见效快，疗效确切的特点，可作为老年带状疱疹的首选治疗方法。

百姓验证：四川威远县石油支公司周为，男，67岁，退休干部。他来信说："我爱人患带状疱疹，在县人民医院治疗1个多月，花费400多元未能治愈。后来我用本条方为她治疗3天就好了。"

荐方人：河南省淮阳县人民医院 常怡勇

1621. 龙胆当归散、王不留行散治带状疱疹56例全部治愈

主治：带状疱疹。

配方及用法：取龙胆草、当归各等量，粉碎后过120目筛，制成龙胆当归散。取王不留行适量，炒黄后研细末，制成王不留行散。龙胆当归散口服，每次5克，日服3次；王不留行散外敷，用麻油调涂患处，每日3次。

疗效：治疗56例患者，均获痊愈。疼痛消失最早1天，最晚4天，平均3天；皮疹消退最早3天，最晚6天，平均5天。

荐方人：山东省泰安市罐头食品厂卫生所主治医师 周庆铎

引自：《当代中医师灵验奇方真传》

1622. 家传百年秘方治带状疱疹85例全部见效

主治：带状疱疹（俗称"过腰龙"）。

配方及用法：雄黄6克，活鸡1只宰之，取出鸡肠去粪，然后将肠黏液盛于杯内，加入雄黄混合成稀糊状涂于患处。

疗效：本方治疗带状疱疹85例，一经涂治疱消痛止，临床症状全部消失。

按语：方中雄黄有解疮毒之功效。本方系家传秘方，已有百余年历史，几代人用于治疗带状疱疹，屡用屡效。

荐方人：海南琼海市人民医院主任医师 梁燕栖

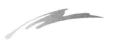

引自:《当代中医师灵验奇方真传》

1623. 用酒精浸布敷盖患处治带状疱疹5天可愈

配方及用法:备75%酒精。根据带状疱疹皮损大小,取纱布一块,用75%酒精浸湿(以不滴药液为度)敷盖在皮损上,外加塑料薄膜,用胶布固定,1日2次。一般3天见效,5天即可痊愈。疼痛厉害者可适当服用去痛片。

疗效:有效率100%。

引自:《实用西医验方》

1624. 我应用疱疹灵液治带状疱疹很有效

配方及用法:地龙(鲜)100克,冰片2克,雄黄2克,青黛3克,白糖适量。将鲜地龙洗净放少许盐,置于罐头瓶中1小时左右,待其腹中污泥吐出后,再洗净切成小段,加冰片、白糖(覆盖其上一层约0.5厘米厚即可),24小时后加入生理盐水120毫升,过滤除渣,将研细的雄黄、青黛粉和入混匀备用。

注意:方中地龙选新鲜粗壮者为佳。重症泛发型带状疱疹患者应用时可配合其他综合治疗措施。

疗效:临床观察60例,治愈率97%,有效率100%。

百姓验证:内蒙古多伦县前九号村姚国强来信说:"我用本条方治好很多人的带状疱疹。"

荐方人:辽宁曙光医院中西医结合皮肤病治疗中心　邹凤阁

引自:《亲献中药外治偏方秘方》

1625. 我用韭菜汁搽洗治带状疱疹多数可痊愈

方法:将刚刚割下的鲜韭菜(其量不限,可根据病变面积大小而定)用双手揉搓,取其汁备用。先将患处用凉开水洗净擦干,然后马上用韭菜汁反复搽洗,一次见效。病重者不超过3次痊愈。

百姓验证:江苏宜兴市南新镇河北83号余连生,男,77岁,教师,他来信说:"姜琴,女,74岁。背部痛痒多年,每晚痒得不能入睡。1998年夏天,突然在腰部脊椎处生了10多个带状疱疹,在医院打针吃药,花去100多元仍未治愈。后来我用本条方为其治疗,当即痛止痒除,连续治疗5天就基本痊愈。"

荐方人:黑龙江友谊农场　刘为

1626. 血余炭调油治带状疱疹2次可痊愈

配方及用法:取头发(以天然粗黑者为佳)10克,点燃,使之充分燃烧,研为细末,密封,贮有色瓶中。用时取麻油调为糊状,外涂患处,无须包扎。每日1次,

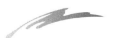

一般1次痛止,2次可痊愈。

百姓验证:赵某,女,48岁。右胁部出现不同程度的刺痛,灼热,瘙痒难忍,局部出现成片红斑,红斑上有密集成片的针头至绿豆大的丘疹,很快变成小疱,疱液透明。用血余炭麻油调糊涂之,1日痛止,2日结痂,3日而愈。

引自:《浙江中医杂志》(1991年第6期)、《单味中药治病大全》

1627. 脱脂棉球治带状疱疹屡试屡验

主治:带状疱疹。

配方及用法:取脱脂棉球适量,撕成比疱疹面大约2厘米的薄片,敷在疱疹面上,用火柴点燃即可。隔日1次,一般1～3次即能治愈。

疗效:不论病程长短,此方法均能屡试屡验。

荐方人:河北省沧州市第一医院内科医师　庞希迎

引自:《当代中医师灵验奇方真传》

1628. 二面硫黄茶调涂治带状疱疹4日可愈

曾某,男,65岁,农民,1984年7月12日以左胁起红斑水疱、热痛为主证来诊,诊为带状疱疹。以荞麦面、小麦面、硫黄各等份,共为细面,浓茶叶水调和抹患处,即感热痛减轻,连抹4日痊愈。

引自:《河南中医》(1991年第4期)、《中医单药奇效真传》

1629. 服单药全蝎10天可治愈带状疱疹

一七旬老翁患带状疱疹,痛如锥刺,经久不除。取全蝎30克,焙干研末,分为10包,早晚各服1包,疼痛逐渐缓解。又嘱继服前药30克,仅服2料,痛止病愈。

引自:《名中医治病绝招续编》、《中医单药奇效真传》

1630. 用鲜无花果叶捣烂敷患处治带状疱疹2天痊愈

配方及用法:新鲜无花果叶数片,洗净擦干,切碎捣烂,置瓷碗中,加适量食醋调匀成稀泥状,敷于患处,待药干后更换。

疗效:治疗21例,均于1～2天痊愈。

引自:《江苏中医杂志》(1982年第3期)、《单味中药治病大全》

1631. 坚持手脚穴位按摩可很快治愈带状疱疹

脚部选穴:21,22,23,24。(见1631条图1)

按摩方法:21穴用按摩棒小头自上向下点按,双脚取穴,每次每脚每穴点按

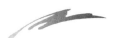

5分钟。22，23，24三穴要连按，用按摩棒大头从22穴点斜推按至24穴，双脚取穴，每次每脚每三穴推按10分钟。每日按摩2次。

手部选穴：69，70，71，42。（见1631条图2）

按摩方法：69，70，71三穴要连按，用食指关节角推按后，再加艾灸，双手取穴，每手推按5分钟，灸2分钟。42穴要用拇指扣食、中指强力捏按，双手取穴，每次每穴2分钟。

注：有关穴位名称及按摩工具制作法，详见本书4145条《手脚穴位按摩疗法》。

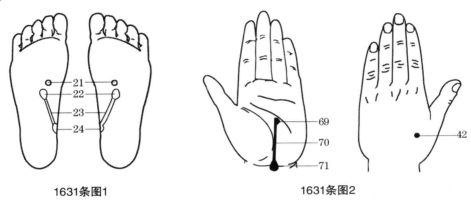

1631条图1　　　　　　1631条图2

1632. 蕲蛇散治带状疱疹很有效

配方及用法：雄黄15克，黑木耳炭15克，冰片2～3克，上药研细后混匀装瓶备用。治疗时，用上药外敷患处，湿者干面敷，干者香油调敷。按疮面大小均匀外敷一薄层即可。治疗期间忌食腥辣等刺激食物。

百姓验证：宋某，男，38岁，1996年10月23日初诊。自述右腰肋间出现很多小丘疹，时有火烧样痛感。诊见右胸腋下第5～6肋间处成簇密集疱疹，呈带状沿肋间分布，疱疹基底皮肤潮红，舌质红，脉弦滑数。用上方外敷3日后疮面结痂，7日皮疹结痂全部脱落而告愈，月余后随访未见复发。

按语：蕲蛇散乃我中医祖父家传秘方，已沿用50余年，用之有效。我于1994年1月至1997年1月应用本方治疗10例带状疱疹，最短5天，最长10天全部治愈。

荐方人：黑龙江五大连池市人民银行　韩先锋

引自：1997年第3期《中国民间疗法》

1633. 用三黄液配合刺络拔罐治疗带状疱疹疗效颇佳

方法：在病变处皮肤常规消毒，然后用梅花针中度叩刺，以疹内液水流出，周围皮肤微渗血为度，始拔罐，留罐10分钟左右，拭去吸出物。如还有不溃破的疱疹可用三棱针或针灸针挑破，外涂三黄液，再用TDP灯照射20分钟，照射时可

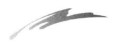

连续涂擦三黄液数次。第一次未愈，第二天可用庆大霉素注射液擦洗患处后，再拔罐，余同上。

三黄液制法：藤黄6克，雄黄10克，冰片6克，大黄解毒片10片，黄连素6片。将上药研极细末，置消毒容器中，再加藿香与蒸馏水150毫升左右，摇匀后放入消毒棉球备用。

荐方人：新疆乌鲁木齐市水区36178部队卫生队　李富军

引自：1997年第2期《特医内刊》

瘢痕痒痛

1634. 我朋友患瘢痕疙瘩病多年用本方治愈

配方及用法：取各种枯木、枯叶中的蚂蚁窝（蚂蚁尿、胎盘等物组成的黑色饼状物）0.5千克，研散，再剔除枯枝烂叶，放入锅中炒干。每次取100～150克加入少许熬热的芝麻油搅拌，做成比疤痕稍大的饼，趁热迅速贴于患处，用干净布或毛巾外敷。24小时更换1次，一般用药3次即愈。

荐方人：湖南省安化县大福乡科委　孟国华

引自：广西科技情报研究所《老病号治病绝招》

1635. 黄瓜芒硝水搽患处治手术后瘢痕奇痒有良效

术后瘢痕在阴雨天奇痒难忍，可用鲜黄瓜250克，芒硝200克，水200克，煎10分钟取出过滤，用滤汁外擦，每日3次。每次制汁可用半个月，待用的贮于冰箱内。坚持擦半年，瘢痕会缩小，痒症则自愈。（德江）

引自：1996年10月22日《老年报》

1636. 用姜汁涂搽治瘢痕奇痒2周可愈

孙某，女，21岁，右手背近腕部患瘢痕疙瘩5年，常因奇痒刺痛而影响睡眠及工作。即取鲜姜250克捣碎，用布包拧取全汁盛杯内，再用10%盐水1000毫升洗净患处，擦干，然后用棉棒蘸姜汁反复涂搽，至姜汁用完为止，每周1次。1周后痒痛消失，2周告愈，追访2年余未复发。

引自：《四川中医》（1987年第5期）、《中医单药奇效真传》

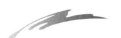

硬皮症

1637. 本方治局限性硬皮病很有效

配方及用法： 功劳叶、鸡血藤、生黄芪各15克，鹿角霜30克，蜂房6克，全蝎5克，光慈姑、赤芍药、当归、丹皮、白芥子、浙贝母各10克。水煎服，每日1剂，连服60～100剂。

按语： 硬皮病为临床较难治的病，我用上方加减治疗10例局限性硬皮病均得到满意效果，部分病例追访19年均未复发。

引自：《家用验方一佰二》

鱼鳞病

1638. 本方治鱼鳞病70例，有效68例

配方及用法： 生黄芪50克，黑芝麻40克，丹参、地肤子各25克，当归、生地、熟地、枸杞子、何首乌、白藓皮各20克，生山药、苦参、防风各15克，川芎、桂枝、蝉蜕、甘草各10克。心悸、失眠、健忘者加炒枣仁、合欢花；纳呆者去生、熟地，加白术、鸡内金；便溏者去黑芝麻、枸杞子、生熟地，加白术、山药；气短、自汗者加党参。每剂煎3次，早、晚各1次，2日服完。小儿酌减。

疗效： 治疗70例，有效68例，无效2例。治疗时间4～8个月。

百姓验证： 江某，男，4岁。自幼发病，皮肤粗糙，色灰黑，干燥皲裂，遍及全身。给服上方，每半剂煎3次，3日分服。服药1个多月后皮肤显著柔软，鱼鳞状皮肤基本消除。照原方续服，2个多月后追访，皮肤柔润如常人。

引自： 1980年第8期《中医杂志》、1981年广西中医学院《广西中医药》增刊

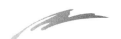

白癜风

1639. 用本方治白癜风有显效

去年5月，我姐夫因白癜风发作面部白色日渐扩大，他买不少药吃了仍不见好转。

后来我从一部医书中偶得"如意黑白散"，于是便试着小剂量给姐夫服用。用后果真见效，便加大剂量服用，2个月后，白色部分已缩成黄豆粒般大小。

配方及用法：旱莲草90克，白芷60克，何首乌60克，沙蒺藜60克，刺蒺藜60克，紫草45克，七叶一枝花30克，紫丹参30克，苦参30克，苍术24克。上述诸药共研细末，密封收藏。每日服3次，每次6克，开水送服。也可似泡茶样服用。

荐方人：江苏连云港市板桥镇05—28号　陈广兵

1640. 我用本方治自己的白癜风效果极佳

配方及用法：熟地、女贞子、墨旱莲、菟丝子各25克，制首乌35克，补骨脂40克。将上述药放入瓶中，用60度白酒500克浸泡2周后，去渣用汁外擦，每天1~2次。

说明：20世纪50年代初，我在陕西师大（原名西安师范学院）求学期间，身患白癜风，校中医主任医师吕韶光大夫为我开此药方，效果极好。根据我的经验，此方治露于体外（即头面部和手上）的白癜风效果极佳。

引自：《陕西老年报》

1641. 我以三季红酊治疗白癜风效果比较好

配方及用法：三季红叶20克，酒精100毫升。将三季红叶研末，泡于酒精中，1周后可用。

（1）每日在日光浴前后涂三季红酊1次，也可平时涂用（女性外阴部忌用）。

（2）日光浴的方法：将患部暴露在日光中，要因时、因人、因地制宜，循序渐进，每日1~2次（时间最好在上午8：00—10：00），每次自5分钟开始，逐渐增至每日4小时为止。

（3）医者可根据病人的具体情况，适当配合应用一些中草药及谷维素、硫酸亚铁等。治疗时间一般为1~6个月。

疗效：用本酊治疗145例，痊愈68例，显效43例，有效20例，无效14例。

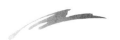

百姓验证：高某某，男，42岁，工人。自述背部患白癜风已4年余，多方治疗无效。即采用日光浴前后外涂三季红酊的方法，治疗3个月痊愈。

体会：三季红酊配合日光浴治疗白癜风有较好疗效。其机理初步认为可能是三季红对皮肤的刺激反应与日光浴时的紫外线发生作用，促使"黑色素原"变为"黑色素"，沉着在被涂的皮肤表面，从而使患处皮肤慢慢变黑，直至痊愈。

注意：涂药后皮肤过敏或日光浴后局部出现水疱者，应及时治疗和处理。

荐方人：江苏省常州轮船运输公司修理厂医务室　李志如等

引自：1977年第6期《新中医》

1642. 用活血化淤法治白癜风数千例疗效肯定

中医认为白癜风是由于七情内伤、肝气郁结、气机不畅复感风邪搏于肌肤，致气血失和而发病。我在深圳市传统医疗中心爱华门诊皮肤科与原上海皮肤病防治研究所侯镇文教授合作，探索中医中药治疗白癜风的有效方药。经过10余年的潜心钻研和临床实践，选用自然铜、何首乌、鸡血藤各30克，红花、川芎、陈皮、防风、威灵仙、降香各15克，胡麻仁、八月扎、补骨脂各20克等中药制成"活血止白片"，为全国各地及国外的数千名白癜风患者治疗，取得了肯定疗效，充分证明了中医药能够治好白癜风，还具有无副作用，预后复发少的优点。（周耀明）

引自：1996年3月1日《健康时报》

1643. 我运用本方治白癜风获良效

配方及用法：熟地30克，女贞子30克，墨旱莲40克，菟丝子30克，制首乌50克，补骨脂60克，蛇床子20克，雄黄20克，硫黄20克，白藓皮100克，白附子25克，密陀僧20克。将上药共研粗末，用白酒500毫升，米醋250毫升浸泡1个月后外擦患部，每日1~3次。

注意：本药有毒，切忌入口，擦后也要洗手，以免中毒。同时，注意皮肤的变化，发现疾病已消失，应再坚持擦几天，以巩固疗效，防止复发。

特点：根据临床验证，使用本方治疗，一般3天即可见效，轻者10天可愈，严重者1个多月可愈，愈后皮肤无异样。

按语：如果药的总量大，而酒醋量不足时，可再少加些酒醋，注意不可过量，以免影响药效。（吴风平）

百姓验证：山东庆云县后张乡王学庆，男，34岁，主治医师。他来信说："庆云镇朱芳，患大面积严重白癜风，病程达10余年，有名的大医院去过多处，花费1万多元未治好。后来请我医治，我用本条方为其治疗1个月即痊愈，现在皮肤已恢复正常颜色。"

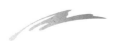

引自：1996年12月4日《健康导报》

1644. 用此中药治白癜风一般2个月可恢复正常

我多年来以益气补血通络，滋补肝肾为主要法则，采取内外两治法治白癜风，取得了明显疗效。

黄芪首乌汤（内服）配方及用法：黄芪30克，何首乌20克，当归15克，川芎10克，赤芍10克，熟地20克，党参15克，茯苓、桃仁、红花、乌梅、紫草各10克。水煎两次，每日1剂，早晚分服。

消白液（外用）配方及用法：女贞子、片姜黄、旱莲草、补骨脂各30克，上药浸泡在500毫升75%酒精内1周左右。取药液涂擦患处，早晚各1次。涂擦前最好将患处拍打几下，以患处发红充血为宜，然后再涂擦药液。按上法治疗白癜风，1个月为1疗程，一般2个疗程即愈。

荐方人：河北吴桥县桑园蛋厂医务室　郭玉波

1645. 用此方治顽固性白癜风20例，18例获良效

配方及用法：①内服：补骨脂30克，白蒺藜30克，生姜20克，何首乌20克。上药水煎，分3次服用。②外用：补骨脂30克，姜汁10毫升。将补骨脂研末后浸入75%酒精250毫升中，5日后加入鲜姜汁，不弃药渣，使用时摇匀外擦（鲜姜切片蘸药汁用之），每日数次，用后日晒，1个月为1疗程。

按语：我共用此方治疗白癜风20例，病变直径1~5厘米者10例，6~10厘米者5例，其中全身散在者5例。病程3个月以内者10例，4~12个月者8例，1年以上者2例，全部病例均为多方治疗而效果欠佳者。服药2个月以内治愈10例，6个月以内治愈5例，有效3例，正在继续治疗者2例。

荐方人：青海民和人民医院中医科　吕建辉

1646. 用三黄散治白癜风78例，有效率97.4%

配方及用法：雄黄8克，硫黄8克，石硫黄3克，密陀僧6克，补骨脂10克，麝香1克，轻粉2克，蛇床子10克。上药研细末，用纯枣花蜂蜜调匀外搽，每日早、中、晚各1次。对汞过敏者禁用，此药切勿入口。

疗效：78例患者中，2周内白斑消退者10例，3周内消退者50例，4周内消退者16例，无效2例，总有效率97.4%。有效病例治愈后观察1~2年，未见复发。

百姓验证：李某，女，26岁，患白癜风12年，久治不愈，故来我院求治。查体：额上一处白斑已有巴掌大小，前胸数片大小不等；实验室检查，血尿常规及肝功能检查，结果都基本正常。经上述方法治疗2周，白斑全部消退，随访半年未复发。

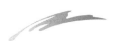

荐方人：河南省许昌县五女店岗头卢皮肤病医院　卢明

1647. 本方治白癜风34例全部有效

配方及用法：白芷、白附子各16克，密陀僧10克，雄黄3.5克。上药研细后筛去粗末，用切为平面的黄瓜尾（趁液汁未干）蘸药末用力擦患处，每天擦2次。

疗效：此方治疗白癜风34例，痊愈29例，好转5例。

引自：《山东中医杂志》（1985年第3期）、《单方偏方精选》

1648. 家传秘方猪肝沙苑蒺藜治白癜风有良效

配方及用法：猪肝一具（煮熟），炒沙苑蒺藜62克研面。熟猪肝切小片蘸药面吃，1日服完。轻者1~2料，重者2~4料，屡治屡验。

荐方人：河北张家口　岑效儒

引自：广西医学情报研究所《医学文选》

1649. 黄瓜蒂芝麻花治白癜风1个多月可痊愈

配方及用法：黄瓜蒂7个，芝麻花一把，盐卤150毫升。将前2味研成细面，放入盐卤内调成糊状，抹患处，每日2~3次。

疗效：治疗多例，1个多月痊愈。

引自：《实用民间土单验秘方一千首》

1650. 此方治白癜风效果很好

配方及用法：硫黄、雄黄、密陀僧、蛇床子各60克，冰片20克。上药共为极细末，用凡士林调擦患处，每日2次。

疗效：20~30天痊愈。

引自：《实用民间土单验秘方一千首》

1651. 消斑丸白驳散治白癜风380例，仅3例无效

配方及用法：①消斑丸：白蒺藜250克，桑葚子300克，旱莲草200克，丹参150克，白附子90克，甘草80克，蜂蜜适量，按中药蜜丸制剂法制备。每次服9克，早、晚各服1次，儿童酌减。本方适用于白癜风之风燥型患者；若为湿热型去白附子，加女贞子15克，苦参100克；寒滞型去桑葚子，加何首乌250克。②白驳散：蛇床子、蜜陀僧、雄黄、白芷、石硫黄、土茯苓、轻粉各适量，按中药外用散制法制备。以黄醋调成稀糊状，置瓶内密封5天后，取药糊用棉签涂患处，每日2~3次。

疗效：经对380例白癜风患者疗效观察，痊愈146例，显效180例，好转51例，

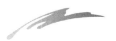

无效3例（全身泛发大斑块患者，经治3个月无改善，自停药）。

荐方人：湖南省怀化地区第一人民医院医务副科长　舒友艺

引自：《当代中医师灵验奇方真传》

1652. 用硫黄豆腐可治愈白癜风

丁某，女，45岁。颜面及两手患白癜风已3年有余，经外用药治疗不愈。取硫黄20克，豆腐250克，将硫黄研成极细末，掺入豆腐内搅匀，用温开水于每晚临睡前一次服下。连续服用2周后，病获痊愈。

引自：《浙江中医学院学报》（1984年第3期）、《中医单药奇效真传》

1653. 补骨脂末浸酒精搽患处治白癜风愈后不复发

一男性患者，26岁，医生。自1957年7月份起，在前额、眉间和两侧面部共有6块直径2厘米左右的白斑。初起白斑不太明显，仅较正常皮色稍白一些，1个月后，白斑逐渐明显，边界分明，周围皮肤呈明显的色素沉着；白斑上无皮屑，在白斑范围内的眉毛亦变白色。曾于某医院皮肤科治疗，华康氏反应阴性，诊断为白癜风。经内服中药及外涂药水均未见好转，下颌等处又增加了3块白斑，前额部的白斑渐融合成一片。1960年10月，采用补骨脂15克，研细末，放于200毫升95%酒精内浸7天（密盖瓶口），过滤取药液，用小棉球蘸药液外搽，每日3次。用药7个月后，皮肤已基本恢复正常，唯有细心察看时，才发现局部皮肤颜色稍淡些。至今患者已停治1年余，皮肤依旧保持正常，白斑未复发。

引自：《上海中医药杂志》（1964年第4期）、《中医单药奇效真传》

1654. 艾条灸治白癜风很有效

李某，男，52岁，左前额有两块直径约4厘米大的白斑，已三四年。曾被几家医院诊断为白癜风，经多次用中西药治疗未见好转。用艾条温和灸治疗28次而获痊愈，随访半年未见复发。

银屑病（牛皮癣）

1655. 本方治牛皮癣确有疗效

配方及用法：黄牛皮100克，斑蝥7个，甘遂10克，香油适量。将黄牛皮炮燃灰

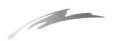

存性,与斑蝥、甘遂共研细末,以香油调涂患处。

引自:《医话奇方》

1656. 我患严重牛皮癣用柳条水烫洗五六次治愈

一年前,我曾经患严重牛皮癣,奇痒无比,多次求医均不见效。后来获得一民间单方,按方将柳条切成12厘米左右长,放入锅内用水煮,待水呈黑色时,烫洗患处,五六次后,牛皮癣很快消失,从未复发。据说,此法可治多种皮肤病,有效率达90%以上。

百姓验证:辽宁新民市于家窝堡乡于家小学郑伟平,女,31岁,教师。她来信说:"本村金国顺,12年前在部队当兵,由于着凉等多种原因,患上了极为严重的全身性牛皮癣,到新民、彰武等地多家医院治疗,花费万余元,用了各种方法和药物均未治愈。后来我用本条方为他治疗1个月,顽症牛皮癣被彻底治愈了。"

荐方人:安徽省宁国县信息处 徐国长

引自:广西科技情报研究所《老病号治病绝招》

1657. 用断肠草50余天就治好了我身患20多年的牛皮癣

我身患牛皮癣(银屑病)已经20多年,患处终日渗水、结痂、掉屑,经多年医治效果不佳,时愈时犯。偶得"断肠草治牛皮癣"一方,现已用50多天,患处基本痊愈。

配方及用法:将断肠草根(鲜品)买或采挖回来后,用清水洗净,去掉老皮,晾干,切片(带浆汁)放在玻璃瓶内,用50度白酒浸泡(酒浸过药即可)1周后,可直接用浸泡的药片往患处涂抹(涂药前将患处洗净晾干),每日涂抹2~3次。如发现患处红肿,可停用一段时间后再用,直至痊愈。应继续涂药巩固一段时间,以防复发。

荐方人:辽宁省铁岭市银州区红旗街11委11组信箱退休干部 霍汉章

1658. 用杉木汁治牛皮癣有良效

近几年,我利用业余时间采新鲜杉木汁治好牛皮癣患者76人。

方法:早晨(雨天除外)6:00—7:00,持干净刀在尾径10厘米以上的杉木根部皮下轻砍1~2刀,用酒杯或小瓶接汁,回家后用药棉蘸汁涂搽患处(要先用盐水洗净患处),每日3~4次,连用3~5天可有良效。搽药期间忌食酒、辣椒。

荐方人:广西宜州市人民检察院 韦永洁

引自:1997年第10期《农村百事通》

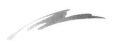

1659. 我用仙人掌贴敷治牛皮癣半个月获愈

我患牛皮癣1年多，曾使用多种药物均不见效。后见《老年报》刊文"仙人掌有消炎止痛之功能"，于是选用老嫩适中的仙人掌，将一面用刀剥皮贴敷患处试用，经过半个月治疗，效果奇佳，牛皮癣痊愈。

荐方人：黑龙江哈尔滨市王岗农机学校　王荫林

1660. 我和老伴的癣都是用自尿搽洗治好的

早年，我右手大拇指背上起了一块癣，边沿不规则，还有小疙瘩，裂有小口子，痒起来实在难忍，春季最厉害，听说这是牛皮癣。

当时家庭贫困，没有求医治疗。一次小便的时候因不小心尿了一手，时间不长就觉得有舒服感。此后我不自觉地就尿上好多次，有时候还专门用热尿冲。时间不长，这块顽固的牛皮癣就痊愈了。这是无意中治好的。另外，1984年我老伴的脖子上起了一块癣，形状和我那块差不多，看样子很快就能长满脖子。用药无效，她很苦恼。于是，我把如何治癣的经历对她说了，她就用棉花蘸尿搽起来，搽了一段时间也好了。1994年，我的后腰部起了一块癣，我摸着是圆的，于是我每逢小便的时候就用手接尿往上搽，也搽好了。

荐方人：河南杞县水利局离休干部　周锡安

1661. 古稀老人患牛皮癣12年用此方治愈了

潼南县东升乡八村四组年已古稀的老人曾大云，双腿长满牛皮癣，历时12年，奇痒难忍，多方医治无效。后遇一位名叫杨世炳的医生告知：用阿司匹林20片，地瓜籽50克，均捣成末，加慈竹虫粉75克，以少许麻油调成糊状涂患处，一般5次即可治愈。曾大云老人用此方一试，果真有效，多年的牛皮癣很快治好了，至今未复发。

荐方人：四川潼南县桂林乡　溪衣诚
引自：广西科技情报研究所《老病号治病绝招》

1662. 用棉油辣椒治牛皮癣10余天可结痂消退

据我试验，用棉油、辣椒能有效地治疗牛皮癣，且不会复发。现把此法介绍给大家：取棉籽油250克放在锅内烧热，将事先用火烤焦的红辣椒6个研成粉状，放进锅内炸2分钟左右停火，待油稍冷后与辣椒充分调匀成糊状，早晚涂在患处，一般坚持10余天牛皮癣就会结痂自行消退，以至痊愈。

荐方人：山东梁山县韩岗镇玉皇庙村　孙常君
引自：广西科技情报研究所《老病号治病绝招》

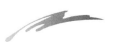

1663. 我朋友患牛皮癣多年未愈，用醋疗5天就治好了

我有位朋友患牛皮癣多年，去过许多医院，访过不少名医，也花了不少钱，而医治效果都不尽如人意。有一次，我从单位开发办书库有关醋疗的资料上看到2条用醋治疗牛皮癣的方子，介绍给朋友试用后，当天解决了患处痒的问题，患处的银屑一搓就掉；3天后，患处斑痕面积减少，皮肤颜色接近正常；5天后皮肤颜色正常，解决了患者的落屑、痒疼之苦。

方法：①用棉球蘸5度食用醋，每天搽患处3～4次，5～7天即可。②用5度食用醋250毫升，加水250毫升，调成2.5度淡醋液，每天早晚冲洗患处5～10分钟后，用清水洗干净即可，一般需坚持5～7天。两种方法任选一种使用便可见效。

百姓验证：广东广州市五羊城寺右新马路11号彭宗堂，男，35岁，保安员。他来信说："我弟弟脖子上长了牛皮癣，到县第一人民医院治疗花费100多元也未见好转，反而又长出了新的牛皮癣。后来用本条方治疗，仅14天就治好了，至今未复发。"

荐方人：新疆五家渠酿造厂　白京松

1664. 我同学患牛皮癣多年，后用3个硫花蛋治愈

配方及用法：硫黄10克，花椒10克，鸡蛋1个。将鸡蛋外壳一端打开，去蛋白液留蛋黄。把2味药装入鸡蛋内，用小棍搅拌混匀，温火焙干，再连同蛋壳一起研成细末。用植物油调和细末，敷在患处，一日数次。

百姓验证：我的一位同学患牛皮癣多年，服药，涂达克宁霜等药膏虽有效，但停药后就复发，时轻时重。在一位老中医处得到此方，抱着试试看的态度，如法炮制。用3个硫花蛋之后，顽疾祛除，2年未发。

荐方人：湖南汝州市杨楼乡黎良村　李胜涛

1665. 我患牛皮癣5年，用鸡蛋壳泡醋治疗月余痊愈

我颈部长牛皮癣长达5年。听说用鸡蛋壳泡醋可治牛皮癣，于是每天涂抹患处数次，经1个多月，牛皮癣果然逐渐消失。至今2年多未复发。（李玉章）

1666. 我颈部上的牛皮癣用楮树浆治疗很快痊愈

有一年，我颈部患牛皮癣，虽经医院治疗，均未见效。后遇老农民传授楮树浆擦抹法，我依法早晚2次擦抹，初抹时有烧灼感，能止痒，四五天以后，皮肤逐渐恢复原状，至今未复发，患处同好皮肤一样。

取楮树浆方法：用刀在树枝上划一小口，楮树即冒出白浆。注意：楮树的浆水切勿滴入眼内。（牛正之）

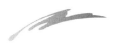

引自：1996年11月27日《安徽老年报》

1667. 用五指柑叶治牛皮癣（金钱癣）20多例

方法：取五指柑叶数块，用两个手掌心夹住搓出汁搽到患处，2天即愈。

我已用此方治愈20多人，均1次治愈。

荐方人：广东韶关市腊石坝煤矿　温则葵

1668. 我用鲜核桃皮汁治愈了牛皮癣

50年前，我15岁左右，当时大腿弯处长一块马掌大的牛皮癣，癣皮硬、痒，很难受，直想用手来抓。无奈之时，我就拿起一把镰刀来到一棵核桃树下（当时是秋天，核桃八成熟），伸手摘下一个鲜核桃，将核桃皮削破漏出汁水，又将癣皮用手抓破让其出血，用核皮汁水往患处反复擦几次。当时稍有点痛，过两三天癣皮治愈了。有没擦到之处，用同样办法处理，这样2次痊愈，没再犯。（王承礼）

引自：自1997年9月13日《晚晴报》

1669. 我用活血祛斑汤治牛皮癣效果很好

我经过6年的探索研究配制成一种治疗牛皮癣的秘方——活血祛斑汤，通过对35位患者的临床治疗，治愈率达85%，愈后不留任何痕迹，不复发，没有副作用。

配方及用法：菊花、蝉蜕、苦参、桑叶各10克，赤芍、丹皮各15克，茯苓30克，防风19克，白鲜皮20克，牛蒡子11克，加水750毫升，然后慢火煮至250毫升，分早晚2次服下，一般服30～50剂即可痊愈。

荐方人：山东牟平县姜裕庄镇沙家疃村医生　沙建普

1670. 我用内外调治法治牛皮癣效果颇佳

我通过多年的临床探索，总结出一套较好的治疗牛皮癣方案。

内服药：当归20克，黄芪50克，补骨脂30克，三棱10克，莪术10克，紫草50克，乌梅50克，白鲜皮30克，苦参30克，蛇床子20克，白芍20克，双花30克，虎杖20克，丹参20克，川芎20克，杜仲10克，党参10克，白术10克，泽夕20克，藿香20克，甘草10克，荆芥20克，红花10克。上药为1剂，煎服，一日3次。

一般轻者6剂，重者10～12剂效显。

外洗药：补骨脂60克，乌梅40克，菟丝子30克，骨碎补30克。上药为1剂，以30%冰醋酸1000毫升浸5天后外洗病患部位，每次10分钟，直至癣皮剥离治愈。

钙剂：在外洗及内服治疗此病的同时，可和中药间隔20分钟口服维丁钙片，每次5片，一日3次，至治愈。

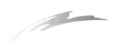

预防复发：一般农村路边及庭院内皆有易找到的"龙葵"（黑天天、黑油油），当秋季果实成熟时，割其茎部，包括枝叶切成3厘米左右长。当治愈此病后，可每日用龙葵30克沸水冲饮，每月为1个疗程。停药1个月，再服1个疗程。以此类推，计服6个疗程停药，即不易复发。

荐方人：黑龙江海伦市北海医院　孙建伟

引自：1997年9月18日《老年报》

1671. 用全蝎治牛皮癣32例全部有效

牛皮癣是一种较顽固的皮肤病。我用以下方法治疗32例，有效率100%，治愈28例，其余4例因工作调动未查。

配方及用法：全蝎7个，用31~62克香油煎（炸）熟，于饭前或饭后食用，接着喝黄酒，量以身体能承受为度，然后卧床休息发汗。每隔7天吃1剂。服4~5剂周身患处脱掉一层皮时，即停止服药。

注意：全蝎指的是头、尾、足、钩都完整的蝎子。不能用活的、鲜的蝎子。若自己抓的活蝎子，应放入水中煮死晒干后再用。

7个全蝎要1次服下，隔7天后再服第2剂，以此类推。服三四剂之后，如果身上的皮癣增多，甚至遍及全身，这是见效的表现。服四五剂后，轻患者周身患处脱掉层皮，不再生鳞屑，可停止服药。发展期或静止期患者，一般服用16~20剂方能痊愈。服用过白血宁或经过烤电的患者，还应多服几剂。

服用此药前，一般不必检查身体；服药后不用再口服或外敷其他药物。开始服药可洗澡，癣屑全部脱落时，不应再洗，也不应见风。

每次服药必发汗，汗越多越好。发汗后四肢无力，感觉不适，是正常现象。服用此药以春、秋、冬季为宜，夏季最好停用。服药后，最好服用自制的黄酒，不能用啤酒、甜酒代替。

急性黄疸性肝炎、严重哮喘患者、孕妇以及经期妇女等，均不宜服用。

牛皮癣分寻常型、脓泡型、关节病型和红皮病型。寻常型服此方见效快，其他型见效较慢。（辛宝贵）

1672. 我用本方治牛皮癣有效

配方及用法：可的松针液35%，硫黄软膏35%，十滴水30%，混合调匀备用。取调好的药直接涂在患处出现渗透液或血点处，不必包扎，每天3~5次，2~3天可愈；愈后再用药三周巩固疗效。用药期间忌服魔芋豆腐。初次用药有刺激性痛感，1~2分钟后消退。

注意：药不能入口。

百姓验证：江西大余县南安镇北门107号赖和明，男，54岁，医生。他来信说：

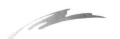

"村民谢瑞娇,左小腿前部生一大片癣,此处皮肤粗糙,奇痒难忍,用了几种药治疗都没有效果。后来用本条方治疗,用药2天后痒止痊愈,至今未复发。"

荐方人:云南师宗县五龙卫生所　熊贵林

1673. 我用斑蝥酊治牛皮癣20例

主治:牛皮癣。

配方及用法:斑蝥10克,加入75%酒精内,浸泡1周即成。用棉签或药刷蘸药液涂皮损处,一般涂药后24小时内起水疱,起疱后不要将其刺破,待3天内液体自行吸收,皮损结痂脱落。若仍有苔藓样变者,可再次涂药,一般每隔1周可涂药1次,直至病变组织脱尽为止。若有复发者,可再用此方。

疗效:治疗20例,经1次发疱痊愈者9例,经2次发疱痊愈者6例,经3次以上发疱痊愈者5例。(痊愈为皮损痒感完全消失,且在3个月内未见复发)

按语:本疗法是不针对其病因的极为有效的方法,不管是中医的风湿热蕴阻、血虚风燥、肝郁化火,还是西医的神经功能障碍,只要是确诊为此病,就可采用本方治疗。

斑蝥的发疱机理,主要与斑蝥所含的斑蝥素和皮肤中某种酶的参与有关。此作用可以加速皮损局部的血液循环,促进新陈代谢,从而改变局部营养,使苔藓样化的病理组织吸收消退。斑蝥的刺激性比较强烈,但对组织的穿透力却较小,因此,其作用比较缓慢,发疱时仅有轻微疼痛,通常不涉及皮肤深层,所形成的水疱很快吸收痊愈而不遗留疤痕。可以说,本方是比较安全、方便、经济、可靠的,值得一试。

百姓验证:广东广州市沙面大街6号李显勉,男,65岁。他来信说:"患者李宇光患牛皮癣10余年,曾多方医治,始终未治好,已花钱很多。后来用本条方治疗10多天,仅花20元钱,牛皮癣痊愈,再未复发。"

荐方人:天津市蓟县医院　韩德宝

引自:《当代中医师灵验奇方真传》

1674. 奇方治银屑病130余例,有效率100%

主治:银屑病、鹅掌风、顽癣、疥疮、湿疹、脚气等各种类型的皮肤病。

配方及用法:土茯苓100克,石菖蒲、苦参、蛇床子、苦楝皮、陈艾、白蒺藜、地肤子各50克,芦荟30克,猪苦胆5个。上药除猪苦胆、芦荟之外,将其余加水2.5千克,煎至1.5千克滤出;再将药渣加水1.5千克,煎至0.5千克滤出。将两次药液对在一起,把5个猪苦胆汁加入药液中煎30分钟,最后把芦荟切成细末,放入药液中搅拌,待全部溶化后,即可装瓶备用。外擦患处,每日早晚各擦1次,直至

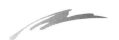

痊愈。

疗效：临床对130余例患者治疗观察，对各类皮肤病总有效率达100%。

荐方人：黑龙江嫩江县伊拉哈医院主治医师　张维国

引自：《当代中医师灵验奇方真传》

1675. 用本方内外合治牛皮癣35例全部有效

主治：急慢性牛皮癣（又称银屑病）。

配方及用法：

口服方：桑白皮10克，白藓皮12克，地骨皮10克，蝉蜕（后入）10克，浮萍草10克，荆芥6克，金银花12克，防风6克，当归6克，生姜皮（后入）10克，茯苓皮10克，陈皮10克。

洗浴方：蛇床子50克，地肤子50克，百部20克，枯矾（后入）10克，艾叶50克，花椒6克。

口服方煎15分钟，再入蝉蜕、生姜皮煎5分钟，取汁约300毫升温服，每日服2次，连服25～30剂。洗浴方煎20分钟，再加入枯矾煎5分钟，取汁5000～10000毫升，趁热洗患部或周身30～60分钟。每日1次，连洗10～20次为1个疗程。轻者1个疗程，重者2个疗程。

注意：服药期间忌食辛辣和刺激性食物。

疗效：治疗35例患者，经1～2个疗程，痊愈32例，好转3例，总有效率100%。痊愈者跟踪随访5～9年未曾复发过。

荐方人：内蒙古乌审旗计划生育技术服务站站长　高翔

引自：《当代中医师灵验奇方真传》

1676. 本方治牛皮癣158例，有效率100%

配方及用法：党参、苦参、沙参、玄参、丹参、当归、川芎、荆芥、防风、白芷、桂枝、白藓皮、犀角各3克，乌蛇9克。痒甚者加蝉蜕、川椒各9克；不痒者加三七3克，生地9克。犀角单独为末，余药共为细末，混匀分为3包。每天晚饭后用黄酒冲服1包，服药前先吃3个红皮鸡蛋。首次服药后要盖被发汗。服药期间应避风。治疗期及治疗后1年内要少吃腥辣等刺激性食物。

疗效：治疗158例，治愈110例，显效31例，好转17例。复发48例，经第二次治疗后，治愈31例，显效7例，好转10例。

百姓验证：孟某，女，30岁。自诉1972年产后受凉，1个月后在腰部起小丘疹3处，以后逐渐扩大，成为较大的片状皮肤损害，并蔓延全身，以腰背中及四肢伸侧为甚。检查：腰背及四肢有大小不等之银白色鳞屑损害，有的融合成片，小者1厘米×2厘米，大者20厘米×20厘米，皲裂出血，表面有灰色厚痂，奇痒，用玻璃

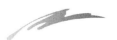

刮去鳞屑后基底面有小出血点。诊断为银屑病。经服上方2剂（每周1剂），半月后鳞屑全部脱落，3个月左右病灶基底沉着斑全部消失，皮肤恢复正常。

注意：第一次服药后的发汗，对于疗效好坏有重要作用。凡出汗透者，疗效一般较好；出汗不透或未发汗者，疗效较差。但需注意严密观察，以防过汗发生虚脱。

引自：1976年第5期《赤脚医生》、1981年《广西中医药》增刊

1677. 三蛇克银丸及穴位封闭治牛皮癣197例，有效率100%

配方及用法：①金环蛇（制）、眼镜蛇（制）、灰鼠蛇（制）各1条，露蜂房、青黛、紫草、银花、连翘、丹皮、赤芍、白藓皮、石斛、生甘草各50克，白花蛇舌草、生地、元参、土茯苓各100克，甲珠、蛇床子、珍珠粉、白术各30克。上药共为细末，为1剂药，白蜜制丸，每丸重10克，日服2丸。②确炎舒松A 5毫升，利多卡因5毫升，维生素B_{12} 1毫升。利多卡因、维生素B_{12}两药对入确炎舒松A中，用10毫升注射器（7号针头），抽取1／2药液，取上肢曲池穴（双）、下肢足三里穴（双），直刺产生针感后注入药液，每穴1／4药液。5天注射1次，10天为1个疗程。

疗效：共治197例，治愈（表皮硬屑脱落，症状消失，3年内无复发）182例，好转（症状消失，1年内复发）15例，有效率100%。

按语：三蛇克银丸合穴位封闭为中西医结合治疗牛皮癣的新方法。用穴位封闭治标，见效快，患者愿意接受；用克银丸治本。三蛇克银丸方取三蛇疏风、通痹、软坚，配伍清热、活血化淤、利湿、滋阴等中药，从而达到最后治愈的目的。服药期间忌食发物、辛辣等食物。

1678. 我用本方治愈了严重的牛皮癣

方法：①用榆树汁一抹便好。②将皂角去黑皮砸碎加醋煎剩少许，涂抹患处，日用数次，4日见效。

百姓验证：山东栖霞市栖霞镇付井村衣玉德用此方治好了一位严重的牛皮癣患者。

荐方人：甘肃兰州市 刘太升

1679. 青山核桃捣碎治牛皮癣10天可痊愈

方法：采集新鲜青山核桃，将其捣碎，用核桃汁和残渣，根据牛皮癣面积大小敷于患处，然后用纱布缠包好。待1小时左右，患处会起疱、出水，此时勿担心，大约10天脱皮，可治愈。

荐方人：黑龙江阿城市龙涤集团有限公司老干部 王振德

1680. 我以蒜糖泥敷治牛皮癣收效显著

四川合川食品厂孙光华患牛皮癣，经多处治疗不愈。1992年初用老蒜（去皮）一头，白糖适量，共捣烂包敷患处，每天换1次，3天即治愈，至今3年没复发。

又用此方给该厂赵金安和南津街办事处职工李霞等6位患者治疗，也收到同样效果。

百姓验证： 陕西宝鸡市北方照明电器集团股份有限公司田万春，男，57岁，工人。他来信说："今年3月我发现左手合谷穴处有六七个小红点，并发痒，当时我没在意，几天后出现一片硬币大的癣，奇痒难忍。我用本条方自治，晚上敷药，第二天早上就不痒了，1周后即痊愈，至今已3个月没有复发。"

引自： 1995年11月23日《科技兴农报》

1681. 我用单药大枫子涂擦治好儿子头部的牛皮癣

中药大枫子治疗牛皮癣，效果极好。

方法： 大枫子适量，去壳备用。将患处用温开水清洗干净，再用去壳的大枫子反复涂擦，每日1~3次，连续3~5天即愈，且不复发。

百姓验证： 新疆乌鲁木齐市铁路局四街58栋高淑兰，女，67岁，退休干部。她来信说："我用本条方治好我儿子头部的牛皮癣。"

荐方人： 安徽潜山黄泥镇小学　郑蔚

1682. 介绍治牛皮癣效方二则

方一： 将山药200克加明矾50克，放在石板上捣碎成黏状，涂抹在一块白布上，按患处位置用胶布或布条捆、贴好，每晚睡前贴患处。有时发痒，但不要揭开，第二天早晨再换1次，连用1周即可。此方曾治愈山东一位患者。

方二： 斑蝥（中药店有售）10克，医用酒精150克，同入瓶内泡1周。用药棉蘸药液擦洗患部，一直擦到起水疱（千万勿用针挑破，到一定程度自破，水即流出），3天后水疱皮自行脱落，不留疤痕，不再复发。此方曾治愈一位患牛皮癣达14年之久的患者。

引自： 1996年2月14日《安徽老年报》

1683. 我用蒜泥敷灸法治牛皮癣竟获痊愈

李某，女，60岁。左前臂外侧近肘处患牛皮癣多年，经中西医多次治疗，时轻时重，不能除根。后来用蒜泥敷灸，初敷时，热辣难忍，但颇解痒，敷灸2次，竟获痊愈。随访2年，未见复发。

灸法： 艾条隔蒜泥温和灸，即取大蒜适量去皮，捣如泥膏状，敷于患处，厚约0.2~0.3厘米，上置艾条按温和灸法操作。每次施灸15~30分钟，或灸至局部

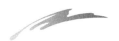

灼痛热痒为度。每日或隔日灸治1次，7~10天为1个疗程。

百姓验证：广西玉林市东门路276号丘家旭，男，59岁，公务员。他来信说："我老伴脚趾上长了脚癣，每天晚上擦癣药水、皮康王等，一连2年多，就是治不好，而且还变硬变黑，特别难受。后来按本条方治疗，现在皮肤颜色正常，脚癣治好了。"

花斑癣（汗癣　汗斑）

1684. 用黄瓜硼砂汁涂治汗斑当日痒止，1周后痊愈

李某，男，20岁。1980年6月4日就诊，自诉2个月前发现颈部及前胸有散在黄豆大小的皮肤白斑，瘙痒，遇热加重，并伴烦躁易怒。经某医院诊为汗斑，曾用氟轻松及甘露治癣药水治疗，效果不佳。后口服脱敏药，症状虽稍有缓解，但白斑未除。经用硼砂黄瓜饱和液（鲜黄瓜捣烂，根据汗斑面积取汁适量，将硼砂研细后徐徐投入黄瓜汁内，直至饱和为止）涂于患处，每日1次，当日瘙痒停止，1周后白斑转红，逐渐恢复正常。后随访未复发。

引自：《河南中医》（1985年第4期）、《中医单药奇效真传》

1685. 我患汗斑20年也用黄瓜硼砂治愈

我是一位有20余年病史的汗斑患者。我在继承前人用黄瓜治疗本病的基础上加以改进治疗汗斑，达到满意的效果。

配方及用法：新鲜黄瓜200克，硼砂100克。先将黄瓜洗净切成片装入容器，再将硼砂放入黄瓜内，稍搅拌后，放置3~4小时，过滤出黄瓜装入瓶内，放到冰箱里或阴凉处备用。清洗皮肤后，用消毒纱布块浸黄瓜液涂擦患处，每日3~4次。一般7~10天痒感及鳞屑斑消失，皮肤恢复正常。

本人用此法治愈20余名汗斑患者，均达到满意效果。无任何副作用，并有美容、润肤效果。（王全义）

1686. 用本方治汗斑千余例

配方及用法：密陀僧32克，乌贼骨32克，硫黄16克，川椒16克。上药共研成极细末，过120目筛，装入瓶内备用。用时取生姜一块，斜行切断，以断面沾药粉少许擦患处（无痛，对正常皮肤无损害），擦至汗斑变成淡红色即可。每天早晚各擦1次，擦后勿用水洗（晚上洗澡后才擦）。一般用药1~2周，自觉症状、皮肤损

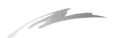

害即消失。

1969年以来，使用这种药粉为一千多名汗斑患者进行治疗，全部治愈，无任何副作用。

引自：1995年2月28日《老人报》

1687. 陀硫粉敷患处治汗斑253例，有效率100%

配方及用法： 密陀僧50克，硫黄40克，轻粉10克。上药共研细末，过120目筛，装瓶备用。先用食醋擦洗患处，再取鲜生姜1块，切成斜面，以斜切面沾药末，用劲在患处擦至有灼热感为度，每天2次。

擦药后患处渐转变为褐色，继而脱屑痊愈，不损害皮肤，亦无不良反应。复发时再按此方治疗。

疗效： 此方治疗汗斑253例，有效率100%。

引自：《湖北中医杂志》（1989年第1期）、《单方偏方精选》

1688. 女儿患花斑癣用本方治疗一次就痊愈了

方法： 用杀鸡时烫鸡毛的水擦患处，不要怕脏，热擦洗2~3次可痊愈。

百姓验证： 广西宾阳县新桥镇民范群英村王世和，男，53岁，农民。他来信说："我女儿王婷在初中时染上了花斑癣，脸和颈部都有，很不好看，孩子非常着急。我用本条方为她只治疗一次，花斑不知不觉地就全部消失了，此方真灵。"

荐方人： 云南普洱县　　段锦智

1689. 家传秘方柚皮硫黄治花斑癣2次可愈

配方及用法： 将普通食用的柚皮（或尚未成熟的小柚）切开，取其切开面沾硫黄涂擦患部。

疗效： 轻者只擦1次可愈，重者于3~4天后再擦第二次可愈。

荐方人： 福建厦门市　　许进光

引自： 广西医学情报研究所《医学文选》

1690. 用本方治花斑癣32例一般10余天治愈

配方及用法： 50%丙二醇溶液（丙二醇50毫升，蒸馏水加至100毫升），每日搽患处2次。

疗效： 武汉市第十医院皮肤科陈飚等用此法治疗患者32例，1~2周内痊愈22例，2周以上痊愈10例，平均治疗天数14.2天。

引自：《实用西医验方》

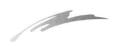

1691. 汗斑散外用治汗斑（花斑癣）21例全部治愈

配方及用法： 硫黄6克，土槿皮10克，密陀僧3克，土大黄25克。上药共为细末用黄瓜蒂或紫茄蒂沾药末涂搽患处，一日2次，直至治愈。

疗效： 治疗患者21例，临床用药3～7天后全部治愈（皮损消退，真菌化验检查为阴性），治愈率为100%。一般轻者2～3天即愈，重者5～7天治愈。

按语： 汗斑为一种圆形糠秕孢子菌所致的皮肤病，此病有一定的自身传染性，属西医皮肤真菌的范畴，方中硫黄、土槿皮、密陀僧、土大黄均有杀虫止痒、治疗癣之功效。全方配伍合理，立意深刻，据现代药理研究，上药均有较强的杀菌和抑菌作用，故临床收效甚佳。

荐方人： 黑龙江省富锦市第一医院皮肤科主任　程震

引自： 《当代中医师灵验奇方真传》

各部位癣症

1692. 我头顶患癣近6年，用葱叶治45天即愈

我头顶上患了一块癣（有拇指甲那么大），长达五六年之久，奇痒难忍，多方医治不愈。虽不碍饮食健康，但很痛苦。《辽宁老年报》第842期第三版推荐了一个偏方，说鲜嫩葱叶捣碎连渣带汁涂于患处能治皮癣，我就按要求做了。现已一个半月，头顶癣真的痊愈了。（冯文汉）

引自： 1997年4月9日《辽宁老年报》

1693. 家传六代秘方治头癣200例，痊愈196例

配方及用法： ①雄黄10克，大枫子12克，土槿皮20克，轻粉15克，花椒（或川椒）16克，冰片20克，狼毒12克，美登木20克，共研极细末，炼猪板油调膏，每日涂2～3次。②白藓皮20克，蛇床子30克，防风15克，土槿皮30克，荆芥12克，艾叶25克，硫黄20克，水煎外洗患部30分钟。每日1次，洗后外涂膏药。外洗外涂使疗程大大缩短，起到了相辅相成作用。

疗效： 共治疗200例，其中186例患者局部外洗外涂1～2周治愈，1个月后治愈196例，显效3例，无效1例，总有效率为99.5%。

荐方人： 河南省许昌县中医皮肤病研治所　卢明义

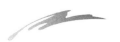

1694. 用紫皮独头蒜汁治头皮白癣45例全部有效

配方及用法： 紫皮独头大蒜若干。洗净大蒜并去皮，捣烂成浆，压榨取汁。患者剃去头发后，用温水肥皂洗头，揩干，从癣区的四周向内涂搽大蒜汁，每天早晚各1次，15天为1个疗程。

疗效： 此方治疗头皮白癣45例，痊愈39例，有效6例。一般7~10天见效，40天内痊愈。

引自：《浙江中医杂志》（1986年第2期）、《单方偏方精选》

1695. 用巴豆油涂治头皮黄癣效果颇佳

配方及用法： 巴豆1枚。将巴豆去壳，倒菜油适量于碗底，用手紧捏巴豆在碗底碾磨尽备用。用前将头发全部剃光，用棉签涂上药油涂于患处，再用油纸覆盖并固定，7天后揭去油纸，待痂壳自行脱落。涂药后的3天内，患处可出现轻度肿痛，数天后可自行消失，无须处理。本药不宜重复使用及涂抹太多。

疗效： 此方治疗头皮黄癣效果颇佳，一般涂1次即可痊愈。

百姓验证： 文某，男，4岁，患头皮黄癣3个月。用上方治疗，1次痊愈，随访半年，疗效巩固，头发生长良好。

引自：《四川中医》（1983年第4期）、《单方偏方精选》

1696. 榆树汁浆治面癣1次便能治愈

配方及用法： 剥去榆树皮或截断树枝，用冒出的树浆擦患处，一两次可愈。

百姓验证： 郑祖中，面部长两块白癣，擦了多种药膏不见效，后用此方，1次获愈。

说明： 本品含β-谷甾醇、植物甾醇、豆甾醇等多种甾醇类及鞣质、树胶、脂肪油，能治丹毒、疥癣。

荐方人： 河南光山县仙居街　李越圣

1697. 我利用韭菜汁洗癣治疗效果好

配方及用法： 韭菜500~1000克（可视患处面积大小增减）捣烂成泥状，放入有盖的盆内，倒进适量的开水，用盖子将盆盖紧，约10分钟后，将患处放入韭菜水中浸泡30分钟。如癣长在难以浸泡之处，可用韭菜水洗。一般长在四肢能泡之处的癣，一次即可治愈。

此方经很多患者试用，疗效显著。

百姓验证： 广西河池地区配件公司陈远忠，男，67岁。他来信说："我患脚癣，用本条方治疗，仅一次就好了。"

荐方人： 江苏溧水县化工厂　黄羽生

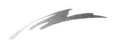

1698. 用艾条熏灸治头部白秃疮（癣）月内可愈

马某，男，16岁，患白秃疮3年。剃光毛发，取局部阿是穴，用艾条每日熏灸，共20余日即愈。

灸法：艾条悬起灸，即剃去患处毛发，用艾条在患病处施灸，每次10～15分钟，使其潮红温热。其余穴位温灸10分钟左右，每日1次，10次为1个疗程，疗程间隔1～2天。

1699. 我用香烟灰治好了癣疮及伤口

我退休后回到农村，求医购药都不方便。近几年来，我发现用香烟灰可治多种疾病，非常方便。

治癣：我的手掌、手臂和头部，都生过脱皮癣、铜钱癣（癣状成圆圈形），后来用香烟灰擦好了。其方法是：先用温开水或白酒擦洗，将癣表层的干壳洗净，稍干后，擦上香烟灰。结果，癣被治愈。

治疮：2年前，我左大腿一老伤疤上生了一个疮。这种疮，脓水很少，属干烂性的疮。我用白酒反复浸润后，用棉球把疮上的脓全部清洗掉，疮的中央现出一米粒大小的红圆洞。我将香烟灰擦在疮口上，第二天，疮四周的红肿现象开始消失。我又用同样方法治好了生在手、脚上的小疮。

治伤口：做农活、家务活时免不了被划伤，凡遇到这种情况，我立即在伤口上擦上香烟灰，伤口不红不肿，过两天伤口就好了。

另外，用香烟灰治烂趾丫效果也不错。

荐方人：四川垫江县沈家镇莲花村5社　　周朝辉口述　　周力整理

1700. 我腿上顽癣靠搽蒜头陈醋治愈

我大腿上有一块顽癣，奇痒难忍，并伴有银白色细皮脱落，困扰我多年。曾内服过中西药，外搽过多种软膏，都没能治愈。经一位朋友介绍用蒜头和陈醋外搽，1个多月后基本痊愈。

为使其他患者免除此疾的痛苦，现将方法介绍如下：先将患处用温水洗净擦干，再将蒜的一瓣挤汁搽患处，稍干后再搽陈醋。如此每日早晚各1次。据本人实践，2～3天即可止痒，1个月左右可痊愈。（卓强）

百姓验证：新疆托克逊县电厂马春田，男，75岁，退休。他来信说："我右手大拇指有一块顽癣，阵发性奇痒，而且患处皮肤增厚、坚硬，用本条方治疗后，奇痒程度明显减轻。此法真是既经济又简单方便。"

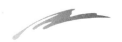

1701. 我应用酒精浸泡鲜榆钱治癣80例全部有效

配方及用法： 新鲜榆钱100克，75%酒精500毫升。将鲜榆钱浸泡于酒精中，密封64小时，压榨去渣备用。用前洗净患处，涂擦该药液，每天3～5次。若是干品，先用开水泡涨，再浸泡于酒精中。

疗效： 此方治疗手足癣及体癣共80例，痊愈71例，好转9例。

百姓验证： 宋某，女，21岁。患手癣及体癣4年余，每年初春、深秋加重，经多方治疗，时轻时重，未能根治。指间有多处水疱，甚痒，搔破后流黄水；两股内侧有6个方寸大炎性脱屑损害，先痒后痛，搔抓浸血方止，皮肤粗糙，边界清楚。经用上方治疗痊愈，随访1年未复发。

引自：《陕西中医》（1989年第10期）、《单方偏方精选》

1702. 用楮树汁治体癣一般7天内可痊愈

配方及用法： 用刀子划破楮树皮，用瓶子接流淌的楮树汁，每天3～6遍抹患处，一次不必抹得太多。涂后有点痒痛。

百姓验证： 侯同志患癣，几年来到处医治都无明显效果。后听一位老人说此方，抹了几次，明显好转，坚持六七天竟全好了。

说明： 楮树白皮，出自《本草纲目》：甘，平；行水，止血。楮树茎皮部的乳汁名楮树汁，又名树胶，内服治水肿，取汁涂擦可治体癣、疥疮、神经性皮炎、蛇虫咬伤。

荐方人： 河南淮阳县曹河乡　侯云星

1703. 用硫黄矾油膏治骑马癣效果极好

配方及用法： 硫黄、白矾各半，与生猪板油（猪墙油）混合，在青石板上用石头（切勿用铁器）砸成糊状。每天搽四五次，搽时用力搓，一般两三天见效，1周左右可治愈。

百姓验证： 此方系84岁老人李玉友所供，经许多人使用，效果极好。

说明： 骑马癣，生长于两大腿内侧，极痒，起疙瘩，挠破后流黄水，随后干裂脱皮。

荐方人： 河南柘城县起台乡　李尧村　李洪殿

1704. 我患桃花癣多年，只用两种软膏治1周而愈

我患桃花癣（又叫风癣）多年。一次偶然机会，我得到一验方，抱着试试看的心态用药。不久，我的皮肤病全好了，心里万分高兴。

方法： 去西药店买来醋酸氟轻松软膏、醋酸去炎松-尿素软膏各一盒，将患部洗净，白天擦前一种药，晚上擦后一种药。用药约1周即可痊愈而不再复发。

荐方人： 湖北省蕲春县张榜高中　汪义军

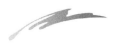

引自：广西科技情报研究所《老病号治病绝招》

1705. 倍他米松片可治梅花皮肤病及手癣

配方及用法：倍他米松片，每日3次，每次服0.5毫克，日用量不超过2毫克。

百姓验证：徐祥贵全身起皮肤病像梅花一样，虽然不痛，但有时痒，又不好看。10多年来一直未治好。后连吃2瓶倍他米松片，现已痊愈。他的邻居患鹅掌风10年，吃了1瓶倍他米松片，现在病症完全好了。

荐方人：山东海阳县凤城镇西大滩村　徐祥贵

1706. 坚持手脚穴位按摩治疗皮肤癣也有效果

癣为多发皮肤病，由浅在真菌引起。根据发病部位，有手癣、足癣、甲癣、体癣、头癣之分。各种癣均非常顽固，且易复发，在治疗上不仅应坚持用药，而且要长期按摩手脚穴位，才能收到较好效果。

脚部选穴：21，22，23，24，13，15，16，17，39，40，41。（见1706条图1）

按摩方法：21，13两穴要分别用按摩棒小头自上向下点按，双脚取穴，每次每脚每两穴推按10分钟。41穴要用拇指推按，双脚取穴，每次每脚每穴点按5分钟。22，23，24三穴要连按，用按摩棒大头从22穴斜推按至24穴，双脚取穴，每次每脚每三穴推按10分钟。15，16，17三穴要连按，用按摩棒大头从15穴推按至17穴，双脚取穴，每次每脚每三穴推按10分钟。39，40两穴要同按，用拇指和食、中指捏住踝骨前两侧凹处，向上推按，双脚取穴，每次每脚每穴推按5分钟。每日按摩2次。

手部选穴：69，70，71，17，18，19，42。（见1706条图2）

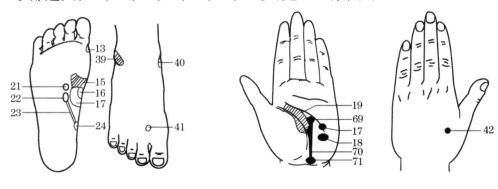

1706条图1　　　　　　　　　　1706条图2

按摩方法：69，70，71三穴要连按，用食指关节角推按，双手取穴，每次每三穴推按5分钟。17，18，19三穴要分别用梅花针刺激，42穴要用手指捏按，均双手取穴，每穴2分钟。

注：有关穴位名称及按摩工具制作法，请见本书4145条《手脚穴位按摩疗

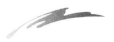

法》。

1707. 我的甲癣和脚癣病仅用山西陈醋浸泡即彻底治愈

1986年我左手拇指感染了甲癣，经常向外流水，有微痛，用了不少灰黄霉素，效果一直不好。1987年下乡工作，一老中医给我说了个用食醋治疗甲癣的单方，我使用后效果非常好，至今没有发作。

方法：取一个大拇指能放进去的小瓶，装入醋液，然后把患甲癣部位放入瓶内浸泡，每次半小时以上，一天浸泡3次，3~5日即愈。治甲癣以山西陈醋为好。

我年轻时患上了脚癣，一到夏秋季节脚癣发作时，从脚趾间向外流水，先痒后痛，严重时行走都很困难，多方治疗，效果都不理想。后来我又用食醋泡脚试治脚癣，效果也很好，至今将近10年没有再受脚癣之苦。

方法：用40℃温水约400毫升，加食醋（山西陈醋）250~300毫升（以淹没脚趾为好），浸泡患处，每次浸泡半小时以上，每日1~2次。浸泡前先用温水洗净患脚，稍等片刻进行浸泡，效果更好。

百姓验证：河北唐山市古冶区唐家庄五号小区11号裴开田，男，52岁，业务员。他来信说："我爱人有脚癣，脚趾间皮肤破烂奇痒，我用本条方和1734条方联合为她治疗，第二天就止痒了，继续治疗2天，脚癣就基本好了。"

荐方人：河南新安县农牧局　郭景文

1708. 用川楝子膏包敷2次可治愈甲癣

唐某，双手患甲癣已10年，指甲变形增厚，高低不平，无光泽。将川楝子10枚去皮，加水浸泡至软，用手捏成糯糊状，浸泡局部1小时以上，每天1次。亦可用川楝子加水捣膏，加适量凡士林调匀，厚涂患指（趾），外用纱布、胶布固定，2天后更换，直至痊愈。用本方包敷2次即愈。

引自：《浙江中医杂志》（1987年第8期）、《中医单药奇效真传》

1709. 清甲汤治甲癣30例全部治愈

主治：甲癣（鹅掌风、灰指甲）。

配方及用法：鲜猪胆1个，滑石、30%冰醋酸各适量。患指（趾）洗净后，将猪胆戴在患指（趾）上，1周取下，隔2天后，用滑石（研面）、30%冰醋酸（适量）调拌成糊状，稠稀适当，然后将糊直接涂于患指（趾）上，外用塑料薄膜覆盖，再后用绷带包扎固定，24小时后有疼痛感。

疗效：治疗30例，1~3年病史9例，3~5年病史10例，5~10年病史6例，10年以上病史5例。均用药1次，2月后痊愈。有2例2月后长出指甲，有光泽，薄厚正常，但高低不平，3个月后，未经任何治疗长出正常指甲。

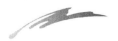

荐方人：内蒙古土默特右旗医院中医科主治医师 王利君

引自：《当代中医师灵验奇方真传》

1710. 用鲜松针熏法治愈鹅掌风（手癣）患者数百人

配方及用法：用鲜松针（松毛）2000克，先取500克放在炉火上烧着，待烟起，把患掌置于烟上，约距离火10厘米处熏（遇热难忍可提高些）。松针烧透后再陆续增加烧着熏疗。每日早晚各熏1次，每次约2小时，连续熏1周。

疗效：一般熏4～5次可愈，不复发。此方曾治愈数百人。

注意：患掌熏后，在2小时内不宜洗手，以后洗手需用温热水。

百姓验证：辽宁清原县湾甸子镇二道湾村王安才，男，53岁，农民。他用本条方治好本村赵国宇的手癣。

荐方人：福建省 翁充辉

1711. 我用苦参醋浸泡法治愈了手足癣

配方及用法：苦参、苍术、海桐皮、苦楝子、银花、地肤子各30克，花椒20克，川槿皮、百部、土茯苓、马齿苋、皂角刺各60克。将上药放入瓦罐内，加食醋2500毫升，搅匀后封口，放阴凉处10～15天即可用。在浸泡前先清洗患处，将指（趾）甲削剪，以使药液浸透指（趾）甲根部。浸泡时将患处全部浸泡于药液内15～30分钟（时间越长越好），连续浸泡15～30天即可根治。冬季可将药液加温后浸泡，夏天药液蒸发后可加添适量醋继续使用。

功效：清热祛风，除湿杀虫。

疗效：采用本方治疗100余例，均收良效。

百姓验证：陈某某，男，40岁，患手癣15年余，曾在上海、武汉等地治疗未见效。于1975年4月病情加剧，右手掌背叠起绿豆大小水疱，部分表皮脱落，损及皮下，范围扩大至前臂内关穴处，痒痛交加，特来求治。即予上方1剂，10余日即获痊愈，至今5年未复发。

荐方人：湖北武汉锅炉厂卫生科 孙锦乡

1712. 荞麦面捣大蒜治手癣1次可愈

配方及用法：荞麦面124克，大蒜4枚。把大蒜捣烂，和荞麦面掺在一起，涂糊患处，用布包好。

百姓验证：孙妻，患鹅掌癣一年多，先后到十几个医院治疗，擦了多种药膏，无效，试用此方1次即愈。

说明：大蒜，辛，温；功能解毒杀虫。荞麦面，甘，凉；功用消肿毒。和醋外涂治小儿丹毒、疮疖初起。

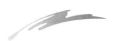

荐方人：河南襄城县双庙乡通讯组　孙臣付

1713. 黑白矾柏枝桐油治手癣1次即愈

配方及用法： 黑矾、白矾各30克，柏枝250克，桐油适量。将黑白矾、柏枝水煎，熏洗患处至汗出，然后涂桐油，用蘸有桐油的草纸烤患处，至患处变软。7天不许着水。

疗效： 1次即愈。

引自： 《实用民间土单验秘方一千首》

1714. 采用艾条悬灸法治手癣数日可痊愈

乔某，男，54岁。左手有手癣，经用中西药治疗无效。改用艾灸劳宫、少府、四缝穴，每日灸3～4次，灸至局部微热，皮肤红润为度。数日后指掌疼痛消失，皮肤粗糙亦转为红润，屈伸运动如常。

灸法： 用药艾条在皮损处进行悬起灸，每次15～30分钟，每日灸1～2次，7～10次为1个疗程。

百姓验证： 福建福清市南门深巷65号李金祥，男，63岁，教师。他来信说："我的学生黄世娇在理发店做洗头工，有一天她来找我，说手背长了很多豆样小粒，很像疥疮，非常痒，要我为她治疗。我用本条方和1585条方自制很多艾条送给她，让她自己治疗，4天后她打来电话说，病已经好了，不痒了，小粒也消失了。"

1715. 酒精浸泡黄精治手足癣67例全部有效

配方及用法： 黄精100克，75%酒精250毫升。将黄精切薄片置于容器内，加入酒精，密封浸泡15天。用4层纱布过滤，挤尽药汁后再加普通米醋150毫升和匀即可。将患处用水洗净擦干，用棉签蘸药液涂擦患处，每天3次。

疗效： 此方治疗手足癣67例，痊愈55例，好转12例。

引自： 《山东中医杂志》（1986年第5期）、《单方偏方精选》

1716. 我以鲜马齿苋治皲裂性手足癣疗效甚佳

民间用鲜马齿苋治疗皲裂性手足癣症，效果显著，现介绍如下。

配方及用法： 鲜马齿苋250～500克，洗净，煎取药液2500～3000毫升，先熏后浴，每次半小时至1小时，每天1～2次。

百姓验证： 兰某，男，47岁。自述双足瘙痒疼痛伴皲裂3年，久治不愈。诊见患部皮损增厚，弹性差，呈较多条状裂纹，裂纹深者覆有血痂，周围组织肿胀，步行时有鲜血溢出。诊为皲裂性足癣。以上法治疗10天，病减过半，继用5天，瘙痒疼痛消失，裂隙平复病愈，至今未见复发。

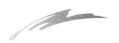

四川营山县城管局姚代树来信说："有一妇女患手癣病，症状是硬皮、奇痒、裂口，疼痛难忍，已有七八年的时间了。经不少医生诊治，花费好几百元钱，全都无效。后来我用本条方为其治疗，7天就好了，一分钱也未花。"

按语：马齿苋临床常用于治疗细菌性痢疾，今用于治疗皲裂性手足癣，使用方法简便，疗效佳，值得推广。

荐方人：华北煤炭医学院附院　陈华　王志文

1717. 我用本方治手足癣取得佳效

我过去常用西医方法治疗足癣，但疗效不好，有时还产生不良反应。近几年来，我用"中药浸泡法"治疗足癣，疗效甚佳。一般使用4～7次后，痒感完全消失，患处干燥脱屑痊愈。在治疗过程中未发生不良反应。

配方及用法：公丁香、花椒、防风、防己、土槿皮各15克，加水2500毫升，煮沸30分钟，过滤，待药液降至微温后，浸泡患足。每次浸泡45分钟左右，每日1次。药渣不要倒掉，次日加水再煮，如法再浸泡1次。此法亦可用于手癣的治疗。（张方）

百姓验证：河北丰润县赵士良，男，60岁，医生。他来信说："河北遵化市铁厂镇高坤登之妻患手癣，多方医治不愈。后来我用本条方为她治疗，服药5剂就痊愈了。"

1718. 用烤疗治手足癣百余例均一两周治愈

配方及用法：取95%酒精200毫升，加入樟脑粉15克，溶解，以棉球蘸之置于酒盅内点燃后对准患处烤。棉球燃尽再取再点，距离以患者能耐受为度，每次10～15分钟，早晚各烤疗1次。若烤时瘙痒加重，是药已中病，应坚持烤，直至痊愈。

樟脑有除湿杀菌止痒之功，其入酒精内溶解点燃烤疗，可使药力直达病所，故对手足癣（特别是水疱型）疗效颇佳。

荐方人：山东东平县梯门卫生院　梁兆松

引自：1995年第5期《开卷有益——求医问药杂志》

1719. 我生脚癣几十年用韭菜汁泡脚治愈

我生脚癣，已有几十年的历史，用过多种癣药水，吃过灰黄霉素，都解决不了问题。特别是夏天，瘙痒难忍。

有一次，偶然在报端见到一治脚癣偏方，我便按方试治：用一小把韭菜，捶烂，放在盆里，倒入开水，洗脚时泡脚（手有癣可同时泡）30分钟。如此泡2次，果然见效，生癣处脱皮，脚不痒了。小小偏方治大病，解除了我几十年的痛苦。

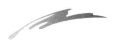

百姓验证：广西玉林市东门路274号丘家旭，男，59岁，公务员。他来信说："我儿媳脚面感染，生有一铜钱大的癣，又痒又出脓液，用过多种药效果都不理想。我见冬天快到了，不治好会更难受，就用本条方为她试治，没想到治了几次就好了，效果极佳。"

荐方人：贵州黔东南州地方志办公室　坚实

1720. 我的脚癣用冷酸灵牙膏涂治几天竟痊愈了

夏天我常患脚癣，开始起疱，随后烂掉流水，疼痛不止。去年夏天一开始就出现了上述症状，在临时没药的情况下，随手用冷酸灵牙膏涂上，几天后竟痊愈了，至今未曾复发。

荐方人：河南许昌县长村张乡　寇长兴

1721. 我患脚癣用弄破的番茄敷2次痊愈

我患脚癣，足趾缝起疱、流水、溃烂，又痒又痛。偶然一次，将一个番茄弄破了，连汁带瓤贴敷到患处，当天即觉见轻；洗净脚，擦干，再贴1次，竟痊愈了。患有脚癣者不妨一试。

百姓验证：四川成都市239信箱张武刚，男，31岁。他来信说："我的工作要经常接触水，右脚水靴是漏的，一直穿了很久，后来就得了脚癣，很痒，起水疱，再后来发展到小脚趾缝裂开，而且非常疼，于是我就用本条方治疗，很快裂口就愈合了，也不疼了。可是我没有坚持治疗，以致发展到其他脚趾和趾缝都痒并起皮，还有像冬天冻后的小红包，又痒又痛。用三九皮炎平等药涂抹，一直不好。最后我仍用本条方治疗，在每晚看电视时，切点西红柿涂擦按摩，干后再进行；然后用纱布包上，到第二天洗澡时再打开。就这样，2天后大有好转，又包了一天就彻底好了。"

荐方人：河南省扶沟县老干部活动室　穆立庵

1722. 我患脚气多年，用本项小功法治数日而愈

我染脚气多年，像"脚气灵"、"脚癣一次净"等特效药都使用过，往往当时虽已治愈，可是过一段时期又复发。特别是到了夏天苦不可言。从书上偶得一治脚气小功法，依法行之，数日后脚趾上的水疱开始萎缩，有病的趾缝表皮脱尽，脚气完全治愈。庆幸之际，欣然将功法公之于世：

（1）盘腿坐下，舌抵上腭，下颌微收，全身放松，闭目入静，进入气功态。

（2）意念天、百会、会阴、地连为一体，此为天人合一秘诀。

（3）吸气时，意念宇宙之气像甘露一样从百会灌入全身。

（4）呼气时，意念甘露将体内浊气、病气从大腿、小腿直至涌泉穴全部排

出体外。

（5）重复数次，即可收功。

此功能改善足部血液循环，疏经活络，从而根治脚气。

1723. 我用柳树叶治好了脚趾肿烂（癣）

随着天气炎热，患有脚趾红肿、趾缝腐烂病开始复发，特别是从事稻田劳动的人更伤脑筋。我在广西期间患了脚趾红肿、趾缝腐烂病，脚肿烂得连鞋都穿不成，在部队和地方治疗多次，效果不佳。在通润村辅导文艺创作时，几个老汉跟我说了一个单方，我又把这个单方讲给很多人作了试验，效果很好。方法共两种：

（1）将柳树叶子（越嫩越好）摘下来，用手指拧成小丸塞进趾缝里，头天晚上敷药，第二天就见效。

（2）用柳树叶（老、嫩树叶都行）煎水（一把柳叶加适当的水煎半小时，水浓为宜），温水洗脚，也很有效。

荐方人：陕西省大荔县安仁镇文化站　仇天喜

1724. 我患脚气几十年，用自尿浸泡1周痊愈

我患脚气几十年，曾用多种药物治疗，始终未根除。喜读《自身体液治脚癣》一文，立即照办。当晚小便于盆内，趁热浸泡双脚5分钟左右，再用热水洗净擦干。往日难耐的奇痒一扫而光，双脚顿感舒适。连续浸泡3次，1周后，脚趾缝中的溃疡面及小白疱均已消失，并且脚部皮肤光滑。

百姓验证：上海市武康路393号李清军，女，23岁。她来信说："本人患有脚气，一直不能治愈，十分痛苦。后来我用本条方治疗，仅1次就彻底治愈了。"

荐方人：黑龙江教育学院　杜忠义

1725. 我患脚癣20年久治不愈，后用茄根水浸泡治好了

我患脚癣病（又叫脚气病、香港脚）长达20年，治这种病的药几乎都用过，都没有治好。去年在一个刊物上看到"茄子根治脚癣有奇效"的报道，8月我就按照介绍的方法试治，5次就好了，至今未复发。

方法：取茄子根50克（凡种菜的地方均能找到），食盐50克，加水煮半小时，然后将水倒在脚盆内，趁热将脚放入浸泡半小时。

荐方人：云南昆明羊街农场干休所　曹显义

1726. 我妻患脚气20余年仅用自尿洗3次彻底治愈

我妻患脚气20余年，病发后每个脚趾缝中出现血红的溃疡面，湿漉漉的奇痒难耐。每逢发作时，必须两手揉搓，搓得掉了一层皮后方能暂时止痒，而后持

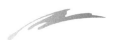

续发作，痛苦不堪。虽有治脚气药物，但只能治标，很难根除。

后来，她听人说如果体外负伤流血时，用自身尿液冲一下，既可止血又能起到消炎作用，而且伤口愈合快又好。她想尿能治创伤，也许能治细菌感染的外部疾病。于是她在自己小解之后，将患脚病的脚伸入尿液中浸泡，待到尿液凉后，用清水洗去尿液，擦干。如此3次，她20余年久治不愈的顽疾被自己的尿液治好了。现在脚趾间再无溃疡，再无湿迹，也无难耐的奇痒，已恢复正常。

荐方人：黑龙江鸡西　闻理

1727. 我患脚癣20年只用姜盐煮水洗泡一星期而愈

我患脚癣20年，发病时脚趾奇痒、渗黄水、溃烂。1989年春去苏北盐城访友，在旅馆住宿时，同室的一位旅客热情地给我介绍了一个秘方，回家后我如法治疗，第二天痒感基本消失。一星期后便痊愈了，至今没有复发。

配方及用法：生姜100克，食盐50克，清水2大碗。三者放入锅内煮沸10分钟左右，然后倒入脚盆泡患脚。每次泡30分钟，一般泡3~7次即愈。

荐方人：江苏无锡县雪浪乡葛埭村　浦志根

引自：广西科技情报研究所《老病号治病绝招》

1728. 我患足癣久治无效后用醋蛋液治疗见了效

我患足癣很久，多次用药无效，经试用一土方，见了效。此方对手、足、股、体癣均有同样的效果。

配方及用法：取白醋20克，盛入玻璃器皿内，加入一个鸡蛋的蛋白（患部较大者可按比例成倍增加），密封10天即可取蛋白涂擦患部。

荐方人：湖南省宁乡县洞道桥乡坪塘坳　金俐军

引自：广西科技情报研究所《老病号治病绝招》

1729. 五氯酚钠治脚气有显效

我曾患脚气多年，用过许多有效的中西药不能除根。在实践中，我试用渗透性较强的防霉剂五氯酚钠一次将脚气治愈。患部在涂药后，立时消除异味；两日后，病变皮层脱落，无分泌黏液，肌肤光洁红润，且再未复发。我将该药介绍给其他患者试用均有显效。

五氯酚钠，是一种渗透性很强的防腐防霉剂。其碱性环境及有效氯含量对皮肤具有杀虫灭菌消炎作用，其高浓度对皮肤有刺激性。一般病历较长者，可按1克原药2毫升水的浓度涂擦；病历短且对刺激敏感者，用1克原药对10毫升水的浓度涂擦即可。使用时，禁入眼鼻口内。（张文剑）

引自：1996年9月18日《安徽老年报》

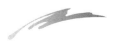

1730. 我患脚气20年用肤疾宁贴膏完全根除

我患脚气病20年，用过不少药，均未彻底根除。后来把肤疾宁贴膏扯成2厘米×3厘米一块，上撒磷霉素钙药面（留出四边）贴在患趾间，贴过2天就见效了。每隔2~3天换1次，连贴几次就完全根除。（刘广文）

引自：1997年6月21日《晚晴报》

1731. 我朋友患脚气用阿司匹林及新诺明治愈

我的一位朋友在校学习期间曾患湿脚气，趾间湿烂，痒得钻心。大夫给开了两样药，让研末撒在趾部。过半小时，痒竟然全消了。

配方及用法： 阿司匹林、复方新诺明各等份研末，撒于患处。（薛坤宝）

百姓验证： 湖北十堰市东风汽车公司余国富，男，46岁，纪检干部。他来信说："我儿子脚趾缝发痒，有时痒得难受要用手去抓才能止痒，先后用皮康霜、三九皮炎平擦，但是只能暂时止痒，不能根除。后来我按本条方给他治疗，用药3次，仅花3元钱就好了。我儿子说，没想到这个单方真管用。"

1732. 我的足癣久治不效后用阿司匹林粉4次痊愈

阿司匹林能杀灭真菌，所以，能治足癣。我过去患足癣，足部奇痒，足缝流水，不慎感染，治疗多日不见疗效，后用本方治好了。

配方及用法： 先用温开水或1:5000高锰酸钾溶液洗患处，然后用阿司匹林粉末撒布患处，一般2~4次即愈。

荐方人： 河南郑州市古荥镇邙山区第二人民医院　任崇厚

1733. 棉线袜治好我的脚痒症

20多年前，我的脚得了一种怪病，不红不肿，无脓疱，到了晚上，脱下尼龙袜后不管洗不洗脚，双脚的脚底板像往外冒火一样，奇痒无比。无论怎样抓挠，都很难止痒。有时脚放在有棱角的地方刮，直刮到发红快要出血状态才觉得好受些，有时都刮破了皮，害得我吃了许多苦头。

求过医，吃过药，打过针，也熏洗过，但都未能解决问题。今年春节前，我看到卖棉线袜子的，突发奇想，我的脚病是不是与穿尼龙袜有关。于是，便买了一双棉线袜，当时我就脱下尼龙袜，换上棉线袜。奇迹真的出现了，就在当天晚上，我脱下棉线袜，双脚像冒火的感觉没有了，抓心挠肝的奇痒消失了，再也不用在有棱角的地方刮了。现在半年多过去了，我的脚痒病完全好了，再没复发。现在看来，可能是由于尼龙袜的静电对皮肤有刺激造成的。（李茂生）

引自：1996年12月3日《家庭保健报》

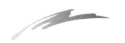

1734. 我用本方治脚气患者多人，个个获佳效

治方一：安乃近片研成末，撒在脚趾缝里，第二天即愈。

荐方人：河南淇县教育局　张敬忠

治方二：白萝卜叶适量，煎水洗脚，每隔1天一次，连续7天便可治好。

荐方人：河南省方城县岳庄村　史金山

百姓验证：贵州纳雍县饮料厂李元发，男，52岁，工人。他来信说："我有脚气，特别夏天出汗时痒痛难忍，用本条方二治疗两个疗程，即彻底根除，至今未复发。"

1735. 脚气粉治脚气病67例

配方及用法：防己6克，石膏9克，黄芩3克，黄柏3克，枯矾1克，轻粉1克，甘草3克。将防己、石膏、黄芩、黄柏、甘草共研碎，过罗后将此粉与枯矾、轻粉混合拌匀，患者可先用温开水2000～3000毫升将双脚浸泡15～20分钟，稍晾片刻（不必擦干）即可，然后根据病情将适量的脚气粉撒于患处。每天1次，一般5～7次即可治愈。

疗效：67例病人全部治愈，其中3～5天治愈的44例，6～7天治愈的21例，7天以上治愈的2例，有效率100%。

荐方人：河南省延津县人民医院主治医师　周光勋

引自：《当代中医师灵验奇方真传》

1736. 我用醋治顽固性脚癣28例全部治愈

配方及用法：醋100毫升，用200毫升水熬开，倒入洗脚盆里，温度在40～50℃时搅拌后浸泡患脚，每天1次，每次泡30分钟。

疗效：治疗顽固性脚癣28例，3次治愈13例，5次治愈2例，7次治愈13例，治愈后1～5年随访未见复发。

按语：本疗法药源广，疗效可靠，经济简便，无副作用，治愈后无复发。趾间水疱疹俗称脚癣、脚气，是由白癣菌在皮肤上繁殖而引起的。日本医学家将白癣菌投入醋液中，20分钟这些病菌即被杀死。他们还发现，即使在浓度为1%的醋液中，白癣菌也无法繁殖。试验表明，用40～50℃温水加醋搅拌后浸泡患脚，能治愈百药难治的顽固性脚癣。

百姓验证：辽宁抚顺海浪乡转山村张文山，男，52岁，医生。他来信说："本村陈英患脚癣多年，各种脚癣药没少用，但是都不能去根。后来我用本条方为其治疗，仅3次就好了，至今未复发，才花3元钱。"

荐方人：甘肃省人民医院　安著纲

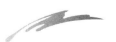

引自：《当代中医师灵验奇方真传》

1737. 本方治脚气很灵

配方及用法：白糖10克，用少量清水溶解成糊状，浓度大于70%，然后用棉花蘸糖汁擦患处。

每天用药1次即可见效（重者每天用药2次），治愈率100%。此方兼治烧伤、烫伤。

荐方人：广西蒙山县粮油食品工业公司　吴华青

1738. 脚癣灵擦剂治脚癣1224例，有效率100%

主治：脚癣病（脚气病）、手癣病（鹅掌风）。

配方及用法：白藓皮20克，水杨酸3克，安息香3克。取白藓皮泡于95%酒精100毫升中，7天后取过滤白藓皮酒精，将水杨酸、安息香粉加入酒精中溶解密封保存备用。将患处洗净拭干，用棉签蘸取药液放于患处，或在患处抹擦片剂，止痒。如患者手脚已出现水疱或指、趾缝出现溃烂时，先将手脚洗净拭干，用针把水疱刺破，拭去黄色菌液，然后将药液抹擦患处即可。

疗效：治疗患者1224例，治愈（用药2～3次，临床症状消除）924例，有效（用药3～5次，临床症状减轻）216例，好转（用药5次以上，临床症状明显减轻）84例，有效率100%。

按语：方中白藓皮、水杨酸、安息香对多种致病真菌如黄色毛癣菌、同心性毛癣菌、许兰氏黄癣菌均有不同程度的抑制和杀灭作用。擦剂气味芳香，无刺激性，具有消炎、杀菌、收敛、止痒、除臭等特效，使用后不留后遗症，无副作用，患者易接受，经济实惠，深受患者好评。

荐方人：河南省西峡县中医院　郭家成

引自：《当代中医师灵验奇方真传》

1739. 用血竭双黄膏治疗脚癣相当有效

主治：脚癣。

配方及用法：血竭10克，硫黄30克，雄黄30克，枯矾30克，凡士林400克。将前4味分别研成细粉末，过120目筛，诸药末混合，加入凡士林充分调匀，装瓶备用。用前先用20克食盐，加入2000毫升开水，趁热（以不烫手为宜）将患部浸入水中泡洗15～20分钟，然后把脚擦干，再涂上血竭双黄膏，用手反复揉搓，以疏松汗腺，使药力内透，直达病所深部，以加速药效。每日涂药2～3次。连用数日必愈。

疗效：共用上方治疗脚癣70例，其中，脱屑型25例，水疱型10例，糜烂型35

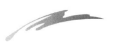

例。均获痊愈，5年后随访，未见复发。

百姓验证： 胡某，男，86岁。60多年前双脚患糜烂型脚癣，多方医治无效，1980年6月12日来诊。诊见脚趾内潮湿糜烂，渗出淡黄色黏液较多。将表皮除去，露出红色底面，密布很多小孔，伴剧烈瘙痒，且有恶臭。特别在梅雨季节，病情加剧，痒痛难忍，不能入睡。用上药治疗，2天后，痒消病愈，随访至今未见复发。

按语： 脚癣是常见的皮肤真菌病，它与中医所称的"臭田螺"、"田螺疮"相类似，系湿热下注或因久居湿地染毒而致。本病一年四季均可发生，一般是夏秋重、冬春轻，也有终年复发，久治难愈。血竭双黄膏是笔者家传验方，多年来用于临床，疗效显著，方法简单无副作用。方中硫黄解毒散毒，能使表皮软化，有脱脂、杀菌、杀虫、止痒及促进角质形成的作用；雄黄燥湿、解毒、杀虫、抗霉菌；血竭功能化淤止痛、止血敛疮；枯矾收敛止血、收湿止痒、杀虫定痛；凡士林滋润皮肤、防止干燥。诸药全用，共奏良效，故多年顽癣，终获痊愈。涂药期间应保持患部清洁干燥，每次用药前都要用盐水浸洗；穿过的鞋袜最好用开水烫过或放在阳光下暴晒；禁忌烟酒，忌食鱼虾、辛辣及牛羊肉等食物；禁用冷水、肥皂水或碱水洗脚，勿接触腐蚀性物质。本方对皮肤干燥、脱皮、起水疱或皲裂、奇痒等癣症，均有显著疗效。

荐方人： 浙江省黄岩市中医院中医师　余伟林
引自：《当代中医师灵验奇方真传》

1740. 我用此方治脚气3天即愈

方法： 取大蒜若干瓣捣烂成泥，涂于患处，10分钟后把蒜泥擦去，再涂上红霉素软膏，2天涂1次，3天后即愈。此外，也可取生姜一小块捣成泥敷患处，1～2次便愈。

百姓验证： 湖北当阳市商业局程遗海，男，69岁，离休干部。他来信说："我患脚气多年，奇痒难忍，多有糜烂，擦过各种脚气膏，都只是暂时缓解，几天后又复发。后来按本条方治疗，只用10天时间，未花一分钱，现在既不痒了，也不烂了。"

1741. 用乌洛托品可治疗脚气

乌洛托品对脚趾缝红肿裂口，脚肿行走不便，奇痒钻心有奇效，应用后3天止痒，7天封口，腐肉去除，新肌长好。

用法： 用煮沸5分钟的温开水放入5克左右乌洛托品溶液洗脚，最后泡脚10分钟左右，然后用消过毒的毛巾擦脚，使脚气裂口保持湿润状态，将乌洛托品面干撒于患处。为防止药品流失，穿上干净的袜子保持三天三夜不脱。3天后再反复做1次，7天裂口封愈。但不可见愈就收，坚持用乌洛托品药水洗泡3日，每日每次15分钟。一般半月即可治愈。（初任）

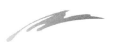

引自：1997年8月14日《老年报》

1742. 苦参干姜治脚癣真灵

我先后将本方介绍给5位脚癣患者使用，治疗效果都很好。

配方及用法：苦参20克，干姜4～6片。用水煎熬30分钟后，将煎好的药汁去渣倒入盆内，并加适量的开水，以覆盖脚背为宜。每晚浸泡双脚15分钟左右，一般4～7天可愈，不易复发。

荐方人：河南虞城县商业局　蔡中海

引自：1998年6月2日《老年报》

1743. 洋铁叶根泡醋治脚癣可1周见效

配方及用法：将洋铁叶根挖出，洗净切碎，用白醋精泡一两周，当醋液变黄红色时，即可搓用。每天搓1～2次，1周可见效，坚持一段时间，可治愈。

荐方人：辽宁省沈阳市铁西区粮食局退休干部　陈树廷

1744. 一妇女患足癣10余年，用樟脑豆腐治3天后痊愈

徐某，女，36岁，1984年5月2日就诊，有足癣病史10余年。半月前两足足趾间奇痒，继而两足足趾及足背、足底均肿胀糜烂，渗液淋漓，痛痒难忍。两腹股沟淋巴结亦肿痛，伴形寒发热，头痛，骨节酸楚。经抗生素、中药外洗等治疗收效不显。用樟脑3克，豆腐2块，同捣外敷，每日1次。2天后见渗液已除，糜烂面干燥，两足背肿势消退，予华佗膏外搽。3天后痒痛全消，行走自便。

百姓验证：四川营山县城管局姚代树来信说："我岳母脚颈长癣1年多，患处变硬发痒，开口流血和黄水，痛得不能行走，曾经县医院进行吃药和搽药治疗，花掉100多元也未见好。后来我用本条方为其治疗7天，仅花3元钱就治好了。"

引自：《上海中医药杂志》（1985年第5期）、《中医单药奇效真传》

1745. 一男青年患足癣多年用杏仁陈醋涂5天痊愈

张某，男，28岁，患足病多年，奇痒难忍，搔破流水。经用本方治疗5天痊愈，1年后随访未见复发。

配方及用法：取苦杏仁100克，陈醋300毫升，入搪瓷容器内煎沸，然后用文火续煮15～20分钟（使药液浓缩至150毫升为宜），冷却后装瓶密封备用。用时先将患处用温开水洗净晾干，再涂药液即可，一天3次。

引自：《广西中医药》（1986年第5期）、《中医单药奇效真传》

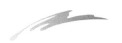

1746. 用本方治脚臭腋臭均有效

配方及用法： 明矾30～50克，薄荷10克，荆芥10克，加沸开水500毫升左右，待水温不烫时浸泡汗脚30～60分钟（中途水凉可再加沸开水）。浸泡完毕，把刚脱掉的袜子及鞋垫放在药液中浸泡5～10分钟。经用此法一般5～7天即愈，腋臭用此方亦很见效。

荐方人： 四川达川地区中西医结合医院　刘长生

1747. 巧治脚臭小绝招

有的人脚臭，即使天天洗脚洗袜子，也解决不了问题。这里介绍一种简便的治脚臭方法：晚上临睡前，用一盆热水加少量盐和一片生姜，把脚泡到水里搓洗5～10分钟，连洗两三个晚上，脚就不会再发臭。（林伟）

灰指（趾）甲

1748. 用本方治灰指甲百治百效

配方及用法： ①中药浸泡：枯矾、白矾各30克，地骨皮60克，猪牙皂、侧柏叶、川椒、雄黄各15克，冰醋酸（或米醋50毫升）10毫升。先将猪牙皂、地骨皮、侧柏叶、川椒加水1000毫升，煎至600毫升，滤液取渣，再取400毫升，将2次滤液加热投入枯矾、白矾、雄黄、冰醋酸搅溶。待温浸泡患指20～30分钟。②病甲经中药浸泡后软化，继而用5%碘酊涂病甲。以消毒刀片削除肥厚病甲至甲床，再涂复方克霉唑软膏（克霉唑10克，去炎松0.1克，尿素10克，凡士林加至100克），以指甲大小双层纱布覆盖。③整形固定涂药及纱布覆盖后，继以塑形指甲塑料片外加胶布固定。

疗效： 共治100例，治愈96例，好转3例，中断治疗1例。

引自：《外科与皮肤疾病千首妙方》

1749. 我老伴用醋精治好已患20年的灰指甲

老伴患灰指甲已20年，多方医治无效，便试着用醋精治疗，没想到竟获痊愈。

方法： 修好指甲，将醋精涂抹在灰指甲表面和蜂窝孔内，每日数次，直到长出新甲为止。

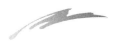

百姓验证：福建屏南县果园新村二巷115号曾灼书，男，71岁，离休。他来信说："我右手指患灰指甲已2年多了，经县医院治疗不见效。后来用本条方和1750条方联合治疗1个多月，现已长出新指甲。"

荐方人：辽宁沈阳市大东区东北大马路21号　刘伟杰

1750. 我的灰指甲是敷蒜泥治好的

我左手拇指曾患过灰指甲，几次用西药治疗均无效。偶尔想到大蒜杀菌力强，即用大蒜试一试，不料竟治愈。

方法：先把灰指甲用剪刀剪掉，或把灰指甲下边灰黑色的有害菌物用剪刀挖掉，而后捣烂一瓣蒜将蒜泥敷在患处，每日2~3次。（桂兴）

百姓验证：四川彭山县西铁分局陈上琼，女，72岁。她来信说："我脚上长有灰指甲，用本条方治两个星期就好了，至今也未复发。"

1751. 醋酸治好一位80多岁老翁的全指灰指甲病

邻居一位年逾80的老翁，手指甲全为灰色，且畸形弯曲凸凹不平，非常难看。经人介绍，他用20%浓度的醋酸浸泡指甲。1个半月后，各手指渐长出光滑的新甲，3个月后痊愈。

方法：用上述溶液约250毫升，装在一容器内，把手指插入溶液中浸泡，每次半小时，每日3次。药液用后可再用，无须更换，但要密封。

此法简便、经济，无副作用。（田丁）

百姓验证：福建大田县余景峰，男，75岁，离休干部。他来信说："邻村余昌来患指甲畸形，有的弯曲，修剪困难，也曾医治过，但再长出新指甲仍旧是畸形。后来我用本条方为他医治半个月，至今已4个月了，新出的指甲光滑而美观。"

引自：1996年9月17日《老人报》

1752. 艾灸治疗灰指甲安全有效

灰指甲是甲癣的俗称。甲癣治疗方法不少，如煎药洗泡、包裹等。因其费事费时，病人很难坚持治疗，往往半途而废，收效甚微。多年来我采用艾条灸治疗灰指甲，方法简便易行，疗效显著。

方法：先用刀片刮除病甲表层，然后点燃艾条在病甲上熏灸，调节艾火与病甲的距离，使温度适宜，以患者能耐受为度，要防止烫伤周围皮肤。每次灸15~20分钟，每天灸3~4次。一般连续灸15~20天。灸后病甲无须包裹，可照常进行日常活动。

百姓验证：王某，男，34岁，货车驾驶员。患左手拇、食、中指灰指甲，甲板增厚，蛀空残缺，甲面无光泽，呈灰白色。曾用过多种方法治疗，但因经常出车，无

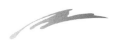

法坚持治疗，故多年不愈。我嘱其按上法熏灸。1周后就见指甲根部长出一线新甲，坚持治疗15天后，新甲长出近半，病甲破碎脱落而渐愈。患者将此法传授多人使用，也都治愈。

体会： 本病的病因病机与湿邪相关，湿为阴邪，故缠绵日久不愈。治湿宜燥，艾叶苦辛湿燥，为纯阳之品，用于治疗甲癣，不论熏灸、浸泡均有效。

现代药理研究说明，艾叶有抗菌作用。艾熏法对多种致病性皮肤真菌也有抑制作用。而甲癣系由浅部真菌感染所致，故艾条熏灸有效。此外，艾火直接对准病灶，其高温也可直接杀灭不耐高热的真菌。艾灸还能促进甲下及其周围组织的血液循环，改善和提高局部营养，促进新甲生长、病甲脱落，新甲取代病甲。

艾灸治疗灰指甲安全有效，简便易行。艾条可随身携带，在单位、家里、宾馆，甚至乘车船途中的空闲时间都可随时自己施灸，不受条件限制，便于坚持治疗，且治愈率高，值得推广应用。

荐方人： 安徽中医学院针灸系　马仁智　孟云凤

1753. 紫皮蒜治灰指甲很有效

配方及用法： 将紫皮大蒜切片，贴在指甲上，几日后如稍有疼的现象，指甲可长出，病可除之。

百姓验证： 四川崇庆廖家中心卫生院医师黄自强用此方为本院的护士治双手灰指甲，用药几天，就长出满意的新指甲来了。

1754. 我的灰趾甲是用斯皮仁诺治愈的

甲真菌病，俗称灰指（趾）甲，系由皮肤癣菌（主要是毛癣菌和表皮癣菌）感染指（趾）甲所致。但引起甲真菌感染的不仅仅是皮肤癣菌，还包括酵母菌及皮肤癣菌以外的霉菌。因此，甲癣的概念扩延到甲真菌病，即由皮肤癣菌、酵母菌及霉菌引起的甲感染，统称为甲真菌病。

20世纪90年代初期，西安杨森制药有限公司推出的斯皮仁诺为甲真菌病的治疗又提供了新的手段。斯皮仁诺为第三代唑类抗真菌药物，具有较好的亲脂性及亲角质性，它通过甲母质向甲板扩散，也可通过甲床向甲板弥散，达到抑杀真菌的目的。不仅如此，斯皮仁诺还可以在甲中蓄积，停止用药后6~9个月，甲远端仍保持抑杀真菌的药物浓度。因此，即使停止用药，仍有治疗的后效应。斯皮仁诺抗真菌谱广，不仅对皮肤癣有效，而且对酵母菌及霉菌同样有效。斯皮仁诺毒副作用小，用药时间短。

百姓验证： 辽宁丹东市教师进修学校裴晔，女，36岁，教师。她来信说："我原本患灰趾甲，趾甲凹凸不平，同时伴有脚气，用过多种药物均未治愈，后来用

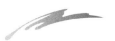

本条方治愈。"

荐方人：中国医科大学医院　白兆震　林俊萍

指甲炎

1755. 我患指甲炎只滴浸红花油奇迹般地治好了

前些日子我右手拇指患了指甲炎，阵阵的肿痛常常使我难以入睡。我无意间看见放在床头柜上的一瓶红花油，抱着试试看的心理，在指甲沟内滴入一些红花油，没想到这一滴，我夜里居然睡得很安稳，次日早晨起来，红肿已经减轻了许多。后来，我每天夜里临睡时将一些脱脂棉球捻成指甲沟那么长、火柴棒般粗细的长条，然后用镊子夹着浸在红花油里，待浸透以后，将棉条放入指甲沟内，再用纱布轻轻包上，用胶布固定，这样连用了4天，指甲炎完全好了。

荐方人：河南潢川县南城转运站家属院169号　李凯

1756. 碘酊外涂治甲下枯筋箭可痊愈

枯筋箭又名千日疮，属现代医学寻常疣的范畴。此疾患于指（趾）甲边缘者，其根必蔓延于甲下，故名甲下枯筋箭，是较难治疗的外科疾患。我将碘酊外涂拔除疗法用于治疗甲下枯筋箭，效果满意，痛苦小，疗程短，且能根治，不需拔除指（趾）甲。

具体疗法：①碘酊外涂。用2%碘酊外涂患部，每日5～7次或10余次。②拔除疗法。待外涂碘酊5～7日后，用镊子拔除患部顶端蓬松枯槁的花蕊状的枯筋，拔出物状如幼蛆。若拔时很痛或出血较多，宜继续外涂碘酊，间隔2～3日后再拔，拔后仍外涂碘酊。如此反复涂、拔，直至患部不再出现枯槁之花蕊状的枯筋时，方可痊愈。

用上法治疗，一般患疾一年以内者20天左右可愈；一年以上者月余可愈；若年深日久者，坚持用此法治疗，虽时日稍长，亦可痊愈。本疗法经济实用，对其他部位的枯筋箭疗效亦佳，确有推广价值。

荐方人：河南南阳市宛城区黄台岗乡闫寨村　蒋艺芹

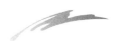

甲沟炎

1757. 我用本方治甲沟炎一般1次治愈

配方及用法： 斑蝥，研成细末，贮瓶密闭备用。取斑蝥末少许，均匀地撒在患处皮肤上，然后用黑膏药贴敷或用涂有凡士林的纱布包扎，以固定药末；3～8小时后，患处有微黄色液体渗出时，揭去膏药或纱布，清除药泥，外涂2%龙胆紫溶液即可。

疗效： 单用上方治疗甲沟炎（早期，皮肤未破溃者）105例，均1次治愈。

按语： 斑蝥味辛性寒有剧毒，具以毒攻毒、破血逐淤之功，敷贴于患处皮肤，引起发赤、发疱，加速了局部的血液循环，从而起到化淤止痛之效。据临床观察，本方能缩短炎变过程，促使患处皮肤早日出头破溃，免于做切开引流手术。部分患者于敷贴后2小时左右患处有烧灼感，或疼痛稍加重，但均能忍耐，待患处发疱自行破溃渗出微黄色液体后，疼痛即随之消失。外涂龙胆紫溶液后，一般在3～4天内结痂脱落，局部不留疤痕。在将斑蝥制备成粉末时，宜戴口罩及手套，并避免药末飞扬，以防止从皮肤、鼻黏膜吸收而引起中毒。

百姓验证： 陕西西泉县喜河中学刘雨鑫，男，28岁，教师。他来信说："我在福建打工时，由于气候潮湿的原因，患上了甲沟炎，疼痛难忍。我打电话向家里述说病情，家人告知我用本条方治疗。真没想到，用药仅几天我的病就痊愈了。"

荐方人： 江苏省无锡县职工医院　胡明灿

引自： 《当代中医师灵验奇方真传》

1758. 本方治甲沟炎14例

配方及用法： 取生大黄适量，烘干，研末备用。用时以醋调匀，外敷患处，每日或隔日清洗后更换。

疗效： 应用此法治疗15例，其中1周内治愈7例，2周内治愈5例，3周内治愈2例，另1例因病程长，嵌甲，应患者要求而拔甲。

按语： 大黄粉调醋外敷，具有活血祛淤、抑菌消炎、收敛和消除局部炎性水肿的作用。对治疗甲沟炎有一定作用，但对嵌甲较重或并发甲下积脓者，尚需结合手术拔甲治疗。

荐方人： 江苏连云港市　李国仁

引自：《中国当代名医秘验方精粹》

1759. 本方治蛇头疔与甲沟炎达数万人次效果极好

主治：蛇头疔、甲沟炎、急性化脓性腱鞘炎等。

配方及用法：半边莲、白酒、雄黄。取半边莲鲜全草100千克切碎，雄黄1千克，倒入白酒若干，其量以刚浸没鲜草为宜，然后拌匀压实贮藏备用（1个月后即可取用）。用时取本药适量捣烂，敷患处，外盖塑料薄膜包扎，每8~12小时换药1次。一般2~8天痊愈。

注意：蛇头疔已发生骨髓炎和指骨坏死的用该药效果不佳，应采取其他治疗措施。敷时，禁食海鲜、糯米、猪油、酒、山芋等。

疗效：本方用于治疗蛇头疔、甲沟炎至今已有40多年，就诊病人达数万人次，有效率96%，用药后6~12小时起效，2~8天痊愈。

百姓验证：患者，女，30岁，因右食指被虾刺刺伤后，出现肿痛，皮肤变得苍白已有8天时间。检查：体温正常，手指疼痛剧烈，脓已形成。按上法治疗，敷药12小时后疼痛减轻，7天痊愈。

荐方人：浙江洞头县人民医院护士　郑丽丽

引自：《亲献中药外治偏方秘方》

1760. 用烟叶治疗甲沟炎也有效

配方及用法：取鲜烟叶（大而厚者佳）1块，去净泥沙，加食盐少许同捣烂即成。用前先将患处用生理盐水冲洗，如有脓必须把脓排出，冲洗干净，再敷上捣制好的烟叶，用纱布包好。早晚各换1次药。

疗效：轻者2~3天痊愈，较重者5~6天即愈。

荐方人：福建尤溪县城区医院主治医师　王周法

引自：《当代中医师灵验奇方真传》

1761. 大黄醋敷治甲沟炎2周可愈

方法：取生大黄洗净烘干，研成细末，用醋调匀（如系小儿可将醋稀释使用），外敷于患处，每日或隔日清洗后更换，1~2周大部分患者可愈。

荐方人：江苏省连云港市第二人民医院　李国仁

1762. 大黄栀子酒治200余例甲沟炎均有效

配方及用法：大黄、栀子各30克，红花10克。大黄碎为豆粒大，栀子捣烂，与红花一起浸入75%的酒精1000毫升中，1周后（冬季15天）滤渣装瓶备用。

疗效：此方治疗甲沟炎（未溃或甲下有少量脓液者）200余例，初起者一般2

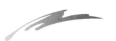

天即消,有少量脓液者用药后可自行吸收,免开刀之苦。

百姓验证:一位姓梅的中年妇女,34岁,右手拇指红肿胀痛2天,经服抗生素及外涂碘酒无效。检查右手拇指红肿,指甲下有一绿豆大白点,舌红、苔黄,脉弦数,诊为甲沟炎。用大黄栀子酒100毫升浸泡患指,每天不少于10小时,翌日热痛大减,第3天红肿及甲下白点消失。为巩固疗效,继用1天,第4天患指恢复功能而痊愈。

引自:《四川中医》(1990年第5期)、《单方偏方精选》

1763. 用无名异外敷治甲沟炎见效快

主治:消炎止痛,治疗脓肿外伤以及甲沟炎(指甲旁化脓性炎症)。

配方及用法:无名异适量磨成细末,加菜油或醋调成糊状,敷包患处,每日换1次。一般1日止痛,2~3日自行排脓,4~5日消肿收口。

按语:无名异是一种软锰矿矿石,它的主要成分是二氧化锰,还有铁、钴、铬等成分,外敷伤口有止血、消炎止痛的作用,为此运用本方有见效快,疗效好,省钱方便的特点。

据说有位诗人因患右手拇指甲旁脓肿,日夜剧痛,曾经外科切开排脓,应用大量抗生素,始终不能彻底根治,为此不能写作,在风景区休养。一个外国医生说,应该做拔除指甲术。诗人不愿接受,转请一位农村中医,敷了一包药粉,当夜就不痛了,第二天便自动出脓,第三天消肿,第四天就愈合了,并可以写作了。这包药粉就是无名异粉。他高兴地写了一首诗来赞颂,诗是这样写的:"天涯何处无芳草,信有单方胜太医;异石无名人不说,山鸡佳话合刊碑。"

引自:《小偏方妙用》

指头炎

1764. 我母亲用猪苦胆治好了手指毒疮

疔疮即手指尖部易患的表现为红肿、发烧、奇疼,重则溃烂的一种毒疮。吃药打针效果均不明显。我母亲和我均长过疮,都用猪苦胆(猪的胆囊)治好。

方法:猪苦胆1个,套在长疮的手指上,让胆汁浸泡患部,不需添加任何药物,几分钟后疼痛减轻,慢慢消肿生肌,伤口愈合。胆汁干了另换一个,3~5天即可痊愈。轻者1个,重者则两三个就可治好。新鲜有胆汁的最好,存放干苦胆也可以用,但需用温水泡软后使用。此方我曾介绍给亲邻使用,均收到立竿见影的效果。

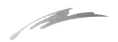

注意：为防止胆汁流出需用线扎着苦胆口部，但不能太紧，否则影响血液流通，降低疗效。

荐方人：河南社旗县唐庄乡冀岗村前八座庵　刘基尧

1765. 脓性指头炎用猪胆冰片3天治愈

脓性指头炎是手指末节掌面的皮下组织化脓性感染，如不及时治疗，常可引起指骨缺血性坏死，形成慢性骨髓炎。我临床20余载，治疗脓性指头炎有一妙法，患者不妨一试。

方法：取猪苦胆1个，加入研细的冰片少许，搅匀，套敷患指上，干后再换，一般2~3天即愈。

荐方人：山东东平县梯门卫生院　梁兆松

引自：1995年2月2日《现代保健报》

1766. 我应用本方治化脓性指头炎屡用屡效

配方及用法：生油葱7条，茶麸100克，浸水老石灰100克，共捣盛于杯内，将患指浸入药中，疼痛立止。如肿则用药渣外敷患处。

疗效：屡用屡效。

百姓验证：辽宁清原县湾甸子镇二道湾村王安才，男，53岁，农民。他用本方为别人治好化脓性指头炎，认为本方非常有效。

荐方人：辽宁　卢清光

1767. 甘草油治指头炎21例全部有效

配方及用法：生甘草4克，紫草2克，蜂蜡4克，麻油60克。前2味入麻油中浸24小时，然后用文火熬枯去渣，次入蜂蜡化开即成。用时将油温热，熏洗患处，每天1~2次，每次20~30分钟。

疗效：此方治疗脓性指头炎21例，其中属炎症早期者16例，全部未经切开引流而愈；属脓肿期者5例，行切开引流，熏洗后常规换药，减轻了痛苦，缩短了疗程。

百姓验证：一位姓马的中年妇女，40岁，洗鱼时不慎被鱼刺刺伤右食指指腹而发病，指端红肿、跳痛，夜间痛剧。用甘草油熏洗1次痛减，4天而愈。

引自：《山东中医杂志》（1993年第4期）、《单方偏方精选》

1768. 单味蒲公英粉可迅速治愈指头炎

一位姓赵的女青年，20岁，招待所服务员。患右侧食指化脓性指头炎，局部青紫发热剧痛，即将干蒲公英粉用甘油与75%酒精（甘油与酒精的体积比为

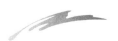

1∶3）调成糊剂外敷，当日肿痛减轻，2日痛止肿消，4日疮面干燥痊愈。

百姓验证：新疆阿克苏水利局邢源恺来信说："我爱人下乡工作，因走路太多，磨破了脚趾，化脓发炎，我用此条方为她治愈。"

引自：《河北中医》（1994年第4期）、《中医单药奇效真传》

1769. 单味鲜山慈姑治手指红肿效果好

一位姓凌的女青年，21岁，右食指赤肿疼痛，夜卧不宁，伴发热2天。曾外敷鱼石脂软膏2天无效，诊为脓性指头炎。取鲜山慈姑25克，洗净捣烂加米醋3毫升和匀稍蒸温，用塑料薄膜包敷患指，每日换药1次。经上方治疗1天后疼痛若失，3天肿消而愈。

引自：《中医杂志》（1990年第4期）、《中医单药奇效真传》

腱鞘炎

1770. 我应用家传四世秘方已治愈300多位腱鞘炎患者

配方及用法：木耳30克，当归、半夏各10克，桂皮、佛手、川牛膝、木瓜各6克，桂枝5克。上药混合为细末，分成12包，成人每天服1次，每次1包，儿童酌减。发于手者晚饭后服，发于足者饭前服，白开水送下。

禁忌：服药期间忌食猪肉。

疗效：治愈率达95%，已治愈300多人。

百姓验证：四川资阳市水利局丁光文来信说："有一年我脚脖子突然疼痛，在医院确诊为腱鞘炎。我用本条方治疗，同时外敷仙人掌，结果服药1剂就痊愈了。"

荐方人：河北　焦玉岭

引自：广西医学情报研究所《医学文选》

1771. 我两手腕患腱鞘炎多年，仅用姜片烤灸50天痊愈

我两个手腕子上的小肿块已好几年了，干点活，疼痛加重，经医院确诊为腱鞘炎。大夫说，这病不大好治，我感到十分苦恼。看到治腱鞘囊肿一方，我便依照方法治疗。首先，用刀切一片约0.5厘米厚的生姜，用针在姜片上刺穿许多针孔，将姜片贴在肿块上，再把艾卷点燃（艾蒿绒）放在姜片上烤。在烤右腕时散发出来的艾烟熏左腕肿块；烤左腕时，用艾烟熏右腕上的肿块。每晚熏烤1次，不间断。50天后，肿块全部消失。至今2年有余病未复发。

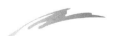

1772. 桂麻伸透汤治腱鞘炎52例全部有效

主治：伸腕肌腱鞘炎。以前臂下段背侧呈斜条状隆起，有压痛，扪及有捻发音为主要体征。

配方及用法：桂枝、紫苏叶各15克，麻黄8克，伸筋草20克，红花8克，鲜桑枝、透骨草各30克。上药用水煎至2000~3000毫升，倒入脸盆中，患部放在盆口上，上面覆盖毛巾熏蒸浸洗，每次熏洗30分钟左右，一日2次。熏洗后用纱布绷带和瓦形硬纸壳固定。

疗效：治疗52例，全部治愈，平均治愈时间为5天，有效率100%。

引自：《四川中医》（1985年第11期）、《实用专病专方临床大全》

手掌脱皮

1773. 用侧柏叶熏洗手掌治脱皮轻者1次即愈

配方及用法：侧柏叶250克，蕲艾60克，桐油适量。先将侧柏叶及蕲艾加水约3000毫升，熬数沸候用。再将桐油搽患处，然后用纸蘸桐油点火熏烤患处，熏烤片刻后将患手置于侧柏叶、蕲艾汤上先熏，待温度稍低，即将患手置于汤中浸洗，一般洗至药凉即可。

疗效：轻者1次即愈，重者3~5次可愈。愈后半个月内忌用碱水洗手及接触腐蚀性物品。

引自：1996年11月《家庭医生》

1774. 用本方泡茶饮1个月使手掌脱皮痊愈

配方及用法：生地30克，女贞子20克，元参30克，泡茶饮用。上药为1日量。饮1个月可愈。

说明：此方为滋阴凉血方剂，对阴虚血热患者效佳。

百姓验证：张同志用此方治疗30余例患者皆愈。

荐方人：河南柘城县起台乡岳庄村　张立华

1775. 用野地黄叶揉搓治手掌脱皮有效

配方及用法：野地黄叶适量，用鲜叶合手揉搓，每天3~5次，每次搓3~5分钟，一般3天左右即愈。

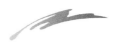

百姓验证：董同志用此方治愈10例患者。

荐方人：河南博爱县卫校　董维礼

1776. 手掌脱皮用大蒜擦涂几日可愈

手掌患有脱皮症时，可将新鲜大蒜捣烂成泥，用纱布包扎，每天早晚揉擦患部3～5分钟，连续使用3～4天，脱皮症状即可消除，使手掌皮肤完好如初。

荐方人：四川重庆市第二药品检验所　唐德江

引自：1997年第7期《农家科技》

1777. 我用蜂蜜水搓擦治手掌脱皮多例

配方及用法：取蜂蜜适量，用2倍的冷开水稀释后备用。每天早晚用稀释好的蜂蜜水在患处反复搓擦3～5分钟。

疗效：治疗多例，均痊愈。

百姓验证：内蒙古呼和浩特市人民路线务段64号杨桂兰，女，43岁。她来信说："我用本条方和1778条方联合治好两例手掌脱皮患者，随访至今未复发。"

引自：《实用民间土单验秘方一千首》

1778. 我用姜汁治手掌脱皮收到较好效果

方法：将一块鲜姜用刀切为两半，然后拿起一半，用有姜汁的一面擦拭手掌面，反复擦抹3分钟。每天擦3～5次，3～5天就不脱皮了。另外，每晚用热水一盆，水中浸泡几片鲜姜片，然后用此水泡手，治手掌脱皮同样有效。上述两种方法同时进行，效果更好。

百姓验证：江苏南通市北濠桥新村255号徐以信，男，65岁，退休干部。他来信说："我孙女今年10岁，患手掌脱皮症2年，手掌瘙痒难忍，经本市第六医院治疗，好转又复发。后来我用本条方为其仅治疗5天，就把医院治不好的手掌脱皮症治好了，分文未花。"

手足干裂（皲裂）

1779. 李中业用塑料布包裹法治好10多人的足皲裂

方法：用热水洗净脚，先穿一双袜子，用塑料袋把脚包起来，再穿一双袜子。连穿逾月病可愈。

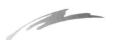

百姓验证：李村有十几位年年患脚裂的病人，用此方治疗皆愈。

荐方人：河南襄城县丁营乡光门李村　李中业

1780. 我用塑料袋包脚治愈了已患20多年的足跟皲裂

我已患20多年的双脚足跟皲裂现已痊愈，解除了我多年的痛苦。我曾几次到医院诊治，大夫也没有什么好办法，只是指点用防裂膏、胶布、软膏及膏药等维持。年复一年的足跟皲裂，疼痛难忍，尤其春冬更为严重。当我看到《辽宁老年报》刊登的王铁明同志介绍的治疗皲裂的方法后，我立即照办。用薄塑料袋（食品袋最好）套在脚上再穿上袜子，只用1周，足跟呈现柔软状态，不仅皲裂症状好了，而且脚也不干燥了，真是好极了。

百姓验证：湖南永兴县金龟镇铁山组曹生军，男，53岁，农民。他来信说："我患足跟皲裂40余年，用本条方治愈。"

荐方人：辽宁沈铁分局工务段离休干部　周世文

1781. 我双手皲裂30多年擦醋蛋液治愈

20世纪50年代中期，我从部队转业后成家。因做家务时洗洗涮涮，加之我皮肤原来就不好，两手裂开了数不清的大口子。一年四季总是如此，冬春尤为严重，有的裂口常常浸血，疼痛难忍，无奈我只得用胶布粘上大的裂口处。多年来我为此十分苦恼。

后来，我试着用醋蛋液治疗我的皲裂症。每次在洗手、洗碗或洗衣服之后，我都用醋蛋液擦在手上，然后揉一揉，一天湿几次手就擦几次醋蛋液。这样擦几天之后，手上的裂口基本痊愈，只剩下两个大点的裂口没长好。我又继续擦两周之后，两个大口子也消失了。就这样，我30余年的皲裂被醋蛋液治愈了，洗衣、洗碗再也不受流血、疼痛之苦了。

百姓验证：浙江萧山市临浦镇博兆兴，男，49岁。他来信说："我二嫂患手皲裂多年，按本条方仅用1个醋蛋液就感觉好转，3个醋蛋液还没有用完，手裂部分就已经愈合。"

荐方人：黑龙江省牡丹江市离休会计　刘友兰

注：醋蛋液治病法，请见本书4142条。

1782. 我用香蕉皮擦敷皮肤使裂口处几天就治好了

我手足皮肤严重裂口，用了很多药膏涂擦，效果都不佳。去年秋，我听说用香蕉皮擦敷能治愈，便试了一试，取得了意想不到的效果。

方法：晚上洗净手脚，用鲜香蕉皮里面反复擦敷，将肉汁填满裂口，次日清晨重复一遍，两三天内不要用水洗患处，裂口便自然黏合，皮肤变得柔软光滑。

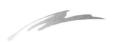

此法简单易行, 效果显著。（梁爱萍）

1783. 我用维生素E涂患处治好了手脚裂口症

我手脚每年入秋开始裂口, 用药膏治一段时间即好, 但着水（洗衣服、洗菜）就复发。后来我试着用维生素E涂抹患处, 效果很好。

方法：将维生素E丸用针扎一个眼, 把油挤在患处涂抹（一个丸可用多次）。每次洗手后涂抹, 愈合后也要常抹, 不会复发。

百姓验证：山东威海市谢振刚, 男, 33岁, 工人。他来信说：“由于我在室外工作, 手指有两处经常裂口, 用胶布包几天就好了, 可过几天又复发。后来我按本条方治疗, 只用2丸药就愈合了。至今未再发作。以后又把此条方告诉了同行工友, 他们用了也同样有效。”

引自：1997年1月2日《益寿文摘》

1784. 本方治手掌皲裂症（足裂）30例全部治愈

配方及用法：甘草75克, 75%酒精、甘油、蒸馏水各250毫升。将甘草泡于酒精内24小时后, 取浸液与甘油、蒸馏水混匀贮瓶备用。用时将患部洗净后, 用药涂抹患处, 然后搓数下。每日洗3～4次, 一般3天见效, 10天痊愈。

疗效：用此方治疗患此症者30多例均痊愈, 无复发。

荐方人：吉林省龙井市看守所　乔福胜

引自：《当代中医师灵验奇方真传》

1785. 此方治手足皲裂千余例无不效验

配方及用法：糯米1500克, 明矾（研末）62克, 樟脑15克, 青黛31克。先将糯米洗净滤干, 入石碓冲成细粉, 筛去粗粒杂质, 置盛有1000～1500毫升沸水的锅内, 像熬糯糊一样, 用文火熬成糊状, 再入明矾末、樟脑、青黛, 和匀即成, 贮入药罐待用。将药膏涂于薄布条, 贴皲裂处。

疗效：治疗千余例, 无不效验。

荐方人：熊振敏

引自：广西医学情报研究所《医学文选》

1786. 我用醋水洗手脚治皲裂七八次可愈

方法：每天早晚用食醋250毫升, 加适量的开水, 泡洗手脚30分钟, 连续进行7～8次即愈。

百姓验证：江西泰和县城南路393号万凤麟, 男, 52岁。他来信说：“我岳父今年72岁, 患手掌皲裂症, 夏天双手裂口也不少, 不仅难看还痛苦不堪, 用了不

少药均未见效。后来按本条方用醋液搽抹,结果一瓶醋还没用完(10天左右)裂口就愈合了,皮肤恢复正常,没有鱼皮样的毛病了。"

荐方人:四川荣昌县义仁镇政府　傅相中

1787. 用五月五日的龙胆草汁治皮肤皲裂可永不再犯

如果常于冬天发生皮肤皲裂,可在阴历五月五日之早晨,取龙胆草榨其汁,涂在曾经皲裂之处,则再到冬天时,就不会发生皲裂了。

引自:陕西人民教育出版社《中国秘术大观》

1788. 我应用本方治皮肤开裂愈后不再复发

配方及用法:取生盐1000克,清水3000毫升,将水烧开煮化盐,以盐水浸泡患处20分钟。不需将水倒去,留至下回可再用,如此连续泡洗七八日,从此永不再开裂,也不发痒。

百姓验证:广西博白县国税东平分局冯巨峰,男,50岁,公务员。他来信说:"我县绿珠镇农民庞秀兰,双足患周边开裂症,经常出血痒痛,不敢用手搓擦,非常难受,已好几年了。用皮康王、氟轻松等药物治疗均不见效,已严重地影响工作与生活。后来我用本条方为其治疗8天,只花2元钱就痊愈了。"

引自:《神医奇功秘方录》

头皮屑

1789. 我用蛋清涂头皮使20多年的头皮多屑症得到了根治

我患头皮多屑症有20多年,用过各种治头皮多屑的单方,都见效不大。有人说用鸡蛋清涂在眼角、脑门和脸上能消除皱纹,我试用鸡蛋清涂抹在头皮上治头屑。只一个星期,我的头皮多屑症就消除了。后来,又介绍给其他患头皮多屑症的人,他们用鸡蛋清在脑门发际处涂抹了一星期,头屑就被根除了。(王百根)

引自:广西科技情报研究所《老病号治病绝招》

1790. 我的头皮痒及头皮屑症因喝醋蛋液而消失

我的头皮经常痒,一挠头头皮屑就往下落,两三天洗一次头,否则痒得简直受不了。从1987年6月开始服醋蛋液,一直没间断,头皮发痒的感觉已经消失,头皮屑也没有了。其他慢性胃炎和关节疼也都好了。

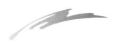

荐方人：黑龙江水利第二工程处　于世贤

1791. 淘米水洗头可止头皮痒

今年年初，我小儿子回家做饭时，将淘米水倒在脸盆里，接着他就洗脸，我问这是为什么?他说："用淘米水洗脸,可使面部滋润,细嫩美观。"我决定试试看,每天用淘米水洗脸一次,无意之中,洗脸时把头也洗了,连洗几次,头皮也不发痒了。

荐方人：辽宁营口市站前区东风街道办事处春光居委会　刘寿城

1792. 用新洁尔灭治头皮糠疹能一次见效

有的青年头皮屑很多,梳头或抓搔时,头皮屑如同雪花般飘落下来,这就是一种常见的皮肤病——头皮糠疹。

最初头发没有什么变化,以后逐渐干燥、变脆、变细,甚至脱落而使头发稀疏、秃顶。多年来,我运用新洁尔灭溶液治疗头皮糠疹,疗效令人满意。

方法：先用温水洗净头发,再取100毫升新洁尔灭溶液,加入等量水稀释、搅匀。洗头时,将头发全部浸入,用手反复揉搓之后,用干毛巾把头发包起来,半小时后,再用温水洗净。一般1次见效,若未去净,1周后用同法再洗1次,即可见效。

荐方人：四川攀枝花市酒厂医务室　王元凯

1793. 我侄媳严重的头皮屑用陈蛇粉解除了

去年夏天,我的侄媳去山上背麦捆,刚来到地里,忽然来了急雨,被淋得如落汤鸡一般。后来她慢慢地觉得浑身僵直,特别是头皮上起了一层厚厚的白屑,痒得难忍,一搔,头皮屑像下雪似的,一层又一层。吃了好多中西药,也无济于事。一次,她妹妹把她的病情告诉了公公,老头子迟疑了半响,取出了一条二尺长的蛇,说："这条蛇在火炕的烟囱里熏干后存放了3年,快拿去给你姐吃,她的病会治好的。"果然,这条放了3年的陈蛇治好了她的病。

具体方法：将蛇放在瓦片上,将瓦片放在小火上,待蛇焙干后研末,分6份,早晚各服1份,开水冲下,3天服完。（杨景讳）

引自：1996年5月27日《家庭医生报》

1794. 洋葱汁揉擦头皮止痒除头屑效果好

方法：将一个捣烂的洋葱用消毒纱布包好,轻轻地反复揉擦头皮,使洋葱汁充分渗入,待24小时后,再用温水洗头,即可止头痒和除尽头皮屑。如持续治疗多次,效果更佳。一般治疗一次,可以在10天左右有效地抑制头屑过多的皮肤病。

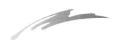

1795. 用鲜侧柏水洗头治头屑有奇效

如果头上头屑太多, 则可用鲜侧柏一把, 将其切成三寸左右的段, 加入一碗水之后, 煎至还剩十之七八, 等其稍微冷却再用来洗头。此法去除头屑有奇特效果。

引自: 陕西人民教育出版社《中国秘术大观》

1796. 我用啤酒洗头法治头皮屑5天可愈

方法: 用啤酒将头弄湿, 保持15分钟或更长一点时间, 然后用温水冲洗, 再用普通洗头膏洗净。每日2次, 4～5天即可治愈。（林连浪）

百姓验证: 辽宁沈阳汽车车桥厂张伟, 男, 26岁, 工人。他来信说:"我用本条方治好郝某的头屑病。"

引自: 1997年7月2日《晚晴报》

白 发

1797. 我将此方告知数人治少年白发均有良效

我读初中时, 头发已白约1/5（主要在后脑勺部位）。参军后, 经友人介绍, 用首乌、熟地、甘草各适量, 以开水浸泡当茶饮（1次药可连用2天）, 连服约半年, 头发全部转黑。我曾告知数位熟人用此法治少年白发, 均效。如今我已40有余, 也只有少量白发。

1798. 本方治青少年白发很有效

按摩头皮, 外涂药酒, 内饮药茶可治愈少白头。每晚用手按摩, 部位从额头攒竹起到神户穴止, 每次5～10分钟。外涂: 侧柏叶40克, 浸泡于100毫升75%的酒精内, 泡7天后, 用药酒涂擦头皮, 每日2～3次。内服: 何首乌31克, 熟地15克, 混合煎代茶饮。

百姓验证: 陈华的同学用此方年余白发消失。

荐方人: 河南柘城县水利局　　陈华

1799. 我用本方为别人治好头发早白症

配方及用法: 立秋后将凤仙花（即指甲花）全棵切碎晾干, 每日50克, 代茶泡水饮服, 10天为1个疗程, 3个月可愈。

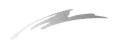

按语：凤仙花活血化淤效果明显，服此药能改善血液循环。发为血之余，头皮血液供应充足，发即可由白变黑。

百姓验证：张德玉同志说，本村卫生所张长增用此方治愈不少少年、中年白发患者。

荐方人：河南唐河县小党庄　　张德玉

1800. 此方治白发多例均获痊愈

配方及用法：桑葚子300克，熟地黄250克，旱莲草、制首乌各200克，北枸杞150克，菟丝子、当归、丹参各100克，蜂蜜适量。按中药蜜丸配制，每日早晚各服1次，每次9克。

疗效：治疗多例，均获痊愈。

引自：《实用民间土单验秘方一千首》

1801. 清末湛举大和尚真传乌发丸秘方功效显著

清末湛举大和尚所创制的少林乌发丸秘方，曾治愈少年白发患者500多名，功效显著。

主治：血虚所致头发早白。

功效：补血滋阴。

配方及用法：何首乌（酒蒸）30克，天麻12克，当归15克，白芍15克，枸杞子12克，黑芝麻12克，黑豆30克，女贞子15克，麦冬、天冬各9克，石斛12克，丹皮、知母各6克，党参9克。将上药研成细末，取蜜制丸，每丸重9克。每日服1~2次，每次服1丸。

引自：《佛门神奇示现录》

1802. 我利用道光皇帝使用过的龟板酒方使白发变黑发

配方及用法：龟板、黄芪各30克，肉桂10克，当归40克，羌活12克，五味子12克，生地、茯神、熟地、党参、白术、麦冬、陈皮、山萸肉、枸杞、川芎、防风各15克。以上各药研为粗末，放入布袋，浸在酒内（酒的多少，以淹没布袋为宜），封闭半天。早、中、晚各饮一杯。连服2剂，不但会使白发变黑，而且身强力壮。

按语：提起龟板酒方，还有一段来历。山西省大宁县野鸡垣村有一位姓贺的老人，他高寿108岁，身体十分健康。1981年《山西日报》特约通讯员报道了他。当我们采访他时，他端出一罐子龟板酒，自述从70岁开始，每天3杯，至今耳不聋，眼不花，腿不酸，手不抖，头发也不白。据说这是道光皇帝路遇大宁县县官时赠给县官的偏方，流传到这位老人手中，于是我将这个药方记了下来。

百姓验证：四川朱宏德，男，75岁。他来信说："我浑身没劲，感觉劳累，连上

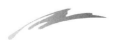

三楼都很吃力。我按本条方自制药酒天天喝，现在身体比以前轻松多了，举步上楼感觉很轻快。同时，原来头上只有稀少的白发，如今竟长出黑发来了。"

引自：《偏方治大病》

1803. 我经常刺激手部穴位使白发消失

头发变白的主要原因是肾机能衰退。年轻时，肾机能健康，头发既黑又有光泽和弹性；年纪大时，肾机能衰退，白发自然丛生，并且有掉发现象。因此，防止白发出现，恢复黑发生机，首先要增强肾机能。

手掌上与肾关系最密切的是位于小指第一关节的肾穴和位于小指第二关节的命门，这两个穴位分别表示左、右肾脏，与头发有着密切关系，耐心地不断对它们进行刺激，自可提高肾机能，恢复头发生机。

另外，位于手掌中心的手心，位于中指指甲下方的中冲穴，位于无名指指甲下方的关冲穴，以及手腕中央的阳池穴等，对防治白发也很有效。配合肾穴、命门一起刺激，更可提高效果。但是，也要注意刺激方法，如果太用力反而会促进白发生长。（见1803条图）

因此，具体的方法应是，轻轻地指压，每天大约进行50分钟即可，长久坚持便会使头发黑亮，白发消失。

百姓验证：新疆石河子139团蔡玉叶，男，50岁，工人。他来信说："我两鬓曾有白发出现，用本条方治疗，万没想到，一段时间后白发果然黑了，并出现了光泽，我非常高兴。"

注：手脚穴位按摩治病法与按摩工具，请见本书4145条。

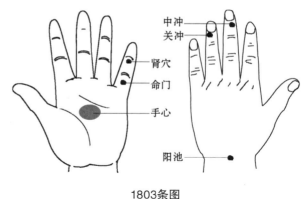

1803条图

1804. 坚持手脚穴位按摩可使白发变黑发

脚部选穴：1，3，5，2。（见1804条图1）

按摩方法：1穴点分布在双脚十趾肉球上尖部，要用拇指和食、中指捏住趾尖部按揉，十趾均要逐趾按揉，每次每趾按揉2~3分钟。3，2两穴点均分别用按摩棒小头由上向下定点推按，双脚取穴，每次每脚每穴推按5分钟。5穴要用拇指与食、中指捏住大脚趾，用拇指在5穴区捏揉推按，力度要强些，双脚取穴，每次每脚每穴捏揉推按5分钟。每日按摩2次。

手部按摩：指压4，5，16，26，27，58，每手每穴4分钟。（见1804条图2）

注意：治疗时对以上6穴不宜强刺激，强刺激会促使白发速长；要轻轻地按

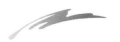

压，每天按摩2次。

注：有关穴位名称及按摩工具制作法，请见本书4145条《手脚穴位按摩疗法》。

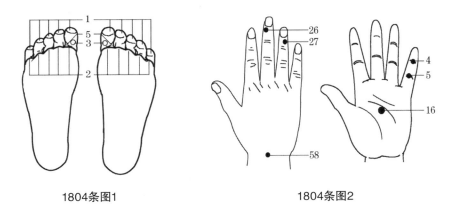

1804条图1　　　　1804条图2

脱　发

1805. 我用手指梳头法治好了脱发

我从55岁开始出现白发和脱发，特别是脱发严重，用手一抓一大把，脖子里、衣服上都有掉了的头发，很烦恼。后得一方，说手指梳头可治，我就坚持锻炼：每天早晚各用双手手指自前至后梳头发50~100下，慢慢地觉得头发掉得少了。当我坚持了8个月后，发现头发不掉了。

我告诉了一些同龄老友，他们坚持锻炼后也都见效。

荐方人：河南洛阳白马寺河南有色地质六队　李治安

引自：1997年第4期《老人春秋》

1806. 75岁马公宏的脱发病竟用鲜姜治愈

75岁的马公宏是铜陵发电厂的退休工人。不知什么原因，一连几天早晨起床时他都看到许多脱落的头发掉在枕头上。不到一个星期，头发竟脱落掉四分之三以上。既不疼，又不痒，全身也无不适感觉，吃药不见效果。为此马老满脸堆上愁云。

后来，他听人说鲜姜（多年）可以治脱发，于是他把姜切开，以切面涂擦患部，每天多次。连续擦了3个月，竟奇迹般地长出了满头乌黑的头发，连剩下的几根白发也变黑了。马老脸上的愁云消失了。

这是什么原因？一位资深的医师解释说："鲜姜能刺激毛发较快地生长出

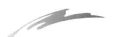

来，但它对银屑病、头癣、脂溢性秃和用脑过度而引起的早秃无效。"

荐方人：安徽铜陵发电厂　韩文法

1807. 我用柚子核生姜治好一位患脱发症8年的患者

发黄、发落（包括斑秃），可用柚子核25克，开水浸泡，每日2～3次涂拭患部。若可配合生姜汁涂擦，既可固发，又可加快毛发生长。我曾目睹一位50岁开外的老人，落发严重，多次进医院，花不少钱仍大量落发。采用本法治疗，只花点生姜钱，不仅落发停止，还长出了新发，至今5年仍保持正常。

百姓验证：贵州贵阳市小河区黄河路12号刘振山，男，66岁，退休。他来信说："我用本条方为他人治疗脱发，用药8天开始长出新发。"

1808. 我用本方已治愈数十名脱发患者

配方及用法：鲜柏叶50克，红辣椒10个，75%酒精500毫升，一并装入瓶内，盖紧盖子，泡半月可涂擦患处。每天擦5～7次，10天后头发就能出齐。

百姓验证：山东济南市历城区纸房村王庆兴用此方治疗他女儿、女婿的脱发，7天就生出微黄毛发，而且逐渐变黑。后来又治愈了几位脱发患者。

荐方人：河南沈丘县　马培远

1809. 本方治脱发病确有疗效

配方及用法：鲜柏枝62克，放入75%的酒精300毫升内，浸泡密封6天。用棉球蘸酒精擦洗头发，每日3～6次。擦洗之前，用温水洗头。

百姓验证：时老师，年27岁，满头黑发脱落稀疏，吃了许多药，效果均不理想。去年一位老中医介绍此方，经用1年，头上生出了许多新发。

荐方人：河南柘城县陈青集乡　时显龙

1810. 此师传秘方治脱发20天可痊愈

配方及用法：生代赭石124克，研末，每次服3克，每日服2次，早饭前1小时服1次，晚饭后1小时服1次，用温开水送服。

禁忌：孕妇忌服。

疗效：一般20天治愈，有效率100%。

荐方人：黑龙江哈尔滨市　宇忠厚

引自：广西医学情报研究所《医学文选》

1811. 眉毛脱落不必愁，生半夏可解忧

如果因患梅毒或其他病症而使眉毛脱落，可用生半夏研制成细末之后不时地用

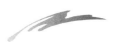

来擦双眉之处,一直擦到重新长出新眉毛为止。如果擦拭时略有痒痛之感,并不妨碍。但千万不可让此药末入口,否则便会造成难以治愈的聋哑之病,千万要谨慎小心。

引自:陕西人民教育出版社《中国秘术大观》

1812. 桑白皮可使头发不再脱落

如果患有头发脱落之症,可将桑白皮124克煎熬成汤汁,然后用来洗头发,可使脱发者不再脱落;已经脱落者,洗之亦会重新长出头发。

引自:陕西人民教育出版社《中国秘术大观》

1813. 复方侧柏叶治脱发28天可恢复正常

配方及用法:侧柏叶、当归、女贞子、旱莲草、何首乌、枸杞、菟丝子、柏子仁各12克,生地18克,藕节30克,川羌活6克,木瓜9克。每日1剂,7天为1个疗程。见新发生长时,每剂药加黄芪18克。

疗效:2个疗程见新发生长,4个疗程恢复正常。

引自:《实用民间土单验秘方一千首》

1814. 朝天椒白兰地酒治脱发30天能痊愈

配方及用法:朝天椒6克,白兰地酒50毫升。将辣椒切成细丝,放入白兰地酒中浸泡10天,滤去渣滓,取辣椒酒涂擦患处,每日数次。

疗效:15天见效,30天痊愈。

引自:《实用民间土单验秘方一千首》

1815. 坚持手脚穴位按摩可改善头发不良状况

患头发不良症者,首先应检查一下自身饮食起居是否有问题,生活起居是否失去节制,神经是否过度疲劳,饮食营养是否欠缺等等,只有首先排除这些不良因素,才能通过手脚穴位按摩调整头发不良症状。

脚部选穴:1,5,3,2。(见1815条图1)

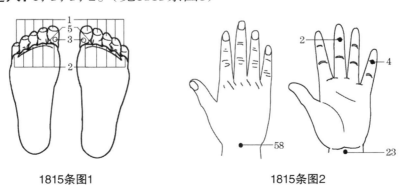

1815条图1   1815条图2

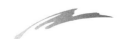

按摩方法：1穴分布在双脚十趾肉球尖部，按摩时要用拇指逐趾捏揉，每次每趾捏揉2~3分钟。3，2两穴均分别用按摩棒小头由上向下定点按压，双脚取穴，每次每脚每穴点压5分钟。5穴要用拇指捏揉推按，双脚取穴，每次每脚每穴捏揉推按5分钟。每日按摩数次。

手部按摩：用香烟灸2，4，23，58，每手每穴3分钟，每日2次。（见1815条图2）

注：有关穴位名称及按摩工具制作法，请见本书4145条《手脚穴位按摩疗法》。

全秃　斑秃

1816. 本方治全秃、斑秃及脂溢性落发416例，痊愈率达90%

四川石油管理局第二职工医院中医余其海主治医师利用中草药研制成内用生发合剂和外用生发酊，并进行了临床试验。他先后对416例全秃、斑秃和脂溢性落发患者进行治疗，治愈率达90%。患者病程1年以内的，治疗20~40天后便开始长绒毛，之后逐渐增多，变粗转青，恢复落发前的原状；病程3~5年、年龄较大者，经治疗60天左右，才开始长黄白色红绒毛，以后逐渐变粗黑润。

配方及用法：

（1）生发酊（外用药）：旱莲草30克，红娘4克，侧柏叶30克，斑蝥4克，黑故纸30克，老生姜30克，川花椒30克。上述药用75%酒精或白酒800毫升浸泡3天即可使用。每日3~4次，每次擦秃头发皮到湿润程度。

（2）生发合剂（内服药）：党参、黄芪各30克，当归、菟丝子、肉苁蓉、仙灵脾、覆盆子、破故纸各12克，熟地、枸杞、鹿角胶（烊化对服）、广巴戟各20克。上药水煎服。

百姓验证：四川南充县林业局李育杰，男，现年50岁，患全秃3年，头发全部脱落，经几家医院中西医治疗均无效。后经余其海医师用生发酊和生发合剂治疗6个月，头部已长满乌黑的头发，人也焕发了青春。

引自：1983年9月28日《湖南科技信息报》

1817. 我服醋蛋液已使秃顶处长出了新发

我已经拔顶10余年了，在服用醋蛋液后，秃顶处居然新长出了一些细软黑发。

百姓验证：辽宁北宁市沟帮子技校邹明胜，男，60岁，教师。他来信说："一

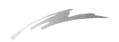

亲属患斑秃，我用本条方为他治疗，仅两周时间脱发处就长出了头发。此方真是有效！"

荐方人：黑龙江省德都县　赵铁珍

注：醋蛋液治病法，请见本书4142条。

1818. 我单用紫河车治斑秃屡用屡验

斑秃为一种常见头部皮肤疾患，临床表现为局限性斑块状脱发，常骤然发生。本病病因与内分泌失调，雄性激素增多，神经精神刺激，血管机能紊乱，免疫功能异常及遗传因素有关。中医认为其病因是血虚不能营养肌肤，以致腠理不密，毛孔开张，风邪乘虚侵入，风盛血燥，头发失荣发枯而脱。此外，与心情抑郁劳伤心脾，影响生化之源也有关系。

紫河车性味甘、咸、湿，入心肺肾经，功能补肾益精，益气养血，常用于肾气不足，气血亏虚之证。我试用治疗斑秃屡用屡验。

百姓验证：邹某，男，30岁。1990和1991年连续2年春季发病，开始时头昏耳鸣，腰痛膝软，局部头发脱落，出现铜钱大小空缺，继而大片脱落，多方求治无效。经用紫河车3具烘干研粉，每日早晚空腹各口服12克后，头发开始萌发，数月后，斑秃部位毛发恢复如常，随访至今未复发。

荐方人：浙江省临海市医药公司　黄小芳

1819. 本方治斑秃17例全部有效

配方及用法：雄黄、硫黄、凤凰衣各15克，穿山甲（制）9克，滑石粉、猪板油各30克，猪胆1个。上药共为细末，用猪油和猪胆调和药末如泥，用纱布包搽患处，每日2~3次，连用1~2周。

疗效：治疗17例，痊愈16例，好转1例。

引自：1974年第1期《新医药学杂志》、1981年广西中医学院《广西中医药》增刊

1820. 我应用此方治斑秃总能迅速见效

配方及用法：蛇床子500克，百部250克，黄柏100克，青矾20克，用75%酒精3000~4000毫升浸泡1~2周，去渣，每100毫升加甘油20毫升后擦患处。（冬季用酒精1000~2000毫升泡药）

百姓验证：石某，男，54岁，1980年6月就诊。查头部右侧头发呈现约10厘米×7厘米圆形脱落两处，经用上方治疗一星期后，毛发脱落处出现米黄色细弱毛发，1个月后转黑变粗，恢复正常，观察2年余未见复发。

按语：此方系潼南县蔡文远先生根据其家传方改进制作方法而成。

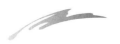

荐方人：四川漳南县　蔡文远

引自：《四川中医》

1821. 本方治"鬼剃头"可一针出新发

配方及用法：维生素E 针剂，每支含药50毫克，每平方厘米注入0.5毫升。将脱发区分成若干平方厘米区，先用75％酒精消毒，从中心点进针皮下，注药后用药棉压迫2~3分钟即可。

反应：除注射时有痛感，无任何反应和毒性。

效果：脱发不超过2个月，打1次针15天左右开始出新发，超过3个月效果不好。20天不出发者可再注射1次。

荐方人：河南省偃师县李村乡武屯冷疗美容所　董顺太

1822. 艾条悬灸治斑秃半月可见效

赵某，男，35岁。3天前晨起时妻子发现其左侧头部有2厘米×2厘米的圆形脱发，当时因工作较忙没引起重视，次晨又发现后头部有2厘米×3厘米的圆形脱发，因而来门诊治疗。秃发处酒精消毒后，用生姜片擦之，使局部轻度充血，然后以药艾条点燃后施灸15分钟，并嘱回家后照此施治，早晚各1次。3天后局部出现纤细柔软的黄色毛发，以后逐渐变粗变黑，半月后恢复正常。

灸法：用75％酒精在患处常规消毒2次，除污垢，使毛孔清晰可见，再用新鲜生姜切片擦之，使局部轻度充血，然后用艾条点燃后在局部温和灸，每次10~15分钟。亦可在斑秃部位由外向内回旋灸，每日1~2次。

1823. 单味茯苓治发秃3个月发可重生

徐某，男，21岁，于1974年7月6日初诊。患者系斑秃症，头顶上如胡桃大圆圈，联结成片，渐成光秃。见者多说此症难愈。患者心情懊丧，忧郁得很。切其脉数，苔稍白，无其他痛苦。投以一味茯苓500~1000克，为细末，每服6克，白开水冲服，一日2次，坚持服较长的时间，以发根生出为度。服药2月余，来复诊，发已丛生，基本痊愈。

另治一10余岁小儿，亦患发秃，脱去三五片，即投以一味茯苓饮，3个月后发生。

引自：《名中医治病绝招续编》、《中医单药奇效真传》

1824. 蛇壳可使秃头复生新发

如果额头之发光秃，则可备蛇壳（其中药名为"龙衣"）待用，量出秃发处之尺寸大小之后，剪同样大小的一块蛇壳，用湿面捣烂之后使其发黏，将其涂于蛇

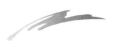

壳之后，贴之于秃发之处，如此便会使秃发之处重新生长出蓬勃之毛发来。

引自：陕西人民教育出版社《中国秘术大观》

雀 斑

1825. 我使用本方可一次除掉脸上雀斑

本品为强效药类化妆品，一次能除掉脸上多年的雀斑。

配方及用法：苯酚3.5～4克，乙醚1毫升，在瓶中混合溶解后用盖盖严备用。使用时将脸洗净擦干，打开自配化妆品，将小木杆的尖插入液内浸湿后轻轻点于雀斑皮范围以内（点1～2下即可，千万不能将液体点于斑皮范围以外，用液切勿过量。因有小痛，刺激神经，有心脏病、高血压等症者切勿使用）。等数秒钟后，有斑的皮将变白，如不变白可再点一下，至发白为止。如雀斑数目过多者，可分批去除。

变化：用药约10分钟后，斑色加重，3日后结硬痂。当痂处发痒时，切勿用手抓，7日后痂可自行脱落。痂脱落半个月左右局部变白，然后皮肤颜色逐渐正常。如提前抓掉硬痂或脱痂后经风吹日晒，皮肤可呈淡紫色或深黄色，但1～3个月后会自行消失，请不必担心。

注意：①本品要避光、密闭保存，用后要马上将盖盖严（可连用3～4天），否则开口6小时即失效。②本品不得乱用，只能用来去除雀斑，对其他斑无效。严禁入口、入眼。③面部有汗需提前擦掉再用，用后2小时内要保持干燥，15日内勿用油脂类化妆品。④使用时小木杆一定要削尖，用液绝不能超过斑皮范围。⑤冬季瓶内如有结晶，可将瓶底放入温水中溶化后使用。

百姓验证：四川成都市潘碧容用本条方治疗多年的雀斑，仅2次就见效了，效果确实极好。

荐方人：江苏盐城　蒋忠

1826. 强效雀斑灵

功能特点：用本法配制的产品，安全、可靠、疗效高，能完全去除雀斑，达到换皮肤的目的。经临床试验，有效率达到100%。

配制工具：酒精灯、烧瓶、量杯、橡皮塞等。

原料：①苯酚，又名石炭酸，有弱腐蚀性，化学试剂商店有售，每瓶500克；②普鲁卡因，学名盐酸普鲁卡因，消炎止痛药，各医院药店有售；③薄荷脑，一

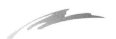

种作清凉剂的药物,中药店有售;④紫草,一种中草药;⑤白芷,一种中草药;⑥麝香,中药,也可不用。

配方:苯酚80克,薄荷脑、紫草、白芷各20克,麝香0.1克,普鲁卡因3毫升,异丙嗪2毫升,95%酒精约200毫升。

配制:取中药紫草、白芷放入100毫升酒精中浸没24小时,过滤,得半透明的有色液体,把苯酚放在烧瓶中加热至42℃左右,离火加入上述酒精草药溶液中,在此温度再加入薄荷脑20克搅匀,过滤,除杂质、沉淀,取溶液约40毫升(不足40毫升时可用酒精对足)。最后取5毫升酒精,加入准备好的普鲁卡因和异丙嗪,混合到上述溶液中,用pH试纸试得pH为4.5~5.5即成本品。

使用方法:使用本品时需先把脸洗净擦干,再用火柴棒(或牙签)蘸少量药(不能用棉花蘸)仔细地点在雀斑上(如果斑太密,可以分批治疗),待皮肤发白时即可。一般10分钟左右斑点变色开始结痂,7天左右斑痂自然脱落,并逐渐恢复正常。本品无副作用,可以放心使用(但要小心行事,不能点在正常皮肤上)。

荐方人:湖南洞口县太平乡大万园艺场 杨晚生

1827. 用生姜酊1个月使10余年的雀斑全部消失了

仇雁子,男,33岁。患面部雀斑10余年,经医院多方治疗效果不佳。后用生姜酊(鲜姜50克,去掉杂质洗净,待晾干后装入瓶中,然后加入白酒或50%酒精500毫升,加盖密封浸泡15天即可)外擦治疗半个月,面部色素逐渐变浅。继续治疗半个月后雀斑完全消退,无其他痕迹。2年后随访未见复发。

引自:《新疆中医药》(1988年第2期)、《中医单药奇效真传》

蝴蝶斑

1828. 防风通经丸治面部蝴蝶斑89例全部有效

口服防风通经丸,每日2次,每次1袋(6克),3个月为1个疗程。

判定标准:①痊愈。面部色素沉着斑片完全消失,其他症状痊愈。②显效。面部色素沉着斑片明显缩小,斑色不显见。③好转。面部色素沉着斑片有所缩小,斑色较显见。④无效。面部色素沉着斑片大小、斑色无变化。

疗效:治疗89例,痊愈49例,显效17例,好转23例,痊愈率55%,有效率100%。

荐方人:甘肃省天水市 李彤

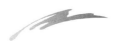

引自：《当代中医师灵验奇方真传》

褐　斑

1829. 辛芷柿叶膏治青春期褐斑症6例全部治愈

主治：青春期胸、颈、面部褐斑症。

配方及用法：细辛10克，白芷25克，白丁香30克，干柿叶50克。将上药研极细粉末，选用北京日化一厂生产的奥琪牙膏和上药调匀成膏状。再用澄清石灰水300毫升加温后加入陈醋10毫升。用石灰水洗净褐斑处，待晾干5分钟后将药膏适量涂匀于褐斑上。每日早晚各1次，10日1个疗程，3~5个疗程褐斑即消退。

疗效：治疗该病6例，4例用药3个疗程，2例用药5个疗程，褐斑全部治愈。

荐方人：山西省孝义市高阳矿医院中医师　翟忠德

引自：《当代中医师灵验奇方真传》

1830. 我用家传秘方五白粉治黄褐斑1个月内消退

主治：黄褐斑。

配方及用法：白芨、白附子、白芷各6克，白蔹、白丁香（即雀粪）各4.5克，密陀僧3克。上药共研细末，每次用少许药末放入鸡蛋清或白蜜搅调成稀膏，晚上睡前先用温水浴面，然后将此膏涂于斑处，晨起洗净。

疗效：一般1个月内斑可消退。

百姓验证：陕西宝鸡县牟掌权，男，56岁，退休。他来信说："我女儿牟海宁患黄褐斑3年，曾在市医院、县医院治疗，花钱许多却未治愈。后来我用本条方为她施治，仅3个疗程就治好了，现在她脸上很白、很光。"

荐方人：山东临朐县　吴绍伯

引自：广西医学情报研究所《医学文选》

1831. 柿树叶研末调涂治愈一位有3年病史的棕褐斑患者

王某，女，25岁，自述面部棕褐斑已有3年，曾服活血化淤中药百余剂无效。1980年3月来诊，嘱用下方调搽。取青嫩柿树叶晒干研细面30克，与白凡士林30克调匀成雪花膏状。每天临睡前搽于患处，早晨起床后洗去，10天为1个疗程。隔3天再用，连用3个疗程，棕褐斑全部消退。

引自：《上海中医药杂志》（1982年第3期）、《中医单药奇效真传》

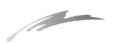

黑　斑

1832. 桃花蜜治面部黑斑1周见效

配方及用法： 桃花、冬瓜仁、蜂蜜适量，一同捣烂涂患处。

百姓验证： 许昌县灵井乡鲁湾村一女青年，脸上长黑斑，用此方又加入未开放（含苞）杏花，早晚各抹1次，1周左右即愈。

荐方人： 河南濮阳县户部寨乡　高书文

1833. 用鲜猪肝治愈一位患者电石烧伤所留的黑色斑痕

有位青年女电焊工被乙炔（俗称"电石"）烧伤了脸部，治愈后脸上留下了一块块铜钱大小的黑色斑痕，虽无疼痛，却已损伤了面容。后来她听别人介绍：可将鲜猪肝切成薄片，贴于黑斑痕之上，干后取下，用鲜猪肝再贴，可治愈。她照此重复贴三四次后，黑斑痕竟除，恢复了原来的容光。

1834. 用蝉蜕紫草煎服治颜面色素沉着10天可痊愈

配方及用法： 蝉蜕、紫草各30克，水煎服，一日1剂，早晚分服。

疗效： 7~10天痊愈。

引自：《实用民间土单验秘方一千首》

痤疮（青春痘　酒刺　粉刺）

1835. 我用本方治500余例青少年痤疮均收好效果

痤疮，多发于青少年的面部，令人苦恼。实践证明，要治疗此病，单靠外用药是不理想的。数年来，我本着清表先清内的原则，选用中药汤剂为500余名青少年痤疮患者治疗，收到良好效果。

配方及用法： 海浮石35克（先煎20分钟），干枇杷叶15克，夏枯草15克，桑白皮、银花各12克，黄芩、黄连、甘草各5克，用水煎汁，一天内分3次服完。

百姓验证： 广西北流市三环集团公司邱勇强，男，20岁，工人。他来信说：

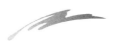

"我患青春痘已有3年，曾服用过医生给开的西药，使用过100多元钱的去痘露及洗面奶，治了1年多时间也未见明显效果。后来我用本条方治疗，还不到1个月青春痘就消失了，才花几十元钱。在治疗过程中，开始时没见多大变化，用上5剂药后青春痘逐渐减少了，大约服20多剂药后，青春痘全部消失。"

荐方人：河北磁县八里甫卫生室　辛宝贵

1836. 我用本方10天治愈了化脓性痤疮

我去年夏天痤疮化脓，很痛苦，经老医师张敬武治疗，3天见效，10天痊愈。经我一再要求，张医生献出了配方，介绍如下：

复方呋喃唑酮软膏200毫克，维生素B$_6$60毫克，泼尼松20毫克，凡士林10克。以上药配成软膏，在洗净患处后酌量涂抹，一日3次。

荐方人：黑龙江宝清县852农场煤矿　段凤泉

1837. 此师传方治百余人痤疮（粉刺）均获痊愈

无论男女，面部及鼻部出小红疙瘩，刺痒，长年不断者用本方均有效。

配方及用法：防风、樟脑各6克，冰片、水银各1.6克，大枫子、胡桃仁各9克。将上药捣烂，用布包上，随时擦用。严禁入口。

反应：用后感觉微痒。

疗效：共治愈百余人。

荐方人：河北保定市　肖逢春

引自：广西医学情报研究所《医学文选》

1838. 用本方治面部粉刺1剂可痊愈

配方及用法：水银63克，大枫子80个，大枣50克，轻粉6克，胡桃仁56克，分别包好。先将大枫子砸碎，然后再加大枣、胡桃仁、水银进去，砸烂如泥，最后加入轻粉搅匀就行了。此药系剧毒品，严禁内服，必须严加保管。用时取出核桃大一块，用纱布包住擦面部，每日3~4次。如果药擦干了，另换一块继续擦，一般1剂可治好。

1839. 美容汤治痤疮248例

配方及用法：鲜猪胆1个，鲜樱桃枝叶30克，鲜桃树枝叶50克，鲜槐树枝叶、鲜柳树枝叶各40克。将上4种鲜枝带叶切成3厘米长节，洗净后放入锅内加温水2000毫升，用武火煎沸，待煎液不烫手时，倒入盆内，加进猪胆汁2~4毫升，搅拌后即可洗脸。每剂药可水煎3次，并在每次洗前新加进猪胆汁2毫升左右，每天早晚各洗1次，1个月为1个疗程。

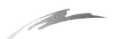

注意：在洗脸时不可用香皂、肥皂，洗后即用干毛巾尽快擦干，治疗期间不能用膏脂，忌辛辣、酒等刺激食物及多脂肪食物。

疗效：此方治疗痤疮248例，痊愈248例，治愈率100%。

引自：《陕西中医》（1989年第10期）、《单方偏方精选》

1840. 单药白果治酒刺116例，有效率100%

配方及用法：白果仁1~2粒。每晚睡前用温水将患部洗净（不能用肥皂或香皂），将去掉外壳的白果仁用刀片切出平面，频搓患部，边搓边削去用过部分，每次用白果仁1~2粒即可。用药的次日早上洗脸后，可搽抹雪花膏之类的护肤剂。

疗效：共治116例，一般用药7~14次，酒刺即消失。

引自：《新中医》（1982年第1期）、《单味中药治病大全》

1841. 我用单药白果浸酒精搽痤疮15天获愈

简某，女，20岁。患脸部痤疮3年，曾使用"暗疮特效霜"等药物治疗无效，后改用白果30克压碎，放于100毫升70%酒精中浸泡一星期，过滤后取药液搽患处，每日2~3次。用药15天痤疮消失，又继用10天巩固疗效，追访观察半年无复发。

百姓验证：湖北藁城市南乡村孟花改，女，32岁，农民。她来信说："朋友患痤疮，经我用本条方试治，一星期就有了明显效果。"

引自：《新中医》（1985年第5期）、《中医单药奇效真传》

1842. 我用山楂粉调黄酒外敷使手挤痤疮所留下的瘢痕消失

武某，男，20岁，学生。1983年3月因手挤面部痤疮，感染化脓，治愈后留一瘢痕。1983年8月求诊，经用山楂粉调黄酒外敷，半月后瘢痕消失，患处皮肤光润如常。

百姓验证：辽宁沈阳市汽车桥厂张伟，男，26岁，工人。他来信说："王某患面部痤疮瘢痕，我用本条方为他治愈。"

引自：《四川中医》（1987年第5期）、《中医单药奇效真传》

1843. 刺激手部合谷穴是治青春痘的有效方法

最近有位女青年来看病，脸长满了青春痘。她急欲治疗青春痘的原因，就是初恋，她希望每天都能和他一起上下班，但是，这一张脸却使她无法开口。我立即传授方法给她：每天必须彻底清洁脸部数回，同时用发夹刺激位于拇指根略下方的合谷穴。她回去后依照此法进行刺激，几周后脸上的面疮大大减少。前几天她告诉我，她的恋爱也很顺利。

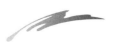

面疱是突出皮肤的赘物，主要是由食物方面引起，而且不良的饮食习惯还可发生便秘。因此，要消除面疱，就应刺激肠部等消化器官，将体内废气排出。最有效的刺激方法就是用发夹刺激合谷穴。每天用尖状物刺激此穴，可抑制体内生产废气，达到治疗面疱、青春痘的目的，同时，也可防止便秘。

另外，刺激神门、二间穴，或是"胃、脾、大肠区"，也同样具有效果，同时作用效果会更好。（见1843条图）

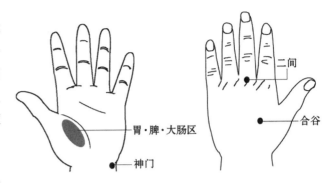

1843条图

1844. 坚持手脚穴位按摩可治愈青春痘

脚部选穴：21，22，23，24，18，19。（见1844条图1）

按摩方法：21穴要用按摩棒小头由上向下推按，双脚取穴，每次每脚每穴推按5分钟。22，23，24三穴要连按，用按摩棒大头从22穴点斜推按至24穴，双脚取穴，每次每脚每三穴推按5～10分钟。18，19两穴要连按，用按摩棒大头推按，右脚取穴，每次每脚每两穴推按5～10分钟。每日按摩2次。

手部按摩：用梅花针刺激19，23，24，37，42穴，每手每穴3分钟，每日数次。（见1844条图2）

注：有关穴位名称及按摩工具制作法，详见本书4145条《手脚穴位按摩疗法》。

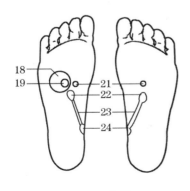

1844条图1

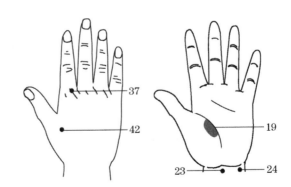

1844条图2

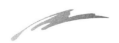

酒糟鼻

1845. 用荸荠片贴鼻尖两侧1个月治愈酒糟鼻

我从《瓜果疗法》一书中看到"荸荠能治寻常疣等皮肤病"后，决定用荸荠试着治治我的酒糟鼻。

我把洗净的荸荠切为两半，然后用切面紧贴鼻尖、鼻翼两侧等部位涂擦，直到把荸荠的白粉浆涂满鼻子的表面，感觉凉丝丝的舒服极了。就这样我每晚坚持涂抹，1个月后鼻部的红斑逐渐消退，瘙痒也不复存在。

荐方人：江苏南京52中学　张晓玲

1846. 我用雄黄治酒糟鼻20余例，均在2周后痊愈

配方及用法：雄黄1克，研成细末，以蛋清少许拌成药糊。先将患鼻用食醋洗净，再用牙签蘸药糊涂于患处，每日3次，每次涂前均用食醋洗去前药，再行涂布。1周见效，2周痊愈。此法简便无痛苦，十分经济。

疗效：我用此法治疗20余例，均获痊愈。

鼻部皮脂腺十分丰富，是螨虫的理想生活环境，而螨虫对雄黄十分敏感，一经接触很快死亡，患者不妨一试。（王彤文）

1847. 我用搓手热鼻法治愈鼻尖红痒

我今年74岁，二三十岁时，鼻子尖发红、发痒，有一次搓手发热往鼻子上捂，顿觉轻松；当天搓捂几次，次日就大有好转，继续搓捂几天鼻子完全好了。以后又经过几次搓捂，至今已40多年没有再犯过。

脸上有时发痒，搓手捂捂，也能止痒。不能用手搔，否则会长起斑点来。

荐方人：安徽宿州市大寺巷9号　陈光祖

1848. 我用家传秘方"二石散"治酒糟鼻很有效

配方及用法：生石膏、生石灰各等份，研细末过筛，用乳钵研匀装瓶备用。用时先将鼻头用清水洗净，然后视患处大小取药粉适量，加烧酒调成泥糊状，外敷患处，每日1次。一般连用2~3次后可痊愈，局部皮肤破溃者禁用。

百姓验证：高某，男，25岁。患酒糟鼻3年，屡治无效，改用此方治疗3次痊愈，随访2年未见复发。

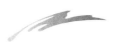

引自：《全国名老中医验方选集》

1849. 我应用本方治酒糟鼻多为1周痊愈

配方及用法：水银9克，核桃3个，大枫子7个（去皮）。上3味共捣碎（勿用铁器），以消毒纱布包好。每日拿药包擦患处3~5次，1周可治愈。

百姓验证：济源县梨林高中任光祥患酒糟鼻，用此方1周治愈。该县城关镇李德患此病，用此方也收到良效。

荐方人：河南济源县卫生局　吴泉

1850. 单药密陀僧调人乳搽患处能治愈酒糟鼻

郭某，男，44岁，患酒糟鼻2年余，精神紧张或进食时潮红明显，微痒。即用密陀僧一味研细末，以人乳调，搽患处10天告愈。

引自：《浙江中医杂志》（1987年第11期）、《中医单药奇效真传》

1851. 单药博落迴浸酒精涂患处也能治愈酒糟鼻

田某，男，40岁，患酒糟鼻已3年余，鼻部及周围严重充血，毛细血管明显扩张，毛囊孔扩大，伴有丘疹和硬块结节。药用博落迴50克研末浸于500毫升95%的酒精中，7日去渣涂抹患处，每日3次，连续治10天，结节变软，丘疹消失，红斑渐退，又连续治疗8天停药，追访1年未复发。

引自：《福建中医药》（1987年第1期）、《中医单药奇效真传》

狐　臭

1852. 润肌皮肤膏治狐臭有根治效果

方法：润肌皮肤膏（成药），每天往患处涂抹2~3次，将药尽量擦入毛孔内，直到皮肤感到疼痛时，药力才发挥作用。此时停止用药，过1星期后再用。

说明：用药后3~4天，腋下出现疼痛，起水疱，并有黄水流出，更加疼痛，随后水疱会变干愈合。用中医的道理讲，当黄水流出，说明腋下汗腺组织已遭破坏。怕的是抹完药不疼不痒，毫无反应。

注意：此药是中成药膏，能消斑、祛湿、润皮肤。主治酒糟鼻、蝴蝶斑、粉刺、白癜风、汗斑、脚气、风癣、钱癣等病，而对狐臭更有奇效。

引自：1990年《健美杂志》

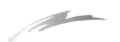

1853. 我孩子的狐臭用明矾水治1个疗程就见效了

我的孩子患腋臭，1993年曾接受激光治疗，花了不少钱，但效果不佳。狐臭给孩子身心带来很大痛苦。正当为此苦恼之时，偶得明矾水擦洗疗法，仅1个疗程，就获得很好的疗效，现在他腋下已无臭味了。我愿将方法介绍给病友，以利康复。

方法：取5%明矾水20毫升，直接蘸取擦洗患部，一日2～3次，10日为1个疗程。擦洗后，最好用爽身粉搽扑，利于患部祛湿护肤，润滑爽身。此疗法对腋臭有明显疗效。

此法尚不能根除，一旦发现腋下有异味要继续擦洗。（边文波）

引自：1996年3月26日《老年报》

1854. 我朋友患狐臭用鲜橘皮搽7天收到了好效果

我有一友十几年前患上狐臭，多方求医，见方就治，药物用了无数，效果不大。后来得一良方，用鲜橘子皮（橘子汁也可）每天多次擦洗患处，2～3天就见好转，5～7天效果更好。

荐方人：山东莱阳　吴旭兴　刘汉明

1855. 我用此药水治狐臭疗效甚佳

近几年来，我用自制的"狐臭药水"外搽治疗狐臭，获得了显著的效果。使用过程中不加其他疗法，未见局部皮肤过敏及周身不适。

配方及用法：取樟脑（结晶）2克，明矾（碾粉末状）2克，石炭酸4克，甘油10毫升，置于瓶内，充分搅匀，使之溶解，然后分装保存备用。用时患者将腋毛剃尽，用温开水把腋窝洗净，擦干后涂上药水，每日3～4次，至治愈为止。1个疗程为2周左右，必要时可延长。

疗效：该药对狐臭的疗效甚佳，比手术切除及其他疗法有优越性。夏初秋末天气凉爽时治疗，效果更好。

百姓验证：江苏灌南县桥西冷冻厂莫福华，男，36岁，专科医生。他来信说："我用此方法治疗腋臭患者近300例，均全部治愈。"

荐方人：安徽庐江县医院　占保平

1856. 用自尿能除腋臭

我友刘华北曾有腋臭，夏天尤其难闻，后由老中医介绍一方治好了。

方法：用自己的小便擦两腋窝，每日1次。擦时应趁小便热时进行，坚持2个星期不断，可消除腋臭。夏日效果更佳。

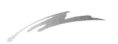

荐方人：河南省西华师范附小　何永全

引自：1997年第4期《老人春秋》

1857. 杨某用自尿治狐臭已10年未复发

杨某，15岁时开始感觉腋窝发臭，到20岁时狐臭严重，曾用多种方剂医治均无效。后经人介绍，采用自尿法，即取自己新鲜尿液涂擦于腋窝，2分钟后将腋窝用清水洗净即可，每日1~2次，连用4~5天便见效。此后10余年未见复发。

引自：广西科技情报研究所《生命水治病100例》

1858. 狐臭治疗方

配方及用法：碘酒300毫升，将50克尖红干辣椒剪成碎片或研成末，放入碘酒中泡15天，每天用药棉擦腋窝1次，连擦40天左右可愈。（尹辑）

引自：1996年8月1日《益寿文摘》

1859. 我用古医方治愈了老同学的狐臭病

我有一位老同学，仪表堂堂，诚实耿直，酷爱文学，大学专攻中文，毕业不到2年，硕果累累，然而爱情上却屡遭挫折，姑娘对他皆敬而远之。其缘由皆因狐臭所致，老同学痛苦不堪。一日，忽来求助于我。我翻遍所存医书，先定两方，请老同学试用，疗效出乎意料的好。

不久，老同学寻得佳偶。自然，我们皆大欢喜。今特将二方出处介绍如下，谨供需用者查考。

方一出于明代医学家方贤续《奇效良方》：治腋气用蒸饼一枚，劈作两片，掺密陀僧细末3克许，急挟在腋下，略睡少时，候冷弃之。如此一腋只用一半。清代褚人获《坚瓠集·广集·卷二》（见《清代笔记丛刊》，上海文明书局印行本）载此方："《真珠船》云：叶元方（人名）平生甘此疾，偶得此方，用一次，遂绝根，录之以传，愿天下人绝此病根。"

方二出自清代朱琰《陶说·卷二》（见《说库》五十三册，上海文明书局1915年版）：余得一方，既简便又极验。桂圆核6枚，胡椒27粒，共研细末。每觉有汗，用棉蘸药扑之，轻者药一料即断根。

百姓验证：湖南衡阳医学院附属医院刘光华来信说："我妻子和女儿都患有狐臭，曾用过西施兰夏露和狐臭清，均不见效。由于一出汗就有狐臭气味，女儿的同学都远离她，不与她来往，女儿很苦恼。我采用本条方二为她们母女治疗，两人共用一料药，不到半个月时间，她们身上的狐臭味就没有了，至今也未复发。"

荐方人：湖北黄州马家巷　南东求

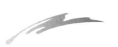

1860. 用消痔灵治狐臭9例

治疗方法：患者仰卧，手臂上举，术前腋窝皮肤剃毛，碘酒、酒精消毒后，用20毫升注射器，5号半皮试针头，吸取消痔灵药液（注：消痔灵注射液10毫升加2%普鲁卡因2毫升），注射于两侧腋窝区域的浅层皮下，使药液均匀地达到腋窝大汗腺分布区的皮下组织。注射完毕后再次消毒，轻揉局部半分钟，使药液分布均匀，然后覆盖无菌纱布，一般每次每侧注射量为15~20毫升。

疗效：治疗9例均获痊愈。其中1次治愈者6例，2次治愈者3例。近期随访3年，未见复发。

荐方人：陕西省蒲城县城关镇痔瘘医院　薛勇宏

1861. 我练腋下呼吸法49天果然将狐臭治愈

我患有狐臭，到了夏天日子尤为难过。有时腋下有味而夹紧胳膊，结果是汗液排泄受阻，越来越臭。用过不少治法，但无济于事。后看到一则据说能根治狐臭的腋下呼吸功法，试着练练，早晚各1次，按要求练满1个疗程计49天，狐臭消失，效果极好。

方法：采取站势，双手手指在腹前交叉，手心向上，然后一边抬高手臂，一边使手心翻转向前，此时配合用口呼气，手臂尽量高举，眼睛凝视手指，上身可稍向后仰。呼气毕闭口，用鼻吸气，姿势恢复到原来的站势。此为1遍，可反复多做几遍。

荐方人：山东省新泰市石油公司工会

1862. 用蛛轻粉外搽治狐臭30例仅有1例无效

配方及用法：蜘蛛5个，轻粉3克。将蜘蛛用黄泥包好，放火内烧红后取出放凉，然后将黄泥去掉，加轻粉3克，研制成细末。先用75%酒精擦洗腋窝，然后外搽蛛轻粉。每日3次，5日为1个疗程。

疗效：用此法治疗30例腋臭患者，1个疗程治愈者20例，2个疗程治愈者6例，3个疗程治愈者2例，有效1例，无效1例。

注意：本品擦洗后，若局部出现发红、发热、发痒、疱疹等现象，可用赛庚定软膏处理。本品为外用药，严禁内服。

荐方人：河南省郏县茨芭乡卫生院　何少强　何少增　薛红梅

1863. 三仙腋膏治狐臭效果甚佳

配方及用法：红升丹、东丹、轻粉、硫黄、公丁香（比例12∶30∶18∶30∶10），共碾细混匀，加入热化后的凡士林调匀，制成三仙腋膏，装在有色瓶内备用。每

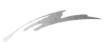

次取饭粒大涂搽腋下,一日1次,连用10天。

百姓验证:李某,男,37岁。重度狐臭10余年,曾用多种方法治疗效浅。用三仙腋膏治疗10次,腋下干燥,汗液减少,狐臭除。1年余未见复发。

荐方人:四川省璧山县六塘乡卫生院　杨忠厚

1864. 自配香粉可治狐臭

配方及用法:公丁香、小茴香各10克,红升丹、硫黄、滑石各15克,密陀僧、枯矾各25克。将上述药物粉碎研细,过细筛,然后再混研,过细筛。将混研过筛的药粉装入茶色瓶中,密封保存。治疗时,用棉花团或海绵块蘸着香粉揉动涂擦腋窝部,涂一次蘸一下香粉,涂擦5次。如此为1个疗程,连续涂擦5天。为巩固疗效,不论涂擦几次,腋臭消失者均再继续涂擦14日方止。经1个疗程病人多能治愈。

荐方人:广西桂林英山柴油机总厂医院　林中

1865. 我用李寿山秘方治狐臭188例

配方及用法:公丁香18克,红升丹27克,石膏45克。将丁香和石膏(石膏洗净,将所夹石块及砂质去除)粉碎,研细,红升丹研成粉末,均过7号筛。然后将三种药混研,再过7号筛。装入茶色瓶内,密封保存。用棉花团蘸着腋香粉揉动涂擦腋窝部,涂擦5遍(每遍均蘸一下腋香粉),如此为1次。每日1次,连续涂擦5次(日)判定疗效。为了巩固疗效,不论涂擦几次,腋臭消失者均再继续涂擦至10次(日)为止。

疗效:治疗腋臭188例,结果188例均获治愈。其中,用腋香粉治疗1次(日)腋臭消失者6例,2次(日)消失者19例,3次(日)消失者137例,4次(日)消失者21例,5次(日)消失者5例。经随访观察,治愈后1年内无复发者,1~2年复发者21例,3年复发者42例。

荐方人:辽宁大连市中心医院　孙迅

1866. 我用碘酒辣椒治愈了邻居的狐臭

配方及用法:将辣椒(朝天椒为佳)2~3个切成小段放于瓶内,再将2%~2.5%的碘酊10毫升加入瓶内,密封摇荡后放置备用。若用量较大,可在100毫升同样浓度的碘酊中加入30个小段辣椒。用棉签(或棉球)饱蘸药液,充分涂擦腋窝,每日3次,连用7天为1个疗程。

疗效:辽宁省朝阳市解放军234医院收治256例患者,用此方治疗均获痊愈。

百姓验证:黑龙江齐齐哈尔市电信局李再国,男,47岁,干部。他来信说:

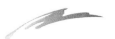

"邻居患狐臭,我用本条方为他治疗,狐臭消失。"

引自:《实用西医验方》

1867. 用枯痔液治狐臭150例,有效率100%

枯痔液一般临床用于治疗痔疮。解放军第100医院童章木等同志用枯痔液治疗腋臭150例,获得良好效果。150例中治愈130例,有效20例。

配方及用法: 先做奴夫卡因皮试。腋窝部皮肤消毒后,用注射器抽吸枯痔液(由枯矾60克,雄黄、赤石脂、血竭各26.8克,黄连31.3克,朱砂8.9克组成,注射用水加至1000毫升)10毫升和1%奴夫卡因30毫升,接5~7号针头,自腋毛分布内外侧缘中点,以15度角刺入真皮深层和皮下浅筋膜内,边进针边注药,作扇形浸润注射,使全部毛发分布区皮肤隆起。注完后用无菌纱布按揉,使药液均匀分布。3周后重复注射1次。必要时作第3次注射。注药后局部有硬块,2个月后可吸收。本法简单易行,无疼痛,一般注射2~3次可治愈。

荐方人: 江苏盐城军分区卫生厅　蒋忠

1868. 我以洗必泰治狐臭10次可痊愈

洗必泰是一种表面皮肤消毒剂,可杀灭细菌,消除异味,是治疗狐臭的理想药物。

配方及用法: 取洗必泰4克,加入75%酒精100毫升和适量的香水,摇匀。先用香皂和温水将局部清洗干净,然后用棉球将药液擦于患处。每次用药可保持7~10天,然后再重新擦洗。一般用药10次左右可使腋臭治愈,不再复发。药水只需配制一次,用瓶装并封好备用。

百姓验证: 四川营山县城管局姚代树来信说:"我用本条方治好几位狐臭患者。他们都说,用上药就没有臭味了。"

荐方人: 江苏盐城　蒋忠

1869. 石灰调醋治腋臭1周可愈

方法: 选用优质食醋,调入石灰粉,洗净患处拭干后涂敷,一日3次,约1周即可痊愈。(陈士起)

引自:1996年10月5日《晚晴报》

1870. "芳草"牙膏配曲酒治狐臭5次可治愈

先将"芳草"牙膏与食用曲酒(品种不限)以3∶7比例配好(随用随配),之后将患处洗净涂上混合液,觉得局部凉爽时即可(最好连涂几遍)。使用后患处出汗较多,必须频繁清洗。如果狐臭气再次产生时,应及时冲洗复治。一般连续

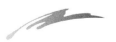

使用5次可治愈。

荐方人：浙江龙泉市卫生防疫站　郭振东

引自：1997年第7期《农家科技》

1871. 用山姜5天治愈1例狐臭患者

配方及用法：山姜适量。先用热水敷洗腋窝10～15分钟，再用山姜（生姜也可）轻擦局部，擦至皮肤轻度充血为度（切不可用力过大，以免擦伤皮肤），然后用3%～4%碘酒涂局部。每天1～2次，10次左右可痊愈。

百姓验证：符某，男，患狐臭已5年。用上法治疗，每天2次，5天即愈。后又间歇涂数次，至今7年无复发。

引自：1981年《广西中医药》增刊

1872. 一妇女患双侧腋臭多年，用壁虫搽患部5天获愈

蒋某，女，31岁。双侧腋臭已数年，气味冲鼻难闻，尤以夏天为甚。曾用多种方法治疗，无明显好转。取壁虫2～3个，用泥包裹放火炭中烧至泥微焦，取出加冰片少许，共研细末，搓擦腋窝，每晚1次（洗澡后用药效果更佳），治疗5天获愈。

注：壁虫又称壁钱，为壁钱科动物壁钱的全虫。采得后，用开水烫死或晒干，或炒用。咸平无毒，治疗腋臭、喉痹、牙疳等症效佳。

引自：《广西中医药》（1981年第3期）、《中医单药奇效真传》

1873. 用密陀僧饼治狐臭有效

配方及用法：密陀僧6克。先用面粉做成蒸饼（约1厘米厚），趁热将饼劈为两片，每片放入密陀僧6克，就热急夹于腋下，略卧片刻。药冷了温热，用数次后弃去，隔日再用上法治疗1次。

百姓验证：孙某，女，36岁，自幼腋下即有狐臭。经本法治疗1次，狐臭大减，隔日再用1次，狐臭基本消失。

引自：《中医杂志》（1964年第11期）、《单味中药治病大全》

尖锐湿疣

1874. 我用国产5-氟尿嘧啶涂擦治尖锐湿疣有效率100%

配方及用法：2.5%的国产5-氟尿嘧啶注射液10毫升加入1%奴夫卡因1毫

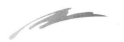

升，用棉签蘸药液涂擦疣体表面，使疣体变白即可。每日涂2次，7天为1个疗程，一般治疗2~3个疗程。

注意：①涂药每日不超过2次。②蘸药液不宜太多。③涂药后10分钟不宜活动，防止摩擦后破溃。

百姓验证：广西玉林市东门路127号丘家旭，男，59岁，公务员。他来信说："陈林2年前龟头开始发臭，有分泌物，不疼不痒，后出现淡红色丘疹，渐渐扩大成菜花样，经医院诊断为尖锐湿疣。曾在地区红十字会医院花1800余元用电离子机治疗，口服进口药，注射干扰素针，治疗几个月好转，过后菜花样物又复长出来。在市面上买'尖迪疣'花200多元，用后效果仍然不佳。后来到铁路医院又花1200余元治疗，还是未能根治。患者把病情告诉我，我用本条方为他治疗，花30余元钱买药，用药10余次就基本上治愈了。真是想不到，大医院治不好的疑难杂症，用本方治疗竟收到了意想不到的效果。"

引自：《新医学》（1990年第5期）、《实用西医验方》

扁平疣

1875. 我用无极膏治好二女儿食指处疣病

1994年春，我的二女儿右手背靠近食指关节处长了一个黄豆大的扁平疣（浙江、上海等地把它称作"老鼠奶"）。到了夏天，长得已有半颗蚕豆大了。我爱人带孩子到医院诊治，用外科手术切除它。谁知到9月份，它又长了出来，而且和原来的一样大。听医生说，这是病毒引起的。家中正好有2盒武钢二姨妈带来的无极膏，我就想到用它试治。我们让孩子保持疣的清洁、干燥，每晚则在患处搽一点无极膏。只搽了三四天，发现疣子变软了；1周后，疣子周围开始与皮肤脱离；2周后完全脱落。从去年10月至今，再没有复发。我们只用1盒无极膏就治好了。

按语：疑为寻常疣，可能不是扁平疣。

荐方人：湖北省黄石市下钢总厂科协　金志伟

1876. 我用生姜根治好了鬓角上黄豆大皮疣

皮疣是老年人常见的皮肤病，大多长在面部或头部。

本人不知从何时开始在鬓角上也长了一块黄豆大的皮疣，理发刮面时很不方便。一次做菜切生姜时我试着将生姜的剖面在皮疣的表面轻轻地摩擦，接连

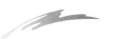

擦了几次，皮疣便自行脱落。几天之后皮疣又有再生的现象，于是我又用切开的生姜剖面早晚在皮疣表面轻轻摩擦两三天，结果皮疣彻底脱尽再也没有复发。（郏天宝）

引自：1997年3月30日《辽宁老年报》

1877. 我身上的近20个扁平疣只用墨鱼骨擦全部掉光

我两手面上长了16个如同绿豆大小的扁平疣，经常用指甲剪和刀刮，刮掉后不几天又长了出来。我先后到省内外几家医院都没治好。后来我得到一个单方，说用墨鱼骨能治好扁平疣。我按照单方，先把患处用酒精或开水洗净，用小刀或剪子把手上的扁平疣刮一刮（刮出血为止），用墨鱼骨在患处来回摩擦1分钟左右，几天后扁平疣全部掉完，至今未复发。去年，我身上和脖子上又长了几个扁平疣，今年春节时，我找到了墨鱼骨，按照原来的单方治疗后，果真又全部掉了。

荐方人：河南开封市郊区公安分局　郭利人

引自：1997年第9期《老人春秋》

1878. 我手术无效的扁平疣只吃海带而治愈

扁平疣的症状是皮肤上出现跟正常皮肤颜色相同或黄褐色的突起，表面干燥而粗糙，多长在面部或手背处，不痛不痒。虽说无异常反应，但影响形象。我曾因手背、小腿处长有扁平疣，采用过手术切除、药物治疗，均不见效，且愈长愈多，心理负担也愈来愈重。

一位朋友告诉我，吃海带可治愈扁平疣。我抱着试试看的态度，连续吃了半个多月。1个月后，疣自然消失且不留任何痕迹，效果很好。其方法很简单：根据个人的喜好，将海带洗净后，炖、炒、拌着吃均可（做下饭菜）。连续吃一段时间，即可见效。此法简便易行，有同类病情的患者不妨一试。

荐方人：四川省简阳阳安中学　张淑兰

1879. 用朱冰散治扁平疣及痤疮200例

配方及用法：黄烧纸100张，锦油纸100张（质软易浸入油之食品包装纸），朱砂粉20克，冰片30克。①备薄铁片约手掌大小一块（如煤铲等），放火上加温后，将朱砂粉分3次先后均匀地撒在铁片上，接着徐徐少量多次撒加冰片于朱砂粉上（铁片温度以撒加冰片后即冒出气为宜），然后将备好散开的黄烧纸放在加温后药物冒出的白气上熏蒸上下两面，将100张纸熏完即成。②取用药熏过的黄烧纸及同样大小的锦油纸各一张，合卷毛笔杆粗细的圆桶状，放入封闭的塑料袋中，以不漏气为好。③使用时取圆桶纸1~2支，点燃一端后熄灭火焰，用冒出的

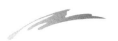

烟气熏疣部位30~40分钟，一日1次。

注意事项：使用本法治疗后，见有面部个别深褐色疣体不能消退者，可取中药鸦胆子1~2粒，取掉外表粗皮，将其仁稍加压后轻轻涂擦疣部，3~4日即可消退，不留瘢痕。

疗效：200例患者均用过其他疗法无效，用本法治疗全部治愈，无毒副作用。

百姓验证：汪某，女，27岁，患扁平疣约4年，疣体呈深褐色。因影响婚事，曾内服中西药及用过多种化妆品，先后行电灼、冷冻等疗法无效，使用朱冰散卷外熏后40天疣丘逐渐消退，至今未复发。

荐方人：陕西省铜川市人民医院中医科　和成斌

引自：《亲献中药外治偏方秘方》

1880. 克疣灵治传染性扁平疣31例全部有效

配方及用法：取新鲜芝麻花根部的白水，直接擦在扁平疣上，每日1~2次，连用2~3天即可愈。如果把扁平疣最早出现的且最大的用针刺破涂擦，效果更好，有的1次即可愈。没有发现毒副作用及感染。

疗效：观察病例31例，总有效率100%。

荐方人：河南省焦作市第二人民医院小儿科副主任　张慧君

引自：《亲献中药外治偏方秘方》

1881. 我用柴胡注射液治扁平疣有效率100%

配方及用法：柴胡注射液。采用2毫升／支柴胡注射液，用棉签涂搽皮损处，每日3次。一般用药10~15支，扁平疣即全部消退，局部无痕迹。

疗效：有效率100%。

百姓验证：陕西咸阳市干休所115号崔惟光，男，76岁，离休干部。他来信说："我亲属从银川来，其身上长有很多扁平疣，虽然不痛不痒，但很不美观。我用本条方为她治疗1周痊愈。"

引自：《新医学》（1989年第8期）、《实用西医验方》

1882. 用福尔马林液治扁平疣30例

配方及用法：取纯福尔马林液5毫升加入75%酒精95毫升内，密封备用。用棉签蘸上药液涂于疣面，尽量不要涂在健康皮肤上。较大之扁平疣可先用消毒刀片搔刮疣面，效果更好，一般每天涂2次，7天为1个疗程。

疗效：江西省军区门诊部肖汉清医师治疗30例，收到显著效果。

引自：《实用西医验方》

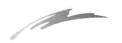

1883. 灵灰散治扁平疣21例均痊愈且不留痕迹

主治：疥癣湿疮、软疣、扁平疣。

配方及用法：威灵仙50克，生桑枝120克，生石灰50克。将威灵仙加水800毫升浸泡2小时后用文火煎至200~300毫升，桑枝烧成灰研末，然后把桑枝灰、石灰混合威灵仙煎液摇匀备用。每日擦3~4次。

按语：威灵仙能解毒消炎，有抗痛风及抗组织胺作用，对金黄色葡萄球菌、痢疾杆菌有抑制作用。桑枝灰性味苦平无毒，功用祛风湿，能治脚气浮肿、肌体风痒、毒痈、紫癜风等。生石灰燥湿杀虫蚀恶肉，治疥癣湿疮、赘疣等。以上3味药物配制为灵灰散。

疗效：治疗21例扁平疣患者，用药最短10天，最长25天全部告愈。无1例用药超过1剂药量。大面积涂擦未见皮肤过敏和其他不良反应。

百姓验证：邓某，男，20岁。面额部病变呈米粒状，两颊较多，手背、足背呈散在性，其色略深于皮肤，无痛痒，诊断扁平疣。经医院皮肤科医治无效，特配灵灰散外擦治疗，外治15天，其疣全部消失，未遗留任何痕迹。

荐方人：广西岑溪市河三矿医院　周远南

1884. 鸦胆子血竭生石灰治扁平疣一次治愈不再复发

配方及用法：鸦胆子、血竭各15克，生石灰30克，共研细粉，撒于患处，揉搓1~2分钟。

疗效：1次即愈，不再复发。

引自：《实用民间土单验秘方一千首》

1885. 木香苡仁汤治扁平疣33例均获痊愈

配方及用法：木贼、生苡仁各100克，香附15克。上药加水1000毫升，浸泡30分钟，然后加热煮沸1小时，倾出滤液，再将药渣加水500毫升，用同法煎煮，合并两次汤液待用。先将患处用热水洗净，然后将药液加热至30℃左右，外洗患部并用力摩擦，直至患处发红，疣破为度。再用鸦胆子5粒去壳捣烂，用一层纱布包如球状，用力摩擦，每次10分钟。以上治疗早晚各1次，1周为1个疗程（外洗汤液每3天1剂，鸦胆子每天更换1次）。

疗效：治疗33例，均获痊愈。

引自：《四川中医》（1987年第5期）、《实用专病专方临床大全》

1886. 薏苡仁加白糖服已治愈多家医院未能治好的扁平疣

张某，女，21岁。双手背患扁平疣半年，后发展到面部，曾到多家医院治疗无

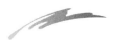

效。遂用薏苡仁50克,煮熟(薏苡仁刚裂开)后,加白糖少许,与水同时服下,每日1剂。服15剂,大部分疣块脱落,再服5剂,疣疹消失而愈。

引自:《湖南中医杂志》(1987年第1期)、《中医单药奇效真传》

寻常疣(瘊子)

1887. 我用本方治身体各部位瘊子均有显效

配方及用法:用一根粗铁丝,一头缠上新药棉,蘸取液氮水涂在瘊子上,注意不要涂到好肉上,每星期涂1次,2~3次即可,1个月左右瘊子逐渐退落,以后不再复发。涂液氮水后,皮肤有轻微的干裂脱皮现象,搽点凡士林油过几天就好了。

注意:液氮水在各畜牧部门的商店有售。此液不易倒取,应蘸取。

此方是我个人试验成功的。原来我的两手心和手背长有多个瘊子,总不是碰着这个出血,就是碰着那个出血,很难受。人们见了都说:"赶快治治吧,难看死了。"我曾用过很多方治疗,均无疗效。一个偶然的机会,用液氮水涂抹了所有瘊子,谁知1个月左右,大小瘊子竟奇迹般开始脱落了。现在已3年多,一个瘊子也没有了,可见此方之神奇。后来我又把此方推荐给别人使用,同样是个个见效。

百姓验证:辽宁清原县湾甸子镇二道湾村王安才,男,53岁,农民。他来信说:"我用本条方和1900,1905条方联合治疗24人的瘊子,用药后均痊愈。"

荐方人:山西灵丘县　王向军

1888. 我手脚掌30余个瘊子因吃泡菜全部无影无踪了

不知从什么时候起,我的左脚脚掌上长出20多个瘊子,经常感到走路不方便,而且随着洗脚时手与脚的接触,左手拇指、食指与中指也一共长出5个小瘊子,捏东西时便隐隐作痛,工作生活都受到影响。曾请教过皮肤科名医,被告之必须先口服一段时间的抗病毒药物,然后手术割除。我平时最怕动手术,可偏偏却碰上了这个要开刀的小病。怕归怕,但得了病总是要治的。因此,当时也做好了去挨一刀的思想准备。

去年夏天气候炎热,食欲不振。为了开胃,买了些泡菜佐餐,几乎顿顿都要吃几片泡菜叶,两个星期后,意外发现手上的那几个瘊子似乎变得小了。于是,当时便仔细地回想了一下两个星期以来的饮食结构,确信是泡菜在起作用。惊喜之余,泡菜便列上了后来一日三餐的食谱。就这样又吃了大约不到1个月时间,左手

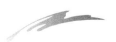

左脚上的大约30多个瘊子全都无影无踪了。（咸阳）

1889. 我右手背的7个瘊子用蒜瓣擦很快痊愈

我在野外施工时，右手背上不知不觉长出了7个瘊子。当时受条件所限没治。我想大蒜能治百病，且易取得，便每晚睡前把蒜瓣削去一点擦瘊子，擦到没汁液了，再削去一点继续擦。每晚擦两三瓣大蒜，火辣辣的。不到10天，瘊子全掉了，此后我再未长过瘊子。亲友们有长瘊子的，我都向他们介绍此法。

百姓验证：上海市殷行路殷行三屯161号吕德芳，男，75岁，退休。他来信说："我本人大腿内侧及面部生有3个瘊子，已有1年多，大腿上的瘊子如黄豆粒大，心理上有很大负担。后来我用本条方治疗，不到10天瘊子逐渐退化，最后消失。"

荐方人：安徽宿州市探测队　迎祥龙

1890. 我手脸长刺瘊100多个，只用荆芥搽10天全部掉光

我面部、手部长刺瘊已3年，多时达100多个，虽没有多大痛苦，但影响美观。经多方求医，包括打针、吃药、手术、激光等都没有根除，且越来越严重。后来听人介绍，用荆芥擦刺瘊可治愈。我按介绍的方法，把荆芥洗净去根，用纱布包好揉出水分再擦患处。经过10天治疗，刺瘊全部掉光。

荐方人：河南开封市鼓楼公安分局　孔庆安

1891. 我手脚长瘊子、鸡眼多个，只搽煤油10天而平复如常

我曾手上长瘊子，大趾上长鸡眼，多方治疗无效。偶见一书上介绍："用布头或棉花蘸煤油（汽油也可）在疙瘩上反复摩擦，每日数次，每次几分钟，10天左右，患处平复如常，无丝毫痕迹，永不复发。"试之，果然神效。

引自：1996年1月11日《益寿文摘》

1892. 我手背上的豆大寻常疣最后终被鸡眼膏消灭了

记得在1990年夏季，我的左手背大拇指根部出现了一个米粒大小状若菜花的赘生物。此物虽不痛不痒，无甚妨碍，但总觉得有伤大雅，因此在空余时间我用手剥，用剪刀修剪，甚至用牙齿咬，一心想把它消灭在萌芽状态。殊不知事与愿违，没有多长时间，已变成黄豆般大小了。

于是，我一边多方打听医治良方，一边寻觅书籍求助。据书载，这是由病毒接触传染的一种常见皮肤病，现代医学称作"疣"，而我所生的称为"寻常疣"。

于是就向正规医院"求救"，打针吃药，冷冻激光，折腾了好些时日，疣还是如"野火烧不尽，春风吹又生"般地复生。

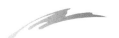

我妻子提醒我，何不用鸡眼膏敷贴试试呢？请教了厂医务室医生，都认为寻常疣和鸡眼的症状有些相似，只是一个向外长，一个向内长，试试也无妨。按照贴鸡眼膏的顺序，我用温水洗净患处，用鸡眼膏贴24小时后揭去药膏，清除软化层，再换贴新药膏。经过10多天，手背侧的疣体渐渐缩小变软，最后消失，并且光滑如初。现在10多年过去了，寻常疣没有再复发过。（徐亚军）

引自：1996年9月17日《家庭保健报》

1893. 我右眼皮下赘肉用茄皮治消除了

我已年过花甲，去年冬季右眼皮下长一赘肉，并逐日增大，想了很多办法都没消除。

有一次，我让家人买回2个茄子，每天撕下茄子皮在患处擦数次，现撕现擦，2个茄子用完，未满半月赘肉就消失了。（王九如）

百姓验证：辽宁北宁市沟帮子技校邹明胜，男，60岁，教师。他来信说："我女儿眼皮上长一赘肉，我抱着试试看的想法用本条方为她治疗，只治疗10天，赘生物就不知不觉地消失了。这方法太灵了！"

1894. 我用麦穗秸泡水涂擦刺瘊与鸡眼有良效

2年前，我在南京《周末》报上看到"麦穗秸治刺瘊、鸡眼"这一偏方。在此偏方基础上，我又加用清凉油，疗效更佳，已治愈数人。现介绍如下：

将100克左右的旧麦穗秸放入碗里，倒适量清水泡2～3天。每天早晨和晚上，用清凉油将患处擦1遍，过10分钟后，再用浸泡麦穗秸的清水将患处擦洗搓揉1遍。1周左右，刺瘊和鸡眼会在不知不觉、不痛不痒的情况下自然消失。

荐方人：四川省开江县沙坝场卫生院　袁博渊

引自：1997年第7期《农家科技》

1895. 我头部的瘊子用香墨涂治后自然消失了

方法：优质香墨一锭。将墨锭蘸水涂患处，1日数次，2～3天瘊子即可自然消失。我头部长一瘊子，手术后月余又长了出来，且更大了。一次出差去某地，理发时理发师说香墨可治。理发后我去商店买了锭上好的香墨，买后随即用口水抹了1次，晚上又抹了1次。第二天回到单位，睡前抹1次，第三天起床后梳头时瘊子没了，在床上找好久，又反复在头部看数次，才悟到瘊子是自然消失了。用这墨治好了好多个长瘊的同志，也都是三四天内治好的。

荐方人：河南宝丰县　聂先生

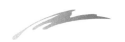

1896. 我用狗尾巴草茎根治好了多位朋友的瘊子

方法：找一根狗尾巴草的茎（像麦穗样的毛毛草），冬季干枯的茎也可以，用手捻动草茎慢慢扎向瘊子的基部。瘊子看起来很坚硬，但此草茎却能慢慢扎透穿过瘊子。然后再十字形交叉扎进一根草茎，把露出的两端剪短，这样就切断了瘊子的血液供应。不论多大的瘊子都能逐渐枯萎，大约过1个月的时间瘊子即可自行脱落，皮肤不留一点痕迹。我不是医生，却用此法为五六位朋友治掉了瘊子，这种方法没有疼痛，也不用花一分钱。

荐方人：辽宁沈阳市和平区保安寺街24巷1号楼232号　牛巨贵

1897. 此二法治寻常疣151例

配方及用法：①碘酊20毫升，浸泡火柴头20根，以不湿不干为度。疣体表面常规消毒，用碘酊浸泡过的火柴头轻微剥离，火柴头掉后再换一根。当疣体充血柔软后，再用火柴头从疣体根部快速剥离，至剥掉为止，然后用消毒敷料包扎，3天即愈。②对数量多的寻常疣，选取疣中时间最长、最大的一个作为针刺对象。常规消毒后，用针灸针从疣的中央刺入，深达疣的底部，捻转10～15转后拔出，针刺1次即可，其他疣可全部脱落。一般针刺后15～30天，疣即可全部脱落，不留瘢痕及色素沉着。

疗效：20多年来，共治疗寻常疣15例，全部治愈。疣体全部消失，不痒，不留任何斑痕，皮肤光滑，肤色恢复正常，不感染，无任何副作用，治愈率达100%。

按语：寻常疣俗称"瘊子"、"鱼鳞痔"，《外科启玄》取名"千日疮"，是一种病毒感染的常见皮肤病，多见于儿童及青年。经临床实践，单个疣用碘酊浸泡火柴头进行剥离，数量多的用针刺疗法，均有奇效，且有简、便、廉的特点，值得推广应用。

荐方人：辽宁省锦西市连山区二医院中医科主任　贾焕成
引自：《当代中医师灵验奇方真传》

1898. 用新洁尔灭溶液治寻常疣100例

配方及用法：5%新洁尔灭溶液。先用2%高锰酸钾溶液清洗患处，然后用棉签或火柴梗蘸少许新洁尔灭液点于寻常疣上（切勿涂在正常皮肤或黏膜上）。一般每日点1次或隔日1次，共计3～12次即可。

疗效：1990年第1期《临床皮肤科杂志》报道100例，7～14天全部治愈。
引自：《实用西医验方》

1899. 消疣康治寻常疣50例均1次治愈

配方及用法：生石灰块100～200克，放入治疗盘内，加水少许产生热化作

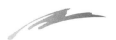

用，使之变成干燥粉末即可。使用时，局部消毒（发际内先剃头，眼周围施治时应注意保护），医者用左手拇指和食指固定疣周围的皮肤，以右手拇指和食指取石灰粉放在疣上，并用食指尖揉摩，经反复多次进行，可见疣逐步脱落。揉摩时间：小的疣2～3分钟，大的5～7分钟。有时大的疣可能有少许渗血，但只要有足够的石灰粉揉摩，渗血即止。一般要求疣根部有明显的石灰粉，然后用酒精棉球擦拭，以敷料胶布包扎。揉擦过程中，患者除感觉轻度的局部隐痛外，别无不适。

疗效：治疗50例（多者10个以上）均一次处理完毕。一般于治后2～3天局部呈灰样沉着，结成硬痂，5～7天硬痂脱落，表面光滑，不留疤痕。

注意：上述石灰粉必须临时配制，否则影响疗效。水勿过多，如石灰粉过度潮湿或成糊状、乳状时，均无效。

引自：《实用专病专方临床大全》

1900. 我以消疣散治寻常疣有良效

配方及用法：生石灰、明矾、食盐、食碱各等份，共研细粉装瓶备用。取药粉3克，用冷水搅拌成稠糊状，用针将患处挑破见血，用药棉擦净，敷药如玉米粒大于患处，不宜用纱布覆盖，2～3小时后可将干燥药粉去掉，脸、手部12小时，脚部5天内勿洗患处。

疗效：敷药后无疼痛，愈后不留瘢痕，疣3～7天后自行脱落。30多年来治疗寻常疣患者多例，皆1次治愈。

按语：方中石灰去死肌，去赘肉；明矾蚀恶疮；食盐解毒凉血，止痒定痛；碱去湿热，有腐蚀之效。四药合用，对消疣有奇效。本方具备简、便、廉之特点，且药源易采，疗效可靠。

百姓验证：北京市顺义区大孙庄镇石各庄孙东复，男，62岁，教师。他来信说："我亲属孙红如两手臂长有20多个大小不等的寻常疣，很不雅观，多方治疗始终不见效。后来我按本条方自配药粉给她用，半个月后，她的寻常疣已全部脱落，皮肤完好如初。"

荐方人：河北省石家庄市　白锡二

引自：《当代中医师灵验奇方真传》

1901. 鲜狼毒汁外搽治寻常疣500余例，有效率100%

配方及用法：鲜狼毒1块。先将疣体用清水洗净擦干，把狼毒折断取汁涂于疣体上，每日1次，一般2～4次疣体可自行脱落。此药有大毒，严禁内服。

疗效：用狼毒汁外搽治疗寻常疣50余例，均获痊愈，有效率100%。

引自：《四川中医》（1987年第12期）、《单味中药治病大全》

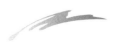

1902. 紫硇砂外敷治寻常疣89例全部治愈

配方及用法：紫硇砂30克，研成极细末装瓶备用。使用时选择1枚最大的疣体，洗净擦干，取硇砂1.5克，敷于疣体上，然后用胶布固定。1周为1个疗程。

疗效：治疗89例寻常疣，均获痊愈，治愈率100%。

注意：该药品易溶于水，故敷药后不可与水接触。敷药期间忌食辛辣燥热之品。

引自：《新中医》（1988年第3期）、《单味中药治病大全》

1903. 鲜半夏搽剂治寻常疣215例，有效率100%

配方及用法：鲜半夏。将疣局部用温水泡洗10～20分钟，用消毒刀片轻轻刮去表面角化层。再将7—9月采挖的鲜半夏洗净去皮，在寻常疣局部涂擦1～2分钟，每天3～4次。一般只涂擦初发疣（母痤）即可，若继发疣较大较多时，可逐个进行涂擦，效果更好。

疗效：此方治疗寻常疣215例，痊愈率达96.74%。

引自：《山东中医杂志》（1991年第4期）、《单方偏方精选》

1904. 芝麻花治寻常疣250例，有效率100%

配方及用法：取新鲜芝麻花适量，揉搓患处，每天3次，7～10天可见效。如为干品芝麻花，可用水浸泡30分钟，煎沸，冷却后涂擦患处。

疗效：上方治疗寻常疣250例，痊愈228例，好转22例，无一例失败，有效率100%。

引自：《湖北中医杂志》（1988年第4期）、《单方偏方精选》

1905. 我利用鲜芝麻花治刺瘊痊愈快

方法：采鲜芝麻花二三十朵，将其逐一揉碎于刺瘊表面，要多搓揉几下，不必包扎。每天揉1次（时间早晚不限），大约揉10次可治愈。

以上方法在治疗过程中不疼不痒，愈后患处无疤痕。

注：每揉1次即需要二三十朵芝麻花。

百姓验证：湖北武汉市青山区白玉山95号罗春莲，女，51岁，工人。她来信说："我颈部和前胸处长有5个瘊子，因觉得不碍事，一直未在意。但后来却越来越大，洗澡擦身都非常不方便，我便用本条方治疗，仅1周时间，5个瘊子就全部消失了。"

荐方人：河南焦作中站区化工厂　　新古椿

1906. 陈醋鸡蛋治瘊子22例均痊愈

配方及用法：鸡蛋（鸭蛋亦可）5～10个，陈醋适量。先用针在蛋的小头端刺

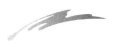

小孔数个,即放入陈醋内浸泡(醋要浸没蛋)。浸泡7～10天后,取蛋煮熟吃,每天1个。

疗效: 治疗22例,全部治愈。一般5～10天后,母疣开始脱落,然后子疣相继脱落。

百姓验证: 陈某,男,12岁。一年前右食指背侧第一节生一寻常疣,开始只有米粒大,逐渐增至黄豆大,且先后于手背及腕部继发9个。用本法治疗8天,母疣脱落,接着子疣逐渐消失,未留瘢痕。随访3年未见复发。

引自:《赤脚医生》(1976年第4期)、1981年广西中医学院《广西中医药》增刊

1907. 废电池油治四肢鱼痣1次即愈

配方及用法: 取废电池1个,砸开锌皮,用小刀削下白色糨糊状油(如已干涸则另换电池)备用。根据患者记忆,选择首先发生的那个鱼痣,先用温水泡洗后,用小刀将其挨皮肤刮掉,立即敷上废电池油,盖棉垫包扎。3～4天后,患处发炎化脓,但对健康皮肤无损害。换几次药后,伤口愈合。日后其他鱼痣无形中就隐没了。

百姓验证: 肖某,男,21岁。四肢面部均长满鱼痣,大如蚕豆,小如橘核,数达百个以上,时逾5年之久。经用上方治疗1次即愈,随访2年无复发。

引自: 1977年第3期《新中医》、1981年广西中医学院《广西中医药》增刊

1908. 用老茄子汁搽治瘊子可获愈

方法: 老茄子水用日头晒成汁,搽在瘊子顶上即愈。

荐方人: 辽宁东港市花园小区公安街27栋楼103室　　王士永

1909. 冰片烧灼治寻常疣21例均1次治愈

配方及用法: 中药冰片。取一胶布,中间剪一小孔,孔大小与疣体相适应,将胶布贴于皮肤,保护疣体周围皮肤,疣体从小孔中露出。取一粒半粒米大小的冰片放于疣顶上,点燃冰片至冰片燃尽。如疣体较大,可用2～3粒冰片重复烧尽,至疣体变白为止。2～3天疣体自然脱落。创面涂以紫药水或用创可贴敷贴,1周左右结痂愈合。

疗效: 21例病人均1次治愈,有2例半年后复发,经用冰片再次烧灼而愈,未再复发。头面部疣忌用本法,本法适于四肢部位。

荐方人: 广西南宁市农院路12号　　刘斌

引自: 1997年第3期《广西中医药》

1910. 去疣灵治寻常疣18例均1次痊愈

主治: 寻常疣。

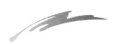

　　配方及用法：取活斑蝥1~2只。将疣表面皮肤酒精消毒后，以消毒针刺破疣面中心处，直至刺出血液为止。然后用活斑蝥腿部分泌的黄色水珠涂于刺破处，约8小时后疣面起疱，3~5日疣面结痂脱落即愈。

　　疗效：采用本方治疗寻常疣18例，均1次痊愈。

　　按语：若是多发疣，治初起第一个，其余随之自行消失。针刺疮面必须以出血为度，用药后基本无痛或轻微疼痛。所用斑蝥必须随用随取，不然难以保留新鲜分泌液。偶有疣面感染者，用抗生素治疗。本方亦可用于扁平疣。

　　荐方人：云南会泽县者海中心卫生院　孙成芳

　　引自：《当代中医师灵验奇方真传》

1911. 醋精面粉可根治瘊子

　　疣子（俗称瘊子）久治不愈，很烦人。可用醋精、面粉（小麦面粉）调成糊状，摊在纱布上，每隔3天换1次（现用现调），连用3次约10天可治愈。

　　引自：1996年2月8日《老年生活报》

1912. 巴豆、臭虫治疣均有效

　　方一：1988年春，海龙宝面部眼下长个疣，虽然不痛，渐渐由小变大。有人劝他动手术割掉。一日海龙宝找蒙研所武香阁老大夫看了看，老大夫说："你到药局取一粒巴豆，扒去皮，将半个豆瓣贴在疣上，再用胶布粘好，不过两天就好了。一般小疖子、小疮，贴上它也起拔毒作用，简便有效。"他照此做了，2天就好了。

　　方二：可捉一只臭虫，直接往疣上一抿，几次便愈。

　　引自：《蒙医妙诊》

1913. 肥猪肉贴瘊1周可愈

　　方法：将患瘊子部位洗净，用刀削平瘊子突出面（勿见血），再用硬币大小一片肥猪肉贴于瘊子上面，用无毒塑料薄膜盖住肥肉，防止透油，再用医用胶布固定，一星期左右即可治愈。治疗期间无不良反应，愈后不留疤痕。

　　荐方人：辽宁大连市药品检验所　高森

1914. 手足脸上的鱼鳅子用黄瓜蘸白矾一治就愈

　　方法：鲜黄瓜切成2节，蘸少许白矾粉擦患处，每晚睡前擦1次。轻则3~5次痊愈，重则7~10次必愈。

　　此方不但医好我本人的疾患，也治愈了许多人。

　　荐方人：四川安岳县李家镇中心小学　周俞全

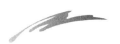

1915. 木贼香附治面瘊数十个均3天消失

配方及用法： 木贼、香附各30克，加水1000毫升，浸泡半小时，煎至800毫升，去渣搓洗患处。每次洗半小时，每日2次，连洗3~5天。洗时将疣刺搓至稍出血效果较好，病变在肢端者浸泡在药液中搓洗效果更佳。

疗效： 治疗14例，均痊愈，不留任何痕迹。治疗时间最短1天，最长5天，平均2.5天。随访半年至2年均未见复发。

百姓验证： 窦某，女，38岁，面部生刺疣几十个。经用上方治疗3天痊愈，未留任何痕迹。随访2年未见复发。

引自： 1973年第2期《赤脚医生》、1981年广西中医学院《广西中医药》增刊

1916. 潮虫搽瘊子3天后自掉

配方及用法： 捉潮虫1个（皮板虫），将瘊子挑破出血，把潮虫挤破擦之，3天后自掉。

荐方人： 山西灵丘县农业大学　王向军

1917. 鼠妇（潮虫）搽瘊子100余例1周后均自行脱落

配方及用法： 鼠妇1~2只。将鼠妇放在疣顶部，用手挤压鼠妇使其成糨糊状，完全涂抹在疣体上，令其自然干燥，勿洗。每天如法涂抹2~3次。

疗效： 治疗100余例寻常疣，用药1周后疣体自行脱落，局部不留瘢痕，不出血。

引自：《中医杂志》（1983年第8期）、《单味中药治病大全》

1918. 一男孩服生三七粉6天使10余颗寻常疣全部消失

胡某，男，3岁。左眼下睑内眦侧生有一颗绿豆大赘生物，其面部也长有绿豆、芝麻大小等10余颗赘生物，且有长大趋势，家长带往医院皮肤科诊疗，诊断为寻常疣。先后注射次柳酸铋、板蓝根，内服薏苡仁等药，均无明显效果。转来中医科索方。予生三七粉9克，嘱其一日3次，6天服完。停药1周后，寻常疣全部消失，不留痕迹。

引自：《江西中医药》（1982年第3期）、《中医单药奇效真传》

1919. 雄黄散外搽治瘊子15天左右全脱落

配方及用法： 雄黄、鲜茄子适量。茄子切片，雄黄研细末。患部用温水洗净，用消毒刀将寻常疣蓬松面修平，以不出血为度。用茄片蘸雄黄末外擦2~3分钟，每天1次。

疗效： 此方治疗寻常疣，一般外擦2~5次，15天左右即可全部脱落而愈。

百姓验证： 张某，女，10岁，学生。左手背及下肢长瘊子30多个，小如黍米，大如黄豆，表面蓬松，形似花蕊，有触痛感。曾用鸦胆子仁外敷，因疼痛而停用。

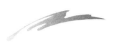

用上方治2次，15天后瘊子全部脱落而愈，随访未复发。

引自：《四川中医》（1984年第3期）、《单方偏方精选》

1920. 活斑蝥分泌物涂疣体3天可治愈

配方及用法：活斑蝥虫数只，将疣用75％酒精消毒或用肥皂水清洗后，用剪刀或锋利小刀将顶部表皮削去，见血为度。将活斑蝥1个从颈部去其头，用其水珠样分泌物涂于见血之疣体上，无须用敷料覆盖。

1个活斑蝥可涂1～2个疣，12～24小时后可见涂药的疣变成如烫伤后的水疱，48～72小时水疱可自行消失。

疗效：治疗100例寻常疣，全部治愈。

引自：《云南中医杂志》（1982年第5期）、《单味中药治病大全》

1921. 鸦胆子捣烂敷瘊上3次即掉

方法：鸦胆子（中药名）6～7粒，去壳将仁捣烂，敷在刺瘊上（敷前先用温水将刺瘊洗软，用小刀刮一刮），用布或胶布包住，一周换1次，2～3次刺瘊即掉。

荐方人：河南杞县县委宣传部　　王有民

1922. 早晨空腹服白酒泡鸡蛋可使瘊子消失并不留痕迹

把7个鸡蛋煮熟后剥皮，用白酒浸泡7天。每天早晨空腹服1个，瘊子会消失，除根不留痕迹，严重者可连服14天。（罗雪梅）

引自：1997年8月28日《健康之友》

1923. 除疣妙方一则

面部生长疣，如要除之，可用何首乌之藤，取其断处所流出之白浆涂于长疣之处，如此数次之后，其疣自会消除。如果全身皆长出小疣，仍可用此方治疗。实为神妙之方。

引自：陕西人民教育出版社《中国秘术大观》

鸡　　眼

1924. 我小时患鸡眼是用蓖麻籽火烧法治好的

我小时候，曾患过鸡眼，走路时疼痛难忍，虽经多方治疗，仍不见好转。后

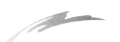

经人介绍用蓖麻籽贴敷几次治愈。

方法：先用热水将鸡眼周围角质层浸软，用小刀刮去，然后用铁丝将蓖麻籽串起置火上烧，待去外壳出油时，即趁热按在鸡眼上。一般2~3次即愈，且无毒副作用。（何光设）

1925. 我以蓖麻籽治脚鸡眼几天就好了

取1~2粒蓖麻籽在火上烧烤，变酥脆后去外壳，将白色仁捶碎趁热敷在患处，用胶布封好。2天后打开胶布，用刀片轻轻地刮掉上面的角质，当刮下最后一层时，可见有一圆形浅凹，再在上面贴一块胶布，3~4天后，皮肤长好，胶布脱落即愈。

百姓验证：吉林梅河口市金成业，男，68岁。他来信说："我用本方治好脚上的鸡眼。"

1926. 我同事用鸦胆子糊治鸡眼8天后痊愈

用鸦胆子治鸡眼，一治便灵，简单易行，无痛苦，2~3次即愈，且能除根。

方法：先将鸡眼患处用温水浸泡十几分钟，擦干后，用利刀（刮脸刀片）轻轻削去鸡眼硬皮部位，然后用药。取一粒鸦胆子剥去外壳，取出仁，研成糊状，将其涂在鸡眼患处并用胶布固定好。3日后取掉胶布，再以上述方法施治2~3次，直至鸡眼脱落。

注意：①削鸡眼时不要出血，一旦出血，必待痊愈后方可施治；②用药时，不要涂到好皮肤上。

百姓验证：同事老赵，左脚跟长了1个鸡眼，行走非常痛苦。用此方8天后，鸡眼即全部脱落。老赵非常高兴。之后经我介绍，又有8位同志用此方施治，均反映效果极佳。

荐方人：河南省伊川县粮食局　李相山

1927. 我用葱白外层皮治鸡眼10余天就痊愈了

我脚底曾长了2个鸡眼，走路的时候，稍不留心，踩在小石子上，就像被铁钉钻了一下，即使走在平路上，也有疼痛感觉。有一次，在邻居退休的王医师家闲坐，谈起患鸡眼的病痛，她给我介绍了一种治鸡眼的方法，治好了我的鸡眼。

方法：先用热水洗脚，擦干，然后剥下一块葱白外层的薄皮，贴在鸡眼上面，用胶布固定好，每天换一次。约10天鸡眼周围的皮肤发白变软，再过3天鸡眼自行脱落。

现在我走路稳健舒服。这个方法花钱极少，简便易行，疗效显著，的确是灵验的方法。（黄皖江）

百姓验证：山东威海市谢振刚，男，30岁，工人。他来信说："我父亲患有鸡

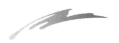

眼已30多年，按本条方只治疗5次就好了。"

1928. 我的鸡眼用斑蝥嘴贴敷得到根治

我曾因脚板上长鸡眼，走路时特别痛苦而开刀去除，但开刀后不久又长出。一友人告诉我用全斑蝥治鸡眼不仅能得到根治，而且永不复发。

方法：用全斑蝥1个，将其嘴部对准鸡眼，外用纱布和胶布固定好，24小时后去掉，鸡眼会很快脱落，不仅不会复发，而且毫无痛苦。

引自：1996年11月6日《安徽老年报》

百姓验证：福建尤溪县溪尾乡埔宁村纪儒，男，27岁，医生。他来信说："我用本条方治好多名患者的鸡眼，均花钱不到1元，贴上药几天鸡眼就自行脱落了。"

1929. 用地骨皮红花粉治鸡眼5天见效不留疤痕

我手掌、脚指头尖，先后生有鸡眼，疼得手不能握东西，脚走路困难。《本草纲目》中有治鸡眼的方法，我依方照做后便治好了。

配方及用法：地骨皮、红花。将药晒干弄成面，用白酒调成稠糊状外敷，三五天鸡眼松软或开口，可以挑掉，不疼不出血，好后不留疤痕。

荐方人：河南唐河县老干部大学　张长金

1930. 我久治不愈的脚鸡眼用局部封闭法治好了

我患脚鸡眼多年，一直没有治好，走起路来痛苦难言。去年9月我在《老年报》上看到刘纯庆、王莉萍介绍治鸡眼新法：用2毫升2%的奴夫卡因与0.5毫升的链霉素混合，对鸡眼部位进行局部封闭，一次便成功。当时心里犹豫不决，后来还是按上法打了一针。过了几天，效果就神奇般出现了，走起路来一点都不疼了。

百姓验证：河北唐山市丰润区卫生院赵士良，男，62岁，医生。他来信说："本乡东高庄村符万山之妻患脚鸡眼，我用本条方给她打了一针，两天后痊愈。"

荐方人：黑龙江齐齐哈尔车辆厂　计志富

1931. 我用陈醋捣乌梅外涂治鸡眼10余例全部治愈

我用此方治愈了10多位鸡眼患者，治愈率100%。现介绍如下：乌梅6个，陈醋适量，捣成泥状，用热水泡浸患处。当鸡眼凸出时用刀除去周围硬皮，涂抹上药，用胶布固定好，2天换药1次，直至痊愈。涂抹药期间宜少走动。

荐方人：陕西户县渭丰乡农村科技中心　何家慧

1932. 蜂蜡骨碎补膏治鸡眼120例，有效率100%

配方及用法：蜂蜡60克，骨碎补（研细末）30克。将蜂蜡放盛器内熬化，加入

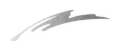

骨碎补细末拌匀成膏状即成。用药前先将患部以温水浸洗干净，用刀片将病变部位削去，然后取一块比病变部位稍大软膏捏成饼，紧贴患部后以胶布固定。用药后避免水洗或浸湿，1周后洗净患部。

疗效：治疗120例，均治愈。一般鸡眼可在6～7天内从穴窝中脱落，此后再贴1次，待皮肤长好后即为治愈。若1次未脱落者，应继续重复治疗，一般2次可获痊愈。

荐方人：山东济南市八三七信箱　杜连生

引自：《当代中医师灵验奇方真传》

1933. 复方五倍子软膏治鸡眼100例，有效率100%

主治：各类鸡眼。

配方及用法：五倍子、生石灰、石龙芮、樟脑、轻粉、血竭各等量，共研极细粉，用凡士林油膏调匀（可加温）成软膏即可。先用热水泡洗患部，待患部外皮变软后，用刀片仔细刮去鸡眼角质层，贴上剪有中心孔的胶布（露出鸡眼），敷上此药，再用另一块胶布贴在上面。每天换药1次，一般7～10次即愈。

疗效：经治100例，治愈93例，有效7例。

荐方人：河南商丘市铁路医院主任医师　赵德礼

引自：《当代中医师灵验奇方真传》

1934. 我用本方治鸡眼非常有效

配方及用法：普鲁卡因1支，异丙嗪1支，混合在一起，每个鸡眼用1～1.5毫升。先用70%酒精消毒鸡眼处，然后从鸡眼中心进针5毫米深注药。用药后用70%酒精棉球压5～10分钟。

反应：注射当时有痛感，药注一半就不痛了。

效果：打针准确一次就好，自然软化。如过20天不好，可重复一次。

百姓验证：新疆乌鲁木齐市三建公司朱义臣，男，72岁，离休医师。他来信说："邻居董桂秀、龚春华二人均患脚鸡眼病，鸡眼有黄豆粒大，不能穿皮鞋。我用本条方为她们治疗，仅2次鸡眼就消失了，没留一点痕迹。"

荐方人：河南偃师李村乡　董顺太

1935. 我用豆腐片贴鸡眼几日便可连根拔除

方法：晚上洗脚后，用一块厚1厘米的豆腐片贴于鸡眼处，再用塑料布包好，次日晨拿掉豆腐，清洗患处，连续几天便可治好。

百姓验证：辽宁鞍山化工厂陈雷的母亲患脚鸡眼，走路十分疼痛，贴了许多鸡眼膏也不见效。用此方几天，便见到了效果，走路时脚不疼了，鸡眼也连根拔

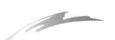

除了。

1936. 用消毒后的缝衣针刺鸡眼中心几天后就可脱落

方法：取缝衣针（最好是中医用的三棱针）1根，消毒后对准鸡眼中心扎进去，深度以出血为度，拔出针后挤出一点血，几天后鸡眼便会自行脱落。

百姓验证：河北丰润区卫生院赵士良，男，62岁，医生。他来信说："村民黄维南患有脚鸡眼，走路很痛，我用本条方为他治疗，仅1次鸡眼就自行脱落了。"

1937. 活蝼蛄加艾条治鸡眼很有效

配方及用法：活蝼蛄（俗称"土狗"）、青艾条或香烟。患处做常规消毒，用手术刀割除鸡眼表面粗糙角质层，以不出血或稍见血为宜，接着取活蝼蛄剪去其嘴，以其吐的涎汁浸润鸡眼。然后用点燃的艾条或香烟熏其部位，待烘干后包扎，一日1次，3次见效。

百姓验证：王某，女，53岁。1984年3月诊，足底生鸡眼已10余个，影响走路和劳动。曾用市售"鸡眼膏"贴敷无效，后又进行割治，不久又复发，比原来更大，行路时疼如钉刺。检查见右足跟中心有一圆形角质增生性的硬结，如小扣大，突出皮面，触之坚硬，压痛明显，诊断为鸡眼。使用本法治疗5天后痊愈。随访1年余，未见复发。

荐方人：江苏泰县颈高人民医院　夏晓川

引自：《当代中医师灵验奇方真传》

1938. 一老妇患鸡眼5年余，用艾炷灸1周鸡眼自行脱落

黄某，女，62岁。右趾内侧长鸡眼已5年余，用多种方法医治，均未见好转。后来取一块1.5厘米×1.5厘米的胶布，中间剪一与鸡眼大小相同的孔，将胶布套贴于鸡眼上，用与鸡眼大小相等的艾炷在局部直接点燃施灸，连续施灸2~3壮，直至局部焦黑。连灸2天。第二次灸后疼痛明显缓解，1周后鸡眼脱落，疼痛消失痊愈。

灸法：艾炷灸，病人取俯卧位，足背伸直，足掌向上，暴露鸡眼，局部用中间留一孔（略大于鸡眼）的胶布一块套在鸡眼上贴好，再用略小于鸡眼的艾炷置于鸡眼上施灸，待艾炷全部燃尽后，去除艾灰，再换艾炷施灸。每次4~5壮，以鸡眼呈现焦枯状态为度。施灸时略有灼痛感，可用手在周围轻轻拍打，减轻疼痛。一般5日后焦枯的鸡眼与周围组织会有明显分界线，此时用小刀或镊子沿焦枯鸡眼与周围组织稍加剥离鸡眼即可脱落，然后用消毒纱布敷盖患处，并以胶布固定，20天左右就能痊愈。如第一次灸后仍不易剥离者，可再施灸1次。

百姓验证：福建福清市南门深巷青云64号李金祥，男，63岁，教师。他来信说："我校江老师的爱人爬高搞卫生时，一不小心从梯子上滑了下来，脚后跟碰到地上比较坚硬的石头上，不能走路，在农场医院治疗很长时间，脚仍然不敢着

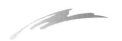

地。我爱人让她用本条方治疗,仅几次脚就不痛了,可以走路了。"

1939. 我利用大蒜花椒葱白泥治鸡眼7天痊愈

配方及用法：取葱白10厘米长,大蒜1头(去皮),花椒5粒,用石臼一块捣成糊备用。把患部洗净揩干,将葱蒜泥敷于患处,并用纱布固定,每晚1次,7日即愈。

百姓验证：湖南泸溪县长坪乡马王溪村刘清泉,男,19岁。他来信说："我奶奶今年73岁,患鸡眼已有10多年了,一走路脚就疼,用了许多鸡眼膏也不见效。后来我按本条方仅10天就治好了奶奶的鸡眼。"

荐方人：山东高青县　崔承俊

1940. 我用蜈蚣粉外涂治鸡眼3日后全部脱落

方法：洗脚后刮去鸡眼老皮,把蜈蚣1条放在瓦片上焙干,研末涂患处,用胶布固定,3日后鸡眼便可脱落。

百姓验证：吉林汪清市烟叶住宅65号孙冀来信说："我孙子脚上长满了鸡眼,各种鸡眼膏都用过,均无效。我用本条方为他治疗半个月后,鸡眼全部脱落,仅花10元钱。"

荐方人：河南省新郑市观音寺乡　杨国全

1941. 茉莉花茶口嚼敷鸡眼四五次可自行脱落

方法：选用一级茉莉花茶叶1~2克,放在口内嚼成糊状,然后敷在鸡眼患处,再用胶布等包扎严密。每隔5天换1次,4~5次便可以使鸡眼自行脱落。

采用该法无痛、无副作用,治愈率达97%。

荐方人：浙江省龙泉市安仁镇　连福远

1942. 尿素贴鸡眼顶几天后可治愈

方法：尿素贴鸡眼顶,胶布固定,2天换1次,治愈为止。

荐方人：内蒙古开鲁县幸福乡幸福村　王海英

1943. 我以葱蜜糊敷患处治鸡眼疗效显著

配方及用法：连须葱白1根,蜂蜜少许。将患处以温水洗净,消毒后用手术刀削去鸡眼老皮,削至稍出血为度,然后把葱白洗净捣泥,加少许蜂蜜调匀敷患处,外用纱布包扎固定,3天换药1次。

疗效：此方治疗鸡眼,轻者1次即愈,重者2次可愈。

百姓验证：李某,男,15岁。右足拇指掌面生一蚕豆大鸡眼,贴鸡眼膏无效,用本方1次治愈。

引自：《四川中医》(1987年第2期)、《单方偏方精选》

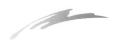

1944. 此方治鸡眼7日内治愈

配方及用法： 樟脑、砂糖各1.5克，水杨酸2.5克，普鲁卡因2克，碘适量（少用），共研末，酒精调糊。胶布中心剪洞，贴鸡眼，涂药糊（勿涂好皮肤），上面再贴以胶布，3日换1次。药须当日用，3日后用疗效差。

疗效： 治1500个鸡眼，30个感染，5个复发，其余均治愈。2~3次即脱落，平均7日治愈。

引自：《常见病特效疗法荟萃》

1945. 用食盐浸泡乌梅治鸡眼疗效显著

方法： 取乌梅3~5枚，用好醋加少量食盐浸泡5~7天，剥乌梅肉捣成糊状制成"乌梅膏"，敷患处，外用胶布固牢，4天一换，最多4次，鸡眼定能脱落并不复发。

注意： 敷"乌梅膏"之前先洗净患处，每次换药时将鸡眼周围翻出的"刺"拔掉。特别要注意鸡眼中心的"黑刺"，连根拔掉即为痊愈，无须再敷。此法简便易行，疗效显著。（王玉春）

引自： 1996年第4期《中国老年杂志》

1946. 无水酒精注射除鸡眼可获良效

配方及用法： 无水酒精（95%）3毫升，2%普鲁卡因1毫升，二者均匀混合备用。将鸡眼部位严格消毒后，用最小号注射针头由鸡眼体中心部位垂直刺入，达鸡眼根部纤维（结缔）组织时，有明显的抵抗感，此时再刺入1~2毫米，慢慢注入酒精混合液0.4~0.6毫升，拔针，覆盖消毒敷料，用胶布固定。此法简便易行，安全，治愈率高。（郭光宇）

引自： 1997年11月6日《老年报》

1947. 紫皮大蒜、葱头治鸡眼有效

配方及用法： 紫皮大蒜1头，葱头1个。把大蒜和生葱压碎如泥，再加入酸醋调匀（必须在临用时配制），用药前先在患处做常规消毒，用利刀割除鸡眼表面粗糙角质层，以不出血或刚出血为度。接着用盐水（温开水200毫升加生盐5克）浸泡20分钟，使真皮软化，以发挥药物的更大作用。然后用布抹干，取蒜葱泥塞满切口，用消毒纱布、绷带和胶布包好即可。每天或隔天换药1次。一般5~7天即愈。

疗效： 治疗20多例，有些鸡眼大如枣，患病达10年之久，均获良效，未见复发。

引自： 1979年第2期《新中医》、1981年广西中医学院《广西中医药》增刊

1948. 脚鸡眼涂松节油能自然脱落

如果脚长鸡眼，可用柔软之棉布涂上松节油后，再将其贴于患处。如此每天换2次，数天之后，鸡眼自会脱落。

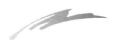

引自: 陕西人民教育出版社《中国秘术大观》

1949. 连吃5天黄豆芽可使鸡眼自然脱落

配方及用法: 每餐用黄豆芽250克,不吃其他食物,一连吃5天不间断,鸡眼自然脱落。

荐方人: 广东阳江　侯世鸿

引自: 广西医学情报研究所《医学文选》

1950. 除掉鸡眼验方一则

方法: 用大白萝卜(越辣的越好)压汁,用净布蘸汁擦洗患处15分钟,再用布包一包捣烂的萝卜泥敷患处,一天2次,敷2~3天,鸡眼自行脱落。

引自: 四川金堂县又新乡玉河村七社　孙诚益

脚底老茧

1951. 用蜈蚣无名异粉治脚底胼胝80余例, 有效率100%

贾某,男,73岁,因长途步行导致疼痛,发现足跟、掌肌肉深部硬块样,走路脚疼已达30余年,严重时脚着地疼痛难忍。历年外贴鸡眼膏、25%水杨酸火棉胶、风湿膏及针剜刀削,均无效。我视之,诊为足板胼胝角质增生。嘱患者洗净双脚,令干,将蜈蚣2条,无名异2克共研细末,胶布数块,将药粉撒于胶布中心处,贴患处即可。胶布不掉不需换药,局部疼止后,再坚持贴一段时间,旬日疼痛消失。1月后复查,病告痊愈。追访2年,未见复发。

本人先后治疗80余例,均获痊愈,有效率为100%。

荐方人: 河南伊川县人民医院　柴红涛

1952. 我的脚底老茧用石灰糊加面碱彻底治愈

我的左脚前掌左侧长一老茧(垫子),10多年来走路不敢着地。用鸡眼膏贴了十几次,也不见效。每隔半月二十天,我就用剪尖子剜,用锥子剜,用特号大针挑,能揭掉一块像硬币那样大、那样厚的硬皮。有一次,我揭掉一大块,感到很疼,恰好建房有熟石灰,我就抹上一层石灰糊,又用碱面(或小苏打)抹上一层,睡在床上疼得更厉害了。第二天早晨形成个小疤,洗脚后,我又涂上石灰和碱面。过一段时间又洗脚时,这个老茧不知何时消除干净了,皮肉十分柔软,至今3

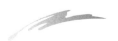

年未复发。此法同样可治脚鸡眼。

荐方人：河南新蔡县农校　王奉芝

1953. 我的脚垫用骨友灵搽治得干干净净

我左脚长过4个脚垫，走路时被石头或沙粒硌一下就疼痛难忍，5年来我曾试过多种方法治疗，均未见效。

去年夏天，我试用骨友灵药水擦脚垫，每天擦2次，每次擦十几下。现在，我的脚垫已退得干干净净。

引自：1996年5月9日《老年生活报》

1954. 我脚上老茧是用新鲜大葱白治好的

年岁大了，浑身是病。就说我的两只脚板吧！有好几年经常滋生脚茧，走起路来特别痛苦。没有办法，只有用小刀子削，但是削来削去愈削愈厚，几天不削，就不能走路了。

翻阅报纸，偶见有用大葱贴患处的验方。起初不信，姑妄试之，一经试用竟十分有效。

方法：用新鲜葱白，趁其刚剥还有黏性和辛味时，敷贴患处，外用胶布贴上，防其脱落。可于每晚洗脚后敷上并套于袜内。第二天再洗脚时，如胶布还未脱落，毋庸再换。第三天胶布脱落了，则换新葱。如此坚持三四回则可除去陈腐老茧。但是病根未除，须继续坚持三四回，才能完全治好。（吴士锴）

百姓验证：辽宁葫芦岛市冶金机械厂罗振亚，男，86岁。他来信说："我老伴有脚底老茧，一走路就疼，只好用刀片削。后来我用本条方为她治疗，连贴3天，脚底老茧就没有了，走路也不疼了。"

1955. 我的脚底老茧用硫黄末贴20多天就脱落了

我脚底长了老茧，10多年来走路疼痛，在多家医院治疗无效。后来用刀片削去老茧，但过不几天又长了出来。去年在许昌中医院听得一方：将硫黄末撒在胶布中心贴于患处，硫黄末以盖住老茧为限，胶布不掉不换药。我照此法贴治20多天，老茧变软脱落，至今未复发。

百姓验证：河北秦皇岛市北戴河区杨各庄董连仲，男，58岁。他来信说："村民刘祥脚底长期有老茧，走路困难，我用本条方为他治疗，半年后走路基本感觉不到老茧存在了。"

荐方人：河南宝丰县广播电视局　侯天录

1956. 治老年人脚膙的五项有效方法

老年人脚部长膙子与穿鞋、走路等机械摩擦有关，得了这种脚病异常痛苦，

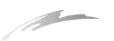

走在不平的路上疼痛难忍，给生活带来诸多不便。脚膙目前尚无特效药物治疗，但只要坚持以下自我疗法，即可治愈。

①穿柔软宽松面料的软胶底鞋；②养成每天晚上用热水泡洗脚习惯；③每日早晚做全足自我按摩（每次100下），促进与改善足部血液循环；④尽量避免长途走路，减少足部的负重摩擦；⑤贴胶布（橡皮膏）。已起膙子时，哪里有膙子就给哪里贴胶布，可3~5天更换1次。因胶布可保持膙子部位的湿度，使膙子软化，加速脱落。胶布还可防止皲裂，减少疼痛，是治疗脚部膙子的简单、有效，花费很少的自我疗法。如能坚持做到以上诸条，则足部膙子的痛苦即可除。

荐方人：陕西西安市东四路37号疑难病诊所主任医师　刘光汉

接触性皮炎

1957. 韭菜糯米浆治接触性皮炎疗效甚佳

配方及用法：韭菜、糯米各等份。上药混合捣碎，局部外敷，以敷料包扎，每天1次。

疗效：此方治疗接触性皮炎疗效甚佳，一般3~5天即可痊愈。

百姓验证：魏某，女，17岁。晨起发现左前臂内侧有一拇指甲范围大小的集簇状小水疱，皮肤损害，奇痒，3天内发展至整个前臂内侧，基底部红肿。遂以韭菜糯米浆敷之，次日换药，水疱皆皱缩，红肿稍有消退，痒轻，继续用药2次痊愈。

引自：《四川中医》（1990年第3期）、《单方偏方精选》

过敏性皮炎

1958. 黄瓜草（护盆草）捣汁涂患处7天可治愈过敏性皮炎

有很多人接触漆树制成的涂料后，在24小时内身上皮肤很快会出现过敏性皮炎，痒得难受，用手抓破后，溃烂化脓，不易治愈。如用黄瓜草洗净捣烂，用其汁抹于患处，每天上药3次，不包扎，经治疗7天可完全愈合。（刘述礼）

引自：1996年11月18日《家庭医生报》

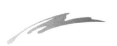

1959. 磁铁帮李医生治好了过敏性皮炎

李秀玉是我校离休的老医生。今春,我们到苏杭旅游时,我问她怎么不吃鱼,她说她患了过敏性皮炎,不敢吃。这病很讨厌,越挠越痒,有时会挠得血迹斑斑。为此,她两次住院也没治好。

当时我告诉李医生,备一块磁铁,磁疗很有效。磁铁的磁力能消除风湿热邪,促进气血运行,增加肌肤失去的营养,从而达到活血化淤、祛风消炎止痒的作用。后来,李医生依法治疗,1个月就彻底治愈了过敏性皮炎。

百姓验证: 黑龙江虎林云山农场欧日超,男,67岁,退休教师。他来信说:"我经常因气候寒冷患过敏性皮炎,每次都用本条方治愈。此方真的很有效。"

荐方人: 山东省委党校　张明

引自: 1997年10月11日《晚晴报》

神经性皮炎

1960. 我父亲用本方1次治愈神经性皮炎

配方及用法: 捉黄鼠狼1只,剥皮剖腹弃脏,分成小块,放锅里煮,不加盐,肉烂后吃肉喝汤,1次即愈。

我父亲曾患此病,多方医治无效,后经一位老中医献出此方,只吃1只就治愈了。

荐方人: 河北承德县三家乡中学　刘建国

1961. 几年不愈的神经性皮炎涂抹醋蛋液能很快治好

我从1976年脖周围生了像痱子似的小疙瘩,刺痒难忍。经郑州市几家医院诊为神经性皮炎,治疗几年也不见好。最后我用醋泡鸡蛋,搅成糊状,往患处抹擦,每天二三次,抹了五六天,脖颈上脱皮,皮脱下后神经性皮炎竟痊愈了。

荐方人: 河南省离休干部　晁钟鸣

1962. 我用土方艾韭椒洗患部治好了20余年的神经性皮炎

我患神经性皮炎20余年,久治不愈,奇痒难忍。后从一老农处得一便方,药到病除。现将此方奉献给读者。

配方及用法: 艾蒿200克,韭菜200克,花椒50克。将上药加水煮沸,趁温热

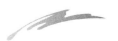

洗患处。每日洗1~2次，一般3~5剂可愈。

荐方人：山东省招远县十五中　王亭

引自：广西科技情报研究所《老病号治病绝招》

1963. 我用大蒜泥涂敷彻底治好神经性皮炎

我是一名神经性皮炎患者，皮痒难忍。患病5年来不知跑了多少家医院，但用药只能是解一时之痒，治标不治本，甚是苦恼。最近我在《晚晴报》上发现一个偏方，用大蒜治皮炎，试后疗效甚佳。如今我已痊愈，特将治疗方法转告读者，以解众苦。

具体方法：将大蒜捣碎成泥状，涂于患处，过5~7分钟洗净，隔1天涂1次，3~5次后即可见效。

荐方人：山东济南市槐荫区房地产管理局　张益亭

1964. 部队卫生队用甲醛溶液治神经性皮炎62例

方法：患处洗净后用干棉球将甲醛溶液涂在患处。涂药后很快觉患处灼痛，继而皮炎周围正常皮肤稍有红肿，皮损处也稍有隆起。疼痛一般持续数小时后渐减。涂药后患处结痂，7~10天痂皮脱落而愈。

疗效：00123部队卫生队师文忠医师收治62例，1次治愈者47例，2次治愈者15例。

注意：①局限型或播散型均用纯甲醛溶液（100％）涂患处，涂药范围一定要超过皮损面积且不能遗漏；②为减轻涂药后疼痛，面积小者在涂药前用普鲁卡因局麻（皮试），面积大者可肌注或口服止痛剂。

引自：《实用西医验方》

1965. 陈醋木鳖酊治神经性皮炎36例均痊愈

配方及用法：木鳖子（去外壳）30克，陈醋250毫升。将木鳖子研成细末，放陈醋内浸泡7天，每天摇动1次。用小棉签或毛刷浸蘸药液涂擦受损之皮肤，每天2次，7天为1个疗程。

疗效：此方治疗神经性皮炎36例，均痊愈。

百姓验证：杨某，男，34岁，农民。2年前发现左侧颈部有一片皮肤状如皲裂，日渐增厚，脱屑甚痒，经用氟轻松软膏外涂无效，诊为神经性皮炎。用陈醋木鳖酊外涂，每天2次，4次痒止，经治1个疗程痊愈。

引自：《陕西中医》（1988年第7期）、《单方偏方精选》

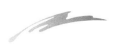

1966. 芒硝与凡士林调膏治神经性皮炎1个月可愈

陈某，男，47岁，1988年7月14日诊，患神经性皮炎2年，患处皮肤呈苔藓样改变，质坚如革，边缘清楚。用芒硝100克，凡士林适量调成膏状，涂敷患处，每日1次，30天后痊愈。

引自：《四川中医》（1990年第7期）、《中医单药奇效真传》

1967. 我老伴用冰片樟脑治神经性皮炎1次即愈

配方及用法：冰片、樟脑各等份，共研细末，装瓶备用。将患处洗净，药粉撒于患处，外用纱布包扎。

疗效：1次即愈。

百姓验证：河南郑州市政七街9号院李树彬，男，74岁，离休。他来信说："老伴患有神经性皮炎，用本方1次治愈。"

引自：《实用民间土单验秘方一千首》

1968. 此方治神经性皮炎1次痊愈

配方及用法：川槿皮、海桐皮各30克，轻粉9克，斑蝥、巴豆各7个，雄黄、大黄各9克，凡士林适量。将上药粉碎研细过罗，与凡士林调和为红棕色膏，直接涂患处约0.1厘米厚。

疗效：结黑痂后自动脱落，1次痊愈。

引自：《实用民间土单验秘方一千首》

夏季皮炎

1969. 我用苦瓜汁为母亲治愈夏季皮炎

现介绍一种简便易行的方法，可解夏季皮炎患者之忧。

先用鲜苦瓜（未长熟的小瓜）0.25千克左右捣烂取汁，搽患处，过半小时后搽药水乐肤液，待药水干后，再搽必舒软膏。这样每日3次，连续2天即可治愈。（束健）

百姓验证：江苏扬州市小码头39号黄东旭，男，38岁。他来信说："我母亲患过敏性皮炎，特别是每年夏季高温时，皮肤发痒难受，两个小腿都有，形成了夏季皮炎。我用本条方为她治疗几天后，皮炎被治愈。"

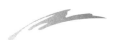

稻田皮炎

1970. 用阿司匹林粉治稻田皮炎（大粪毒）312例，治愈率100%

配方及用法： 阿司匹林或复方阿司匹林1~2克，研末。患部洗后撒药，每日2~3次。重症治疗期不宜下水。

疗效： 治糜烂型312例，轻症1~2日即愈，重症2~3日可愈，治愈率100%。

引自：《常见病特效疗法荟萃》

1971. 此方治稻田皮炎160例，大多数用药2次即愈

配方及用法： 石膏2份，硫黄1份，明矾4份，聋桐树叶1份。分别研细末，混合瓶装备用。每晚睡前洗净患处，撒上药末，轻轻揉擦，使之黏合。

疗效： 治疗160例，大多数只用药1~2次，局部渗液减少，肿胀消退，结痂而愈。

引自： 广西医学情报研究所《医学文选》

1972. 此方预防稻田皮炎很有效

配方及用法： 凡士林500克，松香、雄黄粉各90克，樟脑60克。将凡士林加温熔化，入松香粉末不断搅匀，待松香完全熔化后，离火降温至40~50℃。再投入雄黄、樟脑充分搅拌，在冷凝中，温度越降，搅拌越勤，以雄黄、樟脑不沉淀为止。下水田前，涂手脚，上下午各1次。

疗效： 把20人平均分成擦药组和不擦药组（即对照组），结果擦药者只有1人感染，对照组10人全部感染。

引自： 广西医学情报研究所《医学文选》

头皮脂溢性皮炎

1973. 用侧柏叶酊治头皮脂溢性皮炎60例全部治愈

我自制复方侧柏叶酊外用于头皮脂溢性皮炎60例，病程在10天至20年，1个疗程治愈者39例，2个疗程治愈者18例，3个疗程治愈者3例。

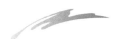

配方及用法：取鲜侧柏叶50克，加入75%酒精150毫升，浸泡7天后，榨取酊剂100毫升，加入水杨酸粉1克，雷锁辛4克，装瓶备用。用棉球蘸药液均匀地搽于头皮上，每日2次。用药期间忌食辛辣物，部分较重病例适当口服维生素B_2、B_6片，每10天为1个疗程。

荐方人：山东省即墨市第三人民医院皮肤科　霍焕民

1974. 单用猪胆治脂溢性皮炎31例全部有效

配方及用法：猪胆1个。将猪胆汁倒在半面盆温水中，搅拌后洗头（或洗患处），把油脂状鳞屑清除干净，再用清水清洗1次，每天1次。

疗效：治疗脂溢性皮炎31例，治愈25例，好转6例，有效率100%。

引自：《新医学》（1984年第4期）、《单味中药治病大全》

毛虫皮炎

1975. 我用七叶一枝花治毛虫皮炎有效率100%

酒精泡七叶一枝花，治疗毛虫皮炎效果很好。

配方及用法：用100毫升75%的酒精泡10～20克七叶一枝花，局部外涂。（七叶一枝花又名蚤休、重楼，药用根茎）

百姓验证：福建尤溪县溪尾乡埔宁村151号纪儒，男，27岁，医生。他来信说："邻居小孩患毛虫皮炎，患处剧痒难忍，打针吃药稍有缓解，但是不能根除，用本条方只1次就治愈了。"

荐方人：广西环江县卫生院医师　谭训智

毛囊炎

1976. 蛇蝎液治毛囊炎35例全部治愈

配方及用法：蛇皮1张，全蝎2个，蜂房1个，共泡入180克醋中，24小时后可用（时间长更佳），用完再加醋1次。纱布蘸药敷患处，每日2次。

疗效：治毛囊炎35例，均治愈。1～5日愈者33例，8～14日愈者2例。

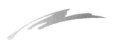

引自:《常见病特效疗法荟萃》

1977. 艾炷灸治慢性毛囊炎54例全部治愈

方法:用艾绒做成小宝塔形艾炷,大蒜切薄片,放患处(患处先剃去毛),上放艾炷点燃,烧尽再换,连用10个。每日1次,疗程10日。

疗效:治疗慢性毛囊炎54例,均愈。一般3~4次即愈,重症2个疗程即愈。

引自:《常见病特效疗法荟萃》

1978. 自制香醋蛋清面膜可治毛囊炎

方法:将新鲜鸡蛋一个浸入醋内,72小时后捞出,取蛋清备用。每晚临睡前以此蛋清涂面,等面膜干燥后用清水洗净,一周2次。本方取用蛋清润肤去皱,醋杀菌细肤,亦可治疗面部粉刺、黑斑。

疗效:本方治疗颜面部毛囊炎30例,病程3周至2个月,均有显效。

引自:《肘后备急方》

1979. 治毛囊炎、疖痈效方

配方及用法:取蛇皮四五寸长几节,食醋124克,装瓶浸泡24小时。视疖肿大小,剪一节浸泡的蛇皮剖开,贴在患处,干了就换新的再贴,一般1~2天即愈。如果被蚊虫叮咬,肿痒难忍,可用棉球蘸蛇醋液涂上,立刻见效。此方专治多发性毛囊炎、疖肿、痈疮。

注意:患此症者不必切开排脓,不用打青链霉素,也不必服用消炎药。

荐方人:河北赞皇县城关镇石家庄村　焦进忠

蜂窝组织炎

1980. 我用五倍子神奇般地治好老伴的蜂窝组织炎

今年4月,我老伴突患左腿下肢蜂窝组织炎,皮肤红肿,内有硬块,且痛痒发烧,打针吃药效果不佳。我们商量后决定向《家庭医生报》求教。我们在1994年1月17日《家庭医生报》的第3版上找到了治蜂窝组织炎验方,按验方买回纯五倍子50克,研成细末,用米醋调成糊状,然后再按验方消毒,将药敷在红肿的皮肤上,连敷2次共6天。药还未用完,老伴的蜂窝组织炎就神奇般好了,而且至今没复发。

荐方人:四川合川二中　雷安义

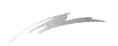

1981. 坚持手脚穴位按摩治蜂窝组织炎有很好辅助疗效

蜂窝组织炎多继发于外伤或化脓性感染，全身症状明显，炎症区呈弥漫性红肿，并迅速扩展，与周围正常组织界限不清。患者应及早求医利用抗生素治疗，同时辅以手脚穴位按摩，以增强机体免疫功能，加强药物疗效。

脚部选穴：39，40，41，34，70，50，13。（见1981条图1）

按摩方法：39，40两穴要同按，用拇指和食、中指从踝骨前缘两侧捏住凹部，由下向上推按，双脚取穴，每次每脚每两穴推按5～10分钟。41穴用拇指点按，双脚取穴，每次每脚每穴点按5分钟。34，13两穴均分别用按摩棒由上向下推按，34左脚取穴，13双脚取穴，每次每穴推按5分钟。70穴用拇指点按，每次每穴点按2～3分钟。50穴用食指关节角推按，双脚取穴，每次每脚每穴推按5分钟。每日按摩2次。

手部选穴：26，42，2，4，6。（见1981条图2）

按摩方法：26，2，4，6四穴均用单根牙签扎刺后加艾灸。42穴用手指捏揉，双手取穴，每次每穴按摩2分钟。

注：有关穴位名称及按摩工具制作法，请见本书4145条《手脚穴位按摩疗法》。

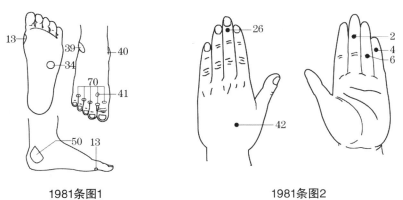

1981条图1　　　　　　　　1981条图2

瘩背疮

1982. 我用此方治愈了母亲的瘩背疮

去年夏天，母亲在泗阳老家害瘩背疮，我回去探视。到家时只见疮口已有碗口大小，红肿高大，吃药打针、输液、外敷药膏，仍不见好，病情越治越严重，眼

看危及生命。正在无奈之际，一位亲戚来告诉一个治瘩背疮的秘方，买回药一试，果然有效，只治疗3天就大见效果：高烧全退，疼痛停止，红肿消失，疮头缩小，饮食恢复。今年夏天，父母到我这里来住，谈到去年害瘩背疮的事，还称赞那秘方灵。说药粉用不到三分之一疮就快好了，剩下的药粉经常有人来要，后来又治愈了四五人。连得"对口疮"的人，用此药也能好。我很高兴，觉得这样的好秘方，如果献给读者，可以使更多的人减少痛苦。

配方及用法：樟脑、炉甘石、轻粉各3克，冰片、煅石膏、煅牡蛎各2克（3味药研末过筛），6味药充分混合，装小瓶里塞紧瓶塞备用。用两块手帕大小的新白布，放在盐开水中浸泡片刻，待盐开水冷却至不烫伤皮肤时可用。取出一块白布略挤去水分（有水滴为宜），团起来揞在疮上揞泡，布不热时换另一块布再泡，两块布轮流揞泡30分钟（中途盐开水凉时应另换热的）后停止。将疮头上已经泡起的脓血、烂肉轻揞去，有小白脓头未破皮的还可以用针挑破，并轻轻挤出脓头（挤不出就算了，不可挤得太重）。然后，用干净的小竹片取少许药粉撒在已经破皮的疮口上（不宜太多，重点的地方可以适当多撒一点）。最后，取一块比疮头略大点的白纸或卫生纸，纸上略涂点油性药膏后盖在疮头上，以防药粉撒落和疮头干燥疼痛。每天换药2次。换药之后，两块白布要当即洗掉脓血，重新用盐开水消毒晾晒备用。只要开始用此药粉，其他一切药就不必再用。

荐方人：江苏盱眙县马庄乡政府　乔丰桂

引自：广西科技情报研究所《老病号治病绝招》

1983. 用马蜂窝大黄膏治瘩背疮（蜂窝组织炎）有效率100%

配方及用法：马蜂窝、酒制大黄各等份。取马蜂窝用砂锅稍焙研细过罗，大黄用黄酒闷后经砂锅焙干研细过罗。两味药末用蜂蜜调成糊状，放置在大小适宜的黑布上敷患处，每24小时换药1次。

疗效：有效率100%。

荐方人：天津东丽医院中医科主任、副主任医师　宋俊莲

引自：《亲献中药外治偏方秘方》

1984. 我以老鹳草膏治瘩背疮效果显著

本方系程挚桂老中医使用了50余年的临床经验方。以本方治疗瘩背疮，10多天可痊愈。本方治疗患者200余例，效果显著。

配方及用法：鲜老鹳草2棵（约60克），儿茶10克，血竭花10克，轻粉5克，红粉4克，冰片6克，大珍珠（煅）2粒，真铜绿5克，朱砂5克，猪板油120克。将儿茶等8种药研成细面，同鲜老鹳草、猪板油调在一起，用铁锤捣烂调匀如糊状，即成为老鹳草膏。将此膏分成两份，摊于两块布上，每块膏药贴7天。第一块贴后，

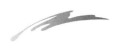

会有大量脓液流出，红肿即消散，疮面可收缩一半；换第二块，再贴7天后，疮面即收口愈合。痊愈后忌刺激性食物。

百姓验证：患者程某，男，60岁，农民。右背部患瘩背疮月余，经多方治疗效果不显，疮面扩散如碗口大，病情险恶，脓血淋漓，疼痛难忍，昼夜呼号，寝食俱废，脉象洪数有力。遂为其制作老鹳草膏一料，分为两贴。第一贴敷后，流出大量脓液，7天后疮面收缩如核桃大，红肿消失，疼痛停止；敷第二贴，7天后疮面全部愈合。

引自：《全国名老中医验方选集》

1985. 川椒粉治"瘩背"愈合效果好

中医称生在背部的痈叫"瘩背"，也叫"搭手"。川椒粉（又名花椒粉）50克，用水棉球清洗患处并剔去烂肉，用干净棉球蘸川椒粉，塞入"瘩背"洞中，即可止痛。每日1次，连续使用7次后长新肉，"瘩背"合口结盖。无任何副作用。

皮肤溃疡

1986. 服硫酸锌溶液治皮肤溃疡有效率100%

配方及用法：0.5%硫酸锌溶液。给病人饭后服0.5%硫酸锌溶液20毫升，每天3次，2个月为1个疗程。此外，每人加服维生素$B_1$10毫克，每天3次，以0.9%氯化钠溶液清洗创面，隔2天调换敷料1次。服药期间停服治疗本病的其他药物，避免与四环素、氢氧化铝同服。

疗效：多在用药后3~5天瘙痒减轻，分泌物减少，第2周出现新鲜肉芽组织，溃疡面缩小，20~40天可愈合。有效率100%，无任何不良反应。此方适于慢性小腿溃疡（老烂腿）。

引自：《实用西医验方》

1987. 溃疡灵治慢性皮肤溃疡60例

配方及用法：麝香1克，天龙骨（城墙上的老石灰）、地龙骨（即龙骨）、水龙骨（船上敷的多年桐油石灰）各15克，乳香、没药各12克，氯霉素粉3克。天龙、地龙、水龙三龙药越陈久越好，新者有刺激性不宜入药。乳香、没药与灯芯草同炒去净油，二方共研极细末，过120目筛，经密封高压灭菌消毒，再加入麝香及氯霉素粉混匀，置瓶内备用。使用时先将溃疡面用双氧水和生理盐水洗净，再掺入

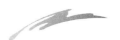

溃疡散,然后用无菌纱布覆盖包扎。视其病情每日一换,或隔日一换,直至痊愈为止。

疗效:60例全部治愈,治疗时间短者5天,长者32天,平均12天。

引自:《广西中医药》(1992年第3期)、《实用专病专方临床大全》

1988. 用蜈蚣粉治顽固性皮肤溃疡108例

主治:外伤、手术等原因所致的皮肤缺损,面积在20厘米×20厘米之内;疖、蜂窝组织炎、褥疮等所致的溃疡;难于愈合的下肢溃疡。

配方及用法:取干蜈蚣50～100条碾成粉,用细罗筛过后,装瓶备用。清洁溃疡面后,将蜈蚣粉撒上,厚约1毫米(上药后半小时内可能有轻微疼痛,无妨)。每3日换药1次。若换药时见到溃面有灰绿色薄膜,不可当作脓液擦去,可清洁溃面周围,重新撒上药粉;若见溃面有少量分泌物,可采取分段撒布法,即留出部分溃面不予撒药,以利引流,待撒药部分愈合后,再撒留下部分,直至痊愈。

疗效:用本方治疗108例顽固性皮肤溃疡患者,全部治愈。

荐方人:河南洛阳市口腔医院院长　耿振江

引自:《当代中医师灵验奇方真传》

1989. 自制冰茶散治疗体表溃疡100余例,有效率100%

主治:体表各种慢性溃疡、各种开放创口。

配方及用法:冰片50克,儿茶50克,芒硝50克,大黄25克。上药研成极细末,混匀,装棕色玻璃瓶备用。

疗效:此药治疗各种慢性溃疡及各种开放创口百余例,总有效率100%,治愈率(1～3次用药)98%。

按语:对顽固性胫前慢性溃疡及褥疮有良效;对颈淋巴结核破溃经久不愈者,宜彻底清创病灶,剔除腐烂组织,然后将此粉适量撒于创口上。新鲜创口敷以此粉,既有止血功效,又有消肿生肌之效,1次可愈。此药用后安全、无毒副作用,且创口瘢痕平和。

荐方人:吉林长春大学医院主治医师　于万江

引自:《当代中医师灵验奇方真传》

1990. 用锌皮压迫治外伤性溃疡100余例,有效率100%

主治:久治不愈的外伤性溃疡。

配方及用法:锌皮1块,纱布1块,胶布适量。取大于溃疡面锌皮1块,并将锌皮覆盖面用刀轻刮,清水洗净放锅内煮沸消毒约10分钟,冷却后备用。使用前将溃疡创面常规消毒,去除分泌物,继之将锌皮压迫在皮肤溃疡创面上,用胶布做

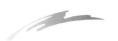

十字固定锌皮，然后覆盖纱布，再做胶布固定。一般2天更换1次锌皮。原锌皮仍可使用，用时仍需用刀轻刮锌皮面，方法同前。

疗效： 经首次锌皮压迫创面分泌物较多，疗效为好，经2~3次更换锌皮，从而使创面增生新的嫩皮达到愈合。经临床治疗100多例病人均愈，有效率100%。

按语： 锌皮压迫外伤性皮肤溃疡，方法简便。锌皮取旧电池外层即可使用，压迫时无痛苦，病人在家即可自取自用，经济易行，疗效显著。

荐方人： 江苏省如皋市染织厂卫生所副所长　沙坤岗

引自：《当代中医师灵验奇方真传》

1991. 活壁虎治顽固性皮肤溃疡窦道有效率100%

配方及用法： 活壁虎数条。活壁虎去头、足、内脏，以瓦焙干研末，加凡士林适量（两者之比约1∶5），即成壁虎膏。壁虎尾巴用75%酒精浸泡消毒约10小时后，剪成适当长度备用。均宜密封低温保存。换药前常规清创，去除坏死组织。窦道深者用壁虎膏条充分引流，浅者用壁虎尾巴换药，皮肤溃疡用壁虎膏换药。换药视创面而定，一般每日1次，后期可隔1~2日1次。重症患者结合全身治疗。

疗效： 治疗21例，痊愈17例，好转4例。用药时间最短12天，最长50天。

荐方人： 湖北通城县中医院　金彩辉

引自： 1997年第2期《广西中医药》、1997年第1期《湖北中医杂志》

1992. 我用白糖治疗创伤感染有显效

大约在1980年冬，我在《参考消息》上发现一则关于阿根廷医生使用白糖治疗创伤感染有特殊疗效的报道，10多年来，我曾三次使用白糖（即日常食用的白砂糖）治疗手上刀伤和腿擦伤后感染（发炎、化脓），均获得成功，方法很简单：将化脓的伤口用冷开水洗干净，用药棉轻轻擦去水分，随即敷上白砂糖，包扎好（不能再打湿）。24小时见效，48小时基本痊愈。（梁绍成）

引自： 1997年3月25日《老人报》

腮　漏

1993. 家传秘方治腮漏多例均半月即愈

主治： 腮漏。

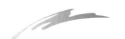

配方及用法：臭大姐1个，冰片少许。先将臭大姐阴干，用砂锅焙黄，同冰片共研细面，用香油少许调涂患处，外用窗户纸贴之。4天一换。

禁忌：患部忌贴膏药。

疗效：半月即愈，治愈多人。

荐方人：河北保定　赵庆福

引自：广西医学情报研究所《医学文选》

腹股沟脓肿

1994. 家传秘方治腹膜和腹股沟脓肿10余天可消失

主治：腹膜脓肿、腹股沟脓肿等深部脓疡。

配方及用法：生石膏多少不拘，研为末。将石膏粉与适量桐油调成糊状，外敷患处，日换2次。

疗效：一般敷至6小时即觉舒服；18～24小时开始退热，脓肿缩小；至12天可完全消失。

荐方人：广西　梁凤威

引自：广西医学情报研究所《医学文选》

下肢溃疡（臁疮）

1995. 我一老友用蒲公英治好了臁疮腿病

配方及用法：取鲜蒲公英（带根）50克，洗净，加适量水煮开，吃药喝汤，一次服用。每日2～3次，单吃。（汪广泉）

百姓验证：江苏通州机械厂江国妹，女，44岁，中医。她来信说："我单位张云的母亲患臁疮腿8年，腿脉处有一鸡蛋大的孔，周围发黑，有臭味，在本地多家医院治疗一直未愈。后来我用本条方和2008条方为她治疗45天，她的病痊愈。"

引自：1997年9月16日《老年报》

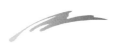

1996. 我采用家传秘方外敷治臁疮腿有良效

我采用家传秘方外敷治臁疮腿多例，均获良效。

配方及用法：鲜马齿苋、活蚯蚓等量。取上药捣烂成泥状，备用。据病变范围取药外敷，用纱布包扎，每日1次，3日为1个疗程。症状严重者可取二药各30克，捣绞取汁口服，每日2次。

疗效：临床治疗200例，总有效率98%，治愈率88%。一般1次即可止痛，1个疗程治愈。

体会：马齿苋有清热解毒、利湿、凉血止血之功，可用于治疗热毒痈肿疮疖、丹毒。蚯蚓药称地龙，具清热平肝、平喘、活血通络、利尿之功，有解热消炎作用，可用于治疗各种炎症。二药合用能清热解毒，凉血利虚，消炎止痛，对流火有特效。（蒙志刚）

百姓验证：四川彭山县西铁分局陈上琼，女，72岁。她来信说："我老伴患臁疮腿已40多年了，用本条方治疗，20多天就完全好了，至今没有复发。"

1997. 用本方治下肢浅表性溃疡853例

下肢浅表性溃疡，多因外伤延治、误治而形成，是一种经久难治的疾病。我近年来用一个药方治疗853例，全部治愈。疗程最短者15天，最长者2个月。

配方及用法：大象皮25克，钟乳石36克，血竭10克，珍珠10克，人工牛黄2克，麝香1克，冰片1克。上药共研成极细的药粉，装入瓷瓶备用。此药粉无任何毒副作用。先将患处用0.1%新洁尔灭溶液或淡盐水洗净，再视疮面大小取药粉适量，均匀撒于溃疡面上，用消毒纱布包扎固定。每日换药1次，直至痊愈。（马斌）

引自：1995年第10期《农家顾问》

1998. 我用博落迴冰片臁疮散治臁疮68例皆愈

主治：臁疮（俗称"老烂脚"）及一切化脓性感染。

配方及用法：博落迴100克，冰片5克。将博落迴闷成炭，研细末加入冰片即成臁疮散。用时取适量敷患处。

疗效：我用此方治疗臁疮68例，病程最短者3个月，最长者14年，皆获治愈，治愈率100%。

注意：此方只准外用，忌内服。

百姓验证：李某，女，58岁，患臁疮14年不愈。经用臁疮散治疗，100天痊愈。

荐方人：江西南昌市农工中草药第一门诊部特药中医师　朱斯龙

引自：《亲献中药外治偏方秘方》

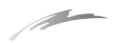

1999. 我使用蛋黄油搽剂治下肢慢性溃疡近300例均痊愈

配方及用法：蛋黄1个，松香3克。将蛋打破去清取黄，放入铁勺或铜勺内用文火熬化呈油状，放凉后把备好的松香研成末加入搅匀即可。用盐水清洗疮面，用棉签蘸药涂于患处，每日3次。疮口不必包扎，以暴露为宜。5～7天后疮面干净无渗出物时，去松香单用蛋黄油涂搽至疮口痊愈为止。

疗效：涂搽5～6天后，疮口的白色脓痂消失，疮面红润，较脆易出血，并有少量清水样渗出液。到7～10天后疮面干净无渗出物，疮口周边开始发痒，随之疮口逐日缩小。一般经14～20天均能痊愈。治疗患者近300例，全部治愈，其中只有6例用药超过20天。

按语：蛋黄油性甘温，有生肌止痛、疏风去湿作用，与松香同用有排脓去湿、生肌止痛之功效。

百姓验证：浙江长兴县横山乡风影村季凤山来信说："我村郑保林因下肢内踝外损伤引起感染，疮口久不收口，经当地医院治疗几个月，花钱数百元，也没有治愈。后来，经我用本条方治疗半个月痊愈，没花一分钱。"

荐方人：福建省福州市医院　张香梅　何文通

引自：《当代中医师灵验奇方真传》

2000. 我配制槐柳膏治臁疮50例均有效

配方及用法：当归15克，生地15克，防风10克，双花10克，连翘10克，透骨草15克，穿山甲15克，轻粉30克，五倍子30克，铜绿30克，乳香15克，没药9克，血竭15克，麻油500毫升，黄丹120克，槐枝、柳枝若干。将以上药（黄丹除外）放入麻油中，文武火煎至药枯去渣，入黄丹，炼制软膏，放罐内备用。将药膏涂在消毒纱布上，盖贴于疮面。换药时，先洗净疮面，脓腐较多2～3日换药1次，脓净肉芽红活可4～6日换药1次。

疗效：临床治疗臁疮50例，治愈48例，好转2例，总有效率100%。

按语：槐柳膏是我院已故著名老中医刘华明先生所献之方，属外用药软膏类，临床用于治疗臁疮多获良效。

百姓验证：重庆市忠县石宝坪山龙滩邓明材来信说："本县涂井乡江书祥患臁疮3年多，右下肢脚胫慢性溃疡，不断流黄水。他本人是医生（西医），自己用了许多西药，就是不能治愈。后经我用本条方治疗1个月痊愈，至今未复发。"

荐方人：山东省德州市医院主治医师　霍爱民

引自：《当代中医师灵验奇方真传》

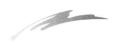

2001. 复方炉甘石治下肢溃疡74例全部有效

配方及用法: 制炉甘石、密陀僧各60克, 黄柏、猪板油各20克, 冰片15克。将中药研成粉末, 猪板油去掉油皮, 加醋适量调成软膏状, 贮瓶备用。用前清洁创面, 敷上药膏, 用纱布包扎固定, 7天换药1次, 21天为1个疗程。

疗效: 治疗下肢溃疡74例, 痊愈64例, 显效10例, 无一例失败, 有效率100%。

百姓验证: 陈某, 男, 52岁。于1982年春因外伤造成左下肢3厘米×2.5厘米, 5厘米×2.2厘米, 2.4厘米×3.7厘米溃疡面3处, 多方治疗, 效果不佳。后用溃疡膏治疗3次即愈, 随访3年未见复发。

引自:《陕西中医》(1991年第2期)、《单方偏方精选》

2002. 枯矾猪甲膏治愈下肢溃疡12例

主治: 日久不愈的下肢溃疡。

配方及用法: 枯矾(研粉末)100克, 猪甲(洗净炒炭存性研末过筛)300克, 海螵蛸(研末)100克, 冰片20克, 麻油250克。上药调成糊状备用。溃疡创面用过氧化氢溶液清洗, 去除脓性分泌物, 将药均匀敷于疮面上, 外用纱布包扎。1周后换药, 第二次3天换药, 以后每日换药1次, 一般换药5~10次即可。也有少数病例需换药11~20次才能治愈。

疗效: 共治疗患者12例, 换药5~10次治愈9例, 换药11~20次治愈3例, 治愈率达100%。

荐方人: 江苏省大丰县沈灶镇卫生院主治医师　赵应銮

引自:《当代中医师灵验奇方真传》

2003. 单味地龙溃疡液治愈臁疮21例

配方及用法: 活地龙100克。将地龙置净水中1小时左右, 让其吐尽体内泥土, 洗净后放入干净广口瓶内。用白糖30克撒在地龙上, 约1分钟, 可见地龙体液迅速渗出。3小时左右即得渗出液约50毫升, 然后用纱布过滤, 装瓶内, 加入适量黄连素, 高压消毒后备用。用纱布条浸药液盖贴创面, 每天换药1次。

疗效: 此方治疗下肢溃疡21例, 全部痊愈, 治愈率100%。

百姓验证: 有一男孩, 8岁, 2天前右足内踝上方皮肤被擦伤, 出现感染溃烂、流脓、肿胀, 行动不便。虽经治疗效果不佳。检查右足内踝上方有1.5厘米×2.3厘米大小溃疡面, 肉芽组织不新鲜, 并有灰白色分泌物及坏死组织附着, 边缘不整齐, 足及小腿轻度肿胀, 诊为下肢慢性溃疡。用溃疡液纱布条盖贴创面, 绷带固定, 嘱其少动, 休息时抬高患肢。换药6天, 浮肿消失, 有新肉芽组织生长; 治

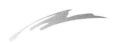

疗18天，溃疡全部愈合。

引自：《陕西中医》（1991年第2期）、《单方偏方精选》

2004. 用黄芪银花汤治臁疮有效率93.8%

主治：下肢溃疡（臁疮）。

配方及用法：生黄芪、金银花各30克，全当归、云茯苓、丹参各15克，玄参、甘草各10克，陈皮6克。上药水煎服，10日为1个疗程。

疗效：用此方治疗下肢溃疡患者32例，用药1~3个疗程，治愈30例，有效率为93.8%。

2005. 我利用砂糖豆腐治臁疮病有显效

配方及用法：鲜豆腐渣250克，白砂糖100克调匀，涂疮面。每日换3次，3日后疮面缩小，鲜肉芽齐生。敷5日后，再取干柿叶若干烧灰存性，研末，撒在疮口上，每日1次，不用包扎可愈。

百姓验证：黑龙江龙江县济沁河乡王万顺的邻居患臁疮病，两腿以下全呈紫黑并肿大，在多家医院均认为无法治愈。后来用此方治疗，仅3天就大见功效，基本消肿了。

荐方人：河南省镇平县高丘乡高河村　刘炳坤

2006. 用本方曾在1个月内治愈10余名臁疮病人

配方及用法：枯矾100克，煅石膏100克，红粉10克，铅粉30克，四药一起细研即成。先用白矾水将疮面洗净，然后上药，上药时若疮面湿（渗出物多），撒干药末于疮面；若疮面干燥，可用香油或凡士林调药末成膏状擦患处，一日1次。

百姓验证：用此方在10余年中治愈10余名臁疮患者，初患半月而愈，病久逾月而愈。

荐方人：河南南阳县清华街个体诊所　王印坤

2007. 本方已治愈数十例臁疮病人

配方及用法：制乳香15克，制没药15克，轻粉10克，通血香10克，麝香0.4~0.9克。上药共为细末，用猪胆汁调成膏，摊在布上贴患处。

疗效：吴大夫用此方治疗数十例臁疮患者，一般轻者1次即愈，重者3次即愈。

荐方人：河南舞阳县吴城乡吴城西街诊所　吴振兴

2008. 我用单味苍耳子砸猪油治臁疮2剂除根

蒋立顺，男，26岁。右腿下部患臁疮，由膝至踝，皮肤青紫，不时裂纹流黄

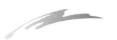

水，渐渐往四周浸淫，已年余之久，屡治不效。用此方2剂除根（第二次加入松香末50克），至今数月未见复发。

配方及用法：苍耳子100~200克炒黄，研成细末；生猪膘油200~300克，放青石板上，用斧子砸如糊状，边砸猪油边掺入药末，使药末与油混匀后待用。用时先将疮面用生石灰水（生石灰500克，开水4000毫升，冲泡1小时，去渣用清水）洗净，然后将药膏摊贴在疮上，外用绷带扎好，冬季5~7天，夏天3日左右取下。

百姓验证：江苏通州机械厂江国妹，女，44岁，中医。她来信说："我用本条方为别人治好了已患8年的臁疮。"

引自：《江苏中医》（1966年第3期）、《中医单药奇效真传》

2009. 艾叶粉外涂治下肢溃疡2次可愈

一位姓黄的男士，45岁，于1985年9月被栏杆碰伤右小腿下三分之一处，当时未做处理。因天气炎热，患处逐渐出现痒痛、红肿，继而渗出脓样分泌物，发展而成溃疡。经用西药抗菌消炎及湿敷，稍有好转。因没有坚持治疗，加上又吃了狗肉，致伤口疼痛剧增，四周皮肤肌肉乌黑僵硬，中间流出污水，臭秽不堪，疮口愈腐愈深，不能行走。于11月5日求治，经用艾叶粉外敷（将艾叶一味洗净，晒干或烤干，以色变黄焦存性为准，然后碾末，装入瓶内备用。用时将伤口清洁后，将艾叶粉薄薄一层撒在疮口上，也可用生茶油调粉外涂，并用纱布遮盖好固定，每天1次）1次后，第二天疮口渗出物减少，疼痛减轻，炎症消退，行走方便。二次用药后伤口收敛愈合。

引自：《湖北中医杂志》（1988年第5期）、《中医单药奇效真传》

2010. 单用白糖治臁疮30例全部愈合

配方及用法：白糖适量。将白糖放在搪瓷缸内进行高压灭菌后，趁热捣碎成粉状，用无菌的方法进行保存备用。用1∶5000呋喃西林溶液或生理盐水清洗伤口，再用75%酒精消毒伤口周围皮肤，将灭菌白糖撒入伤口，覆盖凡士林纱布，用胶布固定。隔日换药1次。

疗效：治疗30例，全部愈合（一般换药3~4次），治愈率100%。

注：本方适用于年老、体弱全身营养状况较差而经久不愈的慢性溃疡。

引自：《湖南医药杂志》（1980年第4期）、《单味中药治病大全》

2011. 单用蜈蚣散3周治好一位多年不愈的下肢溃疡病人

毕少元，男33岁，患下肢溃疡多年不愈，多方治疗无效。后采用"蜈蚣散"（蜈蚣数条，干鲜不拘，焙黄，研末密封备用）撒于创面，每日1次，约3周痊愈。

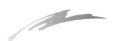

引自:《江苏中医》(1965年第2期)、《中医单药奇效真传》

2012. 单味枸杞熏洗治好一位6年不愈的下肢溃疡病人

钱某,患下肢溃疡,病起已6年。取鲜枸杞根250克,洗净泥沙,加水3000毫升,煎熬成2000毫升药液,倾入木桶内,趁热熏蒸疮面;药汁降温后,反复清洗疮面。每次熏洗半小时左右,冬季适当缩短。熏洗完毕,等患肢晾干后,用宽胶布粘贴,以肉眼看不到疮面为度。若无胶布,伤湿止痛膏亦可代用。每天1次,冬季可隔日1次。熏洗后有短暂麻痛不适,活动十几分钟自瘥。经熏洗26次后,除遗留紫黑斑未退外,全部治愈。

引自:《浙江中医杂志》(1985年第1期)、《中医单药奇效真传》

2013. 单味大麻子油能治好膝下溃疡

河北玉田县黄庄子村王某,男,42岁。膝下赤肿,发生溃疡,奇痒,流黄水,经西医调治,历时半年无效。后以大麻子仁去皮,入砂锅内炼,取油涂患处即愈。

引自:《中医验方汇选》、《中医单药奇效真传》

褥 疮

2014. 我用木耳白糖治母亲的褥疮确实有效

母亲因车祸,长期卧床不起,导致臀部发生红肿、溃烂,其疮口久治不愈,痛苦不堪。在万般无奈之时,一位山西退休教师供我一方:木耳白糖治褥疮。

我如获至宝,迅速配制,一试真灵!今特抄录如下:

配方及用法: 取木耳30克(焙干,去杂质)研成末,新鲜白糖30克,两者混合后,加温水调成膏糊状外敷。每2日换1次,直至痊愈。

初期灭菌治疗时,药物应调成膏状,即木耳白糖与水的比例是1:2,一次用完,此过程约2~4天。而后再将药物调成糊状,木耳白糖与水的比例为1:8。(丁新春)

引自:1996年3月4日《家庭医生报》

2015. 胰岛素配生理盐水治褥疮50例,治愈率95%

配方及用法: 每10毫升无菌生理盐水中加普通胰岛素20单位,把纱布或纱布条浸上药液,用时将纱布(条)湿敷于清洁后的疮面上,每天换药1次,直至疮

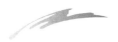

面愈合。

疗效：《医药信息报》1988年11月10日报道用此法治疗50例患者，有效率100%，治愈率达95%。

引自：《实用西医验方》

2016. 我采用马勃粉治褥疮很有效

配方及用法：马勃适量研成极细粉末状，经干热灭菌后，置消毒容器中备用。以生理盐水清洗疮面，剪除坏死组织，拭干后将马勃粉均匀撒在疮面上，厚度约1毫米，上面敷盖消毒纱布，每日用药4～6次。

疗效：治疗35例，治愈34例，治愈率97.1%。治愈病例疗程为2～15天，平均5.8天。

百姓验证：辽宁清原县湾甸子镇二道湾村王安才，男，53岁，农民。他来信说："村民刘俭海的父亲因脑出血症瘫痪在床，时间一长得了褥疮。我按本条方为其治疗，他的褥疮10天就好了。"

荐方人：福建南安市医院　陈志英

引自：1997年第1期《福建中医药》

2017. 艾灸治褥疮胜良药

一位42岁的女患者张某（中风病人），住院查体发现腰骶部褥疮4厘米×3厘米，疮口有渗液及结痂，经外科换药，庆大霉素敷料覆盖等方法，虽疮面没扩大，但疮口持久不能愈合。后应用艾灸法治疗：先去除脓结痂，用生理盐水清洗疮面，然后点燃艾条一端，熏疮面，每日2次，每次20～30分钟，灸后用无菌纱布敷盖，胶布固定，以防感染。施灸第三天疮面红润，第五天疮口周边有新生肉芽，治疗8天后痊愈。

久病体弱、长期卧床病人，每日灸1次，每次15～20分钟，可预防褥疮。

引自：1994年9月5日《中国中医药报》

2018. 四妙散加减治下肢丹毒及结节性红斑效果佳

主治：湿热下注之下肢丹毒、结节性红斑。

配方及用法：苍术、黄柏、丹皮、赤芍各9克，川牛膝6克，生薏苡仁20～30克，萆薢10克。上药冷水浸泡15～30分钟后煎沸20分钟取头汁，继用温水煎沸后15分钟取二汁，两汁混合后早晚饭前分服。皮肤红肿灼痛明显者，取蒲公英、生茜草根；湿象不著者去苍术；口黏明显加防己、萆薢；纳呆加炒麦芽；结节性红斑酌加忍冬藤、鸡血藤、防己、木瓜；关节痛加桑枝、海桐皮、灵仙；结节坚久不消，酌加土贝母、生牡蛎、莪术、水蛭、土元；久病气虚加党参、黄芪。

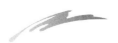

疗效：治疗患者50例左右，治愈（红肿痛疼及结节消失）约40例，好转（红肿痛疼明显减轻，结节明显减少、变小）10例，有效率100%。

按语：《素问·太阴阳明论》曰："伤于湿者，不先受之。"湿性重浊、趋下，易袭阴位。湿与热并注足胫，下肢湿热壅盛，故显现焮热红赤、肿胀疼痛、肢体沉重；热郁化火，火毒炽盛，郁阻皮肤则痛如火燎；邪热阻隔经络脉道则气血淤滞，结节丛生；湿为阴邪，热为阳邪，二者互相裹结胶着难解，故易反复发作，缠绵不愈。下肢丹毒与结节性红斑虽病名各异，但究其病机，均多为湿热下注所致，故治疗上皆以四妙散清利湿热。因伴有火毒、血热淤阻等病理表现，故分别辅以凉血解毒、活血化淤、通络止痛之品，使血热得除，脉络通畅，诸恙悉平。体现了祖国医学同病异治、异病同治的辩证观。据临床观察，四妙散随证加减对湿热脚气、湿热带下、输卵管积液、肛旁脓肿等属湿热患者亦有较好的作用。用药期间需忌食辛辣、鱼腥及发物。

荐方人：河北省邯郸市华北冶建总医院主治医师　赵鞍秋

引自：《当代中医师灵验奇方真传》

漆　疮

2019. 我用螃蟹曾治愈10余位漆疮患者

漆匠工作时手沾了漆，易生漆疮（也叫漆痱子），脸、手和身上生红斑块，起红疱，痒痛难忍。用螃蟹治疗可获得显著的效果。

方法：发生漆疮，可提活螃蟹几只，将其捣烂，用纱布滤汁，涂搽患处。每天早、中、晚各1次，一般2天可治愈。

在下乡工作中，曾用此方治愈10多例，特作介绍供患者采用。

荐方人：贵州江口县农经委　胡定绶

2020. 我使用螃蟹韭菜汁治好了漆疮

主治：因中漆毒而致的漆疮。

配方及用法：螃蟹2只，韭菜30克（洗净）。将上二味放在锅中干炒，取汁，用汁涂搽患处。

按语：相传明代王思中曾在海盐县治愈了这样一例病人，海盐彭氏的儿媳，新婚就得了重病，心中烦懑，气不接续，诸医都不识病原及治法。王思中诊后，让家人把新房中的家具搬走，密取了螃蟹的肚脐焙干、研末，掺于粥中让新媳妇服

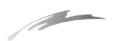

下，很快诸症皆消。别人问他得病的缘故，他说这是中了新漆家具的漆毒所致。

清代崔默庵曾治一少年，新婚未久出痘，遍身皆肿，头面如斗。诸医束手无策，请默庵诊治，诊脉平和，稍虚，急然不得其解。当时乘轿远道而来，腹中饥饿，即在病者床前进食，见病者用手撑开眼皮，观其饮食，盖目眶尽肿，不可开合，便问其想不想吃食。病者说："很想，无奈医生让我戒食。"默庵说："此症无妨碍于食。"遂命进食，饮食甚快，越不得解。沉思良久，视室中，其床榻桌椅，漆气熏人，忽然大悟。速令将病人另迁一室，用螃蟹数斤，生捣遍敷其身。一二日肿即消，痘出，原来病者是漆气中毒也。

百姓验证：贵州纳雍县饲料厂李元发，男，52岁，工人。他来信说："前不久，邻村一少年误触漆树而患漆疮，面目肿得非常厉害。我用本条方为他施治，2天后消肿痊愈。"

引自：《小偏方妙用》

秃　疮

2021. 单味苦楝子油膏治秃疮可生新发

一位姓何的女青年，22岁，1963年2月就诊，患者秃疮蔓延整个头皮，融合成片，结有黄色厚痂，除头的边缘有一圈长发外，其余都脱光。检查时，秽气四溢。当即用药棉浸高锰酸钾水洗头，边洗边剥厚痂，然后又换矾水浸洗，直至厚痂剥尽，露出淡红色头皮。再用单味苦楝子焙焦研末，与熟猪油等份调和制成苦楝子油膏搽头皮，嘱其回家，每日换洗1次。治疗40天后，即告痊愈，并生新发。

说明：苦楝子即川楝子。

引自：《江苏中医》（1966年第1期）、《中医单药奇效真传》

2022. 苦树皮蛋黄油治秃疮有好效果

河北安国县农民张某，男，4岁时患秃疮，用中西药不能治愈。于是取苦树皮30克，鸡蛋黄12个。先把鸡蛋煮熟，取其黄，置铁勺内火煎出油，去渣，将苦树皮研细末，加入蛋黄油内调匀。把患者头发剃去，白开水洗净，然后抹此药，1日换药1次，经用十二三次即愈，亦无瘢痕及秃发的后果。

引自：《中医验方汇选》、《中医单药奇效真传》

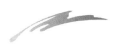

2023. 川楝子猪油治秃疮10余日便愈

某男，10岁，于1961年1月20日来诊。母代诉：剃头后，头顶生白痂，奇痒，脱发，即成秃疮，历2年有余。检查：身体较瘦弱，疮生头顶，约占头部之四分之二。处理：取川楝子（剖开、去核、取肉、焙存性）研极细末15克，用熟猪脂油（或凡士林）30克，共调拌成糊状药膏。先将残余毛发全部清除，再将脓、血痂疤彻底洗净（用食盐水洗，或明矾水洗）拭干后涂上药膏，用力摩擦使之润透。每日清洗，每日换药，局部暴露，不戴帽子或绷扎。计12日即痊愈，迄今未见有复发现象。

引自：《中医杂志》（1962年第9期）、《中医单药奇效真传》

疥　疮

2024. 老红军传授的治疥疮方

1933年冬天（第二次国内革命战争时期），一位老红军与当地一位村干部走访农户时，发现这位干部不时用手在身上乱搔，经询问方知这位干部生了疥疮，奇痒难忍。于是老红军翻起他的上衣仔细查看了一番，然后笑着说："这是一种常见的皮肤病。我家乡一个药方，介绍给你试试怎样？"那位村干部高兴得连声说好。

老红军让他准备一碗猪油，用布包一撮硫黄，放在猪油碗里蒸。把身上的疥疮抓破，用蘸有猪油的硫黄包在疮上涂，个把时辰后，再用杞树叶熬的水洗个澡。并告诉他每天涂一次，洗一次，坚持几天便能好起来。那位村干部当天回去就找齐了药料，并照着老红军交代的方法去做，几天后果然痊愈了。当他再次见到这位老红军表示感谢时说："那个药方真灵！"老红军听后很高兴，并关心地问当地生这种病的人多不多，那位村干部回答说："有一些，但不是很多。"老红军关心地说："我所传的方法，你可介绍给周围群众，也算是为群众办了一件好事啊！"那位干部听了老红军的话很受感动，从此这个治疗疥疮的药方在苏区农村逐渐传开。

多年过去了，我们祖国的医疗事业有了日新月异的进步，但在当地有患疥疮者，仍然喜欢用当年老红军传授的药方。一方面是当地老乡难忘老红军的功德，另一方面是那药方好使，省钱，而疗效又确实好。（姚瑜）

百姓验证：四川彭山县西铁分局陈上琼，女，72岁。她来信说："工人钟荣灿

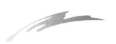

一家三口都生疥疮，在铁路医院、四川广元医院和游医处治疗，打针吃药花费1000多元不见好转。后来找我医治，我按本条方仅用两个星期就治好了他一家三口的疥疮。"

引自：1996年第12期《健康向导》

2025. 治疥疮特效单方

1935年秋天，一位红军警卫员生了一身疥疮，奇痒难忍。当地一位老乡知道后，捉了一条蛇，立即做成清炖蛇汤。蛇汤做好后，他对这位红军警卫员说："蛇汤清凉解毒，是治疗疥疮的特效药。你把这碗蛇汤喝了，病就会慢慢地好的。"警卫员激动不已，怀着感激的心情喝下了汤药，不久，身上的疥疮果然好了。（陈修生）

2026. 用三黄酒治疗疥疮18例个个痊愈

配方及用法：黄连5克，栀子10克，黄柏10克，冰片5克，樟脑10克，苦参20克，柳酸粉10克，蛇床子30克，地肤子30克。以上药物用75%酒精200毫升浸泡1~2天，同时，先将患处用肥皂水洗净，再用棉球蘸酒液涂擦，每日1~2次。

疗效：用本方给合川苏家街36号刘成、刘群芳等18位患者治疗，均使用1~2剂后痊愈。

荐方人：四川合川　罗林钟　邓增惠

2027. 我用硫黄软膏治好严重的疥疮

我曾经患了疥疮，在家乡治疗达10个月之久，注射针水50多瓶，吃中药12剂，西药不计其数，但病情仍继续发展。在这种情况下，我投书请教"安大夫"，他很快给我回了信，详细介绍了疥疮的治法。我按信上说的，买了些硫黄软膏外用，很快病就治好了。

百姓验证：北京市延庆县延庆镇仁庄村李淑秀，女，46岁。她来信说："堂弟的岳母患疥疮5个多月，吃了很多中西药均不见效。后来按本条方治疗，疥疮很快就好了。"

荐方人：安徽庐江县　曹先瑛

2028. 我用疥灵霜治疥疮数千例

配方及用法：硫黄300克，蛇床子、土茯苓、百部、黄柏、花椒、苦参等量，水质雪花膏3000克。将上药共研细末过筛180克，配水质雪花膏混合均匀，分装备用，每日早晚2次外用。

疗效：经临床应用多年，治疗数千例患者，治愈率达100%。

注意：隔离治疗，内衣、被罩、褥单等物消毒（用开水煮15分钟）。

百姓验证：王某，男，全身起皮疹剧烈瘙痒10多天，经诊断为疥疮，应用此药7天（即1个疗程）痊愈，再无复发。

荐方人：河北医学院附属三院皮肤科　马秋阁

引自：《亲献中药外治偏方秘方》

2029. 椒梅洗剂、拔毒疥疮膏治疗疥疮300例

主治：各型疥疮。

配方：①椒梅洗剂，川椒30克，乌梅20克，苦参、百部、白藓皮、白矾、蛇床子各15克。各药用500毫升水煎成药汁作为搓洗液。②拔毒疥疮膏，白矾、雄黄、硫黄各25克，共碾为极细粉末，加凡士林300克，调制20%的拔毒疥疮膏。

洗法：取椒梅洗液的1/2，用毛巾蘸药液，自上而下，反复均匀洗搓疥疮与周围皮肤，对脓窝疥、疖肿溃疡处用药液洗涤，不可搓擦，防止疼痛。

外涂法：经椒梅洗液洗搓后的疥疮上薄涂一层拔毒疥疮膏，30分钟后即可杀死皮肤上的疥虫；另取1/2椒梅洗液洗搓掉皮肤上的拔毒疥疮膏，即可入睡。

疗效：2年来治疗疥疮300余例，100%治愈。经洗涤与外涂治疗过的疥疮，可当日止痒，7日痊愈。

注意：患过疥疮病人的衣裤、被褥要消毒，防止重复传染。

荐方人：内蒙古扎兰屯中蒙医院疮疡科主任　刘金

引自：《当代中医师灵验奇方真传》

2030. 硫黄川椒锭治疗疥疮87例全部治愈

配方及用法：硫黄100克，置容器中以文火熔化为液态，加川椒30克继续以文火加热煎炸，等到川椒煎炸至变黑变焦后去渣，将熔化的药液注入备好的模具中冷凝成锭后备用。治疗时取药锭加少许食用油，放在碗内研磨，待油质变色且发出一种特殊的药臭味为度，用温水洗洁皮肤后将药液油涂抹在患部。部分病程较长或严重者每天早晚各用1次，一般情况每天晚上临睡前用药即可。兼脓疱渗液者取黄柏30克煎水洗患部。

疗效：治疗87例，除2例形成疥癣者连续用药15天外，其余85例平均用药3～4天均治愈。

荐方人：云南省盐津县滩头卫生院中医师　刘武

引自：《当代中医师灵验奇方真传》

2031. 灭疥灵治疥疮378例

主治：因感染疥虫而致的全身或局部皮肤发痒，尤以大腿内侧、前阴、腹

部、臀部、肘内、指缝为甚,夜间或遇热发痒更剧者。

配方及用法:硫黄20克,百部10克,冰片1克。将上药研极细末,加适量凡士林拌匀,包装备用。温水洗浴全身,用力将上药涂擦患部,每日1次,5天更换衣被,将用过的衣被消毒处理。

疗效:治疗疥疮患者378例,用药时间最短者1次,最长者10次,临床全部治愈。

荐方人:四川省仁寿县成人中专医务室主治医师 冷治卿

引自:《当代中医师灵验奇方真传》

2032. 口服两种西药片可治疥疮

配方及用法:强的松片、土霉素片。强的松片每次10毫克,每日3次;土霉素片每次0.5克,每日4次,口服。

疗效:《临床皮肤科杂志》报道治疗25例,6例3天后痊愈,18例均在1周左右痊愈,1例10天后痊愈,痊愈率达100%。

引自:《实用西医验方》

2033. 疥疮膏治疥疮455例

配方及用法:凡士林50克,硫黄粉100克,樟脑、冰片各50克。因樟脑、冰片是结晶体,不能直接溶于膏内,可先用少量酒精溶解后再调入膏内。将调好的膏药直接涂擦患处,用手在皮肤上轻轻摩擦,使药能直达病处,每晚1次。不需内服药。

注意:治愈后应洗接触衣物并日晒消毒,避免再接触患者及衣物。

疗效:治疗455例,治愈率100%。

引自:《辽宁中医杂志》(1991年第11期)、《实用专病专方临床大全》

2034. 本方治疥疮319例,有效率100%

配方及用法:苦参、青蒿、夜交藤、野菊花各15克,花椒12克,川芎、红花各10克。感染者,加黄柏、银花、蒲公英各10克,伴有湿疹者,加樟脑叶、荆芥各10克。加水3~4千克,旺火煎沸25分钟,每晚用药液进行全身洗浴,一次约30分钟,浴后及次日清晨外搽硫黄膏(凡士林100克,硫黄粉20克,调匀即成),连续治疗3日为1个疗程。3日更换内衣、裤及被褥1次,并用沸开水泡洗,烈日晒干。

疗效:本方治疗疥疮患者319例,用药1~3个疗程均治愈。(鲁达)

2035. 本方治疥疮28例全部有效

配方及用法:硫黄、川椒各15克,研末加姜葱头各15克,与生猪板油15克捣

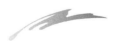

融，用纱布包好，烘热后擦患处，其效果更好。

疗效：从1990年初以来用本方治疗28例疥疮患者，治愈26例，治愈率达92.9%；显效2例，占7.1%。

百姓验证：合川市食品厂刘某，男，1995年10月3日来室就诊，因大腿内侧患疥疮，经常抓搔引起流血，按本方每日擦1次，2日治愈。

荐方人：四川省合川市食品厂医务室　邓增惠

2036. 家传秘方巴豆水银治疥疮擦3次即愈

配方及用法：巴豆9克，水银5滴。巴豆去壳捣烂，加入水银和匀捣泥即成。用净布将药泥包紧，蘸麻油少许在患者的两手腕部、肘弯内、腋下、两足弯等处（这些部位先用生姜擦一遍）轻轻揩擦，每日洗澡后擦1次，3次即愈。

禁忌：慎勿入口，沾在手上要及时洗净。

荐方人：肖俊智

引自：广西医学情报研究所《医学文选》

2037. 南宋抗金名将韩世忠食蟒治疥疮故事

南宋著名的抗金名将韩世忠一生金戈铁马，叱咤风云。他五绺长髯，肌肤光洁，是个堂堂的美男子。但他年轻时，却全身疥疮，丑不可睹。

据《东南记闻》记载，韩世忠当时家庭生活异常困苦，一身上下满是疥疮，不时流脓流血，发生腐臭。亲朋挚友，远而避之。他自认命运多舛，苦不堪言。一年夏天，韩世忠在村边溪水里洗澡，忽见一巨蟒，张开血盆大口，向其猛扑而来，韩世忠见状，急舒猿臂，紧抓蟒颈，蟒则以长尾盘绕其身，两下僵持，韩只得将蟒拖至家，家人战战兢兢，不敢近身救他。韩便带蟒入厨，按蟒颈于利刃，来去如引锯，终断蟒首。韩世忠趁余怒，一举剥蟒皮，加调料煮而食之，发现蟒肉细嫩油润，甚美。吃罢数日，身上疥疮不医而愈，使韩及乡邻亲友惊讶万分。

原来，蟒肉是食疗两用的肉类，它富含蛋白质、脂肪、矿物质等多种营养素（印度人常饲蟒以供食用，我国广东、广西也有吃蟒的习惯），还能除手足风痛，杀三虫，去死肌，治疗皮肤风毒疬风癣恶疮等（《本草纲目》）。因此，韩因祸得福并不是偶然的。（郭振东）

引自：1997年2月25日《中国医药报》

2038. 单味马钱子加醋研磨外搽治疥疮3天能痊愈

一位姓徐的男青年，23岁，患疥疮半月，日夜瘙痒不止，全身密布疮点。用马钱子加醋研磨外搽，3天后痊愈。

引自：《四川中医》（1985年第8期）、《中医单药奇效真传》

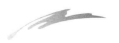

2039. 单味朴硝洗浴治疥疮也有效验

一位姓刘的中年妇女,37岁,患疥疮已四月,全身奇痒,夜间不能入睡,经用硫黄洗剂治疗无效。即用开水7.5千克左右,放入朴硝150~200克,令其溶化,待冷却至20~30℃时,进行洗浴,每天1次,并勤换衣被,20天后治愈。

引自:《四川中医》(1985年第8期)、《中医单药奇效真传》

2040. 豆腐硫黄一次吃下疥疮即无

配方及用法:半片生豆腐,31克硫黄,饭前一次吃下去,疥疮即无。

此方经本村人试用,显奇效。身患数种病忌服。

荐方人:河北高阳县蒲口乡赵口村　赵淑格

2041. 煎五味治疥疮1周可愈

配方及用法:白矾、食盐各62克,苍耳子、蒺藜子、地肤子各31克。上5味水煎,加水5碗,煮沸半小时后,去药渣,倒入盆内,擦洗患处,一日3次。

百姓验证:冯妻患疥,四方医治无效,后用此方,1周而愈。

荐方人:河南郾城县教育局　冯茂林

冻　疮

2042. 我根治冻疮的最佳方法

冻疮是冬季常见病。我通过长期实践,摸索出一种能根治冻疮的方法。

配方及用法:取西药注射剂6542(即盐酸山莨菪碱注射液)1~2支,倒入瓶装十滴水(用20毫升瓶装的)中,轻症倒入1支,重症倒入2支,摇匀。涂搽在患部,一天数次。轻者1瓶,重者2瓶即可治愈,愈后不易复发。(龙中伟)

百姓验证:四川资阳市丰裕镇王清河,男,60岁。他来信说:"我的冻疮已有50多年的历史了,年年冬春都发病。1997年冬天我用本条方治疗几次就好了,只花几元钱。这几年一直未复发。"

引自:《老年健康报》

2043. "6542"配雪花膏治冻疮疗效显著

取"6542"30毫克,雪花膏50毫克,将二者掺到一起调匀后,外涂于冻伤之

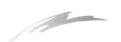

处，每日3次。一般冻伤涂此药4～7天即可痊愈。如果患处局部感染（或化脓）时，除了继续涂抹此药外，还需配以红霉素软膏外涂。

此药经我多年验证，疗效显著。但在涂药之前，须先将冻伤处用清温水或淡盐水洗净、揩干。（李翠英）

引自：1996年12月2日《家庭医生报》

2044. 我根治冻疮的妙法绝招是用芝麻花擦

我是内科主治医师，从医36年，已于1996年6月年满60岁退休。记得30多年前我在江苏盐城中学时，两脚后跟每到冬天就患冻疮，许多方法都用上，可就是不能根除。当时中学有位历史老师叫李卓斋，已70多岁的高龄。见我害疮非常痛苦，就对我说："我教你一治冻疮的绝招，保证永不复发。"

他说："冻疮一般都有固定部位，今年害在什么地方，明年大体还在什么地方，要记住冬病夏治。夏天是芝麻花盛开的季节，当六月正午时，用芝麻花使劲擦患冻疮的部位，连擦3个中午，包你永不复发。每次以见到针尖大血珠为度。一定要咬紧牙关，忍受痛苦连擦3天。"我把他的话牢牢记住。夏天到了，我照他说的去做了，连擦了3个中午。再到冬天，我有意光着脚不穿袜子，冻疮未再复发。后来每遇有冻疮病人，我都用此方治疗，疗效达100％。

荐方人：江苏响水县灌东医院　蒯本贵

2045. 冻疮夏治根除妙法

方法：用鲜芝麻叶在生过冻疮的皮肤上搓擦20分钟，让汁液留在皮肤上，1小时之后，用水洗净，多搓几回效果更好。

荐方人：辽宁宽甸县第一中学三年级　张新春

2046. 我用独头蒜治好了患10年之久的冻疮

我脚冬天生冻疮，10多年了，9月冻一次，次年3月还冻一次，苦不堪言。去年偶得偏方，经过治疗，去冬今春居然未冻。

方法：在伏天将独头蒜捣成蒜泥，将患处洗净，蒜涂于患处，1小时后洗去，涂10次左右。每日1次，也可隔日1次。

引自：1996年8月3日《晚晴报》

2047. 我的冻疮是用大蒜治好的

配方及用法：取大蒜2～4瓣（视冻疮面积大小），将其放入灰火中烧熟（无硬芯，不要烧焦），然后去皮，用其蒜肉涂擦冻面，有消炎、止痒、活血功能。每天3～4次，一般1周即可痊愈。痊愈后注意保养，复发率极低。

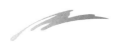

我的冻疮就是用此方治好的，至今已4年未复发。

荐方人：黑龙江安达市文化乡大众村6组　尹长清

2048. 用茄子茎叶治冻疮可获良效

隆冬季节，人的肌体如果长时间受到寒冷刺激，血管就会痉挛，血液循环就会遭到阻滞而造成缺氧，血管壁长时间缺氧就会出现冻疮。我用茄子茎叶治冻疮效果很好，有60多位患者按此方治疗已痊愈。

方法：在冻疮初发期，取茄子茎叶500克，将污物、泥土洗净，用刀子砍成5厘米左右长，放在铁锅里加5千克水，用旺火煎成酱油色起锅，滤去渣质，装入盆里。待水温降至50℃左右时，加入5克食盐，用毛巾擦洗患处，每天1次，睡前洗，连续3~5天可治愈。

荐方人：贵州江口县委农工部　胡定绶

2049. 我用秋后茄秧秆煮水洗冻疮果见效

我在山西插队时由于住的房子没有取暖，睡的又是凉炕，因而每到冬天都要冻脚，而且冻的面积一年比一年大，每当遇热时冻脚奇痒。后来，有老乡告诉我一偏方：冬天的时候到地里将已摘完茄子、叶子也已掉光的光秃的茄秆连根拔起，回家后放脚盆中加水煮一会儿，等水温低点儿后泡脚。我试着洗了几次，冻疮就洗好了，几年都没有再犯。（高学冬）

百姓验证：黑龙江大庆市采油四厂李永超，男，32岁，工人。他来信说："我用本条方仅3天就治好了自己的脚冻疮。"

2050. 冬瓜皮茄子秧治冻疮能收立竿见影功效

数九寒天，在室外作业的人难免手足冻伤。一旦冻伤，重者起疱流水，轻者红肿，奇痒难当。一旦家人或自己或朋友遇到上述情况，请速去药店购买冬瓜皮100克，茄子秧100克，煎水洗患处，可收到立竿见影之功效。

注：溃破者不能用此方。（中医师　李树贵）

2051. 用卤水治冻疮效果更好

配方及用法：取60~70克卤水，盛入缸子里，用火炉加热至70~80℃，并保持这一温度，然后用棉球蘸取反复涂于患处，直至用尽了卤水为止。每天2次，坚持2~3天，冻伤处一般均可恢复，而后不易再被冻坏。

注：皮肤因冻溃破了的禁用。（李继祥）

引自：《中国保健报》

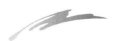

2052. 我年年犯的冻疮用活血止痛膏治好了

我的手脚患有习惯性冻疮，每年只要到10月下旬天气一转凉就犯。去年，冻疮刚起时，我考虑产生冻疮的主要原因是体质弱、血液循环不好，于是，便在那个冻疮初起的部位贴上一块活血止痛膏，并尽量保持干燥。结果，到最冷的天气时，冻疮反而好了。（宋元智）

引自：1996年9月25日《安徽老年报》

2053. 我的冻疮用痔疮膏治愈了

我肢端血液循环不好，每年冬季手足必发冻疮，红肿处又痛又痒，深受其苦。后来我看到一则验方，谓用热水冲泡辣椒涂敷患处可治冻疮。但由于我对辣椒心有余悸而并未启用此方，不过，此方倒是提醒了我。我想，用热水冲泡辣椒治冻疮，热水、辣椒均为刺激血液循环之物理因素，而马应龙痔疮膏，连痔疮都可医得，其活血、去腐生新足可治冻疮。于是，我便用家中的马应龙痔疮膏每日涂抹患处2次。初时并无特殊感觉，但10日之后，手足冻疮居然痊愈，且待陈皮脱落后不留痕迹。

此方治病无痛苦，见效快，经济方便，可供冻疮患者一试。（李学波）

2054. 我用山楂糖治冻疮效果很好

我退休前是商店的营业员，负责卖菜。每逢秋冬季节，无论天气多冷，一忙就是半天，直到把菜卖完才算完事。不知什么时候把左脚小趾冻伤，当时红肿疼痛，以后每年冬天冷的时候，患处发痒发红。去年我在公园听一位老同志告诉我：用5个大山楂烧熟去核加白糖，用蒜臼子砸（边砸边加白糖）成黏稠糊状，摊在布上敷于患处，三四天换1次，连敷3剂。我用过之后红肿消退，也不痒了。有破溃处不宜用此方。（刘桂荣）

2055. 我的冻疮是用鲜姜治好的

冻疮红肿未破皮者，用鲜生姜一片，搽患处，每次5～10分钟，一日2次。

去年冬季我手上生冻疮，只搽2次痊愈。

荐方人：浙江省长兴县新塘乡　王胜华

2056. 我的老冻疮用当归醋治愈了

每年冬季，我的手脚总是长满红肿的冻疮，奇痒无比。近10年用过不少药方，总是不能治愈。经朋友介绍，我抱着试试看的心情，采用本方治疗，结果奇迹出现了：用药1天痒症消失，2天红肿退去，4天痊愈，至今未见复发。我介绍给几位亲戚使用，同样灵验。

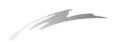

配方及用法：取米制陈醋500克，当归20克，共放入陶制品内用文火煮开，时间不得少于20分钟，然后连当归一起倒入容器内，趁热浸泡冻疮处（如冻疮长在鼻、耳、脸等部位，可用纱布蘸药液擦于患处），直至患处皮肤松皱为止。

荐方人：浙江省永康县　吕志明

引自：广西科技情报研究所《老病号治病绝招》

2057. 我用井温水治冻疮很灵

我从小就有脚冻伤的毛病，每年冬天都把脚冻得红肿，甚至溃烂，一发热就痒得难忍，尤其是夜间睡在被窝时痒得更厉害。为此，用了许多种药，但疗效甚微。后来，听本村李东亮同志说，他在朝鲜战场上用新打出来的井温水洗脚，防止了脚冻伤。此后，每年入冬时，我都一连3天用井温水洗脚，每次20~30分钟，浸泡、搓洗至脚发热为止。这一招真灵，迄今几十年过去了，我的脚再未冻伤过。

荐方人：河南原阳县师寨乡医院　陈凌云

2058. 我的冻疮是用揉耳法治愈的

过去我每到冬季气温降至摄氏零度以下，室外结冰时，两只耳朵边就被冻伤（俗称"烂耳朵"），晚上睡觉常把枕巾染得血迹斑斑，要是遇到热气又痛又痒，这样一直要延续到第二年的春暖花开时，冻伤才能结痂好转。

一次我在报纸上看到揉外耳部可以预防耳朵冻伤，于是我在每年初冬，就开始用两手揉搓两只耳朵边，每天早晚各1次，每次揉80~100下，直至耳红耳热，以刺激耳部周围神经，加强血液循环。就这样我的耳朵已有2年没有冻伤，避免了皮肉痛痒之苦。

据资料介绍，这种揉耳方法可以刺激听觉器官血液循环，改善老人听力下降。听力开始减退的老人，只要坚持锻炼，可以收到恢复听力的效果。

荐方人：安徽含山县经委退休干部　谷业茂

2059. 我练站桩功治冻疮见良效

往年，我每到冬天手脚就生冻疮，有时双手肿得像馒头。逢天气稍暖时节，手脚便发痒，难以忍受。或晚上睡熟时，被子里较暖和，两脚奇痒难熬，夜不能寐，既影响生活，又有碍美观。为治疗冻疮，中西药都试过，却收效甚微。

为了锻炼身体，增强体质，1993年我练起了站桩功，竟收到意想不到的效果，困扰我多年的冻疮一去不复返，真是"踏破铁鞋无觅处，得来全不费工夫"。这种功法简单易学，疗效显著，功法如下：

直身站立，面南背北，两脚分开，与肩同宽，脚尖稍里扣，双手自然下垂，双目平视，似笑非笑，舌顶上腭，全身放松，自然呼吸。然后两膝慢慢弯曲下蹲，双

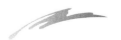

手垂直下按。桩位高低视个人情况而定。一般膝关节弯曲成120度左右。年轻力壮、身体健康者，最好能站成90度，但注意膝盖不要超过脚尖。腰部要挺直，臀部内收。站桩30~60分钟，就可收功。两膝慢慢站直，双手自然下垂，意想宇宙间温暖祥和之气由百会、劳宫、涌泉诸穴进入四肢百骸，如沐浴在风和日丽的阳春之中。然后搓手洗脸，练功完毕。

练此功可以不入静，不意守。初练时不到几分钟便两腿酸痛、发热，继而两腿便不停地颤抖，慢慢地全身发热，手指发胀，脸红耳赤，十分难受。这时要咬紧牙关，硬挺过去，否则效果不好。最后忍到极点，如荷重担，手心、面部、背部都出汗了，这时可以收功。练功完毕，全身便会感到格外舒畅。

为了克服酸痛，转移注意力，增加练功时间，练功时可看电视，或者看书，双手也可以不下按。

站桩功能防治冻疮是有一定科学道理的，冻疮往往是发生在人们的血液循环较差的四肢末梢。冬季来临，温度急剧下降，这些地方血管收缩，从而造成淤血，便形成冻疮。而我通过站桩，使全身发热，加速血液循环，冻疮得愈。

荐方人：江西南丰县第二中学　饶明亮

2060. 山楂细辛膏治冻疮60余例皆获良效

配方及用法：山楂适量，细辛2克。取成熟的北山楂若干枚（据冻疮面积大小而定），用灰火烧焦存炭捣如泥状；细辛研细末，合于山楂泥中，摊布于敷料上，贴于患处，每天换药1次，一般4~5次即可痊愈。

疗效：此方治疗冻疮60余例，均获痊愈。

百姓验证：郑某，男，14岁，自述左小趾灼痛、瘙痒，感觉迟钝4天，检查左小趾有暗红肿胀的冻疮，证属寒凝血脉。取山楂细辛膏贴于患处，每天换药1次，第2天红肿减轻，第4天红肿消失痊愈。

引自：《四川中医》（1990年第10期）、《单方偏方精选》

2061. 单味河蚌粉敷治冻伤溃烂者126例

配方及用法：河蚌适量，将河蚌煅后研末敷患处。

疗效：此方治疗冻疮溃烂者126例，均在撒药1周内痊愈，治愈率100%。

百姓验证：张某，男，12岁，左手背有2厘米×2厘米大小冻伤溃烂面一个，周围红肿，曾自用冻疮膏治疗10余天未效。将溃烂面洗净后，撒上此药3次痊愈。

引自：《辽宁中医杂志》（1988年第3期）、《单方偏方精选》

2062. 用冻疮油治冻疮166例皆效

配方及用法：干辣椒100克，冰片5克，樟脑15克，甘油10克，95%酒精及水各

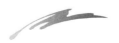

250毫升。辣椒切碎装瓶内加热水（80~90℃恒温）泡10小时，过滤倒入酒，过滤澄清，倒入冰片、樟脑混合的液体，加入甘油搅匀，搽患处，每日3~4次。破溃者禁用。

疗效：治166例，均治愈，次年大部分未复发。一般3~5日即愈。

引自：《常见病特效疗法荟萃》

2063. 三七大黄散治冻溃46例

主治：冻溃。

配方及用法：三七、大黄等量，研极细粉；干姜、红花为3∶1。将干姜、红花按比例数量加水煎煮取汁擦洗患处后，将三七、大黄散撒于冻溃之处，使药粉将伤面全部盖严，外用消毒纱布，绷带包扎。每日上药2~3次。

疗效：一般10~20小时内即可结痂，痛痒基本解除。最短2日告愈，最长15天痊愈，平均9.14天治愈，无不良反应。

荐方人：陕西榆林第一人民医院副教授、药师　梁英华

引自：《当代中医师灵验奇方真传》

2064. 茄梗汤治冻疮26例

主治：冻疮未溃者。

配方及用法：干茄梗1000克，丹参40克，生姜50克，木通30克，红花15克，红辣椒3只。将干茄梗切碎，生姜捣烂，红辣椒切碎，同其他药用水煎15~20分钟取汁约2000毫升，倒入脸盆，将患部置于其上，用布盖之，趁热熏。等药液温度降到皮肤所能承受时，再将患部直接浸泡于药液中。如患部不能直接浸泡，用毛巾蘸药液热敷亦可。浸泡直到患部皮肤有刺激热感时，即可取出。但不要擦去附留于患部的药液，任其自然干燥。每天早晚各洗1次。药液可续用5~6次，以后用时加热即可。

疗效：治疗26例病人，洗1剂药液而愈者14例，洗2剂药液而愈者9例，洗3剂药液而愈者3例。

荐方人：浙江庆元县贤良镇卫生院　吴其洪

引自：《当代中医师灵验奇方真传》

2065. 用风油精红花油治冻疮2000例效果极佳

经人介绍，我们试用了风油精或正红花油来治疗，经2000人实践，对冻疮的治愈率99%；对仅有红、痒早期症状者，治愈率达100%。

方法：用风油精或正红花油在患处外擦皮肤，每日2~3次，两三日内即愈。

注意：勿将药物擦入冻疮的溃烂处，只擦溃烂周围即可。

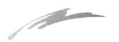

风油精和正红花油的主要成分是樟脑、枫毛油和红花油,它们的主要功能是促进局部受冻组织的血液循环,因而能很快收到活血化淤、消炎止痛的效果。(何泽)

引自:《健康之友》

2066. 我用猪血治冻疮1次除了根

杀猪刀口放血流尽时,速将患手(Ⅰ~Ⅲ度年年复发的冻疮)送入刀口内,停留3~5分钟后取出,用热水将手洗净。可一次根除,永不再犯。

百姓验证:辽宁盖州市九寨镇政府赵润廷,男,60岁,退休。他来信说:"我孙子手背冻疮,用本条方仅治一次,就根除了年年复发的冻疮。此方治疗冻疮有特效。"

荐方人:山东省莱阳市莱阳医院　姜占先

2067. 猪血治冻疮不易复发

手脚被冻出现红肿和溃烂时,取新宰杀的鲜猪血涂于患部,轻轻揉搓15分钟,用温水洗去。若是初冻或冻伤程度较轻,一次即痊愈;若有冻伤病史或程度较重,猪血在患部停留和揉搓时间应当延长,治疗次数也要适当增加;若出现溃烂,则避免揉搓,可采用猪血浸泡法。

这种方法治冻伤,一旦痊愈,不易复发。其他部位冻伤,此法同样有效。(柯樟仙)

引自:1996年12月12日《老年生活报》

2068. 冻疮膏加白药治冻疮效果甚佳

冬季到来,患冻疮的病人越来越多,临床中有许多治疗方法,但都较麻烦,患者不易接受。我近年来采用冻疮膏加入云南白药的方法治疗冻疮红肿期效果甚佳。

配方及用法:取冻疮膏少许加入云南白药拌匀,每晚睡前将红肿的冻疮搓红,然后把拌好的冻疮膏擦上,用卫生纸和胶布包好,早起后去掉,1~3次可治愈。

荐方人:云南中旬林业局职工医院　张春生

2069. 单味马勃粉治溃破性冻疮效果极好

配方及用法:取脱皮马勃,拣去杂质,再经高压消毒(10磅压力,30分钟),备用。在清洗冻疮溃破面后取消毒的马勃粉均匀撒在创面上,盖上消毒纱布,包扎固定,每2天换药1次,至创面愈合为止。

疗效:用马勃粉治疗溃破冻疮132例,换药4~5次创面愈合、红肿消退者126例,15天以上未愈者仅4例。

引自：《中成药研究》（1982年第12期）、《单味中药治病大全》

2070. 单用仙人掌敷治冻伤1周可痊愈

用法：用仙人掌（去掉刺）适量，捣烂敷患处（如冻伤已溃烂者则忌用之），以纱布包扎好，5天后去敷料。属Ⅰ、Ⅱ度冻伤者，敷1次即愈，严重者3天换敷1剂药，1周后可愈。

引自：《神医奇功秘方录》

2071. 大白萝卜治冻疮几天可愈

配方及用法：大白萝卜1个，麻油适量。在白萝卜中间挖一个凹，倒入麻油，放火上烤至油沸，趁热用油涂擦患处，一日2次，几天后即见效。

百姓验证：李纪从患冻疮，用此方1周而愈。

荐方人：河南宜阳县赵堡乡文化站　李纪从

2072. 樱桃树枝治重度冻疮效果可靠

樱桃酒精浸液、樱桃水治疗冻疮为常用有效之良方。我们试用樱桃枝制剂治疗冻疮，取得满意疗效。

配方及用法：

方一：樱桃枝50克，加水1500毫升煎熬，趁温热时浸泡冻伤部位，或用纱布等浸其煎液，局部热敷，每日2~3次，直至痊愈。

方二：樱桃枝（切小段）50克，加75%酒精浸泡（酒精量以超过药面为度）24小时后，用浸液涂冻伤处，每日3次，直至痊愈。

方一、二适用于轻度冻疮。

方三：樱桃枝100克，加水200毫升煎煮，取二次煎液浓缩，得浓缩液150毫升，加呋喃西林粉1克混匀，涂冻伤处，每日3次，直至痊愈。此法适用于重度冻伤。

上法对冻疮既有治疗作用，又有预防作用，且方法简便，效果可靠，药源丰富，为治疗冻疮之良方。

说明：樱桃枝，别名樱桃梗，为蔷薇科植物樱桃的树枝，全国多数地区均产。（赵成春）

引自：1995年12月20日《中国中医药报》

2073. 我用本方治冻疮上百例，均能立时止痛止痒

配方及用法：大黄40克，干姜、甘草各15克，天冬、麦冬、黄连各10克，麻黄20克，黄酒500毫升。用黄酒将上药浸泡3天，即可用棉签将药酒涂敷于冻疮患

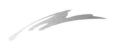

处,并用手反复揉擦患处至有热感,每日擦敷3次,一般3~5天愈合。

百姓验证: 王某,女,饭店服务员。1987年1月15日初诊,患者主诉:手足患冻疮10年有余,每年冬季复发,今年在饭店经常洗菜刷碗,双手冻疮尤重。诊见患者双手手背青紫红肿,掌指关节及小鱼际外侧缘等多处溃破流水。嘱患者按上方治疗,用药1天,肿胀消退,2天溃疡结痂,5天溃疡脱痂而愈,随访至今未见复发。

按语: 此方来源于山东民间一位老红军。我临床验证10余年,用此方治疗冻疮上百例,均收到立时止痛止痒的效果。

荐方人: 山东文登市人民医院主治医师　石学波

引自:《当代中医师灵验奇方真传》

2074. 用此五法治冻疮也有显效

冬天如果手足发生龟裂,既痛又痒,且有红肿,便是冻疮无疑。治疗冻疮:①可用羊油在木炭火之上烘化,然后涂于患冻疮处。要注意的是:涂此油时,患处会稍微有些疼痛之感。此时,必须尽量忍耐。坚持涂抹约一星期之后,冻疮即可痊愈。到第二年的6月伏天之时,再用姜于患处摩擦数次,这样,在冬天冻疮便不会复发了。②取来芭蕉一根,连根带叶焙灰,并将其灰研制成细末后和入饭粒之中,再涂抹于患处,也有奇特的效果。③在大伏天之时,取屋顶所晒热之瓦,熨烫冬日曾患冻疮之处,则到冬天之后,该处不再复发冻疮。④在冻疮尚未溃烂破裂之前,以海盐酸(海盐酸在西药房有售)和入水中,与水之比例为1:7。每天晚上临睡之前,用之抹擦患处,不仅能够止痒,而且可以防止溃烂。

引自: 陕西人民教育出版社《中国秘术大观》

黄水疮

2075. 我用明矾治好了脓疱疮

我在少年时,两侧臀部患脓疱疮,数月不愈,溃疡面直淌清水。于是用明矾粉干抹,待形成硬痂且不淌水后,在第二次抹药前,用热水坐浴数分钟,使硬痂软化剥离,再抹上明矾干粉即可。每天上药1次,只需7天就能痊愈。

明矾干粉制法: 把整块的白矾放在炭火中烧成白色泡沫状拿出,待冷却后捣成细粉即可。(刘述礼)

百姓验证: 四川彭山县西铁分局陈上琼,女,72岁。她来信说:"我孙女脚患黄水疮,用本条方治疗,7天就痊愈了。"

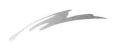

引自: 1996年11月18日《家庭医生报》

2076. 用黄水疮软膏治黄水疮40例

配方及用法: 黄芩、黄柏、双花、苦参各5克,野菊花3克,犀黄丸6克,白矾、冰片、青黛各1克,樟丹0.5克,呋喃西林粉10克,红霉素软膏2支,凡士林适量。先把黄芩、黄柏、双花、苦参、野菊花晒干压碎过筛,犀黄丸、白矾、冰片用乳钵研细,以上药物细粉加呋喃西林、青黛、樟丹再共同过筛,使之均匀,加红霉素软膏,再加适量凡士林调成稀膏状即可。用消毒棉棒蘸取软膏涂抹患处,一日2次,治疗期间停用其他药物。

疗效: 40例患者全部治愈,经随访均无复发。一般用药后立即止痒,48小时后脓水起干结痂,继日痂皮脱落,仅留淡红色斑,5天后不留痕迹。

百姓验证: 患者李莉,女,1周岁,周身发痒,起脓水疱4天,体温37.8℃,全身皮肤布满红斑、丘疹及脓水疱,疱壁薄而松弛,破裂,流出黄水脓水,用软膏涂抹2次即愈。

荐方人: 山东省垦利县人民医院　姜延德

引自:《亲献中药外治偏方秘方》

2077. 用本方治黄水疮60例均痊愈

我曾用自己配制的"脓疱疮治疗液"治疗60例患者,其中57例在1周内治愈,另3例10日内治愈。使用中不加用任何抗菌药物内服或肌注,未见局部皮肤过敏及周身不适。

配方及用法: 龙胆紫(结晶)2克加适量酒精,使之溶解,硼酸粉2克加开水或蒸馏水适量煮沸、溶解,静置冷却,氯霉素8支(每支含250毫克)敲开安瓿。将上述三种药液同时倒入量杯中,然后加入温开水或蒸馏水至100毫升,搅匀、分装备用。用时先用消毒针头将水疱、脓疱挑破,除净疱壁,以温开水将皮损处清洗干净,然后搽上药水。每日可搽8~10次,至治愈为止。脓痂较厚者,外涂硫黄软膏或凡士林软膏除痂皮。

荐方人: 安徽庐江县乐桥区医院　占保平

2078. 用青连散治黄水疮100例,有效率100%

配方及用法: 青黛10克,黄连10克,枯矾6克,西瓜皮炭15克,共为细末,过120目筛,装瓶消毒备用。用时先用0.01%新洁尔灭清洗局部,渗出少者,取药面少许,香油调涂;渗出多者用药面外撒约0.5毫米厚,每日2次。

注意: 皮损仅局限于口唇、鼻周或耳前后者,单用本方即可。若病程长,皮损延及四肢或全身者,可合用抗生素全身治疗。

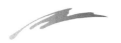

疗效：本方疗效确切，经治100余例，均在3～5日内痊愈。

荐方人：山西省朔州市小峪煤矿医院家病科主任、中医师　马海

引自：《亲献中药外治偏方秘方》

2079. 用疮见愁油治愈黄水疮25例

配方及用法：熟鸡蛋黄1个，煮熟去皮取蛋黄放在铜勺内，放火上干烧，待蛋黄化开出油即可，用小瓶装好备用。用棉签取蛋黄油，涂在患处薄薄一层即可。6小时或12小时后即可揭去痂，然后重新涂上蛋黄油，一般3天即可治愈。如果新的皮肤仍有红色，继续用1～2天必愈。

疗效：临床应用25例，均在3～5天内痊愈。

荐方人：陕西临潼中国标准缝纫机公司　姚永利

引自：《亲献中药外治偏方秘方》

2080. 用三种西药调涂治脓疱疮1周内可治愈

配方及用法：呋喃西林粉1克，苯海拉明片0.2克研面，加红霉素软膏10克拌匀，涂患处，每日3次。

疗效：3日内治愈率94.3%，1周内可全部治愈。

引自：《实用西医验方》

2081. 用4种西药研末治愈黄水疮52例

配方及用法：雷佛奴尔1.5克，扑尔敏8毫克，强的松10毫克，次碳酸铋1克，共研为末混匀备用。清洗创面后，用以上药末撒上，无须包扎。每2～3日换药1次，分泌物多者可每日换药1次，治疗期不必应用抗生素。

疗效：治疗52例，全部治愈。

引自：《实用西医验方》

2082. 用5种西药调膏治脓疱疮250例，有效率100%

配方及用法：氯霉素、强的松、扑尔敏、乌洛托品等量，共研细粉，与红霉素软膏调成糊状，装瓶备用。涂药前，先将疮面用生理盐水或双氧水洗净，待疮面稍干后涂药，以暴露为主，不宜包扎。

疗效：治疗250例，均在用药3天内治愈，不复发。

引自：《实用西医验方》

2083. 用7种药外擦治黄水疮200例皆愈

配方及用法：金霉素13克，呋喃西林10克，黄连粉200克，次苍40克，氧化锌

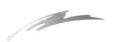

50克，苯海拉明10克，加入1000毫升蓖麻油中，拌匀即可，外擦患处。

疗效：《临床皮肤科杂志》1984年第2期报道治疗200例，结果3～5天痊愈160例，6～7天痊愈30例，8～10天痊愈10例，全部治愈，治愈率100%。

引自：《实用西医验方》

2084. 用十滴水治黄水疮效佳

先用淡盐水浸浴，并用纱布轻轻揩洗患部，然后擦干水珠，用十滴水涂之，每日2次，一般3～5天即可痊愈。

荐方人：江西景德镇市　俞瑜

2085. 樟丹膏治黄水疮35例

配方及用法：樟丹、铅粉、松香、枯矾各等份，研为细末，用香油调拌成膏。用时除去脓疱疹痂皮，暴露创面，用生理盐水冲洗净脓液后，待表面微干，将药膏糊涂于创面上，每天2～4次。

疗效：此方治疗黄水疮35例，3～5天结痂，6～8天均痊愈。

百姓验证：李某，女，8岁，面部、四肢患脓疱疮18天，痛痒流黄水，经治疗7天痊愈。

引自：《陕西中医》（1992年第4期）、《单方偏方精选》

2086. 樟脑红霉素治黄水疮有显效

配方及用法：酒精500毫升，樟脑10克，红霉素（针剂）50万单位。混合化开，稍加温涂患处，每日数次。

百姓验证：刘某患此病，局部起疙瘩，流黄水，久治无效，后用此方治愈。

荐方人：河南淮阳县王店乡政府　刘成启

2087. 用猫儿眼籽涂几次可治愈黄水疮

端阳节前后，猫儿眼（群众叫"猫眼睛"）整棵已干枯，这时将其从地里、沟边采回，晒干后将籽搓下保存。

若身上生黄水疮时，将其籽取出，和少许白矾（数量都不限）一起放瓦片上焙干，研成末，用小磨香油调成糊状，用棉签蘸取抹擦患处，几次即愈。

荐方人：河南建设银行驻马店地区分行　张焕宇

2088. 收敛拔毒膏治脓疱疮2000余例疗效颇佳

配方及用法：松香、白矾、香粉各等份。将松香与白矾置于铁勺内，文火熔化后，即加入香粉烧煅，翻炒至黄烟散尽，药呈黄白色为度，研细末备用。用香油

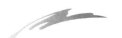

调成糊状,敷于疮面,每天2次。

疗效:此方治疗脓疱疮2000余例,疗效颇佳,无一例留下疤痕。

百姓验证:李某,男,15岁,耳郭及脸部起黄色小疱,反复发作3年。初起小疱,渐流黄水,痒痛,夜卧瘙痒,少寐,抓破流血水,蔓延成片,经数家医院诊治效果不佳。后用收敛拔毒散40克,用香油调膏外敷10天告愈,随访2年未复发。

引自:《陕西中医》(1989年第12期)、《单方偏方精选》

2089. 单用苦杏仁治脓疱疮40余例均治愈

配方及用法:苦杏仁适量,火炙成炭存性,研成细末,用香油或豆油熬开调成稀糊状备用。用时先以淡盐水将污痂洗净,然后将上药涂患处薄薄一层,可用干净纱布或软布覆盖,以防药物脱落。每日或隔日1次,1~2次脱痂,3~4次痊愈。

疗效:治疗40余例,均愈,治愈率100%。

百姓验证:李某,女,8岁,头面渐患脓疱疮已2个多月,用上药外涂2次脱痂黄水止,共用4次痊愈。

引自:《山东中医学院学报》(1980年第3期)、《单味中药治病大全》

2090. 我用本方治黄水疮效果非常好

配方及用法:黄柏、生大黄、苦参各30克,蒲公英、百部、银花各20克,水煎取汁。用药汁洗患处(若有脓液溢出,则先用温盐水洗净),每日3~5次。

疗效:共治60例,痊愈56例,疗程4~8天。

百姓验证:辽宁开原市城东乡大狮村冯中林,男,58岁,医生。他来信说:"村民安英华患脓疱疮5年,在开原市医院确诊,中西药都用过就是不见好转。后用本条方,仅花10元钱,7天就治好了。"

荐方人:陕西洛南县　张君喜

大头瘟毒症

2091. 用此家传秘方治愈众多大头瘟毒症患者

主治:大头瘟毒,头肿如斗,眼不能视物。

配方及用法:向日葵花1块,蜜蜂7个,生姜3片,水煎服,服后出微汗。轻者1剂愈,重者2剂愈。

疗效:治愈者众多,治一愈一。

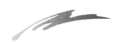

荐方人：河北内丘县　杨述圣

引自：广西医学情报研究所《医学文选》

无名肿毒

2092. 治无名肿毒达万人次的消肿妙药方

主治：无名肿毒。

配方及用法：土珠草、红泥膏、盐。取土珠草洗净鲜用或晒干备用。取山红泥倒入容器中，加入足够的水制成悬浊液，然后将该悬浊液倒入另外一个容器中（该法主要是去掉原山泥中的各种杂质），并加入1%的食盐搅拌后进行沉淀，沉淀后倒去上层的大部分清水，留下少许的清水覆盖泥面，以保持红泥的湿度（要经常换水，以保持红泥水的鲜活状态），便制成了红泥膏。用时，取适量土珠草捣烂后与同等体积的红泥膏充分拌和后敷于患处，外盖海州常山叶包扎，每4~8小时换药1次。

注意：本方适于没有成脓的肿毒，敷时禁吃糯米、酒、海鲜等。

疗效：本方药临床应用已30余年，就诊病人达万人以上，有效率为95%左右，明显优于西药治疗。用药后8~12小时起效，2~4天痊愈。

百姓验证：患者，男，68岁，右肩胛部肿痛10多天，曾去当地诊所注射青霉素未能消退，因牵引颈痛而来就诊。查患者体温正常，身体较胖，精神状况佳，右肩胛部可见隆起直径约8厘米的肿毒，表面光滑，不移动，质中，略红痛。按上法治疗，肿毒逐渐缩小，4天痊愈。

土珠草简介：土珠草（方言），其珠生于草心，叶以珠为中心呈放射状贴地生长，色淡绿，长约4~12厘米，产于山边或田边，全草入药，春天采集，鲜用或晒干备用。1986年6月出版的《中药大辞典》（上、下册）和1975年6月出版的《浙南本草新编》中查有此草。

荐方人：浙江洞头县人民医院护士　郑丽丽

引自：《亲献中药外治偏方秘方》

2093. 我用食醋泡六神丸治无名肿痛药到病除

2年前，不知何故，我腿上出现了红肿疼痛的症状，经医院治疗也未见效。后来一个老乡告诉我，食醋泡六神丸，可治无名肿痛。我抱着试试看的想法用后，果然药到病除，很快解除了痛苦。今年春季我的牙齿发炎，疼痛难受，吃饭都受

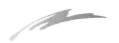

影响。于是，我又用该法，涂搽了2次，牙痛也很快好了。

配方及用法：用六神丸6～7粒，放入盛有醋的小容器里（用小酒杯或小瓶盖均可），浸泡15分钟后即可溶解，然后用食指蘸六神丸醋液涂搽患处，一般1～2次即可见效。

百姓验证：湖北武汉市茶棚中建三局朱达银，男，52岁，工人。他来信说："2002年7月20日，我的一个好友不知什么原因右脚脚背突然红肿，发热疼痛，用本条方治疗，涂上药后2小时红肿消失，又连涂几次症状全无，而且也不疼了。"

荐方人：河南信阳市水利局　贾庭芝

引自：1997年9月16日《老年报》

2094. 特效双骨冰硇散治疮疖无名肿毒，有效率100%

主治：疮疖疡溃、无名肿毒。

配方及用法：狗头骨100克，龙骨50克，冰片10克，硇砂30克，儿茶50克。将上药共研细末，根据疮面大小，用香油或凡士林调膏敷患处即可。

疗效：有效率100%。

此方多年在临床中治各类痈肿、疮疖、疔毒、无名肿毒及疮疖溃疡等，在短期内均获特效，其特点是安全可靠，见效快，治愈率高。

孕妇禁用此方，忌食鱼虾、辣味之品。

荐方人：黑龙江省嫩江县伊拉哈镇中心卫生院中医师　高淑芬

引自：《当代中医师灵验奇方真传》

2095. 服醋蛋液治好一位老工人患10年之久的无名肿物

我们赵光农场机械修理所有位姓孙的老技术工人患有风湿症，病重时腰向前弯。右侧膝盖上还不知不觉长出个拳头大小的软疱，既不是肉瘤，也不是肉疱，却十分"娇性"。秋冬季怕冷，软疱部位得加棉垫，加皮毛垫包裹。一病就是10年之久。

去年，服用了七八个醋蛋液后，感到腰腿轻快，疼痛大大减轻，膝盖上的软疱变小。连服了40多个醋蛋后，风湿症状基本消失，膝盖上无名囊肿不见了，关节活动完全自如。

荐方人：黑龙江省赵光农业机械化学校离休干部　李秀波

2096. 郁李根皮膏治无名肿毒100例

配方及用法：郁李根皮（干品）1000克，香油1000克。用上药煎熬，待煎熬到滴水成珠时加入黄丹300克，用桃或柳枝充分搅拌，凉后成膏，以笋叶卷之备用。用时将药膏摊于布上外贴，5天换1次。

疗效：此方治疗无名肿毒100例，一般5～15天即可痊愈。

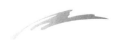

百姓验证：一位姓党的男孩，17岁，心窝部有一个16厘米×16厘米肿块，突出体表0.6厘米，不红不热，自觉疼痛已2周，曾用中西药治疗1周无效。乃用郁李根皮膏药外贴，3天后肿块明显缩小，1周后肿块消失。

引自：《四川中医》（1987年第5期）、《单方偏方精选》

2097. 此秘方曾治愈很多奇毒怪疮

主治：一切阴疮和无名肿毒。

配方及用法：生南星、生半夏、生川乌、生草乌各9克，天仙子12克。上药共研细末，调天仙子和滚水敷患处。

疗效：此方颇有特效，曾医治很多的怪疮奇毒杂症。

荐方人：广西桂林　饶成

引自：广西医学情报研究所《医学文选》

2098. 大黄醋外敷治无名肿毒1次即愈

配方及用法：大黄、醋适量。将大黄为粉，和醋为糊，敷患处。

疗效：治疗多人，1次即愈。

引自：《实用民间土单验秘方一千首》

丹　毒

2099. 我以芙蓉膏治愈丹毒23例

配方及用法：干木芙蓉花或叶适量，研极细末，过120目筛，在粉中加入凡士林，按1∶4比例配方，调匀贮瓶备用。用其涂敷患处，涂敷面宜超过患处边缘1~2厘米。涂后即觉清凉，疼痛减轻；患处明显变软。每天涂敷3~4次。

疗效：此方治疗丹毒23例（其中2例加服中药），均痊愈。

百姓验证：张某，女，45岁。右侧颜面先见铜圆大红斑，肿胀灼痛，迅速蔓延成4厘米×5厘米一片，高于皮肤表面，边缘清楚突起，焮赤热痛，当即来院诊治，诊为颜面丹毒。用上方治疗，5天即愈。

引自：1991年第10期《浙江中医杂志》、《单方偏方精选》

2100. 二石散治丹毒10多例均痊愈

配方及用法：石膏50~150克，寒水石30克。上药研末，加适量桐油调匀，涂

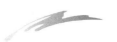

抹患处，每天1～2次。按患面大小，适当增减药量。

疗效：此方治疗丹毒10余例，均获痊愈。

百姓验证：方某，女，18岁。3天前自觉脚面靠外侧部有瘙痒感，如虫行于肌肤，嗣后皮肤隐现焮红一块7厘米×6厘米大患面，灼热烫手，体温38.5℃。在某医院血液检查白细胞计数$18.6×10^9/L$，中性0.82，淋巴0.18，诊为足背部丹毒，使用抗生素3天效果不佳。后用上方外涂，每天2次，4天即愈。

引自：《陕西中医》（1985年第6期）、《单方偏方精选》

2101. 民间偏方山羊油膏治丹毒24例均获痊愈

配方及用法：新鲜山羊油适量。将新鲜山羊油洗净，煎炸出油去渣待冷成膏，贮瓶消毒备用。常规消毒患处，将油膏均匀摊于消毒棉垫上（视患处大小而定），外敷患处，日敷晚弃。7日一换，坚持2年。

疗效：经观察24例，4～5年未发者11例，6年以上未发者13例。

荐方人：湖北省枝城市一医院主治医师　王介中

引自：《当代中医师灵验奇方真传》

疗 疮

2102. 用猪苦胆治手指疔毒确有疗效

猪苦胆汁有很高的药用价值。如果在手指上长疔毒（疔疮）时，整夜难眠，饮食难进，疼痛难忍，可取个新鲜的猪苦胆，把长疔毒的手指伸入苦胆汁里，立即止疼。手指在苦胆汁里浸泡24小时为宜，长疔毒的手指可痊愈。此方法简单，取材容易。我用此方治疗手指疔毒，确有疗效。（付朝安）

引自：1996年12月23日《辽宁老年报》

2103. 用仙人掌烟丝治疗疮效果甚佳

朋友给我传授一治疗疖肿毒验方，十几年来用于临床效果甚佳。

具体方法：取新鲜仙人掌1块（刷去毛刺），香烟1支，鸡蛋1个，青布1块。将仙人掌与烟丝一同捣烂，加入适量蛋清混合，均匀地涂在青布上敷患处，24小时换一贴。用于治疗疔疮初起（已生脓或溃烂者勿用）或早期乳腺炎、痈毒等。

荐方人：江苏省六合县大圣乡卢萱村　陈付山

引自：广西科技情报研究所《老病号治病绝招》

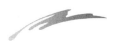

2104. 此二方试治疗疮效果显著

配方及用法：①野菊花50克，马齿苋50克，地丁50克，泉水适量。以泉水煎上3味药，早、晚2次分服。②鹿角100克，猪胆汁适量，将鹿角烧灰，用猪胆汁调糊状，涂患处。

按语：疗疮一症，来势迅速，病情危笃，若失治或误治，常致疗毒走黄。其治疗之法，无非内治、外治两种。然疗疮一症，毕竟凶险之症，因此，我每每二方并用。若见寒高热症时，又常合并黄连解毒汤、五味消毒饮等。

引自：《医话奇方》

2105. 苍耳子虫治颜面疗疮40例全部治愈

配方及用法：苍耳子虫100条，麻油适量。苍耳子虫100条放入40毫升麻油内浸泡，密封备用。换药时，先用碘酊、酒精做局部消毒，将苍耳子虫捣烂如泥敷于疮头，外用纱布覆盖，一般每天换药1次。

疗效：经治疗40例全部治愈。疗程最短者4天，换药3次；最长者6天，换药5次，平均4次治愈。多数患者在换药1次后，局部疼痛减轻，全身症状均有好转，且无任何不良反应。

引自：《江西中医药》（1988年第1期）、《实用专病专方临床大全》

2106. 民间秘传的"疗疮白膏"治疮真有效

配方及用法：用猪苦胆加等量的红糖在锅内混熬到一定黏度后装入瓷罐内，并封口密闭埋入地下（阴凉处），埋的时间越长越好，等打开罐后就成白色药膏了。这种外敷药膏对各种无名疗疮，能提毒化淤，生肌愈合。

百姓验证：武胜县清平镇方沟村五社陈井文用此方治好了自己的疮。

荐方人：辽宁阜新市　石明远

2107. 家传疗毒膏治疗疮屡用屡效

主治：疗疮（已溃未溃均可）。

配方及用法：百草霜（细末）60克，松香（桑木灰煮白如玉）120克，制乳香、没药各15克，铜绿（研粉）60克，白蜡120克，芝麻香油150克。将香油放入铁锅中煮得滴水成珠，稍黄色，即依次下白蜡、乳没粉、松香粉、铜绿粉、百草霜粉，候滚透搅匀待冷成膏。用时将膏搓成条子做成小丸或小饼（重约3克），放在黑膏药中心敷疗头上。

疗效：家传五代，屡用屡效。

按语：疗毒膏以未溃消疗，已溃拔疗，速效止痛为神奇功效；见疗疮不用刀

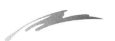

割,将毒膏放在黑膏药上出黄水即愈为其专长。用药期间忌鱼腥发物、烈酒辣椒,若辨证内治其效更佳。

荐方人:陕西省勉县普济堂诊所 陈斌 陈兆如

引自:《当代中医师灵验奇方真传》

2108. 此家传秘方治各种疔疮破溃红肿疼痛症有效

主治:各种疔疮破头已溃,红肿疼痛。

配方及用法:真正卤砂(如无,用盐卤亦可)、枯矾、轻粉、朱砂各3克。食盐放在铁刀上,放火里煅红,即成盐卤,和上药共研成细粉,密贮待用。用时,先用消毒药水,或银花、甘草各6克煎水洗后,用银针刺破疔头,用蟾酥膏贴之,日换3次。

反应:此药敷上四五分钟有剧痛。症轻者化水而愈,症重者连疔根腐溃拔出。

禁忌:油腻、辛辣等刺激之品。

荐方人:江西余干县 祖伟

引自:广西医学情报研究所《医学文选》

2109. 本方治蛇头疔3日可愈

配方及用法:枸杞子15克,白酒、水各50毫升,煮烂后,捣成糊状,加入冰片0.5克,食醋一盅调匀,装入小塑料袋套于患指上,包扎固定12小时取下。加醋少许,拌匀再敷。用药一次肿痛大减,3日可愈。(戈杰)

引自:1997年12月4日《老年报》

痈疽疮疖毒肿

2110. 我家传单方治痈肿恶疮有良效

取棉油脚(越陈越好)或多年存放的棉油(以可调成糊状为限),再取3~5个不带毛茬的(干湿不拘)鸭子的嘴壳放在瓦上焙干,研成灰末,然后将二者放在一起调。用茶水洗一下伤口,再用药糊涂擦患处,上药不到10分钟,毒液便被此药拔出,随之流出黄色脓水,擦去脓水后再上新药,每日4~5次。坚持用药半年,即可将病治好。

荐方人:安徽省桐城县天城中学 毛国材

引自:广西科技情报研究所《老病号治病绝招》

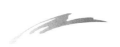

2111. 我用此偏方治好了名医也未治好的毒疮

我肚脐眼曾长一毒疮，经名老中医、西医诊治均无效，后看书发现一偏方，一试就好了。

配方及用法： 大葱、鲜蒲公英、蜂蜜各等份。将大葱、鲜蒲公英切碎捣烂，加蜂蜜调和贴患处，3日痊愈。

荐方人： 黑龙江嫩江县九三局尖山农场林业科　胡立德

2112. 我以赤小豆粉治疗热毒痈肿扭伤疗效迅速

配方及用法： 赤小豆适量，研成粉末，用蜜糖或冷开水调敷患处。对于已溃烂的疮疡，要将赤小豆粉敷在疮口周围，暴露疮口以便排脓，每日2次。

百姓验证： 张某，女，30岁。左手无名指内侧患有3厘米×1.5厘米大脓肿，已溃，经服中药及外敷其他药无效而就诊。经用赤小豆粉外敷，约2小时后稠脓直流，肿痛热脓减，治疗6天疮口收敛而愈。

体会： 本方有排脓消肿、止痛消炎和化淤的作用。

荐方人： 四川省营山县卫生所　廖玉春

引自： 1976年第2期《新中医》

2113. 我采用单药苍耳子虫治各期疔痈很快见效

配方及用法： 将秋季采集到的苍耳子虫放入芝麻油中窒息，每50毫升油内加冰片1克，雄黄0.5克，浸苍耳子虫100条左右，7天后即可使用。视痈疔大小，取虫0.5~2条，放在病变局部，虫头紧贴病变中心，空隙部位用苍耳子油涂抹，然后用无菌敷料包扎固定，隔日或每日换药1次。成脓期未溃破者切开排脓后用药。

疗效： 本法适用于疔痈各期，一般7日内见效。

百姓验证： 湖南永兴县金龟镇泉圹村曹军生，男，53岁，农民。他来信说："我用本条方治好了曹华英的奶痈。"

引自：《国医论坛》（1989年第5期）、《单味中药治病大全》

2114. 酒精棉球治疗肿54例一般3天内治愈

配方及用法： 75%酒精棉球。用上药棉球1~4个（视疔肿大小而定，不要挤干酒精）放在疔肿上面，然后再用胶布或纱布条固定。8小时后取下，过8小时后再敷上酒精棉球。疗程3~7天，超过7天者为无效。

疗效： 治疗54例，治愈时间最短8小时，最长3天。

引自：《实用西医验方》

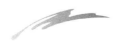

2115. 提毒散治疮疡50例

主治：疮疡。

配方及用法：煅石膏27克，红粉、冰片各3克。将上药研成细末和匀，瓶装备用。疮口深者，可用棉纸药捻，或棉花药捻，浸于75%酒精棉球内，再放入提毒散瓶里，沾上药粉，顺着疮口方向插入，上覆盖膏药或软膏均可，隔日换药1次。本方有解毒祛腐，消肿止痛，生肌敛疮之功效。

疗效：50例均被治愈。治愈疗程最短3天，最长46天，平均13.5天。

荐方人：陕西省西安铁路分局医院主治医师　戴惠玲

引自：《当代中医师灵验奇方真传》

2116. 枸杞子外敷治脑疽100余例，有效率100%

主治：脑疽（俗称"对口"或"偏口"）。

配方及用法：枸杞子适量。将该药放瓦片上焙焦研细，装瓶备用。临用时视脑疽红肿大小，取10~20克药粉，用菜油调成糊状敷于患处（范围比红肿面略大，厚约0.2厘米）。每日一换，连敷3~5次。

疗效：治疗患者100余例，其中只有4例全身症状严重者配合抗生素治疗，其余均在3~5天内治愈，有效率100%。

按语：此药粉敷后1小时许，患处即有针刺样感觉，此乃药力所为。以后疼痛渐减以至消失。

荐方人：安徽省定远县藕塘镇仁和卫生所所长　潘正夏

引自：《当代中医师灵验奇方真传》

2117. 芝麻猪油治痈疽500余例，有效率100%

配方及用法：芝麻（生）、猪板油适量。将芝麻洗净晒干，炒黄，生熟各半研细末，用猪板油调成膏，外敷患处。每日换药。

疗效：临床治疗500余例，有效率100%。

引自：《实用民间土单验秘方一千首》

2118. 复方露蜂房治痈疽200余例皆愈

配方及用法：露蜂房50克，大黄6克，轻粉3克，冰片0.5克，蜂蜜适量。将蜂房炒焦过罗，放入乳钵少许，加轻粉、冰片研面，再继续加大黄、蜂房过罗混匀，加蜂蜜调成膏。将此膏涂于纱布0.2厘米厚，敷盖患处。初用一天2次，2天后间日1次，脓液排完后可间2日1次。

疗效：治疗200余例，均痊愈。

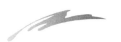

引自：《实用民间土单验秘方一千首》

2119. 血藤治头疮65例

配方及用法：血藤根、叶（研粉）20克，蜂蜡100克。先将蜂蜡装入缸内置火上熔化，再掺入血藤根、叶粉，搅匀，离火，趁未凝固时，分别捏作1厘米厚，与痛肿面积大小形状相等的圆饼，覆盖在疮面上，外加敷料胶布固定，每天换药1次。

疗效：共治65例，全部治愈。敷药后，大多数可在15~20分钟即起镇痛止痒作用。对初起者，于3天内治愈；脓已成者，5天治愈；溃后期，7天即愈；对2例老年体弱的溃后期，分别在9天、11天内治愈。

引自：《广西中医药》（1989年第1期）、《单味中药治病大全》

2120. 此家传秘方可治疮蛆溃烂腥臭之病

主治：凡疮溃烂，排出腥臭脓秽而生蛆者。

配方及用法：广木香、尖槟榔各6克，共研细末撒于疮上。桃树叶124克以水3碗煎至2碗，频频洗疮。

注：上方有杀灭疮蛆之效。

荐方人：藤县　李天萃

引自：广西医学情报研究所《医学文选》

2121. 名医家传秘方能使疮搬家治愈

配方及用法：蜗牛4份，寸香2份，蟾酥2份，共为细末，用少许清水调之，用新笔蘸此药水将欲挪之疮圈住，再用小针将欲挪到之处的皮肤轻轻刺破，点一点同样药水，再用药店里出售的拔脓毒小药膏贴住，一二日即从此处透出脓毒，其原疮处自消。此法虽简，效果惊人。

百姓验证：盖子翰，男，50余岁。因臀部患疮，破后疮口如酒杯大。在其已破之处旁离二寸许又溃一块，一处不愈，又破一处。即采用了给疮搬家的办法，把未破之疮，引向已破之口，照法行之，一夜即透过新溃之处，随之而消，又用别药医治之，不久即愈。

按语：疮生在多骨处，溃破后不易敛口，可在疮将溃之时，用此法把它搬到骨少的地方，等破了再搬则无效。应注意：向下搬挪容易，向上搬挪较难。此为疮科名医郑广泽先生家传极秘之方。

荐方人：河北石家庄　董启炎

引自：广西医学情报研究所《医学文选》

2122. 秘不传人的治痈妙方

苍耳虫是生于苍耳茎内的一种昆虫的幼虫，形如小蚕。苍耳草全国各地都有

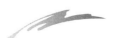

分布。夏秋季节把苍耳草茎秆剥开，从中取出小虫，用麻油或茶油浸泡备用。苍耳虫具有消肿止痛，解毒散结的作用。

现在苍耳虫不仅仅用于治疗乳痈，还广泛应用于痈肿、疔毒、痔疮等疾病的治疗，并且疗效都很好。下面简单介绍几种用法：最常用的就是上述所用麻油浸泡；另外可将苍耳虫放在膏药上，贴患处，用于治疗疮疾；还可入复方，与白僵蚕、雄黄或冰片共研细末，蜜调敷贴。

荐方人：安徽中医学院　薛松

2123. 疮疡一笔钩治疮疡肿毒千余人皆有效

主治：疮疡肿毒、痰核瘰疬。

配方及用法：白芨粉10克，白蔹粉3克，白矾6克，雄黄6克，藤黄6克，黄柏粉6克，巴豆仁（捣）7个，麝香3克（白芷10克代）。上8味药混匀后再研极细，装广口瓶中密封贮备。凡遇疮疡，初起欲散结消肿，用沸水适量调药成糊状涂患处，每日10余次；脓肿期若欲提毒出脓，则用适量陈醋调药箍围；脓净改用生肌法。

疗效：经治疗千余人次，疗效显著，阳证3～10天，阴证则需1个月而愈。

按语：本方乃笔者经验方，对外科疮疡阴证阳证均可外用，如淋巴结核、无名肿毒、痈疽疔疖、炎性结块等用之皆有奇效，有"疮疡一笔钩"之美誉。

荐方人：陕西省富平县中医院皮肤疮疡科主任　杨敬信

引自：《当代中医师灵验奇方真传》

2124. 蜜糖葱治痈疽疖数百人均有良效

此药专治痈疽疮疖、无名肿毒等化脓性感染症。

配方及用法：将蜜糖和葱适量捣烂。用时将药敷于患处，用纱布捆好，数日一换，效果显著。

疗效：临床治疗患者数百人，均取得很好的疗效。

注意：此药不可入口，恐中毒。

荐方人：贵州锦屏县偶里乡卫生院　龙小安

2125. 山药鲫鱼膏治疖肿1次即愈

配方及用法：石膏、鲫鱼、山药各等份。将上药共捣烂如泥敷患处，每日1次，外用纱布覆盖。

疗效：治疗多例，1次即愈。

引自：《实用民间土单验秘方一千首》

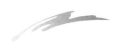

2126. 每天晨起饮水可防治疮疖病

过去，我腿上生疮，不久发展到头部、颈部，此起彼伏，久治不愈。经人介绍，我就每天早上喝开水2杯，半个多月后痊愈。以后，我改为每早饮开水1杯，长期坚持。20多年来，不仅没有生过疮疖，而且刀伤、碰伤、摔伤等伤口也从未发炎过，甚至不用药也可愈合。（王野）

2127. 用蜈蚣油治痈疮疖毒有显效

配方及用法：取一约装200毫升的瓶，注入生桐油（不必装满），从野外捕3～5条大蜈蚣投入油中，拧盖密封。10日后，蜈蚣自化，用小棒搅匀，即可长期用于痈疮疖肿、无名肿毒的治疗。以鸡毛掸药涂患部，每日1～3次。一般3～5天即可愈。

注意：此药有大毒，忌入口眼及接触健康皮肤。

荐方人：安徽潜山县逆水易开盖厂　冯甲婷

2128. 皮胶治疮一贴即消

配方及用法：皮胶（骡胶最好）配米醋熬成皮胶油，根据患疮的大小，用白棉布剪成方形，把油摊在布上面成日辉形状，趁热贴在患疮处，7日可愈。出头的疮变成疮的禁用。

荐方人：河南桐柏县大同路131号　穆工头

2129. 单味马勃治坏疽疗效迅速

配方及用法：用马勃块直接敷盖于创面，胶布固定，每天换药1次。

百姓验证：孙某，男，70岁。半月来右足红肿疼痛，5天来发热高达40℃，右小趾内侧有蚕豆大溃疡，局部坏死流脓，踝关节上缘正常皮肤与踝关节下缘黑色坏死皮肤界限不清，创面培养为绿脓杆菌。采用降糖抗生素、多种方治疗，历时33天均无明显效果。用本方治疗后，开始3天内，分泌物明显增多，5天后分泌物减少，4周后创面明显缩小，逐渐愈合。

引自：《吉林中医药》（1991年第5期）、《单味中药治病大全》

2130. 单味苍耳子虫治发背疽确实有效

一位姓张的女孩，11岁，背部右上方发背疽，红肿热痛，约7厘米×5厘米，中央有米粒大脓头未溃。伴畏寒发热，体温38.8℃，食欲不佳，大便秘结，小便深黄，舌红，苔黄腻，脉滑数。取苍耳子虫100条，放入40毫升麻油内浸泡，然后取苍耳子虫1～2条捣烂如泥，局部消毒后，将苍耳子虫敷于疮顶，外用纱布覆盖，每

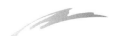

日一换，脓多时一日可换2次。用此法治疗后，第2日脓头破溃，流出黄厚脓液。第4日换药，肿退痛止，体温下降。共换药7次而告愈。

引自：《浙江中医杂志》（1987年第9期）、《中医单药奇效真传》

2131. 单味五倍子黄糖治背痈极效

杨某，患背痈久治不愈。烂口如大碗口，出脓甚多，可见爬虫子多条，痒不可忍。我见之，无法可想，欲走，其中一人问病人缘由，我告以虫多无法可治。该人曰：何不用五倍子煅炭，研细，捣黄糖如泥，当膏药敷之。日一二换，虫即死于黄糖之中，痈立可渐愈。我即如其法试之，极效。两日后，虫不知何处去了，痈亦见瘥。（范文甫）

引自：《中医单药奇效真传》

2132. 治恶疮溃烂不收口专方

配方及用法：可将猪肠猪胆、牛肠牛胆、鸡肠鸡胆三物放在一起，用石头对石头相砸的方法，将上述三物砸烂，放锅中加水煮成稀粥状后，装在罐内收存（要密封）。用时，可不问疮面溃烂大小，也不问深度如何，尽管取此药涂在患处，二日内炎消痛止，生新肌而愈。

注意：涂药之前，必须先用温开水清洗患部。

荐方人：黑龙江依安县三兴镇保国村　高洪川

2133. 我用鸡蛋白治皮肤红肿疮疖很有效

新鲜鸡蛋除能供人们食用外，其蛋白（蛋清）还可供治疗皮肤红肿及疮疖等。

鲜蛋白中含有一种能溶解细菌的酶，称作"溶菌酶"，鸡蛋越新鲜其蛋白里所含的溶菌酶就越多。因此，如用鸡蛋白治疗皮肤红肿疮疖，最好是选用刚下的鸡蛋，其治疗效果更好。

方法：在患部先铺上一层厚约1厘米的脱脂棉片，其大小以略大于炎症范围为度。然后取新鲜鸡蛋放入75%的酒精中浸泡15分钟消毒，用消毒筷子在鸡蛋两端各打一个小孔，让蛋白流入事先消过毒的碗内，之后将碗内的蛋白倾于脱脂棉片上，使其均匀吸饱蛋白，上面再用胶布固定。每日1次，范围较小的治1次即可见效。

百姓验证：河北承德三家乡河北村刘宝荣的二舅肩头上生了一块疮，吃消炎药打针都不管用，按此方治疗，5次消肿，7次痊愈，没花一分钱。

荐方人：辽宁本溪县兽医站　许乃廉

2134. 治痈两妙方

配方及用法：①煅石膏30克，山甲珠10克。二药研末，撒于患处。②金银花

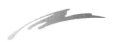

100克，当归15克，蒲公英100克，大青叶50克。上药水煎，早晚2次分服。

引自：《医话奇方》

2135. 治痈1次即愈的少林千锤膏

此药方为少林寺德禅法师秘传方。德禅僧医用此膏治愈无名肿毒、乳痈初起、红肿疼痛等病例数百，一般敷1次即愈。

配方及用法：杏仁40粒，桃仁40粒，生巴豆7个，陈铜绿9克，冰片6克，香油150克。将前3味药置于石槽内共捣（去皮）成泥状，再取出放板上用锤砸细加入铜绿和冰片，同时掺入香油搓揉，装瓶封闭备用。传日锤一千棒，故名千锤膏。用时敷于患处。

引自：《佛门神奇示现录》

蛇咬伤

2136. 我用本方治毒蛇咬伤近百例均未超过2天即愈

近10年来，我选用纯草药制剂，治愈蝮蛇、竹叶青等毒蛇咬伤人体各个部位近百例。据服药人反映，此药的特点有四：一是镇痛快，二是消肿快，三是好得快，四是无副作用。只要药入腹内，不到1小时，疼痛就会停止。痊愈也不过2天时间。

配方及用法：绉面草（全草）25克，冬青草（全草）25克，益母草（苗）15克，车前草（全草）15克，半边莲（全草）15克，分量都以干药来计算。上5味药混合到一起，装在瓦罐里，水3/4，酒（一般酒）1/4，分别倒入罐内，以淹到药上二扁指为度。罐口封一层白纸，以免药味散发掉。然后将罐放在火上烧开，炖15分钟，拿起来，立即将药汁倒入碗内（大半碗），等稍凉喝下；另倒小半碗药汁，趁热擦洗伤口周围，促使毒素从伤口排出。一剂药煎3次，服3次，洗3次，每隔3小时1次。共用3剂药即可。

此外，还要注意两个问题：一是蛇咬后用带子绑扎的，服药时要将带子松开，否则药力不能到达伤处，非常危险；二要禁忌辣椒、茶等。

百姓验证：辽宁清原县湾甸子镇二道湾村王安才，男，53岁，农民。他来信说："我用本条方治好一位被毒蛇咬成重伤的病人，用上此药，当时就止痛，3日内痊愈。"

荐方人：河南新县沙石镇沙石村　扶桑

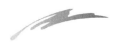

2137. 白莲解毒汤治火毒蛇咬伤388例

配方及用法：一点白、白茅根、半边莲各30克，白芷、东风菜、穿心莲各15克，八角莲、蚤休各10克。上药水煎15~30分钟，取汁500毫升，日服3次。若重病员1日内频频内服以药汁当茶饮；若出现高热、心悸、抽搐、血尿者可用牛黄清心丸同服，每日2次，每次1粒。

疗效：从1985年至1993年8月，我院共收治388例火毒蛇咬伤患者，在7日内全部治愈，无一例死亡。

荐方人：江苏南京市中草药医院蛇伤科中医师　魏学金

引自：《当代中医师灵验奇方真传》

2138. 家传秘方治愈蛇伤数百例

配方及用法：用蛇草（异名叫徐长卿，土名叫赤芍）数叶，切勿用水洗，必须用口嚼碎对伤处涂之，可立即止痛，经24小时后痊愈。此草涂上后不可让它掉下来，一掉下来再涂就无效了；不经口嚼也无效。如蛇咬伤厉害，用草头煎水服之即愈。

疗效：福建厦门市老中医用此家传秘方治疗蛇伤患者几百例，无不痊愈，治愈率达100%。

百姓验证：辽宁清原县湾甸子镇二道湾村王安才，男，53岁，农民。他来信说："本村姑娘李燕被蛇咬成重伤，我用本条方为她治疗，仅用1剂药就好了。自1998年至2001年，我用此条方治好了16位被蛇咬伤者。"

荐方人：辽宁清原县湾甸子镇二道湾村　王安才

引自：广西医学情报研究所《医学文选》

2139. 用佩兰叶治各种蛇咬伤有效

配方及用法：鲜佩兰叶100克。先按常规冲洗扩创排毒后，将洗净捣烂的佩兰叶摊平敷在伤口上，盖敷料后固定，每日换药2~3次，每次换药前均需冲洗伤口。等肿消康复即停用本药。伤口未完全愈合者可按外科常规换药，中毒重者辅以输液及对症治疗。

疗效：共治毒蛇咬伤30例（蝮蛇咬伤20例，银环蛇咬伤2例，竹叶青咬伤3例，未明者5例），结果痊愈20例，好转10例。

引自：《广西中医药》（1985年第4期）、《单味中药治病大全》

2140. 用虾形草治蛇咬伤有显效

配方及用法：单药虾形草。如果被五步蛇、竹叶青蛇咬伤（金银环蛇无效）症状较轻时，用此药外敷就行了。如症状较重（即毒气超过股关节和肩关节）时

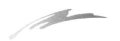

应加内服此药。

疗效：我以此药治疗数人，5天可愈，有效率100%。

注意：此药生在南方水塘边。

荐方人：安徽祁门县彭龙乡卫生院　潘积成

2141. 此方治蛇咬伤200余例均获痊愈

配方及用法：蛇不见、前胡、青木香、粉防己、紫金皮、七叶一枝花各3克。将上药研粉，白开水送服，每日1剂，分3次口服。

疗效：治疗200余例，均获痊愈。

引自：《实用民间土单验秘方一千首》

2142. 用家传秘方治蛇咬伤有意想不到之效

配方及用法：备野生半夏连根叶、乌柏树根、千层楼根。上药水煨服一二碗。

注意：服后20分钟即泻10余次，其毒由大便排出，再用水蜈蚣（草药名称）15克泡酒服，一半擦伤口，伤口自流血水，再用苍耳草敷伤口即愈。

荐方人：徐春福

引自：广西医学情报研究所《医学文选》

2143. 用三角草治毒蛇咬伤效果极佳

三角蓼（又名九斤子），也叫三角草，该草药主产于岭南两广地区，多生于湿润肥沃草地、庭园、地边头的向阳坡处。药用全草，连根拔扯洗净，鲜用效果最佳，晾干的效果欠佳。毒蛇咬伤，取鲜草全草捶烂敷伤口，再煎煮适量的药水内服。用干草则取50～100克水煎内服。

此药治毒蛇咬伤效果极佳，一般最多3剂可愈。此药我未试过，但好几个朋友试用后都称之疗效绝佳。

引自：《神医奇功秘方录》

2144. 七叶一枝花治土地蛇咬伤疗效更佳

配方及用法：白蚤休（七叶一枝花）60克，研粉加陈醋浸泡2～3周，去渣。用时先将伤处洗净，再涂上药液，每天涂3～4次（另内服：蛇母草9克，白蚤休6克，前胡12克，疗效更佳）。

疗效：治疗33例，均于2～12天痊愈。

百姓验证：某男，27岁，左手背被土地蛇咬伤，红肿，疼痛难受。用上方治疗3天消肿，5天痊愈。

引自：《湖北卫生》（1976年第2期）、《单味中药治病大全》

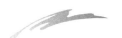

2145. 用苍耳草可治地皮蛇咬伤

配方及用法: 苍耳草1~2棵,去籽,清水洗净,用铁锤锤烂,敷于患处,以纱布(或青布、白布亦可)包扎好,顷刻止痛。

疗效: 曾治地皮蛇咬伤的患者颇多,无一失败。

引自:《江苏中医》(1959年第11期)、《单味中药治病大全》

2146. 生草乌蘸酒磨汁涂治竹叶青蛇咬伤立时见效

1969年夏,我率医疗队进入宜章莽山瑶族居住区。某日,一汉族农民奔至驻地求医,见其右手肿胀,肘关节以下遍布水疱,灼痛难忍。主诉为竹叶青蛇所咬,用蛇咬伤药内服外涂,半日后,其疼痛稍减,但肿胀不消;用三棱针于伤处针刺引流,但流出毒水甚少。故用瑶族草医介绍的治蛇伤经验,取生草乌一枚蘸酒磨汁,于肿处上界绕手臂涂上一圈,5分钟后,患者伤口流出黄色毒液甚多,肿痛随之消退。

引自:《长江医话》、《中医单药奇效真传》

2147. 土升麻是治毒蛇咬伤的速效药

土升麻,又名地升麻、川升麻、周升麻,其株高约1米,叶似麻,对生,叶边缘有齿,叶上有毛;茎菱形,皮青绿色(有的带有黑褐色斑点),有细毛;多分枝,对生;全国各地均有分布;多生于山坡、灌木丛中、路边、旱地边;其性上升,味甘、苦、平、无毒。

中草药书籍中,都将土升麻归为清热解表之药,未曾见有用来治毒蛇咬伤的。我得到表伯莫玉林秘不外传之方,且用之于实践,见其效果然神速,特作介绍。

用法: 取土升麻鲜叶500克,捣烂后以80~150克榨汁内服,余下的榨汁外擦。外擦要从患者中毒的上部(近心端)往下(远心端)擦,直至伤口。

用药之后,患者会感觉到中毒的上部有一股类似于液流的毒气向体外流去,并伴有麻、痒、冷的感觉。这种感觉在20分钟内产生,说明药已起作用。

关于"土升麻"的说明:

拙文《土升麻是治毒蛇咬伤特效草药》,在《农村百事通》(1994年9月)登出后,读者反应强烈,纷纷来信询问。为了使每个关心的读者朋友都能得到满意的答复,特在此系统详细地解答读者所提的问题,并同时介绍莫玉林的另外几个治蛇咬伤的特效单方。

(1)关于土升麻(答读者问)

①土升麻系菊科泽兰属。除已述的别名外,还有以下别名:秤杆草、秤杆升麻、路边升麻、野升麻、半打秤、红升麻、白升麻、斑麻、麻沙菜、米点菜、白花菜、搬倒甑、猫儿翻甑等。其中,秤杆草为标准名称。

②如果土升麻叶较干,而患者中毒面积大,不够擦的话,可用150~200克浓

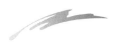

淘米水（糯米）掺土升麻叶捣烂，取混合汁外擦，效果与只用土升麻叶汁一样；也可用更多的叶子，以捣取足够的汁液，外擦用量不限。

③土升麻对一切毒蛇咬伤均有疗效。

④药起效后，取鲜鸡蛋一个煮至老熟，剥取完整的蛋黄，将蛋黄切成若干薄片，在薄片中央穿一小孔，然后小孔对准伤口将蛋黄薄片置于伤口上。经10~20分钟，蛋黄薄片就会因吸了毒而由黄变绿，再变成紫黑，质干面脆。接着以同样的方法换上新的一块，如此反复。这样，一驱（土升麻）一吸（蛋黄）会大大加快痊愈速度。

（2）莫玉林治蛇伤的另几个有效单方

①黄鼠狼牙齿：取黄鼠狼牙1~2颗，拿到盛有半碗清水的土碗中研磨，然后取牙水外擦。

②独叶莲（无独叶莲可用独脚莲）：取独叶莲鲜根300~500克捣烂外擦。

③青蛙：取青蛙若干只（视中毒面积大小而定）打烂成肉泥后外敷。

以上3个单方的使用方法与土升麻的用法相似，外擦（敷）都是从中毒的近心端往远心端擦（敷）直至伤口，但都不能内服。这3个单方的起效速度也和土升麻相差不多，一般在用药后20分钟内患者便有感觉。如超过20分钟无反应者，可视为无效，速换其他药治。

此外，有的蛇伤患者的伤口封闭而起黄水疱，应在用药时用干净的锐物将黄水疱刺破，放出黄水，打开伤口以利排毒。

荐方人：贵州省三都县塘州教育辅导站　王天祥

2148. 治毒蛇咬伤秘方

方法：小公鸡1只（未开声的），将活鸡前腔切开去内脏马上贴伤口处，毒气全渗透到公鸡体内。不管多严重只要有气就能治好。

荐方人：湖南株洲环境保护局　龙津洪

2149. 治毒蛇咬伤妙方

取红背丝绸草药，稍加晾干后，以每31克浸泡500克50度以上白酒为佳，一般泡上3个月后使用。此为红背丝绸药酒，是治蛇伤的妙方。

20世纪70年代中期，我在桂北山区插队落户。有一年，队里一人毒性攻心蔓延，脚肿得像水桶粗，裤子都脱不下，生命危在旦夕。我赶紧将下乡插队时父亲为我泡制的红背丝绸药酒带去他家。说实话，当时我也是第一次用药，出乎我意料，当晚我仅用药棉蘸药酒，从向心处朝离心处擦搓，半小时后就开始消肿，次日他奇迹般地伤愈下地劳动了。据父辈说，红背丝绸药酒有立竿见影的疗效，而用红背丝绸草药制成的注射针剂，更有救命功效。

引自：《神医奇功秘方录》

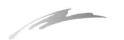

2150. 徐长卿治蛇咬伤的故事

相传在唐代贞观年间，李世民外出打猎，不慎被毒蛇咬伤，病情十分严重。御医们用了许多贵重的药，总不见效，急得团团转，只得张榜招贤：谁能治好皇上的病，重重有赏。民间医生徐长卿看见榜文，便揭榜进宫为皇帝治病。

徐长卿把自己采来的"蛇痢草"取93克煎好，每日2次叫李世民服下，余下的药液用于外洗。第二天病情就有了好转。再连服3天，症状就完全消失了。李世民高兴地说："先生名不虚传，果然药到病除！但不知所用何药？"徐长卿听了急忙跪在地上吞吞吐吐地答不上话来。

原来李世民被蛇咬伤后，下了一道圣旨，凡是带"蛇"字的都要忌讳，谁说了带"蛇"字的话就要治罪。情急之下，站在一旁的丞相魏征灵机一动，连忙为他解围说："徐先生，这草药是不是还没有名字？"徐长卿会意，忙说："禀万岁，这草药生于山野，尚无名字，请皇上赐名。"李世民不假思索地说："是徐先生用这草药治好朕的病，既不知名，那就是叫'徐长卿'吧！以免后人忘记。"

皇帝金口玉言，说一不二，这样一传十，十传百，中草药"徐长卿"的名字也就传开了，而"蛇痢草"的原名反倒鲜为人知。（上海　熊文晕）

2151. 治毒蛇咬伤秘方

口服药：鲜半边莲全草62克（主药），鲜半枝莲全草62克，鲜虎杖根62克，以上3味为主药（干的减半），其中，半边莲为主药中的主药，绝不可缺少。以上3味为1剂，每日1剂，用水煎服。刚咬伤者，口服1个疗程（7天）。如咬伤时间长，口服2个疗程，一般以蛇伤口不麻木为度。如缺药也可用鲜半边莲全草186克，每日1剂。以上口服药中也可以另加几味辅助药物：白花蛇舌草15克，鱼腥草、蛇不过草、鬼针草、星缩草、马鞭草各31克，马莲鞍15克（干的减半）。如能找到加进去，如不能找到可以不加，马莲鞍可用细辛15克代用。

外敷药：半边莲62克，半枝莲15克，虎杖31克，新鲜锤烂，外敷蛇伤口，但不能封口，好让毒汁流出。也可用每次口服药的药渣锤烂外敷伤口周围。

附：（1）在医院治疗发生后遗症患者，可单服中药鲜虎杖根93克（干的155克），每天1剂，口服，以伤口不麻木为度。

（2）任何伤口都有发生破伤风的可能。毒蛇咬伤后，局部组织坏死，破伤风杆菌利用厌氧菌生长，亦可由咬伤处进入人体。此例虽少，但对久而不愈者应辩证治疗。治破伤风中药方：南星、白芷、天麻、白附子、羌活5味药等份为末，每服10克，热酒1小杯口服。也可取普通白酒或米酒500克，土中生的白胖"磁虫"7个，鲜姜片3片，先把"磁虫"洗净泥土，然后捏头去尾，同白酒、姜片一齐放入瓦瓶内，将瓦瓶放入锅中，锅内盛水，用温火烧开几滚，就可以饮用了，饮用时不限量

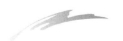

不限次数。"磁虫"夏天可到土豆(即马铃薯)地里找,冬天鸡舍粪底下也有。

荐方人:湖南洞口县太平乡大万园艺场　杨晚生

2152. 预防蛇咬伤及救治法

"一日被蛇咬,十年怕井绳"这句中国古代的名谚,也不知流传了多少年。毒蛇至今仍为人们所畏惧。一旦碰上了它,思想上没一点防范,被咬伤怎么办?特别是那些剧毒蛇,怎么对付它的攻击?

不错,蛇也分有毒与无毒两种,假若我们被咬伤,首先要会辨别这蛇是否有毒之后,才好见机行事。怎样辨别毒蛇与无毒蛇呢?我们可从咬伤部位的蛇牙痕来辨别。有毒蛇咬后,在门牙部位形成2个、3个或4个较大一点的牙痕。无毒蛇咬后只形成半圆圈状的无数个较小点式牙痕。

在野外一旦被毒蛇咬伤,应立即在伤口上方用绳带或草藤扎紧,每20分钟到半个小时稍加放松扎紧的绳,然后再用清水、盐水或肥皂水冲洗干净伤口。如伤口比较小,可用小刀在伤口上划开小十字切口,接着就用水冲洗伤口及周围污毒处,并挤压出伤口里的毒汁。野外无水时,可取七八根火柴头放伤口上,引火烧灼,以破坏伤口处的毒。

治蛇伤,最好的药物是雄黄。你只要身上有一块雄黄,诸蛇便不敢惹你,它们最害怕雄黄的气味,一闻到雄黄味便浑身瘫软。可以说,雄黄是一切毒蛇的克星天敌。

引自:《神医奇功秘方录》

2153. 蛇缠人身速效解救法

蛇缠人身,愈缠愈紧,最难解脱。急令其人在地上乱滚,蛇白骨发软而自解也,速效。又方,另请人用荆刺蛇尾上小眼,亦极有效。脱后,外敷雄黄,内服治蛇咬伤药以解毒,或口服烟油也可。

荐方人:湖南洞口县太平乡大万园艺场　杨晚生

2154. 用仙鹤草和酢浆草治毒蛇咬伤有良效

主治:毒蛇咬伤,痈疽肿毒,乳痈,狗咬伤。

配方及用法:鲜仙鹤草根30克,鲜酢浆草30克。取仙鹤草根洗净,去掉根内硬心,入口中嚼细,将嚼细的药末和唾液喷在伤口周围。视其肿胀面积大小,咀嚼一口或多口喷上即可。取鲜酢浆草30克,以红色者为佳,用菜刀轧细后入瓷碗内,添米泔水(淘米水)250克,把碗放入锅底,加一碗水在锅内,盖上锅盖。文火焖10分钟,取汁内服。

疗效:治疗11例中,除2例进行辅助治疗外,其余均未用其他药物而愈。

按语:此方是治疗毒蛇咬伤的家传秘方,效果是肯定的。在用本方时,仙鹤草

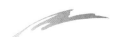

必须口嚼，酢浆草一定要放瓷盆内，加淘米水，忌铁锅直接煎熬，否则其效大减。

荐方人： 新疆裕民县阿勒腾也木勒卫生院医师　冉启辉

引自：《当代中医师灵验奇方真传》

蜈蚣咬伤

2155. 我老伴被蜈蚣咬伤用耳垢压伤口治愈

去年末伏的一天早上，我老伴洗衣服，不慎被掉在衣服盆里的蜈蚣将左手小指头咬了。即时剧痛难忍，并迅速地从小指痛到手腕和整手臂。几位邻居得知后，介绍一方：用耳垢治疗被蜈蚣咬伤有特效。先把伤口的毒液尽早、尽快、尽量地挤出来，以减少毒素，然后挖适量的耳垢按压在伤口上。我老伴立即按照她们介绍的办法去做，果真有效。不到半个钟头，整个左手臂的疼痛就开始缓解，天黑前，连疼痛最厉害的部位也不疼了。想不到耳垢竟有如此疗效。

荐方人： 河南光山县　黄吉政

引自： 1997年第4期《老人春秋》

2156. 家传秘方用锈铁水治蜈蚣咬伤立竿见影

主治： 蜈蚣咬伤。

配方及用法： 锈铁一块。将锈铁磨水搽伤处。

疗效： 搽上即止痛消肿。

荐方人： 江西　张益成

引自： 广西医学情报研究所《医学文选》

2157. 大蒜治蜈蚣咬伤有良效

前不久，江西武宁县船滩镇辽里村熊自根，在打扫卫生时，被蜈蚣咬伤，顿感头痛、眩晕，想呕吐，很快便昏迷过去。此时，正好遇到该村老药农傅堂金，他说："将5瓣大蒜用醋泡后，捣烂涂在伤处。"熊妻依方照办后，几分钟便消肿了，痛也止了，效果确实神奇。

荐方人： 江西武安县　傅鹤鸣

2158. 我用白胡椒治蜈蚣咬伤可药到病除

方法： 将四五粒白胡椒（一定要白的）研成细末，干撒在咬伤处，即可药到病

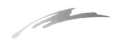

除。

百姓验证：江西大余县南安镇北门赖和明，男，54岁，医生。他来信说："林场职工李俊清于2002年5月在山上刨山时被蜈蚣咬了一口，当即剧烈疼痛，被人送到卫生院治疗，经打针吃药、冲洗均无任何效果，丝毫没有止痛。我用本条方为她治疗，5分钟疼痛便止住，并开始消肿，半小时后一切恢复正常。"

荐方人：江西省新建县石岗中学　陈重信

2159. 桑树嫩头捣烂可治蜈蚣咬伤

去年夏天，我孩子的舅妈被一条四寸多长的老蜈蚣咬了手指，痛得死去活来，到医院打针、敷药后，仍无效。这时正好遇到一人传一单方，立即试用。方法是：采桑树（蚕食的）嫩头5～10根（包括嫩叶）捣烂，放少量红糖再捣几下，然后将其敷在蜈蚣咬破处，立即止痛。（余兵）

引自：1996年11月27日《安徽老年报》

2160. 蜘蛛治蜈蚣咬伤十分有效

蜘蛛及蛛丝皆可入药。李时珍《本草纲目》载，其可治瘰疬结核、中风口歪、走马牙疳、泻痢脱肛以及疔毒、恶疮、狐臭等病。尤其是治疗瘤疣和蜈蚣咬伤有特殊功效，十分灵验。我手背曾生豆大赘疣，屡治不愈，后经介绍，于睡前以蛛丝缠绕疣上，两晚疣脱落，从未复发。

我目睹邻居中年妇女手被蜈蚣咬伤，其后将檐下网上蜘蛛捕之放于手臂，见蜘蛛迅即爬至创口处，伏之不动，以其口吸吮。只见蜘蛛腹渐大，手肿渐消，须臾毒尽，蜘蛛自行落地上。邻居妇手痛止而愈，当时令人称奇不已。

谚曰："蜈蚣咬人蜘蛛医，蜘蛛咬人没药医。"蜘蛛专治蜈蚣、蛇蝎之毒，此乃"以毒攻毒"。（李建萍）

2161. 苎麻叶治蜈蚣咬伤2日即愈

张某，男，78岁，农民。1978年6月25在拔田埂草时，中指末端被蜈蚣咬伤，疼痛难忍。诊时已被咬3小时，诊见手指至肘关节肿胀光亮，面容痛苦，脸色苍白，冷汗淋漓。嘱采用家种苎麻叶若干，捣烂取汁，不时地搽抹肿处，2小时后疼痛消失，肿势由关节退至中指末端。复搽，次日退尽。

引自：《上海中医药杂志》（1982年第4期）、《中医单药奇效真传》

2162. 治蜈蚣咬伤两效方

方一：将大雄鸡1只缚脚倒吊，20分钟后口内流涎，此涎用瓷盘接着，用以涂搽伤处，连续十余次，可以痊愈。

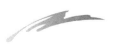

方二：折取马尾松（北方有的叫针叶松，南方有的叫油松、云南松或丛木树）的树梢（树的主干顶端或丫枝端生长的部分），多少视伤情而定。咀嚼成糊状后糊住伤口并包扎好，不一会儿疼痛就会消除，大致一天时间即完全消肿，伤口也随之愈合。要注意伤口始终不能着水，也不要用其他任何药物消毒。

荐方人：武警贵州总队第一支队政治处　刘朝宏

2163. 公鸡冠血可治蜈蚣咬伤

方法：当身体被蜈蚣咬伤后，立即用针刺进公鸡冠，用拇指食指紧紧捏住鸡冠挤出二三滴鲜血，涂在咬伤处，干了再涂，连续涂三四次后肿胀消失可愈。

荐方人：广西德保县马隘乡马贡村多福屯　李仲武

蝎蜇伤

2164. 半夏治蝎蜇2小时可见效

配方及用法：取半夏适量研成细末，加香油适量调成糊状。以蜇伤点为中心，用半夏膏均匀涂抹，面积超过肿胀部位外0.5厘米即可，每日换药1次。

百姓验证：王某，14岁。右手食指被蝎蜇伤2小时，局部肿胀，疼痛难忍。涂抹半夏膏后2小时疼痛明显减轻，次日肿痛消失而愈。

引自：《山东中医杂志》（1991年第4期）、《单味中药治病大全》

2165. 饱和食盐溶液治蝎蜇伤数千例镇痛效果极好

配方及用法：饱和食盐溶液2～3滴滴于双眼。

疗效：经治数千例，止痛效果极为显著。

说明：此法对蜂、蚁等其他毒虫蜇伤也有镇痛作用。

引自：《天津医药杂志》（1963年第1期）、《单味中药治病大全》

2166. 用黄瓜种汁治蝎蜂蜇伤可立即止痛

配方：老黄瓜子及瓤，包纱布挤压，过滤取汁，装瓶。用时涂蜇处。

疗效：涂后可立即止痛。

说明：本方有消炎、收敛、解毒、止痛等作用。对烫烧伤亦有效，每日涂3～4次，一般2～7日即愈。

引自：《常见病特效疗法荟萃》

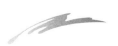

2167. 蝎蜇的简易疗法

十年前的一个春天，海龙宝在辽宁阜新县佛寺乡参加农田劳动，在他蹲下用手拾砖头时，不慎被蝎子蜇了中指，急忙用嘴吸被蜇处之毒，又用手帕缠上中指根部，以防毒气上窜。不一会儿工夫两腋窝淋巴结已肿大，到医院涂药无济于事。回到家里，他就试着先涂碘酒，后涂醋精，立刻不疼了，涂过三两分钟完全好了。

引自：《蒙医妙诊》

2168. 用天麻半夏等药治蝎蜇伤屡试屡效

主治：蝎蜇伤。

配方及用法：天麻、乌梅、菖蒲、半夏、白芷各等份，共为细末。用唾沫调敷患处。

疗效：屡试屡效。

荐方人：河北　张之镐

引自：广西医学情报研究所《医学文选》

2169. 师传方用生烂山药治蝎蜇伤屡用屡效

主治：蝎蜇，扫虫扫。

配方及用法：生烂山药（烂的有水者佳）用布包好，拧汁擦患处。

疗效：屡用屡效。

荐方人：河北保定市　贾洪福

引自：广西医学情报研究所《医学文选》

2170. 活蜗牛捣烂治蝎蜇伤1次即愈

配方及用法：活蜗牛1只，捣烂，敷在患处，外用纱布包扎固定。

疗效：1次即愈。

引自：《实用民间土单验秘方一千首》

蜂蜇伤

2171. 我被大马蜂蜇伤立即用热尿淋涂效果非常好

即使是城里人，也难免碰上被蜂（黄蜂或马蜂）蜇伤的事。蜇伤后患处疼痛

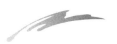

难忍,个别过敏体质者甚至发生休克并因此而丧命。那么,被蜂蜇伤后如何来进行快速而有效的治疗呢?下面我就介绍一个确有奇效的简便疗法:我本人年少时在山上被一大马蜂蜇伤后,由一牧马人指点用热尿淋涂患处多次而治愈。前两年在南京,爱人在五楼阳台上晾被子,不小心也被钻在竹竿里的黄蜂蜇伤,我当即招来小儿,撒尿淋在他妈妈的手伤处,也立见效果。至于被蜜蜂蜇伤后这样做是否也有效果,由于未经实践不敢肯定。

百姓验证:北京市怀柔团泉村肖连祥,男,50岁,农民。他来信说:"我们这里是山区,上山下地时经常被马蜂蜇伤,只有挨痛忍受。自从用本条方治疗后,效果很好,而且用药方便及时。我被刺蛾蜇伤,也是用此条方治疗,效果极佳。"

荐方人:江苏南京市卫生局　胡波

2172. 鸡蛋壁虎治蜂蜇伤20余例均1次即愈

配方及用法:鸡蛋1个,壁虎1条。将蛋打个小孔,将全壁虎1条塞入鸡蛋内,小孔密封,埋于阴凉的土内20天,取出涂患处。

疗效:治疗20余例,均1次治愈。

引自:1975年《赤脚医生杂志》、1981年广西中医学院《广西中医药》增刊

2173. 夏枯草治蜂蜇伤1次即愈

配方及用法:夏枯草适量,捣烂敷患处,外用纱布包扎。

疗效:1次即愈。

引自:《实用民间土单验秘方一千首》

2174. 用蛇药片治蜂蜇伤疗效极佳

在生活中,蜂蜇伤时有发生,西医对此无特效药。我采用南通蛇药片治疗4例,疗效尚佳。这4位患者均同时在隧道内工作,无意中触及了蜂巢,致头、面、四肢不同程度蜇伤,皮肤烧灼,2~5分钟后蜇伤处肿胀,疼痛难忍,烦躁不安。嘱每位患者一次口服蛇药片10~20片,将蜂蜇伤处常规消毒,把蛇药片碾成粉末状,用生理盐水调至糊状敷于蜇伤部位及周围,20分钟后疼痛逐渐减轻,继而消失。2小时后肿胀基本消失,患者恢复正常,无并发症和不良反应。

治疗体会:

(1)南通蛇药片是根据蛇医专家季德胜的秘方制成,具有解毒、泄毒、消肿止痛等功用,不仅专治毒蛇咬伤,也用于毒虫伤,如蝎、蜂蜇伤,疗效确切。

(2)本品为中成药,价廉,易携带和贮存,故使用方便。

(3)此蛇药片采用中药合理组方而成,无禁忌证和副作用,任何人都可适用,也不会致药物中毒。

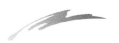

总之，本药具有简便、效佳、价廉、安全的特点，十分适合于乡村及边远山区的基层卫生单位防治蛇、虫伤。

荐方人：四川西昌519医院　冯金升

2175. 蚯蚓屎治马蜂（黄蜂）蜇伤疼痛有显效

3年前的一天傍晚，我躺在门前梧桐树下的躺椅上，一面纳凉，一面品茶。突然一马蜂从我面前掠过，误触了距我只有4米远的屋檐下的蛛网。它跳着蹦着，企图逃脱。早已卧在网心的大蜘蛛，哪肯让到嘴的美味逃脱呢？迅即冲出抓住马蜂。就在这一刹那间，马蜂用尾刺刺了蜘蛛，蜘蛛立即放开了马蜂回到网心，颤抖几下后，忽然垂丝而下，在方圆一米左右范围内爬寻了几周后，在一处停下来，先从口中吐出黏液，然后把被马蜂刺伤的屁股在吐黏液的地方擦了几下，又顺丝而上。此时观蜂气息奄奄，蜘蛛开始饱食美餐。

马蜂与蜘蛛这不足10分钟的表演，引起了我极大兴趣，便起身到蜘蛛吐黏液擦屁股的地方仔细地察看了一下，原来这个地方仅有点蚯蚓屎，别无其他什么东西，于是我开始想到蚯蚓屎可治马蜂刺伤。

事过2个月后，有友人砍柴，误触了马蜂窝，马蜂即群起而攻之，友人面部和手臂都被蜇伤，疼痛得呼天叫地。我得知后，即以蚯蚓屎涂擦刺伤处并敷其上，马上止痛消肿，安然无恙。此后，我又给被马蜂刺伤的数十人做过这样的治疗，均同样有显效。（吴仁义）

2176. 华佗青苔解蜂毒的故事

一天，离华佗家不远的邻村，有个名叫秀姑的妇女上山砍柴，不慎被蜂蜇了头部，顿时皮肤发红，头脸肿胀，剧痛难忍，家里人便请来华佗诊治。华佗采取望、闻、问、切等法诊脉之后，对症开处方：外用人奶点擦患处，又用黄连、金银花、夏枯草、冰片等捣碎外敷患处，以治其伤。内服"败毒散"以攻其毒。可是病人服用之后，病情非但不见好转，反而加重了，终日躺在床上，喊痛不止，华佗愕然了：这是驱毒治病的良药呀！为何不能治愈，反而使病情恶化了呢？

这天，华佗来到嵩山寺，见寺内无人，庙门紧闭。他推开门，走了进去，见苍松翠柏丛中有一凉亭，凉亭多年失修，破败不堪，布满蛛网。只见一只黄色雄蜂被亭角米筛大一面蛛网缚住，左挣右突，难以脱身。那体壮个大的蜘蛛慢慢爬过去，想一口吞掉它，却被黄蜂狠狠蜇了一下。蜘蛛中毒，坠落石上，把身子缩成一团，它痉挛了几下，慢慢爬向滴水青苔。奇怪的是，好像那青苔使它消除了病痛，不一会儿又重新振奋精神，爬向蛛网，再与黄蜂搏斗。然而它再一次被蜂蜇跌落，中毒痉挛，再挣扎着爬向青苔……

如此反复多次，蜘蛛终于战胜了黄蜂，饱餐了一顿。

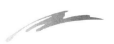

　　华佗看着,看着,似有所悟,愁眉顿展,两眼发亮。他大步走上前去,向蜘蛛低头便拜,口里恭恭敬敬地说道:"蜘蛛呀蜘蛛,你是我的老师!感谢你给了驱毒治病的良方,济世救人的妙药。"华佗对石上青苔注视了良久,便急匆匆朝秀姑家奔去。

　　他奔至秀姑家,取其青苔敷于病人患处,果然毒散伤愈,身体康复。此事对华佗触动很大,他感慨不已,遂赋诗自勉:"山外青山楼外楼,医学似海无尽头;莫道身有回春术,故步自封愧自羞。"

　　引自:1996年12月19日《中国医药报》

2177. 我用本方治马蜂蜇伤当即止痛消肿

　　方法一:被马蜂蜇伤的部位,用氨水直接洗涤有良好的效果。河南省虞城县人民医院刘涛被马蜂蜇后,很快用氨水直接洗涤患处,疼痛立刻减轻,也没有发生红肿。

　　方法二:被马蜂蜇伤的部位,需及时用双手使劲将部分毒汁挤出,再用肥皂水反复洗擦患处,效果很好。河南虞城县医院中医内科阎某,曾被马蜂蜇伤三处,用上法治疗后,既无疼痛感,又没有红肿。

　　百姓验证:广西田林县百乐乡岑艳华来信说:"我侄儿于夜晚碰掉马蜂窝,惹怒了马蜂,他被蜇得头晕胀痛,半夜来找我,我告诉他用本条方治疗,很快就治愈了。

2178. 我用人奶汁为母亲治蜂蜇伤迅速止痛消肿

　　配方及用法:取新鲜人乳适量,涂于蜇伤处。如毒刺留于伤口内,应先将其拔出。

　　疗效:治马蜂蜇伤13例,可迅速止痛消肿。

　　百姓验证:贵州平坝县204信箱刘鸣菊,女,工人。她来信说:"我母亲有一次到菜地边被马蜂蜇伤了手,肩膀红肿疼痛,我用本条方为她治疗,很快就消肿了,3天后痊愈。"

　　引自:1976年第5期《江苏中医药》、1981年广西中医学院广西中医药增刊

刺蛾蜇伤

2179. 我用鲜黄瓜叶片治刺蛾蜇伤效果佳

果农与菜农在劳作时,经常被刺蛾蜇伤,钻心的痛痒既影响情绪又耽误农

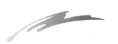

活,而又无良药能够立即消痛止痒。

现介绍一个既简单又效果极佳的土办法:当被刺蛾蜇伤后,立即摘取鲜黄瓜叶片,反复在被蜇处揉搓3~5分钟,痛痒的感觉会立即消失。

百姓验证:云南马关县城板子街69号王天华,男,64岁,环保员。他来信说:"我孙女被刺蛾蜇伤,我用本条方为她治疗,不到10分钟就止痛了,第二天早上就完全好了。"

荐方人:黑龙江省勃利县联社 庄程彬

人咬伤

2180. 人咬伤救治妙方

凡被人咬伤,其牙黄最毒,若有牙黄入肉则痛不可忍,如不及时医治,一旦肌肉发烂,年久难愈,重则丧命。无论日久或初起虽未肿烂,急用童便洗净污血(用淘米水洗亦可),洗时虽痛,但须忍住。若是洗不净伤口,将无法治愈。

方一:用人粪(大便)敷伤口,或用人中黄煎汤洗,此法神效,不可嫌污秽而自误。

方二:照前方洗净之。用甘草适量,自己嚼烂,厚敷伤口,干则随换,日夜不断,3日必愈。此方并治各种咬伤神效。如有人被老鼠咬伤,数年不愈,此方洗净敷治3日即愈。此方神效无比。

荐方人:广东电白县区南塘乡 黄世藩

鼠咬伤

2181. 食猫肉治老鼠咬伤100余人屡用屡效

主治:被鼠咬伤后发热、昏迷等。

配方及用法:老猫1只,去毛,脏器煲服。

疗效:曾治愈百余人,屡用屡效。

荐方人:云南 卢宏道

引自:广西医学情报研究所《医学文选》

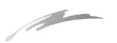

蚊蠓叮咬

2182. 民间流传唾液治蚊虫叮咬很有效

当发现被蚊虫叮咬或局部痛痒起红丘疹时，把口内的分泌液唾在掌中或指上，在患处反复揉搓一分钟，以痛痒缓解为度。过一会儿再做，仍效前法，切忌抓挠患处，以防皮肤损伤而继发感染。对于某些原因不明的小面积皮肤瘙痒，此法亦可取效，还可用自己的唾液为他人治疗。

按语：本法为民间流传的一种自体疗法，其机理可能与唾液中的多种溶菌酶、免疫球蛋白及酸碱度有关，在观察中发现半夜、早晨及吸烟人的唾液疗效较好。还发现疗效的优劣随人体的健康状况发生改变。由于这种疗法简单，取材方便，见效迅速，无毒副作用，所以值得一试，以解除夏秋季工作或休息中的蚊虫叮咬烦恼。

荐方人：河南巩义市回郭镇卫生院　李小周

引自：1997年第3期《中国民间疗法》

2183. 防蚊蠓叮咬妙方

配方及用法：粗茶500克，木贼250克，雄黄200克，共研细末，醋弹丸子大，每晚烧一个，蚊蠓闻者去之，不去者亦不复咬人。

荐方人：山西　邵观文

引自：广西医学情报研究所《医学文选》

2184. 驱蚊灭蚊几则有效方

驱蚊：蚊子具有昼伏夜出的特性，趋光、趋声、趋味，每天傍晚暮色来临时，打开窗户，不要开灯，开收录机、开电视机等，蚊子就会从各个角落向外飞去，待天黑后再关闭门窗。蚊子不堪忍受香气，故夜间可将盛开的茉莉、米兰、夜来香等移居室内，驱蚊效果很好。若在室内放上几盒揭开瓶盖的清凉油，可在一个夏天没有蚊子进入室内。

灭蚊：准备若干空酒瓶，里面装上3~5毫升糖水或啤酒，放置桌面或室内蚊子较多的地方，蚊子闻到甜味就会拼命往里钻，结果被粘住而死亡。一个空瓶，每晚能灭蚊十至数十只，坚持使用，可使蚊子大大减少。掌握蚊香杀虫的最佳时间，蚊虫每天晚上6—7时活动最甚，而后进入室内，此时是燃烧蚊香的

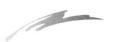

最佳时间,让蚊香烧半个小时左右即驱杀蚊虫,比晚上睡前点蚊香效果更好。
(卫荣)

引自:1997年7月2日《晚晴报》

2185. 用柴油预防蚊虫叮咬效果好

预防方法:劳动时将柴油薄薄涂抹于暴露部皮肤。

预防效果:观察约一万人,效果很好,亦未见过敏反应。

引自:《常见病特效疗法荟萃》

臭虫咬

2186. 芸香粉防避臭虫有佳效

配方及用法:芸香31克,研细末置于席下。

荐方人:山西   邵观文

引自:广西医学情报研究所《医学文选》

异物入肉不出

2187. 敷白果泥治磁片入肉不出有治愈效果

如果有碎磁片刺入肉内,则可用三角形白果(亦即银杏),将其壳及心去掉之后,量无论多少即可,浸泡入菜籽油内,然后取出捶烂成泥,贴于伤口之处,每日换药1次。即使是入肉多年而不出者,在贴过3次之后,也会痊愈。

引自:陕西人民教育出版社《中国秘术大观》

2188. 枪弹致伤不出用此三方治均有疗效

如果被流弹击中,伤于致命之处,可用以下秘方治之。

方一:用蟑螂3只,巴豆4~5粒,一起捣成烂泥之状,将其敷于伤处,则会先止痛,后发痒,不多会儿工夫,弹片自会出来。

方二:用偷油婆(亦即搔甲虫)捣烂之后敷于伤口,则入肉之子弹一天之内

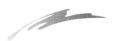

便会自出。

方三：用南瓜捣成烂泥之后，在伤口之周围敷涂之，弹头或弹片隔日便会自出。

引自：陕西人民教育出版社《中国秘术大观》

2189. 铁针入肉不出用此三方治均有良效

如遇铁针入肉，甚至随气走（亦即随血脉流动），则其走入心脏会不治而亡。可用以下秘方治之：

方一：立即用乌鸦之翎数根，置于瓦上煅焙成焦黄之色后，研制细末，立即以3克调入酒中服下。外用则以车轮上之油垢，调入真磁石之末（即吸铁石所捣之末）涂于纸上约呈一枚钱之大小，贴于针所刺入之处，每日换，针可自出。

方二：用真磁石31克，研制为细末之后，用菜油调之，敷于皮外于针入处寸许之地，然后渐渐地移近刺入之口，则针可由受伤处原伤口而脱。

方三：用活癞蛤蟆之眼珠放入针口，其针也会自动地从原针口脱出。

引自：陕西人民教育出版社《中国秘术大观》

2190. 用活蟾蜍眼睛治断针指内残留有效

配方及用法：活蟾蜍1只。用尖刀挖除蟾蜍两只眼睛（不能弄破），然后将其对准伤口外敷，用绷带固定。

百姓验证：潘某，女，16岁。缝衣针折断后扎入食指肌肉内，经X线透视确诊，手术2个多小时未能取出。后用上药敷6小时后，针尖从食指背侧穿出。

引自：1977年第3期广西中医学院《中医教学》、1981年广西中医学院《广西中医药》增刊

2191. 用活蝼蛄糖治竹木刺足肉内残留有效

配方及用法：活蝼蛄6只，红糖15克。将蝼蛄洗净，与红糖一起共捣烂成泥膏状，外敷伤口处。3~6小时后，竹刺或木刺可自行退出。

百姓验证：徐某，男，31岁。足面刺入木刺，用手拔后，有一截仍留在皮内，无法取出。敷上药3小时后退出约2.5厘米和1.6厘米长的木刺2枚。

引自：1977年第4期《上海群众医学》、1981年广西中医学院《广西中医药》增刊

2192. 家传方用蓖麻籽、大仙子治竹木刺肉不出有显效

主治：竹木刺入肉拔之不出，伤外逐渐潮红肿痛，甚则微冷发热。

配方及用法：蓖麻籽156克，大仙子62克共捣烂，用开水捣融如泥状。将上药

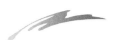

敷于患处，半天即出。

疗效：此方经本人使用多次，屡用屡效。

荐方人：广西苍梧县　黎德贤

引自：广西医学情报研究所《医学文选》

2193. 蓖麻籽捣烂外敷除皮肤异刺效果好

我在多年实践中发现，荆棘、木屑、竹纤维、铁屑、玻璃碴等异物不慎刺入皮肤，在难以拔出时，用蓖麻籽效果很好。

配方及用法：取蓖麻籽数粒（视部位大小）捣烂如泥，包敷患处，一天一夜后，异物便会自行退出。如一时找不到蓖麻籽，用油菜籽代替，亦可收到异曲同工之效。

荐方人：四川石柱县　邓经民

鞭炮炸手急救

2194. 蛋清白糖治鞭炮炸手能立即止痛

主治：鞭炮炸手后的伤痛。

配方及用法：白糖31克，鸡蛋1个取清，2味混合一起，搅出泡沫涂伤处，立即止痛。

荐方人：山西夏县　郑远游

引自：广西医学情报研究所《医学文选》

肌注后硬结

2195. 我用大黄芒硝膏治愈肌注后硬结38例

有些人在臀部注射青霉素、链霉素及油性针剂等药物后，局部会出现硬结。小儿由于臀部血管细小，血液循环较差，肌纤维组织受针刺增生快，更容易发生肌注后硬结。硬结不仅影响药液吸收，而且还给患者带来许多痛苦。大黄、芒硝有祛淤、活血、消肿、止痛等功效，将此二药制成膏剂外敷注射区，用以治疗硬

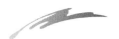

结，可收到较好的散结作用。近年来我采用这种简易外治法治疗肌注后硬结38例，均痊愈。

配方及用法： 取生大黄、芒硝适量，按1：1比例研细成末，用食醋调成糊状即可使用。用时取药少许涂在消毒纱布上，敷于患处，外以塑料纸包裹后用胶布固定。每4小时换药1次，每日2次。一般3天左右硬结可消失。

百姓验证： 四川彭山县西铁分局陈上琼，女，72岁。她来信说："张开春每月至少要感冒两三次，一感冒就要到医院打针，结果形成了肌注后硬结。为治愈此硬结，曾在医院花费100多元，但未见效。后来我用本条方为他只治疗4天，硬结就消除了。"

荐方人： 山东省莱州市慢性病防治院　郭旭光

2196. 此方治肌注后硬结25例全部有效

配方及用法： 先用酒精棉球擦洗患处，据硬结大小选择一适宜纱布，用6542注射液浸湿，以不滴为度（或将新鲜土豆切成0.3～0.4厘米厚的薄片，放入6542注射液中浸湿），敷患处，上面盖同样大小的塑料薄膜，然后用胶布固定。每日更换1次，连用数日，直至局部症状消失。

疗效： 据河南许昌市地质医院范明晓医师介绍，治疗25例，有效率100%。

百姓验证： 江苏响水县灌东小区蒯本贵来信说："有两位慢性鼻炎患者，均用抗生素治疗后未见效果而又产生了硬结。后来我用本条方为他们治疗硬结，效果令人满意。"

引自：《实用西医验方》

2197. 紫草油涂敷治肌注后硬结100例均获效

配方及用法： 紫草10克，麻油（或豆油）100克。将紫草浸泡在麻油内，放置6小时后备用；或将紫草浸泡在热沸的麻油内，待其冷后即可使用。将制成的紫草油涂敷在硬结皮肤上，面积超过硬结外围的1～2厘米，外加塑料薄膜覆盖，用无菌纱布包扎在塑料薄膜外面，最好用胶布固定；或涂敷面上不加保护措施，尽量使紫草油在皮肤表面上保持的时间长一些，每天涂敷2～6次。

疗效： 100例患者中，及时发现肌注后硬结者，有90%的患者经24小时涂敷即可使硬结消散；少数患者硬结面积大，发现或用药晚者，经2～5天也可使之消散。

引自：《中医杂志》（1990年第10期）、《单味中药治病大全》

2198. 黑药膏涂敷治肌注后硬结117例7天内全部消除

配方及用法： 五倍子180克，蜈蚣2条，陈米醋250克，蜂蜜50克。将前2味药研末，共调成膏，每次外涂2～3毫米厚。

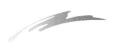

疗效：此方治疗肌肉注射后臀部硬结117例，5～7天全部消退。

百姓验证：吴某，女，35岁，农民。患颈淋巴结结核住院，肌肉注射链霉素6天后，臀部肌肉注射部位出现非感染性硬结，直径约6厘米大小，10余天未能消散。经用黑药膏10～20克摊于敷料上，外贴臀部硬结处，每天一换，2天后硬结缩小至直径2厘米左右，5天后硬结消失。

引自：《陕西中医》（1987年第10期）、《单方偏方精选》

肌注后所致溃疡

2199. 用蜂蜜外敷可治愈肌注后溃疡感染

周某，男，3岁，1985年8月因接种卡介苗后形成局部溃疡继发感染。经用蜂蜜外敷（取蜂蜜100～200克，煮沸备用。将创面用新洁尔灭消毒，并去除坏死组织及脓痂，用消毒纱布浸蜂蜜敷于创面上，再用无菌敷料覆盖包扎，根据创面分泌物的多少，每日或隔日换药1次。一般换药3～5次即愈）后，次日脓液即显著减少。2次后创面干净，周围红肿消失，隔日再换药1次即愈。

引自：《湖北中医杂志》（1988年第4期）、《中医单药奇效真传》

2200. 鸡蛋硫黄粉治肌注后化脓感染7天可愈

王某，因臀部肌肉注射引起化脓，切开脓后月余疮口不敛。遂用新鲜鸡蛋1个，硫黄（研细末）30克，用筷子把鸡蛋捣一口，搅匀蛋清、蛋黄，一边搅一边下硫黄末，二药搅匀后，用黄胶泥包裹封闭严密，投入黄豆秆火内烧熟为止，取出蛋研极细末，装瓶备用。用时疮面清洗后撒上药粉，用敷料胶布包扎，每天换药1次或2天换药1次。用上方7天即愈。

引自：《浙江中医杂志》（1987年第11期）、《中医单药奇效真传》

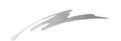

第十三篇

肛肠外科疾病

各类型痔疮

2201. 我患痔疮50余年喝猪苦胆汁治愈

我于1952年由修筑成渝铁路军工部队转业后，回乡从事教育工作，已退休多年，如今73岁。我被痔疮折磨了50余年，做过2次手术，年年就医治疗都无效果。今年3月从报纸上看到《猪苦胆治痔疮有显效》一文后，就按里面讲的方法，每次喝1个猪苦胆汁，隔5天喝1次，连续喝了4个猪苦胆汁后果有显效，现在我的痔疮基本痊愈了。

注：在喝猪胆汁的同时，为了加强疗效，还可以外涂胆汁。

百姓验证：四川绵阳市高水中街118号李如俊来信说："我妹妹患痔疮20多年。长期服药不愈，先后花费5000余元，行走都很困难，十分痛苦。后来用本条方治疗，服用2剂药，只花5.6元钱，痔疮就好了，至今也未复发。"

荐方人：湖北省英山县国营林场　张士美

2202. 我好友患痔疮只用1个猪苦胆就治愈了

我的一位好友，20年前患有严重的痔疮病，多方医治均无明显效果。后来，别人告诉他猪苦胆治痔疮有特效。他按照别人介绍的方法，只用了1个猪苦胆就痊愈了，而且20年来从未复发过。此法简便易行：取猪苦胆1个，将胆汁倒在碗里，一次喝下或者对浓白糖水一起喝均可。若1个不愈，再喝第2个。

注：服此药泻肚者是过敏，不可再用。

百姓验证：云南西盟县粮食局李世云，男，57岁，公务员。他来信说："我爱人患有痔疮，有一次突然发作，大便下血很多。我让她服用1个猪苦胆汁，即血止痛消，痔疮全好了，再也没有复发过。我后来又用此条方给两个同事治疗，他们的痔疮也都治好了。"

荐方人：河南省驻马店离休干部　张焕宇

2203. 我患痔疮五六年服本方1周治愈

配方及用法：椿角（香椿结的果）去外壳留仁，文火将仁炒脆研细过筛备用。取鸡蛋1个搅拌成蛋花，菜油50克于锅中烧滚，用70克椿角仁粉末与蛋花调和倒入油锅炒至蛋熟，撒上作料热吃，这是1剂量。每剂如此炮制，一日2剂可一次炮制，也可分两次炮制。若一次炮制2剂，余下的1剂应放温热处。一日2剂，早

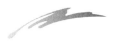

晚各1剂。服药期间无禁忌。

百姓验证： 我患痔疮五六年，苦痛难言。去医院就医，药费昂贵，不能根治，备受折磨。一次偶然机会得到一方，内服2剂见效，连服1周即愈，10多年没有复发。另外，还治愈7人，证明疗效可靠。本方简单实惠，无痛苦。

荐方人： 贵州正安县安场中学　夏云和

2204. 我10余年的痔用五朵云方彻底治愈

配方及用法： 将五朵云62克切碎（全株），酸江草16克切碎，鲫鱼250克，三样共煮不放盐，只吃熟鱼，喝点药汁送服，每天早饭前服1剂，轻者3～5剂痊愈，重者7～10剂必愈。

百姓验证： 我曾患10余年内痔，解大便时常出血，就是吃本方治愈的。（前面的药量是鲜草量，如用干草，量可减少一半）

荐方人： 四川安岳县李家镇中心小学　周俞全

2205. 我患痔疮20多年，用醋酸氟轻松软膏10克便治愈

我是从事教育工作的，患痔疮有20多年之久，严重时出血甚多。吃槐角丸虽有效，就是不能根除。有人给我介绍"醋酸氟轻松软膏"，仅用10克就治好了我20多年的痔疮。我外孙女也是这样治好的。至今已6年多，从没犯过。

用法： 3天用1次药。用时可于当天夜晚睡前用开水加少许盐洗浴肛门半个小时。睡时将药瓶口塞进肛门内挤药膏（一瓶药膏用3～4次），再用卫生纸贴住肛门，用食、中指揉肛门5分钟或200次，翻身换手再揉200次。一般用3～4支醋酸氟轻松软膏即可。

百姓验证： 湖北武汉市青山区红卫路杨永珍，女，66岁，退休。她来信说："我患痔疮30多年，发病时痛痒，并有小手指大的两个痔核喷射出血，须快便才不喷血。我还患便秘，大便硬结便不出，蹲的时间稍长，肛门既便血又喷血，非常难受。便秘好一些时，又泻肚，而后又是便血和喷血，就这样反反复复久治不愈。打过痔核针，用过多种痔疮药，均不见效果。后来用本条方自治，经过3次擦用，感到肛门轻松，大便快、不泻肚，2个痔核也消失了。我还发现，此条方不仅能治痔疮，而且还帮助我减肥。"

荐方人： 山西孟津县横水红桥村　韩志笃

2206. 我患混合痔4年连服5剂中药痊愈

4年前，我患了混合痔，经常便秘，上厕所少则10分钟，多则半个多小时，十分难受。于是，常服用牛黄上清丸，非常麻烦。前年，一位同事告诉我，说她是用中药验方治好了痔疮，要我试试看。后来，我连续服了5剂中药，痔疮就逐渐痊愈

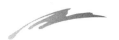

了。

配方及用法:地榆30克,蒲公英30克,地龙15克,当归9克,丹皮9克,甘草9克,大黄9克,连翘9克,槐米12克。将上药装入陶瓷罐内,先用凉水浸没并泡半小时后,用大火煮开,后降至微火煎煮20~25分钟。而后,用纱布滤出药汁入碗,再在药罐内加入适量凉水煮沸30分钟,将两次药汁混合在一起待服。

每日1剂,上、下午各服1次。一般服用4~5剂中药,即有明显疗效,甚至痊愈。

(罗茂莲)

引自:1996年10月29日《家庭保健报》

2207. 我20多年的痔疮滴血竟用一盅葡萄糖水根治

你有痔疮吗?常为大便时痔疮出血而烦恼吗?不用着急,只需糖水一盅,就可解除你的烦恼,不妨试试。我已年近花甲,年轻时就患上痔疮。20多年来,常常大便时痔疮出血。近2年更为严重,每次大便都出很多血,卫生纸得用上好几块。失血引起心情紧张,头昏目眩,打针服药效果甚微。一次,我去校医务室找医生诊治,他不让我服药,只叫我喝葡萄糖水,说是保证令我满意。我半信半疑按照他的意见办了,果见奇效。

方法:每日早晚空腹喝一盅葡萄糖水,浓度以2汤匙糖拌大半茶盅温开水为宜。坚持喝3~5日,方能见效。

我在见效后,又继续按上述用量将1袋(500克)葡萄糖用完,至今已3个多月未复发。即使便秘数日,便结如硬土,也未见一滴血。(丝佳)

百姓验证:贵州纳雍县饲料厂李元发,男,52岁,工人。他来信说:“我患痔疮已有几年了,常常大便出血,烦恼不堪。按本条方治疗,并每次便后清洗肛门,痔疮完全好了,至今已有2年多未复发。”

2208. 我两次手术未愈的痔疮竟然吃香蕉皮得到根治

我是痔疮患者,今年80岁,曾做过两次手术,但不能彻底解除病痛。后来有人告诉我,香蕉皮晒干后煨吃,用白酒做引,能治好痔疮。我觉得这个方法没有什么副作用,平时又可多吃香蕉,就去试验,几个疗程以后,果然见效。过去每到春、秋两季痔疮经常复发,而且便后血多。最近几年来一直没有发作。

(巍山 谢毓铭)

引自:1996年12月12日《云南老年报》

2209. 我服用威灵仙治好严重痔疮,20多年未复发

我患严重的痔疮,多方治疗无效。后来友人传我一验方:中药威灵仙100克,分3次,炖后去渣加冰糖炖服。我服用几次,疗效极佳。另每次便后清洗肛门,痔

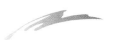

疮很快就治好了，20多年未复发。（张良来）

百姓验证：辽宁新民市于家窝堡乡于家村郑伟平，女，31岁，教师。她来信说："我村金国顺患严重的痔疮，去过许多家医院治疗均未愈，花药费无数。在没有办法的情况下，金国顺要求手术，医生没有同意，叫他实行保守治疗。我得知后，用本条方为他治疗，用药20多天后，他的痔疮被治愈，仅花100多元钱。"

引自：1996年4月24日《安徽老年报》

2210. 我服醋蛋液治好了内外混合痔疮病

我是去年10月份开始服用醋蛋液的，用的醋是瓶装山西老陈醋，到现在我已服了15个醋蛋液。我有轻度脑血管硬化，有时头晕。我还患有较为严重的痔疮（外痔为主，也有内痔）。几年来，每天大便后都或多或少有血。长期用化栓和化痔膏，亦只能暂时缓解一下。见报上介绍醋蛋液治病后，我抱着保健的想法开始服用，喝醋蛋液后，头晕见好。奇怪的是，我的痔疮也大为好转，到现在1个多月，大便时一点血也没有，痔疮痊愈了！我非常高兴。

2211. 我的痔疮是喝醋蛋液治好的

一个多月以前，我突然痔疮病发作，只好去医院求治。因病情很重，又不愿动手术，于是打针、吃药、贴肚脐、抹药膏、塞药栓等措施一齐上，花了100多元，治了一个来月，不见好转，我十分苦恼。有一天，见到报上有一则关于"醋蛋液治痔疮"的药方，我半信半疑，但还是试了试。没想到，这办法还真灵，用药1周痔疮便奇迹般消肿了，10天后就痊愈了。真是良药不在贵贱，关键要看是否对症。这次我只花3元钱，病就治好了。

百姓验证：江苏泗阳县朱其文来信说："我村罗伟患痔疮已有20多年了，长期出血，疼得连板凳都不敢坐，曾用痔疮灵、膏体药物及熏洗等方法治疗，但就是不见好转。后来找到了我，我配醋蛋液给他喝，每天2次，当喝到16个醋蛋液时，痔疮就完全好了。"

荐方人：黑龙江省牡丹江老干办　丁迅

注：醋蛋液治病法，请见本书4142条。

2212. 我的痔疮是用无花果熏洗治愈的

我多年患有痔疮，试用无花果洗4次即愈，至今仍未复发。后来又将此方传于亲戚邻居十余人，均治愈。

配方及用法：采鲜无花果7~10枚，用清水洗净，放入1~1.5千克水中煎煮。煮沸15分钟后置肛门下，先熏患部，待药液温度降至适宜后，再用药棉洗病发处，每次熏洗30~40分钟，每日1次。（邓俊萍）

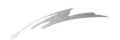

引自:《健康杂志》

2213. 我患混合痔用獾油治5次痊愈

去年春天,我的痔疮病复发,苦不堪言,亲家告诉我用獾油治疗此病效果很好。我试治5次后,内外混合痔疮果然获愈,至今1年多,病未再犯。

配方及用法:将肥獾肉炼油,装瓶备用。使用时,将獾油放入铁汤匙内温化,然后取一棉球放入油内蘸湿,塞入肛门内;外痔涂抹亦可,每日1次,轻则2次可愈。

荐方人:陕西宝鸡氮肥厂老干办　王瑞生

2214. 我的混合痔用云南白药加冰片治愈

痔疮是中老年人多发病。我30岁时就患有混合痔,前后经过3次手术治疗,但没过多久又复发。后得一方,用云南白药少许(一瓶可分3~5次)加冰片,用几滴水调成糊状,涂肛上口(内痔可用少许棉花和药塞进肛内,后随大便排出,不适可取出),2~4日便可见效。现已4年了,未见复发,肛口外小核消退了,也不奇痒了。但每日要保持清洗一次,最好便后清洗并要提肛数次。

百姓验证:广东广州市百灵路兴隆西一巷黄耀辉,男,68岁,退休。他来信说:"患者李冰患混合痔30多年,曾用过各种方法治疗,有时见效好转,但过些日子又犯。后来我向他推荐本条方,治疗1个月的时间,仅花40余元钱,痔疮就痊愈了。"

引自:《中医药奇效180招》

2215. 我的痔疮用家传方治4次就去根了

我患内外痔多年,严重时出血很多,在炕上一躺半月。后来,村里的老医生崔恒之子把家传验方传给了我,按方连服5次去了根,20多年未犯过痔疮病,干重活、吃辛辣食物也没妨碍。故此,特将此方献给同病患者。

配方及用法:当归9克,黄芩7.5克,连翘9克,地芋6克(出血用地芋炭),赤芍6克,白芷9克,蝉蜕6克(去头足),槐胶12克(蜜炙),生地6克,黄柏4.5克,炙甘草4.5克。上药水煎服。

荐方人:河北辛集市一间房乡枣营村　刘源海

2216. 我多年的痔疮用地锦草大蒜辫治愈

我患痔疮多年,严重时大便血流不止,虽用过一些药物,但疗效甚微。偶然的机会,朋友介绍一则偏方,仅治疗2次,现已痊愈。此方经一些患者使用,亦收到良好效果。

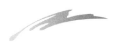

配方及用法：地锦草干品20克或鲜品200克，加大蒜辫一个，放在盆内加水没过草药，煮沸10分钟后，用热气熏患处，待药液变温后用其洗患处。下次使用时将药液加热，方法如前。每日早晚各熏洗1次，连续使用3～5天，即可收到明显疗效。

百姓验证：湖北武穴市花桥镇水利站陈志宽来信说："陈巷村陈号和何楚雄均患痔疮多年，无钱去医院治疗，我用本条方仅几次就为他们治好了。"

注：大蒜辫即弃掉蒜头用大蒜茎、叶编成的辫。

荐方人：陕西渭南市计委　曹雄

2217. 我的挚友老高用本方治好了多年的痔疮

我的挚友老高患痔疮病多年，多方求医治疗，始终未有明显效果。最近，我去他家做客，老高却喜形于色地主动告诉我说他的痔疮病好了。他介绍说："我有位部队的战友用偏方治好了痔疮，我用了这个偏方以后果真很灵，几个月过去了，一点疼痛的感觉都没有了。"

方法：500毫升黄酒，50克花椒，混合在一起浸泡7天以后开始饮用，每天喝上一盅或两盅均可，如有酒量多喝点也无妨。有的喝500毫升花椒酒就好了，如不痊愈再往泡过的花椒里续500毫升黄酒接着喝就可以。（刘绍臣）

百姓验证：浙江武义县熟溪街道唐日珍，男，62岁。他来信说："我儿子患痔疮多年，治疗好转后又复发，而且疼痛难忍。后来我用本条方为他治疗，晚上用药，第二天早上就不再疼痛了，又继续服用一段时间后痊愈。"

引自：1997年8月8日《家庭保健报》

2218. 本方治痔疮20余例效果显著

有不少人患有内痔，往往因常出血而苦不堪言。我用本民间验方治疗20余例，效果显著。

配方及用法：生地30克，金银花15克，地榆9克，猪大肠头（靠近肛门一段）450克，去肠油，洗净。共放砂锅内，加水适量，煮至肠熟脆，去药渣，分2次在饭前半小时吃大肠饮汤。每日1剂，连服1周。

荐方人：江西上犹县寺下中心卫生院　钟久春

2219. 本方治内外痔极为有效

痔疮为常见病，但目前尚无特效药物和方法医治，给人们带来很大的痛苦。特别是有些经手术或注射疗法的病人，复发后的痛苦更为严重。我先后花了十多年时间，探索出一治疗内外混合痔的经验方，疗效极为显著，特献给广大读者。

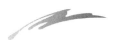

配方及用法：北芪、地榆、当归、金银花各10克，黄芩、酒军（后下）、防风、桃仁、苍术各6克，升麻2克，皂角子14个，甘草3克。上药水煎服，每日1剂，连服6剂。如服药后大便变稀乃药效所致，不必处理。如在服药期间注意少吃辛辣刺激、煎炒油炸之品，则效尤显。

荐方人：广东揭东县地都镇土尾　陈济生

2220. 我用此绝招治愈300余例痔疮，无一例复发

配方及用法：全虫（蝎子）6克，天虫（僵蚕）6克，生鸡蛋15个。全虫、天虫瓦上焙黄，研成粉末，将鸡蛋破一小孔，每个装入药末的1/15，搅匀、封好蒸熟，每餐前空腹吃1个药鸡蛋，连用15个为1个疗程。

此方简单易掌握，无痛苦，疗效显著，无任何副作用。

我患的是环痔，内外痔均有，大便时疼痛难忍，并带有许多鲜血。我吃了第一个药鸡蛋，次日解大便时，出现了轻微泻下疼痛，血便没有出现。于是我连用了15个鸡蛋，为了巩固疗效，又增加1个疗程。以后即使遇有便秘的情况，也没有出现过疼痛和血便。经医生检查，我的痔疮已彻底治愈了。至今我已用此方治愈痔疮患者300多例，无一例复发。

百姓验证：广东遂溪县遂城镇农林路四横杨春熙，男，67岁，离休干部。他来信说："原县财政局农财科负责人王奇峰自1987年开始患外痔，经各地中西医治疗，花费数千元也未见任何效果，有时从肛门处频频流液体和血丝。后来我用本方为他治疗，连服3次就见效了，服用20次后彻底治愈此病。"

荐方人：山东庆云县后张乡王知县村　王学庆

2221. 家传防治痔疮秘方

最近看到全国肛肠学会的一个调查统计资料，说我国患痔率已达59.88%。这说明除去占全国人口近半数的未成年人外，全国的大多数成年人都患有痔疮。

我是四川人，现四世同堂，祖孙四代视麻辣如命，且爱吃肥肉，从事的也多是久坐久站的职业（教员或医生），按常理本该是"痔疮世家"了。细细想来，其"诀窍"可能来自我家家传的传统做法：不论男女老少，每次大便后，不是用手纸或其他东西，而是用清水（冬暖夏温）清洗"出口"，然后用干净毛巾擦干。此举的好处在于：对"出口"的清洁比用手纸等彻底，避免了手纸等对"出口"黏膜和小血管的损伤，不致引起细菌感染。另外，热水和温水对血液循环有促进作用。每天晚上睡前进行洗漱时，也要清洁"出口"，内裤是一天一换，洗净后天晴时一定在阳光下晒干。

我想，不管是有痔或无痔的读者，不妨试试我家的"经验"，坚持日久一定会

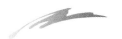

受益的。（陈一家）

2222. 我是这样治好痔疮的

我患了几年的痔疮，经常便痛便血。前些年因外痔发作，先后两次进医院动手术，尽管增加了不少麻烦，但总算外痔治愈。没想到去年10月开始发现大便又带血，且在肛内微有痛感，接着是便痛加剧、便血增多。原欲到医院再次手术，又觉得麻烦，于是我就抱着试试看的想法，依据姜占先医师的献方和我在医院治疗的切身体会，采取自我疗法，结果收到了出乎意料的效果。现把我的自我疗法作一介绍，供同病患者一试。

（1）备足药料：乳香10克，没药10克，冰片2克，凡士林10克，黑木耳250克。

（2）先将乳香、没药、冰片共研成细末，再将凡士林加热融化成液体，降温后，倒入药末搅拌均匀，制成糊状药膏。

（3）清洗肛门。每天便后用温水加入适量洁尔阴（药店有售）或浓茶盐水浸泡肛门约15分钟，然后用手清洗肛门。

（4）送药入肛内。先洗手并擦干，再取脱脂棉把药膏包成直径2厘米左右的膏丸，然后侧卧床上，用右手食指将药膏丸送入肛内。一般每天换药1次，或根据大便次数换药。

（5）炖吃黑木耳。买黑木耳250克，均分成8包，每天取1包，发涨、淘净后加点猪排骨文火炖2小时以上，放入少许食盐调味，每天晚上1次吃完，连续炖吃。

经过采用外敷内服、药疗与食疗的自我疗法，疗效迅速，日见好转，便痛、便血也逐渐减轻，到第7天已经痊愈。

荐方人：福建龙岩地区农业银行退休干部　王仁高

2223. 用自我按摩法治好了我10余年的痔疮病

四川省蒲江县科委离休干部邱平一患痔疮病10余年，服中西药只能缓解，停药后易复发。遂对症实行自我按摩疗法，坚持3个多月，痔疮已消失。

方法：找两层药用纱布（干净绸布亦可）贴紧肛门，右手食指与中指并放布上，向肛门部位朝上推按，以适宜为度，勿用力过猛，随即手指朝下，再朝上推按。如此反复按摩50~70次（大便后应增加次数），冬天可增加按摩次数。每天坚持按摩3次，最好在久坐大便后进行，每次约2分钟。平时多吃含有纤维素和维生素的新鲜蔬菜、水果。如有便秘，可在饭前吃2个柿饼（不可多吃），以保持大便通畅。

引自：广西科技情报研究所《老病号治病绝招》

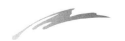

2224. 我用盐水浴治好了自己的血栓痔

我于春节前后觉肛门处有一小肉疙瘩,以后逐渐长至核桃大小,伴有疼痛感。医院说是血栓痔,要1000元押金,住院手术。后听说大连春柳干休所肛肠门诊室治痔疮有特招,效果很好。我去后,范院长(离休干部,原武汉部队总医院副院长)热情接待了我。他给我检查后说:"这是典型的血栓痔,用激光割就可以,不用住院。"当知道我们大学规定在合同医院之外看病不予报销时,他又说:"给你介绍一个土办法,每天坚持盐水坐浴,不花一分钱也可治好。"我照法进行,坐浴20多天后明显见效,现已痊愈。

具体做法:粗盐半匙,泡入装有适量热水的面盆中,坐浴20分钟左右。水温不宜太低,以不烫人坐得住为好。水凉后可再加热水,保持一定温度。每日2~3次。盐有消毒杀菌作用,热水可加快血脉运行,使痔疮自然收缩。浴后再涂搽"马应龙麝香痔疮膏"(此药有活血化淤、消炎止痛功效),效果更佳。据范老说,此法对轻微的内痔、外痔、混合痔、肛裂亦有效。(刘显昌)

百姓验证:河北唐山市古冶区唐家庄新5号小区裴开田,男,53岁,业务员。他来信说:"有一次我肛门肿起,非常难受,站也不行,坐也不是。后来我按本条方治疗,5天就彻底治愈了,走路不碍事,坐下也不疼了。"

2225. 我患痔疮用冷水浴肛法治好了

10多年前,我患痔疮,便后出血不止,严重时走路、骑车痛苦不堪。为了免去开刀之苦,我一方面尽量多吃粗纤维类蔬菜,如韭菜、青菜、白菜、地瓜等,以求大便通畅;另一方面坚持便后用热水洗涤肛部。采取以上措施后,每次便后甚觉舒服。有一次,家中无热水,只得用冷自来水洗肛。谁知洗后,竟觉格外清爽。以后,一直坚持便后用冷水洗肛门。这个土办法竟治愈了我多年的痔疮、肛裂、便后出血。

细想起来,冷水浴肛有增强肛部血液循环的作用。冷水洗时,肛部肌肉受冷的刺激会收缩,继而又"复原"。如此经常地刺激,自然可保持肛肌充满"活力",富于弹性,血流畅通,有利于痔疮痊愈。

荐方人:江苏省如东于港13-7组退休教师　徐亚军

2226. 我20年的混合痔用提肛法治愈

我年轻时患内外混合痔达20年之久。1976年见《体育报》登载"提肛疗法",我便试习之,见疗效。半年后,经肛肠科医生检查已痊愈。凡接受我推荐此法的患者,亦收疗效。

方法:提肛就是收缩肛门和周围肌肉。一收一放为一次,初练可做二三十次,循序渐进,逐步增加到六七十次,每天2遍。

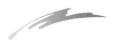

荐方人：贵州铜仁市政协　　傅顺章

2227. 我的痔疮是这样治好的

我以前患有痔疮，疼痛、痒、大便带血，很痛苦，用九华膏治疗，用药时痛痒减轻，一停药又犯病。

一次，与朋友闲谈说起这恼人的毛病，朋友告诉我一个办法，说她母亲用这个方法坚持数月治好了痔疮。

方法：吸气时收缩肛门，呼气时将收缩的肛门缓慢放松，这样一收缩一放松，连续做30~50次为1遍，每天做2遍。每晚用温水洗肛门，洗完后用中指和食指放在肛门按揉，顺时针按揉20次，再逆时针按揉20次。每次大便后，用手纸擦1遍后，再取一块手纸，隔着手纸用中指和食指按揉肛门，顺时针20次，逆时针20次。

我按上述方法治疗1周后，疼痛减轻，痒感消失。又按医生劝告，多吃蔬菜水果，少吃辛辣食物，大便畅通，再没有血便。如此坚持，再没犯过病。（冯娴）

引自：1996年8月2日《家庭保健报》

2228. 我用揉捏肛肌法治愈痔疮10年未犯

方法：每天睡前和起床前，用手揉或捏肛门四周的肌肉，轻重自己掌握，自觉肛门松散舒服不痒为止，时间大致1分钟。做起来简便，效果甚好。若长期坚持，可防痔疮的形成和复发。

我以前为痔所困，或1个月、或20天就犯一次，痛苦难耐。劳累、吃辛辣食物、上火均受此苦。后用此法，10年来未曾复发。

荐方人：河南平顶山焦化公司老干部处　　朱金海

2229. 我采用本方法治愈患了18年的痔疮

我患痔疮病已有18年之久，经医生诊断为内外痔综合征，还有几处肛裂。18年来，我深受痔病的折磨，到过不少医院，也用了不少偏方，但始终没能去除。

后来，一位学医的朋友介绍给我一种办法，经过实践，效果良好，近一年来再没受痔痛折磨。

方法：每天定时大便。养成这一习惯，粪便不至于在大肠中长时间停留，可以避免大便干燥，减少对肛门的刺激。保持肛门卫生和促进血液循环。我每天便后都用温水冲肛门（若加点高锰酸钾粉效果更好），洗时用手揉搓肛门部2~3分钟，这样可以加快肛门附近血液循环速度，防止肛门静脉曲张。（车跃武）

2230. 我老伴用"四注意"法治好严重的痔疮

前几年，老伴的痔疮十分严重。经过我多方面拜访求教，做到了"四注意"，

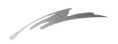

痔疮未再犯。

一是温水洗：每天早晚用温水洗患处，痔疮严重时，温水里面加少许硼酸或盐。二是勤换内衣：不论是春夏秋冬，内衣每天要换洗一次。三是忌食刺激性强的食物：如不饮酒、不吃辣椒等。四是勿过度疲劳：痔疮严重时白天多躺着休息，切记不要久站久坐，不要做繁重的家务活，更不要熬夜，保证休息好。

百姓验证：河北永年二中侯健，男，40岁。他来信说："我爱人患痔疮，我用本条方为她治愈。"

荐方人：河南潢川县机场新区49号　毕鼎铭

2231. 用乙字汤可治愈痔疮

配方及用法：大黄1克，柴胡5克，升麻1.5克，甘草2克，黄芩3克，当归6克。每日1剂。

疗效：本方为日本原南阳氏治疗各种痔疮的良效验方。我曾先后用本方治疗各种痔病10余例，一般服药5～10剂，即可收到止痛止血、痔核逐渐内收之效。

百姓验证：樊某，52岁。患痔疾已逾10年，发作时疼痛流血。西医诊为混合痔。半年前其叔患内痔疼痛流血，在我院以乙字汤治疗收效，由其叔介绍来诊。诊见其形体羸瘦，面色苍黑；舌周色赤，苔黄厚；痔核脱出，疼痛不止，大便干燥，血随便出；脉沉弦缓，略现涩象。证属热毒郁结，血行壅滞。治宜清热解毒，活血止痛。用乙字汤变量服之。处方：当归18克，柴胡15克，黄芩9克，升麻6克，甘草12克，大黄9克（后下）。1剂未尽，大便通畅，痛缓血止。次日将大黄减为3克，续服2剂后疼痛全止，脱出之痔核亦逐日内收。1年来，仅因负重劳作而复发过1次，再服本方后仍迅速收效。

体会：本方除当归和血，有改善血行不畅和止痛效果外，其余皆为清热泻火解毒之品。愈后若能戒酒及忌食辛辣，避免久立、过重劳动，则不易再发。原方谓"须依大便是否通畅而加减大黄用量。若加大大黄用量后，肛门部有压迫感，不快感时，可除去大黄"。

荐方人：云南省光明磷矿医务所　万揆一
引自：1979年第4期《新中医》

2232. 用三子二黄剂治肛痔综合征有效验

主治：各期混合痔，内痔出血，炎性外痔，血栓性外痔早期，痔栓脱出嵌顿，肛裂，肛门湿疹及痔瘘术后。

配方及用法：五倍子、地肤子、蛇床子、黄柏、乌梅各30克，大黄50克，苦参50克，芒硝50克。以上诸药加水2500毫升合煎，煎至2000毫升，去渣，趁热熏洗坐浴患部10～20分钟，每日2次。

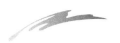

注意：使用本方3天后若疗效欠佳，则应采取手术等治疗措施。运用本方时，应注重辨别寒热虚实，采用相应方药内服，应变而论治。治疗期间忌食煎炒、辛辣刺激之物，不宜饮酒。

疗效：本方药熏洗坐浴，容易吸收，使用方便，奏效迅速，安全可靠。治疗394例，其中，治愈355例，好转39例，有效率为100%。

荐方人：湖南澧县中医院　叶祚栋

引自：《亲献中药外治偏方秘方》

2233. 陈家忠用非那根注射液治痔疮3156例

河南省固始县人民医院陈家忠经过多年的钻研，采用非那根注射液注射痔核治疗痔疮患者3156例，治愈率达100%，被河南省信阳地区评为重大科技成果奖。

用非那根治疗痔疮的办法是：将2.5%非那根注射液注入痔核隆起的最高点的黏膜下，不论痔核多少，均一次注完，一人一次的用量不得超过5毫升。

注射后，一、二期内痔和增生痔10天左右可痊愈，三期内痔20天左右可痊愈，混合痔、静脉曲张痔1个月左右均可痊愈。如果头次注射后未能痊愈，可按本方之法再注射一次。

百姓验证：我是藁城县北楼乡的乡村医生李兰西，每年都订《农家乐》，并经常用上边介绍的民间验方给农民治病，都取得了较好的效果。1985年4月22日《农家乐》上登了一篇《陈家忠治痔疮手到病除》的稿子，介绍了陈家忠采用非那根注射液注射痔核治疗痔疮的方法。这时正巧我村董奎京患痔疮多年，久治不愈，在大忙期间因劳累过度痔疮加重，疼痛难忍，已3天不能起床了。我按报上介绍的方法给他进行非那根注射治疗，当即消除了疼痛，7天后就痊愈了。消息传开，四邻八村的痔疮患者都来找我治，从去年6月到今年5月底，我共治疗痔疮患者500多人，都是用此方治好的，无一复发。

2234. 我用本秘方治痔疮疗效好

河南兴隆县联合医院夏茂先生有一个治疗痔疮的秘方，疗效好，无副作用。

配方及用法：麝香0.15克，炙马钱子（或马钱子面）7.5克，冰片、铜绿、白矾（明矾）各1.5克。将麝香、炙马钱子、铜绿、白矾分别在研钵内反复研成极细的面，混合后将冰片轻研，制好后装瓶备用。用药时取少量的药面撒于痔疮上即可。不用禁忌食物，蔬菜辛辣均可吃。

疗效：用药后半天即可止痒。一般用药2~3次痊愈，不再复发。若以后发痒时，马上撒药，便不生痔疮。

治外痔三法：①芒硝（皮硝）若干，放在罐内用纸火点燃熏患处。②将猪胆

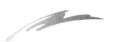

3~5个煮烂，凉凉后抹在患处，2~3次即可痊愈。③用地鱼（中药锡保科）烧水盛罐熏患处即愈。

百姓验证： 山东威海新华厂谢振刚，男，33岁，工人。他来信说："有一次我得了痔疮，到当地海军404医院检查，发现痔疮有一个中号红枣那么大，医生建议做手术，我没有同意。回到家后就用本条方中的第三种方法治疗，仅1次就痊愈了，而且至今未犯。"

2235. 银黄熏洗剂治痔疮100例均有效

配方及用法： 银花30~50克，苍术、五倍子各15~30克，黄柏、苦参各15~20克，芒硝20~60克。上药加水3000~5000毫升，文火煎煮5~10分钟，即将药液倒入盆中（或罐中），滤去药渣，趁热气盛时坐在盆上熏蒸患处。待药液不烫时再行浸洗，每次30分钟左右。每天1剂，早晚各熏洗1次。

疗效： 此方治疗痔疮100例，痊愈95例，好转5例，无一例失败，有效率100%。

引自：《湖南中医杂志》（1991年第5期）、《单方偏方精选》

2236. 我以单药五倍子治痔疮80例全部治愈

配方及用法： 五倍子500克。上药拣净捣碎，浸泡于1000毫升52.5%的乙醇中，密封存放1~2个月，过滤后煮沸消毒备用。局麻下注入适量于痔核内，使之成紫褐色为度。

疗效： 治疗痔疮80例（内痔5例，外痔3例，混合痔72例），3天左右全部治愈。

百姓验证： 江苏灌南县桥西冷冻厂莫福华，男，36岁，专科医生。他来信说："患者谢友亭患内痔30年，每逢大便痛不欲生，时常出血便血。曾做激光手术，内服痔炎消，皆未能解除。我用本条方为他治疗2次，1周后病告痊愈，至今未复发。"

引自：《湖北中医杂志》（1985年第3期）、《单味中药治病大全》

2237. 蜀葵花酒治痔疮有独特疗效

配方及用法： 紫色蜀葵花（于夏秋季节采花，置阴凉通风处阴干）4克，白酒500毫升。将紫色蜀葵花放入白酒中，密封浸泡6小时后备用，每次空腹服20毫升。

疗效： 治疗各种痔疮394例，治愈289例，好转105例，总有效率100%。

引自：《中国肛肠病杂志》（1989年第1期）、《单味中药治病大全》

2238. 我单用猪胆汁治痔疮50例全部有效

配方及用法： 新鲜猪胆1个。用浓白糖水送服新鲜猪胆汁，每周1次；每晚用温开水熏洗肛门。治疗3~5周。

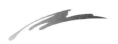

疗效：治疗痔疮50例，痊愈48例，好转2例。

百姓验证：车某，女，67岁。便秘20余年，间断便血，疼痛坠胀，劳累后病情加重。曾诊为混合痔，用手术治疗。近来病情复发，肛门镜检：肛门齿线以上发现5个如杏核大小的内外痔，表面红紫，多发肛裂、狭窄。诊为混合痔并肛裂。用上方治疗5次痊愈，随访一年半未见复发。

引自：《单方偏方精选》

2239. 用消痔粉治痔疮500例均有显效

主治：内痔、外痔、混合痔。

配方及用法：樟脑30克，冰片25克，枯矾20克，三七粉25克。上药分别研成细粉，过100目筛，混合均匀，装瓶密封备用。患者取膝肘卧位，增加腹压暴露痔核，以药匙提取药粉0.5～1.0克，均匀撒在清洗后的痔核及其周围黏膜、皮肤上。高位内痔可应用肛镜，然后以无菌纱布覆盖患处，轻揉送回痔核，胶布固定。每日1次，7日为1个疗程，可连用3～5个疗程。

疗效：治疗各类各型痔核500例，治愈（内痔痔核消失无血便，外痔痔核消失无肛痛，混合痔痔核消失无症状）439例，显效（体征明显缩小无症状）47例，好转14例。

荐方人：辽宁省岫岩县第五人民医院院长　王希晟

引自：《当代中医师灵验奇方真传》

2240. 用消肿止痛膏治外痔3～6天可愈

主治：外痔。

配方及用法：黄连、大黄、黄柏各10克，五倍子30克，冰片3克。将黄连、黄柏、大黄、五倍子共为细粉过100目筛，再加入冰片，每10克药粉加凡士林30克，香油10克调成膏剂，并视痔核大小敷于痔顶端。每日换药1次，6天为1个疗程。用药期间嘱其忌酒及刺激性食物。

疗效：治疗患者256例，治愈244例，有效12例。用药1～2天，即可肿消痛止，3～6天痊愈。随访1～2年，复发率在5%以下。

荐方人：陕西省千阳县中医院中医师　张锁成

引自：《当代中医师灵验奇方真传》

2241. 用芙蓉膏治肛门炎性痔疮效果显著

主治：炎性外痔、血栓性外痔、混合痔炎肿、内痔脱出嵌顿水肿、痔瘘术后炎肿、肛周脓肿等。

配方及用法：木芙蓉叶20克，冰片5克。将上药研极细末，加凡士林配成20%

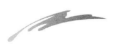

软膏，外敷患处。早晚各1次。

疗效：治疗患者248例，治愈（用药3天，临床症状消失，痔核肿胀消退，内痔复位）198例，好转（用药4～7天，临床症状改善，痔核缩小，肿胀减轻）50例。

荐方人：四川省井研县中医院中医师　毛文先

引自：《当代中医师灵验奇方真传》

2242. 我应用家传秘方酒煮鸡蛋治内外痔百医百灵

主治：内外痔。

配方及用法：鸡蛋12个，白酒适量（以淹没鸡蛋为准）。把鸡蛋放在白酒中，用微火煮鸡蛋至酒干备用。每天早上空腹内服鸡蛋2个，6天为1个疗程，3个疗程即愈。

疗效：此方属彝族古老秘方验方，百医百灵，有效率达95%以上。

百姓验证：云南师宗县检察院杨中明，男，52岁，检察官。他来信说："我患有内外痔多年，痔疮流血，我抱着试试看的态度用本条方治疗，果然见效，痔疮全好了。此条方真是既简单又有效！"

荐方人：贵州仁怀县政协委员会　王荣辉

引自：《当代中医师灵验奇方真传》

2243. 此家传秘方治内痔数次可去根

主治：内痔。

配方及用法：癞蛤蟆草（又名臭婆子）9克，刘寄奴9克，防风9克，荆芥9克，甘草节9克，白凤仙花6克，蝉衣6克，瓦花9克。上8味药煎沸数开，入醋半杯，食盐一撮，将药水放净盆内。患者坐盆上熏之，其痛即止。熏至药汤半温时，去渣，以药汤洗痔。

疗效：数次脱根，永不再发。

荐方人：河南　贾明

引自：广西医学情报研究所《医学文选》

2244. 此家传秘方治内外痔均有效

主治：内痔、外痔。

配方及用法：麝香0.3克，熊胆0.3克，冰片0.3克，猬皮0.3克，共研细末。外痔：每日敷药末3次。内痔：将药棉缠在如火柴杆粗细的木棍上，用凉开水浸湿，沾药末插入肛门内，随即将小棍抽出，将药棉留在肛门内。

荐方人：刘隆翰

引自：广西医学情报研究所《医学文选》

2245. 此秘方治内痔服药5次以上永不复发

主治：内痔。

配方及用法：穿山甲粉0.6克，人指甲炒研末少许，冲三花酒服。

疗效：服5次以上，永不复发。

荐方人：广西桂林市　瘳惠生

引自：广西医学情报研究所《医学文选》

2246. 我使用老中医献出的治痔疮方治病疗效显著

四川璧山县团坝乡宝光村八旬老中医伍济生，临终时传治痔疮的有效单方，经该村傅相仲等10多位痔疮患者验证，疗效很好。

方法：取中药马钱子20克，用1∶1酒醋250毫升浸泡，擦痔疮，每天擦3～4次，直至痔疮根脱落。此方无副作用。

百姓验证：广东广州市五羊新城寺右新马路102号彭宗堂，男，35岁，保安员。他来信说："我有位司机朋友患痔疮（外痔），连坐都不能，到医院检查，医生说需手术切除。因怕受罪，他就来找我，我用本条方为他治疗，现已彻底治愈。"

注：马钱子药物有毒，不宜口服。

荐方人：山东省淄博市周村区王洞村　王冲

2247. 我用无花果治痔疮27例无一不愈

配方及用法：鲜无花果10枚。上药放入砂锅（或铝锅）内，加水2000毫升，文火煎煮。沸后再煎30分钟，至药液约1500毫升。然后倒入干净盆内，捞起熟果盛于碗里备用。上药为1日量，分2次，用脱脂棉蘸药液洗敷患处，每次20分钟，同时食煮熟之无花果5枚。一般连用3～4剂见效。禁忌辛辣刺激食物。

疗效：治疗27例混合痔，均治愈，治愈率100%。

百姓验证：湖北广水市余店镇古井村付立国，男，49岁。他来信说："我最近突然患痔疮，痛得连走路都非常困难。于是我就用本条方治疗，仅用4天就治好了。"

引自：《新中医》（1985年第3期）、《单味中药治病大全》

2248. 无花果治痔疮效果确实好

配方及用法：取无花果叶8～10片，无花果10枚，放入锅中加水2000毫升，文火煎好后，捞出果实，将药液倒入干净盆中，趁热先熏后洗患部。同时食用煮熟的无花果5枚，每日2次，连用7天，对治疗痔疮肿痛、出血效果极好。（吴里平）

引自：1997年6月19日《老年报》

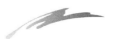

2249. 用蜂蜡炉甘石治痔疮有效

配方及用法： 蜂蜡93克，炉甘石粉93克。将蜂蜡放锅内化开，将炉甘石粉放入和成膏，团成像布扣大小的丸子，早、晚各服1次，每次5~7丸，白开水冲服。

荐方人： 河南许昌县陈曹乡　冯国斌

2250. 用蜈蚣治疗内外痔有显效

配方及用法： 取大蜈蚣7条研成面（1剂量），红皮鸡蛋3个。将3个红皮鸡蛋打碎，搅匀（打在陶瓷碗内），再将7条蜈蚣的细面搅和其中，加少量的热水再继续搅一会儿（不要加油盐）后上锅蒸。熟后一次吃完。7天后再服第2剂。一般2~5剂药即可治愈。

注意： 服药期间，禁食小米、豆类和豆制品、辣椒，不要饮酒。

荐方人： 大连医科大学第四附属医院副主任医师　徐忠恺

2251. 用生石灰治内外混合痔有良效

配方及用法： 生石灰块1000克，放在铁盆或瓷盆内，然后倒入凉水，石灰开始冒热气。病人蹲在盆上，用石灰水热气熏肛门，待石灰不冒热气为止，再用去掉针头的注射器向肛门内注射3毫升猪苦胆液，几分钟便止痛。连续治疗3个晚上为1个疗程，治内、外痔有奇效。

荐方人： 山东邹平县　石昌祥

2252. 我用螺蛳白矾水治痔疮很有效

俗话说"十人九痔"，若用各种药膏无效的话，可在河边或池塘里捞几只螺蛳，将其肚皮剪开，撒点白矾面，过一会儿螺蛳肉就变成一壳清水。用此水抹于患处，十分凉爽舒适。

百姓验证： 上海市徐汇区大木桥路日晖六村赵根焕，男，76岁。他来信说："我患痔疮多年，曾在大医院治疗，第一次治愈后没多久就复发了；第二次是用结扎疗法，治愈后仍然复发。大便经常出血，痔疮脱出至肛门外，整天坐卧不安，痛苦万分。后来用本条方治疗，上午用药，下午就感到轻松了，治疗不到1周就完全好了。只花2元多钱就解除了我的难言之苦，而且至今已有2年多未复发。"

荐方人： 安徽肥东县　李文

2253. 用冰片蜗牛水治痔疮3天见效

配方及用法： 取冰片2克，蜗牛一把。先将蜗牛洗净、捣碎，放入一干净碗内，加入冰片2克，即有清水渗出。用消过毒的棉球或干净羽毛，蘸药水涂于痔核

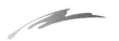

上，立即血止、痛减、肿消。

疗效：轻则1次即愈，重则每天1次，连用3天为佳。

引自：1996年9月17日《老年报》

2254. 用复方新诺明治痔疮有良好效果

配方及用法：复方新诺明1片（0.5克），研为细末，用药棉少许经开水浸后用手将水挤净，沾上药末塞于痔疮面上或痔核上，早晚各用1次，2～3天后即可见效。同时可在12小时内口服1次新诺明，每次吃2片。（孙文）

引自：1997年5月8日《老年报》

2255. 用乌龟头粉涂痔颇见疗效

配方及用法：乌龟头2只，用罐瓦片焙干，冲研为粉末，调香油少许，涂在痔疮上，日涂3次，连涂7日，颇见疗效。

引自：《神医奇功秘方录》

2256. 卷柏与瘦肉同服治血痔能见良效

一老妪，内痔出血，屡服单方10余剂，皆罔效。偶然相识，询余有何方，嘱用卷柏30克，与瘦肉同煎，服汤食肉，2剂即止。

引自：《中医单药奇效真传》、《长江医话》

2257. 单用蒲公英能治愈痔核脱出

李某，男，34岁，反复便血伴痔核脱出近8年。此次因过食辛辣，致便时滴血，痔核脱出不能回纳，肛门胀痛而来诊。检查见：肛门环形痔核脱出，手托不能回纳，表面分泌物较多，且见两处出血点。诊断为内痔嵌顿并感染。方用蒲公英100克，水煎服，每日1剂；另取蒲公英500克，水煎熏洗。1天后血止，渗出物减少，手托可回纳。3天后症状消失，一般情况良好。随访至今已半年，未再复发。

引自：《陕西中医》（1987年第8期）、《中医单药奇效真传》

2258. 地龙包饺子吃治痔疮2次可痊愈

一位姓于的男士，47岁。1977年4月12日来诊，诊断为外痔，局部红肿疼痛有疙瘩，有时出血。取地龙15克，荞面100克。将地龙放在瓦片上烘成黄黑色，研成细末。再将荞面用白水调，做成饺皮，然后放入地龙末包成7～10个饺子。以药壶煮熟，一次吃完，每日1剂。忌酒和腥辣食物。经服上方1剂，疼痛减轻，又服1剂痊愈，随访未再复发。

引自：《辽宁中医杂志》（1980年第1期）、《中医单药奇效真传》

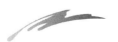

2259. 此家传偏方治痔疮很有效

主治：治痔疮肿痛。

配方及用法：活海蛤2个，冰片6克。将海蛤洗净，扒开口，再把冰片放在口内，化水，用净器贮存，用消毒棉球涂于患处，每日3~4次。

按语：1970年，有一位干部由于劳累过度患痔疮肿痛难忍，求我诊治。正适旁有一校友，说家传偏方治痔疮有奇效，我按照所授方法运用，确实有效。后用此方治疗多人，甚效。

引自：《小偏方妙用》

2260. 用痔疮散药方治痔疮效果很好

配方及用法：单味药——全虫。全虫具有攻坚破积，活血化淤，宣风泄热的功效。用时，一次投入量不限，首先将晾干的全虫身、尾、足分开，分别放在瓦或瓷容器内，加热炙焙，温度控制在60℃左右，并不停地翻动。虫身焙20分钟，虫尾焙15分钟，虫足焙10分钟。焙好的全虫身、尾、足应呈微黄色，再把焙干后的全虫身、尾、足混合研成粉末，即成为痔疮散。也可以将痔疮散加工成痔疮丸，加工方法：把蜂蜜加热到100℃，再凉到30℃左右，再把焙好的全虫身、尾、足混合后研成的粉末加入蜂蜜中，搅拌，蜂蜜和粉末的比例以能搓、挤成丸为合适，所制成的痔疮丸以每丸含全虫粉末5克为宜。每天可服5克，1~2次服完。

本药特点：用于内痔、外痔、混合痔均有效，是疗效较好的口服药，可根除病灶，服用方便。

百姓验证：一农民，男，46岁。1984年秋，因受凉潮湿而患病。症状：肛门灼热，便时血多，疼痛难忍，脉洪数，舌苔红燥，肛门周围红肿，有黏液分泌物，痔核突出肛门外。诊断：外痔。经服用全虫散30剂，痔疮消失。

2261. 用PP粉热熏治痔疮很灵

尽管目前已有很多方法能够治疗痔疮，但我仍觉得应将更为简便的治疗方法介绍给广大患者，这是一种很有疗效且又无任何痛苦的治疗方法。

一位女士因不幸的婚姻离异后，一直独居干个体。生意很劳累，生活无人照顾。在超负荷的劳累和严重的心理压力下得了痔疮，痛得她直哭。当地较有名气的肛肠专家建议她立即手术治疗。同事们知道此事后，向她推荐了一种自我疗法：取适量PP粉，放入痰盂内，用开水溶解。用量以溶解后的药液呈深红色即可。趁热蹲坐在痰盂上，待药液渐凉时随时加入开水。每次10~20分钟，每日3次，重者夜晚增加1次。

两天后，这位女士的病痛逐渐好了，她笑着对同事们说："没想到这种治疗

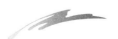

方法这么灵！"此后，这位女士又将此简便疗法介绍给几位朋友，均得到了较理想的疗效。（李亚男）

引自：1996年8月20日《家庭保健报》

2262. 本药方能够预防和快速治疗痔疮

配方及用法：猬皮0.3～0.4克，柴胡0.3～0.6克，地龙0.3克，升麻0.3克，黄芩0.3克，当归0.3～0.9克，甘草0.3克，川军0.3克。取上药洗净、灭菌、消毒，将动植物药品分装或两次装入恒温烘烤箱后慢升温，待其中的植物性药物纤维酥脆，用手指能碾成粉为度；动物性药物温度控制在79℃，分别烘干后再混合均匀，碾粉备用。每服药取混合后的药粉5克，用槐花蜂蜜（含水量低于30%）调制成丸即成。成人每日早晚各服1丸。重患者可适当增加，剧痛者用地丁50克，公英50克，双花30克，白芷20克煎汤服用。

2263. 医学家郑卓人特推荐治痔疮偏方

医学家郑卓人，幼年学医，青年时曾赴日留学。

郑老为人诚实，诲人不倦，尤其他对用偏方治大病更有感触。一次他去湖南下乡，遇到一位痔疮病人，痔核脱出，肿如杏仁大小，刺痛难忍，但却束手无策。后来有位老太太用妙方，把药抹涂上去，不到10分钟，肿消痛止，真是灵验。

配方及用法：白鹅胆3粒，熊胆0.6克，片脑（冰片）0.15克。以上3味药研匀，放入容器密封，不可泄气。如若需要，涂于患处，马上生效。

引自：《偏方治大病》

2264. 用摩擦尾骨法治痔疮1周可康复

方法：早晨起床后和晚上入睡前，盘坐床上，将臀部搬起，用双手食指、中指并拢伸直成剑指（无名指与小指微收），一上一下交替摩擦尾骨及其两旁。这样，一手上一手下，各50～100次。轻症早晚各1次，重症还需在上午、中午、下午各加摩擦1次。摩擦时，用力必须适当，既不能过重以致擦破皮肤，也不能过轻没有压迫感，以致无效，应以皮肤有灼热感为宜。轻则2天痊愈，重则1周康复。

荐方人：江苏盐城市学富卫生院　周斌

2265. 用莲藕节泡水当茶饮治痔疮出血很有效

莲藕是营养价值极高的食品，除含有铁质、维生素C及丹宁酸外，还能净化血液和促进末梢血液循环，以及强化黏膜，增加抵抗力等。另外，莲藕节还有止血作用。

方法：把莲藕的节晒干后，泡开水当茶喝，即能消除痔疮出血的烦恼。跌打之后，身上因内出血而产生的紫斑不易消失时，服用莲藕的节也可收到奇效。但

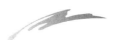

务必注意的是，除莲藕的节外，其他部分且有补血作用，如果此时吃醋，会产生反效果，千万要小心。

引自： 哈尔滨出版社《珍藏男女回春秘诀》

2266. 服柿饼粉治痔疮出血很有效

《医门秘录》一书中，有如下的记载："从前有个叫钊的人，因痔疮出很多血，非常烦恼。有一次又因出血过多，导致贫血。正在头晕之时，伯父来访，看到他那种情形，立刻将吊在屋檐下的柿饼，连蒂一起烧黑，再磨成粉末，以水溶解后让其服用。每次3克，吃2次之后，出血停止。"

在三国时代的《魏晋医学集录》也载有："因便过硬致肛门出血时，将柿子用水煮成糊状，每日服2次，必可止血。"

引自： 哈尔滨出版社《珍藏男女回春秘诀》

2267. 坚持手脚穴位按摩可治愈痔疮

脚部选穴： 52，31，21，22，23，24。（见2267条图1）

按摩方法： 52穴要用食指关节角自踝骨后面自下向上推按，双脚取穴，每次每脚每穴推按5~10分钟。31穴宜用按摩棒由外向内横按，每次每脚每穴横推按5分钟。21穴宜用按摩棒小头自下向上点按，每次每脚每穴点按5分钟。22，23，24三穴要连按，用按摩棒从22穴斜推按至24穴，双脚取穴，每次每脚每三穴推按5分钟。每日按摩2次。

手部按摩： 痔疮治疗有两种方法，施治中可任选其一。①用梅花针刺激32，1，42，每手每穴3分钟，每日数次。②在32穴处用香烟头灸，灸时将香烟头逼近穴道，有灼热感时轻撤离，如此反复数次，灸后再用指尖按压32穴多次。此法也可治疗前列腺肥大引起的阴部疼痛，每日数次。（见2267条图2）

注： 有关穴位名称及按摩工具制作法，请见本书4145条《手脚穴位按摩疗法》。

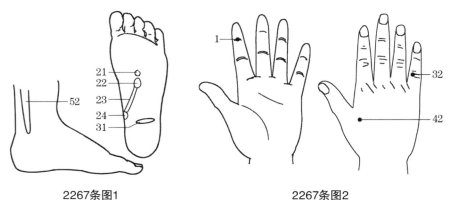

2267条图1　　　　　　　　　　2267条图2

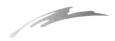

2268. 我以香烟灸治痔疮有显效

在我们周围，有很多人为痔疮所困扰。有人认为，长期坐着工作、饮食习惯不良是患痔疮的主因，其实情仍不清楚。一般可解释为因生理反应肛门淤血而引起。为防止血液逆流，在静脉里都会有瓣膜，唯独肛门的静脉没有这种瓣膜，因此，有时逆流的血液积在肛门，随着排便的伸缩就产生流血的现象。无论是核痔或裂痔，原因都如以上所述，只是症状稍有不同。对有痔疮的人来说，最难过的季节莫过于冬季了。尤其是有喜宴时，长时间坐在椅子上，本来就会容易引起肛门淤血，再加上好酒一喝，扩张血管，痔疮就更恶化了。前阵子某人来找我，当时正值新年期间，喜宴聚会较多，加上他身体疲劳不堪，不单是为了串门，也是为了健康问题。谈话之中，他谈到了治疗痔疮的问题。他说，最近在一次聚会时，因长期坐着，痔疮痛得无法忍受，便跑到厕所，刚一蹲下竟如排尿般泻出大量的血。于是我教他一种即使坐在餐桌上也能简单地刺激穴道的治疗方法。后来听他说，这种方法令他舒服多了，即使连续喝两三天的酒，也不会引起痔疮出血。

治疗的关键穴道是小指中关节上的会阴点。顾名思义，它相当于会阴的位置。除了可治疗痔疮外，对因前列腺肥大引起的阴部疼痛也有奇效。尤其对痔疮出血特别有效。

寻找会阴点的方法：首先将小指弯曲成钩状，然后用指甲按压小指中关节内侧（靠无名指侧），如压到痛点，就是会阴点。建议两只手都找找看，疼痛地方就是穴道所在。（见2268条图1）

操作方法：用香烟灸治或指尖按压、搓揉皆可。香烟灸治时，将烟头逼近穴道，有灼热感即可。可在闲暇之余或等汽车时施行，在会餐时也不妨多利用此按摩法。

这方法应可改善痔痛或痔出血的情况。如果无效，必须考虑病情是否已超过穴道治疗的范围，最好是到医院做彻底检查。

另外，即使病情已有好转，也要注意生活习惯。

我曾在一个公开的场合给痔疮患者传授有关手掌按摩的治疗方法。不久以后，我便收到大量的感谢信，很多人按我所传授的治疗方法按摩后，数十年的痔疮之苦，如今一扫而空。

我所传授的治疗法只不过是刺激会阴点而已。

会阴点位于手背小指的第二关节上。根据我多年的治疗经验，这个穴道对痔疮有莫大奇效。刺激方法则限于用香烟头灸治。

普通痔疮用香烟头灸治7～10次便可治愈；若是肛门括约肌紧缩，造成静脉出血，则可增至20～30次。如此反复刺激会阴点，可迅速抑制肛门出血。

除了会阴点外，刺激位于手背上的合谷穴，以及位于掌内食指第一关节上的

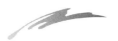

大肠穴，也可治疗痔疮。（见2268条图2）

　　百姓验证：吉林白山市八道江区卫生院孙仁正，男，37岁，药剂员。他来信说："我的同事患痔疮，在医院动过手术后又复发。自用本条方治疗后，痔疮完全好了，现在即使喝酒也没有再犯。"

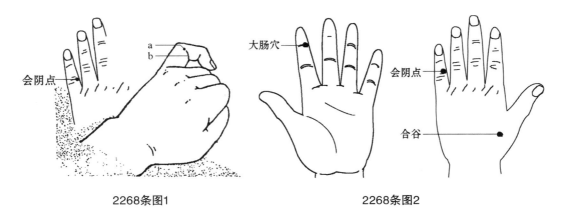

2268条图1　　　　　　　　　　　　　　2268条图2

a. 弯曲小指成钩状，用指甲按压中关
　　节靠无名指侧的皱褶处

b. 第二关节的皱褶

2269. 预防痔疮复发感染有妙法

　　痔疮是肛肠科最常见的疾病，成年人发病率最高，民间有"十人九痔"之说。如何预防痔疮感染复发是非常重要的。首先在饮食方面，病人应注意要经常多吃些含纤维多的蔬菜类食物，以促进肠道的蠕动，少吃或忌吃含辛辣的海椒、生姜和酒类刺激性食物，防止便结干燥。同时，平时要勤换内裤，预防感染。

　　除此而外，防治痔疮感染复发最简易的方法是：平时准备一块干净的方块毛巾或纱布类，大便前将毛巾放在事先准备好的干净盆内，倒入鲜开水烫泡消毒杀菌，然后用少许肥皂搓洗毛巾，在盆内清洗，捏至半干，大便解完用便纸擦后，用毛巾擦洗肛门。如果患者每次在便后都清洗肛门，就可以经常保持肛门清洁卫生，预防痔疮感染复发。

　　原来我和老伴患痔疮多年，经常感染复发，甚为苦恼，我曾多次去医院肛肠科做手术，都未能彻底根治。后来我们坚持应用上述方法，至今已10多年，从未感染复发。我平时把这种方法介绍给患有痔疮的病人，经跟踪观察确有奇效。他们说："大便后坚持清洗肛门是预防痔疮感染复发的好方法。"我认为只要每个人养成大便后清洗肛门的卫生习惯，就可以预防和减少痔疮的发生。

　　荐方人：四川省中医药研究院　冯怀林

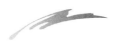

2270. 用单药狼毒已治愈多个痔疮患者

配方及用法： 将狼毒（俗称洋铁叶子）4～5根，用水煮30分钟，药水倒入敞口容器中，人坐其上，用其热气熏肛门10天左右。用此方已治愈多人，效果尚佳。

荐方人： 辽宁盘锦市辽河化工总厂贸易总公司　金桂芝

2271. 本方治内外混合痔数日可见好效果

配方及用法： 土大黄根（俗称羊皮叶子、大耳牛叶子）采回后，洗净，切1寸多长做一个栓。每晚睡前清洁肛门后，将土大黄栓插入肛门，插入前涂上点油（香油、食油皆可），防止发涩。每晚放1次，次日随大便排出，连续数日，定会收到效果。此法无毒副作用，无痛苦，适用内外痔、混合痔。

引自： 1997年10月15日《辽宁老年报》

2272. 我爱人患痔疮8年多用本方治7天痊愈

我爱人患多种痔疮8年余，久治却未能根除，经常复发，苦痛难言。一次偶然机会得到一方，内服2天见效，连服7天即愈，至今未复发。我将此方介绍给10余位患者试治，均得良效。

配方及用法： 取椿角（香椿树结的果实）去外壳留仁，用文火将仁炒熟，研末过筛，装瓶备用。取鲜鸡蛋1个，将其打入碗里，加入70克椿角仁粉调匀，倒入盛有50克菜油的锅内煎熟，撒上作料趁热食之，日服2次，早晚各1次。服药期无禁忌。

引自： 1997年第10期《农家科技》

肛瘘（痔瘘）

2273. 我朋友患肛瘘10年用一味瓦松治愈

旧友张君，10年前患多发性肛瘘，曾先后2次住院，开刀3次，然均未能愈。痼疾缠绵，苦不堪言。张君求治于我，我一时亦束手无策，愧对旧友。时隔年余，忽一日路遇张君，追问旧疾，张君欣告："早已痊愈。"说是用土方瓦松治之。我详询治疗过程，深受启发。此后遇患肛瘘者，即取瓦松煎汤熏洗治之，每获良效。几年来几经增删试验，遂成肛瘘熏洗方。兹将方法介绍如下。

配方及用法： 瓦松50克，朴硝30克，黄药子30克。上药放入容器加水适量，

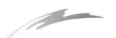

然后用火煎煮近半小时,将药液倒入痰盂中(存药可再用),先用药物熏洗肛门部,待药液温热后,再倒入盛器坐浴。每次15分钟,每日2次。1剂中药可连续使用3天。十几年来,用此方治小儿肛瘘50例,痊愈44例。

瓦松又名瓦花、向天草等。民间又名瓦将军。《本草纲目》记载其性味酸平无毒。临床应用具有明显清热解毒、活血化淤、生肌敛疮之功效。该药生年久瓦屋之上,或山中石缝之中,农村处处有之。用瓦松熏洗治疗肛瘘,不用吃药打针,更无须住院开刀,方法简便无痛苦,疗效可靠,不失为医治肛瘘的理想疗法。用于瘘口有脓性分泌物的近期肛瘘则疗效比较显著。而对病程久长的盲瘘管则疗效较差,可能是药力不易透入之故。

百姓验证:甘肃秦安县兴国镇北关村邓双喜,男,60岁,教师。他来信说:"我肛门左侧曾长一条索状肿块,劳动或行走蹲卧时就疼痛,经医院检查确诊为肛瘘管发炎。医生说非手术不可,我没有同意,就以吃消炎药和贴膏药方法治疗,花去58元却毫无效果。后来我用本条方配药5剂,坐浴加鱼石脂软膏熏洗治愈,免去了一刀之苦,才花了3.6元钱。"

荐方人:江苏省无锡北塘医院　庄柏青

2274. 我患20余年痔瘘用此家传秘方治好了

本人患痔瘘20多年,经多方治疗无效。1985年秋天,一老中医告诉我一家传秘方,经治疗5年来未复发。为了使患者早日解除痛苦,现将此方介绍如下。

配方及用法:干蒜瓣200克,在水边生长的鲜柳树须根150克,水适量,煎40分钟。煎好后倒入脸盆或洗衣盆内,稍凉坐上,让蒸气熏患部。水稍凉后,用药棉或纱布洗,或者坐入水中烫洗。每晚1次,3日即愈。

荐方人:内蒙古镶黄旗　杨德明

引自:广西科技情报研究所《老病号治病绝招》

2275. 此民间秘方治愈众多痔瘘患者

主治:痔瘘。

配方及用法:取活蛇,用刀断头,剖腹取胆(时间不宜太长,否则胆缩小)。将胆放在背阴处风干,自然形成线状胆条,将胆条塞入瘘管。

反应:塞入时有凉的感觉,五六日瘘管随胆条脱出。

疗效:此为民间秘方,治愈患者众多。

荐方人:唐山　齐志

引自:广西医学情报研究所《医学文选》

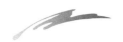

2276. 黄蜡枯矾药条治肛瘘2次即愈

配方及用法：枯矾、黄蜡各50克。将黄蜡熔化，投入矾末，和匀，候冷，做成药条，将药条从外口插入深处。

疗效：1~2次痊愈。

引自：《实用民间土单验秘方一千首》

2277. 芒硝甘草蚯蚓治肛瘘2次痊愈

配方及用法：芒硝（皮硝）0.03克，甘草3克，蚯蚓1条。将上药捣烂，做成条状，晾干插入瘘管内。

疗效：1~2次痊愈。

引自：《实用民间土单验秘方一千首》

2278. 本方治痔瘘术后伤口久不愈合有良效

主治：痔瘘术后伤口久不愈合。

配方及用法：炉甘石15克，黄丹6克，血竭3克，朱砂3克，滑石粉15克，儿茶3克，乳香15克，没药15克，红升丹3克，冰片1.5克，龙骨3克，轻粉6克，上药共为细面备用。令病人每日大便后用1：1000新洁尔灭溶液洗净伤口，将凡士林纱条放入消炎生肌散药瓶中沾匀药粉，然后把纱条轻轻置于肛瘘切开的创面上，每日换药1次，至伤口痊愈为止。

疗效：治疗病人1000例，治愈980例，好转20例，有效率100%。

按语：方中炉甘石、黄丹收湿止痒，敛疮解毒防腐；血竭、儿茶止血敛疮生肌，对于久溃不敛，外伤出血疗效甚佳。对于疮疡久溃不敛者有特效。

荐方人：河南省延津县人民医院主治医师　　魏翠英

引自：《当代中医师灵验奇方真传》

2279. 本方治肛瘘很有效

主治：痔核肿痛、肛痈、肛瘘。

配方及用法：乳香、没药、儿茶、马钱子、五倍子各20克，轻粉10克，冰片、麝香各3克。将上药研为极细粉面，装瓶密封。取适量药粉，以醋调成糊状，涂于患处，每日3次。痔核肿痛者，每次涂药后最好局部热敷30分钟至1小时，以助药力。

疗效：笔者多年来以自拟痔疮奇效方治疗痔核肿痛、肛痈、肛瘘百余例，屡见奇效。

按语：马钱子散结消肿止痛，促进扩张的静脉血管回缩，为方中之主药；乳香、没药、麝香化淤止痛，溶解血栓；轻粉、儿茶、冰片控制感染，提毒消炎；五

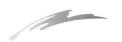

倍子用以收敛。此方有良好的散结消肿、化淤止痛、消炎收敛之功,故对痔疮、肛痛、肛瘘有奇效。

荐方人:内蒙古呼和浩特市中蒙医院副主任医师　董惠新

引自:《当代中医师灵验奇方真传》

肛　裂

2280. 单药白芨膏治肛裂效果好

取白芨200克置铝锅内,放入适量的清水(约药物体积的3倍),在煤炉上煮沸,待药汁呈黏稠状时,将白芨滤出,用文火将药汁浓缩至糊状,离火,再用煮沸去沫的蜂蜜50克,对在一起搅拌均匀,待冷后放入膏缸内即成。患者于每日大便后用温水坐浴,取侧卧位,再用1:1000新洁尔灭溶液清洗肛门及裂口处,用小药签将白芨膏涂在患处,盖敷料,胶布固定,每天换药1次。如有便秘情况还需服用通便润肠药物纠正便秘。

疗效:先后用白芨膏治疗50例肛门破裂患者,其中,男性21例,女性29例,病史最短的15天,最长的达3年之久。初期肛裂27例,二期肛裂23例,用药后疼痛逐渐减轻,一般涂用5~10次后肛裂全部愈合。

引自:《江苏中医杂志》(1980年第6期)、《中医单药奇效真传》

2281. 复方亚甲兰治肛裂90例

配方及用法:复方亚甲兰注射液。患者取胸膝位或侧卧位,肛门周围用新洁尔灭消毒,充分暴露裂口,取复方亚甲兰注射液2~5毫升,在肛裂基底部两侧各注药0.5~1毫升,深达括约肌处,然后在裂口中心直刺进入栉膜带,边推药边退针,使裂口溃疡面全部呈深蓝色即可。多发性肛裂,则在肛门周围浸润麻醉后,引扩肛术,扩肛可使结缔组织粘连得到松解,恢复括约肌的弹性,肛门扩至能容纳四指后,再于所有裂口处注射药液(同上法)。术终,局部涂少许红霉素软膏,敷料包扎,24小时后用高锰酸钾1:5000溶液坐浴,继续用红霉素软膏外涂。此方适于肛门疼痛、便后滞血、裂口经久不愈且肛周无其他感染性疾病患者。

疗效:安徽淮北市杨庄矿医院痔瘘科周胜利医师治疗90例患者,1次治愈者占95.3%,2次治愈者占4.7%,治愈率100%。

禁忌症:年老体弱,严重的心血管疾病者,妇女妊娠期(产后3个月)和月经期者,胃肠道感染,如菌痢,急性肝炎,肺结核,肝、肾功能不全者勿用。

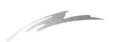

注意：①因亚甲兰的刺激作用，注射部位将出现针刺样疼痛，持续3~5小时，以后逐渐消失，而局部麻木1周左右。②治疗后半月内禁食刺激性食物，如酒、辣椒等。③保持大便柔软，防止干燥。

引自：《实用西医验方》

2282. 我以盐水和胰岛素治肛裂百治百愈

配方及用法：用生理盐水和胰岛素按10∶8的比例配成溶液。用上液清洗肛门，每日或隔日在肛裂处喷洒或敷上此溶液。

疗效：用此法治疗肛裂61例，3~4次即可痊愈。

百姓验证：江苏响水县灌东小区蒯本贵，男，65岁，退休医师。他来信说："我用本条方治疗3名肛裂病人，很快治愈。"

引自：《实用西医验方》

2283. 肛疾一味消治肛门病300多例，有效率100%

主治：肛窦炎、肛乳头炎、肛周炎、肛周脓肿、肛瘘发炎、肛裂、内痔嵌顿、炎性外痔、混合痔肿痛、血栓性外痔等。

配方及用法：鲜崩大碗适量。先将崩大碗及捣药用的器具洗净，再用开水冲洗一遍，后将崩大碗捣烂榨汁，弃渣用汁，用棉片蘸取药汁敷于肛门患处，并用尼龙薄膜覆盖，胶布或丁字带固定。每天换药2~3次，5天为1个疗程。

疗效：治疗肛门疾病300多例，发病早期用药1个疗程痊愈，绝大多数患者在1周内治愈，有效率100%。

按语：崩大碗又名"积雪草"，具有清热祛湿，祛淤消肿，凉血止痛之功效。

荐方人：广东省新丰县中医院肛肠科主任　潘希望

引自：《当代中医师灵验奇方真传》

2284. 肛裂简易疗法

肛裂是一种较常见的疾病，多由大便秘结，排便用力猛损伤肛管，继之细菌感染而形成。为解除患者病痛之苦，现介绍一种治疗肛裂的简易方法。

在肛裂发作期间，患者先用稀释后的PP粉或0.1%新洁尔灭溶液清洗肛门，再将适量红霉素软膏挤在纱布上，用手揉进肛门即可。每日2次，大便后需加用1次。一般1周后，肛裂即可治愈。

引自：1997年4月16日《辽宁老年报》

肛门瘙痒

2285. 用本方能治好肛门瘙痒病

方法：每晚用温热水（不可太烫）一盆，放入适量PP粉（浓度为2%）坐浴15分钟，并清洗肛门，然后在肛门瘙痒部位涂抹炉甘石洗剂，可保一夜肛门不痒。次晨解大便后，用温热水清洗一下肛门，再涂抹一次软膏类外用药（克霉唑软膏和红毒软膏每日交替使用），这样可免除白天肛门瘙痒。

友人按此法治疗10天左右，肛门瘙痒症状大减。（敬海东）

引自：1996年12月24日《健康周报》

2286. 我将大蒜塞入肛门治好了肛门瘙痒病

我也是一名痔疮患者，运用了下述的小方法，止痒效果不错，且简单易行。

方法：肛门瘙痒时，可将大蒜去皮，用小刀轻刮几下，使其表面渗出汁液，插入肛门（深度由瘙痒位置决定）。由于瘙痒常发生在夜间，故可在睡前将蒜瓣插入肛门，晨起时便出。

引自：《农家顾问》

2287. 花槟榔治肛门瘙痒50例全部治愈

配方及用法：花槟榔30克，加水200毫升，煎成30毫升，每晚保留灌肠。再以雄黄粉10克，调成糊状后，外敷肛门周围。

疗效：治疗50例肛门瘙痒症，全部治愈。

引自：《浙江中医杂志》（1982年第4期）、《单味中药治病大全》

粪便自流症

2288. 我用醋蛋液自塞肛门治好粪便自流症

半年前，我得了肛门自流粪液的病，于是就开始试用醋蛋液外用。我每天早上大便后先用温盐水洗净肛门处，然后拿药棉球蘸上调好的醋蛋液塞入肛门

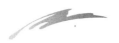

内。晚间临睡前再重新换一次。就这样做了2周，就痊愈了。现在我的肛门收缩功能恢复得很好，走路、活动轻松自如。

荐方人：黑龙江齐齐哈尔市二机厂宿舍805栋32号　朱瑞华

脱　肛

2289. 本方治脱肛效果较好

配方及用法：老枣树皮、石榴皮各6克，明矾4.5克。上药为1剂量，煎水300毫升，待微温时，用脱脂棉球蘸药水洗脱出部分，每日2~3次。

疗效：本人用此法治疗脱肛30余例，治愈24例，取得较满意的效果。凡属脱肛者，多数在肠炎或菌痢后出现，同时患者体质瘦弱，肛提肌已告松弛，在处理上，仍需结合治疗原发病，同时注意加强营养，多方配合，以加强疗效。

荐方人：河南虞城县第一职高　刘长明

2290. 我无意中用牙膏治好了脱肛病

我患有脱肛症，在无可奈何的情况下，逐步摸索到一个有效的治疗方法。其办法是：先将肛门熏洗干净，将牙膏挤于指头上，内外涂抹，既凉爽，又舒服，肛门渐渐紧缩。这种方法既有腹肌锻炼，又有解毒、消炎的功效，一经治愈，便有根治的奇功。我的脱肛病治愈后，至今30多年都没有复发过。

荐方人：安徽青阳县丁桥镇邮电所　吴汉杰

2291. 我老友患脱肛3年用本方竟真的治好了

我的老友王世文患脱肛3年，经中西药治疗无效。绝望之中偶得一方，照方服用9剂，真的好了。

配方及用法：黄芪40克，党参、白术、当归、枳壳各15克，柴胡10克，升麻、五味子各8克，甘草、乌梅各5克。水煎，分2次温服。

荐方人：湖北谷城县　潘胜福
引自：1997年12月4日《老年报》

2292. 我患轻度脱肛和前列腺膨大用清凉油治疗有显效

我有轻度脱肛和右侧前列腺膨大的病变。每次大便后，总是肛门口肌肉突出，约十几分钟后方可自动上提复原。同时，大便后总有一部分尿液滞留现象。

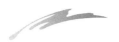

对此，深感不便和痛苦。后在无意中想到，清凉油有清热、消炎的作用。若把它敷按于肛门处，不也会有理疗作用吗？于是把清凉油抹在手纸上少许，大便后按在肛门处（按3~4下，扔掉），果然肛肌突出马上消失复原，同时，滞留的尿液立即排出。此法在睡觉之前用一下，尿液排出快，并且彻底；夜间小便的次数由原来的2次，变为1次了。此法我已用了2个多月，效果一直很好。

荐方人：河南宝丰县教师进修学校　姚占方

引自：1997年第8期《老人春秋》

2293. 我用本书治脱肛17例全部治愈

肛门直肠脱垂（俗称脱肛）是一种夏季常见病。我们部队在南京驻防，不知何故，全连竟有17人患有此病，严重影响了部队战斗力。我当时在连里任卫生员，对这严重的病情束手无策，只好向警司门诊部求救。曾当过少帅张学良的保健医生，后来起义参加我军的雷医生，向我推荐了下面两个处方：

方一：先找一块瓦片（砖头也可）洗净晾干，然后用火烤热（以手背能承受为宜），再将甲鱼（鳖）的颈部用刀砍掉，将瓦片蘸其鲜血，触及脱垂的直肠，肛门受热刺激后，会本能地收缩，顺势托住直肠缓缓送入。

方二：七叶一枝花，取其根茎用醋磨汁，每日1~3次外涂患部，接着用纱布压送复位。

我采用以上方法配合治疗后，全连17人全部治愈，无一复发。

荐方人：河南洛阳科技学院副教授　刘世德

引自：1997年第7期《老人春秋》

2294. 鳖头治脱肛12例均有良效

主治：脱肛。

配方及用法：鳖头6只，黄酒180毫升。将鳖头分炙，并分研细面。每日2次，每次1只，用30毫升黄酒冲服。

疗效：治疗因久痢脱肛患者共12例，5例只服药2天即愈，7例服药3天而愈。

按语：处方用量可供1例患者治疗。

荐方人：内蒙古通辽市科左后旗旗医院主治医师　张瑞华

引自：《当代中医师灵验奇方真传》

2295. 我用甲鱼颈皮治脱肛有治愈效果

主治：脱肛。

配方及用法：鳖头数个，火上烤干，分别做细粉备用（其效在颈皮上）。每晚睡前开水冲服，连用3~5次便好。成人每次用2个鳖头，小儿每次用1个鳖头。

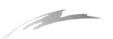

疗效： 朱某，男，7岁，河北省迁西县龙井关人，患脱肛数月。1969年10月某日下乡医疗队在其家用饭时，听家长口述后介绍此方，晚上只服1个鳖头粉，第二天小孩便痊愈。

按语： 甲鱼又名鳖，因其长期生活水下，故能大补元阴，滋阴潜阳，对阴虚盗汗功效非凡。其甲中药名鳖甲，能软坚散结，消除症瘕肿块。其头颈中药名鳖头，能提升中气，是治疗脱肛的理想药物，能起到立竿见影功效。为什么睡前服药？因晚上空腹时便于消化吸收药物，药性能得到充分运行；同时躺下后直肠便于回升复位，得到充分休息与濡养。鳖的皮为什么能够治疗脱肛？因为肺主一身之气，脱肛是因肺气虚，不能提升中气而造成，而甲鱼颈皮有很强的伸缩力，形象和直肠接近，用它的药理性能，完全可以提升直肠回收，起到治愈之目的。

百姓验证： 广西贺州市贺街镇河东街65号廖典，男，65岁，退休。他来信说："亲属黄信兴患脱肛7天，大便时大肠头脱出，我用本条方为他治愈。"

荐方人： 河北省石家庄市正定路36号　高书辰

引自： 《当代中医师灵验奇方真传》

2296. 明矾鸡蛋治直肠脱垂（脱肛）40例全部有效

配方及用法： 明矾2.2克，鸡蛋7个。明矾研末，分成7包。每晨取鸡蛋1个，顶端开一小孔，将1包明矾装入鸡蛋内稍搅拌，用湿纸封好，蒸熟，空腹米汤送下，7天为1个疗程。

疗效： 治疗40例，显效37例，有效3例。

百姓验证： 黄某，男，40岁，患脱肛病2年。检查：贫血面容，脱肛并见黏膜有10余处溃疡点，其中4处见少量出血。经用本方1个疗程痊愈，5年来未复发。

引自： 1978年第1期《广东新医药资料》、1981年广西中医学院《广西中医药》增刊

2297. 家传秘方治气虚脱肛3剂可愈

主治： 气虚脱肛。

配方及用法： 生黄芪125克，防风3克，升麻2.4克，清水煎，分2次温服。

疗效： 轻者1剂肛即上收，重者3剂可愈。

荐方人： 广西　黎克忠

引自： 广西医学情报研究所《医学文选》

2298. 家传方治脱肛最多5次即愈

配方及用法： 木鳖子1个去壳，置平碗内少许淡茶水，以木鳖子研（如研墨状）后备用。以棉花球蘸药涂脱肛处，每隔1日1次，最多5次即愈。

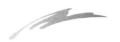

荐方人：河北　聂赤峰

引自：广西医学情报研究所《医学文选》

2299. 菝葜金樱汤治直肠脱垂27例皆愈

配方及用法：菝葜90～120克，金樱根（子）60～90克（均系干品重量，若用鲜品量酌增）。小儿用量酌减。煎剂分3次服用（饭前或饭后均可）。治疗期间，应注意多休息，加强营养，一般不需要配合其他辅助治疗。对于有并发症的患者（例如痔核、息肉或肿瘤等），宜先治疗并发症，然后再用此法治疗，效果均满意。

疗效：患者共27例，全部治愈。治愈时间，最短者半天，最长者52天。

引自：《上海中医药杂志》（1981年第10期）、《实用专病专方临床大全》

2300. 我用提肛散敷脐治脱肛有显效

配方及用法：柴胡6克，生黄芪30克，升麻9克，党参15克，共研细末，贮瓶备用。每次取本散5～10克，用食醋调敷肚脐上，或直渗入本散于脐中，外以纱布覆盖，胶布固定，每日换药1次。脱肛严重者，可加用本散煎服，每日1剂。

疗效：治疗40例，均3～5天痊愈。

百姓验证：辽宁清原县湾甸子镇二道湾村王安才，男，53岁，农民。他来信说："村民王有田由于便秘导致脱肛，每次大便完毕就要直肠脱出，造成行动非常不方便，十分烦恼。后来我用本条方为他试治，1周后痊愈，至今3年多未复发。"

引自：《中药鼻脐疗法》

2301. 吊肠尾方治脱肛有根治效果

配方及用法：用猪大肠肠尾约17厘米长一断，臭牡丹花2朵，将此花切细装入猪大肠肠尾，放锅里炖熟，如吃香肠那样，炖吃1～2剂，即根治不复发。

荐方人：贵州望谟县乐元镇纳谷村　李荣芳

2302. 蝉蜕白矾治脱肛2次可愈

配方及用法：蝉蜕适量，白矾适量。将蝉蜕洗净泥沙，去头、足、翅，只留后截，研成细面备用。用白矾水洗净肛门及脱出物，撒上蝉蜕面，将脱出部分推进肛门内，令患者侧卧1～2小时即可。

疗效：多年应用，1～2次即愈。

引自：《实用民间土单验秘方一千首》

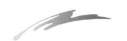

2303. 蜗牛壳涂患处治脱肛有较好疗效

配方及用法：蜗牛壳3个。将上药焙干研成细面，待脱肛时抹于患处。

疗效：2~3次痊愈。

引自：《实用民间土单验秘方一千首》

2304. 涂蜘蛛粉治脱肛7天可愈

配方及用法：蜘蛛7只。将蜘蛛脚去掉焙干研成细面，用香油沾药面调涂肛门。

疗效：5~7天可愈。

引自：《实用民间土单验秘方一千首》

2305. 艾条悬灸长强穴治脱肛有效

一姓王的小男孩，10岁。5岁时发现有脱肛病，常发生于大便后，当时大多能自动复位。近两年来病情加重，稍劳即发。用艾条悬灸长强穴，先温和灸5分钟，后雀啄灸15分钟，每日1次。灸治5次后，症情明显好转，后嘱继续施灸1个月而治愈。随访3年未复发。

2306. 按摩百会穴可治好老年性脱肛

中老年人患脱肛是由于脾虚而引起的一种疾病，现代医学认为该病是因括约肌松弛所致。患者如能坚持按摩百会穴，可获较好的疗效。

百会穴：位于头顶部正中央。

方法：患者用食指直接按摩穴位，使其感到局部有酸、麻、胀的感觉时，以顺时针方向按摩。坚持每日按摩3~5次，每次5~10分钟，患者一般按摩3天后可收到一定疗效，1周后基本获愈。同时加按三阴交穴、长强穴效果更佳。

禁忌：患者在治疗期间，严禁吃有刺激性食物，如辣椒、生大葱、芥末油等，不要饮酒。应多吃些新鲜蔬菜和水果，以利于大便畅通，防止便秘。

引自：1997年2月14日《贵州老年报》

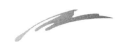

第十四篇

外科其他疾病

淋巴结炎

2307. 治淋巴结肿大的验方

配方及用法（外用药）：按2∶1比例取鲜大蓟根适量，酒糟，食盐少许，2味共捣极烂外敷，每天敷1次。晚上睡觉前换药1次。连敷4～7天后肿大疼痛全部消失，硬块软化缩小。另外，在使用外用药的同时，必须配合内服药。

配方及用法（内服药）：硅鼠根（一次用量）鲜品15～20克，干品8～10克，前3天用鸡蛋、鸭蛋各1个炖药，后4天用猪肝62克炖药。每天晚上睡觉前服下1剂，连服7天，内外药同用7天左右完全可愈。如7天后还有微小疤块，可用麝香去疼膏贴3次，每次贴48小时，然后病痛可自然消失，不复发，可百试百验。

荐方人：江西于都县盘古山镇南村粮东段17号　曾地长

2308. 解毒散治急性淋巴结炎35例全部治愈

主治：急性化脓性颌下淋巴结炎。

配方及用法：蒲公英15克，金银花15克，夏枯草15克，连翘10克，皂刺3克，元参8克，没药5克，僵蚕6克，全蝎3克，炮山甲6克，当归10克，板蓝根8克。每日1剂，待凉后分2次服。恶心者加生姜、半夏，气虚体弱者加黄芪。

疗效：治疗35例全部治愈。

引自：《山东中医杂志》（1988年第6期）、《实用专病专方临床大全》

2309. 衣玉德用"奇疗法"为老伴治好了肿大的淋巴结

山东栖霞县刘家河乡付井村衣玉德，用"奇疗法"为其爱人施治肿大的淋巴结，仅15天就把两个如鸡蛋大的淋巴结治好了，剩下的一个也只有花生米大小了，基本上算是好了。

注："奇疗法"资料已编入本书4141条。

2310. 艾叶蒲公英是治红丝疔（急性淋巴管炎）的妙药

配方及用法：鲜艾叶20克，鲜蒲公英20克。用消毒后的大针，横截红线所到之处（即于红线所到之处刺之），令其出血，然后将艾叶、蒲公英捣烂敷之。

按语：现代医学认为，红丝疔即是疾病由原发病灶沿淋巴管向上蔓延。腐灶可是疔或外伤、烧伤感染等，故于治疗之时，须顾及原发病灶，方是釜底抽薪。

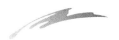

重症者,可配合内服之法。

引自:《医话奇方》

烧烫伤

2311. 我用自尿冲洗治好了腿部烫伤症

去年夏天,我提茶壶到茶炉房打开水,打完开水提着正朝前走,茶壶提手后边螺丝掉了我没发现,开水顺右小腿下边浇下来,把右脚脚趾烫伤。赶快回屋用自尿浇冲烫伤的脚,第一次尿浇得热疼热疼的,到晚上睡觉前发现烫伤的右脚没有起水疱,我想此方对症。所以每天早晚坚持,没去医院,也没花分文,10天左右右脚和左脚皮肤颜色一样。经我亲身体验发现,自尿确能治开水烫伤。

百姓验证:江苏宿迁市埠子镇敬老室张昆,男,69岁,医生。他来信说:"我孙子去年夏天不慎被开水烫伤手面,整个手被烫掉一层皮,手肿得像馒头一样,手面起了很大一个水疱,整天哭闹不安,当时打消炎止痛针也不管用。我用本条方为他治疗,用药仅几分钟,小孩就不哭闹了。第二天水疱消失,又继续用药3天创面愈合,愈后也没有留下疤痕。"

荐方人:河南省平顶山矿务局工程处   张春健

2312. 我用桐花治侄女的烫伤果真见效

桐花盛开的季节,我家邻居告诉我:"桐花是治烧伤的好药。"我按照她告诉的方法,采一些桐花(拾刚落下的花也可),装在大罐头瓶内,捣踏实,然后用塑料布将瓶口封好,放在院内向阳的地方。晒上1个月后,瓶内桐花腐烂变成黑糊时,将它保存起来。第二年春季,我的一个侄女手脚被热茶烫伤。我把这瓶桐花水交给她,让她用新毛笔蘸着涂在伤处,每日涂1次。结果她涂上桐花黑糊脚就不疼了,一分钱也没花,把一瓶涂完,烫伤完全好了。第二年我又制了2瓶,邻居弟妹烧伤脚使用,也完全好了。从此,我的邻居们年年采桐花,制药自用,以治烫伤。

荐方人:河南鲁山县农行职工医疗室   谭宗泽

2313. 用十滴水治轻度烫伤效果佳

人们居家过日子,难免有被开水热油烫伤的时候,轻度小面积烫伤可在家庭自行治疗。我曾得到某医师指点,十滴水外用治疗轻度烫伤,效果佳。有一次,

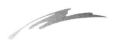

我被锅中溅出的热油烫伤右手背，局部顿时发红灼痛，我连忙在水龙头下冲去热油，并立即用棉签蘸十滴水不断涂拭烫伤处，疼痛随即减轻，10多分钟疼痛消失。又一次，一位客人不慎被滚烫的茶水烫伤左手虎口处，我又如法治疗，效果明显。

配方及用法：十滴水由大黄、辣椒、八角、茴香、姜、桂皮、樟脑、桉油、乙醇等组成。该药原为治疗中暑的传统成药，家庭可长期备用。Ⅰ度烫伤用棉签（消毒毛刷）蘸十滴水直接外涂，每日3～4次，涂后即可止痛；Ⅱ度烫伤用消毒纱布浸透十滴水，外敷包扎（有水疱者可刺破放出水液），每日1～2次，敷后约2分钟止痛。

十滴水治疗轻度烫伤的特点是止痛效果好，抗感染力强，伤面愈合快。（邹玉良）

2314. 用高粱米饭治烫伤有效且无疤痕

多年前，我听一位老人说，有个小孩误踩进饭锅里，烫得满脚大疱，哇哇直哭，当时大人将高粱米干饭咀嚼成糊状，敷在水疱上（注意勿挑破水疱），小孩就感到不疼了。3天后水疱消失获愈，而且不留疤痕。

听到此方后，我将信将疑。有一次，我被饭锅蒸气烫伤食指，起了一个约50毫米×8毫米的大水疱。抱着试试看的想法，依方治疗，没想到敷用后仅30秒钟就不疼了。第二天水疱消失，也没留疤痕。

经实践验证，本方对Ⅱ度烫伤有效。（赵连璞）

2315. 我的烧伤用土豆皮一贴就好了

我不小心烧伤了手，伤口肿痛。后经人介绍用土豆皮治疗。试用证明，土豆皮真是治疗烧伤的妙药。

配方及用法：先把土豆煮上25分钟，然后把土豆皮剥下，裁成与伤口一样大小，敷在伤口上面，用消毒纱布扎紧，3～4天便可痊愈。无剧痛，无疤痕，无后遗症，真是一种医治烧伤的好敷料。

荐方人：江苏省滨海县北坍乡政府　姬锦双

引自：广西科技情报研究所《老病号治病绝招》

2316. 我村一小孩被烫伤用本方治疗很快痊愈

配方及用法：石灰粉（暴石灰粉尤好）加香油（须用生香油）调成稀粥状。将上述油灰涂敷伤处，即能缓解疼痛，渐感凉爽，直至不痛。每天涂敷3～4次。如当时涂敷伤处，既不起水疱，也不留疤痕。

某单位一名烧开水工人手臂烫伤，住院3个月，花治疗费500多元，出院后留

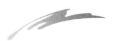

下一大块疤痕。后按此方治疗，逐步生肌换肤。本方屡试屡验。

百姓验证：福建尤溪县溪尾乡埔宁村151号纪儒，男，27岁，医生。他来信说："黄某，4岁，因玩耍不慎被热水烫伤多处。其父母找我为他医治，我用本条方试治，果然有效，敷药后小儿即不哭闹了，又换药2次治愈，没有任何疤痕，仅花2元钱。"

荐方人：云南省曲靖地区司法处　刘元民

2317. 我用石灰水搅香油治烫伤1周可愈且不留疤痕

方法：用石灰一块，放置大碗加水搅之，沉淀后取其上层清水，另放一碗中，与香油急速搅成膏，涂在患处可马上止痛。有疱可挑破。重者1周即愈，不留疤痕。倘若火毒攻心，可取白糖水两碗服之，即解之。有小孩小便服之，效果更佳。

百姓验证：江苏通州市忠义乡河东村季妙贤，男，50岁，医生。他来信说："我用本条方治好烫伤患者5人，均在1周左右结痂痊愈。"

引自：《神医奇功秘方录》

2318. 用石灰水治烫伤三四天基本痊愈

有一女孩，面部被开水烫伤，满脸起大水疱，疼痛难忍。到医院治疗，四五天不见效果，后听说一土单验方，用白石灰水，治疗烫伤有效。经实验，一次止疼，三四天基本痊愈。

说明：白石灰，即盖房时用的白石灰。在用水洗灰时，取灰池内上边的清水。用大鸡毛蘸石灰清水，涂抹患处，每日二三次即可。

荐方人：河南确山县医药公司　岳增旺

2319. 我父亲传授的这个治疗烧烫伤秘方很有效

我父亲从事外科医疗工作55年，他传给我一治烧烫伤秘方。

方法：将老南瓜瓢、籽晒干，用瓦烧烫烤干打成粉，加菜油调和成糊状涂局部烧烫伤处，每日3～4次，一般3日可治愈，愈后无伤疤。如找不到老南瓜瓢、籽，可将嫩南瓜切成薄片沾上菜油贴于伤处，也同样有好的效果。

我近2年先后治疗烧烫伤患者18例，例例效果好。如南津街一居民王某，女，45岁，熬猪油时油溅在左脸上，3小时后起疱，疼痛难忍，用本方3日治愈。又如某厂修理车间卞某，男，26岁，打铁不注意有烧红铁体掉在右脚背上，30分钟后起了鹅蛋大的疱，疼痛难忍，去某诊所治疗，花钱105元没治愈，流脓不止。后经我采用本方治疗，只花0.5元，6日治好了烫伤，对我感激万分。

百姓验证：广西宾阳县新桥镇民范群英村王世和，男，54岁，农民。他来信说："我的侄儿王启精，6岁。于1998年9月25日下午4时，被正在燃烧中的汽车轮

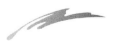

胎胶灰烧烫成重度伤，双腿膝盖以下出现水疱，有成人拳头大小，好多人见状不敢看。当时，他家离我家较远，烧烫伤后的第三天我才知道。我随后按本条方配药，第四天晚上开始涂搽，第六天所有水疱全部消失，第七天生新肌，第十天痊愈，可以穿鞋袜随便行走了。痊愈之后，未留疤痕。"

荐方人：四川合川市清平医疗站　邓增惠　邓碧兰

引自：1997年第10期《农家科技》

2320. 我用止烫散治烫伤25例全部有效

配方及用法：大黄3克，生石膏3克，儿茶3克。上药共研细末，香油适量调成糊状，外敷伤处，稍干再敷，即可见效。

注意：使用此药无须纱布敷盖，配制药粉要精细，可避免瘢痕形成，勿与其他药混用。

疗效：经临床25例验证，有效率100%。

百姓验证：高某，女，7岁。1989年3月10日就诊，因玩耍将满锅开水碰洒在左前臂上，顿见皮破红肿，痛哭不止，用自制止烫散当时见特效。每日如此，药痂由外向内慢慢脱落痊愈。

荐方人：天津市汉沽盐场五分场门诊部医生　李彭柱

引自：《亲献中药外治偏方秘方》

2321. 我用地榆三黄散治各种烧烫伤有百治百愈效果

配方及用法：地榆20克，黄柏15克，黄芩15克，大黄15克，乳香15克，没药15克，樟脑10克，冰片10克。上药共研细末，以香油调成糊状，外用涂抹伤面1~2次即可。

疗效：本方治愈率100%。

百姓验证：袁某，男，25岁，农民。在发动拖拉机时因用引火之物不慎将身旁的柴油桶弄着而造成双手、头面、胸腹部大面积烧伤，有的部位烧伤重度达Ⅲ度之多。用地榆黄散施治20天，烧伤各部愈合良好，无疤痕。

荐方人：内蒙古科右中旗医院中医科　于龙

引自：《亲献中药外治偏方秘方》

2322. 老黄瓜液治石灰灼伤30例均有效

配方及用法：老黄瓜。将留种用的老黄瓜去瓤及削去外皮，切约3厘米厚的瓜片放入干净玻璃瓶中，密封置阴凉处，3个月后可化成水液。用时将此液外搽患处，并以消毒纱布盖住溃疡面湿敷，每1~2小时用此液浸润纱布1次。

疗效：治疗30例，平均3~4天结痂、生肌。

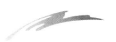

百姓验证：毛某，女，48岁。双手被石灰灼伤多处，最大一处为4厘米×6.3厘米。经外搽并湿敷老黄瓜浸出液，3天即结痂而愈。

引自：1976年第5期《新中医》、1981年广西中医学院《广西中医药》增刊

2323. 烧伤液治烧烫伤7000例有效率100%

主治：各种原因造成的烧伤。

配方及用法：地榆（清炒）30克，黄柏（炒黄）15克，红花15克，黄连（炒黄）5克，白芷（清炒）15克，冰片15克。将上药研细过筛去杂质，将研细的药粉倒入95%酒精里配制成2000毫升的液体即可，而名为烧伤液。将烧伤液装入无菌小喷雾器里，喷在烫伤患者的创面上，一边喷雾一边用红外线灯烘烤，每日6次，采用暴露疗法。对严重烧烫伤患者除用烧伤液外，采用中西医结合的方法进行治疗。

疗效：治疗患者7000例，对于Ⅰ度、浅Ⅱ度的烧伤、烫伤患者，愈合后无色素存在，有效率达100%。

荐方人：中国人民解放军883737部队卫生队　黄礼富

引自：《当代中医师灵验奇方真传》

2324. 用女贞叶水剂治烧伤病数次即愈

配方及用法：鲜女贞叶1500克。上药加水5000毫升，煎成水溶液500毫升左右。过滤除渣，继续煮沸浓缩成250毫升深棕色水溶液。新鲜配制不需灭菌。治疗前先用1%新洁尔灭或生理盐水冲洗创面。清创后，渗出期渗液少时，直接用毛笔（灼伤面积大用排笔）把女贞叶水剂涂布在创面上，2~3次成薄薄的一层痂膜。若渗液多时，为了预防痂膜下积液，先不用女贞叶水剂外涂，创面用纱布绷带包扎12~24小时，待创面渗液减少或停止，再涂女贞叶水剂。一般治疗数次后即愈。

疗效：154例不同程度的灼伤均治愈，治愈率100%。

引自：《中西医结合杂志》（1987年第6期）、《单味中药治病大全》

2325. 一味蛋黄油治烫伤效果好

配方及用法：鸡蛋10个，洗净煮熟，取蛋黄，将其放入干净铁锅内捣碎，文火慢熬，待溢出油液后冷却去渣，把油盛入消毒器皿中备用。以生理盐水洗净创面，用消毒棉签将油均匀涂于疮面上，敷盖消毒纱布，每日3次。此法适用于小面积Ⅰ~Ⅱ度烫伤，且全身症状较轻者。气温高时可暴露创面，涂油时不需洗净原有油迹。

疗效：共治疗68例，痊愈68例。一般7天结痂，10天治愈，且愈后大多不留疤

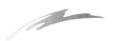

痕。

百姓验证：范某，男，28岁。2天前胸腹部被开水烫伤，面积20厘米×30厘米，创面中央溃烂，伴大量渗出液，四周起有水疱，系Ⅰ～Ⅱ度烫伤，单用鸡蛋黄油治疗10天即愈。

引自：《陕西中医》（1991年第6期）、《单味中药治病大全》

2326. 单药虎杖治烧烫伤103例全部治愈

配方及用法：虎杖1000克（研细末），上药浸入70％酒精5000毫升中，密封24～48小时备用。用时将药液装入普通喷雾器中，直接雾喷创面。开始每2小时喷1次，1天后改为上下午各喷1～2次。

疗效：治疗103例烧（烫）伤，均为Ⅱ度伤，全部治愈。平均创面痂下愈合时间为3～8天，治愈率100％。

引自：《铁道医学》（1977年第6期）、《单味中药治病大全》

2327. 金樱根煎液治愈小面积烧烫伤152例

配方及用法：金樱根2000克，冰片10克，薄荷脑2克。将金樱根切片，水煎1～2小时，倒出药液，药渣可复煎2～3次。将数次药液混合后煎至10000毫升，用数层纱布过滤后加入冰片和薄荷脑，煮沸即可。药液凉后装瓶，再连瓶煮沸消毒密封，放置阴凉处。用时根据烧烫伤创面大小，用灭菌的棉垫或较薄的药棉均匀摊开，蘸上药液湿敷患处。当药棉敷料干燥后，要及时添加药液，保持湿润，每天敷2～3次，每次4小时。胸部烧烫伤，每次只需敷2小时左右，以避免肺脏受凉过度引起不良反应。

烧烫伤后最好能在4小时内用药，效果更好。若创面有小水疱，可不必剪破，敷药后自行吸收；对于过大的水疱，敷药后2～3天后再无菌操作剪破水疱，继续敷药。

疗效：此方治疗小面积烧烫伤152例，全部痊愈。一般敷药后5～20分钟止痛，治愈率100％。

百姓验证：黄某，不慎被煮沸的沥青（145℃）烫伤面部及右手前臂，属深Ⅱ度烫伤，面积2％。经湿敷本方数分钟后止痛，8天痊愈。

引自：《浙江中医杂志》（1989年第4期）、《单方偏方精选》

2328. 中西医结合治烧烫伤86例全部治愈

主治：烧烫化学伤。

配方及用法：榆树皮（去外皮烧成黑炭）100克，生大黄100克，黑地榆100克，艾叶茎100克，白芨100克，黄连120克，黄柏120克。上药粉碎过细筛，即

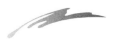

成"烧伤粉"。将粉剂加入65%的酒精500～1000毫升,加入0.9%氰化钠溶液1000～1500毫升,加入庆大霉素针剂40毫升混匀即为"烧伤液"。将粉剂用适量香油加凡士林软膏及陈醋煎成糊状即成"烧伤膏"。将上述各型分别装入玻璃容器内加盖备用。用1%的新洁尔灭液消毒创面,彻底剪除水疱及坏死浮皮(除Ⅲ度外),用小型喷雾器喷烧伤液,一般Ⅰ度及浅Ⅱ度烧伤患者,喷药越早越好,每日3～4次。喷药后取暴露疗法,用药1～10天伤面药痂便自脱而愈,不留瘢痕。深Ⅱ度及渗出液脓液较多的伤面,清创后用生理盐水冲洗创面,彻底剪除水疱及坏死浮皮,撒上烧伤粉,每日1～2次,不需要包扎,一般1～15天药痂自脱而愈。电击伤,小面积的Ⅲ度烧伤,以及头、面、颈、会阴部烧伤用烧伤膏,视伤情每日涂药1～4次,伤面焦痂自溶而药痂形成,10～15天药痂脱落,用药至痊愈为止。

疗效: 86例患者全部治愈。其中,49例喷药后10～15分钟疼痛减轻,5～10天结痂愈合。31例撒烧伤粉后3～4小时创面渗出开始减少,24～48小时停止渗出,7～15天脱痂而愈。4例涂烧伤膏4～8天伤面焦痂自落而药痂形成,10～15天药痂脱落而愈。2例因治疗不及时全身情况较重,配合肌注青链霉素控制感染,每日涂药2～4次,21天痊愈,治愈率达100%。

荐方人: 河南省漯河市中医院医师　张国元

引自: 《当代中医师灵验奇方真传》

2329. 自制中药烫伤膏能治疗各种烫伤

主治: 各种烫伤。

配方及用法: 地榆、大黄、虎杖、黄连、白蔹、海螵蛸、炉甘石各20克,没药15克,冰片4克。上述诸药共研极细粉末过筛,取麻油适量,将药末调成稀糊状,装瓶备用。使用时,若创面不清洁者,先用生理盐水洗净;有水疱者,可用无菌性注射器将水抽吸尽,然后将油膏涂于烫伤部位,每日用药2～4次。

疗效: 治疗患者150例,149例均于7～11天痂皮脱落而痊愈,另有1例因烫伤后在当地未能及时正确处理,创面已严重感染才来我院治疗,结果用药16天亦获痊愈,治愈率100%。

荐方人: 贵州省凤冈县中医院院长　胡守礼

引自: 《当代中医师灵验奇方真传》

2330. 大黄榆冰散治烫烧伤一般10天内痊愈

主治: 烧伤、烫伤。

配方及用法: 生大黄粉50克,生地榆粉50克,冰片5克,香油或蜂蜜适量。将冰片研细,与研细的生大黄粉、生地榆粉均匀混合,然后置洁净的容器中,上好香油(以涂到疮面上不流淌为度)备用。然后将受伤部位用生理盐水或双氧水冲

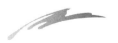

洗干净，即可将调好的药糊在伤面均匀地调涂一层（2~3毫米厚），无须包扎。见有干裂纹可用药糊涂之，直到结痂痊愈。一般5~10天即愈。

疗效：用此方共治疗66例，其中，烫伤54例，烧伤12例，全部治愈。

按语：止疼快，痊愈快，愈后伤处一般不留疤痕。

荐方人：山东省广饶县卫生局药检所中药师　延欣和

引自：《当代中医师灵验奇方真传》

2331. 用擦枪油治烧烫伤疗效确切

配方及用法：取擦枪油适量，用干净鸡毛或消毒棉签涂搽患处，1日数次。

疗效：治疗43例，治愈（疼痛缓解，水疱消退，创面结痂，不留疤痕）41例，好转（疼痛及水疱消除，有少许脓液，不久愈合）2例。

按语：本方疗效确切，适用于小面积（轻度）烧烫伤，大面积（重度）烧烫伤患者需配其他药物或住院治疗。擦枪油的药理作用尚未明了，有待于在临床中共同研究与探讨。

荐方人：湖南省大庸市武陵源区人民医院医师　邓克新

引自：《当代中医师灵验奇方真传》

2332. 烧烫伤膏治各类烧烫伤450例均愈

配方及用法：制乳香25克，制没药25克，血竭15克，冰片2克，白凡士林油75克。上药共为细末，以凡士林油调匀，敷患处，如烧烫伤面积大，可按此比例增量。

疗效：利用此方治疗烧烫伤450例，均愈，不留疤痕。

按语：此药膏还治疗各类疮毒、隐疹。

荐方人：吉林省龙井市　李炳尧

引自：《当代中医师灵验奇方真传》

2333. 隔年南瓜水治烫伤很有效

在夏秋之交，预藏一个大南瓜，待到寒冬大雪之时，将瓜破开去其籽，收存于瓦罐之内，用雪腌之，并将其埋于田园之土地中，其口要封紧。等到第二年六月伏中取出，则瓜雪皆已化为清水，照水量之多寡，酌加入最上等之梅花冰片，存之。当遇烫伤时，此药很有效。

引自：陕西人民教育出版社《中国秘术大观》

2334. 杉树皮治烧烫伤数百例皆愈且不留疤痕

方法：取杉树皮（老杉树皮更佳，干、鲜均可），在火中燃烧后，闭火冷却成炭。取六份杉树皮炭加入一份冰片（中药店均有售）混合后，研成极细末，加入麻

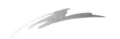

油调成糊状,以涂于创面不流液为度。每日涂药3~4次,患者疼痛会大为减轻,轻度烧烫伤可在1周内治愈,不留疤痕。

荐方人: 安徽旌德县白地乡政府　王德宏

2335. 用人奶水急救烧烫伤效果佳

水烫伤、火烧伤不用慌,取人奶水搅食盐涂上,不发炎,不起疱,轻者很快痊愈。

荐方人: 安徽宿松县孚玉镇蒋圩村　巢文忠

2336. 蛋膜速医烧烫伤效果显著

方法: 取新鲜鸡蛋1个,倒出蛋黄和蛋白,然后将紧贴蛋壳那层膜剥下,接着便将此蛋膜迅速贴敷在烧烫伤部位。如果烧烫伤面积较大,可多打几个鸡蛋,每天更换蛋膜1次,一般贴敷3~5次便可痊愈,其疗效显著,既经济简便易行,又无副作用。(高云阁)

引自: 1995年10月5日《安徽科技报》

2337. 用生地榆香油治烧伤见效迅速

河北昌黎县庄窠子村芮某之儿媳,因被火烧伤,面部全肿,目不能开,嘴唇肿大起疱,用生地榆研为细末,香油调敷患处。用此药敷后,立时止疼,次日又敷1次,即肿消而愈。

引自:《中医验方汇选》、《中医单药奇效真传》

2338. 蘑菇煅为末治烧伤止痛效果好

有一位姓魏的男青年,20岁,因点三眼枪,不慎将火药匣子烘着,烧伤面、胸、腹、足等处,伤口呈黄油色,含脓汁,疼痛不止。将蘑菇在砂锅内煅黑存性,研为细末,香油调涂抹伤处。用此方治疗后,不到30分钟,即不觉疼痛。

引自:《中医验方汇选》、《中医单药奇效真传》

2339. 快速治愈体表烫伤法

在日常生活中,体表容易被开水、蒸气或溅油等烫伤。多年来,我使用50%乙醇溶液局部浸泡或湿敷治疗此类患者多人,均获显效。

方法: 在手足处的烫伤,如当时未起疱溃皮,速将伤处浸泡入50%乙醇溶液或白酒之中,此时可立止灼痛;持续浸泡1小时后,烫伤处即完好如初。如烫伤处已起疱溃皮,则不宜用此法。(水生)

引自: 1997年9月2日《晚晴报》

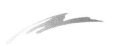

2340. 獾油治烧烫伤消炎止痛痊愈快

家养獾和林中山野之獾是治疗烧烫伤最好的药材之一,獾油消炎止痛痊愈快。

配方及用法:将獾杀死,去皮毛、骨和五脏,用其脂肪炼油,装瓶备用。遇烧烫伤时取消毒的脱脂棉球蘸獾油涂擦患处,暴露不包扎,每日3~5次。

百姓验证:刘某,女,患者不慎将暖瓶撞倒,瓶中水流出,烫伤脚背及五趾。即用獾油涂患处,5日后伤愈。

荐方人:黑龙江大兴安岭林管局中心医院　白淑秋等人

引自:1997年第3期《中国民间疗法》

2341. 刺猬皮治小面积烫伤效果很好

配方及用法:刺猬皮。将刺猬皮烤黄研细,用香油调成稀糊状,高压消毒后备用。每日局部换药1次,5天为1个疗程,治疗期间不用其他药物。对已结厚痂或痂下积脓者,需揭痂敷之。

疗效:治疗28例,烫伤时间为3~12天。其中,Ⅱ度烫伤15例;Ⅲ度烫伤13例,烫伤面积1%~2%;创面有感染者15例。治疗结果:1个疗程治愈24例,2个疗程治愈4例。

按语:刺猬皮外敷治疗烫伤系民间验方,具有消炎、止痛之功效。过去我们采用其他方法治疗烫伤,创面感染机会多,平均换药次数在10次以上,采用本法疗程短,效果可靠,一般换药4~5次即可痊愈。

荐方人:湖北省空军广水医院门诊部主任　崔华忠

引自:《当代中医师灵验奇方真传》

2342. 云南白药保险子治硫酸烧伤3次可结痂而愈

配方及用法:保险子适量研细末,以香油调敷伤面,每日1次,用药3次可结痂而愈。

引自:1997年6月13日《大众卫生报》

2343. 本民间秘方治烧烫伤屡治屡效

主治:Ⅰ~Ⅲ度烧烫伤。

配方及用法:猪毛适量化灰,加蛋黄油(鸡蛋为佳)调成稀糊状,如无蛋黄油可用蜜蜂糖代替。涂创面,每天1~2次。

疗效:此系民间秘方,本人实践屡治屡效,且愈后创面很少留疤痕。

荐方人:海南省儋州市东风路168号　丘天涯

引自:《当代中医师灵验奇方真传》

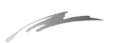

2344. 梳头油泡幼鼠治烫伤确实有效

一天，我刚打好开水准备提走，不料水瓶胆掉在地上摔坏了，滚烫的开水将我的小腿和脚背烫得火辣辣地疼，很快就红肿起来。我急忙到医院去敷药，在街上，一位摆地摊的医生告诉我说他有药水可以治好我的烫伤，叫我到那儿去搽。我到他家，他取过一瓶梳头油，扭开瓶盖，用一鹅毛伸进瓶里，蘸了点里面的梳头油搽于烫伤处，然后他倒了一点叫我拿回家再搽2次，搽了2天，第三天就全好了。后来我问他搽的什么药，他拿出一张《致富报》说："我就是按这报上的单方配制的。"此方配制方法：先到商店买一瓶梳头油，没有梳头油用食用菜油也可以代替，捉几只没有睁眼无毛幼鼠，将鼠捣成肉泥，放到梳头油中，浸泡2个月（时间越长越好）备用。如果有水火烫伤的患者可用泡鼠的梳头油抹患处，一日1次，严重的可每日2次，2~3日便可痊愈。本人用这种油为烫伤患者治疗全部见效。

引自：《致富报》

2345. 我以幼鼠蓖麻油治烫伤效果确实好

幼鼠蓖麻油为我家乡流传的治疗烫伤的验方，用其治疗轻、中度烫伤，取得了良好效果。兹介绍如下。

制作：取刚出生不久的幼鼠（尚未长毛者）若干只，置于瓶内。将蓖麻油倒入瓶内，以淹没小鼠为度，加盖密闭，置于阴凉处。数月后，待小鼠溶尽，即可使用。

使用方法：用棉签蘸少许幼鼠蓖麻油，轻轻涂敷于创面，每日2次，直至烫伤痊愈。

百姓验证：邢某，男，6岁。开水烫伤左手背及腕部，面积约4厘米×6厘米，创面红赤，出现水疱，疼痛，诊断为浅Ⅱ度烫伤。于是用幼鼠蓖麻油涂敷创面，每日2次。涂药半小时后疼痛减轻，第二天疼痛消失。涂药后第七天，创面痊愈，无疤痕，皮肤如初。

按语：方中幼鼠，《别录》载其能治"烫火伤"，《本草纲目》云其能"灭诸瘢痕"。蓖麻油具有润滑皮肤、消肿拔毒之效。二者合而用之，具有止痛消肿、促进烫伤创面愈合之功。故外涂该油，烫伤很快痊愈，既不留瘢痕，也无色素沉着，收到满意疗效。

荐方人：河北张家口251医院　肖延龄
　　　　　河北张家口医学院　马淑然

2346. 饮啤酒可帮助烧伤患者迅速康复

我看到一本英文的《国外科学动态》杂志上面说，英国有位石油工人被严重烧伤。虽经精心治疗和给予充分营养，但体重还是不断下降。在一筹莫展之时，

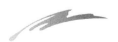

患者要求饮啤酒。医生同意，但限制每天的饮量不超过2瓶。患者服过啤酒后，全身感觉舒畅，康复加快，体重不再不降，从只能用流质食物到能吃米面等食品了。这表明，啤酒对烧伤有辅助疗效。

恰巧，我一位朋友的儿子也因头面部烧伤较重住进了医院。我就建议他试饮啤酒。结果发现，同样的伤势，饮啤酒的恢复较快。

荐方人： 江苏无锡新区硕洋门西路　朱棣

2347. 用蜂蜜治疗200例烧伤病人均显良效

自1990年以来，我应用蜂蜜治疗烧伤200例，均取得满意效果，现介绍如下：

配方及用法： 选用优质蜂蜜，涂洒在烧伤部位，早、中、晚各1次，7日为1个疗程，未愈者可进行第2个疗程。

疗效： 治疗200例，涂药后均能立即达到止痛的效果，且有清凉舒适感觉，无刺激性。其中，痊愈186例（Ⅰ度烧伤126例，Ⅱ度烧伤46例，Ⅲ度烧伤14例），显效14例（疼痛症状消失，皮肤恢复80%以上，继续治疗，痊愈为止）。疗程最短6天，最长30天。

体会： 蜂蜜具有吸湿作用，能去除伤口的液体和细菌。它也能起到一种黏性导障作用，能防止伤口污染和细菌繁殖，故能使烧伤早日痊愈。

荐方人： 河南省许昌市　卢明义

2348. 蚯蚓糖水治烫伤一涂即愈

配方及用法： 从地下挖几条蚯蚓，洗净放入干净瓶中，再放适量白糖搅拌，密封几日待溶化后即可涂抹患处。

百姓验证： 邻居小孩不幸被开水烫伤，遇一女电焊工，传授此方，回家后照做，不几日即愈。

荐方人： 河南灵宝市大王镇西路井村三组　张振东

2349. 蜂蜜大葱叶治烧烫伤7日可愈且无疤痕

配方及用法： 先用蜂蜜涂敷患处，再把大葱叶直剖开，变葱叶筒为片状，贴在搽有蜂蜜的患处，外面用医用纱布适当包扎即可。

疗效： 一般贴1次即愈。1日去黄水，3日结痂，7日左右痊愈，并且无疤痕。

荐方人： 云南东川市矿务培训处　黄治义

2350. 治烫伤效果很好的三偏方

（1）臭虫治烫伤：臭虫名声很坏，但是有一农家偶然发现，它还有一点药用价值呢！这户农家臭虫较多，难以消灭干净，就在床边放上一个小瓶，内装有菜

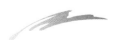

油，捉住臭虫，即投放瓶内。有一天，孩子被开水烫伤，啼哭不止，忙乱中将泡有臭虫的菜油涂于孩子的伤处，立见效果，不痛也不起疱。偶然的发现，多次验证，效果很好，成了当地的一个小秘方。

（2）烂橘子治烫伤：腐烂的橘子中含有霉素，对烧伤和烫伤有很显著的消炎、镇痛功能。

方法：腐烂的橘子用加盖的瓶子贮存，过几天就会冒出许多水来，用这种水涂抹烧伤和烫伤患处。第一天伤口便痛止、疱消；第二天可见皮肤轻度微红；再涂抹一次，即可恢复正常。既经济又便宜，还无副作用。

（3）鸡骨灰治火烫伤：鸡骨放在火上焙至内外雪白，研为末，再用麻油、豆油或花生油、菜油搅拌鸡骨灰敷患处，伤处不溃烂化脓，很快结痂，愈后不留疤痕。

引自：《中医杂谈》

2351. 我应用此方治烧烫伤数十例皆愈

配方及用法：当归6克，细辛3克，白芷3克，冰片3克，蜂蜡10克，香油100克。将当归、细辛、白芷放油内炸黑，捞出，再放入蜂蜡溶化后，加入冰片搅匀，稍凉装瓶内，密封。用时以棉花涂药敷患处，勿包扎，每日3次。

疗效：用此方治烧烫伤数十例，皆愈。

百姓验证：李平伦于1970年被电烧伤，右手拇、食、中指及虎口部呈焦甲状，到郑州某医院诊治，让其截肢。经用此方治疗2个月痊愈，且未留疤痕，手指功能无损。

荐方人：河南滑县交通局　吴星云

2352. 红黄粉治烧伤有良效

配方及用法：红药（即雷公藤）60克，黄连30克，冰片2克。将黄连、红药粉碎过筛后，加入冰片，再用适量芝麻油调成糊状涂患处，每日2～3次。

疗效：用本方共治疗烧伤患者19例，均收到满意效果。此方具有止痛快，防腐、收敛好，愈后不留疤痕之优点。

荐方人：河南密县医药公司药剂师　程梅菊

2353. 煤水可治烫伤

用优质、洁净、新鲜的生活用煤200克左右，掺20％的纯净黄土，碾成细粉末，筛去沙石等杂质，盛于杯或碗中，对以3～4倍的冷开水或清泉水，搅拌溶解后用干净消毒纱布过滤，盛好备用。然后用干净毛笔或鸡鸭毛蘸煤水涂在伤口上，要勤涂，煤水干了又涂，这样反复涂后伤口明显好转。夜间睡觉时暂停涂。如果伤口表面干燥开裂可结合涂点芝麻油，使伤口保持润滑。

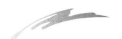

这样连用3天,伤口即痊愈。这种煤水疗法的原理是:煤水具有清热解毒、消炎、杀菌的功能,又能促进皮肤肌肉的再生,使伤口迅速愈合,恢复正常的生理机能。(方梦熊)

引自:1997年12月11日《晚霞报》

2354. 用海金沙连敷两次可治愈烧烫伤并无疤痕

海金沙,又名痤转藤,10月份左右采收用它治疗烧烫伤,效果很好。

1993年8月,我的双脚被酒精严重烧伤;1994年5月,安澜村农民何勇的幼女(1岁半)右手大面积被开水烫伤。我们均用麻油或菜油调和海金沙敷患部,第一次敷后36小时换敷第二次,两次后,烧烫伤好了,皮肤上几乎见不到任何疤痕。

荐方人:四川重庆市巴南区安澜镇通联站　牟显军

2355. 家传秘方治烧烫伤屡收良效

配方及用法:炉甘石、冰片、地榆各9克,大黄16克,桐油2500克,加石灰适量。先将炉甘石、冰片、地榆、大黄4味共研极细末(称"白玉粉"),再用石灰适量掺入冷开水中,调匀。待澄清,取石灰上清水拌入桐油内,用细竹竿将油与石灰和捣旋转200下,候油与水变成白玉色后再将"白玉粉"掺入搅匀,则成淡黄清凉而香的油膏。用清洁的鸡毛将油膏外涂患处。

疗效:用后马上止痛,屡收治验良效。对于大面积烧伤病人,若配合西医疗法则效果更佳。

荐方人:黑龙江哈尔滨　曾立昆
引自:广西医学情报研究所《医学文选》

2356. 家传五代秘方治烧烫伤5天内均可痊愈

配方及用法:净茶油125克,鱼胆汁62克。将胆汁加入油内搅匀待用,越久越好,待油变成白色,用之更妙。频频涂抹患处,干后再涂,至愈为止。

疗效:3~5天痊愈。

荐方人:福建三明市　邹金林
引自:广西医学情报研究所《医学文选》

2357. 家传秘方治烧烫伤最重症7天可痊愈

主治:铁火烧伤、汤水烫伤。

配方及用法:地榆粉31克,黄柏粉19克,甘草粉13克,川连粉62克,木通粉19克,冰片9克,共研为细粉和匀。铁火烧伤用鸡蛋调匀,汤水烫伤用麻油调匀如稀糊状,用鸭毛把药抹患处上,每日上药多次,干了即加。如有水疱可以挑破。

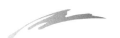

疗效：任何严重烫伤能在3～7天治愈，愈后无疤。

禁忌：伤后切勿用冷水或冷物敷上。

荐方人：广西　李知行

引自：广西医学情报研究所《医学文选》

2358. 两面针可治烧烫伤

两面针又称入地金牛、蔓椒、猪椒、金牛公、上山虎、花椒刺、出山虎、入山虎等，为芸香科植物。分布于我国的广东、广西、福建、台湾、云南、四川等地的低丘陵坡地或灌木丛中。通常以根入药，有活血、散淤、镇痛、消肿等功效。

关于两面针，民间有一个传说：相传，宋代开封城有个王员外，他的独生子孟祥与婢女倩娘产生了爱情，背着父母私订了终身，王员外夫妇得知后，把儿子送到亲戚家读书，逼着倩娘嫁给了一个本地商人。两年后，孟祥考上了状元。孟祥得知倩娘嫁给别人，非常气愤，一阵头昏目眩，跌倒在书房的炭火盆上，手被烧伤，痛得又昏了过去。一位老佣人闻声赶来，问明了情况，连忙找来入地金牛煎水，将烧伤处淋洗几遍，又将入地金牛捣烂敷在伤口上。数日后，孟祥的伤竟好了。

引自：《百草药用趣话》

疝气症

2359. 根治疝气不必开刀的效方

多年来，一直认为疝气病非开刀不能好，其实不然。我花了很大代价获得一个偏方，已治好了许多患者，特献出，让读者中患有此病者早日康复。

内服方：橘核、木香、荔枝、柴胡、八月瓜壳、厚朴各10克，川楝子、白芷、桃仁、青皮、小茴香各7克，大茴香、海藻、昆布各3克，水煎服。

外用方：青盐、雄黄、白矾、花椒、樟脑粉各10克，蓖麻籽50粒，共研成细末，分成5份。每次将1份粉末用开水调成糊状，敷在左手手心，一天换1次。

说明：内服、外敷药同时进行，轻者1次可愈，重者2次可愈，不用开刀。

百姓验证：四川三台县西顺城街90号李俊如来信说："本人患右腹股沟直疝2年多，先后在县人民医院、绵阳市人民医院、绵阳404医院进行中西药治疗，均无疗效。后来我用本条方内服外敷，2次就大见效果，3次痊愈。"

荐方人：陕西宁强县沙河子乡黄家梁村　王彦明

引自：广西科技情报研究所《老病号治病绝招》

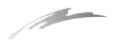

2360. 我生吃西红柿治好了疝气症

我16岁时，因在打麦场扛麦子用力过猛，得了疝气。后听邻居说生吃西红柿治疝气，我就生吃了一星期的西红柿，每天吃1千克，没吃任何药，疝气就好了。患有疝气者不妨一试。

百姓验证：江苏张家港市锦花路164号杨发祥，男，40岁。他来信说："我的一位朋友患腹股沟疝气，我用本条方为他治愈。"

荐方人：河南尉氏第三中学　郭池

2361. 用本方治腹股沟疝有良效

配方及用法：茴香籽50克，鲜姜、红糖适量。三物加水两碗熬至一碗，每天早晚2次煎服，4次便可痊愈。

百姓验证：辽宁阜新市海州矿选煤厂退休工人邵云峰，患双侧腹股沟疝气病，用此方治疗4天痊愈，至今未再复发。

荐方人：邵云峰女儿　邵淑珍

2362. 我家家传三代秘方治疝气3次痊愈，永不复发

配方及用法：猪项鬃指粗1束，白糖25克，西茴5克。猪项鬃烧研细面过罗，对白糖、西茴（研面），黄酒冲服。

疗效：不论新旧疝气病，1次止痛，3次痊愈，不再复发。

百姓验证：湖北老河口市225信箱贺洪选，男，51岁，工人。他来信说："吴某患疝气病很长时间了，常有下坠疼痛感。到医院去治疗，医生说必须做手术。因其不宽裕，一直未做。后来我用本条方为他治疗1周，花钱不足3元就不痛了。"

荐方人：河南南阳县　刘福增

引自：广西医学情报研究所《医学文选》

2363. 小肠疝气病用气功法可治愈

我自8岁发现患有小肠疝气，曾多次服用中西药物，均不见效。自从1989年我阅读了《气功》、《中华气功》等刊物，知道气功能治疗多种疾病，就摸索出了一套气功治疗疝气的方法，仅1年时间我的病便痊愈了。现将此功法介绍给患者。

姿势：坐、卧、站均可。站时两脚与肩同宽，两眼微闭，然后深吸气，两手自体侧上举过头，掌心朝天，做拢气状，意想用于聚拢宇宙之精气。再呼气，两手自胸前慢慢下降至下丹田，同时意想两手将体内之浊气排出，然后双手重叠于下丹田（男左女右）。如此连续3遍，使全身放松，意念自身融于宇宙之中，达到天人合一的境界。

呼吸：在全身放松的同时，调整呼吸，由自然呼吸过渡到腹式呼吸，缓慢而

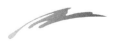

行如细水长流。

意念: 意想宇宙之精气将自身之皮肤、肌肉、血管、神经、骨骼逐一融化,最后聚于下丹田一点,双手重叠于下丹田逆时针旋转,转圈由小到大,同时意想下丹田之点逐渐变大,融于整个宇宙之中,转36圈。再顺时针转,由大到小,意想宇宙间清气与之融合,转36圈停于下丹田一点。意想此点逐渐扩展,骨骼、神经、血管、肌肉及皮肤,最后均成清灵机体。两手自胸前上举过头,再下按至下丹田深吸宇宙间清气,呼出体内浊气,如此3遍收功。

注意: 无气功基础者,先意守丹田1个月,再练此法,每天早晚各练1次,每次20~30分钟。(刘国祥)

引自: 1997年第7期《气功》

2364. 我的孩子患疝气用此方治疗4天便痊愈了

我的孩子在3岁时身患疝气病(又名"小肠气"),请老中医开了一个处方,服了3剂药,第四天就痊愈了。

配方及用法: 川楝子10克,大茴香9克,小茴香10克,广木香6克,炒山楂6克,赤茯苓6克,林通6克,吴茱萸2克,荔枝核9克,青皮3克,肉桂2克,没药2克,乳香2克,甘草3克,金樱子3克。水煎服。

荐方人: 陕西省柞水县派出所 曹方华

来源: 广西科技情报研究所《老病号治病绝招》

2365. 炒小茴香治腹外疝5次可消失

梁某,男,17岁。近1个月来左侧阴囊肿大,并有坠感而来就诊。阴囊左侧胀大,皮色正常,透光试验阳性,舌苔薄白,脉象正常。诊为腹外疝。炒小茴香60克,研为细末,分为8份,每次用1份,加入少许食盐,放入两鸭蛋搅拌后用食油炒成鸭蛋饼,每晚吃1次,4次为1个疗程。停服2天,再继续服用。共服用5次,腹外疝完全消失。

引自:《中医单药奇效真传》、《河北中医验案选》

红斑狼疮

2366. 家传秘方治红斑狼疮多例效果均佳

配方及用法: ①水降丹,水银31克,纯硫酸62克,白矾16克。②七星丹,水银16克,硼砂、白矾、胆矾、芒硝各9克,雄黄、朱砂各3克。③蜗牛散,蜗牛20只研

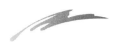

末。

水降丹：置硫酸于瓶内，徐徐放入水银，使其燃烧氧化（但要小心，以防爆炸），然后将白矾末加入即成。七星丹：用升丹法制取。

取等量七星丹、蜗牛散加入95%酒精中调成糊状，即倾倒于水降丹中，用玻璃棍搅匀，待澄清后取液备用。用铅线蘸上液点患处，每星期点1次。

注意：用时勿点在健康皮肤及眼睛上。

疗效：曾治疗多例，效佳。

荐方人：广西　林栋材

引自：广西医学情报研究所《医学文选》

2367. 土茯苓金银花治红斑狼疮可迅速痊愈

配方及用法：土茯苓1000克，金银花2000克，共研细粉，炼蜜为丸，每丸3克。每服10丸，每日3次，白开水冲服。

疗效：用药2～3剂痊愈。

引自：《实用民间土单验秘方一千首》

2368. 用血淤方治红斑狼疮疗效显著

主治：系统性红斑狼疮。

配方及用法：当归30克，川芎15克，丹参30克，郁金15克，鸡血藤30克，红花10克，赤芍30克。随症加减如下：

（1）热性血淤配方及用法：

①阴虚血淤：血淤方加元参3克，丹皮15克，双花30克，连翘15克，生熟地各30克。

主治：阴虚血淤性狼疮。

②湿热血淤方：阴虚方加藿香15克，木通12克。

主治：湿热血淤性狼疮。

③毒热血淤方：阴虚方加柴胡30克，葛根30克，生石膏15克，半支莲15克，败酱草30克，旱莲草15克（有红斑者加蛇床子12克，麻黄4克）。

主治：毒热血淤性狼疮。

（2）寒性血淤配方及用法：

①虚寒血淤方：血淤方加党参30克，吴茱萸6克，生黄芪30克，肉桂10克，川断15克。

主治：虚寒血淤性狼疮。

②寒湿血淤方：血淤方加白术10克，防风10克，茯苓15克，吴茱萸15克，补骨脂10克，党参12克，生黄芪15克。

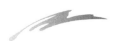

主治：寒湿血淤性狼疮。

疗效：10例患者中治愈4例，好转5例，死亡1例。

按语：患者对风寒湿、异种动物蛋白、药物、细菌、病毒等有不同程度的过敏反应，致使机体长期受到损害。其中，死亡1例，因未遵医嘱，而吃明太鱼致过敏急性肾衰竭死亡。我们的主导思想是本着扶正祛邪、活血化淤，消除内外致病因素，提高机体免疫平衡，在实践中我们体会到此法优于免疫抑制疗法，并无副作用。

荐方人：天津市公安医院主任医师　杨飞

引自：《当代中医师灵验奇方真传》

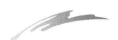